Malva sylvestris L. ※ *Althaea officinalis* L. ※ *Alcea rosea* L. ※ *Hibiscus sabdariffa* L. ※ *Gossypium arboreum* L. var. *obtusifolium* (Roxb.) Roberty ※ *Gossypium arboreum* L. ※ *Gossypium hirsutum* L. ※ *Theobroma cacao* L. ※ *Chenopodium quinoa* Willd. ※ *Bassia scoparia* (L.) A.J.Scott ※ *Spinacia oleracea* L. ※ ... Lév. et Vaniot) H.Hara ex Lauener et D.K.Ferguson ※ *Uncaria rhynchophylla* ... *sinensis* Haviland, *Uncaria macrophylla* Wallich ※ *Cinchona officinalis* L. ※ ... Wedd. ※ *Gardenia jasminoides* Ellis ※ *Coffea arabica* L. ※ *Rubia tinctorum* L. ... *ipecacuanha* (Brotero) A.Rich., Cephaelis ipecacuanha *A. Richard*, Cephaelis ac... ※ ... *Pausinystalia johimbe* (K.Schum.) Pierre ※ *Oenothera biennis* L. ※ *Akebia* ...) Decne.,*Akebia quinata* Decaisne ※ *Cannabis sativa* L., *Cannabis sativa* L. ... *lupulus* L. var. *lupulus* ※ *Nasturtium officinale* R.Br. ※ *Brassica rapa* L. var. ... *vesicaria* (L.) Cav. subsp. *sativa* (Mill.) ... hell. ※ *Brassica oleracea* L. var. *capita* ... *oleracea* L. var. *acephala* DC. ※ *Sinapis alba* L. ※ *Armoracia rusticana* P.Gaert... ...herb. ※ *Raphanus sativus* L. ※ *Capsella bursa-pastoris* (L.) Medik. ※ *Alliaria pe*... ...o Cavara et Grande ※ *Hesperis matronalis* L. ※ *Isatis tinctoria* L. ※ *Brassica* ... *italica* Plenck ※ *Lepidium meyenii* Walp. ※ *Eutrema japonicum* (Miq.) K... ...*usitatissimum* L. ※ *Crocus sativus* L., *Crocus sativus* Linné ※ *Iris germanica* ... ※ *Aloe arborescens* Mill. ※ *Aloe ferox* Mill. ※ *Aloe vera* (L.) Burm.f. ※ *Tax*... ...bold et Zucc. ※ *Torreya nucifera* (L.) Siebold et Zucc. ※ *Ginkgo biloba* L. ※ ... (L.) P.Beauv. ※ *Oryza sativa* L., *Oryza sativa* Linné ※ *Hordeum vulgare* L. ※ ... ...um L. ※ *Sasa veitchii* (Carrière) Rehder ※ *Triticum aestivum* L., *Triticum aesti*... ...scanthus sinensis Andersson ※ *Imperata cylindrica* (L.) Raeusch., *Imperata cyl*... ...*Sasa kurilensis* (Rupr.) Makino et Shibata ※ *Zea mays* L. ※ *Coix lacryma*-... ...yuen (Roman.) Stapf, *Coix lacryma-jobi* Linné var. *mayuen* Stapf ※ *Vetiveria zi*... ...ash *Cymbopogon citratus* (DC.) Stapf ※ *Pteridium aquilinum* (L.) Kuhn ※ U... ...*Panax quinquefolius* L. ※ *Aralia corda*-...a Thunb. ※ *Eleutherococcus senticosus* ...)Maxim., *Eleutherococcus senticosus* Maximowicz (*Acanthopanax senticosus* ... *ginseng* C.A.Mey., *Panax ginseng* C. A. Meyer ※ *Eleutherococcus sieboldianus* ... ※ *Cetraria islandica* (L.) Ach. (J Ethnopharmacol. 2002 Mar;79(3):325-9.) ※ *Gynostemma pentaphyllum* (Thunb.) Makino ※ *Citrullus lanatus* (Thunb.) Matsum. et Nakai ※ *Cucurbita maxima* Duchesne ex Lam. ※ *Benincasa hispida* (Thunb.) Cog... ...*antia* L. ※ *Cucurbita moschata* (Duchesne ... ...*omordica grosvenorii* Swingle ※ *Toxicoden*... ...*dium occidentale* L. ※ *Schinus molle* L. ※ *Mangifera indica* L. ※ *Styrax benzoin* Dryand., *Styrax benzoin* Dryander ※ *Plantago psyllium* L. ※ *Plantago ovata* Forssk. ※ *Plantago asiatica* L., *Plantago asiatica* Linné ※ *Hypericum perforatum* L. subsp. *perforatum* ※ *Patrinia scabiosifolia* Fisch. ex Trevir. ※ *Valeriana officinalis* L. ※ *Valerianella locusta* (L.) Laterr. ※ *Sagittaria trifolia* L. 'Caerulea' ※ *Alisma plantago-aquatica* L. ※ *Gymnema sylvestre* (Retz.) Schult. ※ *Diospyros kaki* Thunb., *Diospyros kaki* Thunberg ※ *Betula pendula* Roth ※ *Cyperus rotundus* L., *Cyperus rotundus* Linné ※ *Commiphora* spp.(*Commiphora myrrha* Engl.) ※ *Boswellia carteri* Birdw. ※ *Platycodon grandiflorus* (Jacq.) A.DC., *Platycodon grandiflorum* A. De Candolle ※ *Adenophora triphylla* (Thunb.) A.DC. var. *japonica* (Regel) H.Hara ※ *Adenophora stricta* Miq., *Adenophora stricta*

薬用植物辞典

NTS薬用植物辞典編集委員会・編

NTS

本書を利用するにあたって
北里大学薬学部　小林義典

　近年、生活習慣病の蔓延や高齢化に伴い、西洋医学だけでは十分対応しきれない疾病や放置すると発症する可能性が高いいわゆる未病状態が顕在化し、漢方を始めとする東洋医学や、伝統的な西洋の薬用植物を利用した健康食品・サプリメント、精油を利用したアロマセラピーなどを活用した代替統合療法に対する期待が高まり、同時に西洋医学における診断では顕著な異常が無く未だ病気とは言えない、いわゆる未病の状態において有用なセルフケアのツールが求められている。

　ところが、漢方薬はあくまでも医薬品であり、ベネフィットも大きいが誤用によるリスクも大きいので、これをセルフケアで利用するためには、やはり医師や薬剤師などの専門家に相談するべきである。一方、西洋の薬用植物も、植物療法薬やハーブティ、アロマセラピーにおいて活用されてきた歴史があるが、ある国では医薬品として扱われている植物が別の国では食品として扱われているなど、国によって扱いが異なり、日本でも健康食品やサプリメントとして容易に入手できるものも多い。したがって、これらの中には医薬品並みに強い効果を有するが同時に副作用のリスクも高いものもあると言える。また、製品や原材料の品質管理が十分でなく、同様の製品間での品質の格差が大きい問題もある。国立医薬品食品衛生研究所の調査（後述）では、健康食品103製品中の成分について分析した結果、表示素材が確認できたのは67%のみで、残りは基原の間違った原材料が使用されていたり、表示されているもの以外の原材料が加えられていたという。

　1991年には、**日本政府が**健康強調表示を許可・承認する制度として国際的にも注目されている特定保健用食品（トクホ）制度が発足し、その2年後の1993年には特定保健用食品表示許可第1号の商品が誕生した。特定保健用食品は、実験データに基づいて審査を受け、医薬品・医薬部外品・化粧品以外で初めて効能表示することを**日本政府から認可された食品**で、これまでに数多くの特定保健用食品が世に送り出され、2005年には市場規模が6千億円を超えた。2015年の2月末現在までに1144品目が表示許可・承認され、市場規模は6135億円と言われている（日本健康・栄養食品協会）。しかし、特定保健用食品を取得するために満たすべき条件が厳しく、必要なデータを取得するためには多大なコストを要することが問題となっていた。一方、2001年から保健機能食品制度が設けられ、栄養機能食品が創出された。栄養機能食品では、1日当たりの摂取目安量に含まれる栄養成分量が、国が定めた上・下限値の規格基準に適合している場合、国への許可申請や届出をすることなく、その栄養成分の機能の表示ができるが、現在、栄養機能食品として認められているのは、ミネラル5種類、ビタミン12種類だけである。これに対し、2015年4月からは新たな食品機能性表示制度が実施され、加工食品や農林水産物でも、**企業等の責任**において科学的根拠をもとに機能性を表示できるようになった。その結果、健康増進機能を有する食材・食品の開発・普及促進を図ることが可能となる一方で、品質や有効性の異なる多くの機能性食品が氾濫することになり、消費者は自らの責任で取捨選択しなければならなくなった。

　このように、現代では、セルフメケアによる健康維持が重要な課題となってきており、時代の要求に応じて様々な制度が導入されているが、いずれの制度においても疾病の予防や治療を対象とした表示は認められていない。しかし、多くの機能性素材、特に薬用植物に関しては、限りなく医薬品に近い作用を持つものや、国外では医薬品として利用されているものも多数存在し、これらを有効かつ安全に扱うためには、

薬用植物に関する十分な知識が必要である。ここでは、まず、医薬品・食品と薬用植物との関連、薬用植物の活用の歴史を学ぶことによって、理解を深めていきたい。

薬用植物とは

各国の薬局方や伝統医療、民間療法などにおいて、医薬品あるいは医薬品原料として利用されている植物である。本書は、ハーブ、スパイスなどの薬用植物としての情報をまとめたものである。まずは、薬用植物に関わりの深い用語の定義を整理しておきたい。

薬学において、天然薬物を扱う学問は"生薬学"と呼ばれる。生薬とは、日本薬局方において定義されている用語で、「植物、動物および鉱物の天然物をそのままか、またはその一部、あるいは動植物のエキス、分泌物、細胞内含有物を乾燥など簡単な加工を施し、薬用に供するもの」のことである。したがって、生薬の中には、漢方薬や生薬製剤だけでなく、医薬品原料、香辛料、香粧品、工業薬品などの原料として利用されるものも含まれる。一方、"香辛料"とは、「植物体の一部であり、植物の果実、果皮、花、蕾、樹皮、茎、葉、種子、根、地下茎などであって、特有の香り、辛味、色調を有し、飲食物に香り付け、消臭、調味、着色等の目的で使用し、風味や美観を添えるものの総称」として定義され、"ハーブ"と"スパイス"に大別される。そして、"ハーブ"は、「香辛料のうち、茎と葉と花を利用するものの総称」で、例えば、シソの葉、タイム、ハッカ、コリアンダーリーフ（別名：香菜、パクチー）などがこれに相当する。"スパイス"は、「香辛料のうち、利用部位として茎と葉と花を除くものの総称」で、ターメリック（別名：ウコン）、ショウガ、トウガラシ、ニンニクなどがこれに相当する。一方、"薬用ハーブ"という場合は、一般に上述の"ハーブ"や"スパイス"を区別することなく、単に薬用植物のことを指す場合が多い。

植物から、その中に含まれている成分を、水やエチルアルコール、ヘキサン、油脂など適当な溶剤を加えて溶かし出すことを、"抽出"といい、抽出で得られた液体を抽出液、抽出液を濃縮あるいは粉末化したものを"抽出物（エキス；エキストラクトの略）"と呼ぶ。特に植物から水蒸気蒸留や圧搾、抽出によって得られた芳香性のある揮発性油は"精油（エッセンシャルオイル）"と呼ばれる。

市場に流通している健康食品やサプリメントは、「保健機能食品」と、それ以外の一般食品（「いわゆる健康食品」と呼ばれている）の2つに大別される。

医薬品と健康食品との違い

人が口から摂取するものは、医薬品医療機器等法（旧薬事法；「医薬品, 医療機器等の品質, 有効性及び安全性の確保等に関する法律」の略称；平成26年11月25日に薬事法から名称変更）によって、医薬品と食品とに大別される。医薬品には医薬部外品が、食品には、「特別用途食品」、「保健機能食品」、「いわゆる健康食品」などが含まれる。「保健機能食品」には、「特定保健用食品」、「栄養機能食品」、平成27年4月からはじまった「機能性表示食品」の3つがある。「特定保健用食品」は、国が保健の用途の表示の有効性と安全性について審査した上で、食品ごとに消費者庁長官が表示を認めている（平成22年3月までは、特別用途食品にも分類されていた）。「栄養機能食品」は、既に科学的根拠が確認されたビタミンやミネラルなどの栄養成分を一定の基準量含む食品について、国が定めた表現によって機能性表示をすることができる。一方、「機能性表示食品」は平成27年4月からはじまった新しい制度によるもので、事業者が安全や機能性の科学的根拠に関する情報を消費者庁に届け出、事業者の責任において、機能性を表示した食品で、消費者庁長官の個別の許可を受けたものではない。

他方、「いわゆる健康食品」に分類される食品に関しては、有効性の科学的根拠がないものがかなりの割

合を占めている。また、民間伝承薬などの薬用植物を含む製品も多い。薬用植物は最も混乱を生じやすい医薬・食品の原料の一種である。薬用植物は、その名のとおり、薬として利用される植物であるが、専ら医薬品に用いられる植物と、食品にも利用可能な植物に分類される。専ら医薬品として利用される薬用植物は、医薬品以外に使用すると「無承認無許可医薬品」として指導・取り締りの対象となる。また、同じ植物でも部位によって、専ら医薬品に用いられる部位と、食品にも利用可能な部位に分類される場合もある。また、食品にも利用可能な薬用植物であるといっても、全く自由に利用できるわけではなく、様々な規制を守らなければならない。昭和46年、厚生省は食品と医薬品との区別を明確化する目的で、「無承認無許可医薬品の指導取り締まりについて」（通称"46通知"もしくは"食薬区分"）という薬務局通知を発表した。ここでは、医薬品と食品と区別を、①製品の成分本質、②医薬品的な効能効果、③医薬品的な形状、④医薬品的な用法用量等から総合的に判断する「医薬品の範囲基準」が示された。一般に、成分本質において専ら医薬品として使用される成分本質（原材料）と判断される原材料を含む飲食物は、基本的に医薬品として判断される。成分本質の判断は、「医薬品の範囲に関する基準」の別添である**「専ら医薬品として使用される成分本質（原材料）リスト」**に収載されているか否かによって行われる。同通知には現在、植物素材242成分が収載され、多くの生薬がこれに記載されているおり、中国や台湾では薬膳や健康食品の素材としてポピュラーな薬用植物も含まれている。また、**「医薬品的効能効果を標榜しない限り医薬品と判断しない成分本質（原材料）リスト」（非医薬品リスト）**も例示されており、このリストにも多くの薬用植物が記載されている。非医薬品リストに記載されている薬用植物は、食品として利用することが可能であるが、医薬品的な効能効果を標榜もしくは暗示すると薬機法違反となる。また、食品を生薬名で、例えばヤマイモを山薬、ミカンの皮を陳皮などと記載しても、医薬品的な効能効果を標榜していると見なされるので注意を要する。特に注意すべきは、日本国内では医薬品として取り扱わなければならないものが、海外（米国など）では食品として扱われている場合がある点である。漢方処方に用いられている生薬や漢方処方自体が、海外においてはハーブ・サプリメントとして利用されている場合も多々ある。

　例えば、アドレナリン様の交感神経刺激作用を有するエフェドリンを含有する麻黄（マオウ）は、日本では従来、医薬品成分に区分されているが、米国ではエフェドラと称し、脂肪燃焼効果を謳ったサプリメントに利用されていた。しかし、死亡10例を含む140例の健康被害が発生したため、平成16年4月にダイエタリー・サプリメントへの使用が禁止された。また、アドレナリンα2受容体選択的遮断作用を有し、交感神経系を持続的に興奮させる作用を有するヨヒンベも、日本では医薬品成分であるが、米国ではサプリメントとして利用されている。これらについても、エフェドリン様の健康障害の発生が懸念される。逆に、海外（ドイツなど）では医薬品として扱われているものが日本国内では食品として取り扱われている場合もある。セイヨウオトギリソウ（セントジョンズワート）やイチョウ葉、エキナセア（エキナケア）などがこれに該当する。

　なお、化粧品でも表示できる機能性についても薬機法による規制があり、機能の内容によって、医薬品あるいは医薬部外品としての承認を受ける必要がある。

　ところで、薬用植物を医薬品の原材料（生薬）として利用する際には、その植物が日本薬局方で規定されている植物の基原（植物の種類と部位のこと）に合致しており、かつ品質においても一定の基準を満たしていることが必須である。基原植物の確認は、医薬品の真偽に関わる重要なポイントであり、地域によって同じ名称が全く別の植物を指す場合もあり、類似した名称のために混同されやすい植物（木通と関木通、粉防已、木防已と広防已、木香と青木香など）、形態が似ていて混同されやすい植物などの混入を防ぐために必須である。また、植物分類学上同じ属・種に属する植物でも、野生品と栽培品、栽培地域、栽培方法、収穫時期、栽培年数、天候などによって、薬効成分の含量が大きく変化する場合や、植物の部位によって

薬用成分の含量が大きく異なるだけでなく、非薬用部位に有害な成分が含まれている場合もある（生薬「サイシン」は地上部の使用が禁止されている）ため、化学的な検査を行うことで、医薬品原料としての品質を保証している。

　さらに医薬品は薬事法によって「医薬品及び医薬部外品の製造管理及び品質管理の基準に関する省令（Good Manufacturing Practice、略称 GMP）」を遵守して製造しなければならないことが定められているが、この GMP を遵守することで、①人による間違いを最小限にし、②医薬品が汚染されたり、品質が低下したりすることを防ぎ、③高い品質を保つことが可能となっている。

　ところが、健康食品は一般食品と同じ扱いとなるため、食品衛生法や JAS 法以外には特別な規制がなく、成分表示や品質に不備がある場合が散見されるのが現状である。国立医薬品食品衛生研究所の分析結果によると、2005 ～ 12 年、国内で流通する健康食品のうち、「コンドロイチン硫酸」「イチョウ葉」「プエラリア」「ビルベリー」など 10 種類 103 製品を分析した結果、21%にあたる 22 製品で表示されている成分が含まれておらず、また、12%にあたる 12 製品では表示されていないより安価な成分が混入していたという。

　また、2008 ～ 13 年度、「グルコサミン」「イチョウ葉」などが表示された 32 製品（カプセル・錠剤）について、腸内で吸収される状態に形が崩れるかを崩壊試験法で調べると、半数の 16 製品で崩壊性が十分でなかった。2008 年度公表の国民生活センター商品テスト事例でも同様に半数の製品が崩壊性を示さなかった。崩壊しなければ、吸収されずにそのまま排泄されることになる。

　さらに、厚生労働省「平成 24 年度「インターネット販売製品の買上調査」では、インターネット上の個人輸入サイトで販売されていたいわゆる健康食品 109 製品に関して国立医薬品食品衛生研究所で分析した結果、強壮効果を目的として使用される製品では、44 製品中 37 製品から、瘦身効果を目的として使用される製品では、29 製品中 19 製品から、配合が禁止されている医薬品成分が検出されたことが報告されている。これら医薬品成分の混入によって摘発された「無承認無許可医薬品」のうち 1 割強で健康被害の発生が報告されている。これらの事例から分かるように、健康食品の場合、しっかりとした知識と技術を持った良心的で信頼できるメーカーを選ぶ必要がある。

　多くの薬用ハーブが「いわゆる健康食品」として流通しているが、その中には長い年月をかけて先人の経験によって選抜されてきた本当に効果が期待できるものから、単なる迷信で毒にも薬にもならないもの、逆に用法や用量を誤ればかえって健康を害する恐れのあるものまで玉石混交の状態である。玉石混交の中から玉のみを選び出すのは非常に困難で、その理由の 1 つとして、有効性や安全性の評価には長い年月と費用がかかることがあげられる。例えば、医薬品 1 件の開発には、9 ～ 17 年前後の年月と平均 200 ～ 300 億円の費用がかかるといわれている。また、一般に、健康食品の場合、作用が医薬品のように強くはないので、動物や人において試験をおこなっても有効性の評価が一致しない場合が多いことも、玉を選び出すのが困難な理由の 1 つである。

有効性と安全性について

　通常、ある物質を生体に与えたときの作用強度（反応強度）は、その投与量（用量）に依存して増大し、その関係は用量−反応曲線と呼ばれる S 字型曲線を示す。これら作用は、生体に対して好ましい効果を示す場合は主作用、好ましくない効果を示す場合は副作用と呼ばれ、副作用はさらに中毒作用と致死作用とに分類される。そして、主作用、中毒作用および致死作用が出現する用量はそれぞれ有効量、中毒量、致死量と呼ばれる。そして、50%反応出現率から、50%有効量（ED_{50}: 50% Effective Dose）や 50%致死量（LD_{50}:

50% Lethal Dose）などが求められる。例えば、LD$_{50}$ は、マウスなどの試験動物に薬物を投与した際、その半数が死亡する量で、通常、体重 1kg 当たりの薬物量（g/kg）で示す。

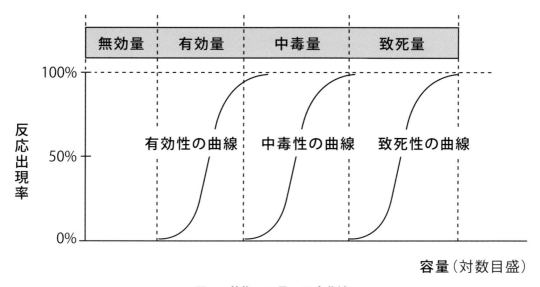

図1．薬物の用量－反応曲線

　ある物質の有効性・安全性を評価する上で主作用と副作用の用量－反応曲線を比較することは非常に重要であり、一般に、有効量と中毒量とが離れている（主作用が副作用に比べてずって低濃度で発現する）ほど安全な物質である、と見なされる。

　さらに、疾病の罹患中に治療目的で服用される医薬品と異なり、健康食品やサプリメントは長期にわたって日常的に摂取され、その摂取量も個人によってまちまちである可能性が高いため、1日摂取許容量（ADI: Acceptable Daily Intake）にも注意する必要がある。ＡＤＩは、ヒトが生涯にわたって毎日摂取しても健康上有害な影響が認められないと推定される量で、1日当たりの体重 1kg 当たりの化合物量（mg/kg/日）で表され、通常、動物試験において有害作用もしくは何らかの薬理作用が全く認められない最大量である無毒性量（NOAEL: No-Observed Adverse Effect Level）もしくは無影響量（NOEL: No-Observed Effect Level）を安全係数（100）で除して決定される。留意して欲しいのは、薬用植物を薬用目的で服用する場合、一時的に ADI を超える量を摂取することもあるが、その摂取期間は治療期間に限られその量を一生摂取することはない、あくまでも副作用によるリスクよりも治療効果のベネフィットが高いと考えられる期間に限って服用するのが原則である、という点である。

　ところで、一般に種々の植物成分を食材やハーブティとして摂取する場合には有害な作用が発現し難いことが知られているが、これは食材がもっているかさ（大きさ）や味、におい等が、同じものを一度に多量に摂取させないための歯止めとなって働いているだけでなく、共存する成分が消化時間や吸収量、吸収速度を穏やかにしていることや、伝統的な食材の調理法によって有毒成分が取り除かれているためである。例えば、精油の場合は植物中での含量が一般に 0.1 ～ 1% 程度と非常に低いので、例え日常摂取している食材に含まれている精油成分であっても、直接摂取した場合には生体に対して悪影響を発現する危険性がある。また、マメ科植物は伝統的に加熱調理して食するが、生で摂食すると食中毒を引き起こす場合がある。これは、マメ科植物にはレクチンという有毒成分が含有されているが、レクチンはタンパク質の一種で加熱することで変性して毒性が消失するためである。また、コンニャクイモはサトイモ科の有毒植物であるが、

灰汁抜きすることで食用のコンニャクが製造されている。

　言い換えると、人類が長い歴史の中で日常的に利用してきた食用植物や薬用植物は、調製法や用法・用量、期間、頻度などに関し、伝統的利用方法の範囲内で利用していれば、経験的に安全であると見なすことができるが、これらの活性成分が濃縮された抽出物を健康食品やサプリメントとして摂取する場合には、その限りではない。

　近年、エフェドラ（麻黄）、センナ、カバ（カワカワ）、ヨヒンベなどのハーブ・サプリメントを摂取することで健康を害してしまった例が多く報告されている。平成13～15年に発症したいわゆる健康食品による肝障害事例に関する調査では、肝保護などの飲酒対策の目的でされることが多いウコンが、肝障害の原因の第一位であったという。倦怠感を感じる様であったら、肝障害の初期症状の可能性を考慮し、すぐに摂取を見合わせるべきである。錠剤やカプセル剤の健康食品として摂取する場合は、通常では考えられない大量の摂取や偏った摂取が容易となるため、副作用を発症するリスクが増大するので注意して欲しい。この他、アレルギーの発症にも、充分な注意が必要である。

　また、通常の食品であっても、医薬品との相互についても注意を払う必要がある。例えば、グレープフルーツジュースは多くの薬物の作用や副作用を増強し、逆にセントジョーンズワート（セイヨウオトギリソウ）のサプリメントは多くの薬物の作用を減弱させること、納豆やブロッコリー、クロレラのサプリメントなどはビタミンKを高含有する食品が血栓の形成を予防するワーファリン（ワルファリンカリウム）の薬効を減弱させることなどが知られている。

　このような被害情報を含め、「**健康食品の有効性・安全性情報**」に関しては、独立行政法人健康・栄養研究所のホームページ（http://hfnet.nih.go.jp/）に詳しく掲載されている。

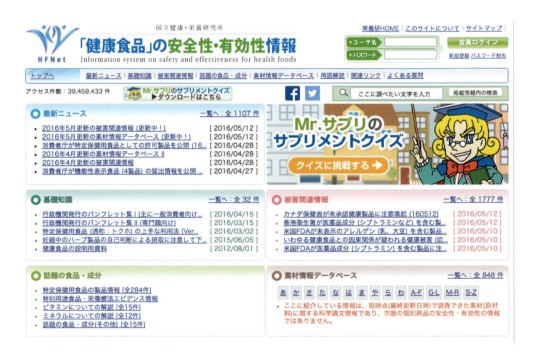

図2．独立行政法人　国立健康・栄養研究所ホームページ（http://hfnet.nih.go.jp/）

科学的根拠について

　近年、セルフケア分野においても、科学的根拠（エビデンス）に基づく医療（EBM：Evidence Based Medicine）の理念が急速に浸透してきている。EBMの定義は、「一人一人の患者における臨床判断に当たって、現時点で入手可能な最良のエビデンスを把握し、一貫性を持って、明示的かつ妥当性のある医療を行うこと」で、「個人の臨床的専門技能を、系統的研究から得られる最良のエビデンスと、統合すること」を意味する。なお、最良のエビデンスとは、試験方法が科学的であって、かつそれが実施可能なもののうち最良の研究（複数）から得られた結論である。このようなアプローチは、医療をより確実で、安全・安心なものとし、さらに有害作用による健康被害、効果がない療法に頼り続けることによる疾病の悪化や適切な医療機会の喪失、また経済被害といった負の側面を防止する上で、非常に有用である。

　EBMのアプローチは、次の5段階からなっている：①評価したい問題を具体化する。②エビデンスを網羅的に検索する。③エビデンスの妥当性を批判的に吟味する。④エビデンスと自分の臨床的専門技能や患者の価値観を統合し、診療にかかわる決断を下す。⑤以上の過程を振り返る。

　したがって、EBMを実施するためには、「多くの試験研究の中から信頼性の高いものを選抜し、それらの研究によって導かれた結論が科学的に正しいものであるかを総合的に判断できる能力」が求められる。そのためには、医学や科学分野に関するデータベースの活用方法に習熟し、研究デザインの種類やその長所・短所、試験結果に影響を及ぼす因子（偏り、バイアス）を十分に理解し、自身でも適切な試験研究をデザインできる能力が必要である。また、作用メカニズムや活性成分、有効性、安全性、毒性、品質などを判断するためには、臨床的な試験研究だけでなく、試験管内や動物などにおける基礎的な実験に対する理解も必要となる。

　薬用植物に関する科学的な研究に関する情報は、米国国立医学図書館がインターネット上で公開している英文医学文献データベース"PubMed"（http://www.ncbi.nlm.nih.gov/）や、独立行政法人科学技術振興機構がインターネット上で公開している英文／和文科学文献データベース"J-STAGE"（http://www.jstage.jst.go.jp/）などから、入手することが可能である。これらのデータベースからは、試験管内実験、動物実験などの基礎研究から、臨床実験、臨床報告までさまざまなレベルの情報を大量に入手することができるが、エビデンスのレベルは、図3のようなフローチャートを目安に評価できる。

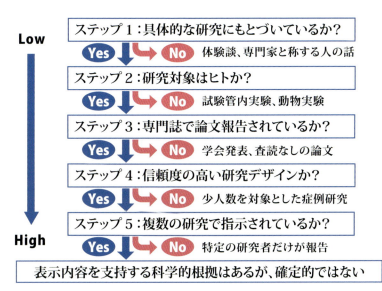

図3. エビデンスのレベル

試験管内実験や動物実験などの基礎研究で得られたエビデンスのレベルは、ヒト臨床試験に比べてずっと低い。科学論文に記載されている基礎研究の結果はあくまでも実験的な事実としてある試験の結果を述べているだけで、安全性やヒトでの有効性を保証するものではないからである。これは、基礎研究で見出された活性化合物が、医薬品となる確率が約 12,000 分の 1 程度であり、ほとんどの化合物は有効性や安全性の問題で医薬品とはならない、ということからも理解できよう。

　一般に化合物は、生体において、先ず消化管から吸収され、血流にのって作用部位に運搬されてそこで作用発現に必要な濃度を維持して薬理作用を発揮し、主に肝臓で代謝（解毒）されて、腎臓から体外（尿中）に排泄される。したがって、化合物の有効性は、投与後の血液中の濃度の時間的推移から算出される血液中化合物濃度－時間曲線下面積（area under the curve: AUC、図 4）で評価され、血中濃度が一定のレベル（有効濃度）に維持されていれば薬効が期待できると判断される。

　ところが、試験管内で実施された細胞や酵素を用いた実験で得られた有効濃度は、この体内動態の影響はほとんど考慮されていない。つまり、細胞や酵素に直接ある薬物を与えたときに効果が出たとしても、動物にその薬物を同じ量与えたときに、血中濃度が、薬効を発現するのに必要な濃度になるとは限らない、すなわち、効くとは限らない、ということになる。また、ヒトと動物では吸収や代謝の動態が異なる場合も多く、動物で効いたからといって必ずしもヒトで効くとは限らないので、最終的にはヒトでの臨床試験で確認しなければならないのである。

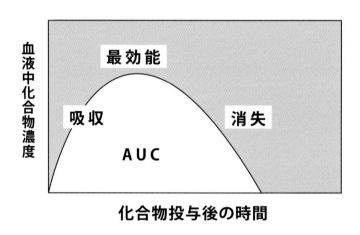

図 4. 化合物投与後の血液中濃度・時間推移

　ヒトを研究対象とした臨床研究のエビデンスは、研究デザインによって大きく異なる（表 1）。「ランダム化比較試験（RCT：Randomized Controlled Trial）」は、一群の患者をランダム（無作為）に治療群と対照群（プラセボ群）とに割り付け、目的とする変数／アウトカム（結果）を追跡する。特定保健用食品の許可・承認には、このようはランダム化比較試験の結果が求められている。なお、プラセボとは、偽薬のことで、被験者が治療薬を飲んでいるのか、偽薬を飲んでいるのか判らないようにすることで、被験者をブラインド化（盲目化）し、治療を受けていると思うことによって生じる心理的な治療効果の影響を除くことができる。被験者だけ（単ブラインド；単盲検）でなく、処置者（二重ブラインド；二重盲検）、評価者（三重ブラインド；三重盲検）もブラインド化することによって、処置者が意識・無意識のうちに治療群と対照群における処置方法に違いを生じてしまう、評価者が意識・無意識のうちに選択的にデータを収集してし

まう、といった危険性を排除することができるため、エビデンスレベルはさらに高まる。「全てか無しか All or Nothing」は、以前は全ての患者が死亡していたものがその治療法により生存するものが現れた、あるいは以前は何人かの患者が死亡していたのにその治療法により全て助かるようになった、ということを指す。「コホート研究」とは、患者のある因子（例えば、喫煙、運動不足、睡眠不足など）への暴露の有無を同定し、その暴露の有無によって 2 群（コホート）に分け、目的のアウトカムの発生を前向き（将来に向かって）に追跡する研究で、リスクの比較が可能となる。「アウトカム研究」は、患者や集団の健康アウトカムに対するヘルスケアのインパクト（効果）を評価する研究です。"アウトカム" とは、介入（インプット）から得られるすべての結末で、余命の延長、死亡率の低下、発症の減少、副作用の減少などのポジティブなものと、余命の短縮、死亡率の増加などネガティブなものとがある。アウトカムを評価するための項目をエンドポイントという。エンドポイントは、患者が感じる状態を直接的に変化させるものでなければならない。エンドポイントとしては死亡、病気の発症、QOL の変化、副作用の発現などを用いるべきで、血圧、血糖値、癌の大きさなどは用いない。前者を真の（true）エンドポイント、後者を代理の（surrogate）エンドポイントと称する。「症例対照研究（ケースコントロール研究）」は、ある疾患を持つ患者群（症例；アウトカム）を同定し、その原因と思われる因子への暴露状況をその疾患を持たない対照群での暴露状況と比較するものである。「症例集積研究（ケースシリーズ研究）」は、目的とするアウトカムを持つ一連の患者に関する報告で、対照群を持たない研究である。

表 1. ヒトを研究対象とした臨床研究のエビデンスのレベル

エビデンスのレベル	研究デザイン
低い	生理学や実験室での研究、体験談、専門家と証する人の話
	症例集積研究
	個別の症例対照研究
	均質な症例対照研究によるシステマティック・レビュー
	アウトカム研究
	個別のコホート研究
	コホート研究のシステマティック・レビュー
	「すべて」か「なし」か
	個別のランダム化比較試験
高い	均質なランダム化比較試験によるシステマティック・レビュー

　これらの研究デザインの中では、「ランダム化比較試験」のエビデンスレベルが高いが、複数の均質なランダム化比較試験のデータを集積してシステマティック・レビューを行うと、信頼性が最も高くなる。なお、システマティック・レビューとは、系統的総説ともいい、ある特定のトピックについて、医学文献を系統的かつ網羅的に検索し、客観的にかつ徹底的に批判的に吟味し、定量的に要約した論文のことで、複数の研究から統計学的に結論を導き出すことで信頼性（エビデンスのレベル）が格段に高くなる。

xi

薬用植物の活用の歴史

　一般に、医薬品といえば、純粋な有機化学物質を思い浮かべる人が多いであろうが、人類にとって、純粋な化合物としての医薬品の歴史は短い。天然物からの純粋な薬理活性を有する化合物の単離は、1806年にドイツの薬剤師ゼルチュルナーが鎮痛薬として利用されていた阿片からのモルヒネを単離したのが初めてである。19世紀にはこの他に、キニーネ、ニコチン、カフェイン、アトロピン、コカイン、エフェドリンなどの重要な化合物が植物から単離された。また、史上初の合成新薬は1987年にバイエルから発売された解熱鎮痛剤のアスピリンである。当時、リウマチの治療薬として1830年にギリシア時代から薬用に利用されてきたセイヨウシロヤナギの樹皮から単離された解熱鎮痛成分であるサリシン（サリチル酸配糖体）の活性本体として得られたサリチル酸が用いられていたが、強い苦みと胃粘膜に障害を与える副作用が大きな問題となっていた。バイエルの科学者フェリックス・ホフマンは、これらの問題を解決した新しい解熱鎮痛剤として、アセチルサリチル酸を世界ではじめて純粋かつ安定した形で合成したのである。

　このように、現代のように純粋な化学物質が医薬品として利用されるようになったのはほんの100年少々のことである。

　一方、植物を主とする天然物の医薬としての利用の歴史は古く、数千年に遡る。エジプト文明・メソポタミア文明・インダス文明・黄河文明などのいわゆる四大文明の発祥地では、いずれも古代より薬用植物が利用されていたことが記録に残っている。中でも、エジプトで発見されたエーベルス文書（エーベルス・パピルスともいう）は、紀元前1500年頃に書かれたパピルスに書かれた病気の症状とその治療法を集成した文書で、約700種の治療薬が記載されており、現在に伝わる最も古い医学・薬学文書の1つである。エジプトでは、この他にも多くの文書や壁画、発掘物によって当時の植物の利用の様子が覗うことができる。ピラミッドの建設時には労働者達にタマネギやニンニクを配給したことが記録に残っているが、タマネギやニンニクには重労働による肉体疲労時に不足しがちなビタミンB1の補給や吸収を助け、脚気を防ぐ働きがある。しかし、脚気の原因がビタミンB1不足であると分かったのは1904年、ビタミンB1が発見されたのは1910年のことであり、古代人の知恵には舌を巻くばかりである。この他、フランキンセンス（乳香）やミルラ（没薬）などの樹脂がミイラ製造の際に防腐剤・虫除けとして用いられていたことや、当時の女性が入浴時に香油を用い、社交場へ頭の上に香りを混ぜた軟膏を載せて行ったことなども有名である。ギリシア時代には、現代医学の祖と呼ばれるヒポクラテスは、その著書で「食物を汝の薬とし、薬を汝の食物とせよ。」「健康のためには、芳香風呂に入り、香油マッサージを毎日行うとよい。」などと東洋医学と同様の医食同源の考え方や香料の活用について述べている。ローマ時代には、新約聖書には、キリストが誕生したとき、東方の三賢者が、偉大なる預言者の象徴であるフランキンセンスと偉大なる医師の象徴であるミルラを、偉大なる商人の象徴である金と共にキリストに捧げたことが記されており、当時、これらの香料が珍重されていたことがわかる。また、皇帝ネロの軍隊で軍医を務めたディオスコリデスは、西洋における薬物書の原典ともいうべきギリシア本草を著し、植物だけでも500種を超える薬物を分類した。ローマ五賢帝の1人である皇帝マルクス・アウレリウスの信任を得た医師ガレヌスは、ヒポクラテス全集の注解書を多数記し、ギリシア以来の医学を集成し、ガレノス製剤と呼ばれる複雑な処方の生薬製剤を調合して治療を行った。これらの医薬学の知識は、ギリシア・ローマの科学と共にアラビアに伝わり、8～13世紀のイスラム世界でアラビア医学として栄え、すぐれた医学者や科学者（錬金術師、アルケミスト）を輩出した。イブン・シーナ（アビケンナ）もその1人で、精油の蒸留法を確立し、その著書「医学典範（カノン）」はヨーロッパ中世にガレノスと並ぶ古典として重視された。

　ヨーロッパでは、12世紀にライン河畔のビンゲン付近にあったベネディティン派修道院の尼僧、聖ヒルデガルド・フォン・ビンゲンが、オオバコ、アロエ、ニガハッカ、ウイキョウ、パセリ、イラクサなどの種々

のハーブや香辛料の使用を推奨し、ドイツ植物療法の祖と呼ばれている。ドイツでは古くより多くのハーブが民間療法のみでなく医療として植物療法が行なわれてきた歴史があり、その結果、多くの植物製剤が医薬品として利用され、植物療法剤が医薬品の総売上げの約10%を占めている。このような状況を受け、ドイツ保健省は1978年に医者、薬理学者、毒性学者、製薬企業代表、一般人代表などで構成された委員会E（Kommission E）を設置し、約380種のハーブとその製剤の効果と安全性について、1978年〜1995年の長年にわたって、臨床評価、実地調査、個々の事例、科学論文などから得られたデータをもとに再評価を実施し、有効性の認められたハーブ（approved herb）と有効性の認められなかったグループ（unapproved herb）に分類し、これらの効用、用法、推奨量、製剤の流通規格、禁忌、副作用、薬剤との相互作用、服用期間などをモノグラフとしてまとめた。この"ジャーマンコミッションEモノグラフ"は、「ハーブと植物性薬品の効果と安全性について、地球上で入手可能な最も正確な情報」として評価され、英語訳 "The Complete German Commission E Monographs. Therapeutic Guide to Herbal Medicines, 出版社：The American Botanical Council, 発行年：1998" も入手可能である。

　このモノグラフの影響は極めて大きく、多くのハーブに関する効能と安全性に関して信頼性の高い科学的な情報が提供され、"植物療法は非科学的なもの"というイメージが一蹴され、1994年に栄養補助食品健康教育DSHEA）法が制定された米国では、ハーブもビタミンやミネラル、アミノ酸と同様にサプリメントとして扱われ、しかもエビデンスに基づいていれば、FDAへの通知だけで新田医の構造と機能に関する効果を表示できるようになったため、巨大なハーブ・サプリメント市場を形成した。日本でも、ドイツやその他のEU諸国で医薬品扱いのハーブが、いわゆる健康食品として市販されており、従来は、医薬品的な効能効果は一切表示することができなかったが、2011年には初めての西洋ハーブ医薬品として赤ブドウ葉乾燥エキス混合物が足のむくみ改善薬として、次いでチェストベリー抽出物が月経前症候群治療薬として承認されている。今後は、新しい食品機能表示制度を活用した機能性食品も現れることであろう。なお、十分なエビデンスが得られていなかったハーブの評価研究は、現在も**WHOモノグラフ**（世界保健機構モノグラフ）や**ESCOPモノグラフ**（ヨーロッパ科学協力機構モノグラフ）などで継続されている。

　なお、植物から水蒸気蒸留などで得られた精油（揮発性芳香油）を用いる芳香療法は、その起源を古代エジプトに発するといわれてはいるが、実際の歴史は意外と浅く、1937年にフランスの化学者ルネ-モーリス・ガットフォセがその著書でアロマテラピーという表現を使ったのが初めである。ガットフォセが精油に着目したのは、実験中に負った火傷がラベンダー精油で癒されたのがきっかけであったという。精油の医療での使用は、第二次世界大戦中に戦傷の消毒や治療に積極的に精油を使用したフランスの外科医ジャン・バルネが、先駆者であるとされている。一方、イギリスでは、マルグリット・モーリーが希釈した精油をトリートメントする方法を考案し、ロバート・ティスランドが「芳香療法・理論と実際」を著して、日本でも馴染みの深いアロマセラピーの体系をまとめた。

　東洋医学の形成と発展において中心的な役割を果たしたのは、中国伝統医学である。中でも、後漢時代に成立したとされる黄帝内経、傷寒雑病論（傷寒論・金匱要略）、神農本草経は、現代中医学、韓国の韓方、日本の漢方に最も大きな影響を与えた三大古典である。黄帝内経（素問・霊枢）は、中国哲学思想の陰陽五行説を理論基盤とする医学理論と針灸術の書で、解剖生理、病因、診断、治療、予防、養生、経絡、鍼灸などに関する内容が記載されており、「未病を治す」という表現も本書に由来する。傷寒雑病論は、張仲景方とも呼ばれる湯液療法の薬方運用に関する極めて実践的な書で、傷寒（急性熱性疾患）を扱った部分は唐代に傷寒論、雑病（その他の疾患）を扱った部分は宋代に金匱要略として、刊行された。神農本草経は、365種の動・植・鉱物薬を毒性の有無で3ランクに分類して収載した薬物学書で、配合理論、製剤法にも言及している。いずれも約2千年たった現代でもその輝きは失われておらず、東洋医学を学習する上では

xiii

必読の書である。ただし、これらは 2 千年前に忽然と現われたものではなく、それ以前の 1 ～ 2 千年分の知識の集大成である。これを可能にしたのは、中国文明における文字の連続性にある。紀元前 1348 ～ 1112 年前の殷王朝の遺跡から発掘された甲骨文字でさえも、漢字と同様に読むことができるのである。湯液（煎じ薬）による治療をはじめたのは殷代初期の伝説的宰相であった伊尹であると言われている。東洋医学の中には、春秋・戦国時代（紀元前 8 ～前 3 世紀）に活躍した孔子、老子、孫子、鄒衍など諸子百家の思想が多く認められる。また、前漢時代の馬王堆漢墓からは、紀元前 200 年頃の医学関係の書籍、処方集、養生の書、呼吸保健法の書、導引図などが発掘されている。

インド伝統医学のアーユルベーダもその歴史は長く、発祥はおよそ 3000 年前で、紀元前 500 年頃に合理的経験医学として成立し、チベット医学や古代ギリシアやペルシアの医学、中国の伝統医学にも影響を与えたと言われている。なお、アーユルは長寿、ベーダは知識という意味で、養生を重視している。

これら古代の伝統医学は、我々の想像以上に相互に大きな影響を及ぼしていたことが判っている。

以上、薬用植物利用の歴史に関して簡単にまとめたが、これらの伝統的な知識が優れている点は、単に、昔の記述を盲信するのではなく、過去の知識が連綿と引き継がれて行く中で、先人達の知恵を吟味取捨選択し、さらに創意工夫を加えられ、時代やそれを取り巻く環境と共に進化しながら、現在に伝わっていることである。この過程において、中毒を繰り返し、その毒性を回避しつつ有効性を引出す工夫がなされているからこそ、現代において安全に利用できるのである。これまでも述べてきたように、健康食品として利用されているハーブ類には、他国では医薬品として利用されているものも有り、有効性という面では、玉石混淆である。一方で、植物は、毒にも薬にもなることも忘れてはならない。天然だから安全というわけではない。作用が強ければ、副作用も強いことを予測すべきである。食用だから害にはならないという訳ではない。摂取の期間や他とのバランスにも配慮すべきである。例えば、砂糖や脂肪のような食品でも、長期間の摂取過剰が生活習慣病を引き起すことはご存じの通りで、明らかに害を生じるのである。まさに「過ぎたるは及ばざるが如し」である。江戸時代に大和本草という薬物書を著した貝原益軒は、83 歳の時に著した「養生訓」において次のように述べている。「薬は皆気の偏なり。参耆・朮甘（薬用人参、黄耆、白朮、甘草）の上薬（多服久服しても毒性を示さない養命長寿の薬）といへども、其病に応ぜざれば害あり。」。

本書の使い方

「辞典」の植物は、科名の五十音順、学名のアルファベット順に掲載しています。各植物は図のような項目で構成されています。本書で示した「学名と分類体系」および「安全性」の詳細については、次ページを参照してください。

セイヨウアカネ
学名：*Rubia tinctorum* L.
異名：*Rubia tinctoria* L. orth. var.
異名［GM］：*Rubia tinctoria* L.
科名：アカネ科
属名：アカネ属
英名：Madder, Dyer's Madder
別名：マダー、ムツバアカネ（六葉茜）

使用部位［GM］：根・地上部
生薬ラテン名［GM］：Rubiae Tinctorum Radix
生薬名［GM］：Madder Root
生薬名［その他］：茜根（セイコン）
（GM 未立証ハーブ。p345 を参照。）

G

禁忌：妊娠中は禁忌。

備考：蔓性多年草。民間療法では、利尿、強壮などとし、解熱、活血、通経に。根は染料にもなる。

大量に用いられるのは口腔清涼剤（仁丹など）の原料として。

カギカズラ
学名：*Uncaria rhynchophylla*（Miq.）Miq.
異名：*Uncaria rhynchophylla* (Miq.) Jacks、*Nauclea rhynchophylla* Miq.、*Ourouparia rhynchophylla* Matsum
科名：アカネ科
属名：カギカズラ属
英名：-
別名：チョウトウコウ

使用部位［局方］：通例とげで、ときには湯通し又は蒸したもの
生薬名［局方］：チョウトウコウ（釣藤鈎・釣藤鉤）（Uncariae Uncis Cam Ramlus, Uncaria Thorn）
基原植物：カギカズラ

使用部位［その他］：カギ（曲がったとげ）およびカギ付きの枝条
※葉は「非医」
生薬名［その他］：釣藤鈎（チョウトウコウ）、鉤藤（コウトウ）
薬効：鎮痛作用、鎮痙作用。

ピクトサイン一覧

G	ドイツ保健省がまとめた「The Complete German Commission E Monographs. Therapeutic Guide to Herbal Medicines」(The American Botanical Council, 1998) の掲載種であることを示す。
(WHO)	WHO（世界保健機構）が作成する「WHO Monographs on Selected Medicinal Plants」の掲載種であることを示す。URL は、http://apps.who.int/medicinedocs/en/d/Js2200e/
SE	独立行政法人健康・栄養研究所が作成する「健康食品の有効性・安全性情報」の掲載種であることを示す。URL は、http://hfnet.nih.go.jp/
医	「医薬品の範囲に関する基準」における「専ら医薬品として使用される成分本質（原材料）リスト」収載種。日本ではこれらは医薬品にしか使用することはできない。医薬品以外に使用すると、無承認無許可医薬品として、医薬品、医療機器等の品質、有効性及び安全性の確保等に関する法による取締りの対象になる。
ナ	「医薬品の範囲に関する基準」における「医薬品的効能効果を標ぼうしない限り医薬品と判断しない成分本質（原材料）リスト」収載種。形状、表示された効能効果、用法用量等が医薬品的でなければ、食品として利用することが可能。
(毒)	厚生労働省、東京都保険福祉局などの毒草に関する Web サイトより、中毒やかぶれの原因となるもの、麻薬成分を含むものなど、要注意植物であることを示す。
局	厚生労働省「第十七改正 日本薬局方」に収載されている生薬	**局外**	厚生労働省「日本薬局方外生薬規格 2015」に収載されている生薬

xv

学名と分類体系について

　本書に収載されている維管束植物の学名は Y-List（http://ylist.info/index.html）を参照した。Y-List にないものについては IPNI（http://www.ipni.org/index.html）を参照した。藻類については AlgaeBase（http://www.algaebase.org）を参照した。第十七改正日本薬局方と日本薬局方外生薬規格 2015 に収載されている生薬で、Y-List と学名が異なるものは、Y-List の学名を先に表示し、局方、局外生規の学名を並記する形で表した。

　これまで日本の植物図鑑では新エングラーの分類体系が用いられることが多かった。日本で薬用植物にたずさわる者にとって、植物の学名や分類の最大の基準となるのは、日本薬局方であるが、最も新しい第十七改正日本薬局方も、植物の分類に関しては従来と同様に新エングラーの体系に基づいている。植物の分類体系としては他に 1980 年代に提唱されたクロンキストの分類体系がある。新エングラー体系とクロンキスト体系では「どのような植物を原始的と考えるか」など、解釈の相違があり、科の配列などが異なる。

　一方、1990 年代ごろから DNA の塩基配列情報にもとづく分子系統解析が急速に進展し、信頼性の高い系統関係が明らかになってきた。その結果は APG（Angiosperm Phylogeny Group　被子植物系統研究グループ）によって 1998 年に発表され、この分類体系を APG Ⅰ と呼んでいる。その後、2 度の改訂を経て、2009 年に発表された分類体系は APG Ⅲ と呼ばれる。APG 分類体系では、双子葉植物が真正双子葉類とその他の多くのグループに分割されていたり、従来はユリ科に含まれていた植物が多数の科に分割されているなど、新エングラーの体系に慣れている人にとってはわかりにくい部分もあるが、近年は分類学の研究者のみならず、一般向けの植物図鑑（改訂新版日本の野生植物 1 〜 5（平凡社 2015、2016 年））などにも反映されている。

　本書においては、日本薬局方との整合性を重視する立場から、科のとりあつかいは原則として新エングラーの分類体系にもとづくものとした。新エングラーの体系と APG 分類体系で科名が異なるものについては、新エングラー体系の科名を先に表示し、APG 体系の科名を（）内に表示した。また植物の配列順序については、インデックスとしての利用を想定していることから、まず全体を「主要な薬用植物」と「その他の薬用植物」に分け、それぞれ「科の和名順、科の中では種の和名順」とした。このため、同じ属の植物でも連続したページにまとまっていない場合があるが、同属の植物をまとめて調べたいときは、巻末の学名索引を利用してもらいたい。APG 分類体系と新エングラー体系、クロンキスト体系との対照は「維管束植物分類表」（米倉浩司 (著), 邑田仁 (監修) 北隆館 2013 年）などを参照するとよい。

安全性について

　一般に食材として利用されている物であれば、通常の下準備・調理と同等の処理をして通常の食事に含まれる量を通常の頻度・期間摂取もしくは使用することは、おそらく安全であるが、灰汁抜きをしない、加熱しない、高度に濃縮する、特定の成分だけを取り出すなどして、かつ通用の食事では摂取できない量を長期間使用することに関しては、その安全性を保証する十分な情報がある物はほとんどない。また、不適切な保存によって、有害性の強い成分が生じる場合も知られている。

　安全性は、下準備・調理や製法、保存方法によって大きく影響を受けることを忘れてはいけない。したがって、例えば、アガリクス製品のように製造業者により品質に大きな違いが生じる場合が問題視されている。

　安全性情報がないことイコール安全であるということではない。特に、妊娠中・授乳中は、信頼できる十分な安全性情報がないものは、使用を避けるべきである。

　いずれの素材についても、その使用前に、その安全性について、国立健康・栄養研究所の「健康食品」の安全性・有効性情報（https://hfnet.nih.go.jp/）の素材データベースなどで、最新の情報を確認することを推奨する。

　セルフケアにおける薬用植物の利用は、自己責任においてすべきである。本書の読者の薬用植物の利用に対し、一切の責任は負いかねるのでご了承いただきたい。

　また、病院で治療したりや医薬品を服用している場合は、専門家の指導のもとに使用すべきである。

Contents

本書を利用するにあたって	iii
本書の使い方	xv
学名と分類体系について	xvi
目次	xvii

薬用植物辞典	**1**
科名ア行	**2**
アオイ科	2
アオギリ科	6
アカザ科	7
アカザ科（ヒユ科）	8
アカネ科	10
アカバナ科	16
アケビ科	17
アブラナ科	18
アマ科	26
アヤメ科	26
イイギリ科（ヤナギ科）	29
イグサ科	30
イソマツ科	30
イチイ科	30
イチヤクソウ科（ツツジ科）	31
イチョウ科	32
イネ科	33
イノモトソウ科	41
イラクサ科	42
イワタバコ科	43
イワデンダ科	43
ウキクサ科（サトイモ科）	44
ウコギ科	44
ウマノスズクサ科	50
ウメノキゴケ科	53
ウラボシ科	53
ウリ科	54
ウルシ科	61
エゴノキ科	63
オオバコ科	63
オシダ科	66
オシャグジタケ科	67
オトギリソウ科	67
オミナエシ科	69
オモダカ科	71

科名カ行	**72**
カエデ科（ムクロジ科）	72
カガイモ科	72
カガイモ科（キョウチクトウ科）	72
カキノキ科	75
カタバミ科	75
カネラ科	75
カバノキ科	76
ガマ科	77
カヤツリグサ科	78
カンラン科	79
キキョウ科	81
キク科	84
キシメジ科	121

キツネノゴマ科	121
キブシ科	122
キョウチクトウ科	123
キントラノオ科	127
キンバイザサ科	128
キンポウゲ科	128
クサスギカズラ科	139
クズウコン科	141
クスノキ科	141
クマツヅラ科	146
グミ科	149
クラメリア科	150
クルミ科	150
クロウメモドキ科	152
クワ科（アサ科）	155
ケシ科	159
ケマンソウ科	162
コカノキ科	163
コショウ科	163
コバノイシカグマ科（イノモトソウ科）	165
ゴマノハグサ科	165
ゴマノハグサ科（オオバコ科）	167
ゴマ科	169
コンブ科	170

科名サ行	**171**
サクラソウ科	171
ザクロ科（ミゾハギ科）	173
サトイモ科	174
サトイモ科（ショウブ科）	177
サボテン科	178
サルオガセ科	179
サルノコシカケ科	179
シキミ科	180
シキミ科（マツブサ科）	180
シクンシ科	181
シソ科	182
シナノキ科	206
シメジ科	208
ショウガ科	209
シレンゲ科（ロアサ科）	214
ジンチョウゲ科	215
スイカズラ科	216
スイレン科	219
スギノリ科	220
スズカケノキ科	220
スベリヒユ科	220
スベリヒユ科（ヌマハコベ科）	221
スミレ科	221
セリ科	222
センダン科	240
ゼンマイ科	241
センリョウ科	241
ソテツ科	242

科名タ行	**243**
タカワラビ科	243
タコノキ科	243
タデ科	243
タヌキモ科	251
タマバリタケ科	251
ダルス科	252

xvii

ツゲ科	252
ツツジ科	252
ツヅラフジ科	258
ツバキ科	260
ツユクサ科	261
ツリフネソウ科	261
ツルナ科（ハマミズナ科）	262
ツルムラサキ科	262
テングサ科	262
トウダイグサ科	263
ドクウツギ科	267
トクサ科	267
ドクダミ科	268
トケイソウ科	269
トチノキ科	270
トチノキ科（ムクロジ科）	271
トチュウ科	271
トベラ科	272

科名ナ行　273

ナス科	273
ナデシコ科	282
ニガキ科	284
ニクズク科	285
ニシキギ科	286
ニレ科	287
ノウゼンカズラ科	288
ノウゼンハレン科	289

科名ハ行　290

パイナップル科	290
ハエドクソウ科	290
バショウ科	291
ハゼリソウ科（ムラサキ科）	291
バッカクキン科	291
バッカクキン科（ニクザキン科）	292
ハナシノブ科	292
ハナヤスリ科	292
パパイア科	292
ハマウツボ科	293
ハマビシ科	293
バラ科	295
バラ科（シャボンノキ科）	313
バンレイシ科	313
ヒカゲノカズラ科	314
ヒガンバナ科	315
ヒシ科（ミソハギ科）	317
ヒノキ科	317
ヒバマタ科	320
ヒメハギ科	320
ビャクダン科	321
ビャクブ科	322
ヒユ科	322
ヒルガオ科	324
ヒルムシロ科	326
フウチョウソウ科	326
フウロソウ科	326
フオクイエラ科	328
フサシダ科	328
フジウツギ科（ゴマノハグサ科）	328
フジマツモ科	329
ブドウ科	329

フトモモ科	331
ブナ科	336
ベニコウジカビ科	339
ベニノキ科	339
ベンケイソウ科	339
ホウライシダ科	340
ボタン科	341
ボロボロノキ科	342
ホンダワラ科	343

科名マ行　344

マオウ科	344
マタタビ科	345
マチン科	346
マチン科（ゲルセミウム科）	346
マツ科	347
マンサク科	378
マンサク科（フウ科）	379
マンネンタケ科	379
ミカン科	380
ミズアオイ科	391
ミズキ科	392
ミズキ科（アオキ科）	392
ミズキ科（ハナイカダ科）	393
ミソハギ科	393
ミツガシワ科	394
ムクロジ科	394
メギ科	399
モウセンゴケ科	402
モクセイソウ科	402
モクセイ科	403
モクレン科	406
モチノキ科	409
モニミア科	409

科名ヤ行　410

ヤシ科	410
ヤドリギ科	412
ヤナギ科	412
ヤブコウジ科	416
ヤマノイモ科	417
ヤマモモ科	418
ユキノシタ科（アジサイ科）	419
ユキノシタ科（スグリ科）	421
ユズリハ科	422
ユリ科	422
ユリ科（イヌサフラン科）	430
ユリ科（キジカクシ科）	431
ユリ科（サルトリイバラ科）	433
ユリ科（シュロソウ科）	433
ユリ科（ススキノキ科）	434
ユリ科（ヒガンバナ科）	434
ユレモ科	438
ヨロイゴケ科	438

科名ラ行　439

ラン科	439
リュウゼツラン科	441
リュウゼツラン科（キジカクシ科）	442
リンドウ科	443
ロウバイ科	445

科名ワ行・他　446

ワサビノキ科	446

同種の植物 ·········· 447
- Sage <セージ> ·········· 448
- Geranium <ゼラニウム> ·········· 450
- Thyme <タイム> ·········· 452
- Mint <ミント> ·········· 454
- Rosemary <ローズマリー> ·········· 456
- Basil <バジル> ·········· 458
- Lavender <ラベンダー> ·········· 460
- Berry <ベリー> ·········· 462
- Rose <バラ> ·········· 470

植物の化学成分 ·········· 472
- 植物の化学成分 ·········· 474

精油 ·········· 476
- 精油系統一覧 ·········· 478
- クラスター解析によるデンドログラム（樹形図） ·········· 479
- 精油作用一覧 ·········· 480
- 和精油一覧 ·········· 482

植物油 ·········· 489
- 植物油の特性一覧 ·········· 490

毒草 ·········· 504
- 毒草一覧 ·········· 506
- 有毒植物による食中毒発生状況 ·········· 506

スパイス世界地図 ·········· 515

ハーブ活用術 ·········· 518
- ハーブティーの基本・煎剤 ·········· 520
- 煎剤にできる主な薬草 ·········· 524
- 蒸気吸入・芳香浴・フェイシャルスチーム ·········· 532
- 温湿布・冷湿布 ·········· 533
- アイパック・フェイスパック ·········· 534
- ハーバルバス ·········· 535
- ハンドバス・フットバス ·········· 536
- ティンクチャー・ハーブビネガー ·········· 537
- 浴用剤に利用できる主な植物 ·········· 538
- ハーブローション ·········· 544
- 浸出油（インフューズドオイル） ·········· 545
- ハーブオイル・ハーブクリーム ·········· 546
- ゴマージュ・ハーブパック ·········· 547
- 緑の薬箱 ·········· 548
- ホームケアのための薬草たち ·········· 550
- 薬用酒と果実酒 ·········· 551
- クレイ療法 ·········· 552

食と薬草 ·········· 554
- スパイス・ブレンド ·········· 558
- ハーブレシピメニュー ·········· 556
- スパイスブレンド ·········· 558
- バジルペースト ·········· 561
- 鯛とフェンネルのポルペッティーニ 玄米リゾット添え ··· 562
- 春野菜と鶏肉とタイムの檸檬煮 ·········· 563
- タイムとチャイブ、モスカールドパセリと黒胡椒のハーブチーズ ··· 564
- カモミールミルクのイースターパンケーキ ·········· 565
- カモミールミルクのビスケット ·········· 566
- 春野菜と舞茸とタイムのオムレット ·········· 567
- エリンギとバジルのタルティーヌ ·········· 568

- 薔薇のジャムのロシアンティー ·········· 569
- ピンクペッパーとタイムのビネガー ·········· 570
- 季節の野菜のピクルス ·········· 571
- フランボワーズジャム ·········· 572
- ラズベリーソーダ ·········· 572
- フランボワーズミルクジャム ·········· 573
- 桃とフェタチーズのサラダのフランボワーズソース添え ·········· 574
- 桃とベルベーヌのコンフィチュール ·········· 575
- 桃とベルベーヌのパルフェ ·········· 575
- 自家製ツナとタイムのケークサレ ·········· 576
- レモングラスとベルベーヌのワインソーダ ·········· 577
- ピタパンのためのサルサソース ·········· 578
- 自家製パインソルベ ·········· 579
- レモンバーベナのジンジャーシロップ ·········· 580
- パーシモンとオレンジと豆のサラダ ·········· 581
- 秋野菜と茸と木の実のノンバターのタルトサレ ·········· 582
- フェンネルとモスカールドパセリとサーモンのペースト ·········· 583
- セロリとチキンのハーブパテ ·········· 584
- 押し麦と雑穀米のライスサラダ ·········· 585
- バジルとチーズのハーブクッキー ·········· 586
- ポテトのローズマリー風味ナッツ＆ドライフルーツ添え ·········· 587
- ラフランスとフェンネルシードのコンフィチュール ····· 588
- 白身魚のバスク風煮込み ターメリックライス添え ·········· 589
- ディルとスモークサーモンのマリネ ·········· 590
- 白身魚のプロバンス風クリーム煮 ·········· 591
- ノエルのためのグリューワイン ·········· 592
- 冬野菜と魚貝のブイヤベース ·········· 593
- キャロブとベリーのマフィン ·········· 594
- コーンとフェンネルのミルクスープ ·········· 595
- フェンネルシードの小麦フランス ·········· 596
- セロリシードブレッドのブルスケッタ ·········· 597
- 苺と胡桃とフェタチーズのショコラサラダ ·········· 598
- スモークサーモンとフェンネルのガレット ·········· 599

全国の植物園、薬草園 ·········· 601

索引 ·········· 629
- 和名索引 ·········· 630
- 学名索引 ·········· 652
- 薬効別索引 ·········· 672
- 禁忌別索引 ·········· 677
- 医薬品索引 ·········· 682
- 非医薬品索引 ·········· 683
- 日本薬局方生薬索引 ·········· 685
- 日本薬局方外生薬規格索引 ·········· 685
- その他生薬名索引 ·········· 686
- German Monographs 掲載種索引 ·········· 692
- WHO 掲載種索引 ·········· 694
- ハーブ活用索引 ·········· 695

著者プロフィール ·········· 698
参考文献 ·········· 699

xix

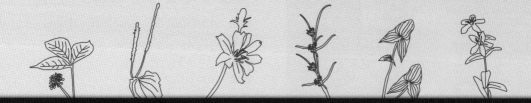

薬用植物辞典

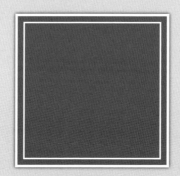

【科名ア行】

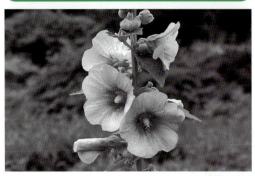

タチアオイ

オクラ

学名：*Abelmoschus esculentus*（L.）Moench
異名：*Hibiscus esculentus* L.
科名：アオイ科
属名：トロロアオイ属
英名：Okra
別名：アメリカネリ、オカレンコン、アキアオイ（秋葵）

使用部位［その他］：果実

備考：紀元前にはエジプトで栽培されていたアオイ科の食用果実。民間療法では、緩下、整腸により、生活習慣予防、美肌などに。生食あるいは茹でて食べる。

トロロアオイ

学名：*Abelmoschus manihot*（L.）Medik.
異名：*Hibiscus manihot* L.
科名：アオイ科
属名：トロロアオイ属
英名：Aibika
別名：トロ、トロロ、ネリ、ハナオクラ

使用部位［その他］：花／根／茎／葉／種子
生薬名［その他］：黄蜀葵花（オウショクキカ）／黄蜀葵根／黄蜀葵茎／黄蜀葵葉／黄蜀葵子

備考：花がオクラに似ているためハナオクラとも呼ばれる多年草。民間療法では、免疫賦活、抗酸化、利尿など。和紙作り、蕎麦や蒲鉾のつなぎ、漢方薬の成形などに利用される。

リュウキュウトロロアオイ

学名：*Abelmoschus moschatus* Medik.
異名：*Hibiscus abelmoschus* L.
科名：アオイ科
属名：トロロアオイ属
英名：Ambrette、Abelmosco、Abelmosk、Egyptian Alcee
別名：センカクトロロアオイ、アベルモスチュス・モスチァトゥス、トロロアオイモドキ、アンブレット

SE

使用部位［その他］：根か葉
生薬名［その他］：黄葵（オウキ）
禁忌：妊娠中・授乳中は禁忌。
安全性［SE］：授乳中の使用は危険。妊娠中も使用を避ける。

備考：草丈15センチほどになる多年草。民間療法では鎮咳に。絶滅危惧種。麝香とよく似たにおいを持つためヨーロッパなどに輸出され香水の原料となる。また種を結び首にかけ喘息の発作予防とする民間療法もある。

タカサゴイチビ

学名：*Abutilon indicum*（L.）Sweet subsp. *indicum*
科名：アオイ科
属名：イチビ属
英名：Country Mallow、Indian Mallow、Kanghi
別名：シマイチビ、インディアンマロー、カングヒ

使用部位［その他］：根、種子、樹皮、葉
生薬名［その他］：根：磨盤根（マバンコン）／種子：磨盤子

備考：草丈2メートルほどになる多年草。民間療法では、利尿、鎮痛などの他、呼吸器系、尿路系の粘膜保護に。種子からは食用油を採取、また繊維が利用される。

タチアオイ

学名：*Alcea rosea* L.
異名［GM］：*Alcea ficifolia* L.、*Althaea rosea* (L.) Cav.
科名：アオイ科
属名：タチアオイ属
英名：Hollyhock
別名：ホリーホック、ハナアオイ（花葵）、ショクキ（蜀葵）、ストックローズ

G

使用部位［GM］：花
生薬ラテン名［GM］：Malvae Arboreae Flos
生薬名［GM］：Hollyhock Flower
薬効［GM］：〈ウスベニタチアオイを参照〉
（GM 未立証ハーブ。p336 を参照。）

使用部位［GM］：地上部
生薬ラテン名［GM］：Alchemillae Alpinae Herba
生薬名［GM］：Alpine Lady's Mantle Herb
（GM 未立証ハーブ。p307 を参照。）

ウスベニタチアオイ

学名：*Althaea officinalis* L.
科名：アオイ科
属名：ビロードアオイ属
英名：Common Marshmallow、Marshmallow
別名：ビロードアオイ、マーシュマロウ、アルテア、マシュマロー

G **(人)** **SE**

使用部位［GM］：葉
生薬ラテン名［GM］：Althaeae folium
生薬名［GM］：Marshmallow leaf
（GM 立証済みハーブ。p166 を参照。）

使用部位［GM］：根
生薬ラテン名［GM］：Althaeae radix
生薬名［GM］：Marshmallow root
（GM 立証済みハーブ。p166 を参照。）

使用部位［WHO］：根
生薬ラテン名［WHO］：Radix Althaeae

薬効：口腔および咽頭粘膜の保護被膜を形成、局所刺激と炎症を鎮める粘滑作用や消炎作用、鎮咳作用。葉は局所炎症の緩和に。根は局所炎症の緩和、粘液線毛活動を阻害、貪食作用を刺激。（GM：p166 参照）
用法［WHO］：WHO での使用量は、根で、乾性咳、口内または咽頭の炎症に。水性低温浸漬剤として生薬 0.5〜3.0g、あるいはシロップ剤 2〜8ml。1 日量は生薬 15g まで反復可能。胃の炎症では生薬 3〜5g を 1 日 3 回まで。
禁忌：妊娠中、授乳中は禁忌。また小児へは投与しない。
安全性：（葉）（根）：同時に服用する薬の吸収を遅延させる可能性あり。
安全性［SE］：妊娠中・授乳中は使用を避ける。病気に罹患している小児の使用は危険。

備考：マロウのなかでもっとも作用が高いとされる。民間療法では古くからワインに加え咳止めとし、粘膜保護や胃酸過多などにも用いられた。抗炎症、去痰、利尿、緩下、刺激、緩和、鎮咳、止血などに利用される。気管支炎、咳には浸剤でのうがい、軽い火傷や止血には、乾燥させた根や葉の浸出油の軟膏を患部に塗布。WHO では、葉は、口腔と咽頭粘膜の炎症、それらに関連する乾性咳。根は口腔と咽頭粘膜の炎症、関連する乾性咳、胃粘膜の軽度炎症へ利用するとされる。

キダチワタ

学名：*Gossypium arboreum* L.
科名：アオイ科
属名：ワタ属
英名：Cotton
別名：コットン、シロバナワタ、リクチメン

使用部位［その他］：種皮の綿毛、根または根皮、外果殻、種子
生薬名［その他］：綿毛：綿花（メンカ）／根または根皮：綿花根／外果皮：綿果殻／種子：綿花子

≪ワタを参照≫

キヌワタ

学名：*Gossypium hirsutum* L.
科名：アオイ科
属名：ワタ属
英名：Cotton
別名：コットン、シロバナワタ、リクチメン

使用部位［その他］：種皮の綿毛、根または根皮、外果殻、種子
生薬名［その他］：綿毛：綿花（メンカ）／根または根皮：綿花根／外果皮：綿果殻／種子：綿花子

≪ワタを参照≫

ワタ

学名：*Gossypium arboreum* L. var. *obtusifolium*（Roxb.）Roberty
異名：*Gossypium arboreum* L. var. *indicum*（Lam.）Roberty、*Gossypium nanking* Meyen
科名：アオイ科
属名：ワタ属
英名：Cotton
別名：コットン、シロバナワタ、リクチメン

使用部位［その他］：種皮の綿毛、根または根皮、外果殻、種子
生薬名［その他］：綿毛：綿花（メンカ）／根または根皮：綿花根／外果皮：綿果殻／種子：綿花子
禁忌：根皮は妊娠初期・中期には禁忌。
安全性：堕胎促進作用、通経作用、子宮収縮作用。また特定の使用制限有り。炎症傾向がある場合、泌尿器の刺激には禁忌。慢性の使用は男性の不妊原因となる場合がある。

備考：1.5メートルほどになる多年草。民間療法で催乳に利用されることもある。綿毛は繊維に、実からは油脂が採取される。根皮は通経、陣痛促進に用いられることも。
【同様に使用される植物】
キダチワタ *Gossypium arboreum* L.
キヌワタ *Gossypium hirsutum* L.

ローゼルソウ

学名：*Hibiscus sabdariffa* L.
異名［GM］：*Hibiscus sabdariffa* L. var. *sabdariffa* ruber
科名：アオイ科
属名：フヨウ属
英名：Hibiscus、Ambashthaki、Bissap、Gongura
別名：ローゼル、ハイビスカス、ロゼリソウ、ソレルノキ、ブッソウゲ、ロゼル

G **SE**

使用部位［GM］：熟した萼（がく）、苞（ほう）
生薬ラテン名［GM］：Hibisci Flos
生薬名［GM］：Hibiscus
生薬名［その他］：洛神花（ラクシンカ）
薬効［GM］：メディカルハーブでは肉体疲労時や代謝促進に利用される。
（GM未立証ハーブ。p336を参照。）
禁忌：妊娠中、授乳中は禁忌。
安全性［SE］：妊娠中の使用は危険（流産）。授乳中は使用を避ける。

備考：2メートルほどになる一年草。植物療法では、強壮、利尿、健胃、代謝促進、消化促進、強壮、緩下、利尿、美肌など、肉体疲労時や眼精疲労の予防と回復、風邪予防、代謝促進、消化促進、強壮、緩やかな暖下、利尿作用、美容

効果に用いられる。また果実の総包片は、ジャムやローゼル酒、香味料、ハイビスカスティーなどに用いられる。葉、種子（炒ったもの）は食用、茎の繊維はひもなどにも利用される。

ムクゲ

学名：*Hibiscus syriacus* L.
科名：アオイ科
属名：フヨウ属
英名：Rose of Sharon
別名：モクゲ、キハチス、ハチス

使用部位［その他］：枝皮、根皮
生薬名［その他］：木槿皮（モクキンピ）

備考：樹高 1m〜2m ほどの落葉低木。民間療法では、花蕾を下痢、胃腸炎に、樹皮を水虫に用いたりなどする。

ゼニアオイ

学名：*Malva neglecta* Wallr.
異名：*Malva rotundifolia* auct. non L.
科名：アオイ科
属名：ゼニアオイ属
英名：commom mallow
別名：コモンマロー、コモンマロウ、マロウ

G **SE**

使用部位［GM］：花
生薬ラテン名［GM］：Malvae Flos
生薬名［GM］：Mallow Flower
薬効［GM］：フラボノイド、粘液質を含み民間療法では皮膚の軟化に利用される。粘滑作用。
（GM 立証済みハーブ。p164、p425、p428 を参照。）

使用部位［GM］：葉
生薬ラテン名［GM］：Malvae Folium
生薬名［GM］：Mallow Leaf
薬効［GM］：フラボノイド、粘液質を含み民間療法では皮膚の軟化に利用される。粘滑作用。
（GM 立証済みハーブ。p164、p425、p428 を参照。）

適応［GM］：口腔と咽頭粘膜の炎症、関連する乾性咳
安全性［SE］：妊娠中・授乳中は使用を避ける。

備考：1 メートルほどになる多年草。植物療法では鎮痛、鎮静、抗炎症、去痰、収斂、利尿、緩下などに利用されることも。喉の痛みには浸剤または煎剤でうがいをする。民間療法でも口腔や咽頭炎などの炎症に利用される。

【同様に使用される植物】
Malva sylvestris L.

ウスベニアオイ

学名：*Malva sylvestris* L.
異名［GM］：*Malva mauritiana* L.、*Malva sylvestris* L. subsp. *mauritiana*（L.）Thell.、*Malva sylvestris* L. var. *mauritiana*（L.）Boiss.
科名：アオイ科
属名：ゼニアオイ属
英名：Commom Mallow、High Mallow、Malva
別名：ハイマロウ、ブルーマロウ

G **SE**

使用部位［GM］：花
生薬ラテン名［GM］：Malvae Flos
生薬名［GM］：Mallow Flower
薬効［GM］：フラボノイド、粘液質を含み民間療法では皮膚の軟化に利用される。粘滑作用。
（GM 立証済みハーブ。p164、p425、p428 を参照。）

使用部位［GM］：葉
生薬ラテン名［GM］：Malvae Folium
生薬名［GM］：Mallow Leaf
薬効［GM］：フラボノイド、粘液質を含み民間療法では皮膚の軟化に利用される。粘滑作用。
（GM 立証済みハーブ。p164、p425、p428 を参照。）
適応［GM］：口腔と咽頭粘膜の炎症、関連する乾性咳
安全性［SE］：妊娠中・授乳中は使用を避ける。

薬用植物辞典　005

備考：1メートルほどになる多年草。植物療法では鎮痛、鎮静、抗炎症、去痰、収斂、利尿、緩下などに利用されることも。喉の痛みには浸剤または煎剤でうがいをする。民間療法でも口腔や咽頭炎などの炎症に利用される。

【同様に使用される植物】
Malva neglecta Wallr.（英名 Common Mallow）

キンゴジカ

学名：*Sida rhombifolia* L.
科名：アオイ科
属名：キンゴジカ属
英名：Arrowleaf Sida
別名：オウカボ

使用部位［その他］：全草
生薬名［その他］：黄花母（オウカボ）

備考：草丈 1 メートルほどになる多年草。民間療法では、強壮、強心その他、止瀉、解熱、消化促進など。肺カタルにも。また湿布・ハップとして潰瘍、腫れ物などに用いる。

カカオ

学名：*Theobroma cacao* L.
科名：アオギリ科
属名：テオブロマ属（カカオ属）
英名：Cocoa、Cacao
別名：ココア、カカオノキ

局 G

使用部位［局方］：種子脂
生薬名［局方］：カカオ脂
生薬ラテン名［局方］：Oleum Cacao
生薬英語名［局方］：Cacao Butter

使用部位［GM］：種子脂
生薬ラテン名［GM］：Cacao Testes
生薬名［GM］：Cocoa
生薬名［その他］：カカオ脂

（GM 未立証ハーブ。p390、p392 を参照。）

使用部位［GM］：種子
生薬ラテン名［GM］：Cacao Semen
生薬名［GM］：Cocoa Seed
生薬名［その他］：カカオ豆

（GM 未立証ハーブ。p390、p392 を参照。）

備考：10 メートルほどに成長する熱帯の常緑樹。民間療法では利尿、抗酸化に。種子からの油脂はチョコレートの原料に、また搾った残物がココアとなる。興奮、血管拡張、中枢神経刺激、筋肉弛緩作用など。またカカオ脂は外用に、座薬や軟膏、クリームなどの基材などとしても利用。中央アメリカなどで強心、強壮として利用されることもある。

ヒメコラノキ

学名：*Cola acuminata*（Brenan）Schott et Endl.
科名：アオギリ科（アオイ科）
属名：コラノキ属
英名：Cola Nut、Bissy Nut
別名：コーラナッツ、コラ

使用部位［その他］：種子
生薬名［その他］：コラ子
禁忌：高血圧、胃潰瘍、十二指腸潰瘍には禁忌。

備考：民間療法では、興奮、強壮により、心臓興奮作用。清涼飲料（コーラ）の原料にもされる。種子を乾燥させ粉状にしたものに水を加え、火にかけて温めたものを内用とする。

≪コラノキを参照≫

コラノキ

学名：*Cola nitida*（Vent.）A.Cheval.
異名：*Cola acuminata*（Brenan）Schott et Endl.
科名：アオギリ科（アオイ科）
属名：コラノキ属
英名：Cola
別名：コラ、コーラナッツ、コラ子、コーラノキ

G

使用部位［GM］：堅果
生薬ラテン名［GM］：Colae Semen
生薬名［GM］：Cola Nut
生薬名［その他］：コラ子
薬効［GM］：中枢神経刺激、胃液分泌の刺激、脂質分解、消化器系運動の増進。ヒトではメチルキサンチンに比べカフェインのほうが利尿および陽性変時作用が弱い。
（GM 立証済みハーブ。p113 を参照。）
適応［GM］：精神疲労、身体疲労
禁忌：高血圧、胃潰瘍、十二指腸潰瘍には禁忌。
安全性：睡眠障害、過剰興奮、神経不穏、胃の刺激が起こる可能性。過量摂取または長期使用は不可。
安全性［GM］：睡眠障害、過剰興奮、神経不穏、胃の刺激が起こる可能性

備考：熱帯雨林に生育し樹高20メートルほどになる常緑樹。民間療法では興奮剤として。また清涼飲料（コーラ）の原料。
備考：いろいろな *Cola species* も用いられる
【同様に使用される植物】
ヒメコラノキ
Cola acuminata（Brenan）Schott et Endl.

アオギリ

学名：*Firmiana simplex*（L.）W.F.Wight
異名：*Firmiana platanifolia*（L.f.）Marsili、*Firmiana platanifolia*（L.f.）Marsili f. *tomentosa*（Thunb.）H.Hara、*Firmiana simplex*（L.）W.F.Wight var. *glabra* Hatus.
科名：アオギリ科（アオイ科）
属名：アオギリ属
英名：Chinese Parasol Tree
別名：チャイニーズパラソルツリー

使用部位［その他］：種子／根／樹皮／葉／花、種子／根／樹皮／葉／花
生薬名［その他］：梧桐子（ゴトウシ）／梧桐根／梧桐白皮／梧桐葉／梧桐花

備考：アオギリ科（APG 体系ではアオイ科）の落葉高木。民間療法では食べ過ぎに種子を用いることも。

ハンタイカイ

学名：*Sterculia lychnophora* Hance
科名：アオギリ科（アオイ科）
属名：ピンポンノキ属
英名：Malva Nut
別名：バクダイカイ、ハクジュ

使用部位［その他］：–
生薬名［その他］：胖大海（ハンダイカイ）

備考：東南アジアやインドの熱帯などに生育する落葉高木。民間療法や生薬では、利尿、降圧、鎮痛などに用いられる。

ホウキギ

学名：*Bassia scoparia*（L.）A.J.Scott
異名：*Kochia littorea*（Makino）Makino、*Kochia scoparia*（L.）Schrad.、*Kochia scoparia*（L.）Schrad. f. *littorea*（Makino）Kitam.、*Kochia scoparia*（L.）Schrad. var. *littorea* Makino
科名：アカザ科
属名：ホウキギ属
英名：Summer Cypress、Belvedere、Fireweed、Burning Bush
別名：ホウキグサ、コキア、ハハキギ、トンブリ

使用部位［その他］：果実／若い茎葉
生薬名［その他］：地膚子（ジフシ）／地膚苗

備考：1.5 メートルほどに成長する一年草。民間療法では、強壮、強精、利尿や疲労回復に。乾燥させた種子を薬用酒として用いたり、果実のトンブリを和え物など食用にする。また若葉や若い茎も食用となる。

ア

薬用植物辞典　007

キノア

学名：*Chenopodium quinoa* Willd.
科名：アカザ科
属名：アカザ属
英名：Quinoa、Inca Food Grain、Petty Rice
別名：キヌア

SE

使用部位［その他］：種子、葉
禁忌：妊娠中は禁忌。
安全性［SE］：妊娠中・授乳中は使用不可。

備考：数千年前より食用に栽培される一年草。民間療法ではコレステロール低下に。必須アミノ酸を豊富に含み栄養バランスの優れた穀物として知られる。民間療法では、抗肥満や抗酸化に。乾燥させた種子は茹でて粥に、葉は茹でて食用にと、世界各地で食用にされている。

ホウレンソウ

学名：*Spinacia oleracea* L.
科名：アカザ科
属名：ホウレンソウ属
英名：Spinach
別名：カラナ（唐菜）、アカネナ（赤根菜）

使用部位［GM］：根付きの全草、種子
生薬ラテン名［GM］：Spinaciae Folium
生薬名［GM］：Spinach Leaf
生薬名［その他］：全草：菠菜（ハサイ）、葉蓤（ハリョウ）／種子：菠菜
（GM未立証ハーブ。p339を参照。）
安全性：多量摂取の継続により、カルシウムの吸収阻害を引き起こしたり、体内にシュウ酸が蓄積し、尿路や腎臓に結石を引き起こす場合があるので注意を要する。

備考：民間療法では、抗酸化、緩やかな緩下、造血など。貧血予防、動脈硬化予防、便秘解消などに利用されることも。

ヤマホウレンソウ

学名：*Atriplex hortensis* L.
科名：アカザ科（ヒユ科）
属名：ハマアカザ属
英名：Orach、mountain spinach
別名：オーリチ

使用部位［その他］：葉

備考：樹高1メートルほどになる落葉小低木。ブナなどの温帯林の老木に着生し、スグリの仲間で果実は食用可能。民間療法では、種子を利尿、通経に。絶滅危惧Ⅱ類に選定されている希少種。

テンサイ

学名：*Beta vulgaris* L.
異名：*Beta vulgaris* L. var. *altissima* Döll、*Beta vulgaris* L. var. *rapa* Dumort.、*Beta vulgaris* L. var. *saccharifera* Alefeld
科名：アカザ科（ヒユ科）
属名：フダンソウ属
英名：Sugar Beet、Table Beet、Red Beet、White Beet
別名：ビート、サトウダイコン（砂糖大根）

使用部位［その他］：根
生薬名［その他］：菾菜根（テンサイコン）

備考：ディオスコリディスによって紀元1世紀に書かれた「ギリシア本草」では耳痛をやわらげ頭脳を明晰化させると記されている。サトウキビとならび砂糖の主要原料である甜菜糖で、砂糖は1760年にドイツの薬剤師により初めて抽出された。根を搾りその汁を煮詰めると砂糖となる。民間療法では、肝細胞再生、肥満細胞の新陳代謝促進などに良いともされる。

シロザ

学名：*Chenopodium album* L.
科名：アカザ科（ヒユ科）
属名：アカザ属
英名：White Goosefoot
別名：シロアカザ

使用部位［その他］：若い苗の全草
生薬名［その他］：藜（レイ）
備考：健胃、強壮により、動脈硬化予防、降圧などにも。若葉や種子が食用ともなる。全草を日に干し煎じたものが、健胃、強壮などにも良いとされ、動脈硬化予防、高血圧、喘息に効くといわれている。服用以外でも、虫歯やのどの腫れには全草の黒焼きを塗る、虫さされには生の葉の汁を塗るなどの民間療法がある。

≪アカザを参照≫

アカザ

学名：*Chenopodium album* L. var. *centrorubrum* Makino
異名：*Chenopodium centrorubrum*（Makino）Nakai
科名：アカザ科（ヒユ科）
属名：アカザ属
別名：アマノジャク

使用部位［その他］：地上部

備考：道端や畑にみられる一年草。日本に自生するシロザの変種。民間療法では、虫刺されや歯痛に。生の葉を揉んで絞った汁を患部に塗布するなど。または葉に挟み嚙むなどの民間療法もある。

【同様に使用される植物】
コアカザ *Chenopodium ficifolium* Sm.
シロザ *Chenopodium album* L.

コアカザ

学名：*Chenopodium ficifolium* Sm.
異名：*Chenopodium serotinum* auct. non L.
科名：アカザ科（ヒユ科）
属名：アカザ属
英名：Figleaved Goosefoot

使用部位［その他］：全草
生薬名［その他］：灰藋（カイチョウ）

備考：民間療法では、鎮痛、止痒などに。葉、茎は、夏から秋に採取して刻み、天日乾燥させる。喉の腫れや痛みにも。

≪アカザを参照≫

アリタソウ

学名：*Dysphania ambrosioides*（L.）Mosyakin et Clemants
異名：*Ambrina ambrosioides*（L.）Spach、*Ambrina ambrosioides*（L.）Spach var. *pubescens*（Makino）Makino ex Kitag.、*Chenopodium ambrosioides* L.、*Chenopodium ambrosioides* L. var. *chilense*（Schrad.）Speg.、*Chenopodium ambrosioides* L. var. *pubescens*（Makino）Makino、*Dysphania chilensis*（Schrad.）Mosyakin et Clemants
科名：アカザ科（ヒユ科）
属名：アリタソウ属
英名：Mexcan Tea、Wormwood、Worm-Seed
別名：ルウダソウケアリタソウ

使用部位［その他］：果穂のついた全草
生薬名［その他］：土荊芥（ドケイガイ）

備考：民間療法では、駆虫、抗痙攣に。草全体に特有の刺激的な匂いを持つ。葉物野菜、香味野菜として料理にも利用される。胃腸の疾患や痙攣性の咳、喘息には煎液を内用。全草の搾り汁で出血時には洗浄に。

アメリカアリタソウ

学名：*Dysphania anthelmintica*（L.）Mosyakin et Clemants
異名：*Ambrina anthelmintica*（L.）Spach、*Chenopodium ambrosioides* L. var. *anthelminticum*（L.）A.Gray
科名：アカザ科（ヒユ科）
属名：アリタソウ属
英名：American Wormseed、Mexican Tea

使用部位［その他］：精油（種子）
生薬名［その他］：ヘノポジ油
禁忌：ヘノポジ油は劇薬なので一般には用いない。

備考：アカザ科の一年草。民間療法では駆虫に。果実が付いている時期に採取し精油を抽出。抽出した精油をヘノポジ油とよび駆虫薬とした。

オカヒジキ

学名：*Salsola komarovii* Iljin
異名：*Salsola soda* auct. non L.
科名：アカザ科（ヒユ科）
属名：オカヒジキ属
英名：Salt Wort
別名：ミルナ

使用部位［その他］：全草

備考：食用にもされるヒユ科の一年草。民間療法では、整腸、高血圧、動脈硬化などに。乾燥させた全草を適宜刻み茶剤として利用。またおひたしなど食用に。

トコン

学名：*Cephaelis ipecacuanha*（Brotero）A.Rich.
科名：アカネ科
属名：トコン属
英名：Ipecac
別名：イペカック

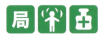

使用部位［局方］：根および根茎
生薬名［局方］：トコン（吐根）
生薬ラテン名［局方］：Ipecacuanhae Radix
生薬英語名［局方］：Ipecacuanha

使用部位［WHO］：根、根茎
生薬ラテン名［WHO］：Radix Ipecacuanhae

使用部位［その他］：根、根茎
生薬名［その他］：吐根（トコン）
薬効：WHOでは実験薬理学及び臨床薬理学において催吐作用。
用法［WHO］：WHOでは、中毒の場合に胃を空にするための催吐薬。伝統医学で記述されている適用では、寄生虫、風邪予防。また子宮収縮を刺激し分娩を誘発。ただし副作用を起こす可能性がある。タバコ、医薬品などの誤飲の際にシロップ剤を使用することもある。WHOでの使用は根で、腐食性あるいは石油製品以外の中毒症例の吐剤として。十分量の水で服用。嘔吐が生じないときは20～30分後に1回だけ反復できる。成人でシロップ剤15～30ml（総アルカロイド量は21～42mg）。小児：生後6カ月～1歳は総アルカロイド量7～14mg（シロップ剤5～10ml）；より年長児では総アルカロイド量21mg（シロップ剤15ml）。
禁忌：強酸性あるいはアルカリ性の腐食性毒物の服用や気道防衛反射の低下、中枢神経抑制薬の服用、ストリキニン中毒、石油製品の服用などの特定条件では禁忌。また妊娠中。
安全性：警告：流エキス剤はシロップより14倍強いためシロップの代替として投与不可。根から調製したシロップの代わりに流エキス剤を投与したことによる多数の死亡例が生じている。また吸引リスクが増加する患者や腐食性物質や石油製品を摂取した患者に使用してはならない。ショック、発作のリスク、心血管疾患の患者にも使用不可。薬物相互作用では活性炭と同時あるいはその後に投与すると催吐作用が遅延あるいは消失する。ミルクの同時摂取は催吐作用を低下させると信じられている。同時服用ではテトラサイクリン、パラセタモール、アミノ

フィリンの吸収低下を起こす。その他、推奨量を超えないこと。流エキス剤を小児には与えない。6カ月齢までの乳児でのシロップ使用は医師の監督下においてのみ。副作用：胃腸に刺激作用があるため血性嘔吐あるいは下痢、全消化管に粘膜びらん、伝導異常や心筋梗塞など心臓への作用を誘発するため大量摂取は厳禁。脱水を伴うと血管運動虚脱を起こし死亡にいたることも。反復嘔吐による副作用（誤嚥性肺炎など）。筋力低下、低血圧、動悸、不整脈として出現する心血管毒性。アレルギー。過剰量による小児の死亡。下痢、吐き気、嘔吐など。

備考：約 10〜20 センチほどの小低木。民間療法や生薬では、去痰、催吐、緩下により、吐剤、去痰剤などとして用いられる。

【同様に使用される植物】
Cephaelis acuminata Karsten

ボリビアキナノキ

学名：*Cinchona calisaya* Wedd.
異名：*Cinchona ledgeriana*（Howard）Moens ex Trimen
異名［GM］：*Cinchona ledgeriana*（Howard）Moens ex Trimen
科名：アカネ科
属名：キナノキ属
英名：Jesuit's Bark、Cinchona、Quinine、Quinine Tree
別名：レッジャーバーク

使用部位［その他］：樹皮、枝皮および根皮
生薬ラテン名：Cinchonae Cortex
生薬名［その他］：金鶏勒（キンケイロク）、キナ皮

≪キナノキを参照≫

キナノキ

学名：*Cinchona officinalis* L.
異名［GM］：*Cinchona pubescens* Vahl、*Cinchona succirubra* Pavon ex. Klotzsch
科名：アカネ科
属名：キナノキ属
英名：Jesuit's Bark、Cinchona、Quinine、Quinine Tree
別名：イエズスバーク、キナ皮、アカキナノキ、レッドバーク

使用部位［GM］：樹皮、枝皮および根皮
生薬ラテン名［GM］：Cinchonae Cortex
生薬名［GM］：Cinchona Bark
生薬名［その他］：金鶏勒（キンケイロク）、キナ皮
薬効［GM］：唾液と胃液の分泌刺激。（GM 立証済みハーブ。p109 を参照。）
適応［GM］：食欲不振、膨満感などの胃不快感
禁忌：子宮収縮を引き起こすため妊娠中は禁忌。またキニーネやキニジンなどキナのアルカロイドへのアレルギー。
安全性：消化器系の潰瘍には禁忌。1日用量は内用で 0.6〜1.0g を超えないこと。またキニーネ含有薬服用後に発熱や皮膚アレルギーなどのアレルギー反応が時に起こる。稀に出血傾向の増加があり、直ちに医師を受診すること。薬剤相互作用：同時服用の抗凝固薬の作用が増加。
安全性［GM］：キニーネ含有薬服用後に皮膚アレルギーや発熱などのアレルギー反応が時に起こる。稀に出血傾向の増加があり、直ちに医師を受診すること。薬剤相互作用：同時服用の抗凝固薬の作用が増加。

備考：常緑高木。日本では明治時代に普及し、民間療法では、健胃、抗菌など、万病に効くともされ、様々な薬剤に配合されていたが、アレルギーなどの副作用が問題ともなり、1971 年以降は市販薬への配合が禁止された。

【同様に使用される植物】
ボリビアキナノキ *Cinchona calisaya* Wedd.

アラビアコーヒーノキ

学名：*Coffea arabica* L.
科名：アカネ科
属名：コーヒーノキ属
英名：Coffee
別名：コーヒーノキ

使用部位［GM］：果実
生薬ラテン名［GM］：Coffeae Carbo
生薬名［GM］：Coffee Charcoal
薬効［GM］：収斂、吸収。
（GM 立証済みハーブ。p112 を参照。）

G

使用部位［GM］：果実
生薬ラテン名［GM］：Coffeae Carbo
生薬名［GM］：Coffee Charcoal
薬効［GM］：収斂、吸収。
（GM 立証済みハーブ。p112 を参照。）

使用部位［GM］：果実
生薬ラテン名［GM］：Coffeae Carbo
生薬名［GM］：Coffee Charcoal
薬効［GM］：収斂、吸収。
（GM 立証済みハーブ。p112 を参照。）
適応［GM］：非特定の急性下痢、口腔と咽頭粘膜の軽度炎症の局所療法
禁忌：脳動脈硬化、高血圧の人はできるだけ常用しない。
安全性：焙煎した種子の仁はクラスC；E～長期使用は不可。定められた用量を超えないこと。消化性潰瘍、眼圧を上昇させる可能性のある緑内障には禁忌。薬剤相互作用：吸収能力が高いため同時投与薬物の吸収を妨げる可能性あり。
安全性［GM］：薬剤相互作用：吸収能力が高いため同時投与薬物の吸収を妨げる可能性。

備考：約40種が分布する常緑樹。民間療法では、利尿、強壮、興奮、血圧降下や疲労回復に。発酵させた種子を乾燥し、焙煎したものがコーヒー豆となるが、多量の摂取は不眠を引き起こすなど、興奮作用をもたらす。またGMでは、非特定の急性下痢、口腔と咽頭粘膜の軽度炎症の局所療法に用いることもあるとされる。

【同様に使用される植物】
Coffea liberica Bull ex Hiern、*Coffea canephora* Pierre ex Frhner、*Coffea arabica* L.、*Coffea liberica* Bull ex Hiern 等の同属植物

ロブスターコーヒーノキ

学名：*Coffea canephora* Pierre ex Fröhner
科名：アカネ科
属名：コーヒーノキ属
英名：Coffee
別名：コーヒーノキ
≪使用部位ほかは「アラビアコーヒーノキ」を参照≫
【同様に使用される植物】
Coffea liberica Bull ex Hiern、*Coffea canephora* Pierre ex Frhner、*Coffea arabica* L. 等の同属植物

リベリアコーヒーノキ

学名：*Coffea liberica* Bull ex Hiern
科名：アカネ科
属名：コーヒーノキ属
英名：Coffee
別名：コーヒーノキ
≪使用部位ほかは「アラビアコーヒーノキ」を参照≫
【同様に使用される植物】
Coffea liberica Bull ex Hiern、*Coffea canephora* Pierre ex Frhner、*Coffea arabica* L. 等の同属植物

クルマバソウ

学名：*Galium odoratum*（L.）Scop.
異名：*Asperula odorata* L.
異名［GM］：*Galium odoratum*（L.）Scopoli
科名：アカネ科
属名：ヤエムグラ属
英名：Sweetscented Bedstraw、Woodruff、Sweet Woodruff

別名：ウッドラフ、スイートウッドラフ、クルマ
バソウ

使用部位［GM］：全草
生薬ラテン名［GM］：Galii Odorati Herba
生薬名［GM］：Sweet Woodruff
（GM 未立証ハーブ。p378 を参照。）

G

禁忌：本草へのアレルギー。

備考：草丈 20〜30 センチほどの多年草。多量摂
取は中毒症状を引き起こすこともあり注意を要
する。防虫の他、駆風、利尿、消化促進、強
壮、鎮静、鎮痙により、民間療法では、めま
い、嘔吐、貧血に。ヨーロッパではビール、白
ワインなどの賦香料として用いられる。

ヤエムグラ

学名：*Galium spurium* L. var. echinospermon
（Wallr.）Desp.
異名：*Galium aparine* auct. non L.、*Galium
aparine* L. f. *strigosum*（Thunb.）Maxim.、
Galium aparine L. var. *echinospermum*
（Wallr.）Cufod.、*Galium aparine* L. var.
tenerum（Gren. et Godr.）Rchb.、*Galium
pauciflorum* Bunge、*Galium spurium* L. f.
strigosum（Thunb.）Kitag、*Galium spurium*
L. f. *vaillantii*（DC.）R.J.Moore、*Galium vail-
lantii* DC.
科名：アカネ科
属名：ヤエムグラ属
英名：Cleavers、Goose Grass、Galium
別名：クリーバー、グースグラス、レディスベッ
ドストロー、カワラマツバ

SE

使用部位［その他］：全草、全草
生薬名［その他］：八仙草（ハチセンソウ）の基
原の 1 つ
禁忌：利尿剤を服用している場合や腎疾患、泌尿
器系の疾患に罹患している場合には注意を要す
る。妊娠中・授乳中は禁忌。

安全性［SE］：妊娠中・授乳中は使用を避ける。
利尿剤服用中や泌尿器系の疾患、腎疾患に罹患
の場合は注意。

備考：道端などでよくみられるアカネ科の越年
草。民間療法では、利尿、体質改善、消炎、強
壮、収斂、抗腫瘍など。副作用に胃腸障害、頭
痛、アレルギー性皮膚炎など。トゲナシヤエム
グラ *Galium spurium* L. var. *spurium* の全草
は生薬「鋸鋸藤（キョキョトウ）」。

ヨウシュカワラマツバ

学名：*Galium verum* L.
科名：アカネ科
属名：ヤエムグラ属
英名：Lady's Bedstraw、Yellow Bedstraw、
Cheese Rennet
別名：セイヨウカワラマツバ、キバナカワラマツ
バ、カワラマツバ、レディーズベッドストロー

SE

使用部位［その他］：全草
生薬名［その他］：蓬子菜（ホウシサイ）
禁忌：妊娠中・授乳中は禁忌。
安全性［SE］：妊娠中・授乳中は使用を避ける。

備考：草丈 60〜90 センチほどになる多年草。主
に地上部が茶剤として用いられる。民間療法で
は、皮膚病、膀胱炎などに。

クチナシ

学名：*Gardenia jasminoides* Ellis
異名：*Gardenia jasminoides* Ellis f. *grandiflora*
（Lour.）Makino、*Gardenia jasminoides* Ellis
var. *grandiflora*（Lour.）Nakai、*Gardenia jas-
minoides* Ellis var. *longisepala*（Masam.）
Metcalf
科名：アカネ科
属名：クチナシ属
英名：Cape Jasmine、Gardenia
別名：サンシシ、シャムツゲ、センプク、ガーデニ
ア、ヤエクチナシ、センプク、ケープジャスミン

薬用植物辞典　013

使用部位［局方］：果実
生薬名［局方］：サンシシ（山梔子）
生薬ラテン名［局方］：Gardeniae Fructus
生薬英語名［局方］：Gardenia Fruit

使用部位［その他］：果実
生薬名［その他］：水梔（スイシ）

備考：常緑低木。花は食用に。果実は食用、薬用、染料に。サフランと同成分であるクロシン（Crocin）を含み黄色の着色料としても使用。民間療法では、消炎、止血、鎮痛、鎮静剤として用いることも。その他、不眠、打撲、胃病、食道炎、口内炎などに用いたりなどする。

ハゲキテン

学名：*Gynochthodes officinalis*（F.C.How）Razafim. et B.Bremer
異名：*Morinda officinalis* F.C.How
科名：アカネ科
属名：ハナガサノキ属
英名：-
別名：ヤクヨウハナガサノキ、モリンダキンセンカ

使用部位［その他］：根
生薬名［その他］：巴戟天（ハゲキテン）
薬効：強壮作用、抗炎症作用、抗酸化作用、鎮痛作用。

備考：蔓性の常緑低木。民間療法では、失禁、頻尿、EDに効果があるといわれている。根を乾燥させたもの（生薬「巴戟天」）を内用として。

ツルアリドオシ

学名：*Mitchella undulata* Siebold et Zucc.
異名：*Mitchella repens* L. subsp. *undulata*（Siebold et Zucc.）H.Hara、*Mitchella repens* L. var. *undulata*（Siebold et Zucc.）Makino、*Mitchella undulata* Siebold et Zucc. f. *minor*（Masam.）Sugim. ex J.Yokoy.、T.Fukuda et Tsukaya、*Mitchella undulata* Siebold et Zucc. var. *minor* Masam.
科名：アカネ科
属名：ツルアリドウシ属
英名：Squaw Vine、Partridgeverry
別名：スクォーバイン、イチリョウ（一両）、スコーバイン、パートリッジベリー

使用部位［その他］：地上部、漿果
禁忌：妊娠中は禁忌。

備考：常緑の蔓性多年草。民間療法では、収斂、鎮静、通経により、うっ血、子宮循環増大を抑制。出産準備、消化改善にも。

ヤエヤマアオキ

学名：*Morinda citrifolia* L.
科名：アカネ科
属名：ヤエヤマアオキ属
英名：Morinda、Noni
別名：ノニ

SE

使用部位［その他］：-
安全性［SE］：肝障害との関連が疑われる報告あり。妊娠中の経口摂取は危険（月経促進作用）。授乳中の使用は避ける。

備考：アカネ科の常緑小高木。飲料として。

ヘクソカズラ

学名：*Paederia foetida* L.
異名：*Paederia scandens*（Lour.）Merr.
科名：アカネ科
属名：ヘクソカズラ属
英名：Skunk Vine
別名：クソカズラ、ソトメバナ、ヤイトバナ、ソウトメバナ

使用部位［その他］：全草および根
生薬名［その他］：鶏屎藤（ケイシトウ）

備考：蔓性多年草で、茎や葉に悪臭がある。民間療法では、利尿、止瀉として利用されることもる。また果実の絞り汁やティンクチャーをしもやけ、ひび、あかぎれなどに塗布するなど。

ヨヒンベ

学名：*Pausinystalia johimbe*（K.Schum.）Pierre
異名［GM］：*Corynanthe yohimbi* Schumann
科名：アカネ科
属名：Pausinystalia 属
英名：Yohimbe、Johimbe
別名：ヨヒンベノキ

使用部位［GM］：樹皮
生薬ラテン名［GM］：Yohimbehe Cortex
生薬名［GM］：Yohimbe Bark
薬効［GM］：催淫、滋養、強壮など。
（GM 未立証ハーブ。p382 を参照。）
禁忌：妊娠中、授乳中は禁忌。また小児の使用。
安全性：肝臓および腎臓の疾病、生殖器あるいは前立腺の慢性の炎症には禁忌。多量または長期間の使用は不可。モノアミンオキシダーゼ（MAO）阻害剤に使用する可能性がある。

備考：含有のアルカロイドを衰弱性射精、老衰性陰萎、神経衰弱性陰萎など催淫剤として利用。発疹、発赤、めまい、発汗、虚脱感などの副作用がある。日本では樹皮が「専ら医薬品として使用される成分本質（原材料）」の扱い。

アカネ

学名：*Rubia argyi*（H.Lév. et Vaniot）H.Hara ex Lauener et D.K.Ferguson
異名：*Rubia akane* Nakai、*Rubia cordifolia* L. var. *mungista* Miq.
科名：アカネ科
属名：アカネ属
英名：Madder
別名：マダー、ベニカズラ（紅蔓）、アカネカズラ（茜蔓）、センソウ（茜草）

使用部位［その他］：根
生薬名［その他］：茜草根（セイソウコン）
薬効：解熱、利尿、通経、止血、強壮
禁忌：妊娠中は禁忌。また胃腸が冷えやすい人は使用しない。

備考：蔓性多年草。民間療法では、鼻血、生理不順、扁桃炎、歯痛などに利用。扁桃炎、口内炎、軽い歯痛には煎液でうがいをする。草木染めの原料にも。

セイヨウアカネ

学名：*Rubia tinctorum* L.
異名：*Rubia tinctoria* L., orth. var.
異名［GM］：*Rubia tinctoria* L.
科名：アカネ科
属名：アカネ属
英名：Madder、Dyer's Madder
別名：マダー、ムツバアカネ（六葉茜）

使用部位［GM］：根・地上部
生薬ラテン名［GM］：Rubiae Tinctorum Radix
生薬名［GM］：Madder Root
生薬名［その他］：茜根（セイコン）

（GM 未立証ハーブ。p345 を参照。）
禁忌：妊娠中は禁忌。

備考：蔓性多年草。民間療法では、利尿、強壮などとし、解熱、活血、通経に。根は染料にもなる。

ガンビールノキ

学名：*Uncaria gambier* Roxb.
科名：アカネ科
属名：カギカズラ属
英名：Gambir
別名：ガンビール、アセンヤク

使用部位［その他］：葉、枝先
生薬名［その他］：葉および若枝の煎じ液：阿仙薬（アセンヤク）、孩児茶（ガイジチャ）

備考：生薬・阿仙薬に用いられる蔓性常緑低木。民間療法では、収斂、解熱、消炎、止血などにより、収斂性止瀉薬として用いるが、止血などにも。染料や皮なめしにも用いられる。日本で大量に用いられるのは口腔清涼剤（仁丹など）の原料として。

カギカズラ

学名：*Uncaria rhynchophylla*（Miq.）Miq.
異名：*Uncaria rhynchophylla* (Miq.) Jacks、*Nauclea rhynchophylla* Miq.、*Ourouparia rhynchophylla* Matsum、*Uncaria rhynchophylla* Miq.
科名：アカネ科
属名：カギカズラ属
英名：Cat's claw
別名：チョウトウコウ、キャッツクロー、猫の爪

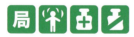

使用部位［局方］：通例とげで、ときには湯通し又は蒸したもの
生薬名［局方］：チョウトウコウ（釣藤鈎・釣藤鉤）
生薬ラテン名［局方］：Uncariae Uncis Cam Ramlus

生薬英語名［局方］：Uncaria Thorn
使用部位［WHO］：茎
生薬ラテン名［WHO］：Ramulus Cum Uncis Uncariae

使用部位［その他］：根、樹皮
生薬名［その他］：釣藤鈎（チョウトウコウ）

使用部位［その他］：カギ（曲がったとげ）およびカギ付きの枝条
※葉は「非医」
薬効：鎮痛作用、鎮痙作用。
用法［WHO］：WHO では免疫刺激作用と白血球数増加が臨床試験で示唆されている。関節炎、リウマチ、胃潰瘍の対症療法などがあげられ、膿瘍、喘息、発熱、尿路感染症、ウイルス感染症、外傷、通経薬などにも。WHO での使用量は、樹皮で、平均1日量：エキス剤、20〜350mg。カプセル剤と錠剤：は1カプセルあるいは1錠に300〜500mg、2〜3回。
安全性：プロテアーゼ阻害剤、ワルファリン、エストロゲン、テオフィリンなどを摂取する場合には医師の管理下でのみで利用。

備考：アマゾンの奥地に自生する蔓性植物。民間療法では、消炎、鎮痛、免疫賦活へ働きかけるといわれ、リウマチ、関節炎、気管支喘息、気管支炎、ヘルペスに利用されることも。

【同様に使用される植物】
Uncaria sinensis Haviland、*Uncaria macrophylla* Wallich

ヤナギラン

学名：*Chamerion angustifolium*（L.）Holub
異名：*Chamaenerion angustifolium*（L.）Scop.、*Epilobium angustifolium* L.
科名：アカバナ科
属名：ヤナギラン属
英名：Fireweed、Willow Herb、Rose Bay Willow Herb
別名：ウィローハーブ

使用部位［その他］：全草、全草

生薬名［その他］：紅筓子（コウカイシ）、紅筓子（コウカイシ）

禁忌：妊娠中・授乳中は禁忌。

備考：北半球に広く分布するアカバナ科の多年草。民間療法では、収斂、緩下、抗炎症、抗酸化により、止瀉、過敏性腸症候群などに。葉はヤナギに似て長被針形のためヤナギランと呼ばれる。ベニスズメの幼虫の食草のひとつ。花、葉、茎から抽出したヤナギランエキスは化粧品に配合されることも。

ススヤアカバナ

学名：*Epilobium parviflorum* Schreb.
科名：アカバナ科
属名：アカバナ属
英名：Small-Flowered Willow Herb
別名：スモールフラワードウィローハーブ

使用部位［その他］：地上部

備考：アカバナ科の多年草。民間療法では、前立腺などの疾患改善に。

メマツヨイグサ

学名：*Oenothera biennis* L.
異名：*Oenothera communis* Léveillé、*Oenothera graveolens* Gilib.、*Onagra biennis* Scop.、*Onagra vulgaris* Spach.
科名：アカバナ科
属名：マツヨイグサ属
英名：Evening Primrose
別名：イブニングプリムローズ、ツキミソウ（月見草）、オオマツヨイグサ

使用部位［WHO］：種
生薬ラテン名［WHO］：Oleum Oenotherae Biennis

使用部位［その他］：種子、茎、葉
用法［WHO］：WHOでの使用量は、1日量で、アトピー性湿疹には不揮発性油320〜480mg（γリノレン酸として計算）を分割して使用し、乳房痛には240〜320mgを分割して使用。

備考：道端や荒れ地などにみられる二年草。民間療法では、鎮痛、鎮咳、消炎、収斂など生理痛、生理前症候群、湿疹、リウマチ、収斂、皮膚の軟化、咳止めなどに利用されることも。種子から抽出される油脂をカプセル剤として服用。油脂はスキンケアとして外用にも利用できる。茎と葉の浸出液は鎮咳へ利用。

ゴヨウアケビ

学名：*Akebia* × pentaphylla（Makino）Makino
科名：アケビ科
属名：アケビ属
英名：-
別名：-

使用部位［その他］：つる性の茎、果実
生薬名［その他］：茎：木通（モクツウ）／果実：木通子

備考：蔓性落葉低木。生薬では木通子を利尿剤として。木質化した蔓性の茎を晩秋に採取し、乾燥させたものを生薬・木通と呼ぶ。

アケビ

学名：*Akebia quinata*（Houtt.）Decne.
異名：*Akebia quinata*（Houtt.）Decne. f. *polyphylla*（Nakai）Hiyama
科名：アケビ科
属名：アケビ属
英名：Akebi
別名：アケビカズラ、アケミ、ゴザイカズラ、ネコンクソ、モクトン、ツウソウ、モクツウ

使用部位［局方］：つる性の茎を通例、横切りしたもの
生薬名［局方］：モクツウ（木通）

生薬ラテン名［局方］：Akebiae Caulis
生薬英語名［局方］：Akebia Stem

使用部位［その他］：つる性の茎、根
※実は「非医」
生薬名［その他］：木通（モクツウ）／根：木通根／果実：木通子、八月札（ハチガツサツ）
薬効：利尿、鎮痛、抗炎症
禁忌：妊娠中は禁忌。

備考：蔓性落葉低木。民間療法や生薬では利尿や通経に用いられる。胃液分泌抑制、むくみ、尿量減少に薬用酒を。また和え物、炒めものなど食用に。

ミツバアケビ

学名：*Akebia trifoliata* Koidzumi
異名：*Akebia trifoliata*（Thunb.）Koidz. var. *litoralis* Konta et Katsuy.
科名：アケビ科
属名：アケビ属
英名：Akebi
別名：-

使用部位［その他］：果実／根／木質茎／種子
生薬名［その他］：八月札（ハチガツサツ）／木通根（モクツウコン）／木通／預知子（ヨチシ）
薬効：利尿、鎮痛、抗炎症
禁忌：妊娠中は禁忌。

備考：蔓性落葉低木。民間療法や生薬では利尿や通経に用いられる。胃液分泌抑制、むくみ、尿量減少に薬用酒を。また和え物、炒めものなど食用に。

ムベ

学名：*Stauntonia hexaphylla*（Thunb.）Decne.
科名：アケビ科
属名：ムベ属
英名：Japanese Staunton Vine
別名：ウベ、ヒチゴサシ、ウベ、トキワアケビ

使用部位［その他］：茎、根、葉、新芽、果実
生薬名［その他］：茎・根：野木瓜（ヤモッカ）

備考：蔓性の常緑低木。民間療法では、利尿、駆虫、滋養、強壮に。利尿には乾燥させた葉茎を煎じ内用に。駆虫には乾燥させた果実、葉茎を煎じ内用。

ネギハタザオ

学名：*Alliaria petiolata*（M.Bieb.）Cavara et Grande
科名：アブラナ科
属名：アリアリア属
英名：Common Garlic Mustard、Jack-by-the-Hedge
別名：ガーリックマスタード、カラシニンニク

使用部位［その他］：葉、さや、種子

備考：4～5月頃を花期とし、高さ1メートルほどになる。民間療法では、花期の地上部全草が殺菌、去痰、興奮等の働きを助けるともされ、生葉の煎剤には血液浄化作用があるともされている。寄生虫駆除にも。そのまま食用。若い実は唐揚げに、また種を潰して薬味にも。

セイヨウワサビ

学名：*Armoracia rusticana* P.Gaertn.、B. Mey. et Scherb.
異名［GM］：*Cochlearia armoracia* L.、*Armoracia armoracia*（L.）Britton、*Armoracia lapathifolia* Gilib.、*Nasturtium armoracia*（L.）Fr.、*Radicula armoracia*（L.）B.L. Rob.、*Rorippa armoracia*（L.）Hitchc.
科名：アブラナ科
属名：セイヨウワサビ属
英名：Horseradish
別名：ホースラディッシュ、ワサビダイコン、レフォール、ウマワサビ、ウマノダイコン

使用部位［GM］：根

生薬ラテン名［GM］：Armoraciae rusticanae radix

生薬名［GM］：Horseradish

薬効［GM］：抗微生物作用、引赤作用
（GM 立証済みハーブ。p150 を参照。）

適応［GM］：内用：気道カタル、尿路感染症の支持療法。外用：気道カタル、軽度の筋肉痛への引赤療法

禁忌：胃と腸の潰瘍、腎臓病には禁忌。また4歳未満の小児。

安全性：腎障害、胃粘膜の炎症、また4歳以下の小児には禁忌。内用では胃腸の不快感を伴うこともある。

安全性［GM］：内用：胃腸の不快感

備考：耐寒性の多年草。強い辛味のある根はすりおろしローストビーフの薬味として利用。制菌性があり、防腐剤、寄生虫予防に。民間療法では、葉を消化促進、健胃、去痰など。

カラシナ

学名：*Brassica juncea*（L.）Czern.

科名：アブラナ科

属名：アブラナ属

英名：Brown Mustard

別名：ブラウンマスタード、セイヨウカラシナ、ナガラシ、キガラシ

使用部位［その他］：種子、若い茎葉

生薬名［その他］：種子：芥子（ガイシ）／若い茎葉：芥菜（ガイサイ）

禁忌：湿布は刺激が強いため、敏感肌の者は避ける。6歳以下の小児には禁忌。

安全性：外用は2週間を超えて使用は厳禁。また6歳以下の小児には禁忌。

備考：アブラナ科の越年草。民間療法では、興奮、血行促進、抗菌、利尿、風邪に。冷え症、血行促進には、浸剤で足浴。茎葉は漬物サラダなど食用に。種子はスパイスとして料理に。

ケール

学名：*Brassica oleracea* L. var. *acephala* DC.

科名：アブラナ科

属名：アブラナ属

英名：Kale、Bore Cole

別名：リョクヨウカンラン（緑葉甘藍）、ハゴロモカンラン（羽衣甘藍）

SE

使用部位［その他］：葉

安全性の詳細は、『』「健康食品」の安全性・有効性情報』を確認のこと。

備考：よく青汁に用いられる野菜。民間療法では、免疫賦活、緩下などに。青汁の他、炒めものや煮物に。

キャベツ

学名：*Brassica oleracea* L. var. *capitata* L.

科名：アブラナ科

属名：アブラナ属

英名：Cabbage

別名：オランダゼリ（和蘭芹）、オランダミツバ、モスカールドパセリ

使用部位［その他］：茎葉

生薬名［その他］：甘藍（カンラン）

備考：多年草。最も古い野菜のひとつでギリシア神話にも登場することで知られる。含有成分のビタミンＵが組織の再生を促進させる働きなどがあり、健胃薬にも配合されている。民間療法では、胃潰瘍、十二指腸潰瘍の予防や便秘に。またビタミンＣも豊富で一般的に食用として利用。

ブロッコリー

学名：*Brassica oleracea* L. var. *italica* Plenck
科名：アブラナ科
属名：アブラナ属
英名：Broccoli
別名：メハナヤサイ、ミドリハナヤサイ

SE

使用部位［その他］：－
安全性［SE］：妊娠中・授乳中は通常の食品として摂取する量を超えての使用避ける。

備考：カロテン、ビタミンC、ビタミンB、ビタミンK鉄分などが豊富で民間療法ではピロリ菌抑制に良いともされることもある。最近ではブロッコリースプラウトとして発芽したての子葉や胚軸を食用とする。アブラナ科のブロッコリー、芽キャベツ、カリフラワー、ほうれん草などの野菜に含有されるインドール化合物は薬物代謝酵素CYP1A2を誘導するため、この酵素で代謝される薬物、例えば鎮痛薬フェナセチンの作用を減弱する。

アブラナ

学名：*Brassica rapa* L. var. *oleifera* DC.
異名：*Brassica campestris* L.、*Brassica campestris* L. var. *chinoleifera* Vieh.、*Brassica campestris* L. var. *nippoleifera* Makino、*Brassica rapa* L. var. *campestris*（L.）Clapham、*Brassica rapa* L. var. *chinoleifera*（Vieh.）Kitam.、*Brassica rapa* L. var. *nippoleifera*（Makino）Kitam.
科名：アブラナ科
属名：アブラナ属
英名：Turnip Rape
別名：ターニップレープ、ナタネナ、ツケナ、ナノハナ、セイヨウアブラナ（B. napus）

局

使用部位［局方］：種子から得た脂肪油

生薬名［局方］：ナタネ油（菜種油）
生薬ラテン名［局方］：Oleum Rapae
生薬英語名［局方］：Rape Seed Oil

使用部位［その他］：種子、地上部

備考：耐寒性の一年草。民間療法では、高血圧予防、便秘に。果実から採取したものが菜種油に、また残りが肥料へ。全草食用。局方の基原植物はナタネナ。

カブ

学名：*Brassica rapa* L. var. *rapa*
異名：*Brassica campestris* L. subsp. *rapa*（L.）Hook.f. et Anders.、*Brassica rapa* L. var. *glabra*（Sinsk.）Kitam.
科名：アブラナ科
属名：アブラナ属
英名：Turnip、Salad Mustard
別名：カブラ、スズナ

使用部位［その他］：塊根、葉、花、種子
生薬名［その他］：塊根と葉：蕪青（ブセイ）／花：蕪青花／種子：蕪青子

備考：春の七草のひとつ（スズナ）で、根や葉は野菜として一般的に食用。繊維質が多いので腸を刺激して便通を促すともされ、民間療法では整腸作用に利用される。

ナズナ

学名：*Capsella bursa-pastoris*（L.）**Medik.**
異名：*Capsella bursa-pastoris*（L.）Medik. var. *triangularis* Grunner
異名［GM］：*Bursa bursa-pastoris*（L.）Britton、*Bursa gracilis* Gren.、*Capsella rubella* Reut.、*Thlaspi bursa-pastoris* L.
科名：アブラナ科
属名：ナズナ属
英名：Shepherd's Purse、Blind Weed、Caseweed、Cocowort、Lady's Purse
別名：ペンペングサ

G **SE**

使用部位［GM］：全草
生薬ラテン名［GM］：Bursae pastoris herba
生薬名［GM］：Shepherd's Purse
生薬名［その他］：薺菜（セイサイ）
薬効［GM］：非経口投与のみ。用量依存性の血
　圧降下あるいは血圧上昇効果のあるムスカリン
　様作用、心臓への陽性変力および変時作用、子
　宮収縮増加作用。
　（GM 立証済みハーブ。p208 を参照。）
適応［GM］：内用：軽度月経過多と子宮出血の
　対症療法。鼻血の局所治療。外用：表面出血性
　皮膚損傷。
禁忌：妊娠中は禁忌。
安全性：子宮収縮作用、通経作用。腎臓結石の既
　往歴がある場合は注意を要する。
安全性［SE］：妊娠中の摂取は流産のおそれがあ
　り危険。授乳中の過剰摂取は避ける。

備考：アブラナ科の越年草。春の七草の一つ。民
　間療法では、抗菌、利尿、解熱、止血など。若
　葉は食用にも。

タネツケバナ

学名：*Cardamine scutata* Thunb.
異名：*Cardamine autumnalis* Koidz.、*Carda-
　mine flexuosa* With.、*Cardamine scutata*
　Thunb. subsp. *flexuosa*（With.）H.Hara
科名：アブラナ科
属名：タネツケバナ属
英名：Bitter Cress
別名：タガラシ、ミズガラシ

使用部位［その他］：全草・果実
生薬名［その他］：砕米薺
禁忌：妊娠中・授乳中は禁忌。

備考：丘陵地や山地の沢沿いや湿地に生育する多
　年草。民間療法では、利尿、消炎、鎮咳などに
　より、咳止め、浮腫み、尿道炎、膀胱炎、こし
　け、できもの、下痢、抗感染などに。食用。花
　期後の熟した果実を摘み取り、乾燥させ種子を

採取し、浮腫み、腫れ物、利尿などに煎じて内
用とする。全草を乾燥させたものは尿道炎、膀
胱炎、こしけなどに煎じ用いる。

トモシリソウ

学名：*Cochlearia officinalis* L.
異名：*Cochlearia oblongifolia* DC.、*Cochlearia
　oblongifolia* DC.
科名：アブラナ科
属名：トモシリソウ属
英名：Scurvy Grass、Scrubby Grass、Spoon-
　wort
別名：ヤクヨウトモシリソウ、スプーンワート、
　キョクチトモシリソウ、コクレアリア・オフィ
　シナリス

SE

使用部位［その他］：葉、地上部
禁忌：妊娠中・授乳中は禁忌。
安全性［SE］：妊娠中・授乳中は使用を避ける。

備考：草丈 5〜30cm になる多年草。日本では、
　近縁種のトモシリソウ（*Cochleraria oblongifo-
　lia* DC）が、北海道東部に稀に生育する。民間
　療法では、緩下、解毒、強壮、利尿として。

ハマナ

学名：*Crambe maritima* L.
科名：アブラナ科
属名：ハマナ属
英名：Sea Kale
別名：シーケール、ツルナ

使用部位［その他］：若葉

備考：キャベツのように若芽を食用とする多年
　草。民間療法では、抗酸化により生活習慣病
　に。塩性の土壌でも良く育つ。お浸し、和え
　物、炒めものなど食用に。

イヌナズナ

学名：*Draba nemorosa* L.
異名：*Draba nemorosa* L. var. *hebecarpa* Lindblom
科名：アブラナ科
属名：イヌナズナ属
英名：Wood Whitlow-Grass
別名：ハマガラシ、スズメノキンチャク、イヌヨモギ

使用部位［その他］：果実（種子）
生薬名［その他］：葶藶子（テイレキシ）の基原の1つ

備考：草地、道端に生育する多年草。民間療法では、緩下、利尿、去痰などに。生薬では単体では用いない。また食用としない。果実が熟す直前に全草を採取し乾燥させ、種子を利用。

キバナスズシロ

学名：*Eruca vesicaria*（L.）Cav. subsp. *sativa*（Mill.）Thell.
異名：*Eruca sativa* Mill.
科名：アブラナ科
属名：キバナスズシロ属
英名：Rocket
別名：ロケット、ルッコラ

使用部位［その他］：葉、種子

備考：葉野菜として親しまれる一年草。ゴマのような風味のある香味野菜。民間療法では、血栓予防、疲労回復、美肌などに。生葉をサラダや油いため、お浸しなどで食用に。種子より植物油を搾取する。

ニオイアラセイトウ

学名：*Erysimum cheiri*（L.）Crantz
異名：*Cheiranthus cheiri* L.
科名：アブラナ科
属名：エリシマム属
英名：Wallflower、English Wallflower
別名：ウォールフラワー、エリシマム、ケイランサス、キバナアラセイトウ、チェイランサス

使用部位［その他］：花、種子
禁忌：強心薬ジゴキシン使用中、および抗不整脈薬（キニジンなど）による心疾患の薬物療法中は、強心配糖体の毒性を増強する可能性があるため禁忌。また強心配糖体を含む薬草との併用は、それらの毒性を増強するため禁忌。妊娠中・授乳中は禁忌。

備考：わが国には明治時代に渡来した多年草。民間療法では、緩下、通経により、便秘、月経不順、心不全などに。かつては薬用に使用されていたが、現在は観賞用として用いられている。

ワサビ

学名：*Eutrema japonicum*（Miq.）Koidz.
異名：*Eutrema japonicum*（Miq.）Koidz. var. *sachalinense*（Miyabe et T.Miyake）Nemoto、*Eutrema wasabi* Maxim.、*Wasabia japonica*（Miq.）Matsum.、*Wasabia japonica*（Miq.）Matsum. var. *sachalinensis*（Miyabe et T.Miyake）Hisauti
科名：アブラナ科
属名：ワサビ属
英名：Wasabi、Japanese Horseradish
別名：-

使用部位［その他］：根茎、若葉、葉柄
生薬名［その他］：山愈菜、山葵根

備考：685年（白鳳14年）に書かれたと思われる木簡にも記述のある植物。抗菌、健胃、収斂、解毒、鎮痛として民間療法で、神経痛、リウマチ、食欲不振に。すりおろした根茎をガーゼに包み、患部に湿布し外用に。若葉や葉柄は食用として、根茎は薬味として料理に利用。

ユリワサビ

学名：*Eutrema tenue*（Miq.）Makino
異名：*Wasabia tenuis*（Miq.）Matsum.
科名：アブラナ科
属名：ワサビ属
英名：Lesser Wasabi
別名：-

使用部位［その他］：茎、葉、花

備考：湿気の多い森林や山地の谷沿いなどに生息するワサビに似た多年草。根茎は細く短く、小型でワサビのようには肥大しない。生のままサラダの他、さっと茹で、お浸し、酢の物、粕漬け、漬物など食用に。

ハナスズシロ

学名：*Hesperis matronalis* L.
科名：アブラナ科
属名：ハナダイコン属
英名：Sweet Rocket、Dame's Violet、Sweet Rocket、Sweet Dame's Violet、Damask
別名：スイートロケット、ハナダイコン、セイヨウハナダイコン

使用部位［その他］：若い葉、花

備考：一年草。造血、血行促進など貧血予防に。サラダやデザートなど食用、また観賞用に。

マガリバナ

学名：*Iberis amara* L.
科名：アブラナ科
属名：マガリバナ属
英名：Clown's Mustard Plant、Bitter Candytuft、Candytuft、White Candytuft
別名：ビターキャンディータフト

SE

使用部位［その他］：地上部
禁忌：妊娠中・授乳中は禁忌。

安全性［SE］：妊娠中・授乳中は使用を避ける。

備考：耐寒性多年草または秋撒き一年草。民間療法では、健胃、駆風、弛緩などやリウマチ、痛風改善などに。乾燥した地上部の煎剤またはティンクチャー剤（1回2ml以内）を内用とする。

ハマタイセイ

学名：*Isatis tinctoria* L.
異名：*Isatis japonica* auct. non Miq.、*Isatis oblongata* DC. var. *yezoensis*（Ohwi）Y.L.Chang、*Isatis tinctoria* L. var. *yezoensis*（Ohwi）Ohwi、Isatis yezoensis Ohwi
科名：アブラナ科
属名：タイセイ属
英名：-
別名：-

使用部位［その他］：根茎および根／葉／葉の加工製品
生薬名［その他］：板藍根（バンランコン）／大青葉（タイセイヨウ）／青黛（セイタイ）の基原の1つ

備考：染料にも用いられる越年草。民間療法では、免疫増強、解熱、消炎、抗菌、抗ウィルスに。葉は染料として利用。また乾燥させた根は生薬として利用。

ハマタイセイ

学名：*Isatis tinctoria* L.
異名：*Isatis japonica* auct. non Miq.、*Isatis oblongata* DC. var. *yezoensis*（Ohwi）Y.L.Chang、*Isatis tinctoria* L. var. *yezoensis*（Ohwi）Ohwi、Isatis yezoensis Ohwi
科名：アブラナ科
属名：タイセイ属
英名：Woad、Dyer's Woad
別名：ホソバタイセイ（ウォード）、エゾタイセイ

使用部位［その他］：根茎および根／葉／葉の加

工製品

生薬名［その他］：板藍根（バンランコン）／大青葉（タイセイヨウ）／青黛（セイタイ）の基原の1つ

備考：染料にも用いられる越年草。民間療法では、免疫増強、解熱、消炎、抗菌、抗ウィルスに。葉は染料として利用。また乾燥させた根は生薬として利用。

マカ

学名：*Lepidium meyenii* Walp.
科名：アブラナ科
属名：レピディウム属
英名：Maca、Peruvian Ginseng
別名：-

SE

使用部位［その他］：根茎
生薬名［その他］：蛮哥（バンカ）
安全性の詳細は、『「健康食品」の安全性・有効性情報』を確認のこと。

備考：サプリメントでも利用される多年草。民間療法では、滋養、強壮を助けるとされ、内分泌腺機能向上、更年期障害、ストレス性疲労に。

コショウソウ

学名：*Lepidium sativum* L.
科名：アブラナ科
属名：マメグンバイナズナ属
英名：Garden Cress
別名：ガーデンクレス、コショウナ

SE

使用部位［その他］：葉、茎、種子
安全性［SE］：過剰摂取は胃腸を刺激する可能性あり。妊娠中の種子の摂取は危険（堕胎作用）。授乳中も使用を避ける。

備考：野菜として栽培されるアブラナ科の一年

草。民間療法では、健胃、強壮、食欲増進などに。種子をマスタードと同様に利用できるが辛味は弱い。

マメグンバイナズナ

学名：*Lepidium virginicum* L.
科名：アブラナ科
属名：マメグンバイナズナ属
英名：Virginia Pepperweed
別名：セイヨウグンバイナズナ、コウベナズナ

使用部位［その他］：種子
生薬名［その他］：蒂藶子（テイレキシ）の基原の1つ

備考：草丈50センチほどになり道端や空き地に生育する二年草。民間療法では、利尿などに。葉は香辛料に。利尿には、乾燥した種子や全草を煎じ内用とする。

オランダガラシ

学名：*Nasturtium officinale* R.Br.
異名：*Rorippa nasturtium-aquaticum*（L.）Hayek
科名：アブラナ科
属名：オランダガラシ属
英名：Watercress
別名：クレソン、ウォータークレス、ミズガラシ

使用部位［GM］：全草
生薬ラテン名［GM］：Nasturtii herba
生薬名［GM］：Watercress
生薬名［その他］：西洋菜乾（セイヨウサイカン）
（GM立証済みハーブ。p228を参照。）

G

適応［GM］：気道カタル
禁忌：胃や腸の潰瘍、炎症性腎臓病の者、また4歳未満の小児には禁忌。
安全性：子宮収縮作用、通経作用：クラスE～胃・十二指腸の潰瘍、炎症を伴う腎障害、また4歳以下の小児には禁忌。過量摂取や長時間の摂取は、胃粘膜への刺激を増強し注意が必要。

（治療用の場合で香辛料としての摂取において
は該当しない）また稀に胃腸症状を引き起こ
す。

安全性〔GM〕：稀に胃腸症状。

備考：水中または湿地に生育する多年草。民間療
法では、食欲不振、口臭予防などに用いられ
る。またビタミンC、カロテン、カルシウム、
鉄分などが豊富なため、植物療法では、強壮造
血、血液浄化などに良いともされ、貧血症に。
ニコチン等の解毒にも良いともされる。生の葉
や茎は食用に。

ダイコン

学名：*Raphanus sativus* L.
異名：*Raphanus acanthiformis* Morel ex Sis-
ley、*Raphanus sativus* L. var. *longipinnatus*
L.H.Bailey
科名：アブラナ科
属名：ダイコン属
英名：Radish、Garden Radish、Cultivated Rad-
ish、Daikon Radish、Chinese White Radish
別名：スズシロ

G

使用部位〔GM〕：根、葉、種子
生薬ラテン名〔GM〕：Raphani sativi radix
生薬名〔GM〕：Radish
生薬名〔その他〕：根：莱菔（ライフク）／葉：莱
菔葉／種子：莱菔子
薬効〔GM〕：上部消化管の分泌促進、運動性促
進、抗菌。
（GM 立証済みハーブ。p193 を参照。）
適応〔GM〕：消化性疾患、特に胆管ジスキネジ
アに関連する疾患、上部気道カタル
禁忌：胆石の既往症のある者。

備考：アブラナ科の越年草。春の七草。民間療法
では、消化不良などに。〔GM 収載の Radish は
クロダイコン *Raphanus sativus* L. var. *niger*
（Miller）S. Kerner および / あるいは *Rapha-*
nus sativus L. ssp. *niger*（Miller）de Candolle
var. *albus* de Candolle〕

シロガラシ

学名：*Sinapis alba* L.
異名：*Brassica alba*（L.）Rabenh.、*Brassica hir-*
ta Moench
異名〔GM〕：*Brassica alba* Rabenh.、non L.、
Brassica hirta Moench
科名：アブラナ科
属名：シロガラシ属
英名：Mustard、White Mustard
別名：マスタード、ホワイトマスタード、ハクガ
イ（白芥）

G **SE**

使用部位〔GM〕：若い茎葉、種子
生薬ラテン名〔GM〕：Sinapis Albae semen
生薬名〔GM〕：White Mustard seed
生薬名〔その他〕：若い茎葉：白芥（ビャクガイ）
／白芥子（ビャクガイシ
薬効〔GM〕：皮膚刺激作用、静菌作用。
（GM 立証済みハーブ。p229 を参照。）
適応〔GM〕：外用：気道カタルへの湿布、関節
と軟部組織の慢性変形性疾患へのセグメント療
法。
禁忌：2 週間を超え外用で使用してはならない。
また 6 歳以下の小児には用いないこと。腎臓病
の際には皮膚から吸収されるため禁忌。
安全性：2 週間を超得る使用は厳禁。また 6 歳以
下の小児には禁忌。長期使用は皮膚と神経を損
傷する可能性有り。
安全性〔GM〕：2 週間を超えて使用しない。長期
使用は皮膚と神経を損傷する可能性。
安全性〔SE〕：妊娠中の使用は危険（堕胎作用、
月経促進作用）。サプリメントなどによる過量
摂取は避ける。授乳中も過量摂取は避ける。

備考：種子をマスタードの原料とする一年草。民
間療法では、気管支炎、神経痛、リウマチなど
に利用することも。葉は料理に、種子は乾燥さ
せ粉末にしスパイスに利用。

薬用植物辞典　025

アマ

学名：*Linum usitatissimum* L.
科名：アマ科
属名：アマ属
英名：Common Flax、Flax、Linseed
別名：滑ゴマ、アカゴマ、リナム、フラックスシード、リンシード、アマニ、ヌメゴマ

G

使用部位［GM］：根および茎葉、種子
生薬ラテン名［GM］：Lini semen
生薬名［GM］：Flax Seed
生薬名［その他］：根および茎葉：亜麻（アマ）／種子：亜麻子（アマシ）、亜麻仁（アマニン）
薬効［GM］：容積増加の結果として腸の蠕動を開始することによる緩下作用、被覆作用による粘膜保護効果。
（GM立証済みハーブ。p132を参照。）
適応［GM］：内用：慢性便秘、下剤乱用による大腸損傷、炎症性大腸炎、胃炎と腸炎に対する粘滑剤として。外用：局所の炎症へのパップ剤。
禁忌：腸障害には禁忌。また何らかの原因の閉塞にも禁忌。
安全性：腸障害には禁忌。標準用量：そのままたは砕いたもの10gを食後に1日2〜3回。また10倍以上の液体と同時に服用すれば副作用は無い。薬剤相互作用：他の粘滑剤と同時使用では、その薬物の吸収を妨げることがある。
安全性［GM］：10倍以上の液体と同時服用すれば副作用は無い。薬剤相互作用：他の粘滑剤と同時使用では、その薬物の吸収を妨げることがある。

備考：アマはアサよりも柔らかく強靭で上質な繊維。民間療法では、粘膜刺激緩和、抗炎症、リュウマチ、慢性便秘、胃炎、喉頭炎、気管支炎、更年期障害、動脈硬化、湿疹などに。おでき、腫れ、腫瘍には、細かく砕いた適量の種子を練ってペースト状にし湿布し外用とする。種子から抽出される亜麻仁油は食用の他、油絵具のバインダーや木製品の仕上げなどに用いられる。

【同様に使用される植物】
Linum humile Mill.、*Linum usitatissimum* L. var. *humile*（Mill.）Pers.。種々の栽培品種

サフラン

学名：*Crocus sativus* L.
異名［GM］：*Crocus officinalis* Martyn
科名：アヤメ科
属名：サフラン属
英名：Saffron Crocus、Spanish Saffron、True Saffron
別名：サフロン、ヤクヨウサフラン

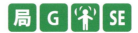

使用部位［局方］：柱頭
生薬名［局方］：サフラン
生薬ラテン名［局方］：Crocus
生薬英語名［局方］：Saffron

使用部位［GM］：柱頭（めしべ）
生薬ラテン名［GM］：Croci stigma
生薬名［GM］：Saffron
生薬名［その他］：サフラン、蔵紅花（ゾウコウカ）
薬効［GM］：抗動脈硬化作用、抗凝固作用、細胞増殖阻害（腫瘍細胞）、中枢神経鎮静作用、化学発癌阻害、網膜と脈絡膜への血流増加作用、脳機能改善作用など。また抗酸化作用についての臨床試験で冠動脈疾患患者の血中リポ蛋白質の酸化が低下。
（GM未立証ハーブ。p371を参照。）

使用部位［WHO］：柱頭
生薬ラテン名［WHO］：Stigma Croci
用法［WHO］：WHOの使用量では、用量の正確な評価に利用できる情報は不十分。食用の標準量の摂取にはリスク無し。推奨される治療1日量は3〜9g。ただし、5gで中毒の報告があるため5.0g/日未満の量が推奨される。
禁忌：妊娠中は子宮収縮を起こす危険があり禁忌。また出血性疾患の者、小児と授乳中は、安全性のデータがないため通常の食用に限定すること。

安全性：子宮収縮作用、堕胎促進作用、通経作用有り。小児と授乳中は安全性のデータが得られないため通常の食用に限定すること。

警告：5g 以上で重大な有害事象の可能性あり。過剰量は致死的となる。

注意：薬物間相互作用では血小板凝集を阻害するため、抗凝固剤あるいは抗血小板剤を服用している患者では注意。

副作用：致死量未満の量でも嘔吐、子宮出血、血性下痢、血尿、鼻・口唇・眼瞼からの出血、めまい、しびれ、皮膚と粘膜の黄変が起こる可能性あり。

安全性 [SE]：大量摂取はく危険。また妊娠中の大量摂取も子宮刺激作用があり危険。

備考：乾燥させためしべを香辛料として利用する多年草。民間療法では、発汗、通経、健胃、血行促進など。また WHO では、強壮薬、抗動脈硬化薬、鎮静薬、通経薬に。また、無月経、腹痛、咳嗽、鬱病、消化器疾患、外傷による発熱と疼痛の治療に用いられたり、強精薬、食欲刺激薬、発汗薬、避妊薬、鎮痙薬、神経鎮静薬として。

ダルマチアンアイリス

学名：*Iris pallida* Lamarck var. *dalmatica*
科名：アヤメ科
属名：アイリス属
英名：Orris
別名：スイートアイリス

G **SE** **🛉**

使用部位 [GM]：根茎
生薬ラテン名 [GM]：Iridis rhizoma
生薬名 [その他]：イリス根
薬効 [GM]：健胃、利尿、去痰。
（GM 未立証ハーブ。p359 を参照。）
【同様に使用される植物】
Iris germanica L.、*Iris florentina* L.

ヒオウギ

学名：*Iris domestica*（L.）Goldblatt et Mabb.
異名：*Belamcanda chinensis*（L.）DC.
科名：アヤメ科
属名：アヤメ属
英名：Leopard Flower
別名：カラスオウギ（烏扇）、ヌバタマ（射干玉）、ウバタマ（烏羽玉）

使用部位 [その他]：根茎
生薬名 [その他]：射干（ヤカン）

備考：多年草。民間療法では、鎮咳、去痰、鎮痛により、風邪、気管支炎、痰、咳、喘息、頭痛、などの諸症状に。京都では祇園祭には欠かせない花として知られる。

ドイツアヤメ

学名：*Iris germanica* L.
科名：アヤメ科
属名：アイリス属
英名：Orris、Common German Flag; Bearded Iris
別名：ジャーマンアイリス

G **SE** **🛉**

使用部位 [GM]：根茎
生薬ラテン名 [GM]：Iridis rhizoma
生薬名 [GM]：Orris root
生薬名 [その他]：イリス根
薬効 [GM]：健胃、利尿、去痰。
（GM 未立証ハーブ。p359 を参照。）
適応 [GM]：-
安全性の詳細は、『「健康食品」の安全性・有効性情報』を確認のこと。
【同様に使用される植物】
Iris pallida Lamarck（var. *dalmatica*）、*Iris florentina* L.

薬用植物辞典　027

ニオイアヤメ

学名：*Iris germanica* L. 'Florentina'
異名：*Iris florentina* L.
科名：アヤメ科
属名：アイリス属
英名：Orris
別名：ニオイイリス

G **SE** **➕**

使用部位［GM］：根茎
生薬ラテン名［GM］：Iridis rhizoma
生薬名［GM］：Orris root
生薬名［その他］：イリス根
薬効［GM］：健胃、利尿、去痰。
（GM 未立証ハーブ。p359 を参照。）
安全性［SE］：妊娠中・授乳中は使用を避ける。

備考：耐寒性多年草。香料として利用。民間療法
　では、乾燥した根茎で煎剤または煎剤を作り内
　用したりするが、生の根では粘膜に刺激を与え
　ることがある。また乾燥させたものをポプリの
　保留剤としても用いる。
【同様に使用される植物】
Iris germanica L.、*Iris pallida* Lamarck（var.
dalmatica）

アヤメ

学名：*Iris versicolor* L.
異名：*Iris orientalis* auct. non Thunb.
科名：アヤメ科
属名：アヤメ属
英名：Blue Flag
別名：ブルーフラッグ、アイリス、ヘンショクア
　ヤメ

SE

使用部位［その他］：根茎および根
生薬名［その他］：豆豉草（ズシソウ）
禁忌：吐き気や嘔吐が生じる場合があるため注意
　が必要。
安全性［SE］：少量の場合を除き、摂取は禁忌

（悪心、嘔吐）。

備考：アヤメの仲間は世界で 200 種程。薬用のも
　のは *Iris versicolor* L. で草丈 40〜60cm 程の多
　年草。民間療法では、利尿、抗炎、緩下など
　に。

キダチアロエ

学名：*Aloe arborescens* Mill.
科名：アロエ科
属名：アロエ属
英名：Aloe、Octopus Plant、Torch Plant
別名：キダチロカイ
≪アオワニを参照≫

アオワニ

学名：*Aloe ferox* Mill.
異名［GM］：*Aloe horrida* Haw.、*Aloe perfoliata*
　Thunberg.、*Aloe pseudoferox* Salm. Dyck、
　Aloe socotrina Masson.、*Aloe supralaevis*
　Haw.、*Pachydendron ferox* Humb. & Bonpl.、
　Pachydendron supralaeve Ha（Cape aloe は、
　Aloe 属の数種、特に *Aloe ferox* Miller とその
　交配種）

科名：アロエ科
属名：アロエ属
英名：Aloe、Octopus Plant、Torch Plant
別名：ケープアロエ

使用部位［その他］：葉の液汁
**※根・葉肉は「非医」、キダチアロエの葉は「非
　医」**

生薬ラテン名：Aloe cape、Aloe
生薬名［その他］：芦薈（ロカイ）の基原の 1 つ

局 **G** **🏃** **➕** **📄**

使用部位［局方］：葉の液汁
生薬名［局方］：アロエ（ロカイ（蘆薈））
生薬ラテン名［局方］：Aloe
生薬英語名［局方］：Aloe

使用部位［GM］：葉「非医」
生薬ラテン名［GM］：Aloe
生薬名［GM］：-
生薬名［その他］：木立蘆薈（キダチロカイ）
薬効［GM］：緩下
（GM 立証済みハーブ。p80 を参照。）
適応［GM］：便秘。
用法［WHO］：WHO での使用量では、成人と 10 歳以上の小児の緩下薬として、乾燥汁 0.04〜0.11g（Curacao Aloe、Barbados Aloe）または 0.06〜0.17g（Cape Aloe）（ヒドロキシアントラキノン 10〜30mg/ 日に相当）、あるいは 0.1g を晩に単回投与。
禁忌：妊娠中、授乳中は禁忌。また 12 歳未満の小児。さらに腸閉塞、急性腸炎、クローン病、潰瘍性大腸炎、虫垂炎、原因不明の腹痛には禁忌。
安全性：消化管の痙攣様症状が起こった場合は減量。長期使用や濫用では電解質バランスの障害、特にカリウム欠乏、蛋白尿、血尿など。カリウム欠乏症は、特に心臓配糖体や利尿剤、コルチコステロイドと同時服用した場合に心機能の障害や筋無力を導くことがある。注意：刺激性下剤は 1〜2 週間を超えて使用してはならない。薬剤相互作用：長期使用及び濫用ではカリウム欠乏のために心臓配糖体や抗不整脈薬の効果が増強。カリウム欠乏はチアジド系利尿剤、副腎皮質ステロイドの同時服用で増強。警告：刺激性緩下薬は推奨される短期使用を超えて用いると腸停滞を増加する可能性あり。
安全性［GM］：消化管の痙攣様症状が起こった場合は減量。長期使用 / 濫用では電解質バランスの障害、特にカリウム欠乏、蛋白尿、血尿。カリウム欠乏症は、特に心臓配糖体や利尿剤、コルチコステロイドと同時服用した場合に、心機能の障害や筋無力を導くことがある。注意：刺激性下剤は 1〜2 週間を超えて使用してはならない。薬剤相互作用：長期使用 / 濫用ではカリウム欠乏のために、心臓配糖体や抗不整脈薬の効果が増強。カリウム欠乏はチアジド系利尿剤、副腎皮質ステロイドの同時服用で増強。警告：刺激性緩下薬は推奨される短期使用を超えて用いると腸停滞を増加する可能性あり。
備考：多肉植物。日本には中国より江戸時代に渡来。民間療法では、緩下、健胃として、胆汁分泌促進などに利用。その他、やけど、虫刺され、抗炎症にも。葉汁をそのままか、生の葉を輪切りにして煮出した液を内用。やけど、傷、虫刺されには新鮮な葉を切り開き、透明なゼリー状の部分を張り付ける。局方では基原植物はアロエ。
【同様に使用される植物】
バルバドスアロエ *Aloe vera*（L.）Burm.f.

バルバドスアロエ

学名：*Aloe vera*（L.）Burm.f.
異名［GM］：*Aloe barbadensis* Mill.、*Aloe chinensis* Bak.、*Aloe elongata* Murray、*Aloe indica* Royle、*A. officinalis* Forsk.、*Aloe perfoliata* L.、*Aloe rubescens* DC、*Aloe vera* L. var. *littoralis* König ex Bak.、*Aloe vera* L. var. *chinensis* Berger、*Aloe vulgaris* Lam."

科名：アロエ科
属名：アロエ属
英名：Aloe、Octopus Plant、Torch Plant
別名：キュラソーアロエ

使用部位［その他］：葉の液汁
※根・葉肉は「非医」、キダチアロエの葉は「非医」
生薬ラテン名：Aloe barbadensis、Aloe
生薬名［その他］：芦薈（ロカイ）の基原の１つ
【同様に使用される植物】
アオワニ *Aloe ferox* Mill.
≪アオワニを参照≫

グアシャトンガ

学名：*Casearia sylvestris* Sw.
科名：イイギリ科（ヤナギ科）
属名：イヌカンコ属
英名：-
別名：-

使用部位［その他］：葉

イグサ

学名：*Juncus decipiens*（Buchenau）Nakai
異名：*Juncus effusus* auct. non L.、*Juncus effusus* L. var. *decipiens* Buchenau
科名：イグサ科
属名：イグサ属
英名：Rush
別名：トウシンソウ

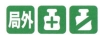

使用部位［局外］：地上部、茎の髄
生薬名［局外］：トウシンソウ（灯心草 燈心草）
生薬ラテン名［局外］：Junci Herba
生薬英語名［局外］：Common Rush
基原植物：イグサ

使用部位［その他］：葉髄または全草／根と根茎
生薬名［その他］：灯心草（トウシンソウ）／灯心草根

備考：草丈1メートルほどになる多年草。畳みなどの原料となる植物。民間療法ではむくみや利尿に。

セイロンマツリ

学名：*Plumbago zeylanica* L.
科名：イソマツ科
属名：ルリマツリ属
英名：Ledwort、Ceylon leadwort、doctorbush
別名：インドマツリ

使用部位［その他］：全草および根
生薬名［その他］：白花丹（ハクカタン）
禁忌：妊娠中は禁忌。

備考：熱帯に広く分布する蔓性低木。民間療法では、解毒、鎮痛、発汗に。乾燥した全草の煎剤を内用。リウマチ痛、皮膚のかゆみには外用。

セイヨウイチイ

学名：*Taxus baccata* L.
科名：イチイ科
属名：イチイ属
英名：European Yew、Common Yew
別名：ヨーロッパイチイ（欧羅巴一位）

使用部位［その他］：葉
禁忌：非常に強い毒性があるので、民間療法では使用しない。

備考：樹高25メートルほどになる常緑高木で中世の教会などでよく植えられていた。種子を瀉下、鎮咳薬、葉を駆虫に用いる。葉に含まれる10-deacetylbaccatin は抗癌薬タキソール（taxxol）、タキソテール（taxotere）を半合成する原料として重要。リウマチや尿路疾患に利用されるが、薬用植物としては安全ではない。

イチイ

学名：*Taxus cuspidata* Siebold et Zucc.
異名：*Taxus biternata* Spjut、*Taxus caespitosa* Nakai var. *angustifolia* Spjut、*Taxus caespitosa* Nakai var. *latifolia*（Pilg.）Spjut
科名：イチイ科
属名：イチイ属
英名：Japanese Yew
別名：アララギ、オンコ

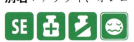

使用部位［その他］：枝葉、心材
※果実は「非医」
生薬名［その他］：枝葉：一位葉（イチイヨウ）、紫杉（シサン）
薬効：利尿
禁忌：葉には有毒なアルカロイドを含むため用量に注意。仮種皮は食べられるが種子は有毒。
安全性［SE］：経口摂取は危険。流産の危険もあり、妊婦、授乳婦は葉の摂取禁忌。

備考：常緑針葉樹。生薬では糖尿病などに用いられる。また民間療法では利尿作用などにより、

糖尿病、腎臓病に。また通経作用があるため生理不順等にも。

ウンナンコウトウスギ

学名：*Taxus yunnanensis* W.C.Cheng & L.K.Fu
科名：イチイ科
属名：イチイ属
英名：-
別名：ハクトウスギ

使用部位［その他］：樹皮・葉
※心材は「非医」

カヤ

学名：*Torreya nucifera*（L.）Siebold et Zucc.
科名：イチイ科
属名：カヤ属
英名：Japanese Torreya
別名：カヘ

使用部位［その他］：種子
生薬名［その他］：榧実（カヤ）

備考：樹高は20メートルほどになる常緑針葉樹。種子はあく抜きをし食用とされる。民間療法では、頻尿、夜尿、小児癇癪に。

オオウメガサソウ

学名：*Chimaphila umbellata*（L.）W.P.C.Barton
科名：イチヤクソウ科（ツツジ科）
属名：ウメガサソウ属
英名：Pipsissewa、Prince's Pine
別名：ピプシッセワ

使用部位［その他］：地上部

備考：海岸近くの低地から山地に分布する多年草で絶滅危惧種に指定されている。民間療法では、利尿、収斂、強壮により、膀胱炎、頻尿、前立腺肥大症などに。乾燥した地上部の煎剤を内用に。新鮮な葉を潰瘍、リウマチ、関節痛などの外用に。

ギンリョウソウモドキ

学名：*Monotropa uniflora* L.
科名：イチヤクソウ科（ツツジ科）
属名：シャクジョウソウ属
英名：Indian Pipe
別名：アキノギンリョウソウ

使用部位［その他］：根
生薬名［その他］：根：水晶蘭（スイショウラン）

備考：シャクジョウソウ科の多年草。ギンリョウソウが液果をつけるのに対し、ギンリョウソウモドキは蒴果となることがギンリョウソウとの大きな違い。

ギンリョウソウ

学名：*Monotropastrum humile*（D.Don）H.Hara
異名：*Cheilotheca humilis*（D.Don）H.Keng、*Monotropastrum globosum* Andres ex H.Hara、*Monotropastrum humile*（D.Don）H.Hara var. *tripetalum*（Makino）H.Hara
科名：イチヤクソウ科（ツツジ科）
属名：ギンリョウソウ属
英名：-
別名：ユウレイタケ、マルミノギンリョウソウ

使用部位［その他］：全草

備考：民間療法や生薬では、鎮咳、強壮、強精などに。花が銀白色で下向きに開く姿を竜に見立て名づけられた。以前は腐生植物として知られていたが、近年の研究ではベニタケの仲間のキノコの菌糸から栄養分を奪い生育していることがわかっている。

ベニバナイチヤクソウ

学名：*Pyrola asarifolia* Michx. subsp. *incarnata*（DC.）A.E.Murray
異名：*Pyrola asarifolia* Michx. var. *incarnata*（DC.）Fernald、*Pyrola asarifolia* Michx. var. *purpurea*（Bunge）Fernald、*Pyrola incarnata*（DC.）Fisch. ex Freyn、*Pyrola rotundifolia* L. var. *incarnata* DC.
科名：イチヤクソウ科（ツツジ科）
属名：イチヤクソウ属
英名：-
別名：-

使用部位［その他］：全草
生薬名［その他］：鹿蹄草（ロクテイソウ）

備考：草丈20センチほどのツツジ科の常緑多年草。北半球の温帯に約20種が分布。なかでも7種は日本に自生している。民間療法では、利尿として、むくみ、脚気にも。秋に全草を掘り採り、陰干しにし乾燥させ用いる。

イチヤクソウ

学名：*Pyrola japonica* Klenze ex Alefeld
科名：イチヤクソウ科（ツツジ科）
属名：イチヤクソウ属
英名：-
別名：キッコウソウ、ベッコウソウ、ロッカクソウ、ニホンロクテイソウ（日本鹿蹄草）

使用部位［その他］：全草
生薬名［その他］：鹿寿草（ロクジュソウ）、鹿蹄草（ロクテイソウ）

備考：草丈20センチほどになる多年草。民間療法や生薬では、利尿、強心、降圧などにより、急性胃炎、膀胱炎、妊娠時のむくみ、擦り傷、切り傷、虫刺されなどに。

イチョウ

学名：*Ginkgo biloba* L.
異名：*Pterophyllus salisburiensis* Nelson、*Salisburia adiantifolia* Smith、*Salisburia macrophylla* C. Koch
科名：イチョウ科
属名：イチョウ属
英名：Ginkgo, Maidenhair Tree
別名：ギンコ、メイデンヘアツリー、ヤーチャオ

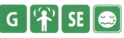

使用部位［GM］：種子、根・根皮、樹皮、葉
生薬ラテン名［GM］：Ginkgo folium（Dry extract）
生薬名［GM］：Ginkgo Biloba
生薬名［その他］：種子：白果（ハクカ）／根・根皮：白果根／樹皮：白果皮／葉：白果葉
薬効［GM］：集中、記憶困難、錯乱、エネルギー欠乏、疲労、身体活動低下、抑うつ、不安、めまい、耳鳴り、頭痛などの脳機能障害の症状に有効など。
（GM立証済みハーブ。p136を参照。）

使用部位［WHO］：葉
生薬ラテン名［WHO］：Folium Ginkgo
適応［GM］：認知症例で器質性脳症候群の機能障害の対症療法（主な症状は記憶障害、集中障害、抑うつ状態、耳鳴り、めまい、頭痛）。末梢動脈閉塞症の無痛性歩行障害の改善。血管性および更年期のめまいと耳鳴り。
用法［WHO］：WHOの使用量では、乾燥エキス剤は、1日量120〜240mgを2〜3回に分けて使用；エキス剤40mgは葉1.4〜2.7gと同等。流エキス剤（1：1）は0.5mlを1日3回。
禁忌：イチョウ製剤への過敏症。
安全性：葉はモノアミンオキシダーゼ（MAO）阻害薬に影響を与える可能性有り。種子は長期の使用、過度の摂取は厳禁。またPAFを強力に阻害するため抗凝固薬との併用、出血傾向のある者の服用には注意が必要。イチョウへの過敏症には禁忌。
注意：薬物相互作用は情報は特に無い。その他の注意では、妊娠中および授乳中の安全性は確立

していない。

副作用：頭痛、消化管障害、アレルギー性皮膚反応。非常に稀に胃腸の不調、アレルギー性皮膚反応も。

安全性［GM］：ごく稀に胃腸の不調、頭痛、アレルギー性皮膚反応。

安全性［SE］：葉はアレルギー物質のギンコール酸を含有。ギンコール酸含量 5 ppm 以下に除去された製品を使用すること。

備考：裸子植物。生きた化石として絶滅危惧種に指定されている。13種類のフラボノイドとギンコライドという成分が認知症、耳鳴り、めまい等の脳血管などの神経障害にも作用するといわれており、咳止め、気管支拡張、血管拡張、血行促進、頻尿にも用いられたりなどする。実は食用。WHO では、記憶障害、集中障害、抑うつ、めまい、耳鳴り、頭痛の症状がある軽度から中等度の脳血管機能不全（認知症）。間欠性跛行、レイノー病、肢端チアノーゼ、静脈炎後症候群などの末梢動脈閉塞性疾患の無痛歩行距離の改善。耳鳴りとめまいなどの内耳疾患。また、気管支炎、慢性鼻炎、しもやけ、関節炎、浮腫。認知症症例でも器質性脳症候群の機能障害の対症療法（主な症状は記憶障害、集中障害、抑うつ状態、耳鳴り、めまい、頭痛）。末梢動脈閉塞症の無痛性歩行障害の改善。血管性および更年期のめまいと耳鳴りに。

ヘイフラワー

学名：−
異名［GM］：Poaceae
科名：イネ科
属名：−
英名：Hay Flower
別名：−

G

使用部位［GM］：地上部の全草
生薬ラテン名［GM］：Graminis flos
生薬名［GM］：Hay Flower
薬効［GM］：局所の引赤作用、皮膚 - 内臓反射経由の内部器官の影響。

（GM 立証済みハーブ。p144 を参照。）

適応［GM］：局所適用：種々の関節炎など変形性疾患への温熱療法

禁忌：開放性外傷、急性関節炎発作、急性炎症には禁忌。

安全性：稀にアレルギー性皮膚反応。

安全性［GM］：稀にアレルギー性皮膚反応

備考：牧草地に生育するイネ科の植物。ヨーロッパでは古くから傷の治療や美肌に用いられた。

カラスムギ

学名：*Avena fatua* L.
科名：イネ科
属名：カラスムギ属
英名：Wild Oats、Spring Wild Oat
別名：チャヒキグサ、チャヒキ、ワイルドオーツ

使用部位［その他］：茎葉、種子
生薬名［その他］：茎葉：燕麦草（エンバクソウ）、種子：野麦子（ヤバクシ）

備考：エンバクの野生種で越年草。民間療法では、整腸により、コレステロール低下、冠動脈疾患の予防、血糖値の低下などを助けるといわれる。小腸ぜん動運動が低下している者や嚥下障害がある者は胃腸管閉塞を起こす可能性があるため摂取には注意が必要。オートミールとして食用に。また穀粒はウィスキーなどのアルコール原料、菓子材料、みその醸造などに。

オートムギ

学名：*Avena sativa* L.
異名［GM］：*Avena byzantina* K. Koch、*Avena fatua* L. var. *sativa*（L.）Hausskn.、*Avena sativa* L. var. *orientalis*（Schreb.）Alef.
科名：イネ科
属名：カラスムギ属
英名：Common Oat、Oats
別名：エンバク、オーツムギ、カラスムギ、マカラスムギ、オート

使用部位［GM］：葉、茎

生薬ラテン名［GM］：Avenae stramentum
生薬名［GM］：Oat straw
（GM 立証済みハーブ。p176 を参照。）

使用部位［GM］：藁
生薬ラテン名［GM］：Avenae herba
生薬名［GM］：Oat herb
（GM 未立証ハーブ。p176 を参照。）

使用部位［GM］：果実
生薬ラテン名［GM］：Avenae fructus
生薬名［GM］：Oats
（GM 未立証ハーブ。p176 を参照。）
適応［GM］：外用：特に掻痒を伴う、炎症性および脂漏性皮膚病
禁忌：グルテンに敏感な者は注意して使用する。
安全性［SE］：嚥下障害や小腸ぜん動運動が低下している場合は胃腸管閉塞に注意。

備考：オーツ麦、オートとも呼ばれる一年草。民間療法では、便秘、血中コレステロール低下などにも。乾燥させた全草を煎じ一日数課に分けて内用とする。オートミールは食用に。

インドシチク

学名：*Bambusa arundinacea*（Retz.） Willd.
科名：イネ科
属名：ホウライチク属
英名：Spiny Bamboo
別名：スパイニーバンブー

使用部位［その他］：根、葉、萌芽
≪シチクを参照≫

シチク

学名：*Bambusa blumeana* Schult. et Schult.f.
異名：*Bambusa stenostachya* Hack.
科名：イネ科
属名：ホウライチク属
英名：Spiny Bamboo
別名：スパイニーバンブー、トゲチク

使用部位［その他］：根、葉、萌芽

備考：樹高15メートルほど。民間療法では、収斂、冷却、抗痙攣などに。根は、関節痛の緩和に。葉は、月経痛、消化不良に。若芽のパップ剤は傷に。樹液は骨粗鬆症予防に。
【同様に使用される植物】
インドシチク
Bambusa arundinacea（Retz.） Willd.

ハトムギ

学名：*Coix lacryma-jobi* L. var. *ma-yuen*（Roman.） Stapf
異名：*Coix lacryma-jobi* L. subsp. *ma-yuen*（Roman.） T.Koyama、*Coix lacryma-jobi* L. var. *frumentacea* Makino、*Coix ma-yuen* Roman.
科名：イネ科
属名：ジュズダマ属
英名：Coix Seed
別名：シコクムギ、チョウセンムギ、トウムギ、ジュズダマ、ヨクイニン、ヨクベイ

使用部位［局方］：種皮を除いた種子
生薬名［局方］：ヨクイニン（薏苡仁）
生薬ラテン名［局方］：Coicis Semen
生薬英語名［局方］：Coix Seed

使用部位［局外］：果実、苞しょう
生薬名［局外］：ハトムギ
生薬ラテン名［局外］：Coicis Fructus Cum Involucris
生薬英語名［局外］：Coix Fruit with Involucre
基原植物：ハトムギ

使用部位［その他］：種仁、種仁、種仁
生薬名［その他］：薏苡仁（ヨクイニン）、薏苡仁（ヨクイニン）、薏苡仁（ヨクイニン）
安全性［SE］：妊娠中は子宮収縮作用もあり危険。授乳中の過剰摂取も避けること。

備考：ジュズダマとは同種で、栽培用の変種。種皮を除いた種子ヨクイニンを生薬では消炎、利

尿、健胃、強壮薬として、また民間ではイボ、皮膚の荒れをとるのに用いる。日本各地で栽培される一年草で花期は8〜10月。果皮と種皮を取り除いた種子を日干しし、煎液か粉末を内用する。

レモングラス

学名：*Cymbopogon citratus*（DC.）Stapf
異名［GM］：*Andropogon citratus* DC. ex Nees
名：イネ科
属名：オガルカヤ属
英名：Lemon Grass、West Indian Lemongrass
別名：レモンソウ（檸檬草）、レモンガヤ、コウボウ

SE

使用部位［その他］：地上部（GM：p341 参照）
生薬名［その他］：地上部：香茅（コウボウ）／精油／根：香茅根
生薬ラテン名：Cymbopoginis citrati herba ／ Cymbopoginis citrati aetheroleum
禁忌：妊娠中は禁忌。
安全性：子宮収縮作用、通経作用がある。
安全性［SE］：妊娠中の使用は通経作用、子宮収縮作用があり危険。授乳中も使用を避ける。

備考：アジア料理やカリブ料理でよく利用される多年草。精油成分を含有し民間療法では健胃、駆風、抗菌、鎮静作用などを有するとされ、特に精油に、蚊などの忌避効果があるともされる。防虫剤の原料としても用いられたりなどする。食欲不振、消化不良、風邪等にも。

パルマロサグラス

学名：*Cymbopogon martini*（Roxb.）Will. Watson
科名：イネ科
属名：オガルカヤ属
英名：Palmarosa
別名：パルマローザ

使用部位［その他］：精油（葉）

備考：オガルカヤの仲間で香料の採取を目的に栽培される多年草。民間療法では解熱、強壮、抗鬱などに。アロマテラピーでは、感染症予防や病後回復などに利用される。

シトロネラグラス

学名：*Cymbopogon nardus*（L.）Rendle
異名［GM］：*Andropogon nardus* L.
科名：イネ科
属名：オガルカヤ属
英名：Citronella Grass、Ceylon Citronella Grass
別名：コウスイガヤ

使用部位［その他］：地上部
薬効：（GM：p341 参照）
禁忌：妊娠中・授乳中は禁忌。小児の摂取も危険。

備考：イネ科の多年草で精油でも利用される。アロマセラピーでは解熱や抗ウィルスにより、感染症治療などにも。

オガルカヤ

学名：*Cymbopogon tortilis*（J.Presl）A.Camus var. goeringii（Steud.）Hand.-Mazz.
異名：*Cymbopogon goeringii*（Steud.）A.Camus、*Cymbopogon tortilis*（J.Presl）A.Camus subsp. *goeringii*（Steud.）T.Koyama
科名：イネ科
属名：オガルカヤ属
英名：−
別名：スズメカルカヤ、カルカヤ、レモンガヤ、レモンソウ

使用部位［その他］：全草
生薬名［その他］：野香茅（ヤコウボウ）

備考：イネ科の属で50〜70種程があげられる。民間療法では、健胃、胃腸不全、血行促進、疲労回復などに。

ジャワシトロネラソウ

学名：*Cymbopogon winterianus* Jowitt
科名：イネ科
属名：オガルカヤ属
英名：Cymbopogon Grass、Java Citronella
別名：-
使用部位[その他]：精油
生薬ラテン名：Cymbopoginis Winteriani Aeth-eroleum
薬効：（GM：p341 参照）
禁忌：妊娠中・授乳中は禁忌。小児の摂取も危険。

カモガヤ

学名：*Dactylis glomerata* L.
科名：イネ科
属名：カモガヤ属
英名：Orchard Grass、Cock'S-Foot
別名：トリノアシガヤ

使用部位［その他］：-

備考：キヌイトソウとも呼ばれる常緑多年草。牧草とされるが、世界的に野生化している。花粉症の原因の一つ。

カモジグサ

学名：*Elymus tsukushiensis* Honda var. *transiens*（Hack.）Osada
異名：*Agropyron tsukushiense*（Honda）Ohwi
科名：イネ科
属名：エゾムギ属
英名：Wheatgrass
別名：ヒナクサ、ヘビムギ

備考：畑や道端などに生える多年草。髪結い遊びに使われるなどしたことから髢（かもじ）（髪の毛やつけ髪の意味）の名が付いたという説もある。

シバムギ

学名：*Elytrigia repens*（L.）Desv. ex B.D.Jackson
異名：*Agropyron repens*（L.）P.Beauv.、*Elymus repens*（L.）Gould
科名：イネ科
属名：シバムギ属
英名：Couch Grass、Quackgrass
別名：カウチグラス、ヒメカモジグサ

使用部位［その他］：根茎、種子、根

備考：ヒメカモジグサとも呼ばれる単子葉植物。民間療法では、主に利尿に。その他、前立腺、尿路結石など。犬や猫用の泌尿器系のサプリメントにも利用されている。

オオムギ

学名：*Hordeum vulgare* L.
科名：イネ科
属名：オオムギ属
英名：Barley（麦芽は Malt）
別名：ムギ、ウシムギ、ウマムギ

局 **SE**

使用部位［局方］：成熟したえい果を発芽して乾燥させたもの
生薬名[局方]：バクガ（麦芽）
生薬ラテン名[局方]：Fructus Hordei Garmina-tus
生薬英語名[局方]：Malt

使用部位［その他］：果実、麦芽、幼苗
生薬名［その他］：果実：大麦（ダイバク）／発芽した種子：麦芽（バクガ）／幼苗：大麦苗（ダイバクビョウ）
安全性［SE］：妊婦の治療目的での過量摂取は危険。

備考：古くから栽培されていた穀物のひとつ。民間療法では、緩やかな緩下作用があるともされる。また血中コレステロール値の抑制や血糖値

上昇抑制、消化不良、食用増進に。白米に混ぜて炊き食用やサラダ、スープの具材にも。

【同様に使用される植物】

ヤバネオオムギ

Hordeum vulgare L. var. *distichon*（L.）Alefeld

ヤバネオオムギ

学名：*Hordeum vulgare* L. var. *distichon*（L.）Alefeld

異名：*Hordeum distichon* L.

科名：イネ科

属名：オオムギ属

英名：Barley（麦芽は Malt）

別名：オオムギ、ムギ、ウシムギ、ウマムギ、ニジョウオオムギ

SE

使用部位［その他］：芽、果実

生薬名［その他］：果実：大麦（ダイバク）／発芽した種子：麦芽（バクガ）／幼苗：大麦苗（ダイバクビョウ）

≪オオムギを参照≫

チガヤ

学名：*Imperata cylindrica*（L.）Raeusch.

異名：*Imperata cylindrica* Buauvois.、*Imperata cylindrica*（L.）Raeusch. subsp. *koenigii*（Retz.）Masam. et Yanagihara、*Imperata cylindrica*（L.）Raeusch. var. *major*（Nees）C.E.Hubb.、*Imperata koenigii*（Retz.）P.Beauv.

科名：イネ科

属名：チガヤ属

英名：Chigaya、Woolly Grass

別名：ボウコン、チバナ、ツバナ、ウーリーグラス、ビャクボウコン

局 ✚

使用部位［局方］：根茎

生薬名［局方］：ボウコン（茅根）

生薬ラテン名［局方］：Imperatae Rhizoma

生薬英語名［局方］：Imperata Rhizome

使用部位［その他］：根茎、花穂、葉、初生花序

生薬名［その他］：根茎：茅根（ボウコン）、白茅根（ビャクボウコン）／花穂：白茅花／葉：茅草葉／初生花序：白茅針

薬効：利尿作用、止血作用。

備考：多年草。根茎が生薬としても用いられるが、民間療法では、利尿、止血、抗炎症、鎮静などを助けるとされ、アルコール解毒、抗菌作用などもみられる。煎剤の内用は食間に。擦り傷、切り傷などの止血には、花穂の毛を直接患部に塗布する。

ササクサ

学名：*Lophatherum gracile* Brongn.

科名：イネ科

属名：ササクサ属

英名：Bamboo Leaf

別名：−

使用部位［その他］：全草

生薬名［その他］：淡竹葉（タンチクヨウ）

備考：草丈 80 センチほどになる多年草。民間療法では、利尿、冷却により、糖尿病予防などにも用いられる。生薬として（1 日量 6〜18g）内容に。

ススキ

学名：*Miscanthus sinensis* Andersson

科名：イネ科

属名：ススキ属

英名：Japanese Pampas Grass

別名：オバナ（尾花）

使用部位［その他］：茎、根

生薬名［その他］：茎：芒茎（ボウケイ）／根：芒根

備考：山野にみられる多年草。秋の七草の一つ。民間療法では、利尿、解毒として、風邪、高血圧などに。乾燥させて刻んだ根茎を煎じ内用として用いることも。

薬用植物辞典　037

クマザサ

学名：*Sasa veitchii*（Carrière）Rehder
科名：イネ科
属名：ササ属
英名：Kuma Bamboo Grass
別名：ヘリトリザサ、ヤキバザサ

使用部位［その他］：葉、地下茎
生薬名［その他］：淡竹葉（タンチクヨウ）、淡竹茹

備考：古くから笹の葉で食品を包むなどしたことから、民間療法では、抗菌、消炎作用などもあり、口内炎、口臭予防、胃炎などに用いられたりなどする。乾燥させた葉を手鍋などで焙じ、浸剤を作り内用、また乾燥した葉を入浴剤に。

アワ

学名：*Setaria italica*（L.）P.Beauv.
科名：イネ科
属名：エノコログサ属
英名：Italian Millet、Foxtail Millet
別名：オオアワ

使用部位［その他］：種仁、発芽した穎果（エイカ）、種子を発酵して作った糖
生薬名［その他］：種仁：粟米（ゾクベイ）／発芽した穎果：粟芽（ゾクガ）／種子を発酵して作った糖：粟糖

備考：雑穀とされる多年草。粟に含まれる鉄分量は牛のレバー（100g中4.0mg）やほうれん草（100g中2.0mg）よりも多い。民間療法では、疲労回復、消化促進、アトピー性皮膚炎、高血圧予防などに。／〔粟の黒砂糖がゆ〕材料：粟100g、黒砂糖適量。①粟を洗い鍋に入れ、沸騰し始めたら弱火にして更に煮る。②さらに適量の黒砂糖を加え、均等にかき混ぜ煮て、器に盛る。粟の黒砂糖粥は、発熱、胃の虚弱改善、産後の寒気などに用いられる。また種子を白米に混ぜて炊き食用に。菓子などにも利用。

コウリャン

学名：*Sorghum bicolor*（L.）Moench Nervosum group
異名：*Sorghum nervosum* Besser
科名：イネ科
属名：モロコシ属
英名：-
別名：ソルガム、モロコシ

使用部位［その他］：実

備考：ソルガムとも呼ばれる一年草。民間療法では滋養強壮に。日本でも古くから実は食用とされてきた。茎や穂は箒の材料に、また赤い色素としても使われる。

コムギ

学名：*Triticum aestivum* L.
科名：イネ科
属名：コムギ属
英名：Wheat Seed
別名：-

SE **局外**

使用部位［局外］：果実
生薬名［局外］：ショウバク（小麦）
生薬ラテン名［局外］：Tritici Fructus
生薬英語名［局外］：Wheat
基原植物：コムギ

使用部位［その他］：種子、茎葉、種皮
生薬名［その他］：種子：小麦（ショウバク）／軽い種子：浮小麦（フショウバク）／茎葉：小麦苗／種皮：小麦麩（ショウバクフ）
安全性［SE］：蕁麻疹やアナフィラキシーショックなどのアレルギーに注意。

備考：一年草で、世界三大穀物のひとつ。民間療法では、鎮静、鎮痙、去痰、利尿に良いとされ、種子（1日量10〜20g）の煎剤を内用。子どもの夜泣き、疳の虫やひきつけ、ヒステリー、躁うつ症や精神安定などに。

ベチベルソウ

学名：*Vetiveria zizanioides*（L.）Nash
異名：*Chrysopogon zizanioides*（L.）Roberty
科名：イネ科
属名：オキナワミチシバ属
英名：Vetiver、Khus-Khus、Khas Khas Grass、Khus
別名：ベチバー、ウサル、ベチベル、カスカスガヤ

SE

使用部位［その他］：根茎
安全性［SE］：妊娠中の摂取は流産を誘発する可能性もあり危険。授乳中も避ける。

備考：草丈2～3メートルほどになる多年草。民間療法では、防虫効果があるとされ、香水の保留剤としても用いられる。循環器強壮、抗菌、鎮痛、抗菌、鎮静、免疫活性などにより不眠症や筋肉痛に。主に根茎からした精油を用いる。

トウモロコシ

学名：*Zea mays* L.
科名：イネ科
属名：トウモロコシ属
英名：Corn、Corn Silk
別名：コーン、トウキビ、ナンバン

局

使用部位［局方］：デンプン、種皮を除いた種子を加水分解し糖化したもの
生薬名［局方］：コウイ（膠飴）
生薬ラテン名［局方］：Koi
生薬英語名［局方］：Koi

使用部位［その他］：種子、根、葉、花柱
生薬名［その他］：種子：玉蜀黍（ギョクショクショ）／根：玉蜀黍根／葉：玉蜀黍葉／果軸：玉米軸（ギョクベイジク）／花柱：玉米鬚（ギョクベイシュ）、南蛮毛（ナンバンモウ）

備考：穀物として利用される一年草。穎果は加熱して食用とする。民間療法では、色素が濃い品種ほど案とシアニジンが豊富といわれ、血圧降下、胆汁分泌促進、むくみに用いられたりする。メディカルハーブで利用されるのは絹子（柱頭・花柱）と呼ばれるコーンシルク。南米の先住民は酩酊薬として用いたが、メディカルハーブでは利尿、緩和として、尿道炎、浮腫、結石などに利用される。

マコモ

学名：*Zizania latifolia*（Griseb.）Turcz. ex Stapf
科名：イネ科
属名：マコモ属
英名：Manchurian Wildrice
別名：ハナガツミ、チマキグサ

SE

使用部位［その他］：-
安全性の詳細は、『「健康食品」の安全性・有効性情報』を確認のこと。

備考：ハナガツミとも呼ばれる多年草。民間療法では解毒に。

イノモトソウ

学名：*Pteris multifida* Poir.
科名：イノモトソウ科
属名：イノモトソウ属
英名：Spider Brake
別名：トリノアシ

使用部位［その他］：全草または根
生薬名［その他］：鳳尾草（ホウビソウ）

備考：イノモトソウ科に属するシダ植物の一群。民間療法では腎臓病予防や産後の肥立ちに。

ウワバミソウ

学名：*Elatostema involucratum* Franch. et Sav.
異名：*Elatostema japonicum* Wedd. var. *majus* (Maxim.) H.Nakai et H.Ohashi、*Elatostema umbellatum* Blume var. *majus* Maxim.
科名：イラクサ科
属名：ウワバミソウ属
英名：-
別名：ミズナ（水菜）、アカミズ、ミズ

使用部位［その他］：全草
生薬名［その他］：赤車使者（セキシャシシャ）

備考：草丈50センチ程になる多年草。民間療法では、切り傷、虫刺されに。生の茎や根茎の汁を患部に塗布。若芽や若葉は山菜「みず」として知られ食用に。

カベイラクサ

学名：*Parietaria judaica* L.
異名：*Parietaria diffusa* Mert. et W.D.J.Koch
科名：イラクサ科
属名：ヒカゲミズ属
英名：Pellitory Of The Wall、Spreading Pellitory
別名：ヨーロッパヒカゲミズ、ペリトリーオブザウオール、ヒカゲミズ

使用部位［その他］：地上部
禁忌：花粉症やそのほかのアレルギーには禁忌。

備考：イラクサ科の多年草。民間療法では、利尿により、腎臓炎、腎盂腎炎、腎臓結石、膀胱炎、浮腫など。また粘膜刺激緩和、尿路粘膜鎮痛に。花粉がアレルゲンとなる。

セイヨウイラクサ

学名：*Urtica dioica* L.
科名：イラクサ科
属名：イラクサ属
英名：Nettle、Stinging Nettle
別名：ネトル、イタイタグサ（痛痛草）ライジンソウ（雷神草）、ウルティカ・ディオイカ、ネトルルート、ネトル、スティッキングネトル

使用部位［GM］：地上部、葉
生薬ラテン名［GM］：Urticae herba/-folium
生薬名［GM］：Stinging Nettle herb and leaf
生薬名［その他］：苛草（カソウ）、蕁麻（ジンマ）
薬効［GM］：地上部と葉での記述は特になし。根では、尿量増加、尿の最大流量増加、残存尿の低下。（肥大を低下せずに前立腺肥大の症状のみ軽減するため医師の定期的受診を推奨）（GM立証済みハーブ。p216、p217を参照。）

使用部位［GM］：根
生薬ラテン名［GM］：Urticae radix
生薬名［GM］：Stinging Nettle root
生薬名［その他］：苛草（カソウ）、蕁麻（ジンマ）
薬効［GM］：地上部と葉での記述は特になし。根では、尿量増加、尿の最大流量増加、残存尿の低下。（肥大を低下せずに前立腺肥大の症状のみ軽減するため医師の定期的受診を推奨）（GM立証済みハーブ。p216、p217を参照。）

使用部位［WHO］：根、根茎
生薬ラテン名［WHO］：Radix Urticae
適応［GM］：（地上部と葉）内用と外用：リウマチ疾患の支持療法。内用：炎症性尿路下部疾患への灌注。腎砂の防止と治療。（根）ステージ1と2の良性前立腺肥大での排尿障害。
用法［WHO］：WHOの使用量では、1日量：浸剤は、4～6gの生薬あるいは同等調製物；600～1200mgの乾燥した20％エタノール抽出物（5：1）；1.5～7.5mlの45％エタノール抽出物（1：1）；5mlの40％エタノール抽出物（1：5）。

禁忌：地上部と葉ともに心臓あるいは腎臓の不全による浮腫がある場合は灌注をしない。
安全性：（根）時に消化管の軽度の不調。
安全性［GM］：（根）時に消化管の軽度の不調。
安全性［SE］：妊娠中の使用は危険（子宮収縮作用）。授乳中の使用も避ける。根抽出物によるアレルギー性皮膚炎発症例あり。

備考：含有されるヒスタミン酸が抗アレルギーに良いとされる。利尿、収斂、強壮、抗アレルギー、尿酸排泄、血糖降下などによりアレルギー改善の春季療法や尿酸排泄にも。
【同様に使用される植物】
Urtica urens L. やその交配種

ヒメイラクサ

学名：*Urtica urens* L.
科名：イラクサ科
属名：イラクサ属
英名：Small Nettle
別名：ネトル

使用部位［WHO］：根、根茎
生薬ラテン名［WHO］：Radix Urticae

使用部位［その他］：根
薬効：消炎作用、リンパ球増加。良性前立腺肥大への作用（性ホルモン結合グロブリンへの作用、酵素活性、前立腺肥大への作用）排尿後の残存尿量の低下など。
用法［WHO］：WHOでは、前立腺癌の診断が否定されている前立腺肥大ステージIによる尿路下部疾患（夜間頻尿、多尿、尿閉）の対症療法や利尿薬。またリウマチと坐骨神経痛。その他、喘息、咳嗽、ふけ、糖尿病、下痢、湿疹、発熱、痛風、痔核、鼻血、壊血病、蛇咬傷、結核。分娩後の子宮出血の止血。乳汁分泌促進、毛髪成長促進などに。
禁忌：妊娠中、授乳中は禁忌。また12歳以下の小児。
安全性：警告：前立腺肥大に伴う症状を軽減するが、前立腺サイズには影響しない。症状の悪化や改善しない場合や血尿、急性尿閉の場合、受診のこと。
副作用：下痢や胃痛、吐き気など軽度の一過性胃腸障害。アレルギー性皮膚反応。

備考：シソにも似ている一年草。民間療法ではアレルギー改善などに用いられる。
【同様に使用される植物】
Urtica dioica L. やその交配種

イワタバコ

学名：*Conandron ramondioides* Siebold et Zucc.
科名：イワタバコ科
属名：イワタバコ属
英名：Iwatabako
別名：イワタカナ、イワヂシャ、タキヂシャ

使用部位［その他］：全草
生薬名［その他］：苦苣苔（クキョタイ）

備考：葉がタバコに似る多年草。民間療法では健胃として、胃痛、胃もたれや食欲不振に。若葉は食用に。

クサソテツ

学名：*Matteuccia struthiopteris*（L.）Tod.
科名：イワデンダ科
属名：クサソテツ属
英名：Ostrich Fern
別名：コゴミ、コゴメ、カンソウ、ショウヨウカンジュウ（小葉貫衆）

使用部位［その他］：根茎、若芽
生薬名［その他］：根茎：貫衆（カンジュウ）

備考：多年生のシダ類の一種。民間療法では、抗酸化に。活性酸素除去、動脈硬化予防、高血圧予防などにも。煮物、揚げ物、お浸しなど、若芽を山菜として食用に。

ウキクサ

学名：*Spirodela polyrhiza*（L.）Schleid.
科名：ウキクサ科（サトイモ科）
属名：ウキクサ属
英名：Great Duckweed
別名：カガミグサ、タネナシ

使用部位［その他］：全草
生薬名［その他］：浮萍（フヒョウ）の基原の1つ
禁忌：妊娠中は禁忌。寒冷性の蕁麻疹には用いない。

備考：水田などに生育する水草。民間療法では、強心、解熱として、風邪、蕁麻疹に。

カリフォルニアスパイクナード

学名：*Aralia californica* S.Watson
科名：ウコギ科
属名：タラノキ属
英名：American Spikenard、Life-of-Man、Petty Morel
別名：カリフォルニアスパイクナード

使用部位［その他］：根、根茎
生薬名［その他］：-

ウド

学名：*Aralia cordata* Thunb.
異名：*Aralia cordata* Thunb. f. *biternata* Nakai、*Aralia taiwaniana* Y.C.Liu et F.Y.Lu
科名：ウコギ科
属名：タラノキ属
英名：Japanese Spikenard
別名：ドッカツ、ドクカツ、シガ、ドッカ、ヤマクジラ、ツチタラ

局 局外 占 乞

使用部位［局方］：根茎
生薬名［局方］：ドクカツ（独活）
生薬ラテン名［局方］：Araliae Cordatae Rhizoma
生薬英語名［局方］：Aralia Rhizome
生薬名［局外］：ワキョウカツ（和羌活 和羌活）
生薬ラテン名［局外］：Araliae Cordatae Radix
生薬英語名［局外］：Aralia Root

使用部位［その他］：根茎
※軟化茎は「非医」
※シシウド（Angelica pubescens/Angelica bisserata）の根茎・軟化茎は「非医」
生薬名［その他］：独活（ドッカツ）、九眼独活、和独活、土当帰
薬効：発汗、解熱、鎮痛、利尿、鎮静、抗菌

備考：草丈2～3メートルに成長し山菜として利用される。生薬に用いられる独活はセリ科のシシウドなどの地下部のことを指す。ウドはその代用として用いられる。民間療法では、風邪、頭痛、歯痛、打ち身、リウマチ、神経痛にも。煎剤を内用する他、打ち身などには煎液で温湿布をする。

タラノキ

学名：*Aralia elata*（Miq.）Seem.
異名：*Aralia mandshurica* Maxim.
科名：ウコギ科
属名：タラノキ属
英名：Japanese Angelica Tree、Angelica Tree、Chinese Aralia
別名：トゲウド、ウドモドキ

局外

使用部位［局外］：根皮
生薬名［局外］：タラコンピ（タラ根皮）
生薬ラテン名［局外］：Araliae Radicis Cortex
生薬英語名［局外］：Aralia Elata Root Bark
基原植物：タラノキ

使用部位［その他］：根皮あるいは樹皮
生薬名［その他］：刺老鴉（シロウア）

備考：新芽が「たらのめ」「タランボ」などと呼ばれる落葉低木。民間療法では、健胃、利尿、

整腸、強肝、強壮、抗神経痛、血圧降下、健康回復、解毒などに。糖吸収抑制、肝臓保護、神経痛、高血圧、疲労にも。幹に鋭く固いトゲがあるため採取に注意。新芽は山菜として食用に。樹皮は刻んでホワイトリカーなどに漬け薬酒とする。

ハダカタラノキ

学名：*Aralia nudicaulis* L.
科名：ウコギ科
属名：タラノキ属
英名：Small Spikenard、False Sarsaparilla、Wild Licorice
別名：スモールスパイクナード

使用部位［その他］：根茎
禁忌：妊娠中は禁忌。

備考：「根皮・樹皮」が専ら医薬品として利用される。

アメリカカンショウ

学名：*Aralia racemosa* L.
科名：ウコギ科
属名：タラノキ属
英名：American Spikenard
別名：-

使用部位［その他］：根

備考：民間療法では、発汗、解毒により、喘息、湿疹やリウマチなどに。根の煎剤を内用する。湿疹など皮膚疾患には煎剤を外用に。

コシアブラ

学名：*Chengiopanax sciadophylloides* (Franch. et Sav.) C.B.Shang et J.Y.Huang
異名：*Acanthopanax sciadophylloides* Franch. et Sav.、*Eleutherococcus sciadophylloides* (Franch. et Sav.) H.Ohashi、*Eleutherococcus sciadophylloides* (Franch. et Sav.) H.Ohashi f. *albovariegatus* (Sugaya) H.Ohashi
科名：ウコギ科
属名：コシアブラ属
英名：-
別名：キンシツ、ゴンゼツ、コンシツ、コサブロー

使用部位［その他］：若葉

備考：樹高10メートルほどになる落葉高木。民間療法では、抗酸化、抗腫瘍、血圧降下などにも利用。若葉を山菜として食用に、また、樹脂からはウルシに似た塗料が得られる。

エゾウコギ

学名：*Eleutherococcus senticosus* (Rupr. et Maxim.) Maxim.
異名：*Acanthopanax senticosus* (Rupr. et Maxim.) Harms.、*Hedera senticosa*
科名：ウコギ科
属名：ウコギ属
英名：Eleuthero、Siberian Ginseng
別名：シベリアジンセン、エレウテロジンセン、ハリウコギ、シゴカ、エゾゴカ

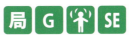

使用部位［局方］：根茎で、しばしば根を伴う
生薬名［局方］：シゴカ（刺五加）
生薬ラテン名［局方］：Eleutherococci Senticosi Rhizoma
生薬英語名［局方］：Eleutherococcus Senticosus Rhizome）
使用部位［GM］：根皮
生薬ラテン名［GM］：Eleutherococci radix
生薬名［GM］：Eleuthero
生薬名［その他］：五加皮（ゴカヒ）／五加葉
薬効［GM］：抗ストレス作用、免疫刺激作用、抗微生物作用、血小板凝集阻害作用。臨床薬理学では抗ストレス作用、免疫刺激作用、抗凝固作用など。マウスのストレスモデル（拘束試験、寒冷試験）でも耐久性向上。健常人で特にTリンパ球などのリンパ球数が増加。

（GM 立証済みハーブ。p124 を参照。）

使用部位［WHO］：根、根茎
生薬ラテン名［WHO］：Radix Eleutherococci
適応［GM］：疲労と衰弱あるいは労働能力と集中能力の低下時や回復期の爽快感と強化を得るときの強壮。
用法［WHO］：WHO では、虚弱、消耗、疲労の場合や回復期での精神能力と身体能力を強めるための予防及び滋養強壮薬。また、関節リウマチ、不眠、夢が妨げられた睡眠など。WHO の使用量では、1 日量：粉末にした生薬 2〜3g あるいは同等の調製物。
禁忌：妊娠中、授乳中。また高血圧症（180/90mmHg を超える）の患者。ウコギ科植物へのアレルギーの方。多量、長期内用は避ける。
安全性：一般的に使用は 3 カ月までとするが、反復投与は可能。薬物相互作用ではジゴキシンとの同時服用で血清中ジゴキシン濃度上昇の 1 症例報告があるが、これはエゾウコギではなく強心配糖体を含む *Periploca sepium* の可能性がある。その他、小児の使用は医師に相談。
副作用：不眠、不整脈（頻拍など）、期外収縮、緊張亢進、高血圧、心膜痛、動悸、頭痛。
安全性［GM］：一般的に使用は 3 カ月までだが、反復投与は可能。
安全性［SE］：高血圧患者には禁忌。妊娠中・授乳中の摂取は避ける。

備考：落葉低木。北海道に自生することから、この名で呼ばれる。トチバニンジン属の植物ではなく、またオタネニンジン（代表的な薬用人参）との類縁も薄く、有効成分も異なる。民間療法では、強壮、代謝促進、抗酸化による疲労回復、不眠症、食欲不振、冷え、高血圧、疼痛などに。乾燥した根皮で薬用酒を作り、1 日 20〜40ml 内用。

ヒメウコギ

学名：*Eleutherococcus sieboldianus*（Makino）Koidz.
異名：*Acanthopanax sieboldianus* Makino、*Eleutherococcus pentaphyllus* Nakai
科名：ウコギ科
属名：ウコギ属
英名：Hedging Eleutherococcus、Free Pips
別名：ウコギ

使用部位［その他］：根皮
生薬名［その他］：五加皮（ゴカヒ）

備考：落葉低木。民間療法では、鎮痛、強壮などによる滋養強壮、更年期障害などに。強精、腹痛、ED、リウマチ、冷え症にも。滋養強壮、強精には、薬用酒を作り内用する。

ヤマウコギ

学名：*Eleutherococcus spinosus*（L.f.）S.Y.Hu
異名：*Acanthopanax spinosus*（L.f.）Miq.
科名：ウコギ科
属名：ウコギ属
英名：-
別名：オニウコギ

使用部位［その他］：根皮、茎皮
生薬名［その他］：五加皮（ごかひ）

備考：樹高 4 メートルほどになる落葉低木。民間療法では、鎮痛、強壮に。また若芽を山菜として食用する。強壮、強精、鎮痛薬ともなり、神経衰弱、陰萎、腰痛、腹痛、蕁麻疹などに良いともされる。

ヤツデ

学名：*Fatsia japonica*（Thunb.）Decne. et Planch.
科名：ウコギ科
属名：ヤツデ属
英名：Japanese Aralia
別名：テガシワ、テングノハウチワ

使用部位［その他］：-

備考：ウコギ科の常緑低木。毒草。

セイヨウキヅタ

学名：*Hedera helix* L.
科名：ウコギ科
属名：キヅタ属
英名：English Ivy、Gum Ivy、True Ivy
別名：アイビー、アイビーリーフ

使用部位［GM］：葉
生薬ラテン名［GM］：Hederae helicis folium
生薬名［GM］：Ivy leaf
薬効［GM］：去痰、鎮痙、皮膚と粘膜への刺激。(GM 立証済みハーブ。p153 を参照。)
適応［GM］：呼吸器系のカタル。慢性気管支炎の対症療法。
禁忌：実も含め全草が有害であるため、食用や一般の使用には適さない。妊娠中・授乳中は禁忌。
安全性［SE］：妊娠中・授乳中は使用を避ける。

備考：30 メートルほどにもなる常緑蔓性木本。民間療法では、鎮痛、解毒、溶解、血行促進など。かつては葉がリウマチや痛風の痛み改善などに使われていた。ホルモンバランス調整にも。現在は鑑賞用。

キヅタ

学名：*Hedera rhombea*（Miq.）Bean
異名：*Hedera tobleri* Nakai
科名：ウコギ科
属名：キヅタ属
英名：Japanese Ivy
別名：キヅタ、フユヅタ、フユズタ

使用部位［その他］：葉

備考：常緑の蔓性木本。民間療法では、解熱、消炎、止血などに。葉を煎じ、または生葉汁を塗布により、腫れ物、寄生性皮膚病に良いともされる。皮膚病に生葉を外用。有毒性だが民間で使用されている。

ハリギリ

学名：*Kalopanax septemlobus*（Thunb.）Koidz.
異名：*Kalopanax pictus*（Thunb.）Nakai var. *lutchuensis* auct. non（Nakai）Nemoto、*Kalopanax pictus*（Thunb.）Nakai、excl. typo
科名：ウコギ科
属名：ハリギリ属
英名：Caster Aralia
別名：センノキ（栓の木）、ミヤコダラ、テングウチワ、ヤマギリ

使用部位［その他］：樹皮、根皮、若芽、若葉
生薬名［その他］：樹皮：刺楸樹皮（シシュウジュヒ）、鳥不宿（チョウフシュク）、海桐皮（カイトウヒ）の代用／根皮：刺楸樹根

備考：樹高 20 メートルほどになるウコギ科の落葉高木。民間療法では、去痰、鎮痛などにより、打撲、リウマチに。去痰には乾燥した樹皮を煎じ内用に。

アメリカハリブキ

学名：*Oplopanax horridus*（Sm.）Miq.
科名：ウコギ科
属名：ハリブキ属
英名：Devil's Club
別名：デビルズクラブ

使用部位［その他］：幹、根

備考：3 メートルほどになるウコギ科の落葉低木。民間療法では、抗真菌、抗菌、強壮により、風邪などに。過量投与で高血圧になる可能性があるため注意が必要。湿布薬、風邪薬、サプリメント、トニックに。

ハリブキ

学名：*Oplopanax japonicus*（Nakai）Nakai
異名：*Oplopanax horridus*（Sm.）Miq. var. *japonicus*（Nakai）H.Hara, *Oplopanax japonicus*（Nakai）Nakai
科名：ウコギ科
属名：ハリブキ属
英名：-
別名：クマダラ

使用部位［その他］：根、果実

備考：ウコギ科の落葉低木。民間療法では解熱や利尿、むくみに用いられることも。

チョウセンニンジン

学名：*Panax ginseng* C.A.Mey.
異名：*Panax schin-seng* T.Nees
科名：ウコギ科
属名：トチバニンジン属
英名：Oriental Ginseng、Chinese Ginseng、Korean Ginseng,、Ginseng Root.
別名：オタネニンジン（御種人参）、高麗人参

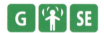

使用部位［GM］：根
生薬ラテン名［GM］：Ginseng radix
生薬名［GM］：Ginseng root
生薬名［その他］：人参（ニンジン）
（GM立証済みハーブ。p138を参照。）

使用部位［GM］：根、花、果実、ひげ根、不定根、葉、根茎
生薬ラテン名［GM］：Ginseng radix
生薬名［GM］：Ginseng root
生薬名［その他］：根：人参（ニンジン）／花：人参花／果実：人参子／ひげ根：人参鬚（ニンジンシュ）／不定根：人参条／葉：人参葉／根茎：人参蘆（ニンジンロ）
薬効［GM］：抗ストレス作用、免疫調節作用、身体能力と精神能力の改善、記憶と学習の改善、血糖降下作用、雄性マウスの交配行動と精子形成を促進、抗潰瘍作用（胃液分泌抑制）、肝臓保護作用。また抗疲労作用、免疫刺激作用、精神運動能力の改善、血糖降下作用、精子形成の改善、性欲改善など。マウスのストレスモデル（拘束試験、寒冷試験）で耐久性向上。
（GM立証済みハーブ。p138を参照。）

使用部位［WHO］：根
生薬ラテン名［WHO］：Radix Ginseng
適応［GM］：疲労と衰弱あるいは労働能力と集中能力の低下時や回復期の爽快感と強化を得るときの強壮。
用法［WHO］：WHOでは、虚弱、消耗、疲労、集中力低下の場合や回復期の精神的および身体能力の促進のための予防・回復薬に。また性交不能症の治療、肝臓毒性防止、胃炎や潰瘍などの胃腸疾患に。WHOでの使用量は、1日量（朝に服用）：煎剤には乾燥根0.5〜2.0g。
禁忌：高血圧には禁忌。妊娠中と小児での安全性は確立していない。母乳への排泄と新生児への影響は確立していない。
安全性：高血圧には禁忌。一般的に使用は3カ月までとするが、反復投与は可能。注意：本薬草は血糖値をわずかに低下させる可能性があるため糖尿病患者は使用前に医師に相談のこと。薬物相互作用：モノアミンオキシダーゼ（MAO）阻害剤であるフェネルジンと相互作用。
副作用：大量では高血圧、神経質、過敏性、皮疹、下痢、不眠。また大量で、脳動脈炎、瞳孔散大、めまい、調節異常の報告あり。更年期前および更年期女性で、乳房痛、ちつ出血、性欲促進などのエストロゲン様副作用。
安全性［GM］：一般的に使用は3カ月までだが、反復投与は可能。
安全性［SE］：種々の副作用、医薬品との相互作用の報告あり。妊娠中・授乳中および小児は使用を避ける。出血、血栓、高血圧のある場合には禁忌。

備考：紀元前より用いられている多年草。強壮、健胃などに4〜7年ものの根を使用。食欲不振にも。食用、煎剤、薬用酒としても良い。使用期間は3週間〜3ヶ月を目安。

トチバニンジン

学名：*Panax japonicus*（T.Nees）C.A.Mey.
異名：*Panax pseudoginseng* Wall. subsp. *japonicus*（C.A.Mey.）H.Hara、*Panax pseudoginseng* Wall. var. *japonicus*（C.A.Mey.）Hoo et C.J.Tseng
科名：ウコギ科
属名：トチバニンジン属
英名：Japanese Ginseng
別名：チクセツニンジン、ワニンジン

使用部位［局方］：根茎を、通例湯通ししたもの
生薬名［局方］：チクセツニンジン（竹節人参）
生薬ラテン名［局方］：Panacis Japonici Rhizoma
生薬英語名［局方］：Panax Rhizome
基原植物：トチバニンジン

使用部位［その他］：根茎
生薬名［その他］：竹節三七（チクセツサンシチ）〔中国〕

備考：草丈80センチほどになる多年草。葉がトチノキの葉に似ていることから呼ばれている。滋養強壮に。

サンシチニンジン

学名：*Panax notoginseng*（Burkill）F.H.Chen ex C.Chow et W.G.Huang
異名：*Panax pseudoginseng* Wall. vsr. notoginseng（Burkill）Hoo et C.J.Tseng
科名：ウコギ科
属名：トチバニンジン属
英名：San Qi Ginseng、Tienchi、Tienchi Ginseng、Sanchi Ginseng.
別名：デンシチニンジン（田七人参）、キンフカン（金不換）、サンシツ（山漆）

使用部位［局外］：根
生薬名［局外］：サンシチニンジン（三七人参、三七、田七、田三七）
生薬ラテン名［局外］：Panacis Notoginseng Radix
生薬英語名［局外］：Panax Notoginseng Root

使用部位［その他］：根茎
生薬名［その他］：三七（サンシチ）、三七人参（サンシチニンジン）

安全性［SE］：経口摂取で口渇、発赤、神経過敏、不眠、吐き気、嘔吐などの発症例あり。まれに痰血、鼻血、歯茎の出血、月経の量が多くなるなどの出血傾向、皮膚炎が見られる。妊婦中・授乳中は禁忌。

備考：採取されるまでに3年から7年はかかることから「三七人参」と呼ばれる多年草。止血作用、活血などにより、血液循環系の改善や抗ウイルス、抗コレステロール、抗腫瘍に。一見相反する性質を併せ持つ。虚血性心疾患や肝炎の初期治療薬として有望視される。

アメリカニンジン

学名：*Panax quinquefolius* L.
異名：*Aralia quinquefolia* Dec. & Planch.、*Ginseng quinquefolium* Wool, Panax
科名：ウコギ科
属名：トチバニンジン属
英名：American Ginseng
別名：アメリカンジンセン、西洋参、花旗参

使用部位［WHO］：根
生薬ラテン名［WHO］：Radix Panacis Quinquefolii

使用部位［その他］：根
生薬名［その他］：西洋参（セイヨウジン）、広東人参（カントンニンジン）
薬効：血糖降下作用、抗酸化作用、血栓形成抑制作用、ホルモン作用、免疫刺激作用、神経保護作用、記憶・学習改善。臨床薬理学では食後高血糖の低下。
用法［WHO］：WHOの使用量では、経口量：3

薬用植物辞典　049

～9g/日を分割使用。
禁忌：本植物への既知のアレルギーあるいは過敏症には禁忌。
安全性：キニン含有薬服用後に皮膚アレルギーや発熱などのアレルギー反応が時に起こる。稀に出血傾向の増加があり、直ちに医師を受診のこと。薬剤相互作用：同時服用の抗凝固薬の作用が増加。

備考：アダプトゲンハーブとしても知られている多年草。民間療法では、強壮、刺激、免疫賦活、鎮静、緩和などにより刺激、血糖、コレステロール低下を助けるとされ、過労、過敏、高血糖にも。WHOでは、2型糖尿病患者の食後高血糖管理の補助として有用。また、利尿薬、強壮薬、刺激薬。ストレス耐性の増加、咳嗽、食欲不振、せん痛、嘔吐、不眠、神経痛、リウマチ、頭痛。

テッセンウマノスズクサ

学名：*Aristolochia clematitis* L.
科名：ウマノスズクサ科
属名：ウマノスズクサ属
英名：Birthwort, Rooster Flower, Long Birthwort
別名：バースワート

使用部位［その他］：根、根茎、地上部
禁忌：妊娠中は禁忌。

備考：蔓性多年草。民間療法では、癒傷、抗感染症に。以前は、喘息、気管支炎、切り傷に用いられていたが、アリストロキア酸に発癌性や腎毒があるため現在は使用されていない。

ウマノスズクサ

学名：*Aristolochia debilis* Siebold et Zucc.
科名：ウマノスズクサ科
属名：ウマノスズクサ属
英名：Slender Dutchman's Pipe
別名：ウマノスズカケ（馬鈴懸）、ジャコウソウ、オハグロバナ、ショウモクコウ、アルバノウマノスズクサ、コウマノスズクサ

使用部位［その他］：果実、根
生薬名［その他］：果実：馬兜鈴（バトウレイ）／根：青木香（セイモッコウ）
薬効：解毒作用、消炎作用、去痰作用、鎮痛作用、解熱作用。
禁忌：全草に有毒成分を含むため食用は不可。

備考：蔓性多年草。民間療法では、果実は鎮痛、去痰、解熱に、根は解毒に。またリウマチ、歯痛緩和にも。

バージニアスネークルート

学名：*Aristolochia serpentaria* L.
科名：ウマノスズクサ科
属名：ウマノスズクサ属
英名：Virginia Snakeroot、Serpentaria
別名：-

使用部位［その他］：根茎

備考：アリスロキン酸を含むハーブで、アメリカ先住民はヘビ咬傷の治療に用いた。民間療法では、抗炎症、発汗、利尿などに。

ランヨウアオイ

学名：*Asarum blumei* Duch.
異名：*Heterotropa blumei*（Duch.）F.Maek.
科名：ウマノスズクサ科
属名：カンアオイ属
英名：Wild Ginger
別名：-

使用部位［その他］：根

備考：丘陵や山地の林内に生育する多年草。民間療法では、解熱、鎮痛、鎮咳、発汗により、頭痛、咳、解熱、鎮痛、鎮咳や風邪の諸症状に。ギフチョウの食草として有名。

カナダサイシン

学名：*Asarum canadense* L.
科名：ウマノスズクサ科
属名：カンアオイ属
英名：Canadian Wildginger、Canada Wildginger、Indian Ginger、Canada Snakeroot、Ginger Root、Wild Ginger、Coltsfoot、Vermont Snakeroot、Southern Snakeroot、Coltsfoot Snakeroot；
別名：ワイルドジンジャー、カナダカンアオイ

使用部位［その他］：根茎

備考：山地などに生育する常緑多年草。民間療法では、サイシンと同様に、解熱、鎮痛、また冷え性などに用いられる。

フタバアオイ

学名：*Asarum caulescens* Maxim.
異名：*Japonasarum caulescens*（Maxim.）Nakai
科名：ウマノスズクサ科
属名：カンアオイ属
英名：-
別名：カモアオイ

使用部位［その他］：全草
生薬名［その他］：双葉細辛（フタバサイシン）〔四川、陝西で細辛として使用〕
安全性：長期使用は不可。定められた用量（1日量2.0～4.0g）を超えないものとする。

備考：多年草。京都の賀茂神社の祭礼（葵祭）に用いられ、賀茂神社の神紋としても知られ、根がサイシンと同様に用いられることもある。

オウシュウサイシン

学名：*Asarum europaeum* L.
科名：ウマノスズクサ科
属名：カンアオイ属
英名：Asarabacca、Asara、Asari Herba、Wild Ginger
別名：アサラバッカ、セイヨウカンアオイ、アサルム

SE

使用部位［その他］：根茎
禁忌：妊娠中・授乳中は禁忌。長期使用は不可。腎毒性及び発癌作用のあるアリストロキア酸が含まれている。
安全性［SE］：過剰または長期間摂取に注意（舌灼熱感、胃腸炎、下痢）。腎毒性や発がん性を有するアリストロキア酸が除去されていない製品は危険。消化管に炎症がある場合は使用禁忌。妊娠中は使用禁忌（月経促進、子宮刺激作用）。授乳中は使用を避ける。精油の摂取は危険（β-アサロンは肝がんを誘発）。

備考：多年草。民間療法では、喘息、頭痛に。

ウスゲサイシン

学名：*Asarum mandshuricum*（Maxim.）M.Y.Kim et S.K.So f. *seoulense*（Nakai）M.Y.Kim et S.K.So
異名：*Asarum heterotropoides* F.Schmidt var. *seoulense*（Nakai）Kitag.、*Asarum sieboldii* Miq. f. *seoulense*（Nakai）C.Y.Cheng et C.S.Yang、*Asarum sieboldii* Miq. var. *seoulense* Nakai、*Asiasarum heterotropoides*（F.Schmidt）F.Maek. var. *seoulense*（Nakai）F.Maek.
科名：ウマノスズクサ科
属名：カンアオイ属
英名：-
別名：サイシン（ウスゲサイシン）

使用部位［その他］：全草

備考：ウマノスズクサ科の多年草でオクエゾサイシンの変種。民間療法では、解熱、去痰、鎮咳に。
【同様に使用される植物】
ウスバサイシン

ケイリンサイシン
学名：*Asarum mandshuricum*（Maxim.）M.Y.Kim. et S.K.Soa
異名：*Asiasarum heterotropoides* F. Maekawa var. *mandshuricum* F. Maekaw*Asarum heterotropoides* auct. non F.Schmidt、*Asarum heterotropoides* F.Schmidt var. *mandshuricum*（Maxim.）Kitag.、*Asiasarum heterotropoides*（F.Schmidt）F.Maek. var. *mandshuricum*（Maxim.）F.Maek.
科名：ウマノスズクサ科
属名：カンアオイ属
英名：-
別名：サイシン（ケイリンサイシン）

使用部位［局方］：根茎、根
生薬名［局方］：サイシン（細辛）

使用部位［その他］：根および根茎
生薬名［その他］：根および根茎：細辛（サイシン）の基原の1つ

備考：九州の熊本県や朝鮮半島、中国の北東部などに生育する。鎮咳、鎮痛作用を有する。漢方処方用薬。鑑別を容易にするため、地上部を付けたままの全草で取り引きされる。しかし、地上部には腎障害を惹起するアリストロキア酸を含有するため、地上部は切除されなければならない。
【同様に使用される植物】
ウスバサイシン

カンアオイ
学名：*Asarum nipponicum* F.Maek. var. *nipponicum*
異名：*Asarum kooyanum* Makino var. *nipponicum*（F.Maek.）Kitam.、*Heterotropa nipponica*（F.Maek.）F.Maek.
科名：ウマノスズクサ科
属名：カンアオイ属
英名：Wild Ginger
別名：アズマカンアオイ

使用部位［その他］：-
生薬名［その他］：土細辛（ドサイシン）の基原の1つ

備考：葉が葵に似ている常緑性の多年草。民間療法では、消炎、鎮咳により、咳、痰などに。
【同様に使用される植物】
タマノカンアオイ
Asarum tamaense Makino

ウスバサイシン
学名：*Asarum sieboldii* Miq
異名：*Asiasarum sieboldii* F. Maekawa、*Asarum sieboldii* Miq. var. *cineoliferum* Y.Fujita、nom. nud.、*Asiasarum sieboldii*（Miq.）F.Maek.
科名：ウマノスズクサ科
属名：カンアオイ属
英名：-
別名：サイシン（ウスバサイシン）

使用部位［局方］：根茎、根
生薬名［局方］：サイシン（細辛）
生薬ラテン名［局方］：Asiasari Radix
生薬英語名［局方］：Asiasarum Root
基原植物：ウスバサイシン

使用部位［その他］：根および根茎
生薬名［その他］：根および根茎：細辛（サイシン）の基原の1つ。

備考：落葉性多年草。民間療法や生薬では、解熱、鎮痛、降圧などにより、鎮痛、鎮咳、去痰、利尿薬として風邪の諸症状や気管支炎などに用いられる。漢方処方用薬。鑑別を容易にするため、地上部を付けたままの全草で取り引きされる。しかし、地上部には腎障害を惹起するアリストロキア酸を含有するため、地上部は切除されなければならない。

タマノカンアオイ

学名：*Asarum tamaense* Makino
異名：*Heterotropa muramatsui*（Makino）F. Maek. var. *tamaensis*（Makino）F.Maek.、*Heterotropa tamaensis*（Makino）F.Maek.
科名：ウマノスズクサ科
属名：カンアオイ属
英名：－
別名：カントウカンアオイ

使用部位［その他］：根、根茎
生薬名［その他］：土細辛（ドサイシン）の基原の1つ

備考：絶滅危惧種指定植物。民間療法では去痰などに。カンアオイと同様に利用。
≪カンアオイを参照≫

アイスランドモス

学名：*Cetraria islandica*（L.）Ach.
異名：*Cetraria islandica* (L.) Acharius s.l.、*Physcia islandica* DC、*Lichene islandicus* L.
科名：ウメノキゴケ科
属名：エイランタイ属
英名：Iceland Moss、Iceland Lichen、Lichen Islandicus、Centraria、Eryngo-Leaved Liverwort
別名：エイランタイ、アイスランドゴケ

使用部位［WHO］：葉状体
生薬ラテン名［WHO］：Lichen Islandicus
適応［GM］：－
禁忌：ティンクチャーまた粉末は粘膜を刺激するため、胃・十二指腸潰瘍には禁忌。原薬への過敏症あるいはアレルギー。

安全性の詳細は、『「健康食品」の安全性・有効性情報』を確認のこと。

ツノマタゴケ

学名：*Evernia furfuracea*（L.）W. Mann. / *Evernia prunastri*（L.）Achar.
科名：ウメノキゴケ科
属名：ツノマタゴケ属
英名：Tree Moss（E. Furfuracea）、Oak Moss（E. Prunastri）
別名：ツリーモス、オークモス

使用部位［その他］：葉状体
禁忌：長期使用は不可。

備考：ブナ科ナラ属の植物の樹皮などに寄生する地衣類の一種。民間療法では、殺菌、去痰など。工数の素材として知られている。保留性・持続性に富んでおり、欠かせない香料素材のひとつ。特にシプレ調の香りには欠かすことができない。

コタニワタリ

学名：*Asplenium scolopendrium* L.
異名：*Asplenium japonicum*（Kom.）Akasawa、*Asplenium komarovii* Akasawa、*Asplenium scolopendrium* L.、*Phyllitis japonica* Kom.、*Phyllitis scolopendrium*（L.）Newm.
科名：ウラボシ科
属名：チャセンシダ属
英名：Hartstongue
別名：ハートストング

使用部位［その他］：根茎あるいは全草
生薬名［その他］：小葉鳳凰尾巴草（ショウヨウホウオウビハソウ）

備考：森林内のやや陰湿な林床に生育する常緑性のシダ。民間療法では、収斂、去痰、利尿により、創傷、火傷、下痢、赤痢などに。

コロシントウリ

学名：*Citrullus colocynthis*（L.）Schrad.
異名［GM］：*Colocynthis vulgaris* Schrad.、*Cucumis colocynthis* L.
科名：ウリ科
属名：スイカ属
英名：Colocynth
別名：コロシント

使用部位［GM］：果実
生薬ラテン名［GM］：Colocynthidis fructus
生薬名［GM］：Colocynth
（GM 未立証ハーブ。p323 を参照。）
禁忌：多量摂取は厳禁。妊娠中・授乳中は禁忌。

備考：葉も花もスイカに似てる。民間療法では強い瀉下作用により便秘などに用いる。

スイカ

学名：*Citrullus lanatus*（Thunb.）Matsum. et Nakai
異名：*Citrullus battich* Forssk.、*Citrullus vulgaris* Schrad. ex Ecklon et Zeyher
科名：ウリ科
属名：スイカ属
英名：Water Melon
別名：-

使用部位［その他］：果実
生薬名［その他］：西瓜（セイカ）

備考：江戸時代に日本に定着したといわれ生薬にも用いられる。民間療法や生薬では利尿としてむくみに。滋養強壮には種子の殻を割り、仁を食用とする。果実は生で食用。長期保存には、西瓜糖。（生の果実を小さく刻んで、弱火で煮詰めたものを濾し、さらに水あめ状になるまで煮詰めたもの）

キュウリ

学名：*Cucumis sativus* L.
科名：ウリ科
属名：キュウリ属
英名：Cucumber
別名：キウリ、カラウリ、ソバウリ

使用部位［その他］：果実（液果）、根、茎、葉
生薬名［その他］：果実：黄瓜（オウカ）、胡瓜（コカ）／根：黄瓜根／茎：黄瓜藤／葉：黄瓜葉

備考：野菜としても栽培される蔓性一年草。民間療法では、利尿により、むくみ、暑気あたり、腎炎などに。また高血圧予防、美肌に。茎葉は催吐に働きかける。果実は利尿に。

セイヨウカボチャ

学名：*Cucurbita maxima* Duchesne ex Lam.
異名：*Cucurbita maxima* Duchesne var. *turbaniformis* Alef.
科名：ウリ科
属名：カボチャ属
英名：Pumpkin Seed、Pumpkin、Marrow、Courgette、Vegetable Marrow
別名：フユカボチャ

ニホンカボチャ

学名：*Cucurbita moschata*（Duchesne ex Lam.）Duchesne
科名：ウリ科
属名：カボチャ属
英名：Pumpkin
別名：カボチャ、ナンキン、トウナス

使用部位［その他］：果実、花、根、茎、巻ひげ、葉、花、果瓢、瓜蒂、種子、果実内で発芽した種
生薬名［その他］：果実：南瓜（ナンカ）／花：南瓜花／根：南瓜根／茎：南瓜藤／巻ひげ：南瓜髭／葉：南瓜葉／花：南瓜花／果瓢：南瓢／瓜蒂：南瓜蒂／種子：南瓜仁／果実内で発芽した種子：盤陽草（バンヨウソウ）

備考：種子は生薬に用いられるが、炒って食用にもなる。民間療法では果実は疲労回復、滋養に、種子は動脈硬化に用いられたりなどする。カボチャは収穫期のものよりも3〜4か月貯蔵したものの方がでんぷん質が増して甘い。

ペポカボチャ

学名：*Cucurbita pepo* L.

異名［GM］：*Cucurbita aurantia* Willd.、*Cucurbita courgero* Ser.、*Cucurbita esculenta* Gray、*Cucurbita fastuosa* Salisb.、*Cucurbita melopepo* L.、*Cucurbita ovifera* L.、*Cucurbita subverrucosus* Willd.、*Cucurbita verrucosus* L.、*Pepo melopepo* Moench.、*Pepo verrucosus* Moench.、*Pepo vulgaris* Moench.

科名：ウリ科

属名：カボチャ属

英名：Field Pumpkin

別名：パンプキンシード、ペポカボチャ

G **SE**

使用部位［GM］：種子

生薬ラテン名［GM］：Cucurbitae peponis semen

生薬名［GM］：Pumpkin seed

生薬名［その他］：桃南瓜（トウナンカ）

薬効［GM］：抗アンドロゲン作用、駆虫作用、消炎作用、抗住血吸虫作用、5αレダクターゼ阻害。臨床薬理学では前立腺肥大患者で症状の改善、尿量増加と頻尿改善など、前立腺肥大を縮小せずに前立腺肥大に伴う症状のみを軽減（定期的に医師に相談すること）。

（GM立証済みハーブ。p193を参照。）

適応［GM］：−

禁忌：本生薬への過敏性あるいはアレルギー。妊娠中、授乳中、12歳未満の小児。

安全性の詳細は、『「健康食品」の安全性・有効性情報』を確認のこと。

【同様に使用される植物】

Cucurbita pepo L. の栽培品種

アマチャヅル

学名：*Gynostemma pentaphyllum*（Thunb.）Makino

科名：ウリ科

属名：アマチャヅル属

英名：Sweet Tea Vine、Gospel Herb、Jiaofulan

別名：ツルアマチャ、アマクサ

SE

使用部位［その他］：根茎または全草、葉

生薬名［その他］：根茎または全草：七葉胆（シチヨウタン）

禁忌：妊娠中の使用。

安全性［SE］：妊娠中の使用は危険。アレルギー発症例あり。

備考：蔓性植物。民間療法では、強壮、利尿として、開花期の地上部を利用。滋養強壮、むくみ、また咳止め、気管支炎にも。

フクベ

学名：*Lagenaria siceraria*（Molina）Standl. var. *depressa*（Ser.）H.Hara

科名：ウリ科

属名：ユウガオ属

英名：−

別名：コロ（葫芦）

使用部位［その他］：果実／種子

生薬名［その他］：壺盧（コロ）／壺盧子

備考：ウリ科の蔓性一年草。夏に花を咲かせるユウガオの変種。

ヒョウタン

学名：*Lagenaria siceraria*（Molina）Standl. var. *siceraria*

異名：*Lagenaria siceraria*（Molina）Standl. 'Gourda'

科名：ウリ科

属名：ユウガオ属

英名：Gourd

別名：コロ（葫芦）

使用部位［その他］：−

生薬名［その他］：苦葫盧

禁忌：果肉の摂取は禁忌。（食中毒の原因となる）

備考：9〜10月の秋ごろに実をつける葫蘆（ころ）とも呼ばれる蔓性の一年草。縄文時代の遺跡より種が出土するなど古くから親しまれている植物。5センチ程のものから2メートルを超えるものまで大きさや形も様々あり、実は乾燥させて保存容器としても用いる。朝鮮半島では、ひしゃくなど調理用具として、また茶器、パイプなど世界各地で利用されている。民間療法では、腸整や抗酸化に。

ユウガオ

学名：*Lagenaria siceraria*（Molina）Standl. var. hispida（Thunb.）H.Hara

科名：ウリ科

属名：ユウガオ属

英名：−

別名：コロ（葫芦）

使用部位［その他］：果実、種子、完熟果皮

生薬名［その他］：果実：瓠子（コシ）、葫芦（コロ）／種子：瓠子／完熟果皮：蒲種殻（ホシュカク）

禁忌：果肉の摂取は注意。

備考：蔓性一年草で、実の形によって細長い「ナガユウガオ」と、丸みのある球状の「マルユウガオ」とに分けられる。実からはカンピョウが作られることで知られる。ヒョウタンのククルビタシン類など苦み成分の少ない品種が食用の

ものでユウガオとされる。またカンピョウの特産は栃木県、滋賀県など有名。苦み成分のククルビタシン類は吐き気、嘔吐、唇のしびれ、腹痛、下痢などの中毒症状を引き起こすので注意が必要。

ヘチマ

学名：*Luffa aegyptiiaca* Mill.

異名：*Luffa cylindrica* M.Roem.

異名［GM］：*Luffa cylindrica* M. Roem.、*Luffa cylindrica* M. Roem. var. *insularum*（A. Gray）Cogn.

科名：ウリ科

属名：ヘチマ属

英名：Luffa, Loofah, Angled Loofah, Dish-cloth Sponge

別名：シカラク、イトウリ、トウリ

G **SE**

使用部位［GM］：スポンジ部

生薬ラテン名［GM］：Luffa aegyptiaca

生薬名［GM］：Loofa

生薬名［その他］：糸瓜（シカ）／糸瓜根／糸瓜藤／糸瓜花／糸瓜蒂／糸瓜皮／糸瓜絡／糸瓜子／天蘿蘿水の基原の1つ

（GM 未立証ハーブ。p344 を参照。）

安全性の詳細は、『「健康食品」の安全性・有効性情報』を確認のこと。

備考：果実から繊維が得られ生活用品として用いられる。民間療法では、鎮咳、利尿に良いともされ、咳、痰、美肌などに。地上50cmほどのところで茎を切り、瓶に差し込み、栓をし一晩おくとヘチマ水がたまる。このヘチマ水を煎剤として内用したり、ローションとして利用。また生の果実の煮汁を内用してもよい。肌荒れには煮冷ましたヘチマ水100ml、ウォッカ1ml、グリセリン10mlを合わせローションとして用いる。果実は食用に。

ニガウリ

学名：*Momordica charantia* L.
異名：*Momordica balsamina* Blanco、*Momordica chinensis* Spreng.、*Momordica elegans* Salisb.、*Momordica indica* L.
科名：ウリ科
属名：ツルレイシ属
英名：Bitter Melon、Cerasee、African Cucumber、Ampalaya
別名：ツルレイシ（蔓茘枝）、ゴーヤ

使用部位［WHO］：果実
生薬ラテン名［WHO］：Fructus Momordicae

使用部位［その他］：果実、根、茎、葉、種子
生薬名［その他］：果実：苦瓜（クカ）／根：苦瓜根／茎：苦瓜藤／葉：苦瓜葉／花：苦瓜花／種子：苦瓜子
薬効：ストレプトゾトシン誘発糖尿病への作用（血糖降下作用）、インシュリン抵抗性への作用、抗コレステロール血症作用、抗ウイルス作用（HIV1）、生体異物代謝。また血糖降下作用（ランダム化や盲検の試験結果ではない）、免疫刺激作用。
用法［WHO］：WHOでは、血糖低下薬、催吐薬、緩下薬、強壮薬。耐糖能、絶食時血糖値、糖尿の改善が多数の症例報告やパイロット研究で示唆されているが、ランダム化試験や盲検試験ではない。また、貧血、関節炎、風邪、発熱、痛風、不妊症、腎結石、消化性潰瘍、胃痛、寄生虫に。WHOでの使用量は、成人の経口1日量：新鮮果汁10〜15ml；乾燥生薬2〜15g。
禁忌：妊娠中（流産や催奇形性）。授乳中また小児。
安全性：警告：肝臓病患者は医師に相談。
注意：薬物相互作用としては他の血糖降下薬と相加作用。
副作用：小児での低血糖性昏睡と痙攣、γグルタミン酸トランスフェラーゼとアルカリ性ホスファターゼの血中濃度増加、頭痛。
安全性［SE］：妊娠中にニガウリ種子や生のニガウリ果実の摂取は妊娠阻害、流産誘発として危険。授乳中も通常の食材として摂取する以外は避ける。

備考：古くから沖縄や鹿児島などの暖地で栽培されている。民間療法では、利尿により、むくみ、止瀉。解熱、駆虫にも。秋に熟した果実を採取し、種子ごと輪切りにし乾燥させたものを煎剤として用いる。

ナンバンカラスウリ

学名：*Momordica cochinchinensis*（Lour.）Spreng.
科名：ウリ科
属名：ツルレイシ属
英名：Spiny Bitter Cucumber
別名：モクベツシ、ナンバンキカラスウリ

使用部位［その他］：種子、根
生薬名［その他］：木鼈子（モクベツシ）

備考：蔓性多年草。生薬では、消炎、鎮痛、解毒に。皮膚の化膿や疾患、リンパ腺腫、痔など。未熟の果実や茎は食用。

ラカンカ

学名：*Momordica grosvenorii* Swingle
科名：ウリ科
属名：ツルレイシ属
英名：-
別名：-

使用部位［その他］：果実、葉
生薬名［その他］：果実：羅漢果（ラカンカ）／葉：羅漢果葉
安全性［SE］：妊娠中・授乳中は使用を避ける。

備考：蔓性の多年生植物。民間療法では、抗酸化、抗アレルギーに、抗ストレス、酸化防止、

過酸化脂質除去などとして用いられる。乾燥した果実1個を砕き、2リットルの水で20分間煎じたものを内用する。また砂糖の代用品に。

カラスウリ

学名：*Trichosanthes cucumeroides*（Ser.）Maxim. ex Franch. et Sav.
異名：*Trichosanthes cucumeroides*（Ser.）Maxim. ex Franch. et Sav. var. *globosa* Honda、*Trichosanthes cucumeroides*（Ser.）Maxim. ex Franch. et Sav. var. *stenocarpa* Honda
科名：ウリ科
属名：カラスウリ属
英名：Japanese Snake Gourd
別名：タマズサ、ムスビジョウ、ヘボッチョ、キツネノマクラ、カラスノマクラ

使用部位［その他］：果実、根、種子
生薬名［その他］：果実：王花（オウカ）、土瓜（ドカ）、根：王瓜根、土瓜根／種子：王瓜子
禁忌：妊娠中は禁忌。

カラスウリ

学名：*Trichosanthes cucumeroides*（Ser.）Maxim. ex Franch. et Sav.
異名：*Trichosanthes cucumeroides*（Ser.）Maxim. ex Franch. et Sav. var. *globosa* Honda、*Trichosanthes cucumeroides*（Ser.）Maxim. ex Franch. et Sav. var. *stenocarpa* Honda
科名：ウリ科
属名：カラスウリ属
英名：-
別名：オウカシ

使用部位［その他］：果実、根、種子
生薬名［その他］：果実：王花（オウカ）、土瓜（ドカ）、根：王瓜根、土瓜根／種子：王瓜子

キカラスウリ

学名：*Trichosanthes kirilowii* Maxim. var. *japonica*（Miq.）Kitam.
異名：*Trichosanthes japonica*（Miq.）Regel
科名：ウリ科
属名：カラスウリ属
英名：Chinese Snake Gourd、Chinese-Cucumber
別名：チャイニーズキューカンバー、ムベウリ、カロウ（栝楼、括樓、瓜呂）、テンカ（テンカ）

使用部位［局外］：種子
生薬名［局外］：カロニン（楼仁）
生薬ラテン名［局外］：Trichosanthis Semen
生薬英語名［局外］：Trichosanthes Seed

使用部位［その他］：果実、果皮、葉、種子、根
※果実・種子は「非医」
生薬名［その他］：果実：栝楼（カロウ）／果皮：栝楼皮／葉：栝楼葉／種子：栝楼仁（カロニン、カロウニン）／根：栝楼根（カロコン、カロウコン）、天花粉（テンカフン）
薬効：利尿作用、去痰作用、催乳作用、通経作用、鎮痛作用、解熱作用。
禁忌：妊娠中・授乳中は禁忌。

備考：蔓性多年草。民間療法では、解熱、利尿、催乳に。また咳、痰には種子を。／日本薬局方カロニン、カロコンの基原植物はシナカラスウリ（チョウセンカラスウリ）*Trichosanthes kirillowii* Maximowicz、キカラスウリ *T. kirillowi* Maximowicz var. *japonicum* Kitamura、およびオオカラスウリ *T. bracteata* Voigt

カシューナットノキ

学名：*Anacardium occidentale* L.
科名：ウルシ科
属名：カシューナットノキ属
英名：Cashew Nut
別名：カシューナッツ、勾玉の実、カシュー、腰果

SE

使用部位［その他］：果托（果肉）、種子
生薬名［その他］：果実：都咸子（トカンシ）
安全性［SE］：妊娠中・授乳中の多量摂取は避ける。アレルギー発症例多数あり。

備考：常緑高木。民間療法では緩やかな緩下に。また疲労回復、動脈硬化予防にも。果托の部分はカシューアップルと呼ばれ、リンゴに似た芳香を持ち、果汁は解熱、胃腸粘膜保護に薬効のある生薬としても利用されている。種子は食用、果托は生食のほか、ピュレ、チャツネ、ジュース、ジャム、果実酒などの加工用原料とされる。

マンゴー

学名：*Mangifera indica* L.
科名：ウルシ科
属名：マンゴー属
英名：Mango
別名：アムチュール

使用部位［その他］：果実、種子、樹皮、葉
生薬名［その他］：果実：杧果（ボウカ）／種子：杧果核／樹皮：杧果皮／葉：杧果葉

備考：ウルシ科マンゴー属の果樹。民間療法では、強壮、鎮咳に良いとされ、食欲不振、風邪の咳止めなどにも用いられることがある。また果汁でかぶれることがあるため、肌の弱い人は注意が必要。生の果実を食用に。果実を薄く輪切りにして乾燥させたもの15～25gを適量の水で煎じて内用にもする。

マスティクス

学名：*Pistacia lentiscus* L.
科名：ウルシ科
属名：カイノキ属
英名：Mastic/Mastic Tree
別名：マスチックノキ、マスティツクスノキ、洋乳香

SE

使用部位［その他］：樹脂
禁忌：妊娠中・授乳中は禁忌。
安全性［SE］：妊娠中・授乳中は使用を避ける。

備考：マツに似た香りを持ち主に精油として利用。民間療法では、防腐、消炎として、咳、下痢などに。

スイートスーマック

学名：*Rhus aromatica* Aiton
科名：ウルシ科
属名：ヌルデ属
英名：Sweet Sumach、Fragrant Sumach
別名：−

使用部位［その他］：根皮
生薬名［その他］：干漆

備考：民間療法では、収斂、利尿、強壮など。糖尿病予防などにも。ウォッカやホワイトリカーで抽出したティンクチャーを内用に。

アメリカウルシ

学名：*Rhus glabra* L.
科名：ウルシ科
属名：ヌルデ属
英名：Smooth Sumach
別名：ケナシウルシ

使用部位［その他］：根皮、漿果

備考：落葉高木。民間療法では、収斂、利尿に。

薬用植物辞典　061

ヌルデ

学名：*Rhus javanica* L.
異名：*Rhus chinensis* Mill.、*Rhus javanica* L.、*Rhus javanica* L. var. *roxburghii* auct. non (DC.) Rehder et E.H.Wilson、*Rhus semialata* Murray
科名：ウルシ科
属名：ヌルデ属
英名：Chinese Sumac
別名：シオノミ、フシノキ

使用部位［その他］：果実／根／根皮／葉／花／若い幼苗、果実／根／根皮／葉／花／若い幼苗
生薬名［その他］：塩麩子／塩麩根／塩麩白皮／塩麩葉／塩麩木花／五倍子苗、塩麩子／塩麩根／塩麩白皮／塩麩葉／塩麩木花／五倍子苗

備考：樹高7メートル程になる落葉高木。民間療法や生薬では、止瀉、鎮咳に。ヌルデの葉にできる虫こぶは生薬ゴバイシ（五倍子）。

スーマック

学名：*Rhus spp.*
科名：ウルシ科
属名：ヌルデ属
英名：Sumac
別名：スマック、ビネガーツリー

使用部位［その他］：果実、樹皮

備考：民間療法では、抗酸化、殺菌、解熱により、下痢、泌尿器の炎症、咳・口内炎などに。また果実を乾燥させ、挽いたものをスパイスとしてケバブなど料理に。スーマックは激しい下痢の改善に内用として用いられている。根の皮は赤痢の治療に用いられていたこともある。北米先住民はウルシかぶれの治療として生の果実を湿布剤に用いた。

コショウボク

学名：*Schinus molle* L.
科名：ウルシ科
属名：サンショウモドキ属
英名：Pinkpepper、Brazilian Peppertree.
別名：ピンクペッパー

使用部位［その他］：樹皮、果実

備考：15メートルほどに成長する常緑樹。民間療法では、抗菌、防腐、防虫に。また脂肪分解や食欲増進を助けるともされ、マリネ、カルパッチョなど料理や菓子のアクセントに利用される。

ハゼノキ

学名：*Toxicodendron succedaneum*（L.）Kuntze
異名：*Rhus succedanea* L.、*Rhus succedanea* L. var. *japonica* Engl.
科名：ウルシ科
属名：ウルシ属
英名：Wax Tree
別名：ロウノキ、ハジウルシ

使用部位［その他］：根、根皮
生薬名［その他］：林背子（リンハイシ）

備考：樹高10メートルほどになる落葉高木。民間療法では、止血、腫れもの、あせもなどに。

ウルシ

学名：*Toxicodendron vernicifluum*（Stokes）F.A.Barkley
異名：*Rhus vernicifera* DC.、*Rhus verniciflua* Stokes
科名：ウルシ科
属名：ウルシ属
英名：Sumac, Japan、Japanese Lacquer、Varnish Tree、Lacquer Tree

別名：ウルシノキ

使用部位［その他］：樹脂の乾燥品／根／根皮／心材／樹脂／葉／種子
生薬名［その他］：乾漆（カンシツ）／漆樹根／漆樹皮／漆樹木心／生漆／漆葉／漆樹子

備考：落葉高木。民間療法では抗菌に。ただし、樹液により皮膚発赤が起こり、痒みを伴う水泡や炎症を伴うことがある。樹液を塗料に。果実からは木蝋を得られる。若芽は食用に。

アンソクコウノキ

学名：*Styrax benzoin* Dryand.
科名：エゴノキ科
属名：エゴノキ属
英名：Benzoin、Sumatra Benzoin
別名：アンソクコウジュ、ベンゾイン

使用部位［局方］：樹脂
生薬名［局方］：アンソッコウ（安息香）
生薬ラテン名［局方］：Benzoinum
生薬英語名［局方］：Benzoin

使用部位［その他］：樹脂、精油
生薬名［その他］：樹脂：安息香（アンソクコウ）

備考：樹高15メートルほどになる常緑高木。民間療法では、呼吸を楽にする働きを助けるとして知られる。芳香浴、軟膏罪などとして粘性のある精油を利用。東洋では古くから薬や香として用いられてきた。抗痙攣、呼吸器疾患、創傷に。その他、去痰、収斂、消炎、癒傷。

エゴノキ

学名：*Styrax japonica* Siebold et Zucc.
科名：エゴノキ科
属名：エゴノキ属
英名：Japanese Snowbell

別名：チシャノキ、ロクロギ、セッケンノキ

使用部位［その他］：果皮

備考：樹高7メートル程になる落葉高木。サポニンを利用し洗浄剤などに用いられた。また魚毒として利用されてきたという説もある。民間療法では鎮静に。また材は将棋のコマなどの材料に。

オトメアゼナ

学名：*Bacopa monnieri*（L.）Wettst.
科名：オオバコ科
属名：ウキアゼナ属
英名：Water Hyssop
別名：ウォーターヒソップ、バコパモニエラ

使用部位［その他］：全草
禁忌：妊娠中・授乳中は禁忌。

備考：多年生の水草。民間療法では、鎮静に。頭脳明晰化、健康回復も。サプリメントなどに利用される。

ホソバオオバコ

学名：*Plantago arenaria* Waldstein et Kit.
異名［GM］：*Plantago indica* L.（*Plantago psyllium* L.（syn. *Plantago afra* L.））
科名：オオバコ科
属名：オオバコ属
英名：Plantain、Sand Plantain
別名：サイリウム、プランテーン、オオバコ、オンバコ

使用部位［GM］：種子・種皮
生薬ラテン名［GM］：Psyllii semen
生薬名［GM］：Psyllium seed、Black
薬効［GM］：緩下作用（蠕動を刺激）、止瀉作用。（種子、Black）腸蠕動の調節。

（GM 立証済みハーブ。p190、p191、p192 を参照。）
適応［GM］：-
禁忌：本薬草への過敏症あるいはアレルギー。インシュリン調節が困難な場合の糖尿病や腸閉塞。（種子、Black）食道あるいは消化管の狭窄。（種子、Blonde）と（種皮、Blonde）消化管の狭窄、腸閉塞、糖尿病のコントロール不良。

オオバコ

学名：*Plantago asiatica* L.
異名：*Plantago asiatica* L. f. *ochranthera* M. Mizush.、*Plantago asiatica* L. f. *polystachya* (Makino) Nakai、*Plantago asiatica* L. var. *densiuscula* Pilg.（狭義）
科名：オオバコ科
属名：オオバコ属
英名：Asiatic Plantain、Common Plantain
別名：オンバコ、ゲイロッパ、カエルッパ、スモトリグサ、シャゼンソウ

使用部位［局方］：花期の全草または種子
生薬名［局方］：シャゼンシ（車前子）
生薬ラテン名［局方］：Plantago Seed
生薬英語名［局方］：Plantago Seed ,Plantaginis Semen

生薬名［その他］：全草：車前（シャゼン）、車前草（シャゼンソウ）／種子：車前子（シャゼンシ）

使用部位［WHO］：葉
生薬ラテン名［WHO］：Folium Plantaginis majoris
適応：内用：気道カタル、口腔と咽頭粘膜の炎症。外用：皮膚の炎症。
禁忌：妊娠中、授乳中。
安全性：最低でも 250ml の液体とともに服用すること。腸障害には禁忌。医薬品を服用した場合には、少なくとも 1 時間以上の間隔をあけてから服用すること。

安全性［SE］：妊婦の使用は子宮緊張増加により危険。また、授乳婦は使用を避ける。本植物にアレルギーがある場合は使用禁忌。

備考：多年草。民間療法では、利尿、止瀉、消炎、鎮咳などにより、気管支炎、尿道炎、下痢、腫れ物などに用いられたりなどする。若芽は食用に。4〜9月に地上部を刈り取り乾燥させ用いる。

ヘラオオバコ

学名：*Plantago lanceolata* L.
異名：*Plantago lanceolata* L. f. *composita* Farw.、*Plantago lanceolata* L. var. *mediterranea* Pilg.
異名［GM］：*Plantago altissima* auct. non L.、*Plantago lanceolata* L. var. *sphaerostachya* Mert. & W.D.J. Koch
科名：オオバコ科
属名：オオバコ属
英名：Plantain、Narrowleaf Plantain
別名：-

使用部位［GM］：全草
生薬ラテン名［GM］：Plantaginis lanceolatae herba
生薬名［GM］：Plantain
（GM 立証済みハーブ。p186 を参照。）

セイヨウオオバコ

学名：*Plantago major* L.
科名：オオバコ科
属名：オオバコ属
英名：Plantain、Common Plantain、Great Plantain
別名：オニオオバコ、トウオオバコ、ヨウシュオオバコ、プランテーン

使用部位［その他］：葉、種子

使用部位［WHO］：葉
生薬ラテン名［WHO］：Folium Plantaginis majoris
安全性［SE］：多量摂取により下痢や血圧降下を起こす可能性あり。オオバコ葉の妊娠中の摂取は危険（子宮収縮作用）。オオバコアレルギーのある場合は禁忌。

備考：ヨーロッパ原産の帰化植物で多年草。民間療法では、止瀉、鎮咳、止血、強壮、利尿としてオオバコと同様に用いる。全草を日陰で乾燥させてから煎じて用いる。

インドオオバコ（P. ovata）

学名：*Plantago ovata* Forssk.
異名［GM］：*Plantago isphagula* Roxburgh
科名：オオバコ科
属名：オオバコ属
英名：Desert Indianwheat, Ispaghula, Indian Psyllium
別名：サイリウム、プランテーン、オオバコ、オンバコ、ホソバオオバコ

使用部位［GM］：種子
生薬ラテン名［GM］：Plantaginis ovatae semen
生薬名［GM］：Psyllium seed、Blonde
（GM 立証済みハーブ。p190 を参照。）

使用部位［WHO］：種
生薬ラテン名［WHO］：Testa Plantaginis
適応［GM］：（種子、Black）慢性便秘、過敏性大腸。
安全性［GM］：（種子、Black）稀にアレルギー反応。薬剤相互作用：同時服用薬の吸収遅延。インシュリン依存性糖尿病ではインシュリン用量の低下が必要となる可能性あり。

備考：エダウチオオバコ（枝打大葉子）（P. psyllium）参照。

インドオオバコ（P. ovata）

学名：*Plantago ovata* Forssk.Q1114
異名［GM］：*Plantago isphagula* Roxburgh
科名：オオバコ科
属名：オオバコ属
英名：Desert Indianwheat, Ispaghula, Indian Psyllium
別名：サイリウム、プランテーン、オオバコ、オンバコ、ホソバオオバコ

使用部位［GM］：種皮
生薬ラテン名［GM］：Plantaginis ovatae testa
生薬名［GM］：Psyllium seed husk、Blonde
（GM 立証済みハーブ。p190 を参照。）

使用部位［WHO］：種
生薬ラテン名［WHO］：Testa Plantaginis
適応［GM］：（種子、Blonde）と（種皮、Blonde）慢性便秘；肛門/直腸の術後、切れ痔、痔で軟便が望ましい患者に。妊娠中にも。下痢と過敏性大腸の二次療法。
安全性［GM］：（種子、Blonde）と（種皮、Blonde）稀にアレルギー反応。薬剤相互作用：同時服用薬の吸収遅延。インシュリン依存性糖尿病ではインシュリン用量の低下が必要となる可能性あり。

備考：エダウチオオバコ（枝打大葉子）（P. psyllium）参照。

ツボミオオバコ

学名：*Plantago virginica* L.
科名：オオバコ科
属名：オオバコ属
英名：Virginia Plantain
別名：サイリウム、プランテーン、オオバコ、オンバコ、エダウチオオバコ

使用部位［GM］：種子・種皮

生薬ラテン名 ［GM］：Psyllii semen

生薬名 ［GM］：Psyllium seed、Black

薬効 ［GM］：緩下作用（蠕動を刺激）、止瀉作用。（種子、Black）腸蠕動の調節。
（GM 立証済みハーブ。p190、p191、p192 を参照。）

適応 ［GM］：‐

禁忌：本薬草への過敏症あるいはアレルギー。インシュリン調節が困難な場合の糖尿病や腸閉塞。（種子、Black）食道あるいは消化管の狭窄。（種子、Blonde）と（種皮、Blonde）消化管の狭窄、腸閉塞、糖尿病のコントロール不良。

【同様に使用される植物】

Plantago virginica L. var. *viridescens* Fernald〔*Plantago psyllium* L.、*Plantago afra* L.（*Plantago psyllium* L.）、*Plantago indica* L.（syn. *Plantago arenaria* Waldstein et Kitaibel）

ツヤナシヤブソテツ

学名：*Cyrtomium fortunei* J.Sm. var. *fortunei*

科名：オシダ科

属名：ヤブソテツ属

英名：Holly Ferm

別名：ヤブソテツ

使用部位 ［その他］：根茎

生薬名 ［その他］：昏鶏頭（コンケイトウ）、小貫衆（ショウカンジュウ）

備考：常緑性の多年草。日本では身近なシダ類。ヤブソテツの仲間は三倍体が多く、卵細胞以外の細胞が単独に分裂し、胞子体を生ずる現象（いわゆる無配生殖）を行うことで知られている。

オシダ

学名：*Dryopteris crassirhizoma* Nakai

科名：オシダ科

属名：オシダ属

英名：Japanese Male Fern

別名：メンマ

SE **[薬]**

使用部位 ［その他］：根茎・葉基

生薬名 ［その他］：綿馬（メンマ）、貫衆（カンジュウ）の基原の１つ

薬効：止瀉、腸整作用。

禁忌：外用のみ。妊娠中、授乳期間中は専門家のもとで利用。

安全性 ［SE］：有毒（肝障害、失明のおそれ）。摂取は危険。妊娠中・授乳中は使用禁忌。

備考：多年生のシダ。かつて、条虫や十二指腸中の駆虫薬に用いられていた。非常に毒性が強く、過剰摂取は肝障害や失明の恐れがあり危険。

ベニシダ

学名：*Dryopteris erythrosora*（D.C.Eaton）Kuntze

科名：オシダ科

属名：オシダ属

英名：Autumn Fern

別名：‐

使用部位 ［その他］：‐

備考：東アジア南部、日本、フィリピンなどに生育するシダの一種。若葉は赤いためベニシダと呼ばれる。オシダと同様に利用される。

セイヨウオシダ

学名：*Dryopteris filix-mas*（L.）Schott.

科名：オシダ科

属名：オシダ属

英名：Male Fern

別名：メールファーン

G **SE** **[薬]**

使用部位 ［GM］：根茎・葉基

生薬ラテン名 ［GM］：Filicis maris folium/herba/rhizoma

生薬名 ［GM］：Male Fern

生薬名 [その他]：綿馬（メンマ）、貫衆（カンジュウ）の基原の1つ
（GM 未立証ハーブ。p346 を参照。）
禁忌：毒草のため注意が必要。
安全性の詳細は、『「健康食品」の安全性・有効性情報』を確認のこと。

備考：高さ1メートル程になる多年性のシダ植物。16世紀には条虫駆除に飲用することを推奨されていた。ヨーロッパの伝統療法では、魔術に用いる薬草ともされ、ドイツでは19世紀頃まで用いられた記録が残っている。毒性が強いため専門家の監督下でのみ利用。過量摂取は失明や肝障害を引き起こすので注意が必要。法律により規制されている国もみられる。

クマワラビ

学名：*Dryopteris lacera*（Thunb.）Kuntze
科名：オシダ科
属名：オシダ属
英名：Leathery Wood Fern
別名：–

使用部位 [その他]：根茎および葉
生薬名 [その他]：熊蕨根（ユウケツコン）

備考：常緑性の多年草。条虫、駆虫に。

キノモリウム

学名：*Cynomorium coccineum* L.
科名：オシャグジタケ科
属名：オシャクジダケ属
英名：Cynomoeium
別名：オシャクジダケ

使用部位 [その他]：根、肉質茎
生薬名 [その他]：鎖陽（サヨウ）
禁忌：下痢の際には禁忌。

備考：民間療法では、緩下、強壮、養筋などに。老人の四肢の筋肉萎縮や運動麻痺やEDに生薬として用いる。また薬酒を作り飲用に。

ガルシニア・カンボジア

学名：Garcinia cambogia（en:Gambooge）
科名：オトギリソウ科
属名：フクギ属
英名：Garcinia Cambogia
別名：–

使用部位 [その他]：果実、果皮
生薬名 [その他]：–

備考：オトギリソウ科の常緑樹で、熟果は生食、乾燥果皮はスパイスとして利用される。有用成分が、脂肪合成を阻害するものとして、健康食品やサプリメントに用いられたりする。

ハルンガナ

学名：*Harungana madagascariensis* Poir.
異名：Harungana madagascariensis Lamarck ex Poiret
科名：オトギリソウ科
属名：ハルンガナ属
英名：Haronga
別名：ハロンガ

使用部位 [GM]：樹皮と葉
生薬ラテン名 [GM]：Harunganae madagascariensis cortex et folium
生薬名 [GM]：Haronga bark and leaf
（GM 立証済みハーブ。p141 を参照。）

備考：民間療法では、抗ウイルス、抗うつ、収斂、緩下、胆汁分泌促進により、消化不良、下痢などに。またエキスがスキンケア剤などに利用される。

オトギリソウ（日本種）

学名：*Hypericum erectum* Thunb
異名：*Hypericum erectum* Thunb. f. *angustifolium*（Y.Kimura）Y.Kimura、*Hypericum erectum* Thunb. f. *debile* R.Keller、*Hypericum erectum* Thunb. f. *lutchuense*（Koidz.）Y.Kimura、*Hypericum erectum* Thunb. f. *pap-*

illosum（Y.Kimura）Y.Kimura、*Hypericum erectum* Thunb. var. *erectum* f. *erectum*、*Hypericum penthorodes* Koidz.

- **科名**：オトギリソウ科
- **属名**：オトギリソウ属
- **英名**：－
- **別名**：－

使用部位［その他］：全草
生薬名［その他］：小連翹（ショウレンギョウ）

備考：高さ30～60センチ程になる多年草。

セイヨウオトギリ

- **学名**：*Hypericum perforatum* L. subsp. *perforatum*
- **異名**：*Hypericum perforatum* L.、*Hypericum officinarum* Crantz、*Hypericum officinale* Gater ex. Steud.、*Hypericum vulgare* Lam.
- **異名**［GM］：*Hypericum perforatum* L.
- **科名**：オトギリソウ科
- **属名**：オトギリソウ属
- **英名**：St. John's Wort、Klamath Weed、Goat Weed
- **別名**：セントジョーンズワート、オトギリソウ、オトギリ

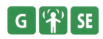

使用部位［GM］：地上部
生薬ラテン名［GM］：Hyperici herba
生薬名［GM］：St. John's Wort
生薬名［その他］：貫葉連翹（カンヨウレンギョウ）

薬効［GM］：抗鬱作用、平滑筋収縮への作用（腸や冠動脈の収縮を阻害）、抗細菌作用、抗ウイルス作用、蛋白質キナーゼCを阻害、創傷治癒促進。また抗鬱作用。皮膚への外用で治癒促進。ヒペリシンはモノアミンオキシダーゼ（MAO）阻害剤に分類される。オトギリソウ精油は消炎作用。
（GM立証済みハーブ。p214を参照。）

使用部位［WHO］：開花時の先端部分、地上部
生薬ラテン名［WHO］：Herba Hyperici

適応［GM］：内用：精神運動障害、抑うつ、不安／神経の不穏。オトギリソウ精油は消化不良に。外用：急性外傷および打撲傷、筋肉痛、I度の火傷。

用法［WHO］：WHOでも、軽度および中等度の鬱病相の対症療法。また、軽度の切り傷、火傷、皮膚潰瘍に外用。気管支と泌尿生殖器の炎症に対する消炎薬。胆道疾患、膀胱刺激症状、風邪、糖尿病、消化不良、痔核、神経痛、片頭痛、坐骨神経痛、潰瘍。利尿薬、通経薬、抗マラリア薬にも。WHOでの使用量は、1日量：生薬2～4g。内用：標準化チンキ剤または流エキス剤、あるいは標準化した水エタノール抽出物または乾燥した水メタノール抽出物で、1日量はエキス900mgまで（全ヒペリシン0.2～2.7mgと同等）。

禁忌：長期の服用はしないこと。外用後は光感作による皮膚障害の恐れがあるため日光にはあたらないこと。また免疫抑制剤、経口避妊剤、強心剤、気管支拡張剤、抗てんかん薬、抗不整脈薬、抗HIV剤との併用は、これらの薬の効果を減弱させるため使用できない。オトギリソウ科植物へのアレルギー。

安全性：モノアミンオキシダーゼ（MAO）阻害薬に作用することがある。警告：他の抗うつ薬と同じく効果発現には2～4週間かかる。6週間後でも抗鬱作用を認めないときは医師に相談。

注意：光感作が起こる可能性があるため、紫外線治療や長時間の日光の直接曝露は回避すること。薬物相互作用では漬物や燻製食品、チーズなどのチラミンを高濃度に含有する食品の摂取、フロキセチンなどの選択的セロトニン再取込み阻害剤はモノアミンオキシダーゼ（MAO）阻害剤とは禁忌であるが、MAO阻害剤とセントジョーンズワートを連結するデータはない。標準的な他の抗鬱薬（三環系抗鬱薬やフルオキセチンなど）との併用は医師の監督下以外では推奨されない。また、薬物代謝に関わる肝酵素を誘導するため、同時服用したテオフィリン、ジゴキシン、シクロスポリン、ワルファリン、フェンプロクモン、インジナビル（抗HIV薬）の血中濃度が低下する。その他、妊娠中、授乳中、小児の使用は医師に相談。

副作用：光毒性。光感受性のヒトでは紫外線暴露で光増感反応。紫外線暴露で紅斑の増加。日光曝露後のニューロパチー。稀に軽度の消化管刺激、アレルギー反応、疲労、不穏。

安全性［GM］：光過敏

安全性［SE］：光過敏症、睡眠障害、胃腸の不調などを示す場合がある。様々な医薬品との相互作用がある。妊娠中・授乳中の摂取は危険。

備考：古代ギリシアより用いられる植物。植物療法でも抗鬱作用があることでも知られ、軽度から中度の鬱に用いられる。またインフューズドオイルは外用として神経痛などに用いられる。

カンショウコウ

学名：*Nardostachys jatamansi*（D.Don）DC.
異名：*Nardostachys grandiflora* DC.
科名：オミナエシ科
属名：ナルドス属
英名：-
別名：カンショウ（甘松）

使用部位［その他］：根、根茎
生薬名［その他］：-

備考：民間療法や生薬では、頭痛、ヒステリー、胃痛、腹部膨満などに用いられる。また芳香性健胃薬としても利用される。

カンショウコウ

学名：*Nardostachys jatamansi*（D.Don）DC.
異名：*Nardostachys grandiflora* DC.
科名：オミナエシ科
属名：ナルドスタキス属
英名：Spikenard
別名：スパイクナード、ナルド、インディアンバレリアンルート、ジャタマンシ、カンヨウカンショウ（寛葉甘松）

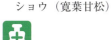

使用部位［その他］：根茎および根、精油
生薬名［その他］：甘松香（カンショウコウ）

薬効：鎮静作用、駆風作用
禁忌：妊娠中・授乳中は禁忌。

備考：民間療法や生薬では、頭痛、ヒステリー、胃痛、腹部膨満などに用いられる。また芳香性健胃薬としても利用される。

オミナエシ

学名：*Patrinia scabiosifolia* Fisch. ex Trevir.
科名：オミナエシ科
属名：オミナエシ属
英名：White Patrinia
別名：オミナメシ、アワバナ、トチナ、シロバナハイショウ

使用部位［その他］：根のついた全草
生薬名［その他］：敗醤（ハイショウ）、敗醤根（ハイショウコン）
禁忌：強度の貧血の場合には使用に注意が必要。

備考：多年草で秋の七草のひとつ。民間療法では、利尿、消炎により、癒傷、排膿、血行促進などに用いられる。解熱、浄血、解毒にも。若芽、若葉は食用。

カノコソウ

学名：*Valeriana fauriei* Briq.
異名：*Valeriana fauriei* Briq. f. *coreana*（Briq.）H.Hara、*Valeriana fauriei* Briq. f. *coreana*（Briq.）H.Hara、*Valeriana fauriei* Briq. var. *sachalinensis* H.Hara、*Valeriana sambucifolia* Mikan var. *fauriei*（Briq.）H.Hara
科名：オミナエシ科
属名：カノコソウ属
英名：Valerian
別名：ハルオミナエシ

【局】

使用部位［局方］：根及び根茎
生薬名［局方］：カノコソウ（吉草根）
生薬ラテン名［局方］：Valerianae Radix
生薬英語名［局方］：Japanese Valerian

使用部位［その他］：吉草根（キッソウコン）

備考：オミナエシ科の多年草。民間療法や生薬では鎮静により、精神安定や睡眠改善などに。

セイヨウカノコソウ

学名：*Valeriana officinalis* L.
異名：*Valeriana alternifolia* Ledeb.、*Valeriana excelsa* Poir.、*Valeriana sylvestris* Grosch.
科名：オミナエシ科
属名：カノコソウ属
英名：Garden Valerian、Valerian
別名：バレリアン、ヨウシュカノコソウ、カノコソウ

使用部位［GM］：根および根茎
生薬ラテン名［GM］：Valerianae radix
生薬名［GM］：Valerian root
生薬名［その他］：吉草根（キッソウコウン）、纈草（ケツソウ）
薬効［GM］：鎮静作用、鎮痙作用、睡眠補助、軽度鎮静作用、中枢神経抑制作用。
（GM 立証済みハーブ。p226 を参照。）

使用部位［WHO］：地下部
生薬ラテン名［WHO］：Radix Valerianae
適応［GM］：不穏、神経性睡眠障害。
用法［WHO］：WHOでは、軽度鎮静薬、睡眠促進薬。神経興奮や不安による睡眠障害の治療にベンゾジアゼピンなど合成鎮静薬より軽い鎮静薬あるいは代替薬としてしばしば使用される。また消化薬、平滑筋の鎮痙における補助薬、神経性胃腸疼痛の補助薬。痙攣性大腸炎などの平滑筋の痙攣状態で、パパベリン、ベラドンナなどの鎮痙薬と併用すると補助薬として有用。その他、てんかん、歯肉痛、頭痛、吐き気、肝臓機能異常、尿路疾患、膣酵母菌感染、咽頭炎。通経薬、制汗薬、解毒薬、利尿薬、鎮痛薬、風邪の煎じ薬。WHOの使用量では、乾燥した根および根茎：経口浸剤では1カップあたり薬2〜3gで1日1〜5回とし、合計で10gまで、チンキ剤（1：5、70％エタノール）は小さじ0.5〜1杯（1〜3ml）を1日1回から数回まで。外用は浴槽に本薬を100g。
禁忌：睡眠導入剤と併用はしない。過剰摂取は頭痛、動悸、麻痺を起す。長期使用は常習癖を伴うため注意が必要。妊娠中、授乳中、肝機能不全の患者は禁忌。アルコールを含む飲料との併用は避ける。12歳以下の小児は用いてはならない。
安全性：注意：眠気を起こすため、気管の運転や操縦を避ける。アルコール性飲料やほかの鎮静剤との併用を避ける。インビトロで細胞毒性の報告あり。
副作用：長期使用では、頭痛、興奮、不穏、不眠。大量使用では徐脈、不整脈、腸運動低下など。
安全性［SE］：妊娠中・授乳中は使用を避ける。

備考：多年草。民間療法では、精神安定、抗鬱などに用いられ、利尿、血圧降下、鎮痛、不眠、不安、ヒステリー、偏頭痛、神経性の消化管機能不全などにも。

ノヂシャ

学名：*Valerianella locusta*（L.）Laterr.
異名：*Valerianella olitoria*（L.）Pollich
科名：オミナエシ科
属名：ノヂジャ属
英名：Corn Salad、Lamb's Lettuce
別名：マーシュ、ラムズレタス、コーンサラダ

使用部位［その他］：若い根、葉

備考：一年草また二年草。民間療法では、免疫賦活、貧血緩和に用いられることも。料理やサラダなど食用に。

ヘラオモダカ

学名：*Alisma canaliculatum* A.Braun et C.D.Bouché
科名：オモダカ科
属名：サジオモダカ属
英名：-
別名：-

使用部位［その他］：全草、塊茎
生薬名［その他］：全草：大箭（ダイセン）

サジオモダカ（広義）

学名：*Alisma plantago-aquatica* L. var. *orientale* Sam.
異名：*Alisma orientale* Juzepczuk、*Alisma orientale*（Sam.）Juz.、*Alisma plantago-aquatica* L.、*Alisma plantago-aquatica* L. subsp. *orientale*（Sam.）Sam.
科名：オモダカ科
属名：サジオモダカ属
英名：Water Plant、Alisma、Ze-Xie、Mad-Dog Weed
別名：タクシャ、オモダカ、カラオモダカ

使用部位［局方］：塊茎で、通例、周皮を除いたもの
生薬名［局方］：タクシャ（沢瀉）
生薬ラテン名［局方］：Alismatis Rhizoma
生薬英語名［局方］：Alisma Rhizome

使用部位［その他］：塊茎
生薬名［その他］：沢瀉（タクシャ）
薬効：利尿作用、止瀉作用。
禁忌：妊娠中、授乳中。
安全性［SE］：妊娠中・授乳中は危険。

備考：湿性植物。生薬では利尿、止瀉に用いられるが、民間療法では、抗コレステロール、血糖血圧降下にも用いられることも。止渇にも。

シャペウデコウロ

学名：*Echinodorus macrophyllus* Michell
科名：オモダカ科
属名：シャゼンオモダカ属
英名：Chapeau De Couro
別名：-

使用部位［その他］：葉、樹皮、根

備考：サプリメント、健康食品などに使われている。

クワイ

学名：*Sagittaria trifolia* L. 'Caerulea'
異名：*Sagittaria sagittifolia* L. subsp. *leucopetala*（Miq.）Hartog、*Sagittaria trifolia* L. subsp. *leucopetala*（Miq.）Q.F.Fang、*Sagittaria trifolia* L. var. *edulis*（Siebold ex Miq.）Ohwi
科名：オモダカ科
属名：オモダカ属
英名：Arrowhead、Swamp Potato
別名：-

使用部位［その他］：塊根
生薬名［その他］：慈姑（ジコ）

備考：水性多年草で、おせち料理などに利用されるオモダカ科の植物。民間療法では、止血、利尿など、膀胱結石、産後の子宮出血、高血圧予防などに利用されるなどする。料理では煮物などにして利用。オモダカ *Sagittaria trifolia* L. の全草は生薬「野慈姑（ヤジコ）」。

【科名カ行】

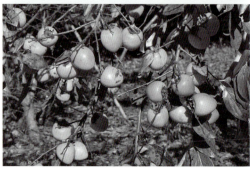
カキ

メグスリノキ
学名：*Acer maximowiczianum* Miq.
異名：*Acer nikoense* Maxim.、excl. basion.
科名：カエデ科（ムクロジ科）
属名：カエデ属
英名：Nikko Maple、Nikko Ahorn
別名：オオミツデカエデ、コチョウノキ、チョウジャノキ、ミツババナ、メグロ

SE

使用部位［その他］：-
禁忌：妊娠中・授乳中は禁忌。
安全性［SE］：妊娠中・授乳中は使用を避ける。

備考：ムクロジ科の落葉高木。民間療法では、もの貰い、爛れ目、角膜炎や白内障の進行を遅らせるなどいわれる。葉や枝を煎じ、目の洗眼に用いる。

ホウライアオカズラ
学名：*Gymnema sylvestre*（Retz.）Schult.
異名：*Gymnema affine* Decne.、*Gymnema alternifolium*（Lour.）Merr.
科名：カガイモ科
属名：ホウライアオカズラ属
英名：Gurmar、Gur-Mar、Gymnema
別名：ギムネマ、ギムネマ・シルベスタ

SE

使用部位［その他］：根または嫩枝葉
生薬名［その他］：武靴藤（ブカトウ）
安全性の詳細は、『「健康食品」の安全性・有効性情報』を確認のこと。

備考：蔓性植物。民間療法では、緩下、利尿として用いられ、また生活習慣病の予防、糖尿病の予防などにも良いともされる。

インモータル
学名：*Asclepias asperula*（Dene.）Woodson
科名：カガイモ科（キョウチクトウ科）
属名：トウワタ属
英名：Inmortal
別名：-

使用部位［その他］：根
禁忌：妊娠中は禁忌。

トウワタ
学名：*Asclepias curassavica* L.
科名：カガイモ科（キョウチクトウ科）
属名：トウワタ属
英名：Scarlet Milkweed/Toropical Milkweed/Mexican Butterfly Weed
別名：-

使用部位［その他］：全草
生薬名［その他］：蓮生桂枝花（レンセンケイシカ）
禁忌：強心作用があるので注意、根茎は有毒。

備考：キョウチクトウ科の多年草だが、日本では寒さに弱く一年草として扱われる。民間療法では、利尿、扁桃炎など、以前は薬用に利用されていたが、現在は観賞用。

ヤナギトウワタ

学名：*Asclepias tuberosa* L.
科名：カガイモ科（キョウチクトウ科）
属名：トウワタ属
英名：Pleurisy Root、Butterfly Weed、Canada Root、Flus Root
別名：シュッコンパンヤ、プルーリジールート

使用部位［その他］：根
禁忌：妊娠中・授乳中は禁忌。（エストロゲン様活性が動物試験で報告されている。）
安全性［SE］：根の摂取は危険（強心配糖体含有）。妊娠中・授乳中の摂取は危険。強心配糖体を含むハーブとの併用は禁忌。

備考：草丈1メートル程になる多年草。北米の伝統療法では、カタル、肺炎、腹痛、湿疹など万能薬とされたが、特に胸部疾患に根を用いていた。民間療法では、発汗、鎮痙、血行促進、去痰などに。疼痛を軽減し、呼吸を楽にするといわれている。気管支炎、肺炎、インフルエンザなどの呼吸器疾患に。ジギタリス様配糖体の作用を増強することがある。

インディアンサルサパリラ

学名：*Hemidesmus indicus* (L.) R.Br.
科名：カガイモ科（キョウチクトウ科）
属名：ヘミデスムス属
英名：Hemidesmus、Indian Sarsaparilla、East Indian Sarsaparilla
別名：インドサルサパリラ

使用部位［その他］：根
薬効：強壮作用、利尿作用。

備考：5メートル程になる蔓性低木。民間療法では、肝臓、腎臓の機能改善に。

インドサルサ

学名：*Hemidesmus indicus* (L.) R.Br. ex Schult.
科名：カガイモ科（キョウチクトウ科）
属名：-
英名：Indian Sarsaparilla
別名：-

使用部位［その他］：根

フーディア・ゴードニー

学名：*Hoodia gordonii* Sweet
科名：カガイモ科（キョウチクトウ科）
属名：フーディア属
英名：Hoodia、Cactus、Hoodia Gordonii Cactus
別名：-

使用部位［その他］：-
禁忌：妊娠中・授乳中は禁忌。
安全性［SE］：妊娠中・授乳中は使用を避ける。

備考：アフリカに自生するサボテン。過剰な食欲を抑えるといわれ、ボツワナ共和国の砂漠に住む先住民は狩りなどの際、これで飢えと渇きをしのぐといわれている。

コンズランゴ

学名：*Marsdenia cundurango* Reichenbach fil.

科名：ガガイモ科（キョウチクトウ科）

属名：キジョラン属

英名：Condurango

別名：コンスランゴ

局 **G** **十**

使用部位［局方］：樹皮

生薬名［局方］：コンズランゴ

生薬ラテン名［局方］：Condurango Cortex

生薬英語名［局方］：Condurango

基原植物：コンズランゴ

使用部位［GM］：樹皮

生薬ラテン名［GM］：Condurango Cortex

生薬名［GM］：Condurango Bark

生薬名［その他］：コンズランゴ

薬効［GM］：唾液と胃液の分泌刺激。（GM 立証済みハーブ。p116 を参照。）

適応［GM］：食欲不振

禁忌：妊娠中・授乳中は禁忌。

備考：蔓性多年草。民間療法では健胃に。

ガガイモ

学名：*Metaplexis japonica*（Thunb.）Makino

科名：ガガイモ科（キョウチクトウ科）

属名：ガガイモ属

英名：Gaga-Imo、Rough Potato、Panicled Tick-Trefoil

別名：チグサ、ゴガミ、クサパンヤ

使用部位［その他］：全草あるいは根、果実、果殻

生薬名［その他］：全草あるいは根：蘿摩（ラマ）／果実：蘿摩子（ラマシ）／果殻：天漿殻（テンショウカク）

禁忌：多量摂取は禁忌。

備考：蔓性多年草。民間療法では、強壮、強精、止血に。早春の若芽や若茎などを天ぷら、炒め物、酢の物、お浸し、胡麻和えなどに。根や莢は多量に摂取すると中毒となることがあるため注意。

ペルグラリア

学名：*Pergularia extensa* N.E.Br.

科名：ガガイモ科（キョウチクトウ科）

属名：ペルグラリア属

英名：Pergularia

別名：−

使用部位［その他］：地上部

備考：蔓性多年草。インドの伝統療法では、健胃、利尿、去痰、緩下など様々に用いられる。また喘息、気管支炎、疼痛などに。月経過多、不正出血など婦人科系の疾患にも。リウマチの関節痛、疼痛には葉の搾り汁を用いたり、ショウガと併せ内用とすることも。

インドロベリア

学名：*Tylophora asthmatica* Wight & Arn.

科名：ガガイモ科（キョウチクトウ科）

属名：タイロフォーラ属

英名：Asmatica

別名：アスマティカ

使用部位［その他］：葉

備考：蔓性多年草。インドの伝統療法では、去痰、催吐に用いられる。民間療法では、抗アレルギーにより、花粉症や喘息に、また免疫疾患や慢性疲労などに用いられる。インドでは他のロベリア属でも喘息等の改善に良いともされている。

フナバラソウ

学名：*Vincetoxicum atratum*（Bunge）C. Morren et Decne.
異名：*Cynanchum atratum* Bunge
科名：ガガイモ科（キョウチクトウ科）
属名：カモメヅル属
英名：Cynanchum
別名：キナンクム

使用部位［その他］：根
生薬名［その他］：白薇（ハクビ）

備考：草丈 80 センチ程になり、草地や里山に生育する多年草。民間療法では、消炎、解熱、利尿、強壮などに。乾燥した根を生薬として利用。

ウザラ

学名：*Xysmalobium undulatum* R.Br.
異名［GM］：*Xysmalobium undulatum*（L.）W.T.Aiton
科名：ガガイモ科（キョウチクトウ科）
属名：ジスマロビウム属
英名：–
別名：ウザラ

G

使用部位［GM］：根
生薬ラテン名［GM］：Uzarae Radix
生薬名［GM］：Uzara Root
薬効［GM］：腸の運動性阻害。高用量では心臓にジギタリス様作用。
（GM 立証済みハーブ。p226 を参照。）
適応［GM］：非特定の急性下痢
禁忌：心臓の配糖体の治療には禁忌。
安全性：下痢が 3〜4 日を超え継続する場合には医師に相談。
安全性［GM］：下痢が 3〜4 日超の場合は医師に相談。

備考：民間療法では、止瀉に。

カキノキ

学名：*Diospyros kaki* Thunb.
科名：カキノキ科
属名：カキノキ属
英名：Persimmon、Chinese Persimmon
別名：カキの葉、カキ

局外 **SE**

使用部位［局外］：果実の宿存したがく
生薬名［局外］：シテイ（柿蒂）
生薬ラテン名［局外］：Kaki Calyx
生薬英語名［局外］：Persimmon Calyx
基原植物：カキノキ

使用部位［その他］：葉、根皮、樹皮、葉、花、果実、果実製品、果皮未熟果汁
生薬名［その他］：柿蒂（シテイ）／根皮：柿根／樹皮：柿木皮／葉：柿葉／花：柿花／果実：柿子／果実製品／柿餅、柿霜／／果皮：柿皮／未熟果汁：柿漆
安全性の詳細は、『「健康食品」の安全性・有効性情報』を確認のこと。

備考：落葉樹。民間療法では、止血、利尿 として用いられたり、血管強化、虚弱体質の改善にも。また内出血、消化性潰瘍の止血、利尿などにも。柿の実についているへたは柿蒂（してい）と呼ばれ、しゃっくり止めとして利用。

カタバミ

学名：*Oxalis corniculata* L.
異名：*Xanthoxalis corniculata*（L.）Small
科名：カタバミ科
属名：カタバミ属
英名：Creeping Woodsorrel
別名：スイモノグサ、スズメノハカマ、カガミグ
　　　サ

使用部位［その他］：全草
生薬名［その他］：酢漿草（サクショウソウ）

備考：カタバミ科カタバミ属の多年草で、地方で
　　　の呼び名が多数存在することでも知られる。民
　　　間療法では殺菌により、皮膚病に外用、痒み止
　　　めに。必要な時に全草を採取し、すり潰して患
　　　部に塗布する。

カネラ

学名：*Canella winterana*（L.）Gaertn.
科名：カネラ科
属名：カネラ属
英名：Canella、Wild Cinnamon
別名：カネラ・ウインテラーナ、ワイルドシナモ
　　　ン

SE

使用部位［その他］：樹皮
禁忌：妊娠中・授乳中は禁忌。
安全性［SE］：妊娠中・授乳中は使用を避ける。

備考：原始的な形態を残しているといわれる常緑
　　　高木。民間療法では、抗真菌、防虫、防腐に。
　　　常緑高木で樹皮は粉末で調味料として、葉は香
　　　辛料に利用される。煎剤を内用に。

ヨーロッパハンノキ

学名：*Alnus glutinosa*（L.）Gaertn.
科名：カバノキ科
属名：ハンノキ属
英名：Black Alder、Alder、Aliso Negro、
　　　Aulne Glutinex、Betula Alnus
別名：マルバハンノキ

SE

使用部位［その他］：樹皮、葉
禁忌：妊娠中・授乳中は禁忌。
安全性［SE］：妊娠中・授乳中は使用を避ける。
≪ヤマハンノキを参照≫

ヤマハンノキ

学名：*Alnus hirsuta*（Spach）Turcz. ex
　　　Rupr.
異名：*Alnus hirsuta*（Spach）Turcz ex Rupr.
　　　var. *microphylla*（Nakai）Tatew. f. glabres-
　　　cens Tatew.、*Alnus hirsuta*（Spach）Turcz.
　　　ex Rupr.、*Alnus hirsuta*（Spach）Turcz. ex
　　　Rupr. f. *sibirica*（Spach）H.Ohba、*Alnus hir-
　　　suta*（Spach）Turcz. ex Rupr. var. *tinctoria*
　　　（Sarg.）Kudô ex Murai、*Alnus sibirica*
　　　（Spach）Fisch. ex Kom.、*Alnus tinctoria*
　　　Sarg.
科名：カバノキ科
属名：ハンノキ属
英名：Black Alder、Alder、Aliso Negro、
　　　Aulne Glutinex、Betula Alnus
別名：マルバハンノキ

SE

使用部位［その他］：樹皮
生薬名［その他］：色赤楊（ショクセキヨウ）
禁忌：妊娠中・授乳中は禁忌。
安全性［SE］：妊娠中・授乳中は使用を避ける。

備考：落葉高木。民間療法では、収斂、創傷治
　　　癒、浄化、消炎に。樹皮の煎剤を内用。喉の痛
　　　みには煎液でうがい。葉は乳腺炎に外用で。
【同様に使用される植物】
ヨーロッパハンノキ
Alnus glutinosa（L.）Gaertn.

オウシュウシラカンバ

学名：*Betula pendula* Roth
異名［GM］：*Betula pendula* Roth f. *dalecarlica*（L. f.）C.K. Schneid.、*Betula verrucosa* Ehrhart
科名：カバノキ科
属名：カバノキ属
英名：European White Birch、Birch
別名：バーチ、ビーチ、ベルコーザカンバ、シダレカンバ、シルバーバーチ、ヨーロッパシラカンバ

G

使用部位［GM］：−
生薬ラテン名［GM］：Betulae Folium
生薬名［GM］：Birch Leaf
（GM 立証済みハーブ。p89 を参照。）
適応［GM］：感染性および炎症性尿路疾患や腎砂に対する灌注。リウマチに対する支持療法。
禁忌：妊娠中、授乳中は禁忌。心臓および腎臓の機能低下に伴う浮腫があるときは灌注しない。

備考：落葉樹。民間療法では、利尿、解熱、解毒、殺菌、抗炎症、胆汁分泌促進として利用。リウマチ、むくみ、痛風などに。乾燥させた葉や樹皮から得た煎剤を内用するが、蕾からは精油を抽出。
【同様に使用される植物】
Betula pubescens Ehrhart

シラカンバ

学名：*Betula platyphylla* Sukaczev var. *japonica*（Miq.）H.Hara
異名：*Betula japonica*（Miq.）Siebold ex H.J.P.Winkl.、*Betula mandshurica*（Regel）Nakai var. *japonica*（Miq.）Rehder、*Betula mandshurica* auct. non（Regel）Nakai、*Betula pendula* Roth var. *japonica*（Miq.）Rehder、*Betula platyphylla* Sukaczev、*Betula platyphylla* Sukaczev var. *pluricostata*（Koidz.）Tatew.、*Betula platyphylla* Sukaczev var. *cuneifolia*（Nakai）H.Hara、*Betula tauschii*（Regel）Koidz.

科名：カバノキ科
属名：カバノキ属
英名：White Birch、Japanese White Birch
別名：シラカバ

SE

使用部位［その他］：樹皮、葉、樹液
生薬名［その他］：樹皮：樺木皮（カボクヒ）
安全性の詳細は、『「健康食品」の安全性・有効性情報』を確認のこと。

備考：カバノキ科の落葉樹。民間療法では、利尿、健胃、整腸やストレス緩和を助けるとされる。樹液は糖質やリンゴ酸、アミノ酸、ミネラル類など豊富に含み、特に樹皮にはベチュリンと呼ばれる抗菌成分が含有され、材が腐食し倒木しても樹皮は残るという特色を持つ。ベチュリンは抗菌効果の他、殺シロアリ効果、ヘルペスウイルスの増殖抑制作用などを持つとされる。樹液は人工甘味料キシリトールの原料ともなる。乾燥させた葉を煎じ内用、また樹皮は乾燥させて煎じ内用に。

ヨーロッパダケカンバ

学名：*Betula pubescens* Ehrhart
科名：カバノキ科
属名：カバノキ属
英名：Silver Birch、White Birch、Paper Birch
別名：バーチ、ヨーロッパシラカンバ

G

使用部位［GM］：樹皮
生薬ラテン名［GM］：Betulae Folium
生薬名［GM］：Birch Leaf
生薬名［その他］：白樺皮（ハクカヒ）
薬効［GM］：利尿作用
（GM 立証済みハーブ。p89 を参照。）
適応［GM］：−
禁忌：妊娠中、授乳中は禁忌。心臓および腎臓の機能低下に伴う浮腫があるときは灌注しない。
【同様に使用される植物】
Betula pendula Roth（*Betula verrucosa* Ehrhart）

薬用植物辞典　077

備考：10メートル程に成長するカンラン科の樹木。幹を傷つけることで得られる樹脂を利用するが、その性質は樹木の産地や種類により大きく異なる。鎮静作用があり、民間療法では、緊張緩和や抗不安に用いられたり、筋肉痙攣の緩和作用、気管支炎やぜんそくなど呼吸器疾患、肌への収斂作用などがあげられる。

カンラン（橄欖）

学名：*Canarium album*（Lour.）Raeusch.
異名：*Cymbidium kanran* Makino var. *purpureohiemale*（Hayata）S.S.Ying
科名：カンラン科
属名：カンラン属
英名：-
別名：-

使用部位［その他］：果実
生薬名［その他］：橄欖（カンラン）

グッグル

学名：*Commiphora mukul* Engl.
異名：*Balsamodendron mukul* Hook. ex Stocks、*Balsamodendron roxburghii* Stocks non Arn、*Commiphora roxburghii* (Stocks) Engl.、*Commiphora wightii* (Arn.) Bhandari
科名：カンラン科
属名：ミルラノキ属
英名：Guggul、Devahupa、Guggul Gum、Guggulipid、Guggulsterone など
別名：インドミルラ、ガムググル

使用部位［WHO］：茎、枝
生薬ラテン名［WHO］：Gummi Gugguli

使用部位［その他］：樹脂
薬効：抗凝固作用、脂質低下作用、コレステロール低下作用、消炎作用、抗肥満作用（ネガティブの結果もあり）、甲状腺機能への作用。また線維素溶解活性。
用法［WHO］：WHOでは、高脂肪血症、高コレステロール血症。肥満に対する有効性は無い（臨床試験でネガティブ）。またアテローム性動脈硬化症、リウマチ症状、咳嗽、咽頭痛、更年期症状。さらに、通経薬、夫痰薬、下痢、疲労、頭痛、黄疸、消化不良、火傷に局所適用など。殺虫薬、昆虫忌避薬にも。WHOの使用量では、平均1日量：樹脂3〜4.5gを2、3回に分割して使用；樹脂の石油エーテル抽出物は500mgを2、3回。
禁忌：妊娠中は禁忌。
安全性：副作用：軽度下痢、不穏、消化器不調、接触皮膚炎、月経周期を短縮、月経量増加。
安全性［SE］：妊娠中の経口摂取は危険（通経作用、子宮収縮作用）。

備考：民間療法では、抗菌、抗炎症、通経、子宮収縮など。インド、ネパールやチベットでは最も重要な薫香の一つに位置づけられている。

モツヤク（没薬）

学名：*Commiphora* spp.
異名：*Commiphora molmol* Engl.（syn. *Balsamodendron* myrrha Nees、*Commiphora myrrha* Holm、*Commiphora myrrha* (Nees) Engl. var. *molmol* Engl.）および他の*Commiphora* species（*Commiphora abyssinica* Engl.、*Commiphora erythraea* Engl.、*Commiphora schimperi* Engl. などで、ただし *Commiphora mukul.* を除く）
科名：カンラン科
属名：ミルラノキ属（コンミフォラ属）
英名：Myrrh
別名：ミルラ、ミルラノキ、没薬樹、マー、コミフォラ

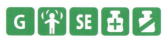

使用部位［GM］：全木（ガムググルの樹脂を除く）
※ガムググル（Commiphoramukul）の樹脂は「非医」
生薬ラテン名［GM］：Myrrh、Gummi Myrrha
生薬名［GM］：Myrrh
生薬名［その他］：膠樹脂：没薬（モツヤク）

薬効 ［GM］：鎮痛作用、解熱作用、抗凝固作用、血糖降下作用、消炎作用、細胞保護作用（潰瘍に）、収斂作用。

（GM 立証済みハーブ。p173 を参照。）

使用部位 ［WHO］：茎、枝
生薬ラテン名 ［WHO］：Gummi Myrrha
適応 ［GM］：口腔および咽頭の粘膜の軽度炎症への局所治療。
用法 ［WHO］：WHO では、口腔と咽頭粘膜の軽度炎症。アフタ性潰瘍、咽頭炎、扁桃炎、風邪、歯肉炎のうがい薬やリンス。また、通経薬、去痰薬、解毒薬、血液凝固阻害。更年期障害、関節痛、下痢、疲労、頭痛、黄疸、消化不良。火傷と痔核に外用。WHO の使用量では、チンキ剤（1：5g/ml、90%エタノール）では、未希釈のチンキ剤を罹患部位に1日2、3回適用。口腔洗浄やうがいでは水コップ1杯にチンキ剤を5〜10滴。洗口液あるいはうがい液では温水コップ1杯にチンキ剤を30〜60滴。塗布では未希釈のチンキ剤を歯肉あるいは口腔粘膜の罹患部位にブラシか綿棒で1日2、3回適用；。歯科用粉末では 10% 粉末 oleo-gum 樹脂を使用。
禁忌：妊娠中および授乳中は禁忌。
安全性：通経作用、子宮収縮作用；クラス E…出血過多の月経には禁忌。2〜4g を超える服用は利尿および下痢を起こすことがある。警告：希釈しないチンキ剤は一過性の口蓋の火傷様感覚と刺激あり。
注意：薬物相互作用では抗糖尿病薬。抗凝固薬服用あるいは出血性疾患の既往患者は医師に相談。
その他：授乳中と小児は使用前に医師に相談。
副作用：樹脂の精油の希釈液はヒト皮膚を刺激しないが、樹脂の特定されていない抽出物は接触皮膚炎を起こした。
安全性 ［SE］：ゴム樹脂の妊娠中・授乳中の使用は通経作用、子宮収縮作用により危険。

備考：古くから薫香用に利用されてきた低木。民間療法では、主に精油を利用し、消化不良・口内炎・歯周病に。また樹脂でティンクチャーを作り、直接患部に塗布、またはうがいをする。

ソバナ

学名：*Adenophora remotiflora*（Siebold et Zucc.）Miq.
科名：キキョウ科
属名：ツリガネニンジン属
英名：-
別名：-

使用部位 ［その他］：根
生薬名 ［その他］：薄葉薺苨（ハクヨウセイデイ）

備考：ツリガネニンジン属の多年草。民間療法では、消炎、去痰、腫れ物などに。、去痰にも。若芽は山菜として食用に。

トウシャジン

学名：*Adenophora stricta* Miq.、Adenophora stricta Miquel
科名：キキョウ科
属名：ツリガネニンジン属
英名：Adenophora
別名：マルバノニンジン

局外

使用部位 ［局外］：根
生薬名 ［局外］：シャジン（沙参）
生薬ラテン名 ［局外］：Adenophorae Radix
生薬英語名 ［局外］：Adenophora Root

使用部位 ［その他］：根
生薬名 ［その他］：南沙参
≪ツリガネニンジンを参照≫

サイヨウシャジン

学名：*Adenophora tetraphylla*（Thunb.）Fisch.
科名：キキョウ科
属名：ツリガネニンジン属
英名：Adenophora
別名：シヨウシャジン

使用部位［その他］：根
生薬名［その他］：南沙参（ナンシャジン）

ツリガネニンジン

学名：*Adenophora triphylla*（Thunb.）A.DC. var. *japonica*（Regel）H.Hara
異名：*Adenophora triphylla*（Thunb.）A.DC. subsp. *aperticampanulata* Kitam.
科名：キキョウ科
属名：ツリガネニンジン属
英名：Adenophora
別名：トトキ、ツリガネソウ

局外

使用部位［局外］：根
生薬名［局外］：シャジン（沙参）
生薬ラテン名［局外］：Adenophorae Radix
生薬英語名［局外］：Adenophora Root

使用部位［その他］：根
生薬名［その他］：-

備考：釣り鐘型の小さな花を咲かせる多年草。民間療法では、強壮、鎮咳、去痰として、咳や痰に用いられる。生薬では秋に根を掘り乾燥させ用いる。胃腸の弱い人は煎液でうがいをする。
【同様に使用される植物】
トウシャジン *Adenophora stricta* Miq.、*Adenophora stricta* Miquel

ホタルブクロ

学名：*Campanula punctata* Lam. var. *punctata*
科名：キキョウ科
属名：ホタルブクロ属
英名：Spotted Bellflower
別名：チョウチンバナ

使用部位［その他］：若芽

備考：釣り鐘状の花を咲かせる多年草。民間療法では、鎮静、抗アレルギーに。4～6月頃の春の若芽を摘み取り食用。

ツルニンジン

学名：*Codonopsis lanceolata*（Siebold et Zucc.）Trautv.
科名：キキョウ科
属名：ツルニンジン属
英名：Deodeok
別名：ジイソブ・ヘクサヅル・ヘクサニンジン、ヨウニュウ（羊乳）

使用部位［その他］：根
生薬名［その他］：山海螺（サンカイラ）

備考：蔓性多年草。個体数が少ないので採集しない。民間療法では、去痰に。食用には若芽、若葉、花。去痰には乾燥した根を煎じ内用へ。

ヒカゲツルニンジン

学名：*Codonopsis pilosula*（Franch.）Nannf.
異名：*Codonopsis sylvestris* Kom.
科名：キキョウ科
属名：ツルニンジン属
英名：Codonopsisi、Bellflower
別名：ヒカゲノツルニンジン、マンサン、ヤマツルニンジン、トウジン、ダンシェン

使用部位［局方］：根

生薬名［局方］：トウジン（党参）
生薬ラテン名［局方］：CODONOPSIS RADIX
生薬英語名［局方］：Codonopsis Root
基原植物：ヒカゲツルニンジン

使用部位［その他］：根
生薬名［その他］：党参（トウジン）
　ヒカゲノツルニンジン Codonopsis pilosula Nannf.、トウニンジン C. tangshen Oliv.（キキョウ科 Campanulaceae）の根を乾燥したもの。韓国ではヒカゲノツルニンジンの根を蔓参、ツルニンジン C. lanceolata (Sieb. et Zucc.) Trautv. を沙参と称する。日本ではツルニンジンの根を代用とする。
薬効：強壮作用、食欲増進、造血作用。

備考：蔓性多年草。民間療法では、滋養強壮、疲労倦怠、口渇、貧血などに。根を乾燥させ煎じ内用に。

ミゾカクシ

学名：*Lobelia chinensis* Lour.
科名：キキョウ科
属名：ミゾカクシ属
英名：Perennial Chinese Creeping Lobelia
別名：アゼムシロ

使用部位［その他］：全草
生薬名［その他］：半辺蓮（ハンペンレン）
薬効：利尿作用、解毒作用。
禁忌：有毒。

備考：繁殖力が強く、溝を隠すほどに茂ることからミゾカクシと呼ばれる多年草。生薬では解毒に。全草を採取乾燥させ煎じ腫物などに外用。

ジャイアントロベリア

学名：*Lobelia deckenii* Hemsl
科名：キキョウ科
属名：ミゾカクシ属
英名：Blue Lobelia、Grat Blue Lobelia
別名：-

使用部位［その他］：地上部

備考：サボテンにも似たキキョウ科の常緑高木。民間療法では、腎炎、肝炎などの利尿薬として。

ロベリアソウ

学名：*Lobelia inflata* L.
科名：キキョウ科
属名：ミゾカクシ属
英名：Lobelia、Indian Tabacco、Puke Weed、Asthma Weed、Bladderpod、Emetic Herb
別名：ロベリア、セイヨウミゾカクシ、インディアンタバコ

使用部位［その他］：全草
薬効：去痰作用、緩下作用、抗痙攣作用、催吐作用、発汗作用、抗喘息。
禁忌：有毒。妊娠中は禁忌。また多量摂取は禁忌。
安全性［SE］：有毒植物。経口摂取は危険。

備考：アメリカ先住民により呼吸器疾患や筋肉の不調に伝統的に用いられた。民間療法では、呼吸器刺激により、慢性気管支炎、喘息などに。国により規制されている。捻挫や筋肉の緊張など筋肉の不調にはティンクチャーを外用として。近縁種のシナロベリアは中国では解毒、利尿に用いられる。

薬用植物辞典　083

サワギキョウ

学名：*Lobelia sessilifolia* Lamb.
科名：キキョウ科
属名：ミゾカクシ属
英名：-
別名：-

使用部位［その他］：根または全草
生薬名［その他］：山梗菜（サンコウサイ）

キキョウ

学名：*Platycodon grandiflorusm*（Jacq.）A. DC.
異名：*Platycodon chinensis* Lindl、*Platycodon autumnalis* Decne.、*Platycodon sinensis* Lem.、*Platycodon stellatum*、*Campanula grandiflora* Jacq.、*Campanula glauca* Thunb、*Campanula gentianoides* Lam.
科名：キキョウ科
属名：キキョウ属
英名：Balloon Flower、Chinese Bellflower
別名：キチコウ、オカトトキ、バルーンフラワー

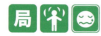

使用部位［WHO］：根
生薬ラテン名［WHO］：Radix Platycodi

使用部位［局方］：根（生干桔梗）またはコルク皮を除いた根（晒桔梗）
生薬名［局方］：キキョウ（桔梗）
生薬ラテン名［局方］：Platycodi Radix
生薬英語名［局方］：Platycodon Root
基原植物：キキョウ

使用部位［その他］：根、根茎
生薬名［その他］：根：桔梗（キキョウ）、桔梗根（キキョウコン）／根茎：桔梗蘆頭（キキョウロトウ）
薬効：消炎作用、去痰作用、鎮咳作用、抗消化性潰瘍作用、抗コレステロール血作用、抗脂血症作用。
また肺膿瘍、大葉性肺炎、咽頭炎の症状に。
用法［WHO］：WHOでは、咳嗽、風邪、上気道感染症、咽頭痛、扁桃炎、胸部鬱血の治療における去痰薬、鎮咳薬。中国漢方では、喀痰を伴う咳嗽、扁桃炎、百日咳、喘息に。胃炎、消化性潰瘍、慢性炎症性疾患。また、ウイルス感染症、高血圧症に。WHOの使用量では、通常量は1日2〜9g。
禁忌：弱毒性がある為、妊娠中は禁忌。取扱に注意する
安全性：結核および喀血には禁忌。消化性潰瘍には注意が必要。警告：明白な溶血作用のため注射により投与。
注意：中枢神経系抑制作用が報告されているため、飲酒や他の中枢神経系抑制薬は避ける。本薬物と飲酒を同時にすると車の運転や危険な機械の操縦能力が低下。
薬物相互作用では中枢神経系抑制作用があるため、飲酒、精神安定薬、睡眠薬などの他の中枢神経系抑制薬と相乗作用を示す。Gentiana scabraおよびBletilla hyacinthinaと配合禁忌。
その他の注意：授乳中は推奨できない。小児の使用に関する情報無し。

備考：日当たりのよい山野に育つ多年草。秋の七草。民間療法では、鎮静、鎮痛、抗炎症、去痰、鎮咳として、咳、痰、のどの痛みにも用いられる。排膿、解熱にも。乾燥させた根に甘草（カンゾウの根）を合わせ煎剤とするが、胃腸の弱い人は煎液でうがいをする。根の外皮を剥いて乾燥させ、桔梗根を粉末にして服用。

キクラゲ

学名：*Auricularia auricula-judae*（Bull.）J. Schrot.
科名：キクラゲ科
属名：キクラゲ属
英名：Jew's Ear、Jelly Ear
別名：ミミキノコ

使用部位［その他］：子実体
生薬名［その他］：木耳（モクジ）

備考：東アジアで食用とされるキノコ。民間療法では、抗酸化、免疫賦活により、疲労回復、免疫力向上、生活習慣病予防、滋養強壮に。水で戻し、酢の物、和え物などの料理に利用。

ノコギリソウ

学名：*Achillea alpina* L.
異名：*Achillea sibirica*（Ledeb.）Regel、*Ptarmica alpina*（L.）DC.、*Ptarmica sibirica* Ledeb.
科名：キク科
属名：ノコギリソウ属
英名：Chinese Yarrow
別名：ハゴロモソウ、メドキ

使用部位［その他］：全草
生薬名［その他］：一枝蒿

備考：北半球の温帯に 100 種程が分布する多年草。和名は葉が鋸に似ていることによる。民間療法では、強壮、健胃に。乾燥させた全草を煎じて内用に。

セイヨウノコギリソウ

学名：*Achillea millefolium* L.
異名：*Achillea borealis* Bong.、*Achillea lanulosa* Nutt.、*Achillea magna* auct.、*Achillea millefolium* ssp. *borealis* (Bong.) Breitung.、*Achillea millefolium* ssp. *lanulosa* (Nutt.) Piper、*Achillea millefolium* var. *occidentale* DC
科名：キク科
属名：ノコギリソウ属
英名：Common Yallow、Yarrow
別名：コモンヤロウ、アキレラ、ヤロウ、ヤロー

使用部位［GM］：地上部、花
生薬ラテン名［GM］：Millefolii Herba/Flos、Herba Millefolii
生薬名［GM］：Yarrow
（GM 立証済みハーブ。p233 を参照。）
禁忌：キク科アレルギーがある者、妊娠中は禁忌。
安全性：子宮収縮作用、通経作用あり。
安全性［SE］：堕胎作用により妊婦は禁忌。

備考：アングロ・サクソン名"gearwe"、オランダ語"yerw"の変移した多年草。民間療法では、消炎、収斂、発汗、利尿、殺菌、強壮、鎮痛などに利用され、通経、解熱、止血、降圧に用いられることも。また風邪やインフルエンザ、生理不順改善、消化促進作用に良いともいわれる。堕胎作用があるため妊婦は使用しないこと。止血には、生葉をもんで傷口に当てる。若葉はサラダなどで食用。

キバナオランダセンニチ

学名：*Acmella oleracea*（L.）R.K.Jansen
異名：*Spilanthes acumella* L. var. *oleracea*（L.）C.B.Clarke、*Spilanthes oleracea* L.
科名：キク科
属名：オランダセンニチ属
英名：Para' Cress、Toothache Plant、Paraguay Cress
別名：オランダセンニチ、センニチモドキ、ハトウガラシ（葉唐辛子）、センニチギク（千日菊）、スピランテス、パラクレス

使用部位［その他］：地上部
生薬名［その他］：天文草

備考：花壇や庭に生息する多年草。鎮静、鎮痛により、風邪、咳止め、歯痛、食欲増進に。頭花を採取し、頭花の粉末を水とともに内用に。花や若い葉をサラダなど料理に。

ブタクサ

学名：*Ambrosia artemisiifolia* L.

異名：*Ambrosia artemisiifolia* L. var. *elatior*（L.）Descourt.、*Ambrosia elatior* L.

科名：キク科

属名：ブタクサ属

英名：Ragweed

別名：-

使用部位［その他］：-

備考：花粉症の原因のひとつ。

ブタクサモドキ

学名：*Ambrosia psilostachya* DC.

科名：キク科

属名：ブタクサ属

英名：Perennial Ragweed；Western Ragweed

別名：

使用部位［その他］：-

備考：道端荒れ地などにみられる多年草。花粉症を引き起こすアレルゲンはブタクサに匹敵する。日本では大正時代に発見された北アメリカ原産の帰化植物。

オオブタクサ

学名：*Ambrosia trifida* L.

異名：*Ambrosia trifida* L. f. *integrifolia*（*Muhl. ex Willd.*）*Fernald*

科名：キク科

属名：ブタクサ属

英名：Giant Ragweed

別名：クワモドキ

使用部位［その他］：-

生薬名［その他］：-

備考：葉の形がクワに似ているためクワモドキとも呼ばれる一年草。花粉症の原因のひとつ。

ヤマハハコ

学名：*Anaphalis margaritacea*（L.）Benth. et Hook.f. subsp. *margaritacea*

異名：*Anaphalis margaritacea*（L.）Benth. et Hook.f. subsp. *angustior*（Miq.）Kitam.、*Anaphalis margaritacea*（L.）Benth. et Hook.f. var. *angustior*（Miq.）Nakai

科名：キク科

属名：ヤマハハコ属

英名：Pearly Everlasting

別名：パーリーエバーラスティング

使用部位［その他］：全草

備考：雌雄異株の多年草。民間療法では、利尿、健胃などに。黄疸に用いることもある。ヤハズハハコ *Anaphalis margaritacea*（L.）Benth. et Hook.f. の全草は、生薬 "大葉白頭翁"。

カワラハハコ

学名：*Anaphalis margaritacea*（L.）Benth. et Hook.f. subsp. *yedoensis*（Franch. et Sav.）Kitam.

異名：*Anaphalis margaritacea*（L.）Benth. et Hook.f. var. *yedoensis*（Franch. et Sav.）Ohwi、*Anaphalis yedoensis*（Franch. et Sav.）Maxim.

科名：キク科

属名：ヤマハハコ属

英名：Western Pearly Everlasting、Pearly Everlasting

別名：-

使用部位［その他］：全草

備考：雌雄異株の多年草。民間療法では、代謝促進に。夏の開花時期の全草を乾燥させ煎じ内用に。

エゾノチチコグサ

学名：*Antennaria dioica*（L.）Gaertn.
異名［GM］：*Antennaria hyperborea* D. Don、*Antennaria insularis* Greene、*Gnaphalium dioicum* L.
科名：キク科
属名：エゾノチチコグサ属
英名：Stoloniferous Pussytoes、Cat's Foot、Cudweed
別名：キャットフットフラワー、エゾチチコグサ、ヒメエゾチチコグサ

[G] [SE]

使用部位［GM］：-
生薬ラテン名［GM］：Antennariae Dioicae Flos
生薬名［GM］：Cat's Foot Flower
（GM 未立証ハーブ。p320 を参照。）
禁忌：妊娠中・授乳中は禁忌。
安全性［SE］：妊娠中・授乳中は使用を避ける。

備考：高山の乾燥地などに生育する多年草。民間療法では利尿に。

カミツレモドキ

学名：*Anthemis cotula* L.
科名：キク科
属名：カミツレモドキ属
英名：Mayweed、Stinking Mayweed
別名：シロカミツレ、シロカミルレ

使用部位［その他］：花、葉

備考：春撒き一年草。民間療法では、抗痙攣に。外観がローマカミツレと似ているためカミツレモドキと呼ばれるが作用はかなり低い。乳牛が採食すると牛乳に異臭がつくため問題となっている。ヒトの皮膚炎の原因となることもある。

コウヤカミツレ

学名：*Anthemis tinctoria* L.
科名：キク科
属名：カミツレモドキ属
英名：Dyer's Chamomile・Yellow Chamomile
別名：ダイヤーズカモマイル、ゴールデンマーガレット

使用部位［その他］：花

備考：花畑や庭植えに生育する多年草。民間療法では、解熱、鎮静、発汗、消化促進などに。風邪の諸症状の緩和や便秘、あせも、湿疹、腫れ物、高血糖などに。また生、乾燥させた花を染料に。

ゴボウ

学名：*Arctium lappa* L.
異名［GM］：*Lappa major* Gaertn.
科名：キク科
属名：ゴボウ属
英名：Edible Burdock、Greater Burdock
別名：キタイス、ウマフブキ、キタキス、バードック、バードックルート

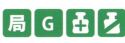

使用部位［局方］：果実
生薬名［局方］：ゴボウシ（牛蒡子）
生薬ラテン名［局方］：Arctii Fructus
生薬英語名［局方］：Burdock Fruit

使用部位［GM］：果実、根、若芽、葉、葉柄
※根・葉は「非医」
生薬ラテン名［GM］：Bardanae Radix の基原の1つ
生薬名［GM］：Burdock Root
生薬名［その他］：果実：牛蒡子（ゴボウシ）、悪実（アクジツ）、大力子（ダイリキシ）、鼠粘子（ソネンシ）の基原の1つ
薬効［GM］：利尿作用、抗炎症作用。
（GM 未立証ハーブ。p318 を参照。）

備考：根や葉を食用とする多年草。欧米では腫れもの、湿疹など古くからメディカルハーブとして用いられ、解毒、浄血などに利用される。民間療法では、捻挫、打撲、リウマチ、関節炎、口腔粘液の炎症などにも。根は抗炎症、細菌感染の予防、瀉下、利尿、発汗促進。種子は抗菌作用、血糖降下、血管拡張に。また皮膚疾患、慢性中毒による炎症性の疾患、にきび、白癬、真菌感染症にも。痰、のどの痛みには、煎液でうがいをする。外用には、煎液で湿布をする。根を秋に掘り上げ、刻んで乾燥させ煎剤として用いる。調理して食用も。

【同様に使用される植物】

Arctium minus（Hill）Bernhardi、*Arctium tomentosum* Miller

ヒメゴボウ

学名：*Arctium minus*（Hill）Bernh
科名：キク科
属名：ゴボウ属
英名：Lesser Burdock
別名：キタイス、ウマフブキ、キタキス、バードック、バードックルート

使用部位［GM］：果実、根、若芽、葉、葉柄
※根・葉は「非医」
生薬ラテン名［GM］：Bardanae Radix の基原の1つ
生薬名［GM］：Burdock Root
生薬名［その他］：果実：牛蒡子（ゴボウシ）、悪実（アクジツ）、大力子（ダイリキシ）、鼠粘子（ソネンシ）の基原の1つ
薬効［GM］：利尿作用、抗炎症作用。
（GM 未立証ハーブ。p318 を参照。）
適応［GM］：-

【同様に使用される植物】

Arctium lappa L.、*Arctium tomentosum* Miller

ワタゲゴボウ

学名：*Arctium tomentosum* Mill.
科名：キク科
属名：ゴボウ属
英名：Woolly Burdock
別名：キタイス、ウマフブキ、キタキス、バードック、バードックルート

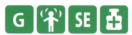

使用部位［GM］：果実、根、若芽、葉、葉柄
※根・葉は「非医」
生薬ラテン名［GM］：Bardanae Radix
生薬名［GM］：Burdock Root
生薬名［その他］：果実：牛蒡子（ゴボウシ）、悪実（アクジツ）、大力子（ダイリキシ）、鼠粘子（ソネンシ）
薬効［GM］：利尿作用、抗炎症作用。
（GM 未立証ハーブ。p318 を参照。）

【同様に使用される植物】

Arctium lappa L.、*Arctium minus*（Hill）Bernhardi

シャミッソーアルニカ

学名：*Arnica charmissonis* Less. subsp. *foliosa*（Nutt.）Maguiere
科名：キク科
属名：ウサギギク属
英名：Chamisso Arnica、Arnica、Arnica Flos、Arnica Flower、Bergwohlverleih、Mountain Tabaco、Leopard's Bane、Worlf's Bane など
別名：ウサギギク（兎菊）、ヤマウサギギク

使用部位［GM］：花
生薬ラテン名［GM］：Arnicae Flos の基原の1つ
生薬名［GM］：Arnica Flower

使用部位［WHO］：花頂
生薬ラテン名［WHO］：Flos Arnicae
薬効［GM］：鎮痛作用、消炎作用、抗酸化作用、

抗腫瘍作用、心血管作用（強心作用、降圧作用）、胆汁分泌促進作用、子宮刺激作用。特に局所使用で消炎作用。炎症の場合に、鎮痛および防腐作用も示す。

（GM 立証済みハーブ。p83 を参照。）

適応［GM］：外用：外傷、血腫、脱臼、打撲、骨折による浮腫、リウマチ性筋関節症状。口腔とのどの炎症、炎症性腫れ物、虫刺されによる炎症、表在性静脈炎。

用法［WHO］：WHO でも、軽度の外傷や事故による疼痛と炎症（打撲、斑状出血、血腫、点状出血など）に対する局所適用。口腔粘膜の炎症、虫刺され、表在性静脈炎。また、消化不良、心血管疾患、リウマチ。外用では、外傷、血腫、脱臼、打撲、骨折による浮腫、リウマチ性筋関節症状に。WHO の使用量では、外用のみでは、1 日 2、3 回、希釈しないで罹患部位に適用。湿布のための浸剤は 100ml の水に花 2g。湿布のためのチンキ剤は花 1 に対して 70％エタノールを 10。口腔洗浄にはチンキ剤を 10 倍希釈で飲み込まないこと：。軟膏は 20 〜25％チンキ剤あるいは 15％超の精油とする。

禁忌：アルニカやキク科植物へのアレルギーには禁忌。セスキテルペンラクトン類による皮膚アレルギー発現の可能性がある。また妊娠中、授乳中。

安全性：外用では切り傷など外傷のある場合は使用してはならない。警告：チンキ剤 70g を内服後の中毒で死亡例あり。内用は推奨できない。使用は外用のみ。開放性皮膚損傷あるいは裂傷に使用しない。小児の手の届かないところに置く。

注意：過剰量の使用を避ける。頻回の外用使用はアレルギー性皮疹、水疱形成、潰瘍、表面壊死を導く。皮膚外傷や足潰瘍への長期使用は膿ほう形成を伴う浮腫性皮膚炎を導く。

副作用：チンキ剤の長期外用による中毒性やアレルギー性の皮膚炎の報告多数。他のキク科植物との交差反応性。粘膜刺激作用のため、胃腸炎、筋麻痺、心拍の増加あるいは低下、動悸、呼吸困難、死亡。特に、皮膚損傷（外傷や下腿潰瘍など）への長期使用は、膿ほうを伴う浮腫性皮膚炎や湿疹を起こす可能性。高濃度では、小疱や壊死を伴う中毒性皮膚反応が起こる可能性。経口投与は重篤な副作用がしばしば起こる

ため、外用の使用のみ記す。

安全性［GM］：皮膚損傷（外傷や下腿潰瘍など）への長期使用は、膿ほうを伴う浮腫性皮膚炎や湿疹を起こす可能性。高濃度では、小疱や壊死を伴う中毒性皮膚反応が起こる可能性。経口投与は重篤な副作用がしばしば起こるため、外用の使用のみ記す。

安全性［SE］：日本・カナダでは食品での使用不可。経口摂取は危険。妊娠中・授乳中も使用を避ける。感染性または炎症性消化管障害、アルニカアレルギーを有する場合は使用禁忌。

備考：欧米では家庭での緑の薬箱の定番ともなっている植物。メディカルハーブでも鎮痛、消炎、癒傷、打撲、捻挫などに用いられる。セスキテルペンラクトン類による皮膚アレルギー発現の可能性もあり注意を要する。また長期の服用は避け、できるだけ外用での使用とする。外用には、乾燥した花の浸出油で作った軟膏やチンキ剤を用いる。

【同様に使用される植物】

Arnica montana L.

アルニカ

学名：*Arnica montana* L.

異名［GM］：*Doronicum arnica* Desf.、*Doronicum montanum* Lam. (4). Asteraceae are also known as Compositae.

科名：キク科

属名：ウサギギク属

英名：Mountain Arnica、Arnica、Arnica Flos、Arnica Flower、Bergwohlverleih、Mountain Tabaco、Leopard's Bane、Worlf's Bane など

別名：ウサギギク（兎菊）、ヤマウサギギク

G 🧍 SE 🏥

使用部位［GM］：花

生薬ラテン名［GM］：Arnicae Flos の基原の 1 つ

生薬名［GM］：Arnica Flower

薬効［GM］：鎮痛作用、消炎作用、抗酸化作用、抗腫瘍作用、心血管作用（強心作用、降圧作

薬用植物辞典　089

用）、胆汁分泌促進作用、子宮刺激作用。特に局所使用で消炎作用。炎症の場合に、鎮痛および防腐作用も示す。

（GM 立証済みハーブ。p83 を参照。）

使用部位［WHO］：花頂
生薬ラテン名［WHO］：Flos Arnicae
適応［GM］：外用：外傷、血腫、脱臼、打撲、骨折による浮腫、リウマチ性筋関節症状。口腔とのどの炎症、炎症性腫れ物、虫刺されによる炎症、表在性静脈炎。
用法［WHO］：WHO でも、軽度の外傷や事故による疼痛と炎症（打撲、斑状出血、血腫、点状出血など）に対する局所適用。口腔粘膜の炎症、虫刺され、表在性静脈炎。また、消化不良、心血管疾患、リウマチ。外用では、外傷、血腫、脱臼、打撲、骨折による浮腫、リウマチ性筋関節症状に。WHO の使用量では、外用のみでは、1 日 2、3 回、希釈しないで罹患部位に適用。湿布のための浸剤は 100ml の水に花 2g。湿布のためのチンキ剤は花 1 に対して 70％エタノールを 10。口腔洗浄にはチンキ剤を 10 倍希釈で飲み込まないこと；。軟膏は 20〜25％チンキ剤あるいは 15％超の精油とする。
禁忌：アルニカやキク科植物へのアレルギーには禁忌。セスキテルペンラクトン類による皮膚アレルギー発現の可能性がある。また妊娠中、授乳中。
安全性：外用では切り傷など外傷のある場合は使用してはならない。警告：チンキ剤 70g を内服後の中毒で死亡例あり。内用は推奨できない。使用は外用のみ。開放性皮膚損傷あるいは裂傷に使用しない。小児の手の届かないところに置く。
注意：過剰量の使用を避ける。頻回の外用使用はアレルギー性皮疹、水疱形成、潰瘍、表面壊死を導く。皮膚外傷や足潰瘍への長期使用は膿ほう形成を伴う浮腫性皮膚炎を導く。
副作用：チンキ剤の長期外用による中毒性やアレルギー性の皮膚炎の報告多数。他のキク科植物との交差反応性。粘膜刺激作用のため、胃腸炎、筋麻痺、心拍の増加あるいは低下、動悸、呼吸困難、死亡。特に、皮膚損傷（外傷や下腿潰瘍など）への長期使用は、膿ほうを伴う浮腫性皮膚炎や湿疹を起こす可能性。高濃度では、

小疱や壊死を伴う中毒性皮膚反応が起こる可能性。経口投与は重篤な副作用がしばしば起こるため、外用の使用のみ記す。
安全性［GM］：皮膚損傷（外傷や下腿潰瘍など）への長期使用は、膿ほうを伴う浮腫性皮膚炎や湿疹を起こす可能性。高濃度では、小疱や壊死を伴う中毒性皮膚反応が起こる可能性。経口投与は重篤な副作用がしばしば起こるため、外用の使用のみ記す。
安全性［SE］：日本・カナダでは食品での使用不可。経口摂取は危険。妊娠中・授乳中も使用を避ける。感染性または炎症性消化管障害、アルニカアレルギーを有する場合は使用禁忌。

備考：欧米では家庭での緑の薬箱の定番ともなっている植物。メディカルハーブでも鎮痛、消炎、癒傷、打撲、捻挫などに用いられる。セスキテルペンラクトン類による皮膚アレルギー発現の可能性もあり注意を要する。また長期の服用は避け、できるだけ外用での使用とする。外用には、乾燥した花の浸出油で作った軟膏やチンキ剤を用いる。

【同様に使用される植物】
Arnica charmissonis Less. subsp. *foliosa*（Nutt.）Maguiere

オキナヨモギ

学名：*Artemisia abrotanum* L.
異名：*Artemisia procera* Willd.
科名：キク科
属名：ヨモギ属
英名：Southernwood
別名：サザンウッド、セイヨウカワラニンジン（西洋河原人参）、キダチヨモギ（木立蓬）

使用部位［その他］：葉
禁忌：妊娠中は禁忌。
安全性：子宮収縮作用、通経作用。

備考：民間療法では、殺菌などに。駆虫、月経促進にも。駆虫、防虫には乾燥させた葉でポプリやサシェを作る。月経促進には乾燥させた葉の浸剤を服用。

ニガヨモギ

学名：*Artemisia absinthium* L.

異名［GM］：*Artemisia absinthium* L. var. *insipida* Stechmann

科名：キク科

属名：ヨモギ属

英名：Wormwood、Absinthe、Absinthium

別名：ワームウッド、ヨモギ、クガイ

G SE 〔アイコン〕

使用部位［GM］：若枝上部、葉

生薬ラテン名［GM］：Absinthii Herba

生薬名［GM］：Wonnwood

薬効［GM］：芳香性苦味（この効果は苦味成分と揮発性精油に基づく。有用な薬理学的実験データはない）。

（GM 立証済みハーブ。p232 を参照。）

適応［GM］：食欲不振、消化不良、胆道ジスキネジア。

禁忌：妊娠中、授乳中は禁忌。また胃酸過多の場合は注意。

安全性［SE］：摂取は危険（ツヨンによる腎毒性）。妊娠中は子宮収縮作用、通経作用により使用禁忌。授乳中、ニガヨモギ精油は使用禁忌。また胃酸過多の場合は使用禁忌。

備考：道端などに自生する多年草あるいは亜灌木。アブサン酒の原料として利用されている。腎毒性のツヨンを含むため、単独で一般には利用しない。民間療法では、抗炎症、健胃、強壮、駆虫、として用いられることも。また貧血、解熱などにも煎剤として利用。

クソニンジン

学名：*Artemisia annua* L.

科名：キク科

属名：ヨモギ属

英名：Annual Mugwort、Annual Wormwood、Chinese Wormwood、Sweet Wormwood、Sweet Annie

別名：ホソバニンジン、スイートアニー

SE 〔アイコン〕

使用部位［その他］：全草

生薬名［その他］：黄花蒿（オウカコウ）、青蒿（セイコウ）の基原の１つ

禁忌：妊娠初期には禁忌（催奇形性と胎児吸収の可能性）。

安全性：独特の異臭を持つ越年草。中医薬では長くマラリアの治療に用いられ、神農本草経にも清熱作用があると記されている。現代も広く抗マラリア薬として用いられる。民間療法や生薬では、健胃、解熱、止血など。葉の形がニンジンに似ており異臭を放つことからクソニンジンの和名とされた。近縁種のカワラニンジンも同じく強壮薬とされる。

WHO は、他に代替品がない場合にのみ、妊娠中期または後期でのアルテミシニンの半合成誘導体の使用を認めている。

安全性［SE］：妊婦の経口摂取は危険（催奇形性や胎児吸収などの報告あり）。

備考：独特の異臭を持つ越年草。中医薬では長くマラリアの治療に用いられ、神農本草経にも清熱作用があると記されている。現代も広く抗マラリア薬として用いられる。民間療法や生薬では、健胃、解熱、止血など。葉の形がニンジンに似ており異臭を放つことからクソニンジンの和名とされた。近縁種のカワラニンジンも同じく強壮薬とされる。

カワラヨモギ

学名：*Artemisia capillaris* Thunb.

科名：キク科

属名：ヨモギ属

英名：Yin Chen、Frogrant Wormwood、Armoise Capillaire

別名：ハマヨモギ、ネズミヨモギ

局 SE 🏥

使用部位［局方］：頭花

生薬名［局方］：インチンコウ（茵陳蒿）

生薬ラテン名［局方］：Artemisiae Capillaris Flos

生薬英語名［局方］：Artemisia Capillaris Flower

使用部位［その他］：頭花、若い茎葉・幼苗

生薬名［その他］：頭花：茵蔯蒿（インチンコウ）、綿茵蔯（メンインチン）※中国では若い茎葉を用いる。

禁忌：妊娠中・授乳中、小児にも禁忌。

安全性［SE］：妊娠中・授乳中の摂取は危険。小児の摂取も危険。

備考：多年草。ただし、茎の下部が木化し低木となることも。民間療法や生薬では、消炎、利尿、解熱、利胆などに用いられ、湿疹、尿量減少、黄疸などに利用されている。

カワラニンジン

学名：*Artemisia carvifolia* Buch.-Ham.

異名：*Artemisia apiacea* Hance、*Artemisia carvifolia* Buch.-Ham. var. *apiacea*（Hance）Pamp.

科名：キク科

属名：ヨモギ属

英名：-

別名：ノニンジン

🏥

使用部位［その他］：全草

生薬名［その他］：青蒿（セイコウ）の基原の1つ

備考：草丈50センチ程になる一年草。民間療法や生薬では、解熱に。乾燥した全草を煎じ内用に。

セメンシナ

学名：*Artemisia cina* O.Berg et C.F.Schmidt

異名：*Seriphidium cinum*（O.Berg et C.F.Schmidt）Poljak.

科名：キク科

属名：ヨモギ属

英名：Levant Wormseed

別名：シナヨモギ、シナ花

使用部位［その他］：蕾

生薬名［その他］：シナカ

備考：草丈50センチ程になる多年草。民間療法では、駆虫に。回虫の虫下しの薬。ロマノフ王朝下時代には国外への持ち出しは禁止となっていた。

タラゴン

学名：*Artemisia dracunculus* L.

科名：キク科

属名：ヨモギ属

英名：Tarragon、Little Dragon、French Tarragon

別名：フレンチタラゴン、エストラゴン

SE

使用部位［その他］：全草（また精油）

生薬名［その他］：龍艾（リュウガイ）

禁忌：妊娠中、授乳中は禁忌。

安全性［SE］：発がん性や肝毒性を有する可能性あり（エストラゴール含有）。長期間の摂取は危険。キク科アレルギー反応に注意。妊娠中・授乳中の大量摂取は危険（月経促進作用）。

備考：半耐寒性の多年草。フィヌゼルブ、オイル、ドレッシング、オムレツなど広く食用に用いられヨーロッパではかかせないハーブ。民間療法では、緩下、健胃、血行促進、食欲増進、

消化促進、利尿などに用いられる。精油は、芳香浴、入浴剤、トリートメントなど。内用では乾燥させた全草の浸剤を利用。料理にはロシアンタラゴンではなく香りのよいフレンチタラゴンが良い。

ヨモギ

学名：*Artemisia indica* Willd. var. *maximowiczii*（Nakai）H.Hara、*Artemisia vulgaris* L. var. *indica*（Willd.）Maxim.
異名：*Artemisia princeps* Pamp.
異名［GM］：*Artemisia vulgaris* L.
科名：キク科
属名：ヨモギ属
英名：Mugwort
別名：モチグサ、カズザキヨモギ、マグワート、オウシュウヨモギ

局 G SE

使用部位［局方］：葉及び枝先
生薬名［局方］：ガイヨウ（艾葉）
生薬ラテン名［局方］：Artemisiae Folium
生薬英語名［局方］：Artemisia Leaf

使用部位［GM］：葉
生薬ラテン名［GM］：Artemisiae Vulgaris Herba, Radix
生薬名［GM］：Mugwort
生薬名［その他］：艾葉（ガイヨウ）の基原の1つ
（GM 未立証ハーブ。p352 を参照。）
安全性［SE］：オウシュウヨモギ（Mugwort）は妊娠中・授乳中は使用禁忌。過敏症やキク科アレルギーに注意。

備考：多年草。民間療法では、止血、収斂、鎮痛、抗菌、血行促進湿疹、あせも、歯痛、のどの痛み、健胃、下痢、肩こり、腰痛、神経痛、リウマチ、痔などに乾燥させた地上部の浸剤やティンクチャーを用いる。肩こりや神経痛などには乾燥した葉 200～300g を布袋に入れ入浴する。漢方では止血などに用いられ、もぐさとしても利用される。

【同様に使用される植物】
ハタヨモギ
Artemisia vulgaris L.

オトコヨモギ

学名：*Artemisia japonica* Thunb.
科名：キク科
属名：ヨモギ属
英名：-
別名：セイコウ

使用部位［その他］：全草
生薬名［その他］：牡蒿（ボコウ）
薬効：鎮静作用。

備考：ヨモギ属の多年草。民間療法では、鎮静により解熱、動脈硬化防止などにヨモギと同様に用いる。乾燥させた葉を煎じ内用に。また全草を入浴剤に。

ミブヨモギ

学名：*Artemisia maritima* L.
異名：*Seriphidium maritimum*（L.）Poljak.
科名：キク科
属名：ヨモギ属
英名：Seawormwood
別名：-

使用部位［その他］：地上部

備考：民間療法では、駆虫に。戦後、回虫駆除薬として使用されていた。

ハタヨモギ

学名：*Artemisia vulgaris* L.
異名：*Artemisia selengensis* Turcz. ex Besser、*Artemisia tilesii* Ledeb. var. *aleutica*（Hultén）S.L. Welsh、*Artemisia unalaskensis* Rydb.、*Artemisia vulgaris* L. var. *coarctata* Forselles ex Besser、*Artemisia vulgaris* L. var. *glabra* Ledeb.、*Artemisia vulgaris* L. var. *kamtschatica* Besser、*Artemisia vulgaris* L. var. *latiloba* Ledeb.、*Artemisia vulgaris* L. var. *selengensis*（Turcz. ex Besser）Maxim.、*Artemisia vulgaris* L. var. *vulgaris*
科名：キク科
属名：ヨモギ属
英名：Mugwort、Artemisia、Moxa
別名：マグワート、モチグサ、オウシュウヨモギ

G

使用部位［その他］：地上部／根
生薬名［その他］：艾葉（ガイヨウ）※中国で用いる。日本薬局方非適合品。
≪ヨモギを参照≫

シオン

学名：*Aster tataricus* L.f.
異名：*Aster fauriei* H.Lév. et Vaniot、*Aster tataricus* L.f. var. *hortensis* Nakai、*Aster fauriei* H.Lév. et Vaniot
科名：キク科
属名：シオン属
英名：Tatarian Aster
別名：ジュウゴヤソウ、ノシ

局外 ＋

使用部位［局外］：根、根茎
生薬名［局外］：シオン（紫苑 紫菀）
生薬ラテン名［局外］：Asteris Radix
生薬英語名［局外］：Aster Root
基原植物：シオン

使用部位［その他］：根・根茎

生薬名［その他］：紫苑（シオン）
薬効：鎮咳、去痰、利尿

備考：杏蘇散（きょうそさん）などの漢方処方に使われる多年草。平安時代より観賞用とされた。民間療法では、躰を温める薬草として用いられ、漢方でも鎮咳により咳止めや痰きり、喉の腫れなどに用いられる。

ヨメナ

学名：*Aster yomena*（Kitam.）Honda
異名：*Kalimeris incisa*（Fisch.）DC. var. *yomena* Kitam.、*Kalimeris yomena*（Kitam.）Kitam.
科名：キク科
属名：シオン属
英名：Yomena
別名：オハギナ、ハグナ

使用部位［その他］：全草

備考：野菊の一種の多年草。民間療法では、解熱、利尿に乾燥した全草の浸剤または煎剤を内用。また若芽、新葉を和え物、おひたしなどの食用に

ホソバオケラ

学名：*Atractylodes lancea*（Thunb.）DC.
異名：*Atractylis lancea* Thunb.
科名：キク科
属名：オケラ属
英名：Compositae
別名：サドオケラ（佐渡朮）、ヒネソウジュツ、ソウジュツ

使用部位［局方］：根茎
生薬名［局方］：ソウジュツ（蒼朮）
生薬ラテン名［局方］：Atractylodis Lanceae Rhizoma
生薬英語名［局方］：Atractylodes Lancea Rhizoma

基原植物：ホソバオケラ

使用部位［その他］：根茎
生薬名［その他］：蒼朮（ソウジュツ）
薬効：健胃、利尿、発汗

備考：雌雄異株の多年草。生薬では、健胃、腸整、利尿に用いることで知られる。根茎を乾燥させ使用。

オオバナオケラ

学名：*Atractylodes macrocephala* Koidz.、*Atractylodes macrocephala* Koidzumi
異名：*Atractylodes ovata* auct. non (Thunb.) DC.
科名：キク科
属名：オケラ属
英名：Southern Tsangshu
別名：-

使用部位［その他］：根茎、若芽、花
生薬名［その他］：根茎：白朮（ビャクジュツ）の基原の1つ
薬効：利尿作用、健胃作用、発刊作用、止汗作用。

備考：多年草でビャクジュツの基原植物のひとつ。民間療法では、知尿、健胃などに用いられ、生薬でも、利尿、健胃、腎機能の改善、疼痛、胃腸炎、浮腫などに用いられる。オケラ *Atractylodes japonica* Koizumi ex Kitamura（和白朮）又はオオバナオケラ *Atractylodes ovata* De Candolle（唐白朮）の、通例、周皮を除いた根茎。若芽は食用、花はドライフラワーに。

オケラ

学名：*Atractylodes ovata* (Thunb.) DC.、*Atractylodes japonica* Koidzumi ex Kitamura
異名：*Atractylis japonica* (Koidz. ex Kitam.) Kitag.、*Atractylis ovata* Thunb.、*Atractylodes japonica* Koidz. ex Kitam.、*Atractylodes ovata* (Thunb.) DC. var. *ternata* (Kom.) Kom.
科名：キク科
属名：オケラ属
英名：Southern Tsangshu
別名：ビャクジュツ、ウケラ

使用部位［局方］：根茎
生薬名［局方］：ビャクジュツ（白朮）
生薬ラテン名［局方］：Atractylodis Rhizoma
生薬英語名［局方］：Atractylodes Rhizome

使用部位［その他］：根茎、根茎、根茎
生薬名［その他］：関蒼朮（カンソウジュツ）・蒼朮（ソウジュツ）・白朮（ビャクジュツ）、白朮（ビャクジュツ）、関蒼朮（カンソウジュツ）・蒼朮（ソウジュツ）・白朮（ビャクジュツ）
薬効：利尿作用、発汗作用、健胃作用。

備考：近縁種とともに生薬とされる多年草。民間療法では、健胃、腸整、止汗、利尿などにより、腎機能改善や疼痛、胃腸炎、浮腫などに用いる。若芽は食用、花はドライフラワーに。オケラ *Atractylodes japonica* Koizumi ex Kitamura（和白朮）又はオオバナオケラ *Atractylodes macrocephala* Koidzumi（*Atractylodes ovata* De Candolle）（唐白朮）の、通例、周皮を除いた根茎を用いる。

【同様に使用される植物】
オオバナオケラ *Atractylodes macrocephala* Koidz.

ヒナギク

学名：*Bellis perennis* L.
科名：キク科
属名：ヒナギク属
英名：Wild Daisy
別名：デイジー、チョウメイギク（長命菊）、エンメイギク（延命菊）

[SE]

使用部位［その他］：葉、花
禁忌：妊娠中・授乳中は禁忌。
安全性［SE］：妊娠中・授乳中は使用を避ける。

備考：イタリアの国花でもある多年草（日本では一年草）。民間療法では、肝疾患、気管支炎、便秘、軽い傷などに。スープやサラダなど食用に。また観賞用に。

オオバナノセンダングサ

学名：*Bidens pilosa* L. var. *radiata* Sch. Bip.
異名：*Bidens alba*（L.）DC.
科名：キク科
属名：センダングサ属
英名：Romerillo
別名：タチアワユキセンダングサ

使用部位［その他］：-

備考：熱帯にみられる多年草。コセンダングサ *Bidens pilosa* L. の全草は、生薬「金盞銀盤」、別名「黄花霧」。

タウコギ

学名：*Bidens tripartita* L.
科名：キク科
属名：センダングサ属
英名：Burr Marigold、Burr Beggarticks
別名：-

[SE]

使用部位［その他］：全草
生薬名［その他］：狼把草（ロウハソウ）
禁忌：妊娠中・授乳中は禁忌。
安全性［SE］：妊娠中・授乳中は使用を避ける。

備考：顕花植物の一種で水田に雑草として扱われる。民間療法では、収斂、利尿、止血により、気管支炎などに。

トウキンセンカ

学名：*Calendula officinalis* L.
異名［GM］：*Calendula officinalis* L. var. *prolifera* hort.
科名：キク科
属名：キンセンカ属
英名：Calendula、Marigold、Pot Marigold
別名：ポットマリーゴールド、カレンデュラ、キンセンカ、ガーデンマリーゴールド

使用部位［GM］：花
生薬ラテン名［GM］：Calendulae Flos
生薬名［GM］：Calendula Flower
生薬名［その他］：金盞菊（キンサンキク）
薬効［GM］：食用促進、抗微生物作用、抗ウイルス作用、消炎作用、創傷治癒、局所投与での抗炎症・肉芽形成作用。
（GM 立証済みハーブ。p100 を参照。）

使用部位［GM］：花
生薬ラテン名［GM］：Calendulae Herba
生薬名［GM］：Calendula Herb
生薬名［その他］：金盞菊（キンサンキク）
薬効［GM］：食用促進、抗微生物作用、抗ウイルス作用、消炎作用、創傷治癒、局所投与での抗炎症・肉芽形成作用。
（GM 未立証ハーブ。p318 を参照。）

使用部位［WHO］：舌状小花、花
生薬ラテン名［WHO］：Flos Calendulae
適応［GM］：（花）内用と局所投与：口腔と咽頭粘膜の炎症。外用：治癒不良の創傷、下腿潰瘍。

用法［WHO］：WHOでは、切り傷、皮膚と口腔粘膜の軽度炎症、創傷、下腿潰瘍へ外用。また、無月経、アンギーナ、発熱、胃炎、低血圧、黄疸、リウマチ、嘔吐。内用と局所投与では特に口腔と咽頭粘膜の炎症。外用では、治癒不良の創傷、下腿潰瘍に。WHOの使用量では、局所適用：1〜2g/150mlの浸剤。外用：40%アルコールエキス（1：1）、あるいは90%アルコールで調製したチンキ剤。創傷の治療にはチンキ剤を希釈せずに使用し、湿布にはチンキ剤を滅菌水で3倍以上に希釈して使用。軟膏は2〜5%。

禁忌：妊娠中、授乳中は禁忌。

安全性：注意：妊娠中、授乳中、小児の使用は医師の監督下で。副作用：皮膚の感作。

安全性［SE］：妊娠中の経口摂取は子宮収縮作用、殺精子、抗胚盤胞、堕胎作用により禁忌。また妊娠を希望する女性は使用を避ける。授乳中も使用を避ける。

備考：耐寒性の多年草。フレンチマリーゴールドなど多品種のマリーゴールドとは別種。メディカルハーブでは古くから黄疸、胃内用などに用いられた。皮膚・粘膜の修復、抗真菌、抗ウイルスなどから、皮膚炎、消化促進にも。のどの炎症には、浸剤でうがいをする。外用には、ティンクチャー2〜4mlを250〜500mlの水で希釈したもので湿布をするか、浸出油で軟膏剤を作り、患部に塗布。

ベニバナ

学名：*Carthamus tinctorius* L.
異名：*Carthamus tinctorius* L. var. *spinosus* Kitam.
科名：キク科
属名：ベニバナ属
英名：Safflower、Safflor
別名：サフラワー、スエツムハナ（末摘花）、クレノアイ〔呉藍〕、コウカ

使用部位［局方］：花（管状花）
生薬名［局方］：コウカ（紅花）
生薬ラテン名［局方］：Carthami Flos
生薬英語名［局方］：Safflower

使用部位［WHO］：花
生薬ラテン名［WHO］：Flos Carthami

使用部位［その他］：花、苗、果実
生薬名［その他］：花：紅花（コウカ）／紅花苗／果実：紅花子
薬効：鎮痛作用、解熱作用、肝臓保護作用、消炎作用、抗微生物作用、心血管作用（ST上昇と心拍増加を減少、血管拡張、降圧）、中枢神経系抑制作用、免疫抑制作用、血小板凝集阻害、子宮収縮刺激作用。

用法［WHO］：WHOでも、無月経、月経困難、疼痛と腫脹のある創傷やびらん、動脈硬化症の予防に。また、解熱薬、止渇薬、避妊薬、発汗薬、通経薬、去痰薬、緩下薬、鎮静薬、刺激薬。気管支炎、せつ、痔核、呼吸器感染症、白癬、疥癬に。日焼けには冷湿布を、吹き出物、敏感肌、脂性肌、湿疹には温湿布で利用。浄血、生理不順には、乾燥した花1gを盃1杯の冷酒に浸し、1日3回飲む。また、砂糖を加えたティンクチャーとしてベニバナ酒を内用しても良い。動脈硬化の予防には種子5〜10gを1日量として炒って食する。WHOの使用量では、平均1日量：浸剤あるいは煎剤として花3〜9g；同等の他の調製物。

禁忌：妊娠中、また出血性疾患、消化性潰瘍、月経過多には禁忌。

安全性：通経作用、堕胎促進作用、子宮収縮作用；クラスE〜消化性潰瘍、出血性疾患の場合は禁忌。注意：変異誘発の報告あり。授乳中と小児での使用は医師に相談。薬物相互作用では、抗凝固薬や抗血小板薬を服用中の患者では注意。副作用：月経増加、めまい、皮膚発疹、一過性蕁麻疹。

安全性［SE］：妊娠中の花の服用は危険（月経刺激、子宮刺激作用）。キク科アレルギーには注意。花は出血性疾患または消化性潰瘍を有する場合は禁忌。

備考：染色料や食用油とされる一年草または越年草。古くから染料として利用されてきた。民間療法では、浄血、生理不順に良いともされ

サントリソウ

学名：*Centaurea benedicta*（L.）L.

異名［GM］：*Cnicus benedictus* L.、*Cirsium pugnax* Sommier & Levier

科名：キク科

属名：ヤグルマギク属

英名：Blessed Thistle

別名：ブレストシスル、ホーリーシスル、キバナアザミ、ベネディクトソウ、ヒレアザミ

G **SE**

使用部位［GM］：地上部（葉、花、上部の茎）

生薬ラテン名［GM］：Cnici Benedicti Herba

生薬名［GM］：Blessed Thistle Herb

薬効［GM］：唾液と胃液の分泌促進。

（GM 立証済みハーブ。p92 を参照。）

適応［GM］：食欲不振、消化不良

禁忌：感染性または炎症性胃腸疾患、妊娠中は禁忌。また本草へのアレルギー。

安全性：アレルギー反応の可能性。

（注意）濃い滲出液には催吐性があり、下痢を引き起こす。

安全性［GM］：アレルギー反応の可能性。

安全性の詳細は、『「健康食品」の安全性・有効性情報』を確認のこと。

備考：草丈 60 センチ程になる多年草。民間療法では、健胃、催乳、利尿、発汗、催吐など。別名のカルドベネディクトは「神聖なるアザミ類」の意味。軽い傷や霜焼けに外用として煎剤を湿布。また浴用剤に。痔疾にも有効。食用として若葉はサラダに、根は煮物など野菜に。

ヤグルマギク

学名：*Centaurea segetum* Hill

異名：*Centaurea cyanus* L.

科名：キク科

属名：ヤグルマギク属

英名：Cornflower

別名：コーンフラワー、ヤグルマソウ、セントウレア

G **SE**

使用部位［GM］：花、葉

生薬ラテン名［GM］：Cyani Flos

生薬名［GM］：-

（GM 未立証ハーブ。p325 を参照。）

禁忌：妊娠中・授乳中は禁忌。

安全性［SE］：妊娠中・授乳中は使用を避ける。

備考：秋撒きの一年草。花はサラダやポプリなどに利用。民間療法では、消炎、収斂、強壮に用いられることもある。ヤグルマソウはユキノシタ科の別の植物。和名は、花の形が鯉のぼりの矢車に似ていることから由来。また、乾燥させた花で浸剤を作り、口内炎などに内用する。観賞用にも。

ローマカミツレ
（ローマンカモミール）

学名：*Chamaemelum nobile*（L.）All.

異名：*Anthemis nobilis* L.

科名：キク科

属名：カモマイル属

英名：Roman Chamomile、Pelenial Chamomile

別名：カモミール・ローマン、ローマンカモマイル、ローマンカミツレ（羅馬加密列）

G

使用部位［GM］：頭花

生薬ラテン名［GM］：Chamomillae Romanae Flos

生薬名［GM］：Chamomile Flower、Roman

（GM 未立証ハーブ。p320 を参照。）

禁忌：妊娠初期には摂取しない。

安全性：通経作用、堕胎促進作用、子宮収縮作用。

備考：多年草。主に精油を利用。ジャーマンカミツレと似ているが、メディカルハーブで多用されるのはジャーマンカミツレの方。強い芳香があり、民間療法では、鎮静、鎮痙、抗菌により、抗アレルギー、抗炎症風邪、リウマチ、不

眠にも用いられる。また、乾燥した花を入浴剤として使用する。

シマカンギク

学名：*Chrysanthemum indicum* L.
異名：*Chrysanthemum boreale*（Makino）Makino var. *okiense*（Kitam.）Okuyama、*Chrysanthemum okiense* Kitam.、*Dendranthema indicum*（L.）Des Moulins、*Dendranthema okiense*（Kitam.）Kitam.
科名：キク科
属名：ヨモギギク属
英名：Florists' Daisy
別名：－

使用部位［その他］：頭花、全草および根
生薬名［その他］：花：菊花（キクカ、キッカ）／全草および根野菊（ヤギク）
≪キクを参照≫

クリサンセマム

学名：*Chrysanthemum L. / Dendranthema x morifolium*（Ramat.）Tzelev
科名：キク科
属名：ヨモギギク属
英名：Mum、Florist's Chrysanthemum
別名：－

使用部位［その他］：花
生薬名［その他］：菊花（キクカ）

リュウノウギク

学名：*Chrysanthemum makinoi* Matsum. et Nakai
異名：*Chrysanthemum japonicola* Makino、*Dendranthema japonicum*（Maxim.）Kitam.
科名：キク科
属名：キク属
英名：
別名：ノギク、ヤマギク

使用部位［その他］：－

備考：草丈90センチ程になる多年草。民間療法では、血行促進などにより「菊湯」など浴用剤に。

キク

学名：*Chrysanthemum morifolium* Ramat.
科名：キク科
属名：キク属
英名：Florists' Daisy
別名：ショクヨウギク、キクカ

局

使用部位［局方］：頭花
生薬名［局方］：キクカ（菊花、キッカ）
生薬ラテン名［局方］：Chrysanthemi Flos
生薬英語名［局方］：Chrysanthemum Flower

使用部位［その他］：頭花
生薬名［その他］：菊花（キクカ、キッカ）

備考：食用ともされる多年草。ビタミン豊富なキクは、民間療法では、消炎、利尿として、風邪予防、頭痛、めまいなどに用いられることもある。お吸い物、酢の物やキク茶としても利用。茹でる際には酢を加えると発色が良い。食用としては、おろし和え、酢の物、くるみ和え、天ぷら、汁の実、刺身のつまなど。あかぎれ、しもやけ、腫れ物など外用では、生のキクの花の絞り汁を患部に塗布し利用されることも。
【同様に使用される植物】
シマカンギク
Chrysanthemum indicum L.

薬用植物辞典　099

キクタニギク

学名：*Chrysanthemum seticuspe*（Maxim.）Hand.-Mazz.

異名：*Chrysanthemum boreale*（Makino）Makino、*Chrysanthemum seticuspe*（Maxim.）Hand.-Mazz. var. *boreale*（Makino）Hand.-Mazz.、*Dendranthema boreale*（Makino）Y.Ling ex Kitam.、*Dendranthema lavandulifolium*（Fisch. ex Trautv.）Kitam. var. *seticuspe*（Maxim.）C.Shih、*Dendranthema seticuspe*（Maxim.）Kitam. f. *boreale*（Makino）Kitam.

科名：キク科

属名：キク属

英名：-

別名：アワコガネギク、アブラギク

使用部位［その他］：全草および根

生薬名［その他］：野菊（ヤギク）

備考：山地の崖や林縁に生育する多年草。民間療法では、消炎、解熱により、打撲、結膜炎などに。花の浸出油を外用に。

キクニガナ

学名：*Cichorium intybus* L.

異名［GM］：*Cichorium intybus* L. var. *intybus*（syn. *Cichorium intybus* L. var. *sylvestre* Visiani）

科名：キク科

属名：キクニガナ属

英名：Chicory

別名：チコリ

G

使用部位［GM］：根、全草

生薬ラテン名［GM］：Cichorium Intybus

生薬名［GM］：Chicory

生薬名［その他］：全草：菊苣（キクキョ）

薬効［GM］：軽度の利胆作用。
（GM 立証済みハーブ。p109 を参照。）

適応［GM］：食欲不振、消化不良。

禁忌：キクニガナへのアレルギー。胆石では医師

に相談。

安全性：稀にアレルギー性皮膚反応。

安全性［GM］：稀にアレルギー性皮膚反応。

備考：草丈1メール50センチほどになる多年草。民間療法では、強肝、利尿、緩下、抗菌、収斂などから、血糖降下や肝臓の疾患などに用いられたりなどする。1年栽培した根を乾燥させ焙煎したものをコーヒーの代用として飲用とする。葉はサラダなどの食用に。

ノアザミ

学名：*Cirsium japonicum* Fisch. ex DC.

科名：キク科

属名：アザミ属

英名：Japanese Thistle

別名：アザミ、ハルアザミ、アザミ類

使用部位［その他］：全草または根

生薬名［その他］：大薊（ダイケイ）

備考：民間療法では、利尿、健胃など。

≪アザミを参照≫

サントリソウ

学名：*Cnicus benedictus* L.

異名［GM］：*Centaurea benedicta*（L.）L.、*Cirsium pugnax* Sommier & Levier

科名：キク科

属名：サントリソウ属／キバナアザミ属

英名：Blessed Thistle

別名：-

G **SE**

使用部位［GM］：地上部（葉、花、上部の茎）

生薬ラテン名［GM］：Cnici Benedicti Herba

生薬名［GM］：Blessed Thistle Herb

薬効［GM］：唾液と胃液の分泌促進。
（GM 立証済みハーブ。p92 を参照。）

使用部位［GM］：地上部

生薬ラテン名［GM］：Cnici Benedicti Herba

生薬名［GM］：Blessed Thistle Herb
（GM 立証済みハーブ。p92 を参照。）
適応［GM］：食欲不振、消化不良
安全性：アレルギー反応の可能性。
（注意）濃い滲出液には催吐性があり、下痢を引き起こす。
安全性［GM］：アレルギー反応の可能性。

備考：草丈 60 センチ程になる多年草。民間療法では、健胃、催乳、利尿、発汗、催吐など。別名のカルドベネディクトは「神聖なるアザミ類」の意味。軽い傷や霜焼けに外用として煎剤を湿布。また浴用剤に。痔疾にも有効。食用として若葉はサラダに、根は煮物など野菜に。

アーティチョーク

学名：*Cynara scolymus* L.
異名：*Cynara cardunculus* L.
科名：キク科
属名：チョウセンアザミ属
英名：Artichoke、Globe Artichoke
別名：チョウセンアザミ（朝鮮薊）

使用部位［GM］：葉
生薬ラテン名［GM］：Cynarae Folium
生薬名［GM］：Artichoke Leaf
薬効［GM］：抗動脈硬化作用、抗高コレステロール血作用、利胆など肝臓保護作用、抗酸化作用、胆汁分泌促進作用、消化不良への作用（胃痛、嘔吐、吐き気、膨満感の低下）、コレステロール低下作用、脂質低下作用、胆汁分泌促進作用、過敏性腸症候群に対して改善。
（GM 立証済みハーブ。p84 を参照。）

使用部位［WHO］：根本の葉
生薬ラテン名［WHO］：Folium Cynarae
適応［GM］：消化不良
用法［WHO］：WHO では、消化器症状（消化不良、膨満感、吐き気、胃痛、嘔吐など）。また軽度から中等度の高コレステロール血症。その他、動脈硬化症、腎機能障害（利尿）。過敏性腸症候群に有効との研究があるが、推奨するにはさらなる無作為化比較臨床試験が必要。さらに、貧血、糖尿病、発熱、痛風、リウマチ、尿路結石などにも。WHO の使用量は、平均経口 1 日量では、高コレステロール血症と消化不良には乾燥させた水抽出物 1〜2g。成人 1 日量では 生薬 1〜2g；同等調製物。
禁忌：授乳中は使用しない（母乳の出が悪くなることがある）。またアーティチョークなどへのアレルギー。胆道閉鎖、胆石では医師に相談。
安全性：胆石患者は使用前に医師に相談。薬物相互作用では、クマリン型抗凝固薬。その他、妊娠中、授乳中、12 歳未満の小児の使用は推奨されない。
副作用：軽度下痢、腹部せん痛、上腹部疼痛、吐き気、胸やけ、アレルギー反応。
安全性［SE］：過剰摂取は避ける。

備考：食用にも用いられる多年草。植物療法では、強肝、利胆、強壮として、消化促進、食欲増進、消化不良、食欲不振、高コレステロール血症、動脈硬化などに用いられる。またティンクチャーを内用しても良い。ただしシナロピクリンやその他のセスキテルペンラクトンがアレルゲンになる可能性がある。

ダリア

学名：*Dahlia pinnata* Cav.
科名：キク科
属名：ダリア属
英名：Dahlia
別名：テンシボタン、テンジクボタン

使用部位［その他］：全草
禁忌：過量摂取は厳禁。

備考：花の形がボタンに似ていることからテンジクボタンとも呼ばれる多年草。民間療法では、緩下として便秘に。また高血圧予防、生活習慣病予防に。メキシコなど原産地では食用も栽培している。

ムラサキバレンギク

学名：*Echinacea purpurea*（L.）Moench、*Echinacea pallida*（Nutt.）Nutt.

異名［GM］：*Brauneria purpurea*（L.）Britton、*Echinacea purpurea*（L.）Moench var. *arkansana* Steyerm.、*Rudbeckia purpurea* L.、*Brauneria purpurea*（L.）Britton、*Echinacea purpurea*（L.）Moench var. *arkansana* Steyerm.、*Rudbeckia purpurea* L.

科名：キク科

属名：ムラサキバレンギク属

英名：Echinacea, Common Echinacea, Purple Coneflower

別名：エキナセア、パープルコーンフラワー、エキナケア、エキネシア、プルプレア

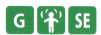

使用部位［GM］：地上部

生薬ラテン名［GM］：Echinaceae Purpureae Herba

生薬名［GM］：Echinacea Purpurea Herb

生薬名［その他］：ショウガギク、シスイカ

薬効［GM］：免疫刺激作用、創傷治癒作用、抗腫瘍作用、抗リーシュマニア作用、抗細菌作用、抗ウイルス作用。臨床薬理学では、免疫刺激作用、消炎作用（皮膚の炎症）など。内用あるいは非経口投与で免疫作用を示す。白血球数と脾臓細胞数の増加。顆粒球による貪食作用の活性化。体温上昇。
（GM 立証済みハーブ。p122 を参照。）

適応［GM］：内用：風邪や気道および尿路下部の慢性感染症に対する支持療法。外用：治癒不良の外傷と慢性潰瘍。。

用法［WHO］：WHO でも、風邪、呼吸器および尿路感染症の支持療法に。感染症での有効性は免疫反応の刺激によると一般に考えられている。外用では、創傷治癒促進、慢性潰瘍、炎症性皮膚症状の治療。また、酵母菌感染症、放射線療法の有害反応、関節リウマチ、血液中毒、食中毒にも。WHO の使用量では、本薬草の経口 1 日量は絞り汁 6～9ml、連続 8 週間を超えない。圧搾汁 15% 以上を含む半固形調製物の外用は連続 8 週間を超えない。小児用量の情報は無い。

禁忌：（外用）本薬草へのアレルギー。結核や膠原病、多発性硬化症などの全身疾患には注意が必要。アレルギー傾向、特にキク科へのアレルギーや妊娠中は、非経口投与を行わない。（内用）重篤な症状には使用しない（結核、白血病、膠原病、多発性硬化症、エイズ、HIV 感染症、自己免疫病など）。

安全性：警告：糖尿病の代謝状態が非経口投与で低下する。注意：外用・内用とも連続 8 週間を超えない。

その他の注意：妊娠中の使用は推奨できない。授乳中の使用は医師に相談後。幼児には医師へ相談なしに投与しないが、表皮の小さい外傷への外用は使用可能。副作用：キク科植物へのアレルギーにより時にアレルギー反応。

安全性［GM］：内用および外用では副作用なし。非経口投与では、用量により短期の発熱、吐き気、嘔吐の可能性。即時型アレルギー反応。

安全性［SE］：アナフィラキシーなどの健康被害報告あり。結核、白血病、自己免疫疾患などの全身性疾患には禁忌。

備考：植物療法では広く使われている多年草。民間療法では、抗菌、抗ウイルス、抗アレルギー、免疫賦活、消炎、鎮咳、創傷治癒として、感染症や咳止めに、乾燥させた根を煎じて服用する。

タカサブロウ

学名：*Eclipta thermalis* Bunge

異名：*Eclipta prostrata* auct. non（L.）L.

科名：キク科

属名：タカサブロウ属

英名：Eclipta

別名：モトタカサブロウ、ボクトソウ、エクリプタ、タタラビソウ

使用部位［その他］：全草

生薬名［その他］：墨旱蓮（ボクカンレン）

備考：水田などにみられる一年草。民間療法では、消炎など眼疾患に用いられた。インドでは育毛剤として用いられる。爛れ目、皮膚の爛れ

などに。開花期の全草を乾燥させ煎じ洗眼および内用として。

ヒメムカシヨモギ

学名：*Erigeron canadensis* L.
異名：*Conyza canadensis*（L.）Cronquist
科名：キク科
属名：ムカシヨモギ属
英名：Canadian Fleabane、Butterweed、Canadian Horseweed
別名：カナダフリーベイン、ゴイッシングサ（御一新草）、メイジソウ（明治草）、テツドウグサ（鉄道草）、ノミヨケソウ

SE

使用部位［その他］：全草
生薬名［その他］：祁州一枝蒿（キシュウイッシコウ）
禁忌：妊娠中・授乳中は禁忌。
安全性［SE］：妊娠中・授乳中は使用を避ける。

備考：キク科イズハハコ属の二年草。民間療法では、収斂、止瀉、解熱、解毒、利尿、抗炎症により、下痢、赤痢、痔出血、解熱、解毒、利尿、リウマチ、口腔炎、結膜炎などに。全草を煎剤として用いる。煮て水にさらし食用にも。

ヒヨドリバナ

学名：*Eupatorium cannabinum* L.
異名：*Eupatorium chinense* auct. non L.、*Eupatorium japonicum* auct. non Thunb.、*Eupatorium makinoi* T.Kawahara et Yahara
科名：キク科
属名：ヒヨドリバナ属
英名：Hamp Agrimony
別名：ヘンプアグリモニー、ウォーターヘンプ、アサバヒヨドリ、サンラン（山蘭）

使用部位［その他］：全草または根根
生薬名［その他］：秤杆草（ショウカンソウ）
禁忌：肝臓に影響するため過剰摂取に注意。

備考：草原や渓流沿い、林道の脇などに自生する多年草。民間療法では、発汗、利尿、抗ウイルス、解毒、強壮などにより、風邪、関節炎に。また鑑賞用や乾燥させポプリなどを作る。内用には乾燥させた全草の浸出液を用いる。

フジバカマ

学名：*Eupatorium japonicum* Thunb.
異名：*Eupatorium fortunei* Turcz.
科名：キク科
属名：ヒヨドリバナ属
英名：Thoroughwort
別名：コメバナ、カオリグサ、ランソウ（蘭草）

使用部位［その他］：茎葉
生薬名［その他］：佩蘭（ハイラン）
薬効：利尿作用、解熱作用、強壮作用、通経作用。
禁忌：常用や多量摂取は禁忌。

備考：準絶滅危惧（NT）種に指定されている多年草。秋の七草のほとつ。民間療法では、利尿、通経に。むくみ、肩こり、神経痛にも。乾燥させた地上部を煎じ内用に。また肩こり、神経痛には浴用剤に。

サワヒヨドリ

学名：*Eupatorium lindleyanum* DC.
異名：*Eupatorium lindleyanum* DC. f. *trisectifolium*（Makino）Hiyama
科名：キク科
属名：ヒヨドリバナ属
英名：-
別名：サワアララギ、アカマグサ

使用部位［その他］：全草
生薬名［その他］：秤杆升麻（ショウカンショウマ）、尖佩蘭（センハイラン）

備考：湿地に自生し草丈1メートル程になる多年草。民間療法では解熱、鎮咳により、風邪予防や咳止めに。

ツキヌキヒヨドリ

学名：*Eupatorium perfoliatum* L.
科名：キク科
属名：ヒヨドリバナ属
英名：Boneset
別名：ボーンセット

使用部位［その他］：地上部
禁忌：過量摂取は厳禁。

備考：草丈1.5メートル程になる多年草。北米の先住民は浸出液を解熱、風邪の諸症状、リウマチなど関節炎の改善に用いた。民間療法では、抗菌や強壮、緩下により、発汗、解熱、緩下、強壮、鎮痙、免疫賦活として、風邪の諸症状や発熱、便秘に。乾燥した地上部を煎剤として内用。

ムラサキヒヨドリバナ

学名：*Eupatorium purpureum* L.
科名：キク科
属名：ヒヨドリバナ属
英名：Sweet Joe Pye、Joe Pye、Gravel Root、Queen-of-the-Meadow、Joe-Pye-Weed
別名：ジョーパイ、グラベルルート

使用部位［その他］：地上部、根、根茎
禁忌：妊娠中、授乳中は禁忌。長期使用は不可。

備考：草丈2メートル程になる多年草。アメリカ先住民族が利尿薬として泌尿器疾患に用いた。民間療法では、利尿、抗リウマチなど。腎臓及び膀胱結石の予防や尿道炎、膀胱炎、前立腺肥大などに用いられる。有毒なピロリジジンアルカロイドを含む。

ツワブキ

学名：*Farfugium japonicum*（L.）Kitam.
異名：*Farfugium tussilagineum*（Burm.f.）Kitam.、*Ligularia tussilaginea*（Burm.f.）Makino
科名：キク科
属名：ツワブキ属
英名：Japanese Silver Leaf、Leopard Plant、Green Leopard Plant
別名：ツワ、カントウ

使用部位［その他］：全株
生薬名［その他］：蓮蓬草（レンホウソウ）

備考：常緑多年草。民間療法では、抗菌、消炎、収斂、健胃により、擦り傷、切り傷、おでき、軽いやけど、痔、打ち身などにも。

ヒメチチコグサ

学名：*Gnaphalium uliginosum* L.
異名：*Filaginella uliginosa*（L.）Opiz、*Gnaphalium mandshuricum* Kirp.、*Gnaphalium tranzschelii* auct. non Kirp.
科名：キク科
属名：ハハコグサ属
英名：Marsh Cudweed、Cudweed、Cotton Dawes
別名：エゾノハハコグサ

SE

使用部位 ［その他］：全草
生薬名 ［その他］：湿鼠麹草（シツソキクソウ）
禁忌：妊娠中・授乳中は禁忌。
安全性 ［SE］：妊娠中・授乳中は使用を避ける。

備考：荒れ地や湿地に生育する一年草。民間療法
では、収斂、防腐などに。喉の痛み、抗カタ
ル、高血圧などに。

グレートバレーガムウィード

学名：*Grindelia camporum* Greene
科名：キク科
属名：グリンデリア属
英名：Great Valley Gumweed
別名：ガムプラント

G

使用部位 ［その他］：葉、頭状花
生薬ラテン名：Grindeliae herba
（GM 立証済みハーブ。p140 を参照。）
備考：民間療法では、利尿、鎮静、強壮、去痰に
より、気管支炎、気管支喘息に。「ネバリオグ
ルマ」の名は G. squarrosa を指す場合もある.

グレートバレーガムウィード

学名：*Grindelia robusta* Nutt.
異名：*Grindelia camporum* Greene var. *parviflora* Steyerm.、*Grindelia paludosa* Greene、*Grindelia procera* Greene
科名：キク科
属名：グリンデリア属
英名：Gumplant、Grindelia
別名：グリンデリア・ロブスタ

G

使用部位 ［その他］：地上部
生薬ラテン名：Grindeliae herba
（GM 立証済みハーブ。p140 を参照。）

備考：多年草。民間療法では、鎮痙、去痰、気管
支炎、高血圧に。ウルシかぶれにも。夏に粘性
の白い分泌物を出し黄色の花を咲かせる。GM

では、上部気道のカタルに。「ネバリオグルマ」
は G. camporum を 指 す 場 合 も あ る。
【安全性】稀に胃粘膜を刺激。
【同様に使用される植物】
Grindelia squarrosa (Pursh) Dunal

ネバリオグルマ

学名：*Grindelia squarrosa*（Pursh）Dunal
科名：キク科
属名：グリンデリア属
英名：Curly-Top Gumweed、Curly-Cup Gumweed
別名：グリンデーリア、カーリーカブガムウィード

G

使用部位 ［GM］：地上部
生薬ラテン名 ［GM］：Grindeliae Herba
生薬名 ［GM］：Gumweed Herb
薬効 ［GM］：in vitro で抗菌作用。
（GM 立証済みハーブ。p140 を参照。）
適応 ［GM］：上部気道のカタル
安全性：稀に胃粘膜を刺激。
安全性 ［GM］：稀に胃粘膜を刺激

備考：多年草。民間療法では、鎮痙、去痰、気管
支炎、高血圧に。ウルシかぶれにも。夏に粘性
の白い分泌物を出し黄色の花を咲かせる。「ネ
バリオグルマ」は G. camporum を指す場合も
ある。
【同様に使用される植物】
Grindelia robusta Nutt.

ヒマワリ

学名：*Helianthus annuus* L.
科名：キク科
属名：ヒマワリ属
英名：Sunflower、Common Garden Sunflower
別名：サンフラワー、ヒグルマ、ニチリンソウ

SE

使用部位［その他］：種子、根、茎髄、葉、花、花托、果殻
生薬名［その他］：向日葵子（コウジツキシ）／根：向日葵根／茎髄：向日葵茎髄／葉：向日葵葉／花：向日葵花／花托：向日葵花托／果殻：向日葵殻
禁忌：妊娠中・授乳中は禁忌。
安全性［SE］：妊娠中・授乳中は使用を避ける。

備考：種実を食用や油糧とする一年草。民間療法では、鎮静、降圧などとして、花托はめまいや高血圧に、種子は滋養、腸整に用いられたりなどする。種子にはリノール酸を含みヒマワリ油が採取され食用油としても利用される。種子を軽く炒ったものを食するとよいとされるが摂りすぎには注意。植物油は石鹸の原料などにも利用される。

キクイモ

学名：*Helianthus tuberosus* L.
科名：キク科
属名：ヒマワリ属
英名：Jerusalem Artichoke
別名：シシイモ

使用部位［その他］：根茎

備考：食用ともされる多年草。天然のインシュリンとも呼ばれ、糖尿病など生活習慣病の予防などに良いともいわれている。血糖値低下、整腸、免疫賦活ぬも。秋の茎葉が枯れる頃に根塊を掘り取り、水洗いし食用とする。

カレープラント

学名：*Helichrysum italicum*（Roth）G. Don
異名［GM］：*Gnaphalium italicum* Roth、*Helichrysum italicum* var. *italicum*、*Helichrysum italicum* var. *numidicum* (Pomel) Quézel & Santa、*Gnaphalium glutinosum* var. *glutinosum*、*Helichrysum numidicum* Pomel、*Gnaphalium glutinosum* Ten.、*Helichrysum angustifolium* var. *numidicum* (Pomel) Maire、*Helichrysum italicum* var. *serotinum* (Boiss.) O.Bolòs & Vigo、*Helichrysum stoechas* subsp. *numidicum* (Pomel) Batt.、*Helichrysum rupestre* subsp. *glutinosum* (Ten.) Nyman
科名：キク科
属名：ムギワラギク属
英名：Sandy Everlasting Flowers
別名：サンディーエバーラスティングフラワー、サンディーエバーラスティング

G

使用部位［GM］：花
生薬ラテン名［GM］：Helichrysi Flos
生薬名［GM］：Sandy Everlasting
生薬名［その他］：永久花（エイキュウカ）
薬効［GM］：軽度の胆汁分泌促進。
（GM 立証済みハーブ。p199 を参照。）
禁忌：胆管閉塞。胆石では医師に相談。

備考：スパイシーな香りがする多年草。葉にカレーのような香りがあるが食用ではない。民間療法では、鎮咳、鎮痛 により、咳、湿疹、鎮痛、静脈瘤、抗炎症に用いる。開花後の花を採取し乾燥させ用いる。生薬は料理の香りづけに。また、混同しやすいハーブに、カレーリーフがあり、南インド料理、スリランカ料理などに用いられる。

サンディエバーラスティング

学名：*Helichrysum arenarium*（L）Moench
異名［GM］：*Gnaphalium arenarium* L.、Stoechas citrina Gueldenst.、*Gnaphalium prostratum* Patrin ex DC.、*Gnaphalium buchtormense* Sch.Bip.、*Cyttarium arenarium* Peterm、*Gnaphalium adscendens* Thunb.、*Helichrysum arenarium* var. *arenarium*、*Gnaphalium aureum* Gilib.、*Gnaphalium graveolens* Henning、*Helichrysum arenarium* subsp. *arenarium*、*Gnaphalium elichrysum* Pall.、*Gnaphalium ignescens* L.
科名：キク科
属名：ムギワラギク属
英名：Sandy Everlasting、Immortelle
別名：イモーテル

G

使用部位［GM］：花
生薬ラテン名［GM］：Helichrysi Flos
生薬名［GM］：Sandy Everlasting
生薬名［その他］：永久花（エイキュウカ）
薬効［GM］：軽度の胆汁分泌促進。
（GM 立証済みハーブ。p199 を参照。）

備考：スパイシーな香りがする多年草。葉にカレーのような香りがあるが食用ではない。民間療法では、鎮咳、鎮痛 により、咳、湿疹、鎮痛、静脈瘤、抗炎症に用いる。開花後の花を採取し乾燥させ用いる。生葉は料理の香りづけに。また、混同しやすいハーブに、カレーリーフがあり、南インド料理、スリランカ料理などに用いられる。

キツネアザミ

学名：*Hemisteptia lyrata*（Bunge）Fisch. et C.A.Mey.
異名：*Saussurea lyrata*（Bunge）Franch.
科名：キク科
属名：キツネアザミ属
英名：Lyrate Hemistepta
別名：-

使用部位［その他］：全草
生薬名［その他］：泥胡菜（デイコサイ）

備考：空き地や道端に生育する二年草。民間療法では、解熱、止血に。キツネに騙されるように、アザミに似ているがアザミではないことから名付けられたといわれる。葉をヨモギの代わりに草餅に利用。

ヤナギタンポポ

学名：*Hieracium umbellatum* L.
異名：*Hieracium umbellatum* L. var. *japonicum* H.Hara
科名：キク科
属名：ヤナギタンポポ属
英名：Mouse-Ear Hawkweed
別名：マウスイヤー・ホークウィード、ケミヤマコウゾリナ

使用部位［その他］：全草と根
生薬名［その他］：山柳菊（サンリュウギク）
禁忌：妊娠中・授乳中は禁忌。

備考：キク科タンポポ亜科ヤナギタンポポ属の多年草。民間療法では、利尿、去痰、癒傷、抗痙攣など。

オグルマ

学名：*Inula britannica* L. subsp. *japonica* (Thunb.) Kitam.
異名：*Inula britannica* L. var. *chinensis* (Rupr.) Regel、*Inula britannica* L. var. *japonica* (Thunb.) Franch. et Sav.、*Inula japonica* Thunb.
科名：キク科
属名：オグルマ属
英名：-
別名：ノグルマ、キツネノタバコ

使用部位［その他］：頭花、頭花
生薬名［その他］：旋覆花（センプクカ）の基原の1つ、旋覆花（センプクカ）の基原の1つ
薬効：去痰作用、鎮咳作用、健胃作用。

備考：川岸や湿地等にみられる多年草。生薬では、旋覆花といいオグルマ *Inula britannica* L. subsp. *japonica* Kitamura（キク科 Compositae）または同属近縁植物の頭花部分を乾燥したもの。根を旋復花根（せんぷくかこん）という。ノコンギク *Aster ageratoides* Turcz. Subsp. *Qvatus*（Fr. et Sav）Kitam. やサワオグルマ *Senecio pierotii* Mig. が偽品として出回ることがある。胆汁分泌促進、制嘔にも。乾燥した花をガーゼなどに包み、旋覆花（センプクカ）として煎じて内用する。

オオグルマ

学名：*Inula helenium* L.
科名：キク科
属名：オグルマ属
英名：Elecampane Inula, Scabwort, Alant, Horseheal, Yellow Starwort
別名：エリキャンペーン、オオグルマ、イヌラ、イエロースターワート

使用部位［GM］：根
生薬ラテン名［GM］：Helenii Radix
生薬名［GM］：Elecampane Root
生薬名［その他］：土木香（ドモッコウ）
薬効［GM］：消炎、殺菌、去痰、駆風
（GM 未立証ハーブ。p328 を参照。）

禁忌：妊娠中は禁忌。多量の内用は、下痢、吐き気、麻痺、痙攣を引き起こす可能性もあり注意を要する。
安全性：多量摂取は、下痢、吐き気、麻痺、痙攣を引き起こすことがある。別に、旋覆花オグルマ *Inula britannica* L. subsp. *japonica* Kitamura（キク科 Compositae）または同属近縁植物の頭花部分を乾燥したもの。根を旋復花根（せんぷくかこん）という。ノコンギク *Aster ageratoides* Turcz. Subsp. *Qvatus*（Fr. et Sav）Kitam. やサワオグルマ *Senecio pierotii* Mig. が偽品として出回ることがある。
安全性［SE］：妊娠中・授乳中の摂取は危険。

備考：1～2メートルほどに成長する一年草または二年草。民間療法では、咳、気管支炎、解熱、消化不良に用いる。またメラニン生成の抑制に。また、花粉症、リウマチ、胸膜炎などにも。

ニガナ

学名：*Ixeridium dentatum*（Thunb.）Tzvelev subsp. dentatum
異名：*Ixeris dentata*（Thunb.）Nakai
科名：キク科
属名：ニガナ属
英名：Korean Lettuce
別名：ツワヒラクサ、ウマゴヤシ、ホソバ、ワダン

使用部位［その他］：葉、茎、根

備考：田畑、路傍、山野にみられる多年草。民間療法では健胃に。沖縄で食用にされているニガナは「ホソバワダン」のことで別種。茎や葉を折ると、苦みのある白い乳汁がで、この乳汁を

古くから健胃剤として用いてきた。自生しているものを採取し食用に利用したりするが、近年は栽培も見られる。

オオジシバリ

学名：*Ixeris japonica*（Burm.f.）Nakai

異名：*Ixeris debilis*（Thunb.）A.Gray、*Ixeris debilis*（Thunb.）A.Gray subsp. *liukiuensis* Kitam.、*Ixeris debilis*（Thunb.）A.Gray var. *salsuginosa*（Kitag.）Kitag.

科名：キク科

属名：タカサゴソウ属

英名：Weak Ixeris

別名：ツルニガナ

使用部位［その他］：全草

生薬名［その他］：剪刀股（セントウコ）

備考：道端や田のあぜなどに生育する多年草。民間療法では、解熱、消炎、健胃により、鼻づまり、副鼻腔炎、乳腺炎に。乾燥した全草を煎じ内用に。

アキノノゲシ

学名：*Lactuca indica* L.

異名：*Lactuca indica* L. var. *laciniata*（Houtt.）H.Hara、*Lactuca indica* L. var. *laciniata*（Houtt.）H.Hara f. *indivisa*（Maxim.）H.Hara、*Pterocypsela indica*（L.）C.Shih、*Pterocypsela laciniata*（Houtt.）C.Shih

科名：キク科

属名：アキノノゲシ属

英名：Indian Lettuce

別名：インディアンレタス、チチグサ、ムラサキニガナ

使用部位［その他］：全草、根

生薬名［その他］：全草：山萵苣（サンワキョ）／根：白竜頭

備考：春に咲くノゲシに似た一年草または二年草。民間療法では、健胃に。また胸やけに。3月〜4月頃の春の若芽、若葉を採取し食用に。

トゲハニガナ

学名：*Lactuca virosa* L.

科名：キク科

属名：アキノノゲシ属

英名：Wild Lettuce、Lactucarium、Acric Lettuce、Green Endive、Lettuce Opium

別名：ワイルドレタス、レタスオピウム、ビターレタス、オピウムレタス、ラクトゥカリュムソ、ラクツカリュームソウ、ケジシャ

SE

使用部位［その他］：葉、茎

禁忌：妊娠中・授乳中は禁忌。

安全性［SE］：妊娠中・授乳中は避ける。前立腺肥大および狭隅角緑内障を有する場合は使用禁忌。

備考：ヨーロッパ原産の二年草。民間療法では、入眠、催淫、鎮痛など。穏やかな向精神作用を持つ。葉や芯から出る乳液を煮詰め煉ると黒い弾力のある塊となり、阿片（opium）に似ていることから別名オビュウムレタスともよばれる。乾燥させた葉を使用。

コオニタビラコ

学名：*Lapsanastrum apogonoides*（Maxim.）J.H.Pak et K.Bremer

異名：*Lapsana apogonoides* Maxim.

科名：キク科

属名：ヤブタビラコ属

英名：Japanese Nipplewort、Oriental False Hawksbeard

別名：タビラコ、オニタビラコ（鬼田平子）、ホトケノザ（古名）

使用部位［その他］：若芽、若葉

備考：春の七草にひとつで越年草。民間療法では、抗酸化に。現在のホトケノザ（*Lamium amplexicaule* シソ科オドリコソウ属）とは別のもの。筋肉痛、高血圧予防、打撲にも。若芽、若葉を山菜として食用に。

薬用植物辞典　109

カミツレ（ジャーマンカモミール）

学名：*Matricaria chamomilla* L.
異名：*Chamomilla recutita*（L.）Rauschert、*Matricaria recutita* L.
異名［GM］：*Matricaria recutita* L.、*Chamomilla recutita*（L.）Rauschert
科名：キク科
属名：シカギク属
英名：German Chamomile、Hungarian Chamomile、True Chamomile
別名：カモミール・ジャーマン、カモマイル、カミルレ、カモミール、ドイツカミツレ

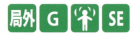

使用部位［局外］：頭花
生薬名［局外］：カミツレ
生薬ラテン名［局外］：Chamomillae Flos
生薬英語名［局外］：German Chamomile Flower

使用部位［GM］：花
生薬ラテン名［GM］：Matricariae flos+G61

使用部位［その他］：花もしくは全草
生薬名［その他］：母菊（ボギク）
薬効：抗細菌作用、消炎作用、鎮痙作用、中枢神経抑制作用、創傷治癒、皮膚の消炎作用。
用法［WHO］：WHOでも、消化不良、胃部膨満感、消化障害、膨満などの消化器疾患の対症療法、不穏、神経障害による軽度不眠症などに内用。皮膚と粘膜の炎症と刺激症状（皮膚のひび割れ、打撲、しもやけ、虫刺され）。口腔、歯肉の刺激症状、痔核に外用。風邪による気道の刺激症状の軽減に吸入。またその他、消化管の軽度炎症症状の補助治療、抗菌薬、抗ウイルス薬、催吐薬、通経薬。疲れ目、尿路感染症、止瀉薬として。乾燥させた花は入浴剤としても用いる。WHOの使用量では、内用で、頭花の成人量：平均1日量2〜8g、1日3回に分ける。流エキス剤（1：1、45％エタノール）は1〜4ml、1日3回。頭花の小児量：平均1日量2g、1日3回に分ける。流エキス剤（45〜60％エタノール）は単回量0.6〜2ml。外用で、湿布、洗浄、うがい：3〜10％（30〜100g/l）浸剤、1％流エキス剤、あるいは5％チンキ剤。浴剤：水1リットルに5gまたはアルコール抽出液1リットルに0.8g。半固形剤：薬物3〜10％（30〜100g/kg）に相当する水アルコール抽出物。蒸気吸入：本薬6gあるいは熱水1リットル当り0.8gのアルコール抽出物。
禁忌：キク科植物への過敏症やアレルギー。
安全性：副作用：キク科へのアレルギー反応。接触性皮膚炎。アナフィラキシー反応の報告あり。
安全性［SE］：ローマンカモミールはアレルギー様の副作用の報告あり。

備考：耐寒性一年草。植物療法では、消炎、鎮痛、鎮静、駆風として、胃炎、生理痛、口内炎、皮膚炎などに利用されている。また、抗炎症作用のあるカマズレンを多く含み、精油の色は濃い青色。カマズレンは医療でも活用されている。抗炎症、抗ヒスタミンなどにも。キズ、湿疹、目のつかれには、浸剤で湿布。喉の痛み、歯肉炎、口内炎には浸剤でうがいをする。肌荒れにも。は、乾燥させた花を入浴剤に用いる。また

コシカギク

学名：*Matricaria matricarioides*（Less.）Ced.Porter ex Britton
異名：*Chamomilla suaveolens*（Pursh）Rydb.、*Lepidotheca suaveolens*（Pursh）Nutt.、*Matricaria discoidea* DC.、*Matricaria suaveolens*（Pursh）Buchenau
科名：キク科
属名：シカギク属
英名：Pineapple Weed、Wild Chamomile、Disc Mayweed、False Chamomile
別名：パイナップルウィード、ワイルドカモミール、オロシャギク（お露西亜菊）

使用部位［その他］：花付きの頭部（または精油）

備考：オロシャギク（お露西亜菊）とも呼ばれる一年草。民間療法では、抗炎症、抗不安などに。

アメリカキオン

学名：*Packera aurea*（L.）Á.Löve & D.Löve
科名：キク科
属名：パッケラ属
英名：Life Root、Squaw Weed
別名：−

使用部位［その他］：地上部
禁忌：内用は厳禁。

備考：草丈1メートル程になる多年草。アメリカ先住民により、不定愁訴、陣痛抑制など婦人科疾患に使われていた。民間療法では、月経不順、更年期障害などに用いられたが、現在は膣の分泌過剰への灌注療法として外用利用されている。

セイヨウフキ

学名：*Petasites hybridus*（L.）Ph. Gartn.、B. Mey. et Scherb.
異名［GM］：*Petasites officinalis* Moench、*Petasites vulgaris* Hill、*Tussilago hybrida* L.、*Tussilago petasites* L.、*Petasites officinalis* Moench、*Petasites vulgaris* Hilll、*Tussilago hybrida* L.、*Tussilago petasites* L
科名：キク科
属名：フキ属
英名：Butterbur
別名：バターバー、ウスベニフキ（薄紅蕗）、ヨーロッパフキ

使用部位［GM］：根茎
生薬ラテン名［GM］：Petasitidis Rhizoma
生薬名［GM］：Petasites Root
薬効［GM］：鎮痙作用。
（GM 立証済みハーブ。p183 を参照。）

使用部位［GM］：葉
生薬ラテン名［GM］：Petasitidis Folium（Petasitidis Hybridus）
生薬名［GM］：Petasites leaf
薬効［GM］：鎮痙作用。
（GM 未立証ハーブ。p365 を参照。）

G SE

適応［GM］：（根茎）尿路の急性痙攣性疼痛の支持療法、特に尿路結石に。
禁忌：妊娠中、授乳中は禁忌。急性肝炎や肝不全になる可能性が報告されている。
安全性：1年に4〜6週間を超えないこと。
安全性［GM］：1年に4〜6週間を超えないこと
安全性［SE］：摂取は危険（ピロリジジンアルカロイドによる肝毒性と催奇形性）。妊娠中・授乳中の摂取は避ける。

備考：草丈1メートル程になる多年草。英名はかつで大きな葉でバターを包んだことに由来する。民間療法では、鎮痛、鎮痙、鎮静、鎮咳により、生理痛、偏頭痛、自律神経失調症、気管支喘息に。乾燥させた葉の煎剤を内用に。一部にピロリジジンアルカロイド（pyrrolizidine alkaloid：PA）を含む製品が出回っていることもあり注意を要する。

セイヨウフキ

学名：*Petasites hybridus*（L.）Ph. Gartn.、B. Mey. et Scherb.
異名［GM］：*Petasites officinalis* Moench、*Petasites vulgaris* Hill、*Tussilago hybrida* L.、*Tussilago petasites* L.、*Petasites officinalis* Moench、*Petasites vulgaris* Hilll、*Tussilago hybrida* L.、*Tussilago petasites* L
科名：キク科
属名：フキ属
英名：Butterbur
別名：バターバー、ウスベニフキ（薄紅蕗）、ヨーロッパフキ

SE

使用部位［その他］：葉
薬効：鎮痙作用。（GM：p183 参照、葉は p365 参照）
禁忌：妊娠中、授乳中は禁忌。急性肝炎や肝不全になる可能性が報告されている。
安全性：1年に4〜6週間を超えないこと。
安全性［SE］：摂取は危険（ピロリジジンアルカ

薬用植物辞典　**111**

ロイドによる肝毒性と催奇形性）。妊娠中・授乳中の摂取は避ける。

備考：草丈1メートル程になる多年草。英名はかつで大きな葉でバターを包んだことに由来する。民間療法では、鎮痛、鎮痙、鎮静、鎮咳により、生理痛、偏頭痛、自律神経失調症、気管支喘息に。乾燥させた葉の煎剤を内用に。一部にピロリジジンアルカロイド（pyrrolizidine alkaloid：PA）を含む製品が出回っていることもあり注意を要する。

フキ

学名：*Petasites japonicus*（Siebold et Zucc.）Maxim.
異名：*Nardosmia japonica* Siebold & Zucc.
科名：キク科
属名：フキ属
英名：Fuki、Japanese Sweet Coltsfoot
別名：フキノトウ、ヤマブキ、オオバ

使用部位［その他］：根茎、花茎
生薬名［その他］：根茎：蜂斗菜（ホウトサイ）

備考：早春にフキノトウと呼ばれる頭状花序をつける雌雄異株の多年草。生薬では、蜂斗菜（ホウトサイ）とされ、根茎、花茎を健胃、鎮咳、去痰、抗炎症などに用いることで知られる。夏から秋に根茎を採取し乾燥させものを胃痛、胃もたれ、咳、痰などに。フキノトウ、フキの葉も同様の作用を助けるとされる。

ハハコグサ

学名：*Pseudognaphalium affine*（D.Don）Anderb.
異名：*Gnaphalium affine* D.Don、*Gnaphalium luteoalbum* L. subsp. *affine*（D.Don）Koster、*Laphangium affine*（D.Don）Tzvelev、*Pseudognaphalium luteoalbum*（L.）Hilliard et B.L.Burtt subsp. *affine*（D.Don）Hilliard et B.L.Burtt
科名：キク科
属名：ハハコグサ属

英名：Marsh Cudweed
別名：マーシュカッドウィード、ゴギョウ、ホオコグサ、オギョウ

使用部位［その他］：全草
生薬名［その他］：鼠麴草（ソウキクソウ）

備考：茎葉の若いものが食用とされる越年草。春の七草。民間療法では、鎮咳、利尿などとして、咳や去痰、むくみなどに用いる。のどの痛み、咳、痰には煎液でうがいをする。桃の節句の草餅にも使われた。

ワタスギギク

学名：*Santolina chamaecyparissus* L.
科名：キク科
属名：ワタスギギク属
英名：Lavender Cotton、Cipresillo、Guardarropa、Santolina
別名：サントリナ、コットンラベンダー、サントリナ・グレー

SE

使用部位［その他］：葉、茎、花
禁忌：妊娠中・授乳中は禁忌。
安全性：安全性・有効性に関する情報は、国立健康・栄養研究所の「健康食品」の安全性・有効性情報（素材情報データベース）にて確認のこと。
安全性［SE］：妊娠中・授乳中の使用は避ける。キク科アレルギーに注意。

備考：草丈30センチ程となる常緑低木。別名でコットンラベンダーと呼ばれるがラベンダーとは全く関係はない。民間療法では、殆どが駆虫により防虫剤として利用される。

112

インドモッコウ

学名：*Saussurea lappa* Clarke
科名：キク科
属名：トウヒレン属
英名：Kuth、Costus
別名：モッコウ、コスタス、フクジンソウ

使用部位［局方］：根
生薬名［局方］：モッコウ（木香）
生薬ラテン名［局方］：Saussureae Radix
生薬英語名［局方］：Saussurea Root
基原植物：モッコウ

使用部位［その他］：根
生薬名［その他］：木香（モッコウ）
薬効：健胃作用、止瀉作用、整腸作用、強壮作用、抗菌作用、抗真菌作用。

キバナバラモンジン

学名：*Scorzonera hispanica* L.
科名：キク科
属名：フタナミソウ属
英名：Black Oyster Plant、Black Salsify. Spanish Salsify
別名：キバナムギナデシコ

使用部位［その他］：根

備考：草丈60センチ程の一年草または多年草。欧米では食用。民間療法では、胆嚢、肝臓に有用とされ、解毒などに。また食欲不振、消化促進にも。イヌリンを豊富に含むため糖尿病予防にも良いともされる。去痰、解毒、食欲増進、消化促進に。根はゴボウによく似ていて、直根性で2mほどにもなるが、別属であり、味も異なる。

シロタエギク

学名：*Senecio bicolor*（Willd.）Tod. subsp. cineraria（DC.）Chater
異名：*Senecio cineraria* DC.
科名：キク科
属名：キオン属
英名：Silver Ragwort、Dusty Miller
別名：ダスティーミラー、ギンオグルマ

使用部位［その他］：全草
禁忌：内服は厳禁。妊娠中・授乳中は禁忌。

備考：耐寒性多年草。民間療法では、全草の搾り汁を結膜炎、その他の眼疾患に用いる。

ヤコブボロギク

学名：*Senecio jacobaea* L.
異名：*Jacobaea vulgaris* Gaertn.
科名：キク科
属名：キオン属
英名：Tansy Ragwort、Cankerwort、Common Ragwort、Dog Standard
別名：ヤコブサワギク、ヤブボロギク、ヤコブコウリンギク

SE

使用部位［その他］：-
禁忌：使用全般において禁忌。
安全性［SE］：妊娠中の使用は危険（催奇形性および肝毒性）。摂取は危険（ピロリジジンアルカロイドによる肝毒性と催奇形性）。授乳中の使用は危険。

備考：ピロリジジンアルカロイドの一種でもある有害なセネシオニンが含まれており、肝障害を起こす可能性がある。オーストラリアにおいては、家畜が牧草として接種したことによる中毒死が多く報告されている。

薬用植物辞典　113

キオン

学名：*Senecio nemorensis* L.

異名：*Jacobaea nemorensis*（L.）Moench、*Senecio nemorensis* L. subsp. *fuchsii*（C.C.Gmel.）Durand

異名［GM］：*Senecio nemorensis* L. subsp. *fuchsii*（C.C.Gmel.）Durand、*Senecio ovatus* Willd.

科名：キク科

属名：キオン属

英名：Alpine Ragwort、Wood Ragwort

別名：ヒゴオミナエシ、オウエン

G **SE**

使用部位［GM］：全草

生薬ラテン名［GM］：Senecionis Herba

生薬名［GM］：Senecio Herb

生薬名［その他］：黄菀（オウエン）
（GM 未立証ハーブ。p376 を参照。）

禁忌：妊娠中・授乳中は禁忌。

安全性［SE］：妊娠中・授乳中の根の使用は危険（ピロリジジンアルカロイドによる肝毒性と催奇形性）。

備考：ヒゴオミナエシとも呼ばれる多年草。中医薬では、肝炎、腸炎、結膜炎などに処方される。

ノボロギク

学名：*Senecio vulgaris* L.

科名：キク科

属名：キオン属

英名：Common Groundsel、Old-Man-In-The-Spring

別名：－

使用部位［その他］：全草（葉、根）

備考：キク科の一年草または越年草。民間療法では、鎮静、鎮痙、解毒により、疝痛や月経痛に。アルカロイドを含み全草毒草。ヨーロッパでは民間薬の薬草として知られている。また、生のままの葉や茎のしぼり汁を腫れもの、痔の疾患などに外用として。

メナモミ

学名：*Sigesbeckia pubescens*（Makino）Makino

異名：*Sigesbeckia orientalis* L. subsp. *pubescens*（Makino）Kitam. ex H.Koyama

科名：キク科

属名：メナモミ属

英名：－

別名：イシモチ、キケンソウ、アキボコリ、モチナモミ

使用部位［その他］：全草、全草

生薬名［その他］：稀薟（キケン）の基原の1つ、稀薟（キケン）の基原の1つ

備考：草丈120センチ程になる一年草。民間療法では、ジテルペノイドなどにより、消炎、血圧降下など。虫刺されや腫物にも。乾燥させた地上部の煎剤を内用に。

オオアザミ

学名：*Silybum marianum*（L.）Gaertn.

異名：*Carduus marianus* L.、*Carthamus maculatum* Lam.、*Cirsium maculatum* Scop.、*Mariana mariana* (L) Hill.、*Silybum maculatum* Moench.

科名：キク科

属名：オオアザミ属

英名：Milk Thistle

別名：ミルクシスル、マリアアザミ、オオヒレアザミ、マリアヒレアザミ

G **SE**

使用部位［GM］：種子

生薬ラテン名［GM］：Cardui Mariae Fructus

生薬名［GM］：Milk Thistle Fruit

生薬名［その他］：スイヒケイ・ニュウケイ

薬効［GM］：抗酸化作用、肝臓保護作用、消炎

114

作用、抗アレルギー作用、アルコール性肝炎、急性および慢性ウイルス性肝炎、有機化合物誘発性肝炎、薬剤性肝炎、毒素誘発性肝炎を改善。

シリマリンは多くの実験的肝臓傷害モデルで拮抗作用あり：ファロイジン、アマニチン、ランタニド、三酸化炭素、ガラクトサミン、チオアセタミド。

（GM 立証済みハーブ。p169 を参照。）

使用部位［GM］：地上部
生薬ラテン名［GM］：Cardui Mariae Herba
生薬名［GM］：Milk Thistle Herb
生薬名［その他］：スイヒケイ・ニュウケイ
薬効［GM］：抗酸化作用、肝臓保護作用、消炎作用、抗アレルギー作用、アルコール性肝炎、急性および慢性ウイルス性肝炎、有機化合物誘発性肝炎、薬剤性肝炎、毒素誘発性肝炎を改善。

シリマリンは多くの実験的肝臓傷害モデルで拮抗作用あり：ファロイジン、アマニチン、ランタニド、三酸化炭素、ガラクトサミン、チオアセタミド。

（GM 未立証ハーブ。p169 を参照。）

使用部位［WHO］：熟果
生薬ラテン名［WHO］：Fructus Silybi Mariae
適応［GM］：原薬：消化不良の症状。製剤：中毒性肝臓傷害；慢性炎症性肝臓病と肝硬変の支持療法。
用法［WHO］：WHO の使用量では、1 日量：生薬 12〜15g；標準化調製物にはシリビンとして計算したシリマリン 200〜400mg。
禁忌：キク科植物へのアレルギーまた妊娠中および授乳中は禁忌。またまれに胃腸障害や下痢を引き起こす事例もある。
安全性：注意：妊娠中、授乳中、小児の使用は医師に相談。
副作用：茶の飲用によるアナフィラキシーショックの報告あり。製剤では時に軽度の緩下作用がある。
安全性［SE］：まれに下痢や胃腸障害、アレルギーなどを起こす。妊娠中・授乳中は使用を避ける。

備考：二年草。古代より種子が肝臓の疾患に用いられるなど、メディカルハーブでは、抗酸化、タンパク質合成促進などに用いられ、アルコール性肝炎、脂肪肝など肝疾患の予防に利用される。WNH では、飲酒や薬剤あるいは毒素による急性または慢性肝炎と肝硬変の支持療法に。消化不良症状、胆石、無月経、便秘、糖尿病、花粉症、子宮出血、静脈瘤などに良いともされてる。

ヤーコン

学名：*Smallanthus sonchifolius*（Poeppig）H.Rob.
異名：*Polymnia sonchifolia* Poeppig
科名：キク科
属名：スマランサス属
英名：Yacón
別名：アンデスポテト

SE

使用部位［その他］：−
安全性［SE］：アナフィラキシー 発症事例あり。

備考：キク科スマランサス属の多年草で、フラクトオリゴ糖を豊富に含む甘い根が食用ともされる。

オオアワダチソウ

学名：*Solidago serotina* Aiton
異名：*Solidago gigantea* Aiton var. *leiophylla* Fernald
科名：キク科
属名：アキノキリンソウ属
英名：Giant Goldenrod
別名：

G

使用部位［GM］：地上部
生薬ラテン名［GM］：Solidaginis herba
生薬名［GM］：Solidago
（GM 立証済みハーブ。p139 を参照。）
【同様に使用される植物】
Solidago gigantea Willdenow（*Solidago canadensis* L. やこれらの交雑種）

アキノキリンソウ

学名：*Solidago virgaurea* L. subsp. *asiatica*（Nakai ex H.Hara）Kitam. ex H.Hara

異名：*Solidago japonica* Kitam.、*Solidago pacifica* Juz.、*Solidago virgaurea* L. subsp. *asiatica* (Nakai ex H.Hara) Kitam. ex H.Hara var. *asiatica* Nakai ex H.Hara
科名：キク科
属名：アキノキリンソウ属
英名：Golden Rod、Goldenrod
別名：ゴールデンロッド、ゴールデンロッド、アワダチソウ

G

使用部位［GM］：全草
生薬ラテン名［GM］：Solidago
生薬名［GM］：Solidago

使用部位［その他］：全草
生薬名［その他］：一枝黄花
禁忌：妊娠中・授乳中は禁忌。

備考：草丈 80 センチ程となる多年草。民間療法

では、利尿、抗菌、抗炎症、解毒、強腎に。風邪、浮腫、膀胱炎などに。秋の開花期の全草乾燥させ煎じて内用に。喉の痛みや腫れには煎液でのうがい。若芽は食用に。

ヨウシュアキノキリンソウ

学名：*Solidago virgaurea* L. subsp. Virgaurea
科名：キク科
属名：アキノキリンソウ属
英名：Goldenrod
別名：–

G

使用部位［GM］：地上部
生薬ラテン名［GM］：Solidaginis Virgaureae Herba
生薬名［GM］：–
薬効［GM］：利尿作用、軽度鎮痙、消炎作用。
（GM 立証済みハーブ。p139 を参照。）
適応［GM］：尿路下部の炎症性疾患、尿路結石、腎砂への灌注療法。尿路結石、腎砂の予防。
禁忌：心臓や腎臓の機能不全による浮腫の場合は灌注療法をしない。

備考：100 種あまりが知られるアキノキリンソウ属の一種の多年草。民間療法では、抗真菌、抗酸化、利尿、収斂により、尿路障害、腎炎、膀胱炎、カタル症状に。乾燥した地上部の煎剤を内用に。カタル症状には煎剤でうがい。

ノゲシ

学名：*Sonchus oleraceus* L.
科名：キク科
属名：ノゲシ属
英名：Common Snow Thistle
別名：ケシアザミ、ハルノノゲシ、クキョサイ（苦苣菜）

使用部位［その他］：全草、花と種子、根
生薬名［その他］：全草：苦菜（クサイ）／花と種子：苦菜花子／根：苦菜根

備考：草丈1メートル程になる越年草。民間療法では、健胃に。含有成分のグラウシαは、脂肪細胞の分解を促進する作用がある。早春の若芽、若葉を採取し利用。（生長すると苦味が強くなる。）

アマハステビア

学名：*Stevia rebaudiana*（Bertoni）Bertoni
科名：キク科
属名：ステビア属
英名：Sweetleaf、Stevia、Paraguayan Sweet Herb
別名：ステビア、キャンディリーフ

SE

使用部位［その他］：葉、茎
生薬名［その他］：ステビア葉
安全性［SE］：妊娠中・授乳中は甘味料としての量を超える大量摂取は避ける。

備考：1メートルほどになる多年草。甘味成分ステビオシドはショ糖の200～300倍の甘味を持ち、ダイエット用食品や糖尿病予防、菓子などに砂糖の代用品として用いられる。民間療法では、抗菌、抗酸化、緩下として、抗カロリー、便秘解消、高血圧、C型肝炎などにも用いられる。茎や葉を乾燥させ、煮出し砂糖の代わりに用いる。

オヤマボクチ

学名：*Synurus pungens*（Franch. et Sav.）Kitam.
科名：キク科
属名：ヤマボクチ属
英名：Oyamabokuchi
別名：ヤマゴボウ

使用部位［その他］：根

備考：山菜としても利用される多年草。民間療法では根を利尿に。若葉は天婦羅やあえもの、根は味噌漬けなどの食用に。和名は、かつて火起こし時の火口（ほくち）として用いられたことに由来する。

ニオイマンジュギク

学名：*Tagetes lucida* Cav.
科名：キク科
属名：コウオウソウ属（マンジュギク属）
英名：Mint Marigold、Sweet Marigold
別名：ミントマリーゴールド、スイートマリーゴールド・メキシカンタラゴン・

使用部位［その他］：花・葉

備考：ミントのような香りを持つ多年草。民間療法では、防虫、解毒、鎮静、消化促進に。乾燥した花、葉の煎剤を内用として。また料理の香りづけに。

Flos
生薬名［GM］：Tansy
（GM 未立証ハーブ。p379 を参照。）

使用部位［GM］：全草
生薬ラテン名［GM］：Chrysanthemi Vulgaris Herba
生薬名［GM］：Tansy
（GM 未立証ハーブ。p379 を参照。）
禁忌：全草に強い毒性成分が含まれる為、多量摂取は有害。妊娠中は禁忌。
安全性：通経作用、堕胎促進作用、子宮収縮作用。アメリカでは規制により、ツヨンを含有しない場合にのみアルコール飲料に香料として利用が認められている。

備考：日本では北海道にのみ自生する多年草。民間療法では、駆風、消炎、鎮痛により、殺虫、消毒、打ち身、捻挫、関節痛に。また血液浄化、通経、血圧降下、鎮痛、抗リウマチにも。ヨモギギク属は分類と区別が非常に難しいので扱いに注意が必要。打ち身、捻挫、関節痛には、乾燥させた葉2gをパウダー状にして、カオリン10gと適量の水を加え、パップ剤として患部に利用。また乾燥させた葉小匙1を水400mlで煎じた液を冷まし湿布とする。防虫には、乾燥させた葉でサシェを作る。

シロバナタンポポ

学名：*Taraxacum albidum* Dahlst.
科名：キク科
属名：タンポポ属
英名：White-Flowering Japanese Dandelion
別名：-

使用部位［その他］：-
生薬名［その他］：-
≪セイヨウタンポポを参照≫

セイヨウタンポポ

学名：*Taraxacum officinale* Weber ex F.H.Wigg.
異名：*Chrysanthemum parthenium* (L.) Bernh.、*Leucanthemum parthenium* (L.) Gren & Gordon、*Matricaria eximia* Hort.、*Matricaria parthenium* L.、*Pyrethrum parthenium* (L.) Sm.
科名：キク科
属名：タンポポ属
英名：Common Dandelion、Pee in the Bed
別名：ショクヨウタンポポ、ダンディライオン

使用部位［GM］：地上部
生薬ラテン名［GM］：Taraxaci Herba
生薬名［GM］：Dandelion Herb
生薬名［その他］：蒲公英根（根）、蒲公英（葉）（タンポポ）
薬効［GM］：消炎作用、鎮痛作用、抗潰瘍作用、胆汁分泌促進、利尿作用、血糖降下作用、免疫刺激作用。
（GM 立証済みハーブ。p118、p119 を参照。）

使用部位［GM］：根
生薬ラテン名［GM］：Taraxaci Radix Cum Herba
生薬名［GM］：Dandelion Root with Herb
生薬名［その他］：蒲公英根（根）、蒲公英（葉）（タンポポ）
薬効［GM］：消炎作用、鎮痛作用、抗潰瘍作用、胆汁分泌促進、利尿作用、血糖降下作用、免疫刺激作用。
（GM 立証済みハーブ。p118、p119 を参照。）

使用部位［WHO］：全草
生薬ラテン名［WHO］：Radix cum Herba Taraxaci
適応［GM］：（地上部）膨満感などの食欲不振と消化不良。（根）胆汁の流動障害、利尿の刺激、食欲不振、消化不良
用法［WHO］：WHOでも、利尿刺激、胆汁促進、食欲刺激、消化不良に。また、催乳薬、緩

下薬、強壮薬、せつ、びらん、糖尿病、発熱、眼炎、不眠、咽頭痛、肺膿瘍、黄疸、リウマチ、尿路感染症。地上部は、特に、膨満感などの食欲不振と消化不良。根は、胆汁の流動障害、食欲不振、消化不良に。WHOの使用量では、1日量：切断あるいは粉末にした全草3〜4gを3回；煎剤では全草3〜4gを水150mlに入れて沸騰させる。浸剤では小さじ1杯の全草を水150mlに浸す。自然乾燥エキス剤（4：1（w/w））は0.75〜1g；流エキス剤（1：1（g/ml））は3〜4ml；チンキ剤（1：5、45％エタノール）は5〜10mlを3回。

禁忌：胆管閉塞、腸閉塞、急性膀胱炎には禁忌。また膀胱疾患の場合の使用は医師に相談。／地上部：胆管閉塞、胆嚢蓄膿、腸閉塞、胆石では医師に相談。稀に接触アレルギー。根：胆管閉塞、胆嚢蓄膿、腸閉塞、胆石では医師に相談。

安全性：重篤な胆嚢炎と腸障害、胆汁管の障害には禁忌。警告：特に根は苦味のため胃酸過多を起こす可能性。

注意：薬物相互作用では、経口同時服用でシプロフロキサシンの最大血漿中濃度が低下。

副作用：アナフィラキシー、偽アレルギー性接触皮膚炎。キク科植物の花粉にアレルギーある人に交差反応性。

安全性［GM］：（根）苦味のため胃酸過多による不快。

安全性［SE］：妊娠中・授乳中の過剰摂取は避ける。

備考：ヨーロッパ原産の帰化植物で多年草。ヨーロッパや中東では古くから食用とされており、サラダなどに利用される。また、根を乾燥させ炒り、タンポポコーヒーとして、コーヒーの代用品として飲用にする。アメリカ合衆国の一部では、花弁を自家製醸造酒（タンポポワイン）の原料として用いる。植物療法では、利胆、強肝、利尿、緩下、浄血、催乳などとして、肝機能向上、乳腺炎、食欲増進などにも用いる。

【同様に使用される植物】
シロバナタンポポ
Taraxacum albidum Dahlst.

フキタンポポ

学名：*Tussilago farfara* L.
科名：キク科
属名：フキタンポポ属
英名：Coltsfoot
別名：コルツフット、カントウカ、カントウ、カントウヨウ、カントウの葉、スリッパーエルム

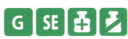

使用部位［GM］：葉
生薬ラテン名［GM］：Farfarae Folium
生薬名［GM］：Coltsfoot Leaf
生薬名［その他］：蕾：款冬花（カントウカ）
薬効［GM］：炎症を阻害、化骨形成促進、抗有糸分裂。
（GM立証済みハーブ。p114を参照。）

使用部位［GM］：蕾
生薬ラテン名［GM］：Farfarae Flos
生薬名［GM］：Coltsfoot
生薬名［その他］：蕾：款冬花（カントウカ）
薬効［GM］：炎症を阻害、化骨形成促進、抗有糸分裂。
（GM未立証ハーブ。p324を参照。）

使用部位［GM］：茎葉
生薬ラテン名［GM］：Farfarae Herba
生薬名［GM］：Coltsfoot
生薬名［その他］：蕾：款冬花（カントウカ）
薬効［GM］：炎症を阻害、化骨形成促進、抗有糸分裂。
（GM未立証ハーブ。p324を参照。）

使用部位［GM］：根
生薬ラテン名［GM］：Farfarae Radix
生薬名［GM］：Coltsfoot
生薬名［その他］：蕾：款冬花（カントウカ）
薬効［GM］：炎症を阻害、化骨形成促進、抗有糸分裂。
（GM未立証ハーブ。p324を参照。）

適応［GM］：咳と嗄れ声を伴う急性の気道カタル。口腔と咽頭粘膜の急性で軽度の炎症。
禁忌：妊娠中、授乳中は禁忌。長期使用も注意を

要する。

安全性：花は長期の使用は不可。葉は定められた標準用量を超えないこと。上限は年に4～6週間までの使用。

安全性［GM］：上限は1年に4-6週間までの使用。

安全性［SE］：摂取は危険（ピロリジジンアルカロイドによる肝毒性と催奇形性）。妊娠中・授乳中の摂取も危険。

備考：属名は「咳を散らす」という意味を持ち、植物療法では古くから呼吸器疾患に用いられてきた。有害なアルカノイドを微量に含むため、内服を規制している国もあるが肝毒性は微量。メディカルハーブでは、鎮咳、粘膜保護、刺激緩和などに用いられる。乾燥させた葉や蕾の浸剤を内用。生薬「款冬花」、葉を乾燥したものを「款冬葉」とよび、早春に花を、夏に葉を採取し乾燥させ花を乾燥したものを用いる。免疫抵抗力の促進には全草のエキスを用いるが、多用、長期間の使用は不可。

オナモミ

学名：*Xanthium strumarium* L. subsp. *sibiricum*（Patrin ex Widder）Greuter

異名：*Xanthium japonicum* Widder、*Xanthium sibiricum* Patrin ex Widder、*Xanthium strumarium* auct. non L.、*Xanthium strumarium* L. var. *japonicum*（Widder）H.Hara

科名：キク科
属名：オナモミ属
英名：Common Cocklebur
別名：トッツキ、ナモミ、ホシダマ

🌿

使用部位［その他］：果実
生薬名［その他］：蒼耳子（ソウジシ）

備考：果実に多数の棘がある一年草。民間療法や生薬では、解熱、頭痛に。また搾った油を疥癬、皮膚掻痒など外用にも。

シイタケ

学名：*Lentiula edodes*（Berk.）Pegler
科名：キシメジ科
属名：シイタケ属
英名：Shiitake、Shiitake Mushroom
別名：シイタケマッシュルーム

SE

使用部位［その他］：-
生薬名［その他］：香蕈（コウシン）
安全性［SE］：腹部の不快感、好酸球増加症、皮膚炎、光過敏症などの発症の可能性あり。妊婦中・授乳中はサプリメントなどによる過量摂取を避ける。

備考：中国、日本、韓国などアジアで食用として栽培されるキノコ。民間療法や生薬では、免疫賦活により、動脈硬化、二日酔い、コレステロール低下、癌予防などに。

ハアザミ

学名：*Acanthus mollis* L.
科名：キツネノゴマ科
属名：ハアザミ属
英名：Acanthus
別名：アカンサス、ベアーズブリーチ、ブランクアーサイン

使用部位［その他］：葉、根

備考：林床や丘陵地の岩礫に生育する多年草。民間療法では、抗コレステロール、抗血糖などに。また、日焼け、下痢止めや止血などにも。乾燥させた葉や根の煎剤を内用に。

アンドログラフィス

学名：*Andrographis paniculata*（Burm.f.）Wall. ex Nees

異名：*Justicia latebrosa* Russ.、*Justicia paniculata* Burm. f.、*Justicia stricta* Lam. ex Steud.

科名：キツネノゴマ科

属名：アンドログラフィス属

英名：Andrographis、Andrographolide、Bhunimba、Bidara、Carmantina、Periyanangai

別名：センシンレン（穿心蓮）、パニクラータ

使用部位［WHO］：地上部

生薬ラテン名［WHO］：Herba Andrographidis

使用部位［その他］：全草あるいは葉

生薬名［その他］：穿心蓮（センシンレン）

薬効：抗細菌作用、抗ヒト免疫不全ウイルス（HIV）作用、免疫刺激作用、解熱作用、止渇作用、消炎作用、抗マラリア作用、抗毒素作用、肝臓保護作用。

用法［WHO］：WHO では、風邪や合併症のない副鼻腔炎、気管支炎、咽頭扁桃炎などの気道上部感染症、尿路下部印千勝、急性下痢症の予防と対症療法に。また、細菌性赤痢、気管支炎、よう、結腸炎、咳嗽、消化不良、発熱、肝炎、マラリア、口腔内潰瘍、結核、有毒性蛇咬傷。さらに疝痛、中耳炎、膣炎、骨盤内炎症性疾患、水痘、湿疹、火傷などに。WHO の使用例では、発熱に：生薬 3g の煎剤 1 日 2 回。風邪に 粉末にした生薬 1.5～3g を 1 日 3 回、食後と就寝前。下痢に：生薬 3～9g の煎剤を必要に応じて単回投与するか 500mg の錠剤 2 個を 1 日 4 回、食後と就寝時に。

禁忌：妊娠中・授乳中またキツネノゴマ科植物へのアレルギーでは禁忌。

安全性：警告：アナフィラキシー反応の可能性があるため注射してはならない。

注意：薬物相互作用ではイソニアジドと相乗作用する。

その他：小児での使用は医師に相談。

副作用：経口大量摂取は胃部不快感、嘔吐、食欲不振。注射ではアナフィラキシー反応。蕁麻疹。

安全性［SE］：妊婦が経口摂取することは危険（堕胎作用）。授乳婦も使用を避ける。

備考：インドやアジア全域にみられる低木。民間療法では、消炎、抗菌、清熱、解毒、浄血など。

トゲオギノツメ

学名：*Hygrophila spinosa* T.Anderson

科名：キツネノゴマ科

属名：オギノツメ属

英名：Gokulakanta

別名：ゴクラカンタ

使用部位［その他］：地上部、根

備考：草丈 60 センチ程になり熱帯に生育する有刺の一年草。民間療法では、地上部は利尿、根は鎮痛として利用される。また尿路感染、炎症緩和に。インドでは催淫にも用いられる。

アドハトダ

学名：*Justicia adhatoda* L.

異名：*Adhatoda vasica* Nees

科名：キツネノゴマ科

属名：キツネノゴマ属

英名：Malabar Nut・Adatoda・Adhatoda

別名：マラバールナッツ、アダトダ・バシカ、アドゥルサ

使用部位［その他］：枝葉、枝葉

生薬名［その他］：大駁骨（ダイバッコツ）、大駁骨（ダイバッコツ）

禁忌：妊娠中・授乳中は禁忌。

備考：樹高 3 メートルほどになる熱帯の常緑低木。民間療法では、鎮痙、鎮咳、鎮痛、抗炎症により、気管支拡張、風邪、喘息などに。乾燥した葉の煎剤を内用として。

薬用植物辞典　123

キツネノマゴ

学名：*Justicia procumbens* L. var. *procumbens*

異名：*Justicia procumbens* L. var. *leucantha* Honda f. *japonica*（Thunb.）H.Hara、*Rostellularia procumbens*（L.）Nees

科名：キツネノゴマ科

属名：キツネノマゴ属

英名：Bee Balm、Lemon Balm

別名：カグラソウ、メグスリバナ

使用部位［その他］：全草

生薬名［その他］：爵床（シャクショウ）

備考：畑や道端に自生する一年草。夏に採取し乾燥させたものを生薬・爵牀（シャクジョウ）と呼ぶ。民間療法や生薬では、解熱、鎮咳など風邪の諸症状に内用に。また筋肉痛、腰痛、神経痛などには浴用剤として。

リナカンサス

学名：*Rhinacanthus nasutus*（L.）Kurz

科名：キツネノゴマ科

属名：リナカンサス属

英名：Bignose Rhinacanthus

別名：ハッカクレイシ

使用部位［その他］：枝と葉

生薬名［その他］：白鶴霊芝（ハッカクレイシ）

備考：林縁や道端にみられる多年草。西太后が愛した秘草ともいわれ、抗酸化、美白、保湿に用いられる。

キブシ

学名：*Stachyurus praecox* Siebold et Zucc.

科名：キブシ科

属名：キブシ属

英名：–

別名：マメブシ

使用部位［その他］：葉、小枝

生薬名［その他］：通条樹（つうじょうじゅ）

備考：雌雄異株の落葉低木。民間療法や生薬では、利尿として浮腫みに。夏から秋に採取し乾燥させた葉・小枝を生薬・通条樹（つうじょうじゅ）と呼ぶ。

アリアケカズラ

学名：*Allamanda cathartica* L.

異名：*Allamanda cathartica* L. var. *hendersonii*（Bull. ex Dombr.）L.H.Bailey et Raffill

科名：キョウチクトウ科

属名：アリアケカズラ属

英名：Golden Trumpet、Catuaba

別名：ゴールデントランペット、アラマンダ・カタルティカ

使用部位［その他］：樹皮

備考：沖縄でよく見られる常緑半蔓性低木。

フィーバーバーク

学名：*Alstonia constricta* F. Muell.

科名：キョウチクトウ科

属名：アルストニア属

英名：Fever Bark、Alstonia

別名：アルストニア

使用部位［その他］：樹皮、根皮

禁忌：毒性があり大量摂取は厳禁。専門家の指示のもとでのみ使用のこと。

備考：樹高15メートルほどになる常緑高木。マラリア治療に用いられるが有効性は確認されていない。抗痙攣作用を持つといわれる樹皮は主に降圧に用いられる。また止瀉薬としても利用される。法律で規制している国もみられる。

アメリカアサ

学名：*Apocynum cannabinum* L.
科名：キョウチクトウ科
属名：バシクルモン属
英名：Canadian Hemp、Indian Hemp、Ami Root
別名：スプレッディングドッグベイン、インディアンヘンプ

SE

使用部位［その他］：根
生薬名［その他］：-
≪ヘンプを参照≫

バシクルモン

学名：*Apocynum venetum* L.
異名：*Apocynum basikurumon*（H.Hara）H.Hara、*Trachomitum venetum*（L.）Woodson var. *basikurumon* H.Hara
科名：キョウチクトウ科
属名：バシクルモン属
英名：Luobuma
別名：ラフマ

SE

使用部位［その他］：全草
生薬名［その他］：羅布麻、紅麻（コウマ）
安全性：冷え性や下痢をしやすい者は避ける。
安全性［SE］：服用による腹部不快感、吐き気、下痢などの報告あり。

備考：草丈60センチ程になる多年草。民間療法では、抗酸化、免疫賦活により、抗コレステロール、脂肪燃焼、生活習慣病予防、アレルギー改善など。根は有毒とされる。葉を煎じ茶剤とする。

アスピドスペルマ・ケブラコブランコ

学名：*Aspidosperma quebracho-blanco* Schltdl.
科名：キョウチクトウ科
属名：アスピドスペルマ属
英名：Quebracho、White Quebracho、Quebracho Blanch、Quebracho Blanco
別名：クエブラチョ

SE

使用部位［その他］：材、幹皮
禁忌：妊娠中・授乳中は禁忌。
安全性［SE］：妊娠中・授乳中は使用を避ける。

備考：樹高30メートル程に生育する落葉高木。民間療法では、抗麻痺により気管支炎に、また気腫の改善や喘息などに用いられる。また解熱、強壮など。あるいは縮レにより、軽い傷や火傷に外用で用いる。

ニチニチソウ

学名：*Catharanthus roseus*（L.）G.Don
異名：*Lochnera rosea*（L.）Rchb.、*Vinca rosea* L.
科名：キョウチクトウ科
属名：ニチニチソウ属
英名：Madagascar Periwinkle
別名：マダガスカルペリウインクル

SE

使用部位［その他］：全草
生薬名［その他］：長春花（チョウシュンカ）
薬効：抗腫瘍、抗ガン作用。
禁忌：一般に使用は禁忌。
安全性［SE］：有毒（ビンカアルカロイド含有）。摂取は危険（致死）。妊娠中の使用は危険（堕胎促進作用、催奇性）。授乳中も危険。

備考：初夏から晩秋にかけ花が咲き続ける一年草。民間療法ではアトピー、湿疹など皮膚疾患

に。非常に毒性が強いため食用は不可。10種類以上のアルカロイドが、全草に含まれ、なかでもビンクリスチンとビンブラスチンには、細胞分裂阻害作用（チューブリン脱重合による）を有し、抗がん剤として用いられるものの脱毛などの副作用・毒性により一般での使用は危険。

セイヨウキョウチクトウ

学名：*Nerium oleander* L.
科名：キョウチクトウ科
属名：キョウチクトウ属
英名：Oleander
別名：–

使用部位［GM］：葉、樹皮
生薬ラテン名［GM］：Oleandri Folium
生薬名［GM］：Oleander Leaf
生薬名［その他］：夾竹桃葉（きょうちくとうよう）
（GM 未立証ハーブ。p356 を参照。）
禁忌：全草に毒性があり一般では禁忌。

備考：常緑低木または常緑小高木。民間療法では、強心、利尿など。中毒症状としては、摂取した1時間後辺りに、下痢、疝痛、頻脈、食欲不振、運動失調などがみられる。樹皮や葉を乾燥させたものは強心剤や利尿剤となるが一般では用いられない。

インドジャボク

学名：*Rauvolfia serpentina*（L.）Benth. ex Kurz
異名：*Ophioxylon obversum* Miq.、*Ophioxylon sautiferum* Salisb.、*Ophioxylon serpentinum* L.、*Rauvolfia obversa* (Miq.) Baill.、*Rauvolfia trifoliata* (Gaertn.) Baill.
科名：キョウチクトウ科
属名：インドジャボク属
英名：Indian Snakeroot、Rauwolfia、Sarpagandha、Ajmaline、Chandrika

別名：ラウオルフィア

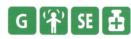

使用部位［GM］：根
生薬ラテン名［GM］：Rauwolfiae Radix
生薬名［GM］：Indian Snakeroot
生薬名［その他］：インドジャボク、ラウオルフィア根、蛇根木（ジャコンボク）
薬効［GM］：降圧作用、鎮静作用、気分安定作用。脳血液関門と胎盤を通過。強い交感神経阻害（カテコールアミン低下）により、血圧降下、鎮静。また特定のアルカロイドに対する直接の中枢性および末梢性受容体部位が存在する。
（GM 立証済みハーブ。p152 を参照。）
適応［GM］：軽度の本態性高血圧症。特に、食事療法のみでは不十分で、洞性頻脈や不安、緊張、精神運動性刺激など交感神経系の緊張が高まる高血圧症に。
用法［WHO］：WHOでは、軽度本態性高血圧症に。薬物の降圧作用を助けるため、および単独使用で生じる可能性がある尿閉を防ぐために、よく利尿薬と併用される。また神経障害と精神障害に対する気分安定薬。さらに虚弱症状の強壮薬、強心剤、解熱薬。蛇咬傷、虫刺され、また便秘、肝臓病、膨満、不眠、リウマチなど。特にGMでは、軽度の本態性高血圧症。特に、食事療法のみでは不十分で洞性頻脈や不安、緊張、精神運動性刺激など交感神経系の緊張が高まる高血圧症に。WHOの使用量では、粉末は1日200mgを分割して使用し、1～3週間。他の調製物の用量は準じて計算のこと。用量はインドジャボクアルカロイドの推奨用量を基にすること。衰弱患者や高齢患者は成人より少ない用量にする。インドジャボクアルカロイドは1日1回あるいは2回に分割して経口投与。
禁忌：本薬草やアルカロイドへの過敏症。モノアミンオキシダーゼ阻害剤治療中あるいはその直後の気鬱（特に自殺企図）の既往有る者。活動型消化性潰瘍、洞房結節機能不全、潰瘍性大腸炎、てんかん、腎機能障害。電気ショック療法を受けている患者。動物試験で催奇形性の報告あるため妊娠中・授乳中は禁忌。
安全性：警告：気鬱を引き起こす可能性あり。鬱

症状は身体的症状などで隠されるため困難。抑鬱の最初の徴候で投与中止。アレルギー性喘息患者では過敏反応。重機械の運転や操縦は不適。

注意：全般的に消化管運動と分泌を増加するため、消化性潰瘍や尿路結石、胆石の場合は注意して使用。大量使用では消化性潰瘍の再活動の可能性があるために定期的に観察のこと。腎機能不全のある高血圧症患者では注意。薬物相互作用では、飲酒、中枢神経系抑制薬、降圧薬、利尿薬、ジギタリス配糖体あるいはキニジン、レボドーパ、レボメプロマジン、モノアミンオキシダーゼ阻害薬、交感神経刺激薬、三環系抗うつ薬との同時使用。麻酔薬との同時使用は血圧低下、およびプロプラノロールのβアドレナリン受容体遮断作用を強める。その他の注意：血清中プロラクチン濃度を増加し、カテコールアミンバニルマンデル酸の尿中排泄を低下するため、これらを測定する臨床検査では注意して解釈のこと。尿中ステロイド比色測定値（改変GlennNelson法およびZimmermann反応のHoltorff Koch改変法）をわずかに低下する。高齢者、冠動脈硬化症・脳動脈硬化症の患者では使用注意。血圧の急激な低下を引き起こす用量は避けること。授乳中や小児での安全性は確立していない。

副作用：心血管系（徐脈、不整脈、狭心症様症状。高血圧性血管疾患患者で尿閉。鼻充血、紅潮、温感、結膜充血）。中枢神経系（視神経萎縮、緑内障、ぶどう膜炎、難聴、鈍覚などとして現れる中枢神経系感作。他の反応として、抑うつ、奇異性不安感、悪夢、神経過敏、頭痛、めまい、眠気。大量ではパーキンソン症候群、他の錐体外路反応、痙攣）。消化器系（分泌過剰、腸運動増加、下痢、嘔吐、吐き気、食欲低下、口渇。胃腸出血）。呼吸器系（呼吸困難、鼻血、鼻充血）。過敏症（紫斑、掻痒、皮疹）。その他（排尿困難、筋痛、体重増加、乳房うっ滞、偽乳汁分泌、性交不能症あるいは性欲減退、女性化乳房）。

ジャーマンモノグラフでは、特に鼻づまり、抑うつ、疲労、性交能力低下への記載有り。注意：用法通りに使用しても反応時間を変化させ、車の運転や機械操作の能力低下を導く可能性あり。この作用は飲酒により増強する。薬剤相互作用では、ジギタリス配糖体との場合は徐脈、抗精神病薬との場合は相互増強、バルビツール酸との場合は相互増強、レボドパとの場合は効果減弱だが錐体外路運動症状が増加する可能性、交感神経作用薬（咳や風邪の薬物や食欲抑制剤に含有される）との場合は初期の強い血圧増加。

安全性［GM］：鼻づまり、抑うつ、疲労、性交能力低下。注意：用法通りに使用しても反応時間を変化させ、車の運転や機械操作の能力低下を導く可能性あり。この作用は飲酒により増強する。薬剤相互作用：ジギタリス配糖体との場合は徐脈、抗精神病薬との場合は相互増強、バルビツール酸との場合は相互増強、レボドパとの場合は効果減弱だが錐体外路運動症状が増加する可能性、交感神経作用薬（咳や風邪の薬物や食欲抑制剤に含有される）との場合は初期の強い血圧増加

安全性［SE］：妊娠中・授乳中の使用は危険。

備考：1メートル程に成長する常緑低木。不整脈などに、乾燥させた根茎および根を製薬原料として用いる。ただし伝統的な漢方方剤では用いられない。

ニオイキンリュウカ

学名：*Strophanthus gratus*（Wall. et Hook. ex Benth.）Baill.
科名：キョウチクトウ科
属名：キンリュウカ属
英名：Strophanthus
別名：ストロファンツス、ストロファンツスノキ、コンベ、ストロファントス

使用部位［その他］：種子・木部
生薬名［その他］：羊角拗（ヨウカクオウ）、ストロファンツス子
薬効：利尿作用、強心作用。
禁忌：毒性があるため、専門家の指導の下で用いること。

備考：キョウチクトウ科の蔓性常緑樹。民間療

法、生薬では強心剤としての働きを持つ。種子は猛毒のG-ストロファンチンを含み、アフリカでは矢毒として用いられた。和名は芳香の強いキンリュウカの意に由来している。

サンユウカ

学名：*Tabernaemontana divaricata*（L.）R.Br. ex Roem. et Schult.
異名：*Ervatamia divaricata*（L.）Burkill
科名：キョウチクトウ科
属名：サンユウカ属
英名：Crape Jasmine、East Indan Rosebey
別名：クレープジャスミン、ヤエサンユウカ、クレープガーデニア、多伽羅

使用部位［その他］：根、葉、乳液、材

備考：キョウチクトウ科の常緑低木。耐寒性はない。果実は染料に、材は香料として利用され、外観はクチナシに似ている。民間療法では、駆虫、鎮痛に。歯の痛みには、根を噛んで鎮痛に。葉の搾り汁は、皮膚の刺激や傷に。乳液は目の炎症、視力低下などに。

テイカカズラ

学名：*Trachelospermum asiaticum*（Siebold et Zucc.）Nakai
異名：*Trachelospermum asiaticum*（Siebold et Zucc.）Nakai var. *glabrum* Nakai、*Trachelospermum asiaticum*（Siebold et Zucc.）Nakai var. *intermedium* Nakai、*Trachelospermum asiaticum*（Siebold et Zucc.）Nakai var. *oblanceolatum* Nakai
科名：キョウチクトウ科
属名：テイカカズラ属
英名：Yellow Star Jasmine、Asian Jasmine
別名：チョウジカズラ、マキノカズラ、チョウセンテイカカズラ、ケナシテイカカズラ、キョウチクトウ

使用部位［その他］：果実、茎葉

生薬名［その他］：絡石

備考：蔓性常緑低木。民間療法では、滋養強壮、解熱、癒傷に。茎や葉を切って出る白い乳液は有毒。

ツルニチニチソウ

学名：*Vinca major* L.
科名：キョウチクトウ科
属名：ツルニチニチソウ属
英名：Greater Periwinkle、Bigleaf Periwinkle、Blue Buttons、Periwinkle、Band Plant
別名：グレーターペリウィンクル、ツルキキョウ

禁忌：一般の使用は厳禁。

備考：蔓性多年草。強壮、収斂、鎮静などに用いられ、血圧降下、血管収縮などにも利用される。特に脳の血流を改善するといわれ、外用では止血。花の形がニチニチソウに似ているが、色は青紫色で全草毒性があるため一般には使用しない。

ヒメツルニチニチソウ

学名：*Vinca minor* L.
科名：キョウチクトウ科
属名：ツルニチニチソウ属
英名：Periwinkle、Common Perwinkle、Lesser Periwinkle、Small Periwinkle
別名：ビンカミノール、ビンカマイナー、ペリウィンクル

使用部位［GM］：地上部
生薬ラテン名［GM］：Vincae Minoris Herba
生薬名［GM］：Periwinkle
（GM 未立証ハーブ。p364 を参照。）
安全性［SE］：摂取は危険（有毒アルカロイド含有）。妊娠中・授乳中の摂取は危険。

備考：林床、道端などに生育する多年草。民間療

法では、収斂、降圧など。催吐、脳の血行促進作用などにも。

アヤフアスカ

学名：*Banisteriopsis caapi*（Spruce ex Griseb.）C. V. Morton
科名：キントラノオ科
属名：バニステリオプシス属
英名：Ayahuasca
別名：－

使用部位［その他］：樹皮

備考：アマゾン流域に自生し30メートル程に生育する蔓性多年草。アマゾン流域では栽培もされるが野生種の方が多用される。含有されるβ－カーボリンアルカロイドが幻覚作用を引き起こす。ペルーや近隣諸国では伝統的な儀式で用いられていた。また樹皮は緩下、催吐、解毒などにも利用されるが薬用利用は好ましくはない。

バルバドスチェリー

学名：*Malpighia glabra* L.
科名：キントラノオ科
属名：ヒイラギトラノオ属
英名：Acerola、Acerola Cherry、Barbados Cherry、Cerise Des Antilles
別名：アセロラ、アセロラ、バルバドスサクラ

SE

使用部位［その他］：－
安全性［SE］：妊娠中・授乳中にサプリメントなどによる過剰摂取は避ける。

備考：果実を食用とするキントラノオ科の熱帯性常緑低木。民間療法では、ビタミンC補給に。またストレス、肌荒れなど。

キンバイザサ

学名：*Curculigo orchioides* Gaertn.
科名：キンバイザサ科
属名：キンバイザサ属
英名：Golden Eye-Grass
別名：センボウ

使用部位［その他］：根茎
生薬名［その他］：仙茅（センボウ）

備考：単子葉植物の科の１つ。民間療法では、強壮、免疫賦活に。また夜間尿、婦人の更年期による諸症状の緩和などに。インドでは強精薬として用いられていた。

ハナトリカブト

学名：*Aconitum carmichaeli* Debx.
科名：キンポウゲ科
属名：トリカブト属
英名：Monkshood、Aconite
別名：－

使用部位［その他］：塊根（母根）、塊根（子根）
生薬名［その他］：母根：烏頭（ウズ）／子根：附子の基原の１つ；母根：川烏頭（センウズ）

≪ヤマトリカブトを参照≫

カラトリカブト

学名：*Aconitum chinense* Siebold ex Paxton
科名：キンポウゲ科
属名：トリカブト属
英名：Chinese Monkshood、Monkshood、Aconite
別名：－

使用部位［その他］：塊根
生薬名［その他］：－

ヤマトリカブト

学名：*Aconitum japonicum* Thunb. subsp. *japonicum*
異名：*Aconitum deflexum* Nakai、*Aconitum deflexum* Nakai var. *hakonense*（Nakai）Tamura、*Aconitum ibukiense* Nakai var. *hakonense*（Nakai）Tamura ex Ohwi、*Aconitum japonicum* Thunb. var. *hakonense*（Nakai）Tamura、*Aconitum japonicum* Thunb. var. *montanum* Nakai
科名：キンポウゲ科
属名：トリカブト属
英名：Japanese Monkshood、Monkshood、Aconite
別名：ブシ、ウズ、アコニツム

使用部位［局方］：塊根
生薬名［局方］：ブシ（附子）
生薬ラテン名［局方］：Aconiti Radix
生薬英語名［局方］：Aconitie Root

使用部位［その他］：塊根（母根）、塊根（子根）
生薬名［その他］：母根：附子（ブシ）／子根：烏頭（ウズ）の基原の1つ
薬効：強心作用、鎮痛作用、利尿作用。
禁忌：全草に毒性があり、特に根は植物界でもっとも強力な神経毒とされる。

備考：日本三大有毒植物のひとつ。日本には30種ほどがみられる。毒性が強いため、ブシをそのまま生薬として使う事はない。新しい子根（附子）を加工して毒性を弱め、漢方の処方に利用される。局方の基原植物はオクトリカブト。

【同様に使用される植物】
オクトリカブト *Aconitum japonicum* Thunb. subsp. subcuneatum（Nakai）Kadota
ハナトリカブト *Aconitum carmichaeli* Debx.

オクトリカブト

学名：*Aconitum japonicum* Thunb. subsp. *subcuneatum*（Nakai）Kadota
異名：*Aconitum japonicum* auct. non Thunb.、*Aconitum japonicum* Thunb. var. *kitakamiense* Saiki et Hosoi、*Aconitum subcuneatum* Nakai、*Aconitum zuccarinii* Nakai
科名：キンポウゲ科
属名：トリカブト属
英名：Japanese Monkshood、Monkshood、Aconite
別名：ブシ、ウズ、アコニツム

使用部位［その他］：塊根（母根）、塊根（子根）
生薬名［その他］：母根：附子（ブシ）／子根：烏頭（ウズ）の基原の1つ
≪ヤマトリカブトを参照≫

アコニット

学名：*Aconitum napellus* L.
科名：キンポウゲ科
属名：トリカブト属
英名：Venus' Chariot、Monkshood、Aconite
別名：セイヨウトリカブト

使用部位［GM］：塊根
生薬ラテン名［GM］：Aconiti Tuber
生薬名［GM］：Monkshood、Aconite Tuber

薬効［GM］：利尿作用、強心作用、鎮静作用、鎮痛作用。
（GM未立証ハーブ。p351を参照。）

使用部位［GM］：地上部
生薬ラテン名［GM］：Aconiti Herba
生薬名［GM］：Monkshood、Aconite Herb
薬効［GM］：利尿作用、強心作用、鎮静作用、鎮痛作用。
（GM未立証ハーブ。p351を参照。）

禁忌：全草に毒性あり。特に根は強力な神経毒とされる。

備考：毒性が強いため、ブシをそのまま生薬として使う事はない。新しい附子（子根）を加工し毒性を弱めて漢方処方に用いる。

フクジュソウ
学名：*Adonis ramosa* Franch.
異名：*Adonis amurensis* auct. non Regel et Radde、*Chrysocyathus ramosus*（Franch.）Holub
科名：キンポウゲ科
属名：フクジュソウ属
英名：Far East Amur Adonis
別名：ガンジツソウ（元日草）、ツイタチソウ（朔日草）

使用部位［その他］：根
生薬名［その他］：福寿草根（ふくじゅそうこん）
薬効：強心作用、利尿作用。
禁忌：一般使用は厳禁。

備考：15センチ程になる多年草。全草猛毒。フキノトウとの誤食が多いので注意を要する。根はストロファンツス及びジギタリスの補助剤として用いられるといわれる。

ヨウシュフクジュソウ
学名：*Adonis vernalis* L.
異名：*Chrysocyathus vernalis*（L.）Holub
科名：キンポウゲ科
属名：フクジュソウ属
英名：Spring Pheasant's Eye、Yellow Pheasant's-Eye、Spring Adonis
別名：-

使用部位［GM］：地上部
生薬ラテン名［GM］：Adonidis Herba
生薬名［GM］：Pheasant's Eye Herb
薬効［GM］：陽性変力作用。動物実験では静脈に強壮作用。
（GM立証済みハーブ。p183を参照。）
適応［GM］：軽度の心臓機能障害、特に神経症状を伴う場合。
禁忌：一般での使用は厳禁。妊娠中・授乳中も禁忌。ジギタリス配糖体の治療。カリウム欠乏症には禁忌。
安全性［GM］：過量では吐き気、嘔吐、不整脈。薬剤相互作用：有効性と副作用はキニジンやカルシウム剤、食塩排泄薬、緩下薬との同時投与で増強。また同時の糖質コルチコイド長期療法で増強。

備考：キンポウゲ科の一属で多年草。毒性が強いため一般では使用しない。

ニリンソウ
学名：*Anemone flaccida* F.Schmidt
異名：*Anemone laevigata*（A.Gray）Koidz.、*Anemonoides flaccida*（F.Schmidt）Holub、*Arsenjevia flaccida*（F.Schmidt）Starodub.
科名：キンポウゲ科
属名：イチリンソウ属
英名：Wind Flower
別名：ガショウソウ

使用部位［その他］：根
生薬名［その他］：冰草根

備考：春山によくみられる多年草。民間療法では、鎮静、鎮痛によりリウマチに。主に東北、北海道では葉は茹で山菜として食用とされる。ヤマトリカブトとよく似ているため注意を要する。また、アルカロイドを少量だが含むため、過剰摂取は厳禁。下痢や吐き気を引き起こすこともある。

イヌショウマ

学名：*Cimicifuga biternata* (Siebold et Zucc.) Miq.

異名：*Actaea biternata* (Siebold et Zucc.) Prantl、*Cimicifuga japonica* auct. non (Thunb.) Spreng.

科名：キンポウゲ科

属名：サラシナショウマ属

英名：Japanese Bugbane

別名：ミツバショウマ

使用部位［その他］：根茎

備考：林縁や林床に生育する多年草。民間療法では、解毒、発汗、解熱など。口内炎、口臭にも。サラシナショウマの代用に用いられる

アメリカショウマ

学名：*Cimicifuga racemosa* (L.) Nutt.

異名［GM］：*Actaea gyrostachya* Wender、*Actaea orthostachya* Wender、*Actaea monogyna* Walt.、*Actaea racemosa* L.、*Bortrophis actaeoides* Raf.、*Bortrophis serpentaria* Raf.、*Christophoriana canadensis* racemosa Gouan、*Cimicifuga racemosa* (Torr) Bart.、*Cimicifuga serpentaria* Pursh、*Macrotis racemosa* Sweet、*Macrotis serpentaria* Raf.、*Macrotrys actaeiodes* Raf.

科名：キンポウゲ科

属名：サラシナショウマ属

英名：Black Cohosh、Black Snakeroot

別名：ブラックコホシュ

G 〔人〕 SE

使用部位［GM］：根、根茎

生薬ラテン名［GM］：Cimicifugae Racemosae Rhizoma

生薬名［GM］：Black Cohosh Root

薬効［GM］：エストロゲン作用（有無は一致していない）、消炎作用、更年期障害の改善、更年期による婦人科疾患や月経異常（無月経、月経前疾患）に有効との報告。また黄体形成ホルモン抑制。エストロゲン受容体へ結合。（GM 立証済みハーブ。p90 を参照。）

使用部位［WHO］：根茎、根

生薬ラテン名［WHO］：Rhizoma Cimicifugae Racemosae

適応［GM］：月経前不快、月経困難症、更年期自律神経失調。

用法［WHO］：WHO では、ホットフラッシュ、多汗、睡眠障害、神経興奮などの更年期障害に。また、月経前症候群、月経困難症。実験あるいは、咳嗽、消化不良、てんかん、肋間筋痛、関節リウマチ、坐骨神経痛、蛇咬傷、耳鳴、百日咳。ジャーマンコミッションEモノグラフでは、特に月経前不快、月経困難症、更年期自律神経失調など。WHO の使用量は、1日量：生薬の 40〜60％ イソプロピルアルコールまたはエタノール抽出物で薬物 40mg に相当する量。

禁忌：妊娠中、授乳中は禁忌。また 12 歳未満の小児への使用は禁止。

安全性：子宮収縮作用、通経作用。まれに胃腸の不快感を引き起こす場合がある。多量の服用では、頭痛、嘔吐、めまい、視力減退など胃腸などへの不快症状。投与は 6 カ月以内。降圧作用、エストロゲン様作用が報告されている。

安全性［GM］：時に胃腸の不快感。投与は 6 カ月以内。

安全性［SE］：妊娠中・授乳中は危険。肝毒性の事例報告多数あり。

備考：婦人科疾患によく用いられる多年草。植物療法では、鎮静やホルモン分泌調整により、更年期障害、生理痛、生理前症候群などに用いる。まれに胃腸の不快感を起こすことも。

サラシナショウマ

学名：*Cimicifuga simplex*（DC.）Wormsk. ex Turcz.
異名：*Actaea simplex*（DC.）Wormsk. ex Prantl、*Cimicifuga simplex*（DC.）Wormsk. ex Turcz. var. *simplex*
科名：キンポウゲ科
属名：サラシナショウマ属
英名：Bugbane、Asian Bugbane；Kamchatka Bugbane
別名：ショウマ、クロショウマ、ヤサイショウマ、バグベイン

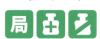

使用部位［局方］：根茎
生薬名［局方］：ショウマ（升麻）
生薬ラテン名［局方］：Cimicifugae Rhizoma
生薬英語名［局方］：Cimicifuga Rhizome

使用部位［その他］：根茎
※**アカショウマの根は「非医」**
生薬名［その他］：升麻（ショウマ）、野升麻（ヤショウマ）
薬効：解毒作用、解熱作用、発汗作用。
禁忌：はしか、呼吸困難には禁忌。

備考：1.5メートル程になる多年草。民間療法では、口内炎、扁桃炎などに。乾燥した根茎を煎じうがいを行う。かぶれや湿疹には煎じ液で冷湿布。

サキシマボタンヅル

学名：*Clematis chinensis* Osbeck
科名：キンポウゲ科
属名：センニンソウ属
英名：Chinese Clematis
別名：チャイニーズクレマチス、シナセンニチソウ、シナボタンヅル

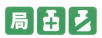

使用部位［局方］：根及び根茎

生薬名［局方］：イレイセン（威霊仙）
生薬ラテン名［局方］：Clematidis Radix
生薬英語名［局方］：Clematis Root

使用部位［その他］：根・根茎
※**葉は「非医」**
生薬名［その他］：威霊仙（イレイセン）
シナボタンヅル（サキシマボタンヅル）*Clematis chinensis* Osbeck、*Clematis manshurica* Rupreckt 又は *Clematis hexapetata* Pallas の根及びを乾燥したもの（以上日本薬局方正品）。日本自生のセンニンソウ、あるいは園芸用に栽培する中国原産のテッセン *Clematis florida* Thunb. の根は和威霊仙とする。
薬効：鎮痛作用、抗神経痛、降圧作用、抗リウマチ。

備考：6メートル程になる蔓性で半常緑の藤本。民間療法や生薬では、関節炎、痛風、筋肉痛、腰痛などに。また癌、脳腫瘍、各種器官の麻痺による疾患などに。乾燥した根を煎じ内用に。

テッセン

学名：*Clematis florida* Thunb.
科名：キンポウゲ科
属名：センニンソウ属
英名：Asian Virginsbower、Clematis
別名：カザグルマ

使用部位［その他］：根または全草
生薬名［その他］：鉄線蓮（テッセンレン）

備考：鉄線葛などとも呼ばれる蔓性植物。民間療法では、鎮痛、利尿、整腸などに、乾燥させた根の煎剤を内用として用いる。かつては威霊仙の代用品として用いられた。
≪カザグルマを参照≫

カザグルマ

学名：*Clematis patens* C.Morren et Decne.
科名：キンポウゲ科
属名：センニンソウ属
英名：Lilac Clematis
別名：-

使用部位［その他］：根

備考：蔓性多年草。民間療法では、鎮痛に。威霊仙（いれいせん）の代用として用いる。落葉期に採取した根を乾燥させ煎じて内用に。
【同様に使用される植物】
テッセン *Clematis florida* Thunb.

センニンソウ

学名：*Clematis terniflora* DC.
異名：*Clematis maximowicziana* Franch. et Sav.、*Clematis paniculata* Thunb.、*Clematis paniculata* Thunb.
科名：キンポウゲ科
属名：センニンソウ属
英名：Sweet Autumn Clematis
別名：ウシクワズ、ウマノハオトシ、ハッポウソウ、仙人草、涼粉草、仙人凍

使用部位［その他］：根、葉／根
生薬名［その他］：白花藤（ハクカトウ）、鉄脚威霊仙葉（テッキャクイレイセンヨウ）／〔根は少数の地区で威霊仙として使用される〕

備考：蔓性多年草。古くから扁桃炎に用いられるなどしたが、毒草のため一般には使用厳禁。かつては威霊仙の代用品として用いられた。プロトアネモニンという有毒成分を持つ。

シロブドウセンニンソウ

学名：*Clematis vitalba* L.
科名：キンポウゲ科
属名：センニンソウ属
英名：Traveler's Joy、Old Man's Beard、Travelers Joy
別名：ウシノハコボレ（牛の歯毀れ）、ウマクワズ（馬食わず）、クレマティス・ウィタルバ

SE

使用部位［その他］：茎
生薬名［その他］：-
禁忌：内用及び一般使用は厳禁。
安全性［SE］：摂取または局所に使用は危険（プロトアネモニン含有）。妊娠中・授乳中の摂取または局所使用も危険。

備考：ヨーロッパ全土にみられ30メートル程になる蔓性多年草。北米、西アジアにも生育する。プロトアネモニンは刺激、腐食作用がある。民間療法では強力な鎮痛剤として知られる。またかつては利尿により泌尿器疾患に用いられたが、現在は毒性により利用されない。威霊仙（シナセンニンソウ）は近縁種。

ルリヒエンソウ

学名：*Consolida regalis* Gray
異名［GM］：*Delphinium consolida* L.
科名：キンポウゲ科
属名：ヒエンソウ属
英名：Royal Knight's-Spur、Delphinium
別名：デルフィニューム

G

使用部位［GM］：花
生薬ラテン名［GM］：Delphinii flos
生薬名［GM］：Delphinium flower
（GM 未立証ハーブ。p326を参照。）

備考：草丈30センチから2メートル程に及ぶ多年草。ポプリや観賞用に。

134

トウオウレン

学名：*Coptis chinensis* Franch.
科名：キンポウゲ科
属名：オウレン属
英名：－
別名：シナオウレン、チャイニーズゴールドスレッド

使用部位［WHO］：根茎
生薬ラテン名［WHO］：Rhizoma Coptidis

使用部位［その他］：根茎
生薬名［その他］：黄連（オウレン）の基原の1つ
薬効：抗微生物作用、抗細菌作用、止瀉作用、血糖降下作用。抗リーシュマニア作用、また細菌性下痢への止瀉作用（コレラによる下痢では作用は軽度）、皮膚リーシュマニア症への作用。
用法［WHO］：WHOでは、細菌性下痢、急性結膜炎、胃腸炎、せつ、皮膚及び内臓リーシュマニア症に。また、関節炎、火傷、糖尿病、月経困難症、歯痛、マラリア、痛風、腎臓病に。WHOの使用量では、粗植物原料の最大1日経口量1.5〜6g
禁忌：妊娠中は禁忌。小児にも禁忌。
安全性：注意：その他、授乳中や小児では推奨されない。
副作用：吐き気、嘔吐、下痢、多尿、赤血球減少。

備考：多年草。民間療法では、抗菌、鎮痙、利胆、健胃などに。他に降圧、中枢神経抑制などにも。根茎を掘り取り乾燥させて用いる。

サンカクバオウレン

学名：*Coptis deltoidea* C.Y. Cheng et Hsiao
科名：キンポウゲ科
属名：オウレン属
英名：－
別名：－

使用部位［WHO］：根茎
生薬ラテン名［WHO］：Rhizoma Coptidis

使用部位［その他］：根茎
生薬名［その他］：黄連（オウレン）の基原の1つ
≪オウレンを参照≫

オウレン

学名：*Coptis japonica*（Thunb.）Makino
科名：キンポウゲ科
属名：オウレン属
英名：Goldthread
別名：オウレングサ、キクバオウレン、クスリグサ、黄蓮、ゴールドスレッド

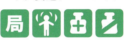

使用部位［局方］：根茎
生薬名［局方］：オウレン（黄連）
生薬ラテン名［局方］：Coptidis Rhizoma
生薬英語名［局方］：Coptis Rhizome

使用部位［その他］：根茎・ひげ根
※葉は「非医」
生薬名［その他］：オウレン（黄連）の基原の1つ
薬効：抗菌作用、止瀉作用。

備考：山地、林床に自生する多年草。日本固有種。自生のものは根茎が小さすぎるので薬用には適さない。生薬・オウレン（黄連）は健胃、止瀉、腸整などに。局方では基原植物はキクバオウレン。

【同様に使用される植物】
サンカクバオウレン *Coptis deltoidea* C.Y. Cheng et Hsiao

ミツバオウレン

学名：*Coptis trifolia*（L.）Salisb.
科名：キンポウゲ科
属名：オウレン属
英名：Threeleaf Goldthread
別名：カタバミオウレン

使用部位［その他］：根茎
禁忌：妊娠中は禁忌。

備考：高山植物でもある多年草。日本では生薬に用いない。民間療法では、強壮、消化促進、消炎など。喉の痛みに根茎の煎液でうがい。

ヒエンソウ

学名：*Delphinium ajacis* L.
異名：*Consolida ajacis*（L.）Nieuwl.、*Consolida ambigua* auct. non（L.）P.W.Ball et Heywood
科名：キンポウゲ科
属名：デルフィニウム属（オオヒエンソウ属）
英名：Larkspur、European Larkspur
別名：ラークスパー、チドリソウ（千鳥草）

使用部位［その他］：根と種子
生薬名［その他］：飛燕草（ヒエンソウ）
禁忌：全草に神経毒があり、特に種子は毒性が強い。妊娠中、授乳中は禁忌。

備考：林や草地などに生息する一年草。民間療法では、防虫、殺虫により動物の皮膚や寄生性の疾患の治療薬に用いる。観賞用のほか、ポプリなどのクラフトに。

キクザキリュウキンカ

学名：*Ficaria verna* Huds.
異名：*Ranunculus ficaria* L.
科名：キンポウゲ科
属名：キクザキリュウキンカ属
英名：Lesser Celandine、Celidonia Menor、Ficaria、Figwort、Pilewort
別名：オウシュウキンポウゲ、ヒメリュウキンカ（姫立金花）、パイルワート

SE

使用部位［その他］：地上部
禁忌：内用は厳禁。
安全性［SE］：新鮮な葉鞘の少量摂取以外は危険（過度の胃腸刺激）。妊娠中・授乳中も危険。

備考：ヨーロッパ原産の多年草。民間療法では、収斂、血管強壮、止血により、痔や坐薬に。外用として、軟膏を作り、患部に塗布。

コダチクリスマスローズ

学名：*Helleborus foetidus* L.
科名：キンポウゲ科
属名：クリスマスローズ属
英名：Bearsfoot
別名：ベアーズフット、ベアースフッド

使用部位［その他］：根

備考：肥沃な土壌を好み草丈2メートル程に生育する多年草。アメリカ先住民に緩下及び刺激剤として利用されてきた。また19世の北アメリカでは乳腺炎に広く用いられた。民間療法では、緩下、鎮痛に。また乳腺炎、消化不良、肝機能不良の緩和に。ヘアーローションの材料として利用されている。

クリスマスローズ

学名：*Helleborus niger* L.
科名：キンポウゲ科
属名：クリスマスローズ属
英名：Christmas Rose、Setter Wort、Black Hellebore
別名：レンテンローズ、ヘレボラス

使用部位［その他］：葉、根茎
禁忌：使用全般（有毒）。

備考：ヨーロッパから西アジアにかけて約20種ほどがみられる多年草。民間療法では、少量を強心、瀉下、駆虫、通経に、心臓の刺激薬などにも用いられたりなどしたが、現在では安全に使用するには強すぎるため基本的には利用しない。葉、根茎には強心配糖体を含み有毒。

ヘパティカ

学名：*Hepatica nobilis* Gars.
異名［GM］：*Anemone hepatica* L、*Hepatica acuta* (Pursh) Britton、*Hepatica triloba* Chaix.
科名：キンポウゲ科
属名：ミスミソウ属
英名：Liverwort、Kidneywort
別名：ライブウォート

使用部位［GM］：地上部
生薬ラテン名［GM］：Hepatici Nobilis Herba
生薬名［GM］：Liverwort Herb
（GM未立証ハーブ。p344を参照。）
禁忌：妊娠中は禁忌。過量摂取は腎臓および尿管を刺激する場合があるので注意。

備考：多年草。民間療法では、にきび、湿疹、白斑、丘疹、疥癬など外用に。

ミスミソウ

学名：*Hepatica nobilis* Schreb. var. *japonica* Nakai
異名：*Anemone hepatica* L. var. *japonica* (Nakai) Ohwi
科名：キンポウゲ科
属名：ミスミソウ属
英名：Liverwort、Kidneywort
別名：ユキワリソウ

使用部位［その他］：全草

備考：山野の日蔭などに生育するミスミソウ属の多年草。

ヒドラスチス

学名：*Hydrastis canadensis* L.
科名：キンポウゲ科
属名：ヒドラスチス属
英名：Goldenseal、Yellow Puccoon、Orangeroot、Chinese Goldenseal、Eye Balm
別名：ゴールデンシール、ナルコユリ、カナダヒドラスチス

使用部位［WHO］：根茎、根
生薬ラテン名［WHO］：Rhizoma Hydrastis

使用部位［その他］：根茎
薬効：抗微生物作用、平滑筋弛緩作用、免疫作用（抗体産生増加など）、子宮刺激作用（子宮収縮阻害の報告もあり）。ベルベリンは細菌性下痢、眼トラコーマ、皮膚リーシュマニア症に有効だが、根茎抽出物での有効性は不明。
用法［WHO］：WHOでは、消化不良や胃炎、膨満などの消化器症状。また膀胱炎、月経困難、湿疹、痔核、子宮出血、炎症、腎臓病、月経過多、鼻充血、耳鳴、膣炎。利胆薬、利尿薬、通経薬、止血薬、緩下薬、強壮薬としても。WHOの使用量では、1日量：乾燥した根およ

び根茎 0.5〜1g を 3 回、あるいは煎剤で使用：流エキス剤（1：1、60％エタノール）は 0.3〜1ml を 3 回；チンキ剤（1：10、60％エタノール）は 2〜4ml を 3 回。
- **禁忌**：妊娠中・授乳中、小児には禁忌。大量摂取は厳禁。
- **安全性**：通経作用、子宮収縮作用。
- **注意**：高血圧症、糖尿病、緑内障の患者や心血管疾患の既往では注意して使用。薬物相互作用では、チトクローム P450 の活性を阻害するため、この酵素で代謝される薬物は影響を受ける。その他：妊娠中、授乳中、小児での使用は推奨されない。
- **副作用**：過剰量は反射増加、痙攣、麻痺、呼吸不全による死亡。
- **安全性の詳細は、『「健康食品」の安全性・有効性情報』を確認のこと。**

- **備考**：草丈 30 センチ程に生育する多年草。塩酸ヒドラスチン製造原料。生は粘膜を刺激する原因となりうる。乾燥させ、細切りにした根、根茎の煎剤を内用または薬草酒を内用に。

クロタネソウ

- **学名**：*Nigella damascena* L.
- **科名**：キンポウゲ科
- **属名**：クロタネソウ属
- **英名**：Black Cumin, Small Fennel, Love-in-a-Mist, Devil-in-a-Bush
- **別名**：ニゲラ、ブラッククミン

- **使用部位**［その他］：種子

- **備考**：「ニゲラ」としても知られる一年草。民間療法では、消炎、催乳により乳汁分泌促進、消炎、生理痛、気管支炎、利尿、駆風に。また鑑賞用に。種子は軽く炒ってスパイスとして利用。内用には種子を煎じて用いる。

セイヨウクロタネソウ

- **学名**：*Nigella sativa* L.
- **科名**：キンポウゲ科
- **属名**：クロタネソウ属
- **英名**：Black Cumin
- **別名**：ブラッククミン

- **使用部位**［その他］：種子
- **禁忌**：妊娠中・授乳中は禁忌。

- **備考**：民間療法では、抗痙攣、消化促進、防腐などにより、胃痛、胃痙攣、鼓腸、疝痛に。また種子をスパイスに。

オキナグサ

- **学名**：*Pulsatilla cernua*（Thunb.）Berchtold et J.Presl
- **異名**：*Anemone cernua* Thunb.
- **異名**［GM］：*Anemone cernua* Thunb.、*Anemone cernua* var. *koreana* Yabe ex Nakai
- **科名**：キンポウゲ科
- **属名**：オキナグサ属
- **英名**：Pasque Flower
- **別名**：シラガグサ、フデクサ

- **使用部位**［GM］：根
- **生薬ラテン名**［GM］：Pulsatillae Herba
- **生薬名**［GM］：Pasque Flower
- **生薬名**［その他］：白頭翁（ハクトウオウ）
(GM 未立証ハーブ。p363 を参照。)

- **備考**：山間の草原などに生育する多年草。生薬・白頭翁（ハクトウオウ）として利用することもあるが、本来は中国産のヒロハオキナグサの根を利用する。生薬では、生理不順、止瀉などに利用されるが一般利用は危険。（GM 収載の Pasque flower は、学名は、*Pulsatilla vulgaris* Miller および/あるいは *Pulsatilla pratensis*（L.）Miller）

ヒロハオキナグサ

学名：*Pulsatilla chinensis*（Bunge）Regel
科名：キンポウゲ科
属名：オキナグサ属
英名：Chinese Pulsatilla
別名：ハクトウオウ（白頭翁）

使用部位［その他］：根／茎葉／花
生薬名［その他］：白頭翁（ハクトウオウ）／白頭翁茎葉／白頭翁花
薬効：抗真菌作用、抗菌作用。
禁忌：消化器官の不調には禁忌。

備考：25センチ程の多年草。中国、モンゴル、日本などでみられる。含有されるプロトアネモニンは抗生物質で刺激性を持つ。既に1世紀に「神農本草経」に記載されていた。民間療法や生薬では、解熱、解毒に。また胃腸感染の改善に用いられる。膣感染の改善やマラリアには根を。近縁種にはセイヨウオキナグサがある。

セイヨウオキナグサ

学名：*Pulsatilla pratensis*（L.）Mill.
異名［GM］：*Anemone pulsatilla* L.
科名：キンポウゲ科
属名：オキナグサ属
英名：Pasque Flower
別名：パルサティラ、パスクフラワー

使用部位［GM］：地上部
生薬ラテン名［GM］：Pulsatillae Herba
生薬名［GM］：Pasque Flower
（GM 未立証ハーブ。p363を参照。）
禁忌：専門家の指導の下でのみ利用する。妊娠中・授乳中は禁忌。

備考：柔毛を有し15センチ程に生育する多年草。ギリシア神話にも登場する植物。民間療法では月経障害や抑鬱に用いらえることもある。また月経痛や月経前症候群などにも用いられる。フランスでは鎮静として伝統的に鎮咳や不眠症に用いることも。刺激性が強い為、生ではなく乾燥した状態で利用すること。

【同様に使用される植物】

Pulsatilla pratensis（L.）Mill.、*Pulsatilla vulgaris* Mill.

セイヨウオキナグサ

学名：*Pulsatilla vulgaris* Mill.
科名：キンポウゲ科
属名：オキナグサ属
英名：Pasque Flower
別名：パルサティラ、パスクフラワー

使用部位［GM］：地上部
生薬ラテン名［GM］：Pulsatillae Herba
生薬名［GM］：Pasque Flower
（GM 未立証ハーブ。p363を参照。）
禁忌：専門家の指導の下でのみ利用する。妊娠中・授乳中は禁忌。

備考：柔毛を有し15センチ程に生育する多年草。ギリシア神話にも登場する植物。民間療法では月経障害や抑鬱に用いらえることもある。また月経痛や月経前症候群などにも用いられる。フランスでは鎮静として伝統的に鎮咳や不眠症に用いることも。刺激性が強い為、生ではなく乾燥した状態で利用すること。

【同様に使用される植物】

Pulsatilla pratensis（L.）Mill.、*Pulsatilla vulgaris* Mill.

ウマノアシガタ

学名：*Ranunculus japonicus* Thunb.
科名：キンポウゲ科
属名：キンポウゲ属
英名：Japanise Buttercup
別名：コマノアシガタ、オコリオトシ、キンポウゲ（金鳳花）

使用部位［その他］：全草および根
生薬名［その他］：毛茛（モウゴン）
禁忌：液汁で皮膚炎症を起こすことも。誤飲厳禁。

備考：草丈30〜70センチ程で山野にみられる多年草。民間療法や生薬では、鎮静に。

キツネノボタン

学名：*Ranunculus silerifolius* H.Lév. var. *glaber*（H.Boissieu）Tamura
異名：*Ranunculus hakkodensis* Nakai var. *glaber*（H.Boissieu）Ohwi et Okuyama、*Ranunculus vernyi* Franch. et Sav. var. *glaber*（H.Boissieu）Nakai、*Ranunculus vernyi* Franch. et Sav. var. *glaber*（H.Boissieu）Nakai、*Ranunculus silerifolius* H.Lév.、*Ranunculus vernyi* Franch. et Sav. var. *glaber*（H.Boissieu）Nakai
科名：キンポウゲ科
属名：キンポウゲ属
英名：Buttercup
別名：コンペイトウグサ

使用部位［その他］：生葉
禁忌：一般での使用は厳禁。

備考：実の形からコンペイトウグサとも呼ばれる多年草。民間療法では鎮静に。生葉を民間療法として扁桃腺炎、咽頭炎などにも。

ヒメウズ

学名：*Semiaquilegia adoxoides*（DC.）Makino
異名：*Aquilegia adoxoides*（DC.）Ohwi
科名：キンポウゲ科
属名：ヒメウズ属
英名：Miniature False Columbine
別名：トンボソウ（蜻蛉草）、カブトギク

使用部位［その他］：全草、根、種子
生薬名［その他］：全草：天葵（テンキ）／根：天葵子／種子：千年耗子尿種子（センネンコウシシュシ）

アキカラマツ

学名：*Thalictrum minus* L. var. *hypoleucum*（Siebold et Zucc.）Miq.
異名：*Thalictrum kemense* Fr. var. *hypoleucum*（Siebold et Zucc.）Kitag、*Thalictrum minus* auct. non L.、*Thalictrum minus* L. subsp. *thunbergii*（DC.）Vorosch.、*Thalictrum minus* L. var. *hypoleucum*（Siebold et Zucc.）Miq. f. *contractum*（Nakai）Tamura、*Thalictrum thunbergii* DC.
科名：キンポウゲ科
属名：カラマツソウ属
英名：Akikaramatsu
別名：ウシイヤグサ、タカトオグサ、タカトグサ

使用部位［その他］：根
生薬名［その他］：煙鍋草（エンカソウ）

備考：草丈1.5メートル程になる多年草。民間療法では、健胃、調整に。食欲不振、胃もたれなどの際に乾燥させた全草を煎じ内用に。

オランダキジカクシ

学名：*Asparagus officinalis* L.
異名［GM］：*Asparagus officinalis* L. subsp. *officinalis*
科名：クサスギカズラ科
属名：アスパラガス属（クサスギカズラ属）
英名：Common Asparagus、Garden Asparagus
別名：アスパラガス、マツバウド

G **SE** (🌊)

使用部位［GM］：根
生薬ラテン名［GM］：Asparagi Rhizoma
生薬名［GM］：Asparagus Root
（GM 立証済みハーブ。p85 を参照。）

使用部位［GM］：塊根
生薬ラテン名［GM］：Asparagi Herba
生薬名［GM］：Asparagus Herb
生薬名［その他］：小百部（ショウビャクブ）、石刁柏（セキチョウハク）
薬効［GM］：動物実験では利尿作用を認める。
（GM 未立証ハーブ。p309 を参照。）
適応［GM］：炎症性尿路疾患と腎結石予防のための灌注療法。
禁忌：炎症性腎臓病。心臓と腎臓の機能障害により浮腫が存在するときは灌注療法をしない
安全性：炎症を伴う腎臓疾患には禁忌。稀にアレルギー性皮膚反応。
安全性［GM］：稀にアレルギー性皮膚反応。
安全性［SE］：妊娠中に医療目的で使用することは危険。授乳中も過剰摂取しない。根は炎症を伴う腎疾患を有する場合は使用禁忌。

備考：食用ともされる多年草。民間療法では、利尿、滋養強壮により、むくみ、泌尿器の疾患の予防に。疲労回復、膀胱炎、動脈硬化の予防に。解毒作用もあるためリウマチ症状の改善も助ける。食用。

クズウコン

学名：*Maranta arundinacea* L.
科名：クズウコン科
属名：クズウコン属
英名：Arrowroot
別名：アロウルート

SE

使用部位［その他］：根茎
禁忌：妊娠中・授乳中は禁忌。
安全性［SE］：妊娠中・授乳中は使用を避ける。

備考：熱帯アメリカ原産の多年草。クズのように澱粉が採取され、見かけがウコンに似ていることからクズウコンと呼ばれる。夜には葉が閉じることから祈り草（prayer-plant）とも呼ばれる。民間療法では、鎮痛、緩下、消化促進に。根茎の浸剤を服用する。また澱粉を得る、煮物、焼き物として食用に。

ローズウッド

学名：*Aniba rosaeodora* Ducke
科名：クスノキ科
属名：アニバ属
英名：Rosewood
別名：ボアドローズ

使用部位［その他］：心材（精油）

備考：樹高 40 メートルほどに生育する常緑高木。民間療法では、鎮静、抗うつ、皮膚軟化、皮膚細胞活性、抗真菌に。香りがバラの花と似ており、化粧品の原材料として古くから利用されてきた。増殖力が弱く、現在では野生林保護のため伐採が制限され、精油の流通も減少している。心材を水蒸気蒸留し抽出した精油を利用する。適度な希釈で妊娠中や子供にも利用可能。

薬用植物辞典 **141**

トンキンニッケイ

学名：*Cinnamomum aromaticum* Nees、*Cinnamomum cassia* (L.) D.Don

異名［GM］：*Cinnamomum cassia* Blume

科名：クスノキ科

属名：クスノキ属

英名：Cassia-Bark-Tree、Chinese Cinnamon

別名：ケイ、チャイニーズ・シナモン、カシア

局 局外 G 禾 SE

使用部位［局方］：樹皮または周皮の一部を除いたもの

生薬名［局方］：ケイヒ（桂皮）

生薬ラテン名［局方］：Cinnamomi Cortex

生薬英語名［局方］：Cinnamon Bark

使用部位［局外］：小枝

生薬名［局外］：ケイシ（桂枝）

生薬ラテン名［局外］：Cinnamomi Ramulus

生薬英語名［局外］：Cinnamon Twig

使用部位［GM］：幹皮と枝皮、枝、蒸留して得た芳香油

生薬ラテン名［GM］：Cinnamomi Cassiae Cortex

生薬名［GM］：Cinnamon Bark、Chinese

生薬名［その他］：幹皮と枝皮：肉桂（ニッケイ）／枝：桂枝（ケイシ）／芳香油：肉桂油

薬効［GM］：抗菌作用、静真菌作用、運動性促進。

（GM 立証済みハーブ。p111 を参照。）

使用部位［GM］：花

生薬ラテン名［GM］：Cinnamomi Flos

生薬名［GM］：Cinnamon Flower

生薬名［その他］：幹皮と枝皮：肉桂（ニッケイ）／枝：桂枝（ケイシ）／芳香油：肉桂油

薬効［GM］：抗菌作用、静真菌作用、運動性促進。

（GM 未立証ハーブ。p111 を参照。）

適応［GM］：食欲不振、消化管のけいれんや膨満などの消化不良症状

用法［WHO］：WHO の使用量では、生薬の平均1日量2〜4g；揮発油の平均1日量0.05〜0.2g；他の調製物の平均1日量は準ずる。

禁忌：ニッケイあるいはペルーバルサムへのアレルギー。

安全性［GM］：しばしば皮膚と粘膜のアレルギー反応。

安全性の詳細は、『「健康食品」の安全性・有効性情報』を確認のこと。

備考：樹高17メートルほどになり、ベトナム北部や中国南部に分布する常緑高木。多くの漢方処方に利用される重要生薬。民間療法では、健胃、解熱、鎮痛、抗菌など。ケイの若枝を乾燥させ用いる。主に漢方薬処方。局方では基原植物はシナニッケイ。

クスノキ

学名：*Cinnamomum camphora*（L.）J.Presl

異名［GM］：*Camphora camphora*（L.）Karst.、*Laurus camphora* L.

科名：クスノキ科

属名：クスノキ属

英名：Camphortree、Camphor、Alcanfor、Camphor Tree、Camphora、Camphre

別名：クス、ショウノウノキ、モレイラ、ホウショウ

G SE

使用部位［GM］：木材、根、樹皮、葉、果実、枝葉から抽出した結晶

生薬ラテン名［GM］：Camphora

生薬名［GM］：Camphor

生薬名［その他］：木材：樟木（ショウボク）／根：香樟根／樹皮：樟樹皮／葉：樟樹葉／果実／樟樹子／精油の結晶：樟脳（ショウノウ）

薬効［GM］：外用：気管支分泌促進、引赤作用。内用：循環系強壮、呼吸器系の中枢神経刺激、気管支鎮痙。

（GM 立証済みハーブ。p101 を参照。）

禁忌：妊娠中と喘息、てんかんの疾患のある者は禁忌。外用：火傷などの皮膚損傷。乳幼児の顔面、特に鼻領域には使用しない。

安全性：カンファー製剤は、乳幼児の顔の近く、特に鼻の近くでは用いないこと。長期使用は不可。また定められた用量を超えないこと。（標準用量 外用：蒸留したカンファー剤として10%以下。経口使用：1日用量、30～300mg。）

備考：カンファー類の芳香を持つ常緑高木。民間療法では、鎮痛、抗菌、強壮により、血行促進、神経痛、疲労回復にも。枝葉を煎じたものやチンキ剤を外用する。煎剤は浴剤としても使用できる。

セイロンニッケイ

学名：*Cinnamomum verum* J. S. Presl
異名：*Cinnamomum zeylanicum* Nees、*Laurus cinnamomum* L.
科名：クスノキ科
属名：クスノキ属
英名：Cinnamon、Ceylon Cinnamon、Seychelles Cinnamon
別名：シナモン

使用部位［GM］：樹皮
生薬ラテン名［GM］：Cinnamomi Ceylanici Cortex、Cortex Cinnamomi
生薬名［GM］：Cinnamon Bark
薬効［GM］：抗細菌作用、抗真菌作用、駆風作用、気管と消化管の鎮痙作用、抗潰瘍作用抗菌、静真菌、運動性促進。
（GM立証済みハーブ。p110を参照。）
適応［GM］：食欲不振、消化管の軽度痙攣などの消化不良、膨満感
用法［WHO］：WHOでは、消化管の軽度痙攣症状、膨満感、食欲不振などの消化異常。また下痢を伴う腹痛、無月経および月経困難症に伴う疼痛。あるいは性交不能症、不感症、呼吸困難、眼の炎症、白帯下、膣炎、リウマチ、神経痛、創傷、歯痛にも。
禁忌：妊娠中、授乳中。起源不明の発熱、胃潰瘍、十二指腸潰瘍、本草あるいはペルーバルサムへのアレルギー。
安全性：長期使用は不可。定められた用量を超え

ないこと。薬物相互作用では、テトラサイクリン塩酸塩の溶解を低下する。Halloysitum rubrumと配合禁忌。その他の注意：小児での安全性と有効性は確立していない。副作用：皮膚と粘膜のアレルギー反応。
安全性［GM］：しばしば皮膚と粘膜のアレルギー反応。

備考：香辛料やケイヒ油として利用される常緑高木。セイロンニッケイ（C.zeylanicum Nees）が真正のシナモン。民間療法では、抗菌、鎮痛、健胃より、消化促進、駆風、防腐、整腸、解毒に用いられる。またティーや料理の香りづけに。

ヤブニッケイ

学名：*Cinnamomum yabunikkei* H.Ohba
異名：*Cinnamomum tenuifolium* Sugim.、*Cinnamomum pedunculatum* Nees、*Cinnamomum japonicum* Siebold ex Nakai f. *tenuifolium*（Makino）Sugim.、*Cinnamomum japonicum* Siebold ex Naka
科名：クスノキ科
属名：クスノキ属
英名：Japanese Cinnamon
別名：マツラニッケイ、クスタブ、コガノキ、ジクミ、シダラ、タマガラ、アブタキ

使用部位［その他］：種子（香油）、葉、樹皮
生薬名［その他］：桂皮の基原の1つ〔日本薬局方には不適合〕

備考：関東以西の本州・四国・九州から沖縄にかけての暖地に分布する常緑高木。民間療法では、鎮静、鎮痛により、腰痛、痛風、リウマチ、打撲などの緩和に、浴用剤として用いられる。ニッケイに似た芳香や特色を持ち、種子にオレイン酸を含む脂肪油が多く菓子にも利用される。

薬用植物辞典　143

ラベンサラ

学名：*Cryptocarya agathophylla* van der Werff
科名：クスノキ科
属名：シナクスモドキ属
英名：Ravensara
別名：-

使用部位［その他］：葉（精油）
禁忌：妊娠初期は禁忌。

備考：熱帯に生育する低木。マダガスカルの先住民が古くから利用してきた植物。民間療法では、強壮、去痰、殺菌、抗ウィルス、免疫賦活に。

ゲッケイジュ

学名：*Laurus nobilis* L.
科名：クスノキ科
属名：ゲッケイジュ属
英名：Sweet Bay、Bay Leaf、Bay、Laurel
別名：スィートベイ、ローリエ、ローレル、ベイリーフ、ゲッケイヨウ

使用部位［その他］：果実、葉、精油
生薬名［その他］：果実：月桂子（ゲッケイシ）／葉：月桂葉
禁忌：妊娠中は禁忌。
安全性の詳細は、『「健康食品」の安全性・有効性情報』を確認のこと。

備考：葉に芳香のある雌雄異株の常緑高木。民間療法では、健胃、抗菌、抗炎症、鎮痛、鎮静、防虫などにより、リウマチ、神経痛に。ローレルの葉には防虫効果があり、乾燥した葉を唐辛子とともに米びつなどに入れておくと防虫となる。また外用として、血行や新陳代謝の促進にも効果があるといわれている。神経痛、リウマチ、消化促進にも。ブーケガルニやカレー、スープなどの香りづけにも利用される。果実は、秋ごろに熟し黒紫色になったものを採取し乾燥させる。これを月桂実（げっけいじつ）と呼び苦味健胃薬として用いる。

テンダイウヤク

学名：*Lindera aggregata* (Sims) Kosterm.、*Lindera strychnifolia* Fernandez- Villar
異名：*Lindera aggregata* (Sims) Kosterm. f. *playfairii* (Hemsl.) J.C.Liao、*Lindera strychnifolia* (Siebold et Zucc. ex Blume) Fern.-Vill.
科名：クスノキ科
属名：クロモジ属
英名：Evergreen Lindera
別名：ウヤク

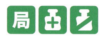

使用部位［局方］：根
生薬名［局方］：ウヤク（烏薬）
生薬ラテン名［局方］：Linderae Radix
生薬英語名［局方］：Lindera Root

使用部位［その他］：根／葉／果実
生薬名［その他］：烏薬（ウヤク）／烏薬葉／烏薬子

備考：暖かな地方に野生化するクスノキ科の常緑低木。根に芳香性があり薫香剤としても用いられる。民間療法や生薬では腸整に、また芳香性健胃薬や月経時の止痛に用いられる。「神農本草経」にも収載されている。

クロモジ

学名：*Lindera umbellata* Thunb.
科名：クスノキ科
属名：クロモジ属
英名：Benzoin
別名：ウショウ（烏樟）

使用部位［その他］：根および根皮／木材
生薬名［その他］：釣樟根皮（チョウショウコンヒ）／枕木

備考：樹高5メートル程に成長する落葉低木。民間療法では、抗菌、消炎、去痰により、湿疹、たむし、水虫に乾燥した根皮を用いたりする。たん、咳、胃腸炎などにも。湿疹、関節痛、リウマチなどにも。関節炎、リウマチには、葉、枝を入浴剤とする。枝葉からは精油が抽出され香料とされる。

アオモジ

学名：*Litsea cubeba*（Lour.）Pers.
異名：*Aperula citriodora*（Siebold et Zucc.）Blume、*Lindera citriodora*（Siebold et Zucc.）Hemsl.、*Litsea citriodora*（Siebold et Zucc.）Hatus.
科名：クスノキ科
属名：ハマビワ属
英名：Litseacubeba、May Chang
別名：リツェアクベバ、ショウガノキ、メイチャン、チャイニーズペッパー

使用部位［その他］：果実、精油
生薬名［その他］：果実：蓽澄茄（ヒッチョウカ）

備考：樹高5メートル程になるクスノキ科の落葉小高木。実から採取される精油は、レモングラスのような爽やかな芳香。民間療法では、抗菌、鎮静に。石鹸、デオドラント用品の原料としても用いられる。また中国では中華料理の香りづけともされる。

アボカド

学名：*Persea americana* Mill.
科名：クスノキ科
属名：ワニナシ属
英名：Avocado、Avocado-Pear、Alligator Pear
別名：ワニナシ（鰐梨）

使用部位［その他］：果実、葉、樹皮
禁忌：葉と樹皮は通経作用があり妊娠中は禁忌。

備考：13世紀から15世紀には既に栽培されていたとされる常緑高木。民間療法では調整に良いとされ、葉や樹皮は咳や消化器系疾患を助け、種子からは植物油を抽出する他、瀉下などにも利用される。コレステロール低下、美肌にも。家畜に与えると中毒症状を引き起こすことがあるが毒性については未確認。果実の生食から加熱調理。

サッサフラス

学名：*Sassafras officinale*（L.）Nees et Th.Nees
科名：クスノキ科
属名：サッサフラス属
英名：Sassafras
別名：ゴールデンエルム

SE

使用部位［その他］：葉、根（精油）
禁忌：長期の使用は不可。妊娠中・授乳中は禁忌。クスノキ科植物に過敏な人ではアレルギー反応が生じる可能性あり。
安全性：長期の使用は不可。
安全性［SE］：妊娠中・授乳中の経口摂取は危険。クスノキ科アレルギーに注意。

備考：根茎よりサッサフラス油が得られる。利尿や解毒に用いられることがあるが、アメリカ合衆国においては有毒のため食品使用は禁止。

コウスイボク

学名：*Aloysia triphylla*（L'Hér.）Britton
異名：*Lippia citriodora*（Lam.）Kunth、*Lippia citriodora*（Lam.）Kunth
科名：クマツヅラ科
属名：イワダレソウ属
英名：Lemon Verbena、Hierba Luisa、Lemon-Scented Verbena、Louisa
別名：レモンバーベナ、ベルベーヌ、ボウシュウボク

SE

使用部位［その他］：葉
安全性の詳細は、『「健康食品」の安全性・有効性情報』を確認のこと。

備考：レモンのような芳香を持つ落葉低木。植物療法では消化促進、鎮静、緩和などにより、消化器系の働きを高め、消化不良の改善や食欲不振に働きかけることで用いられる。葉は強いレモンの香りを持ち、鎮痙、解熱、鎮静、緩和、消化促進、強壮、駆風に。料理や菓子やシャーベットなどの香りづけに。

クサギ

学名：*Clerodendrum trichotomum* Thunb.
科名：クマツヅラ科
属名：クサギ属
英名：Harlequin Glory Bower
別名：クサギナ、クサギリ

使用部位［その他］：若い枝葉、花、根、果実
生薬名［その他］：若い枝葉：臭梧桐（シュウゴトウ）／花：臭梧桐花／根：臭梧桐根／果実：臭梧桐子

備考：樹高3メートル程になる落葉小高木。葉は揉むと独特の臭気を持ち臭木の意味でクサギと呼ばれる。中国医薬では麻痺、関節痛などに道居られる。民間療法では、特に降圧に用いられ、その他、鎮痛、利尿、止瀉など、リウマチの緩和や止瀉などにも。

アマミコウスイボク

学名：*Phyla dulcis*（Trev.）Moldenke
科名：クマツヅラ科
属名：イワダレソウ属
英名：Mexican Lippia、Aztec Sweet Herb
別名：スイートハーブメキシカン、メキシカンリピア、アズテック、スイートハーブ

使用部位［その他］：葉、花部

備考：メキシコなどに分布する多年草。原産地では、マテ茶の甘味料として用いられていた。民間療法では、吐血治療や鎮静に用いられている。発汗、鎮咳により、気管支疾患、百日咳に。葉・花ともに爽やかな風味や甘味があり、ハーブティーの甘味料などにも利用される。

ホコガタハナガサ

学名：*Verbena hastata* L.
科名：クマツヅラ科
属名：クマツヅラ属
英名：Blue Vervain
別名：ブルーバーベイン、バーベナ・ハスタータ

使用部位［その他］：地上部全草
禁忌：妊娠中および小児には禁忌。また高血圧の者。

備考：草丈1メートル程になる多年草。民間療法としては、鎮静により神経系の強壮作用に。

クマツヅラ

学名：*Verbena officinalis* L.
科名：クマツヅラ科
属名：クマツヅラ属
英名：Verbena、Vervain、Holy Herb
別名：バーベナ、コモンバーベナ、バーベイン

G **SE**

使用部位［GM］：地上部あるいは根付きの全草
生薬ラテン名［GM］：Verbenae Herba
生薬名［GM］：Verbena Herb
生薬名［その他］：馬鞭草（バベンソウ）
（GM 未立証ハーブ。p380 を参照。）
禁忌：妊娠中は禁忌。
安全性［SE］：多量摂取による昏迷、痙れんの発症例あり。妊娠中の使用は避ける。

備考：一部は蔓性の多年草。民間療法では、通経、発汗、去痰、強壮、鎮静、鎮痙などにより、生理痛、生理不順に用いる。抗炎症としても、腫れものや皮膚炎に煎じたものを塗布したりうがいを行う。

セイヨウニンジンボク

学名：*Vitex agunus-castus* L.
異名：*Agnus-castus vulgaris* Carr.、*Vitex verticillata* Lam.
科名：クマツヅラ科
属名：ハマゴウ属
英名：Lilac Chastetree、Chaste Tree, Monk's Pepper
別名：チェストツリー、チェストベリー、バイテックス、イタリアニンジンボク

G **人** **SE**

使用部位［GM］：果実
生薬ラテン名［GM］：Agni Casti Fructus
生薬名［GM］：Chaste Tree Fruit
生薬名［その他］：セイヨウボケイ、荊瀝（ケイレキ）
薬効［GM］：ドーパミン拮抗、下垂体細胞から

のプロラクチン分泌と cAMP 分泌を阻害、弱いエストロゲン作用によりエストロゲン／黄体ホルモンの均衡に影響。またアクネ、黄体不全、周期性乳房痛、高プロラクチン血症、更年期症状、泌乳増加、月経前症候群、子宮出血性疾患、種々の月経不順の治療における安全性と有効性を評価した約 32 の臨床試験があるが、その WHO のモノグラフの範囲外。
（GM 立証済みハーブ。p108 を参照。）

使用部位［WHO］：果実
生薬ラテン名［WHO］：Fructus Agni Casti
適応［GM］：月経前症候群、生理不順、乳房痛。乳房緊張や腫脹および月経障害の場合は医師に相談。
用法［WHO］：WHO では、黄体不全、高プロラクチン血症などの婦人科疾患、月経前症候群、月経異常、周期性乳房痛の対症療法。またホルモン誘発性アクネ、子宮内膜増殖症、二次性無月経。あるいは内分泌依存性皮膚病、月経過多、高プロラクチン血症および黄体期欠損症による不妊、線維性嚢胞、不妊、黄体ホルモン不全による流産の防止、分娩後の胎盤排出の促進。消化薬、鎮静薬、抗感染薬にも。さらにはホットフラッシュ治療薬、性欲調節薬、引熱薬、避妊薬、通経薬、鎮静薬、強壮薬。GM では、特に月経前症候群、生理不順、乳房痛に。乳房緊張や腫脹および月経障害の場合は医師に相談。WHO の使用量では、自然乾燥エキス剤：8.3〜12.5：1（w/w）、カスチシンは約 1％：1 錠（エキス 2.6〜4.2mg 含有）を毎朝服用。／自然乾燥エキス剤：9.58〜11.5：1（w/w）：1 錠（エキス 3.5〜4.2mg 含有）を毎朝服用。／自然乾燥エキス剤：6〜12：1（w/w）、カスチシンは約 0.6％。月経前症候群には 1 錠（エキス 20mg 含有）を毎日水で服用。／流エキス剤（1：1（g/ml）、70％アルコール（v/v））0.5〜1ml。／チンキ剤：エタノール 58％（水 - アルコール溶液 100g は 1：5 チンキ剤を 9g 含む）：少量の液体と共に毎朝 1 日 1 回 40 滴。／チンキ剤：エタノール 53％（溶液 10g は 2g の生薬母チンキ剤を含む）：30 滴を 1 日 2 回。／錠剤：162mg の生薬母チンキ剤（1：10、62％エタノール）を含有、1 日 2 回。／水アルコールエキス剤（50〜70％、v/v）：乾燥果実

薬用植物辞典　147

30〜40mgに相当。
- **禁忌**：妊娠、授乳中は、ホルモン変調や子宮出血の原因となる場合もあるため禁忌。
- **安全性**：経口避妊薬の効果を減弱させる可能性がある。注意：乳房の緊張や腫脹、月経障害のある患者は診断のため医師を受診のこと。薬物相互作用では、ドーパミン作動性のためドーパミン受容体拮抗薬の効果を低下する可能性。経口避妊薬の効果とホルモン補充療法とに介入。その他：授乳中、また12歳未満の小児には推奨されない。エストロゲン依存性乳癌患者は弱いエストロゲン作用があるため注意が必要。副作用：アクネ、月経周期の変化、眠気、胃腸不快感、月経増加、吐き気、皮膚反応、蕁麻疹、体重増加。疲労、脱毛、眼圧上昇、動悸、多尿、発汗、膣炎。時に搔痒、蕁麻疹様発疹。
- **安全性**［GM］：時に搔痒、蕁麻疹様発疹。薬剤相互作用：動物実験でドーパミン作動作用のエビデンスがあるため、ドーパミン受容体拮抗薬の摂取で相互の作用が減弱する可能性あり。
- **安全性**［SE］：妊娠中・授乳中は摂取を避ける。

- **備考**：樹高5〜6メートルほどに成長する落葉低木。民間療法では、ホルモン分泌作用により古くから婦人科系疾患に用いられてきた。まれに皮膚刺激がある。生理前症候群、生理痛、生理不順、催乳に。乾燥した果実の浸剤やサプリメントなどを利用。

ニンジンボク

- **学名**：*Vitex negundo* L. var. *cannabifolia* (Siebold et Zucc.) Hand.-Mazz.
- **異名**：*Vitex cannabifolia* Siebold et Zucc.
- **科名**：クマツヅラ科
- **属名**：ハマゴウ属
- **英名**：−
- **別名**：−

- **使用部位**［その他］：果実／根／茎／葉／葉汁、果実／根／茎／葉／葉汁
- **生薬名**［その他］：牡荊子（ボケイシ）／牡荊根／牡荊茎／牡荊葉／牡荊瀝、牡荊子（ボケイシ）／牡荊根／牡荊茎／牡荊葉／牡荊瀝

- **備考**：落葉低木。民間療法や生薬では、鎮痛、健胃に。牡荊子を鎮痛、鎮咳、健胃、止瀉剤として喘息、風邪、胃痛、消化不良、腸炎などに。荊瀝を去痰剤。葉は消炎として傷、打ち身などに。

ハマゴウ

- **学名**：*Vitex rotundifolia* L.f.
- **異名**：*Vitex trifolila* L. subsp. *litoralis* Steenis、*Vitex trifolila* L. var. *simplicifolia* Cham.
- **科名**：クマツヅラ科
- **属名**：ハマゴウ属
- **英名**：Roundleaf Chastetree
- **別名**：ハマツバキ、ハマボウ、マンケイシ

- **使用部位**［局外］：果実
- **生薬名**［局外］：マンケイシ（蔓荊子）
- **生薬ラテン名**［局外］：Viticis Fructus
- **生薬英語名**［局外］：Shrub Chaste Tree Fruit

- **使用部位**［その他］：果実、果実
- **生薬名**［その他］：蔓荊子（マンケイシ）の基原の1つ、蔓荊子（マンケイシ）の基原の1つ
- **薬効**：鎮静、鎮痛、解熱

- **備考**：草丈70センチほどになり砂浜などに自生する常緑小低木。民間療法では、解熱、鎮痛により、頭痛、神経痛、腰痛、筋肉痛、肩こり、手足のしびれに。腰痛、神経痛などには乾燥した茎と葉や果実を300〜400gを布袋に入れ、水1ℓで煮出したものを袋ごと入浴剤に。

ナツグミ

学名：*Elaeagnus multiflora* Thunb.
異名：*Elaeagnus multiflora* Thunb. f. *orbiculata*（Makino）Araki、*Elaeagnus multiflora* Thunb. var. *crispa*（Maxim.）Servett.
科名：グミ科
属名：グミ属
英名：Cherry Elaeagnus
別名：–

使用部位［その他］：果実、根
生薬名［その他］：果実：木半夏／根：木半夏根

備考：樹高4メートル程になる落葉小高木。民間療法や生薬では、抗酸化に。動脈硬化予防にもよいともいわれる。日本固有種。古くから果実は食用とされる。

ナワシログミ

学名：*Elaeagnus pungens* Thunb.
異名：*Elaeagnus pungens* Thunb. f. *angustifolia*（Araki）Sugim.、*Elaeagnus pungens* Thunb. f. *megaphylla*（Araki）Sugim.
科名：グミ科
属名：グミ属
英名：Spotted Elaeagnus、Thorny Elaeagnus
別名：ハルグミ、タウエグミ、グイミ、タワラグミ、トキワグミ

使用部位［その他］：果実、根、葉
生薬名［その他］：果実：胡頽子（こたいし）／根：胡頽子根／葉：胡頽子葉

備考：常緑低木。民間療法や生薬では、止瀉、鎮咳に。苗代を作る時期に果実が熟すためこの名がついたもの。乾燥させた果実を煎じ内用に。また完熟した果実をそのまま食用。

アキグミ

学名：*Elaeagnus umbellata* Thunb. var. *umbellata*
異名：*Elaeagnus umbellata* Thunb. var. *subcoriacea*（Nakai et Masam.）Masam.
科名：グミ科
属名：グミ属
英名：Japanese Silverberry
別名：ジャパニーズシルバーベリー、アサドリ

使用部位［その他］：根・葉および果実
生薬名［その他］：牛奶子（ギュウダイシ）

備考：果実を食用とする落葉低木。トマトの10倍以上のリコピンを含む。実はタンニンを含み渋いが食用に。

スナジグミ

学名：*Hippophae rhamnoides* L.
科名：グミ科
属名：ヒッポファエ属
英名：Sea Buckthorn、Argasse、Argousier、Chharma、Dhar-Bu
別名：ウミクロウメモドキ、ヒッポファエ、サジー、サージ、サクリュウカ、シーベリー、スナチグミ

SE

使用部位［その他］：果実、葉
生薬名［その他］：果実：醋柳果（サクリュウカ）
禁忌：妊娠中・授乳中は禁忌。
安全性［SE］：妊娠中・授乳中は使用を避ける。

備考：樹高5メートル程になる有刺の落葉性低木。砂浜など海岸地域などに生育する。ロシアではチーズや牛乳とともに伝統食とされ、ジャムにも利用された。民間療法では、豊富なビタミンCを抗感染症などへ用いたり、収斂、抗酸化、発疹、皮膚炎などに利用。果実から抽出されるオイルはスキンケア、葉は茶剤に。

クマヤナギ

学名：*Berchemia racemosa* Siebold et Zucc.
異名：*Berchemia floribunda* auct. non（Wall.）Brongn.
科名：クロウメモドキ科
属名：クマヤナギ属
英名：-
別名：クマフジ、クロガネカズラ

使用部位［その他］：葉・茎

備考：蔓性落葉低木民間療法では、解毒、解熱、利尿などにより、むくみに、また腰痛、リウマチ緩和など。乾燥した葉・茎を煎じ内用に。

ソリチャ

学名：*Ceanothus americanus* L.
科名：クロウメモドキ科
属名：ソリチャ属
英名：New Jersey Tea、Jerseytea、Lirios De California、Moutain-Sweet
別名：ニュージャージーティー、カリフォルニアライラック、ケアノッス・アメリカヌス

使用部位［その他］：若葉、根
禁忌：妊娠中・授乳中は禁忌。
安全性［SE］：妊娠中・授乳中は使用を避ける。

備考：1.5メートル程に生育する落葉性低木。凝血作用の物質を含む。アメリカ先住民によって、根、根皮が茶剤や発熱やカタルに用いられた。民間療法では、収斂、去痰などに喉の痛みや発熱などに。古くは独立戦争当時に、輸入が止められた紅茶の代用とされ飲用されていた。

ケンポナシ

学名：*Hovenia dulcis* Thunb.
異名：*Hovenia dulcis* Thunb. f. *latifolia*（Nakai ex Y.Kimura）H.Hara
科名：クロウメモドキ科
属名：ケンポナシ属
英名：Japanese Raisin Tree
別名：-

使用部位［その他］：果実、果柄
生薬名［その他］：枳椇子（きぐし）

備考：落葉高木。民間療法や生薬では、利尿に。秋に採取した果柄を乾燥させたものを生薬「枳椇（きぐ）」と呼ぶ。

セイヨウイソノキ

学名：*Rhamnus frangula* L.
異名［GM］：*Frangula alnus* Miller、*Frangula alnus* Miller
科名：クロウメモドキ科
属名：クロウメモドキ属
英名：Buckthorn、Glossy Buckthorn
別名：フラングラ

使用部位（その他）：樹皮
薬効：緩下作用。
禁忌：漿果の摂取は危険。
安全性［SE］：長期間の摂取は危険。小児、妊娠中・授乳中の使用は危険。腸閉塞や炎症を伴う腸疾患、激しい下痢、脱水および電解質が減少している場合には使用禁忌。

≪クロウメモドキを参照≫

クロウメモドキ

学名：*Rhamnus japonica* Maxim.
科名：クロウメモドキ科
属名：クロウメモドキ属
英名：Japanese Buckthorn
別名：-

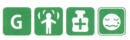

使用部位［GM］：果実
生薬ラテン名［GM］：Rhamni Cathartici Fructus
生薬名［GM］：Buckthorn Berry

生薬名［その他］：ソリシ（鼠李子）
薬効［GM］：緩下作用、利尿作用。
（GM 立証済みハーブ。p96、p97 を参照。）
禁忌：妊娠中、授乳中、12 歳以下の小児には禁
忌。また腸閉塞や原因不明の腹痛、炎症を伴う
腸症状・状態（虫垂炎、大腸炎、クローン病、
腸刺激過敏等）には禁忌。

備考：鼠李子の新鮮なものを服用すると嘔吐を引
き起こすため、採取後 1 年以上経ったものを利
用する。

【同様に使用される植物】
セイヨウイソノキ
Rhamnus frangula L.

カスカラサグラダ

学名：*Rhamnus purshiana* DC.
異名［GM］：*Frangula purshiana*（DC.）A.
Gray
科名：クロウメモドキ科
属名：クロウメモドキ属.
英名：Cascara Sagrada、Bitter Bark、Buck-
thorn、California Buckthorn
別名：カスカラ

G 〔人〕 SE 〔+〕

使用部位［GM］：樹皮
生薬ラテン名［GM］：Rhamni Purshianae Cor-
tex
生薬名［GM］：Cascara Sagrada Bark
薬効［GM］：緩下作用。
（GM 立証済みハーブ。p104 を参照。）

使用部位［WHO］：幹
生薬ラテン名［WHO］：Cortex Rhamni Purshi-
anae
適応［GM］：便秘
用法［WHO］：WHO では、便秘の短期治療に。
また瀉下薬、糖尿病などへ。外用では皮膚炎
に。GM でも便秘に。WHO の使用量では、時
折の便秘の治療に対する適正量は軟便の維持に
必要な最小量である。1 日量：単回量は生薬 0.3
〜1g；全調製物は、カスカロシド A として計

算したヒドロキシアントラセン誘導体 20〜
30mg を含むように標準化され、就寝時に服
用、または朝と就寝時の 2 回に分割して服用。
禁忌：腸閉塞や狭窄症、アトニー、大腸の炎症性
疾患（潰瘍性大腸炎、過敏性腸症候群クローン
病）、虫垂炎、水分と電解質欠乏を伴う重症脱
水症、慢性便秘。痙攣、せん痛、痔核、腎炎に
は禁忌。また疼痛、吐き気あるいは嘔吐を伴う
未診断の腹部疾患にも。妊娠中、授乳中、10
歳未満の小児にも禁忌。
安全性：警告：食事を変えたり膨張性緩下薬の使
用で効果がない場合にのみ使用のこと。樹皮の
成分が腎臓から排泄されるため尿がオレンジ色
となる（無害）。腹痛、吐き気、嘔吐のある患
者では使用しない。2 週間を超えての使用は医
師に相談。緩下薬服用後の直腸出血や腸運動の
不全は重大な状態である。長期使用は緩下薬依
存性のある便秘増悪となり、用量増加や水分と
電解質の均衡障害。緩下薬濫用は下痢と水分・
電解質消失を起こし、蛋白尿、血尿となり、心
不全と神経筋不全となる。神経筋不全は特に強
心配糖体（ジゴキシン、ジギタリス、ストロ
ファンチン）、利尿薬、コルチコステロイド、
カンゾウ根の同時使用の場合に生じる。
注意：電解質不均衡のリスクがあるため、1〜2
週間を超えて使用しない。
　・薬物相互作用では、腸通過時間増加によって
経口投与薬の吸収低下の可能性。低カリウム血
症などの電解質不均衡が強心配糖体の効果を増
強。長期の緩下薬濫用による低カリウム血症は
抗不整脈薬の効果を増強。チアジド系利尿薬、
副腎皮質ステロイド、カンゾウ根などの薬物に
よる低カリウム血症は増強され、電解質不均衡
が増悪。
副作用：長期の緩下薬濫用は電解質不均衡、代謝
性アシドーシス、栄養の吸収阻害、体重低下、
蛋白尿、血尿を導く。刺激性緩下薬を反復使用
した場合に高齢者では虚弱と起立性低血圧が増
悪。尿細管の損傷により二次性アルドステロン
症。長期使用で、脂肪便、蛋白質損失性胃腸疾
患。また新鮮な樹皮の使用で重症嘔吐。職業性
喘息と鼻炎。
消化管の痙攣様症状。その場合は用量の減量が
必要。また抗不整脈に影響する可能性あり。
安全性［GM］：消化管の痙攣様症状。その場合

薬用植物辞典　153

は用量の減量が必要。長期使用や濫用：電解質平衡の障害、特にカリウム欠乏症。蛋白尿、血尿。腸粘膜への色素沈着は無害で薬物中止で回復。カリウム欠乏症は、特に心臓配糖体、利尿剤、コルチコステロイドとの同時使用で心臓機能障害や筋無力を導くことがある。医師への相談なしに1〜2週間を超えて使用してはならない。薬剤相互作用：長期使用や濫用でカリウム欠乏症が心臓配糖体の効果を増強する可能性ある。抗不整脈に影響する可能性あり。カリウム欠乏症ではチアジド系利尿剤、コルチコステロイド、甘草との同時使用で増強される。刺激性緩下薬の推奨期間以上の使用は腸の不調を招く可能性。

安全性の詳細は、『「健康食品」の安全性・有効性情報』を確認のこと。

備考：流エキスとして。服用後赤色尿をみることがある。

ナツメ

学名：*Ziziphus jujuba* Mill. var. *inermis* (Bunge) Rehder
異名：*Rhamnus ziziphus* L.、*Zizyphus mauritiana* Lam.、*Zizyphus sativa* Gaertn.、*Zizyphus vulgaris* Lam.、*Zizyphus vulgaris* Lam. var. *inermis* Bunge、*Zizyphus zizyphi* Karst.
科名：クロウメモドキ科
属名：ナツメ属
英名：Chinese Jujube
別名：ジュジュベ

使用部位［局方］：果実
生薬名［局方］：タイソウ（大棗）
生薬ラテン名［局方］：Zizyphi Fructus
生薬英語名［局方］：Jujube

使用部位［WHO］：熟果
生薬ラテン名［WHO］：Fructus Zizyphi

使用部位［その他］：果実、根、樹皮、葉、果殻
生薬名［その他］：果実：大棗（タイソウ）／根：棗樹根／樹皮：棗樹皮／葉：棗葉／果殻：棗核
薬効：抗アレルギー作用、消炎作用、鎮痛作用、血糖降下作用、中枢神経系抑制作用、免疫刺激、血小板凝集阻害、また漢方薬での配合成分のひとつとしてよく使用される。中枢神経抑制作用（不眠に有効）。

安全性：落葉高木。民間療法では、鎮静、利尿、鎮咳、健胃として、精神不安、不眠、滋養強壮、緩和などに用いられる。煎剤を内用として用いたり、乾燥した果実300gとグラニュー糖150gをホワイトリカー1.8ℓに漬け込み、冷暗所に3か月以上置いたものを就寝前に盃1杯ほど内用するなど果実酒としても利用できる。WHOでは、ヒトへの研究で不眠への有効性の示唆。また体重増加の促進、筋力改善、身体持久力を増加する免疫刺激薬として。さらに過敏および不穏による不眠の治療、また解熱薬、利尿薬、通経薬、去痰薬、鎮静薬、強壮薬。喘息、気管支炎、糖尿病、眼疾患、炎症性皮膚症状、肝臓病、疥癬、潰瘍、創傷にも。WHOの使用量では、1日量：果実6〜15g

備考：落葉高木。民間療法では、鎮静、利尿、鎮咳、健胃として、精神不安、不眠、滋養強壮、緩和などに用いられる。煎剤を内用として用いたり、乾燥した果実300gとグラニュー糖150gをホワイトリカー1.8ℓに漬け込み、冷暗所に3か月以上置いたものを就寝前に盃1杯ほど内用するなど果実酒としても利用できる。

サネブトナツメ

学名：*Ziziphus jujuba* Mill. var. *spinosa* (Bunge) Hu ex H.F.Chow
異名：*Zizipus jujuba* Mill. subsp. *spinosa* (Bunge) J.Y.Peng、X.Y.Li et L.Li
科名：クロウメモドキ科
属名：ナツメ属
英名：Jujube、Chinese Jujube
別名：サンソウ

使用部位［局方］：種子
生薬名［局方］：サンソウニン（酸棗仁）

生薬ラテン名［局方］：Zizyphi Semen
生薬英語名［局方］：Jujube Seed

生薬ラテン名：Fructus Zizyphi

使用部位［その他］：種子
生薬名［その他］：酸棗仁（サンソウニン）

備考：落葉低木または高木。民間療法や生薬では、鎮静、疲労回復により、不眠、神経衰弱に良いとされる。入眠や止汗にも用いられる。果実は酸味が強く食用には適さない。酸味が強い棗という意味で「酸棗」と呼ばれる。

コウゾ

学名：*Broussonetia* × *kazinoki* Siebold
異名：*Broussonetia kazinoki* Siebold sensu Kitam. x B. papyrifera（L.）L'Hér. ex Vent.
科名：クワ科（アサ科）
属名：コウゾ属
英名：Paper Mulberry
別名：カゾ、カジノキ

使用部位［その他］：果実
生薬名［その他］：楮実子（ちょじつし）

備考：和紙の原料としても利用されるクワ科の落葉低木。民間療法では、強壮に。乾燥させた果実を煎じ内用に。

アサ

学名：*Cannabis sativa* L.
科名：クワ科（アサ科）
属名：アサ属
英名：Hempseeds
別名：ヘンプシード、ヘンプ（大麻）、タイマ（大麻）、タイマソウ（大麻草）

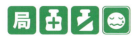

使用部位［局方］：果実
生薬名［局方］：マシニン（麻子仁）
生薬ラテン名［局方］：Cannabis Fructus

生薬英語名［局方］：Cannabis Fruit

使用部位［その他］：発芽防止処理されていない種子仁、根、茎皮部の繊維、葉、花穂、果穂
※発芽防止処理されている種子は「非医」
生薬名［その他］：種仁：麻子仁（マシニン）、火麻仁（カマニン）／根：麻根／茎皮部の繊維：麻皮／葉：麻葉／雄株花枝：麻花／雌株の若い果穂：麻蕢（マフン）
薬効：緩下、血糖下降、利尿、鎮咳
禁忌：過量摂取は、嘔吐、下痢、昏睡などの中毒症状を引き起こすことがある。

備考：一年生の草本。鎮痛、麻酔、陶酔にも。一般的には、大麻取締法により栽培が禁止されており、産業用のものは陶酔成分が除去されている。その他、繊維、製紙などの素材としての利用など。
【同様に使用される植物】
アメリカアサ（ヘンプを参照）
Apocynum cannabinum L.

アメリカハナグワ

学名：*Dorstenia contrajerva* L.
科名：クワ科（アサ科）
属名：ドルステニア属
英名：Contrayerva、Contrayerba、Herve-Chapeau
別名：コントライエルヴァ、アメリカドルステニア

SE

使用部位［その他］：根、根茎
禁忌：根はカルデノライド（強心配糖体）を含むため根の抽出物の摂取は危険。妊娠中・授乳中は禁忌。
安全性［SE］：根抽出物の摂取は危険（強心配糖体を含有）。妊娠中・授乳中の使用は危険。

備考：草丈 30 センチ程に生育する多年草。根および根茎が茶剤として用いられることもある。民間療法では、解毒や消化器疾患に良いともされる。ただし、根にはカルデノライド（強心配

糖体）を含有するため内用は危険。

ベンガルボダイジュ

学名：*Ficus bengalensis* L.
科名：クワ科（アサ科）
属名：イチジク属
英名：Banyan、Tree、Bengal Fig
別名：バンヤンジュ、ガジュマル

使用部位［その他］：果実、樹皮、葉、乳液、気根
禁忌：乳液は有毒なので内服してはならない。

備考：樹高20メートル程に生育する常緑高木。インドでは栽培もされるが、インドとパキスタンに自生している。ヒンズー教徒にとっては聖なる木として知られる。インドの伝統療法では、樹皮を糖尿病に用いる。また民間療法では収斂性のある葉・樹皮を止瀉、赤痢などに、乳液は、関節痛、イボ、痔など、果実は緩下剤とされる。

イチジク

学名：*Ficus carica* L.
科名：クワ科（アサ科）
属名：イチジク属
英名：Edible Fig、Fig
別名：トウガキ、ナンバンガキ

G **SE**

使用部位［GM］：果実、根、葉
生薬ラテン名［GM］：Caricae Fructus
生薬名［GM］：Figs
生薬名［その他］：果実：無花果（ムカカ）／根：無花果根／葉：無花果葉
（GM 未立証ハーブ。p330を参照。）
禁忌：妊娠中・授乳中は禁忌。
安全性［SE］：妊娠中・授乳中は使用を避ける。葉は光線過敏症に注意。

備考：果実などが利用される落葉高木。民間療法では、緩下、鎮静により便秘、血圧降下、痔、

神経痛などに用いる。便秘には煎剤の他、生の果実を1日2〜3個食べるなども良いとされる。痔や神経痛には、乾燥させた葉を布袋に入れ、入浴剤とする。

イヌビワ

学名：*Ficus erecta* Thunb. var. *erecta*
科名：クワ科（アサ科）
属名：イチジク属
英名：Japanese Fig
別名：コイチジク、イタブ、イタビ、ヒメビワ

使用部位［その他］：枝葉、果実

備考：落葉小高木。民間療法では、滋養強壮に。秋に熟した果実は食用とされるが、共生するイヌビワコバチが入っている場合があるので注意が必要。また抗神経痛にも良いともされる。完熟果実は生食に、またジャムなどに利用。若芽は茹で食用に。枝葉は浴用剤として。ケイヌビワ *Ficus erecta* Thunb. var. *beecheyana*（Hook. et Arn.）King の果実は生薬「牛奶漿（ギュウダイショウ）」。

アイギョクシ

学名：*Ficus pumila* L. var. *awkeotsang*（Makino）Corner
異名：*Ficus awkeotsang* Makino
科名：クワ科（アサ科）
属名：イチジク属
英名：Awkeotsung
別名：オーギョーチ、カンテンイタビ、アイギョクシイタビ

使用部位［その他］：種子

備考：果実を食用ともする蔓性植物。民間療法では、腸整、利尿に。高血圧予防、動脈硬化予防、血中コレステロール値低下などにも。乾燥した種子をゼリー状にさせ食する。オオイタビ *Ficus pumila* L. の変種。オオイタビの茎葉は生薬「薜荔（ヘイレイ）」。

インドボダイジュ

学名：*Ficus religiosa* L.
科名：クワ科（アサ科）
属名：イチジク属
英名：Boo Tree、Peepal
別名：テンジクボダイジュ

使用部位［その他］：葉、若枝、樹皮、果実
生薬名［その他］：樹皮：印度菩提樹皮

備考：沙羅双樹、無憂樹とともに仏教三大聖樹のひとつで20メートル以上に生育する常緑高木。民間療法では、抗炎症、収斂、緩下に。葉と若枝は皮膚疾患に用いられ、収斂作用のある樹皮は足裏の炎症などに利用される。また果実の粉末を喘息などに。

ホップ

学名：*Humulus lupulus* L. var. *lupulus*
異名［GM］：*Humulus lupulus* L.（広義、カラハナソウ）、*Humulus lupulus* L. var. *cordifolius* (Miq.) Maxim. in Franch. et Sav. = *Humulus cordifolius* Miq.、*Humulus lupulus* L. var. *lupuloides* E. Small = *Humulus americanus* Nutt.、*Humulus lupulus* L. var. *lupuloides* = *Cannabis lupulus* (L.) Scop.、*Humulus lupulus* L. var. *brachystachyus* Zapalowicz、*Humulus lupulus* L. var. *neomexicanus* Nelson et Cockerell = *Humulus neomexicanus* (Nelson et Cockerell) Rydberg、*Humulus volubilis* Salisb.、*Humulus vulgaris* Gilib.、*Lupulus communis* Gaertn.、*Lupulus humulus* Mill.、*Lupulus scandens* Lam.
科名：クワ科（アサ科）
属名：カラハナソウ属
英名：Hops、European Hops、Hop、Hop Strobile、Hopfenzapfen、Houblon
別名：セイヨウカラハナソウ（西洋唐花草）

局外 G 📡 SE

使用部位［局外］：成熟した球果状の果穂
生薬名［局外］：ホップ

生薬ラテン名［局外］：Lupuli Strobilus
生薬英語名［局外］：Hop Strobile

使用部位［GM］：雌花序
生薬ラテン名［GM］：Lupuli Strobulus
生薬名［GM］：Hops
生薬名［その他］：啤酒花（ヒシュカ）
薬効［GM］：睡眠促進、抗微生物作用、抗浮腫作用、抗酸化作用、中枢神経抑制作用（鎮痛、鎮静）、エストロゲン作用。
（GM立証済みハーブ。p147を参照。）

使用部位［WHO］：花序
生薬ラテン名［WHO］：Strobilus Lupuli
適応［GM］：不穏や不安、睡眠障害などの気分障害
用法［WHO］：WHOでは、緊張や不眠の鎮静薬。消化不良、食欲不振。また、腹部痙攣、貧血、細菌感染症、皮膚炎、下痢、月経困難症、白帯下、偏頭痛、浮腫。鎮痛薬、駆虫薬、解熱薬、催淫薬、駆風薬、浄化薬、消化薬、利尿薬、発汗薬、強壮薬に。その他、不穏や不安、睡眠障害などの気分障害にも。WHOの使用量では、雌花の球果あるいは花部で、浸剤、煎剤その他の調製物に、切片、粉末あるいは乾燥粉末の1回量0.5gを 内用、また浸剤あるいは煎剤のための液体あるいは固体調製物は水150mlに0.5g：流エキス剤（1：1（g/ml））は0.5ml：チンキ剤（1：5（g/ml））は2.5ml：自然乾燥エキス剤（6〜8：1（w/w））は0.06〜0.08g。カラハナソウ *Humulus lupulus* L. var. *cordifolius*（Miq.）Maxim. ex Franch. et Sav. の花は生薬「野酒花（ヤシュカ）」。
禁忌：本植物へのアレルギー。
安全性：ある種の文献では鬱に用いることに注意を促している。注意点：薬物相互作用でのフラボノイド成分がチトクロームの活性を阻害するため、この酵素で代謝される同時服用薬物の代謝に有害な影響。副作用としては眠気。
安全性の詳細は、『「健康食品」の安全性・有効性情報』を確認のこと。

備考：蔓性多年草。接触性皮膚炎を起こすことがあるので注意が必要。

薬用植物辞典　157

カナムグラ

学名：*Humulus scandens*（Lour.）Merr.
異名：*Humulopsis scandens*（Lour.）Grudzinsk.、*Humulus japonicus* Siebold et Zucc.
科名：クワ科（アサ科）
属名：カラハナソウ属
英名：Japanese Hop
別名：-

使用部位［その他］：全草
生薬名［その他］：葎草（リツソウ）

備考：アサ科の一年草。民間療法では、健胃、利尿、解熱剤として。ビールの原料となるホップの仲間。

マグワ

学名：*Morus alba* L.
科名：クワ科（アサ科）
属名：クワ属
英名：Mulberry、White Mulberry
別名：マルベリー、カラグワ、クワ、シログワ、ホワイトマルベリー、ソウハクヒ、ノグワ、ヤマグワ

局 SE 占 ✓

使用部位［局方］：根皮
生薬名［局方］：ソウハクヒ（桑白皮）
生薬ラテン名［局方］：MORI CORTEX
生薬英語名［局方］：Mulberry Bark

使用部位［その他］：果穂、根皮、葉
※葉・花・実（集合果）は「非医」
生薬名［その他］：果穂：桑椹（ソウイン）／根皮：桑白皮（ソウハクヒ）／葉：桑葉（ソウヨウ）
薬効：桑白皮は緩下、利尿、降圧。桑椹は強壮。桑葉は整腸、降圧、美白、美肌。
禁忌：妊娠中・授乳中は禁忌。
安全性［SE］：妊娠中・授乳中は使用を避ける。

備考：樹高10メートルほどになる雌雄異株の夏緑広葉樹。植物療法では、DNJによる糖吸収をおさえるため糖尿病、肥満など生活習慣病予防などに用いられる。まれに腹部膨満感を起こすことも。漢方では、桑白皮は緩下薬、利尿、血圧降下。桑椹は強壮薬。桑葉は便秘、高血圧、動脈硬化生の果実はそのまま食べても薬効があるとされている。桑葉は、煎剤などにて内用。桑白皮や桑椹を漬けた薬用酒も。

クロミグワ

学名：*Morus nigra* L.
科名：クワ科（アサ科）
属名：クワ属
英名：Black Mulberry、Morer Negra、Mulberry、Common Mulberry
別名：-

SE

使用部位［その他］：果実、根皮
禁忌：妊娠中、授乳中、また糖尿病、肝機能障害の場合は禁忌。
安全性［SE］：糖尿病、肝機能障害のあるあ場合は危険。妊娠中・授乳中および小児の使用も危険。

備考：落葉性高木。民間療法では利尿に。

アザミゲシ

学名：*Argemone mexicana* L.
科名：ケシ科
属名：アザミゲシ属
英名：Mexican Poppy
別名：メキシカンポピー、メキシコヒナゲシ

使用部位［その他］：葉、種子、根

備考：乾燥地域に生育する一年草。民間療法では、利尿、緩下、鎮痛に煎剤を内用として。水腫やおでき、切り傷には生の樹脂を塗布。

クサノオウ

学名：*Chelidonium majus* L. subsp. *asiaticum* H.Hara
異名：*Chelidonium asiaticum*（H.Hara）Krahulc.、*Chelidonium majus* L.、*Chelidonium majus* L. var. *asiaticum*（H.Hara）Ohwi ex W.T.Lee、*Chelidonium majus* L. var. *hirsutum* Trautv. et C.A.Mey.
科名：ケシ科
属名：クサノオウ属
英名：Celandine
別名：イボクサ、タムシグサ、セランディン

使用部位［その他］：全草
生薬名［その他］：白屈菜（はっくつさい）、地黄連（ジオウレン）、土黄連（ドオウレン）
禁忌：猛毒のアルカロイドを含むため内用は厳禁。妊娠中・授乳中、小児には禁忌。
安全性［SE］：経口摂取は危険（肝毒性）。小児の経口摂取は危険。妊娠中・授乳中も使用を避ける。

備考：草丈50センチ程に生育する一年草。民間療法では、虫刺され、打ち身、たむし、腫れ物に茎葉から出る液汁を外用として患部に用いる。

ヨウシュクサノオウ

学名：*Chelidonium majus* L. subsp. *majus*
異名［GM］：*Chelidonium majus* L.（広義）
科名：ケシ科
属名：クサノオウ属
英名：Greater Celandine；Celidonia；Celandine；Swallowwort
別名：セランディン、グレーターセランディン

G

使用部位［GM］：地上部
生薬ラテン名［GM］：Chelidonii Herba
生薬名［GM］：Celandine Herb

薬効［GM］：上部消化管への軽度鎮痙作用とパパベリン様作用のエビデンスあり。動物実験では抗腫瘍作用と非特異的免疫刺激。軽度高血圧症（hypertonia）への血圧降下作用と治療有効性はさらなる研究が必要。
（GM 立証済みハーブ。p105を参照。）
適応［GM］：胆管と消化管の痙攣症状
禁忌：妊娠中、また小児へは禁忌。

備考：草丈90センチ程に生育する多年草。紀元前1世紀には視力改善に葉や茎からの乳液を用いたことが記されている。民間療法として、穏やかな鎮静により、気管支炎、百日咳など呼吸器疾患に、また胆汁促進、解毒など。その他、消化促進、消化不良などより、胃腸炎や皮膚疾患などに。乾燥させた地上部を利用する。

エゾエンゴサク

学名：*Corydalis fumariifolia* Maxim. subsp. *azurea* Lidén et Zetterlund
異名：*Corydalis ambigua* auct. non Cham. et Schltdl.、*Corydalis ambigua* Cham. et Schltdl. var. *angustifolia* Yatabe
科名：ケシ科
属名：キケマン属
英名：Corydaris Tuber
別名：-

使用部位［その他］：塊茎
生薬名［その他］：山延胡索（サンエンゴサク）〔単に延胡索とされることも〕

備考：毒性がないため食用ともされる多年草。塊根はアイヌ語で「トマ」と呼ばれ食用ともされてきた。民間療法や生薬では胃痛、生理痛などに。

ムラサキケマン

学名：*Corydalis incisa*（Thunb.) Pers.
科名：ケシ科
属名：キケマン属
英名：Purple Corydalis、Incised Corydalis、Fumewort
別名：ヤブケマン

使用部位［その他］：全草または根
生薬名［その他］：紫花魚灯草（シカギョトウソウ）
禁忌：全草に有毒プロトピンを含む。

備考：草丈50センチ程になる越年草。民間療法では鎮痛として腹痛などに用いるが毒草なので注意が必要。

エンゴサク

学名：*Corydalis yanhusuo*（Y. H. Chou et C. C. Hsu）W. T. Wang ex Z. Y. Wu
科名：ケシ科
属名：キケマン属
英名：Corydalis Tuber
別名：コリダリス

使用部位［局方］：塊茎
生薬名［局方］：エンゴサク（延胡索）
生薬ラテン名［局方］：Corydalis Tuber
生薬英語名［局方］：Corydalis Tuber

使用部位［その他］：塊茎
生薬名［その他］：延胡索（エンゴサク）

備考：地下に塊茎が形成される多年草。民間療法や生薬では、鎮痛、鎮痙、通経として婦人薬に。安中散、牛膝湯などの漢方処方に用いられる。

ハナビシソウ

学名：*Eschscholzia californica* Cham.
科名：ケシ科
属名：ハナビシソウ属
英名：California Poppy
別名：カリフォルニアン・ポピー、キンエイカ、エスコルチア、カップオブゴールド

使用部位［その他］：-
生薬名［その他］：Eschscholziae Californica
禁忌：妊娠中・授乳中は禁忌（クリプトピンに子宮刺激作用があるため）。
安全性［SE］：妊娠中・授乳中の使用は避ける。中枢神経抑制薬を服用している場合は注意。

備考：草丈60センチ程になる耐寒性一年草。北米の先住民により歯痛など鎮痛に用いられた。ケシの近縁種。民間療法では、鎮痛、鎮痙、鎮静として、不眠症、抗不安、皮膚炎症などに。

カラクサケマン

学名：*Fumaria officinalis* L.
異名［GM］：*Fumaria officinalis* L.
科名：ケシ科
属名：カラクサケマン属
英名：Drug Fumitory、Fumitory、Beggary、Earth Smoke、Fumaria、Fumeterre
別名：フミトリー

G SE

使用部位［GM］：地上部
生薬ラテン名［GM］：Fumariae Herba
生薬名［GM］：Fumitory
薬効［GM］：上部消化管への軽度の鎮痙作用は十分に報告されている。
（GM立証済みハーブ。p133を参照。）
適応［GM］：胆嚢と胆管領域、また消化管の痙攣症状。
安全性［SE］：妊娠中・授乳中は過量摂取を避ける。

備考：草丈20センチ程に生育する一年草。民間

療法では、利尿、鎮痙、胆汁分泌、浄化に。胃薬、利尿薬として。また胆汁分泌・排出を促進させ、浄化作用を促すとされる。含有されるフマル酸は乾癬の治療や食品の酸性化剤として利用されている。

タケニグサ

学名：*Macleaya cordata*（Willd.）R.Br.
科名：ケシ科
属名：タケニグサ属
英名：Plume Poppy
別名：ササヤギグサ、インキグサ、チャンパギク

使用部位［その他］：全草
生薬名［その他］：博落回（ハクラクカイ）

備考：草丈2メートル程に生育する多年草。茎や葉の液汁を虫刺されの痒みやタムシなどに外用として。

ヒナゲシ

学名：*Papaver rhoeas* L.
科名：ケシ科
属名：ケシ属
英名：Corn Poppy、Red Poppy、Amapola、Copperrose
別名：グビジンソウ、シャーレイポピー、レイシュンカ、コーンポピー、コクリコ（雛罌粟）

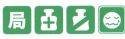

使用部位［GM］：花、果実、種子
生薬ラテン名［GM］：Rhoeados Flos
生薬名［GM］：Com Poppy Flower
生薬名［その他］：花：麗春花（レイシュンカ）／果実：麗春花果実
（GM未立証ハーブ。p324を参照。）
禁忌：種子以外は毒性を持つので注意が必要。専門家の監督下のみで使用のこと。
安全性［SE］：小児による新鮮な葉や花の摂取は危険。

備考：草丈90センチ程になる一年草。18世のアイルランドの植物療法家の記述にも、強壮、鎮静作用があり、花を煎じワインに加えると入眠や、痛みの軽減に良いとされ、1949年のイギリス薬局方にも収載されている。民間療法では、穏やかな鎮痛、鎮静、また強壮に。ヨーロッパの伝統医薬では、小児や老人の植物療法にも用いられてきた。神経過敏、鎮咳などにもシロップでの内用とする。

ケシ

学名：*Papaver somniferum* L.
科名：ケシ科
属名：ケシ属
英名：Poppy Seed、Opium Poppy
別名：ポピーシード、オピウムポピー、シンセイケシ、ケシノミ、アヘン、ツガレ、ポピー

使用部位［局方］：未熟果実から得られる乳液
生薬名［局方］：アヘン（阿片）
生薬ラテン名［局方］：Opium
生薬英語名［局方］：Opium

使用部位［その他］：発芽防止処理された種子、果殻、幼苗、未熟果から得られる乳液状分泌物
※発芽防止処理された種子・種子油は「非医」
生薬名［その他］：種子：罌粟（オウゾク）／果殻：罌粟殻（オウゾクカク）／幼苗：罌粟嫩苗／未熟果から得られる乳液状分泌物：阿片
薬効：止瀉、鎮痛、鎮咳

備考：医薬品原料ともされる一年草。一般には栽培が禁じられているが、未熟な果実から阿片が得られる。種子をスパイスや菓子、料理に用いる。漢方では、成熟した蒴果の外殻を罌粟殻と呼び、咳や下痢、止痛に用いる。

アカネグサ

学名：*Sanguinaria canadensis* L.
科名：ケシ科
属名：サンギナリア属
英名：Bloodroot、Red Puccoon、Red Root、Indian Red Paint、Pauson
別名：ブラッドルート、カナデンシス、サンギナリア、チシオイチゲ、サンギナリア・カナデンシス

SE

使用部位［その他］：根茎
禁忌：妊娠中、授乳中は禁忌。
安全性［SE］：過剰摂取は危険（サンギナリン含有）。妊娠中・授乳中は使用を避ける。

備考：土手や落葉林に生育する多年草。民間療法では、鎮静、鎮痙により、関節痛や喉の痛みに対して用いられた。地下茎に傷をつけると赤い汁液が出るため「血の根（ブラッドルート）」と呼ばれている。

ジロボウエンゴサク

学名：*Corydalis decumbens*（Thunb.）Pers.
科名：ケマンソウ科
属名：キケマン属
英名：-
別名：ツブテ

使用部位［その他］：塊茎あるいは全草
生薬名［その他］：夏天無（カテンム）※日本薬局方「延胡索」非適合品

備考：草丈20センチ程になり湿性のある林縁などに生育する多年草。民間療法や生薬では、鎮痛、鎮痙、浄血、利尿として、リウマチ、神経痛、関節痛、生理痛の緩和に。また腰痛や膝痛・腹痛等の痛みの緩和など。茹でて乾燥させたものを生薬に。

コカノキ

学名：*Erythroxylum coca* Lam.
科名：コカノキ科
属名：コカ属
英名：Coca
別名：ペルーコカノキ

使用部位［その他］：葉
生薬名［その他］：コカヨウ
禁忌：一般使用は厳禁。

備考：樹高3メートル程になる常緑低木。局所麻酔薬として利用されている。ただし薬物依存がおこりやすいことから、「麻薬及び向精神薬取締法」の対象植物に指定され、所持や栽培は法律により規制されている。

カワカワ

学名：*Macropiper excelsum*（G.Forst.）Miq.
科名：コショウ科
属名：マクロピペル属
英名：Kawakawa
別名：-

使用部位［その他］：全草

備考：古くからニュージーランドで用いられてきた薬草。滋養、強壮に。

マティコ

学名：*Piper aduncum* L.
科名：コショウ科
属名：コショウ属
英名：Matico
別名：マチコ

使用部位［その他］：葉

備考：樹高3メートル程になる多年草。アンデスでは泌尿器の消毒薬、また創傷などに用いられ

た。民間療法では、利尿、収斂、また芳香性刺激により、下痢、消化性潰瘍、胃腸障害などに。皮膚の炎症、虫刺されなどには煎剤を外用で用いる。

キンマ

学名：*Piper betle* L.
科名：コショウ科
属名：コショウ属
英名：Betle
別名：–

使用部位［その他］：果穂、葉、根
生薬名［その他］：果穂：蒟醤（クショウ）／葉：蒟醤葉

備考：樹高16メートルほどになる落葉高木で熱帯に自生。収斂性が強い薬草。また口腔洗浄や膣分泌物過剰の洗浄に用いられる。キノは阿仙薬の代用として。

ヒッチョウカ

学名：*Piper cubeba* L.f.
科名：コショウ科
属名：コショウ属
英名：Cubeba
別名：クベバ、ジャワナガコショウ、チュバブ

SE

使用部位［その他］：果実
生薬名［その他］：畢澄茄（ヒッチョウカ）
禁忌：妊娠中、授乳中、また腎疾患には禁忌。
安全性：腎炎には禁忌。
安全性［SE］：消化器系の疾患がある人は使用すべきでない。腎炎のある場合は使用禁忌。妊娠中・授乳中は使用を避ける。

備考：草丈6メートル程に生育する蔓性多年草。民間療法では、去痰、防腐に。またスパイスとして料理に。

カバ

学名：*Piper methysticum* G.Forst.
異名：*Macropiper latifolium* Miq.、*Macropiper methystiscum* (G. Forst.) Hook. et Arnott、*Piperinebrians* Soland
科名：コショウ科
属名：コショウ属
英名：Kava、Kava Pepper、Kava-Kava
別名：カバカバ、カワカワ

G **入** **SE** **十**

使用部位［GM］：根茎
生薬ラテン名［GM］：Piperis Methystici Rhizoma
生薬名［GM］：Kava Kava
薬効［GM］：自発運動や条件付け回避行動を抑制。鎮痛作用、中枢神経抑制作用、神経保護作用、鎮痙作用、抗微生物作用、抗不安作用。
（GM立証済みハーブ。p156を参照。）

使用部位［WHO］：根茎
生薬ラテン名［WHO］：Rhizoma Piperis Methystici
適応［GM］：神経性不安、ストレス、不穏。
用法［WHO］：WHOでは、神経過敏、ストレスあるいは緊張による不安や不眠の短期対症療法に。また、弛緩を誘導、体重を低下、また真菌感染症に。あるいは、喘息、風邪、膀胱炎、淋疾、頭痛、月経不順、尿路感染症、いぼ。GMでも神経性不安、ストレス、不穏に。WHOの使用量では、1日量：60～210mgのカバピロンと同等の生薬およびエキス。
カバカバ/Kawakawaは近縁種（Macropiper excelsum）
禁忌：妊娠中、授乳中、内因性鬱病、肝臓病には禁忌。
安全性：適量を超えないこと。／薬物相互作用：飲酒やバルビツール酸、その他の精神薬理学的物質などの中心神経作用薬の効果が増強。アルプラゾラム、シメチジン、テラゾシンとの相互作用。
その他：小児の使用は医師に相談。
副作用：消化器症状、アレルギー性皮膚反応。頭

痛、めまい、皮膚と爪の一過性黄変、鱗屑、皮膚障害、魚鱗癬、栄養障害、体重減少、食欲不振、下痢、視力障害、無定位運動症、急性肝炎など。特に、長期の内用は皮膚、毛髪、爪の一時的な黄変を起こす可能性があり、その場合は服用を中止。稀にアレルギー性皮膚反応。また、瞳孔拡大や眼球運動の平衡障害などの調節障害の報告がある。医師の助言なしに3ヶ月以上使用してはならない。処方量以下の使用でも重機械を運転（操作）中の運動反射や判断に有害な影響を与える可能性。

安全性［GM］：長期の内用は皮膚、毛髪、爪の一時的な黄変を起こす可能性があり、その場合は服用を中止。稀にアレルギー性皮膚反応。また、瞳孔拡大や眼球運動の平衡障害などの調節障害の報告がある。薬物相互作用：飲酒やバルビツール酸、精神薬理学的薬物などの中枢神経系作用物質の効果増強。医師の助言なしに3ヶ月以上使用してはならない。処方量以下の使用でも重機械を運転（操作）中の運動反射や判断に有害な影響を与える可能性。

安全性［SE］：肝障害の報告多数あり。内因性うつ病患者、妊婦中・授乳中は禁忌。

備考：ポリネシア原産の低木でミクロネシアでは「シャカオ」と呼ばれる。儀式に利用され、根茎をすり潰したものに、水やココナッツミルクを加え作った飲料が用いられてきた。

コショウ

学名：*Piper nigrum* L.
科名：コショウ科
属名：コショウ属
英名：Pepper、Black Pepper
別名：ペッパー、クロコショウ、ブラックペッパー

使用部位［その他］：果実
生薬名［その他］：胡椒（コショウ）
禁忌：多量に摂取した場合には、他の医薬品と相互作用を示すことから、健康被害が発生する可能性を否定できず注意が必要。

備考：インド原産の蔓性植物。民間療法では、消化促進、健胃、殺菌、解熱、消化管機能改善、鎮静、嘔吐抑制、防腐、殺虫、駆風などから、食中毒、止瀉、副鼻腔炎、皮膚感染症などに用いられる。血行促進、鎮痙、冷え症、筋肉痛にも。また精油を利用する。スパイスとして料理に。

ワラビ

学名：*Pteridium aquilinum*（L.）Kuhn
異名：*Pteridium aquilinum*（L.）Kuhn var. *japonicum* Nakai、*Pteridium aquilinum*（L.）Kuhn var. *japonicum* Nakai、*Pteridium aquilinum*（L.）Kuhn var. *latiusculum* auct. non（Desv.）Undrew. ex A.Heller、*Pteridium japonicum*（Nakai）Tardieu et C.Chr.、*Pteridium latiusculum* auct. non（Desv.）Hieron. ex Fr.
科名：コバノイシカグマ科（イノモトソウ科）
属名：ワラビ属
英名：Bracken、Western Bracken Fern
別名：ヤマネグサ（山根草）、イワネグサ（岩根草）、ワラビナ（蕨菜）

使用部位［その他］：若葉、根茎、葉柄
生薬名［その他］：若葉：蕨（ケツ）／根茎：蕨根

備考：酸性土壌を好むシダ植物の一種。民間療法では、利尿、消炎作用による高血圧予防、不眠、止痒などへ用いられることも。根茎からワラビデンプンを抽出し、糊や食用の原料に。若葉は山菜として食用に。

コゴメグサ

学名：*Euphrasia officinalis* L. p. p.
科名：ゴマノハグサ科
属名：コゴメグサ属
英名：Eyebright
別名：アイブライト

G

使用部位［GM］：葉、茎、根
生薬ラテン名［GM］：Euphrasiae Herba
生薬名［GM］：Eyebright
（GM 未立証ハーブ。p330 を参照。）

備考：草丈 20 センチほどの一年草。古くから目のかゆみや痛み、眼精疲労などの症状に用いられてきたハーブ。メディカルハーブでは殺菌、抗炎症、抗カタルなどに利用されることも。民間療法では、収斂、強壮、殺菌などにより、目薬の代用とされることも。植物療法では、浸剤を内用したり外用とするが、眼感染症のリスクを伴うので注意を要する。血行促進、眼病、抗アレルギー、抗炎症、抗カタルにも。

ホソバウンラン

学名：*Linaria vulgaris* Mill.
科名：ゴマノハグサ科
属名：ウンラン属
英名：Yellow Toadflax、Common Toadflax、Brideweed、Butter and Eggs
別名：トードフラックス、リナリア、ヒメキンギョソウ、セイヨウウンラン

SE

使用部位［その他］：全草
生薬名［その他］：柳穿魚（リュウセンギョ）
禁忌：妊娠中・授乳中は禁忌。
安全性［SE］：妊娠中・授乳中は使用を避ける。

備考：草丈 90 センチほどになる耐寒性多年草。民間療法では、利尿、収斂、緩下、皮膚病、肝臓病などに用いられることも。もっぱら鑑賞

用。

ゲンジン

学名：*Scrophularia ningpoensis* Hemsl.
科名：ゴマノハグサ科
属名：ゴマノハグサ属
英名：Common Figwort、Woodland Figwort、Knotted Figwort
別名：セイヨウゴマノハグサ、フィグワート

局外 **➕**

使用部位［局外］：根
生薬名［局外］：ゲンジン（玄参）
生薬ラテン名［局外］：Scrophulariae Radix
生薬英語名［局外］：Scrophularia Root

使用部位［その他］：根、地上部
生薬名［その他］：根：玄参（ゲンジン）
薬効：利尿作用、緩下作用、強心作用、循環刺激作用、抗炎症作用。
禁忌：心臓を刺激するため脈拍が早い患者には使用不可。

備考：ゴマノハグサ科の多年草。古くから植物療法では抗腫瘍に用いられたが、民間療法では、解毒、消炎、鎮痛、抗炎症として、皮膚炎や湿疹などに用いられる。また穏やかな利尿により、体質改善、浮腫みに。地上部の煎剤を内用や外用に。根は煎じて用いる。便秘、消化機能低下にはルバーブ、ダンデライオン、バーベリーなどの健胃ハーブと組み合わせて用いることもある。皮膚症状にはバードック、イエロードッグ、ビタースイートと併用も。

薬用植物辞典　165

経口1日量：粉末にした生薬1～3g
安全性：注意：動物実験で催奇形性や流産は認めない。

備考：高山地帯に分布する多年草。民間療法や生薬では、解熱、解毒、鎮静、健胃、殺虫に。地上部が枯れた後の根茎を乾燥させ煎剤に。

クガイソウ

学名：*Veronicastrum japonicum*（Nakai）T.Yamaz. var. *japonicum*
異名：*Veronica sibirica* auct. non L.、*Veronicastrum sibiricum*（L.）Pennell subsp. *japonicum*（Nakai）T.Yamaz.、*Veronicastrum sibiricum*（L.）Pennell var. *japonicum*（Nakai）H.Hara、*Veronicastrum sibiricum* auct. non（L.）Pennell
科名：ゴマノハグサ科（オオバコ科）
属名：クガイソウ属
英名：-
別名：クガイソウ、トラノオ、ブラックルート

使用部位［その他］：全草
生薬名［その他］：〔*Veronicastrum sibiricum*（L.）Pennell は斬竜剣（ザンリュウケン）〕

備考：林縁や日当たりのよい草原に生育する多年草。民間療法や生薬では、利尿として、浮腫み、関節炎、リウマチの緩和に。

ヴァージニアクガイソウ

学名：*Veronicastrum virginicum*（L.）Farw.
科名：ゴマノハグサ科（オオバコ科）
属名：クガイソウ属
英名：Black Root
別名：アメリカクガイソウ、ブラックルート

使用部位［その他］：根
禁忌：妊娠中は禁忌。生の根は使用しない。

備考：多年草。民間療法では、鼓腸、緩下などに。慢性便秘やむくみ、痔に。

ジオウ

学名：*Rehmannia glutinosa*（Gaertn.）Libosch. ex Fisch. et C.A.Mey.、*Rehmannia glutinosa* Liboschitz var. *purpurea* Makino
科名：ゴマノハグサ科（ジオウ科）
属名：ジオウ属
英名：Rehmannia Root
別名：アカヤジオウ

使用部位［局方］：根茎
生薬名［局方］：ジオウ（地黄）
生薬ラテン名［局方］：Rehmanniae Radix
生薬英語名［局方］：Rehmannia Root

使用部位［その他］：根茎、葉、花、種子
生薬名［その他］：根茎：地黄（ジオウ）、乾地黄（カンジオウ）、鮮地黄（センジオウ：新鮮なもの）、熟地黄（ジュクジオウ：よく蒸したもの）／葉：地黄葉／花：地黄花／種子：地黄実
薬効：肝臓保護作用、血糖降下作用抗腫瘍作用、抗潰瘍作用、中枢神経抑制作用、酵素阻害作用（アルドースレダクターゼ、アンギオテンシンⅡ、K/Na ATP）、血液学的作用、免疫学的作用（細胞傷害性T細胞増加など）、血小板凝集阻害、消炎作用（関節炎）、赤血球沈降速度の正常化。降圧作用、血清中コレステロールおよびトリグリセリド減少、脳血流と心電図改善（さらなる詳細はなし）。
用法［WHO］：WHOでは、関節リウマチと高血圧症での症例報告があるが、比較臨床試験は欠如。その他、発熱、糖尿病、高血圧症、皮膚発疹、斑形成、咽頭炎、月経過多、頻発月経に。さらに免疫系を刺激する強壮薬として。鎮痙薬、利尿薬、通経薬としての利用や火傷、下痢、赤痢、子宮出血、性交不能症にも。WHOの使用量では、1日量：浸剤あるいは煎剤として乾燥した根と根茎9～15g。
禁忌：妊娠中及び慢性肝臓疾患および胃腸疾患、下痢の者には禁忌。
安全性：注意：変異誘発の報告あり。授乳中と小児の使用は医師に相談。
副作用：下痢、腹痛、浮腫、疲労、めまい、動

悸。これは一過性で数日で消失。

備考：ジキタリスに似た花を咲かせる多年草。民間療法や生薬では、利尿、緩下、止瀉に。その他皮膚疾患、婦人薬の漢方処方にも配合される。アカヤジオウ：(*Rehmannia glutinosa* Libosch. var. *purpurea* Makino)、カイケイジオウ：(栽培品種 *Rehmannia glutinosa* f. *hueichingensis*)。局方では基原植物はアカヤジオウ。

マルバカワヂシャ

学名：*Veronica baccabunga* L.
科名：ゴマノハグサ科（ジオウ科）
属名：クワガタソウ属
英名：Brooklime、Becabunga、Mouth-Smart、Neckweed、Speedwell
別名：ベロニカ・ベクカブンガ

SE

使用部位［その他］：-
禁忌：妊娠中・授乳中は禁忌。
安全性［SE］：妊娠中・授乳中は使用を避ける。

備考：ゴマノハグサ科の多年草。スピードウェルとは別種。

ルリトラノオ

学名：*Veronica subsessilis*（Miq.）Carrière
異名：*Pseudolysimachion subsessile*（Miq.）Holub
科名：ゴマノハグサ科（ジオウ科）
属名：クワガタソウ属
英名：Speedwell
別名：コモン・スピードウェル、スピードウェル、ベロニカ

使用部位［その他］：-

備考：山間の草原に生育する多年草。民間療法では、鎮咳などにより、風邪や呼吸器疾患などに。

ライオンゴロシ

学名：*Harpagophytum procumbens* DC. ex Meisn.
異名［GM］：*Harpagophytum burcherllii* Decne
科名：ゴマ科
属名：ハルパゴフィツム属
英名：Devil's Claw、Grapple Plant、Wool-Spider
別名：デビルズクロウ

使用部位［GM］：根（二次貯蔵根・側根の塊茎）
生薬ラテン名［GM］：Harpagophyti Radix
生薬名［GM］：Devil's Claw Root
薬効［GM］：消炎作用、鎮痛作用、抗不整脈作用、苦味健胃薬、消炎作用、鎮痛作用、食欲刺激、胆汁分泌促進など。
（GM 立証済みハーブ。p120 を参照。）

使用部位［WHO］：塊茎、二次根
生薬ラテン名［WHO］：Radix Harpagophyti
適応［GM］：食欲不振、消化不良。運動器の変性性疾患の支持療法。
用法［WHO］：WHO では、リウマチに伴う疼痛に。また、食欲不振、消化不良の治療。変形性リウマチ、疼痛性関節症、腱炎の支持療法。あるいは、アレルギー、せつ、糖尿病、肝臓病、びらん。GM でも、食欲不振、消化不良、運動器の変性性疾患の支持療法など。WHO の使用例では、1 日量：食欲不振には根 1.5g の煎剤、チンキ剤（1：10、25％エタノール）3ml；。疼痛性関節症や腱炎には根 3g の煎剤を 3 回、根 1～3g あるいは同等の水抽出物あるいは水アルコール抽出物。
禁忌：妊娠中、授乳中は禁忌。また胃潰瘍、十二指腸潰瘍、本薬草へのアレルギーの場合も禁忌。胆石では医師に相談後にのみ使用。
安全性：胃潰瘍、十二指腸潰瘍には禁忌。注意：胆石の場合は医師に相談。
副作用：軽度の胃腸症状。
安全性の詳細は、『「健康食品」の安全性・有効性情報』を確認のこと。

備考：英名では「devil's claw」（悪魔のかぎづめ）と呼ばれ、かぎづめのある木質の果実をつけることが特色。民間慮法では、抗炎症、鎮痛、食欲増進に。また血圧降下、リウマチ、腰痛、筋肉痛の緩和などにも。

ゴマ

学名：*Sesamum indicum* L.
科名：ゴマ科
属名：ゴマ属
英名：Sesame
別名：セサミ

局 SE

使用部位 ［局方］：種子
生薬名 ［局方］：ゴマ（胡麻）
生薬ラテン名 ［局方］：Sesami Semen
生薬英語名 ［局方］：Sesame

使用部位 ［その他］：黒色の種子／白色の種子／茎／葉／花、黒色の種子／白色の種子／茎／葉／花
生薬名 ［その他］：黒脂麻（コクシマ）／白脂麻／麻秸（マカツ）／胡麻葉／胡麻花、黒脂麻（コクシマ）／白脂麻／麻秸（マカツ）／胡麻葉／胡麻花
安全性 ［SE］：過敏症の報告例あり。

備考：栽培の歴史は紀元前3500年頃までに遡る一年草。民間療法では、滋養強壮、抗酸化により、血行促進、美肌、抜け毛予防、滋養強壮に。植物療法ではマッサージオイルとして用いられることもある。食用にも利用。植物療法では、擦り傷、切り傷に、種子から抽出された植物油（ゴマ油）を患部に塗布することも。食用にも利用。

ブルウキモ

学名：*Nereocystis luetkeana*（K.Mertens）Postels & Ruprecht（褐藻類）
科名：コンブ科
属名：ネレオキスティス属

英名：Kelp
別名：ケルプ

使用部位 ［その他］：葉状体

備考：コンブ科の海藻。民間療法では、貧血改善、便秘解消、肥満予防、消化不良の改善、冷え症の改善などといわれている。

ケルプ

学名：*Laminaria hyper-borea*（Gunn.）Foslie、*Laminaria cloustonii*（Edmondston）Lejolis）、*Laminariae stipites*
科名：コンブ科
属名：ゴヘイコンブ属
英名：Kelp
使用部位 ［その他］：葉状体
生薬ラテン名：Laminariae Stipites

【科名サ行】

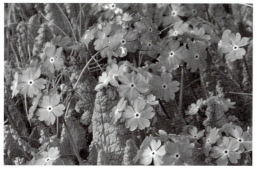

サクラソウ

ルリハコベ

学名：*Anagallis arvensis* L.
異名：*Anagallis coerulea* Schreb.
科名：サクラソウ科
属名：ルリハコベ属
英名：Common Pimpernel、Pimpernel、Blue Pimpernel、Scarlet Pimpernel
別名：-

SE

使用部位［その他］：全草
生薬名［その他］：四念癀（シネンコウ）
禁忌：2週間以上の継続利用は禁忌。妊娠中・授乳中は禁忌。
安全性：場合により皮膚炎症。
安全性［SE］：長期間摂取または局所使用は危険。妊娠中・授乳中は使用を避ける（子宮刺激作用）。

備考：蔓性一年草。ヨーロッパの伝統療法では、肝硬変、胆石、腎結石、肺疾患などに用いられる。また痛風、リウマチ、尿路感染などにも利用されてきた。民間療法では、利尿、発汗、去痰など。2週間を超えて利用することは厳禁。和名は瑠璃色の花を咲かせハコベに似ていることに由来。

アキザキシクラメン

学名：*Cyclamen purpurascens* Mill.
科名：サクラソウ科
属名：シクラメン属
英名：Cyclamen、Cyclamen Des Alpes、Groundbread、Ivy-Leafed Cyclamen
別名：マルバシクラメン

SE

使用部位［その他］：根茎、根
禁忌：一般使用は厳禁。妊娠中・授乳中も禁忌。
安全性［SE］：摂取は危険（胃痛、吐き気）。妊娠中・授乳中も危険。

備考：草丈15センチ程になる多年草。ヨーロッパなどで、消化改善、下痢に伴う諸症状などに用いられることもあるが胃痛や吐き気など副作用もあり一般使用は危険。

オカトラノオ

学名：*Lysimachia clethroides* Duby
科名：サクラソウ科
属名：オカトラノオ属
英名：Loosestrofe、Moneywort、Creeping Jenny
別名：リシマキア

使用部位［その他］：全草、根
生薬名［その他］：珍珠菜（チンシュサイ）、珍珠菜根（チンシュサイコン）

備考：草丈1メートル程になる多年草。民間療法では、利尿などにより、浮腫み、生理不順、乳腺炎、打撲などに。乾燥した葉の煎剤を内用に。若芽は、茹でて水にさらしお浸しに。

クサレダマ

学名：*Lysimachia vulgaris* L. var. *davurica*（Ledeb.）R.Knuth

異名：*Lysimachia davurica* Ledeb.、*Lysimachia vulgaris* L. subsp. *davurica*（Ledeb.）Tatew.

科名：サクラソウ科

属名：オカトラノオ属

英名：Loosestrife、Lysimaque Commune、Yellow Willowherb

別名：－

SE

使用部位［その他］：根付きの全草
生薬名［その他］：黄蓮花（オウレンカ）
禁忌：妊娠中・授乳中は禁忌。
安全性［SE］：妊娠中・授乳中は使用を避ける。

備考：沼澤地、湿原などに生育する多年草。民間療法では、収斂、去痰として、下痢、口内炎、外傷の洗浄などに。

セイヨウクサレダマ

学名：*Lysimachia vulgaris* L. var. *vulgaris*

科名：サクラソウ科

属名：オカトラノオ属

英名：Loosestrife、Lysimaque Commune、Yellow Willowherb

別名：－

SE

使用部位［その他］：地上部
安全性の詳細は、『「健康食品」の安全性・有効性情報』を確認のこと。

備考：1メートル程に生育する多年草。民間療法では、収斂剤として知られ、また去痰にも用いられる。下痢、口内炎、外傷の洗浄などに。

セイタカサクラソウ

学名：*Primula elatior*（L.）Hill

科名：サクラソウ科
属名：サクラソウ属
英名：oxlip
別名：オクスリップ、プリムローズ、プロムロウズ、プリムラ、サクラソウ

使 G

用部位［GM］：花
生薬ラテン名［GM］：Primulae Flos
生薬名［GM］：Primrose Flower
薬効［GM］：（花）と（根）分泌液溶解、去痰。
（GM 立証済みハーブ。p189 を参照。）

使用部位［GM］：根
生薬ラテン名［GM］：Primulae Radix
生薬名［GM］：Primrose Root
薬効［GM］：（花）と（根）分泌液溶解、去痰。
（GM 立証済みハーブ。p189 を参照。）
適応［GM］：（花）と（根）気道カタル
禁忌：アスピリンに敏感な人は根を使用しない。妊娠中は禁忌。また花は既知のサクラソウアレルギー。
安全性［GM］：（花）と（根）時に胃の不快感と吐き気

備考：耐寒性の多年草。民間療法では、鎮静、去痰、鎮痙、緩下、抗炎症、収斂により、気管の疾患への適応、葉は外傷用の軟膏やローションに。乾燥させた花を浸剤に。根は乾燥させて煎じ内用する。葉の浸剤は外傷用の軟膏やローションに。花は萼からはずして生のままサラダなどにする。

【同様に使用される植物】
Primula veris L.

サクラソウ

学名：*Primula sieboldii* E.Morren

異名：*Primula patens*（Turcz.）Turcz. ex Trautv.、*Primula sieboldii* E.Morren var. *patens*（Turcz.）Kitag.

科名：サクラソウ科
属名：サクラソウ属

英名：Primrose
別名：ニホンサクラソウ

使用部位［その他］：根および根茎
生薬名［その他］：桜草根（オウソウコン）

備考：草原や高原に分布する多年草。プリムラの仲間で、根を去痰・鎮咳薬として用いることがある。また消炎作用により、創傷、浮腫などに外用として用いられることもあるが、溶血作用もあるため注意が必要。

キバナノクリンザクラ

学名：*Primula veris* L. subsp. veris
異名：*Primula veris* L. 英名 cowslip primrose の亜種。
科名：サクラソウ科
属名：サクラソウ属
英名：Cowslip、Cowslip Primrose
別名：カウスリップ、キーオブヘブン、セイヨウサクラソウ、プリムローズ、プロムロウズ、プリムローズルート、プリムラ、サクラソウ

G

使用部位［GM］：花
生薬ラテン名［GM］：Primulae Flos
生薬名［GM］：Primrose Flower
薬効［GM］：（花）と（根）：分泌液溶解、去痰。（GM 立証済みハーブ。p189 を参照。）

使用部位［GM］：根
生薬ラテン名［GM］：Primulae Radix
生薬名［GM］：Primrose Root
薬効［GM］：（花）と（根）：分泌液溶解、去痰。（GM 立証済みハーブ。p189 を参照。）
適応［GM］：（花）と（根）気道カタル
禁忌：アスピリンに敏感な人は根を使用しない。妊娠中は禁忌。また花は既知のサクラソウアレルギー。
安全性［GM］：（花）と（根）時に胃の不快感と吐き気

備考：耐寒性の多年草。民間療法では、鎮静、去痰、鎮痙、緩下、抗炎症、収斂により、気管の疾患への適応、葉は外傷用の軟膏やローションに。乾燥させた花を浸剤に。根は乾燥させて煎じ内用する。葉の浸剤は外傷用の軟膏やローションに。花は萼からはずして生のままサラダなどにする。

【同様に使用される植物】
Primula elatior (L.) Hill

ザクロ

学名：*Punica granatum* L.
異名：*Punica nana* L.
科名：ザクロ科（ミソハギ科）
属名：ザクロ属
英名：Pomegranate
別名：パメグラネット

使用部位［WHO］：根、幹樹皮
生薬ラテン名［WHO］：Cortex Granati
生薬ラテン名：Pericarpium Granati

使用部位［その他］：根と樹皮
生薬名［その他］：石榴皮（せきりゅうひ）、石榴根皮（せきりゅうこんぴ）
薬効：抗微生物作用、抗ぜん虫作用、軟体動物駆除、カゼイン／アデニン誘発腎不全を阻害。
用法［WHO］：WHO では、下痢、腸管寄生虫に内用。その他、消化不良、咽頭痛、白帯下、潰瘍に内用のこと。WHO の使用量では、根：経口 1 日量：煎剤に 3〜9g。1 日量：条虫類感染症の治療に 20g 根皮流エキス剤（1：1 59％エタノール）／樹皮：経口 1 日量：2.5〜4.5g。
禁忌：樹皮への過敏症やアレルギー。
安全性：有毒なアルカロイドペレチェリンを含有。果皮は下痢には禁忌。オイルまたは樹脂を「寄生虫の駆除を行う目的」で用いてはならない。
警告：3 日超持続する下痢では医師に相談。発熱、吐き気、嘔吐を伴う下痢や血便では医師に相談。推奨量を超えないこと。
注意その他：妊娠中、授乳中、12 歳未満の小児

の使用は推奨されない。
副作用：めまい、視力障害、虚弱、こむら返り、振戦。過剰量ではめまい、瞳孔散大、重症頭痛、嘔吐、嗜眠、虚脱、死亡。
安全性［SE］：過剰摂取は危険（有害アルカロイドと多量のタンニンを含有）。果実や種子の摂取によるアレルギーの報告あり。

備考：落葉小高木。民間療法では、消炎、収斂、止瀉により、条虫駆虫、下痢止めに。

ザクロ
学名：*Punica granatum* L.
科名：ザクロ科（ミゾハギ科）
属名：ザクロ属
英名：Pomegranate
別名：ポメグラネート、ポミグラニット、パミグラネット

使用部位［WHO］：根、幹樹皮
生薬ラテン名［WHO］：Cortex Granati

使用部位［その他］：果皮、根皮、葉、花、果実（根と樹皮は次項目を見よ）
生薬名［その他］：果皮：石榴皮（せきりゅうひ）／根皮：石榴根（せきりゅうこん）／葉：石榴葉／花：石榴花／果実：酸石榴、甜石榴
薬効：止瀉作用、抗微生物作用、抗寄生虫作用、抗ウイルス作用、抗酸化作用、抗潰瘍作用、免疫刺激作用、抗微生物作用。
≪用法その他は「ザクロ（パメグラネット）」を参照≫

コンニャク
学名：*Amorphophallus konjac* K.Koch
異名：*Amorphophallus rivieri* Durieu ex Carrière
科名：サトイモ科
属名：コンニャク属
英名：Elephant Foot、Devil's Tongue
別名：-

使用部位［その他］：根茎

備考：球茎を食用として加工する多年草。民間療法では、整腸に。昔は糊料としても利用。うがい薬としては、刻んだ生のコンニャクイモを煮詰め上部のかすを除き用いる。根茎からとれるグルコマンナンを凝固させたものを食用とする。

マイヅルテンナンショウ
学名：*Arisaema heterophyllum*
科名：サトイモ科
属名：テンナンショウ属
英名：-
別名：-

使用部位［局外］：コルク層を除いた塊茎
生薬名［局外］：テンナンショウ（天南星）
生薬ラテン名［局外］：Arisaematis Tuber
生薬英語名［局外］：Arisaema Tuber

使用部位［その他］：球根．
生薬名［その他］：天南星（テンナンショウ）
薬効：去痰、鎮痙、鎮痛、鎮静

備考：テンナンショウ属の仲間で有毒なものもある。葉の形様が鶴が羽根を広げた様子に似ていることから命名されたといわれる。

マムシグサ
学名：*Arisaema japonicum* Blume
異名：*Arisaema serratum* auct. non（Thunb.）Schott、*Arisaema takesimense* Nakai、*Arisaema yakusimense* Nakai
科名：サトイモ科
属名：テンナンショウ属
英名：Cobra Lily、Japanese Arisaema
別名：ヤマゴンニャク、ヘビノダイハチ、ニホンテンナンショウ、アオマムシグサ

使用部位［局外］：コルク層を除いた塊茎
生薬名［局外］：テンナンショウ（天南星）
生薬ラテン名［局外］：Arisaematis Tuber
生薬英語名［局外］：Arisaema Tuber

使用部位［その他］：塊茎
生薬名［その他］：日本天南星（テンナンショウ）
薬効：鎮痙作用、去痰作用、鎮痛作用、消炎作用。
禁忌：一般使用は肝障害の危険があり厳禁。また妊娠中は禁忌。生の根茎は食用禁止。

備考：サトイモ科の多年草。生薬では、鎮痛、去痰、鎮静、鎮痙、抗腫瘍などの目的で配合される。また腫れ物、神経痛には、生の根茎をすりおろし、患部に塗布または湿布。局外では基原植物はマイヅルテンナンショウ。

ミミガタテンナンショウ

学名：*Arisaema limbatum* Nakai et F.Maek.
異名：*Arisaema limbatum* Nakai et F.Maek. var. *conspicuum* Seriz.、*Arisaema undulatifolium* Nakai var. *ionostemma*（Nakai et F.Maek.）H.Ohashi et J.Murata、*Arisaema undulatifolium* Nakai var. *limbatum*（Nakai et F.Maek.）H.Ohashi
科名：サトイモ科
属名：テンナンショウ属
英名：-
別名：-

使用部位［その他］：根茎
禁忌：生食は厳禁。

備考：草丈80センチ程になる多年草。民間療法や生薬では、消炎、去痰、鎮痙などテンナンショウと同様に用いる。乾燥させたものを煎じ内用に。

カントウマムシグサ

学名：*Arisaema serratum*（Thunb.）Schott
科名：サトイモ科
属名：テンナンショウ属
英名：-
別名：マムシグサ

使用部位［その他］：根茎
薬効：鎮痛作用、鎮静作用、鎮痙作用、去痰作用、消炎作用。
禁忌：妊娠中は禁忌。

備考：球茎・塊茎を持つ多年草。生薬では、鎮痛、去痰、鎮静、鎮痙、抗腫瘍などの目的で配合される。毒草のため生の根茎は食用不可。多くは雌雄異株であるものの栄養状態により性転換することが知られている。根茎を煎じ内用に。

ミツバテンナンショウ

学名：*Arisaema ternatipartitum* Makino
科名：サトイモ科
属名：テンナンショウ属
英名：Jack In The Pulpit
別名：ジャックインザプルピット

使用部位［その他］：塊茎

備考：ネイティブアメリカンが、蛇の解毒や気管支炎、リウマチの緩和などに用いた。プルピットは説教壇を意味する。

ウラシマソウ

学名：*Arisaema thunbergii* Blume subsp. *urashima*（H.Hara）H.Ohashi et J.Murata
異名：*Arisaema urashima* H.Hara、*Arisaema urashima* H.Hara var. *giganteum* Konta
科名：サトイモ科
属名：テンナンショウ属
英名：Cobra Lilly Urashima
別名：ヤブコンニャク、ヘビノコシカケ

使用部位 ［その他］：根茎

禁忌：地下茎は有毒。生の根茎は食用厳禁。

備考：民間療法では、消炎、鎮痙、鎮咳、去痰に。未成熟の果実はシュウ酸化合物等を含有するため有毒。成熟すると甘くなるが食用には適さない。テンナンショウと同様に用いる。根茎を煎剤として内用に。

マムシアルム

学名：*Arum maculatum* L.

科名：サトイモ科

属名：アルム属

英名：Arum、Adder's Root、Aro、Bobbins、Aro Maculado、Cuckoo Pint

別名：アルム・マクラートゥム

SE

使用部位 ［その他］：–

禁忌：毒性があり一般使用は厳禁。

安全性 ［SE］：有毒。摂取は危険。

備考：サトイモ科の多年草。民間療法で、喉の炎症、風邪の諸症状などに用いられることもあるが安全性で詳細を確認のこと。

サトイモ

学名：*Colocasia esculenta* （L.） Schott

科名：サトイモ科

属名：サトイモ属

英名：Eddoe、Taro

別名：アカメイモ（赤芽芋）、タイモ、イエツイモ

使用部位 ［その他］：塊茎、葉柄（＝芋茎 ズイキ）

生薬名 ［その他］：塊茎：芋頭（ウトウ）

備考：球茎（芋）と葉柄を食用とする多年草。民間療法では、消炎、鎮痛により、整腸、打撲、捻挫、関節炎、扁桃炎、気管支炎、降圧などに用いる。塊茎は食用にも。

ヤツガシラ

学名：*Colocasia esculenta* （L.） Schott

異名：*Orostachys erubescens* （Maxim.） Ohwi var. *polycephala* （Makino） Ohwi、*Orostachys polycephala* （Makino） H.Hara、*Sedum erubescens* （Maxim.） Ohwi var. *polycephalum* （Makino） Ohwi

科名：サトイモ科

属名：サトイモ属

英名：–

別名：–

使用部位 ［その他］：–

備考：サトイモ（*Colocasia esculenta*）のうち子芋が分球せず、ひとつの塊になる品種で関東を中心に栽培されている。姿が、頭が八つ固まっているように例えられヤツガシラと呼ばれる。高級食材で流通も少ない。腸整などに。

カラスビシャク

学名：*Pinellia ternata* （Thunb.） Breitenb.

異名：*Pinellia koreana* K.H.Tae et J.H.Kim

科名：サトイモ科

属名：ハンゲ属

英名：Piellia Ternata、Ban Xia、Banha、Fa Ban Xia、Pinellia

別名：ハンゲ、シャクシグサ、スズメノヒシャク、ヘソクリ、ヘブス

局 SE 🏥

使用部位 ［局方］：コルク層を除いた塊茎

生薬名 ［局方］：ハンゲ（半夏）

生薬ラテン名 ［局方］：Pinelliae Tuber

生薬英語名 ［局方］：Pinellia Tuber

使用部位 ［その他］：塊茎

生薬名 ［その他］：半夏（ハンゲ）

薬効：去痰

禁忌：シュウ酸カルシウムを含むため乾燥させず生の状態では食用は不可。妊娠中・授乳中は禁忌。

安全性 ［SE］：妊娠中・授乳中は摂取を避ける。

出血または血液疾患がある場合は使用禁忌。

備考：草地、田畑や道ばたに生育する多年草。民間療法では、鎮静、鎮咳、去痰、鎮吐などに用いる。漢方では、多くの処方に、鎮吐、去痰、鎮咳や健胃消化薬として配合されている。夏ごろの開花期にに根茎を採取し、ひげ根を取り除き日干しにして乾燥したものを煎じ内用。

アメリカザゼンソウ

学名：*Symplocarpus foetidus* (L.) Salisb. ex W.P.C.Barton
科名：サトイモ科
属名：ザゼンソウ属
英名：Skunk Cabbage
別名：スカンクキャベジ

使用部位［その他］：根、地上部
禁忌：腎臓結石の既往歴がある場合は注意を要する。また過量摂取は嘔吐、頭痛などの副作用があるので注意を要する。妊娠中・授乳中は禁忌。

備考：キャベツに似た葉を持ち 80 センチ程に生育し悪臭を放つ多年草。アメリカ先住民は根を気管支炎や喘息など呼吸器疾患などに用い、特に 19 世紀のアメリカでは抗麻痺や去痰に多用された。民間療法では、百日咳、気管支炎、喘息など去痰剤に。また花粉症やカタル症状にも用いられる。

ショウブ

学名：*Acorus calamus* L.
異名：*Acorus asiaticus* Nakai、*Acorus calamus* L. var. *angustatus* Besser
科名：サトイモ科（ショウブ科）
属名：ショウブ属
英名：Flagroot、Calamus、Sweet Flag
別名：オニゼキショウ（鬼石菖）、フキグサ（葺草）、カラムスコン、アヤメグサ、ソウブ、ノキアヤメ、ブルーフラッグ、カラムス、スイートフラッグ

使用部位［その他］：根茎
生薬名［その他］：白菖、菖蒲根（ショウブコン）、カラムスコン
薬効：鎮静、健胃
禁忌：妊娠中は禁忌。
安全性：アサロンを含有しない 2 倍体の品種の根茎（*Acorus calaus* L. var. *americanus* wolff）はクラス A。アサロンを含有する 3 倍体および 4 倍体の品種の根茎（アジアおよびヨーロッパの種）はクラス C；クラス F。

備考：東アジアに広く分布する多年草。民間療法では、鎮静、強壮、発汗、消化促進に。古来より浴湯料として利用されてきたが、乾燥した根茎を適量の水で煎じ、煮汁とともに薬草に入れる。煎剤、ティンクチャーなどが食欲不振、消化不良等にも用いられることがあるが、漢方では、鎮静、健胃にも用いられる。

セキショウ

学名：*Acorus gramineus* Sol. ex Aiton
異名：*Acorus gramineus* Sol. ex Aiton var. *japonicus* M.Hotta
科名：サトイモ科（ショウブ科）
属名：ショウブ属
英名：Grass Leaved Sweet Flag、Japanese Sweet Flag
別名：グラスリーブドカラムス、セキショウコン、カワショウブ

使用部位［局外］：根茎
生薬名［局外］：セキショウコン（石菖根）
生薬ラテン名［局外］：Acori Graminei Rhizoma
生薬英語名［局外］：Acorus Gramineus Rhizome

使用部位［その他］：根茎
※茎は「非医」
生薬名［その他］：根茎：石菖（せきしょう）、石

生薬ラテン名［局方］：Polyporus
生薬英語名［局方］：Polyporus Sclerotium

使用部位［その他］：菌核
生薬名［その他］：猪苓（チョレイ）
薬効：利尿作用、解熱作用、止渇作用、抗ガン作用。

備考：ブナ、ミズナラの根に沿い菌核を形成するキノコの一種。生薬では、猪苓湯（ちょれいとう）、茵蔯五苓散（いんちんごれいさん）、四苓湯（しれいとう）などの漢方処方に用いられる。

カワラタケ

学名：*Trametes versicolor*（L.：Fr.）Quél.
科名：サルノコシカケ科
属名：カワラタケ属
英名：Coriolus Versicolor、Polyporus Versicolor
別名：-

使用部位［その他］：菌糸体
※子実体は「非医」

備考：倒木や枯れ枝などに群がる白色腐朽菌。民間療法では、免疫賦活などによる抗ガンなどに。

マツホド

学名：*Wolfiporia cocos* Ryvarden et Gilbertson（Poria cocos Wolf）
科名：サルノコシカケ科
属名：ウォルフィポリア属
英名：Poria Mushroom、Bai Fu Ling、Polyporus、Champignon Poria、China-Root
別名：ポリポラス

使用部位［局方］：外層をほとんど除いた菌核
生薬名［局方］：ブクリョウ（茯苓）

生薬ラテン名［局方］：Poria
生薬英語名［局方］：Poria Sclerotium

使用部位［その他］：菌核
生薬名［その他］：茯苓（ブクリョウ）
禁忌：妊娠中・授乳中は禁忌。
安全性［SE］：妊娠中・授乳中は使用を避ける。

備考：アカマツ、クロマツ等のマツ属の根に寄生するサルノコシカケ科の菌類の一種。生薬では利尿、健胃、めまい、浮腫、精神安定などに用いられる。

トウシキミ

学名：*Illicium verum* Hook.f.
科名：シキミ科
属名：シキミ属
英名：Star Anise
別名：スターアニス、ハッカク、ダイウイキョウ、ハッカクウイキョウ

使用部位［GM］：果実
生薬ラテン名［GM］：Anisi Stellati Fructus
生薬名［GM］：Star Anise Seed
生薬名［その他］：八角茴香（ハッカクウイキョウ）、大茴香（ダイウイキョウ）
薬効［GM］：気管支の去痰、消化管の鎮痙（GM 立証済みハーブ。p215 を参照。）
適応［GM］：気道カタル、消化不良。
安全性［SE］：妊娠中・授乳中の使用は避ける。

備考：常緑高木で果実は「八角」として親しまれる香辛料。民間療法では、駆風、健胃などに利用されるが、同属のシキミ（*Illicium anisatum*）は有毒であるため、混同しないように注意を要する。リウマチにも利用。スパイスや料理に広く利用。

シキミ

学名：*Illicium anisatum* L.
異名：*Illicium japonicum* Siebold ex Masam.、

Illicium religiosum Siebold et Zucc.
科名：シキミ科（マツブサ科）
属名：シキミ属
英名：Japanese Star Anise
別名：ハナノキ、コウノキ、マッコウノキ

使用部位［その他］：実
禁忌：一般使用は不可。

備考：有毒な常緑高木。花、葉、茎のなかでも特に種子に痙攣性の神経毒（アニサチン）を含有。果実が猛毒なことから「悪しき実（あしきみ）」から転訛し、シキミと呼ばれるといわれる。袋果を牛馬の皮膚寄生虫の駆除にも用いた。

アルジュナ

学名：*Terminalia arjuna* (Roxb. ex DC.) Wight & Arn.
科名：シクンシ科
属名：モモタマナ属
英名：Arjuna
別名：アルジュナミロバラン

使用部位［その他］：樹皮

備考：インドの伝統療法で、3000年以上前より強心薬に用いられる薬草。民間療法では、強心、血圧降下に。また喘息、下痢などにも。樹皮の煎剤を内用に。または薬用酒を作りティンクチャーを飲用とする。

セイタカミロバラン

学名：*Terminalia bellirica* (Gaertn.) Roxb.
科名：シクンシ科
属名：モモタマナ属
英名：Beleric Myrobalan
別名：ベレリカミロバラン、ベレリックミロバラン

使用部位［その他］：果実

禁忌：妊娠中は禁忌。

備考：悪臭を放つ常緑低木。民間療法では、収斂、強壮、緩下に。インドの伝統療法では、成熟した果実が消化不良や止瀉に、未熟果実が緩下に用いられる。また鎮咳や喉の痛み、外用として目痛の洗浄にも利用される。

ミロバランノキ

学名：*Terminalia chebula* Retz.
科名：シクンシ科
属名：モモタマナ属
英名：Myrobalan、Tropical Almond、Indian Almond
別名：カシ、カリロク

使用部位［局外］：果実
生薬名［局外］：カシ（訶子）
生薬ラテン名［局外］：Chebulae Fructus
生薬英語名［局外］：Myrobalan Fruit

使用部位［WHO］：果実
生薬ラテン名［WHO］：Fructus Chebulae

使用部位［その他］：果実、葉、未熟果実、核果、樹皮
生薬名［その他］：果実：訶子（カシ）、訶黎勒（カリロク）／葉：訶子葉／未熟果実：蔵青果／果殻：訶子核
薬効：抗アレルギー作用、鎮痙作用、抗微生物作用（抗細菌、抗ウイルス）、抗高脂肪血作用、抗酸化作用、心血管作用（心臓拍出量増加、陽性変力作用）、消化管作用（胃内容排出促進）、免疫抑制作用、抗変異原性。
用法［WHO］：WHOでは、内用で、咽頭痛を伴う咳嗽、下痢に。また、駆虫薬、収斂薬、強心薬、歯磨き剤、利尿薬、緩下薬に。あるいは、歯肉出血、糖尿病、胃腸疾患、潰瘍、尿路疾患に。WHOでの1日量：煎剤に生薬3〜9g（分割して使用）。
禁忌：本草へのアレルギー。妊娠中・授乳中、12歳以下の小児は禁忌。また喘息、下痢、および初期の赤痢には禁忌。

安全性：注意：妊娠中、授乳中、12歳未満の小児の使用は推奨されない。

備考：20メートル程になる常緑高木。インドの伝統療法では、数千年にわたり用いられてきた重要な生薬。

【同様に使用される植物】
Terminalia chebula Retz. var. *tomentella* Kurt.

シロバナカワミドリ

学名：*Agastache foeniculum*（Pursh）Kuntze
科名：シソ科
属名：カワミドリ属
英名：Anise Hyssop
別名：アニスヒソップ、ジャイアントヒソップ、アガスターシェ、フェンネルヒソップ

使用部位［その他］：葉、花

備考：草丈1メートルほどとなる耐寒性の多年草。民間療法では、鎮咳により、咳止め、軽度の風邪に。生薬、または開花期に刈り取って乾燥させた葉の煎剤を内用。花や葉をサラダなど食用に、花や葉はポプリに利用。

カワミドリ

学名：*Agastache rugosa*（Fisch. et C.A.Mey.）Kuntze
異名：*Agastache rugosa*（Fisch. et C.A.Mey.）Kuntze f. *hypoleuca*（Kudô）H.Hara
科名：シソ科
属名：カワミドリ属
英名：Korean Mint、American Pennyroyal、Mosquito Plant、Squaw Mint
別名：コリアンミント、パープルジャイアントヒソップ

使用部位［その他］：全草、根、茎葉を蒸留して得た芳香水
生薬名［その他］：全草：藿香（カッコウ）／根：藿香根／茎葉を蒸留して得た芳香水：藿香露

薬効：鎮痛作用、止瀉作用、健胃作用。

備考：草丈100センチ程になる多年草。民間療法では、止瀉、健胃に。生薬でも健胃、制吐、解熱に。また風邪の諸症状や頭痛、胸腹痛など。日本の民間薬では、排草香（はいそうこう）と呼ばれる。花期の全草を乾燥させたものを生薬として用いる。また藿香正気散、香砂六君子湯、香砂平胃散の処方や香水の保留剤として用いられる。

≪モスキートプラントを参照≫

キランソウ

学名：*Ajuga decumbens* Thunb.
科名：シソ科
属名：キランソウ属
英名：Creeping Bugleweed
別名：ジゴクノカマノフタ

使用部位［その他］：全草
生薬名［その他］：白毛夏枯草（ハクモウカゴソウ）

備考：道端などにみられる多年草。民間療法や生薬では、鎮静、鎮咳、止瀉などにより、解熱、咳、痰、下痢止めなどに煎剤を用いる。

ジュウニヒトエ

学名：*Ajuga nipponensis* Makino
科名：シソ科
属名：キランソウ属
英名：Ajuga Nipponensis、Ajuga、Junihitoe
別名：−

SE

使用部位［その他］：−
禁忌：妊娠中、授乳中は禁忌。
安全性［SE］：妊娠中・授乳中は使用を避ける。

備考：丘陵などにみられる草丈20センチ程の多年草。キランソウと花が良く似ていることで知られる。キランソウは匍匐性であるのに対し、

ジュウニヒトエは立性種。鎮咳、去痰に用いられることもる。

セイヨウジュウニヒトエ

学名：*Ajuga reptans* L.
科名：シソ科
属名：キランソウ属
英名：Bugle、Ajuga、Bugle Rampante、Bugula
別名：ビューグル、アジュガ、ハイキランソウ、セイヨウキランソウ

SE

使用部位［その他］：花、葉
禁忌：妊娠中、授乳中は禁忌。
安全性［SE］：妊娠中・授乳中は使用を避ける。

備考：草丈20センチ程の多年草。民間療法では、健胃、鎮痛、止血、収斂、緩下、降圧に。打ち身、黄疸、リュウマチ、傷、打撲などの緩和にも。以前は傷や打撲には、枝葉の浸剤で湿布に用いたりなどした。現在は観賞用。

クロニガハッカ

学名：*Ballota nigra* L.
科名：シソ科
属名：バロタ属
英名：Black Horehound、Black Stinking Horehound
別名：ブラックホアハウンド、ブラックホーハウンド

使用部位［その他］：葉、花穂

備考：1メートル程に生育する匍匐性の多年草。ヨーロッパや北アメリカ、アジアなどでみられる。ディオスコリディスは（ギリシア・医師）は紀元前1世紀に、犬の咬傷に葉と塩で作られた軟膏を用いることをすすめている。民間療法では、古来より、滋養・強壮として、更年期障害、性力増強などに良いとされるが立証はできてはいない。現代では、抗嘔吐としての利用があり、穏やかな鎮静により、吐き気を抑えた

り、関節痛、痛風などの改善に用いられる。

カラミント

学名：*Calamintha nepetoides* Jord.
科名：シソ科
属名：カラミンタ属
英名：Calamint
別名：マウンテンバーム、コモンカラミント、カラミンサ

SE

使用部位［その他］：葉、花
禁忌：妊娠中・授乳中は禁忌。
安全性［SE］：妊娠中・授乳中は使用を避ける。

備考：古くから強壮薬として用いられた多年草。民間療法では、去痰、強壮、鎮痛により、発汗促進、消化管機能改善、子宮刺激、月経痛などにも利用。また生の葉を肉や魚介料理の臭み消しに。

コリンソニア・カナデンシス

学名：*Collinsonia canadensis* L.
科名：シソ科
属名：コリンソニア属
英名：Horse Balm、Richweed、Stone Root
別名：ストーンルート、コレウス

使用部位［その他］：根、葉

備考：1メートル程に生育する多年草。カナダでは、利尿及び強壮により、腎結石の改善などに用いられる。また粘液性大腸炎や過敏性腸症候群など消化器系の不調に、葉・根は腫れ物や打撲などの湿布にも用いられる。

薬用植物辞典　183

ナギナタコウジュ

学名：*Elsholtzia ciliata*（Thunb.）Hyl.
異名：*Elsholtzia cristata* Willd.、*Elsholtzia patrinii*（Lepech.）Garcke
科名：シソ科
属名：ナギナタコウジュ属
英名：Crested Latesummer Mint、Vietnames Balm
別名：-

使用部位［その他］：全草
生薬名［その他］：香需（コウジュ）、半辺蘇（ハンペンソ）

備考：日当たりのよい山間などにみられる一年草。民間療法や生薬では、利尿、解熱、発汗として風邪の諸症状に。

ダウニーヘンプネトル

学名：*Galeopsis segetum* Neck.
異名［GM］：*Galeopsis ochroleuca* Lamarck
科名：シソ科
属名：チシマオドリコソウ属
英名：-
別名：-

使用部位［GM］：地上部
生薬ラテン名［GM］：Galeopsidis Herba
生薬名［GM］：Hempnettle Herb
（GM 立証済みハーブ。p145 を参照。）

G

適応［GM］：気道の軽度カタル

備考：民間療法では、アレルギー改善などに。

セイヨウカキドオシ

学名：*Glechoma hederacea* L. subsp. hederacea
科名：シソ科
属名：カキドオシ属
英名：Ground Ivy

別名：グランドアイビー、グレコマ

使用部位［その他］：茎葉

備考：耐寒性多年草。匍匐性で4メートル程に伸びる。民間療法では、消炎、鎮咳に。咳、軽い肺炎など。乾燥させた茎葉を煎じ内用に。喉や口内の炎症には煎剤でうがい。若葉はサラダなど食用に。

カキドオシ

学名：*Glechoma hederacea* L. var. *grandis*（A.Gray）Kudô
異名：*Glechoma grandis*（A.Gray）Kuprian.
科名：シソ科
属名：カキドオシ属
英名：Alehoof
別名：疳取草（カントリソウ）、カンキリソウ

局 **SE**

使用部位［局方］：全草（花期の地上部）
生薬名［局方］：レンセンソウ（連銭草）
生薬ラテン名［局方］：-
生薬英語名［局方］：Glechoma Herb

使用部位［その他］：全草
生薬名［その他］：連銭草（レンゼンソウ）
禁忌：発作性疾患、肝疾患に罹患している者は使用禁忌。妊娠中・授乳中は禁忌。
安全性［SE］：妊娠中の摂取は堕胎作用により危険。授乳中も使用を避ける。発作性疾患、肝疾患に罹患している場合は使用禁忌。

備考：草原や土手に自生する多年草。民間療法では、利尿、消炎、利胆により、尿路結石、糖尿病、湿疹、子供の疳の虫などに。若芽を食用。湿疹には煎液を患部に塗布する。

モスキートプラント

学名：*Hedeoma pulegioides* Pers.
科名：シソ科
属名：ヘデオマ属
英名：American Pennyroyal. Mosquito Plant、

Squaw Mint

別名：-

使用部位［その他］：地上部

備考：耐寒性多年草。北アメリカのアガスタキの仲間で蚊除けに使われる。

【同様に使用される植物】

カワミドリ

Agastache rugosa（Fisch. et C.A.Mey.）Kuntze

ヤナギハッカ

学名：*Hyssopus officinalis* L.
科名：シソ科
属名：ヤナギハッカ属
英名：Hyssop
別名：ヒソップ

G **SE**

使用部位［GM］：地上部
生薬ラテン名［GM］：Hyssopi Herba
生薬名［GM］：-
生薬名［その他］：神香草（シンコウソウ）
（GM 未立証ハーブ。p338 を参照。）

使用部位［GM］：精油
生薬ラテン名［GM］：Hyssopi Aetheroleum
生薬名［GM］：-
生薬名［その他］：神香草（シンコウソウ）
（GM 未立証ハーブ。p338 を参照。）
禁忌：妊娠中、また高血圧の者は禁忌。
安全性：通経作用、子宮収縮作用。
安全性［SE］：妊娠中の使用は危険（通経作用、子宮収縮作用）。授乳中も使用を避ける。

備考：耐寒性多年草。民間療法では、鎮痙、強壮、駆風、抗菌などより気管支炎など呼吸器系の疾患に用いられたりなどする。半常緑の低木または亜低木。葉に芳香があり、葉と花穂から採取される精油はリキュールや加工食品、化粧品など香料として利用されている。喉の痛みには煎剤でうがいをする。打ち身、軽いやけどには、浸出油で軟膏を作り、患部に塗布する。

ヒキオコシ

学名：*Isodon japonicus*（Burm.f.）H.Hara
異名：*Plectranthus glaucocalyx* Maxim. var. *japonicus* Maxim.、*Plectranthus japonicus*（Burm.f.）Koidz.
科名：シソ科
属名：ヤマハッカ属
英名：-
別名：タチアオイ

局外

使用部位［局外］：地上部
生薬名［局外］：エンメイソウ（延命草）
生薬ラテン名［局外］：Isodonis Herba
生薬英語名［局外］：Isodon Herb

使用部位［その他］：-
生薬名［その他］：延命草（エンメイソウ）

備考：野山に生育する多年草。民間療法や生薬では、健胃として、食欲不振、消化不良、腹痛に。全草を煎剤として内用に。

タイリクオドリコソウ

学名：*Lamium album* L. var. album
異名［GM］：*Lamium album* L.
科名：シソ科
属名：-
英名：White Dead Nettle
別名：ホワイトデッドネトル

G

使用部位［GM］：花（花弁と雄蕊）
生薬ラテン名［GM］：Lamii Albi Flos
生薬名［GM］：White Dead Nettle Flower
（GM 立証済みハーブ。p228 を参照。）

使用部位［GM］：全草
生薬ラテン名［GM］：Lamii Albi Herba
生薬名［GM］：White Dead Nettle Herb
（GM 未立証ハーブ。p382 を参照。）

薬用植物辞典　185

備考：（オドリコソウは *Lamium album* L. var. *barbatum*（Siebold et Zucc.）Franch. et Sav）

オドリコソウ

学名：*Lamium album* L. var. *barbatum*（Siebold et Zucc.）Franch. et Sav.
異名：*Lamium barbatum* Siebold et Zucc.
科名：シソ科
属名：オドリコソウ属
英名：White Nettle、Dead Nettle、Spotted Dead Nettle
別名：デッドネットル、ラミウム

使用部位［その他］：花あるいは枝葉全草
生薬名［その他］：野芝麻（ヤシマ）

備考：高さ40〜60センチほどになる多年草。民間療法では、消炎、血液浄化、発汗などとして生理不順などに用いる。乾燥させた全草の煎剤を内用。また乾燥させた全草を入浴剤に。若葉は茹でて食用にも。

ラミウム・マクラツム

学名：*Lamium maculatum* L.
科名：シソ科
属名：オドリコソウ属
英名：White Nettle、White Dead Nettle、Spotted Dead Nettle
別名：ホワイトデットネットル、オドリコソウ、ホワイトデッドネトル、ホワイトネトル、ラミウム

使用部位［その他］：地上部

備考：荒れ地、野原に生育する多年草。民間療法では、消炎、収斂、発汗、浄血、止血に。また子宮強壮にも。乾燥させた地上部の煎剤を服用する。また浴用剤に。若葉は茹で食用に。

ラベンダー

学名：*Lavandula angustifolia* Mill.
異名：*Lavandula officinalis* Chaix.、*Lavandula vera* DC.
異名［GM］：*Lavandula vera* DC.、*Lavandula spica* Loisel.、*Lavandula vulgaris* Lam.
科名：シソ科
属名：ラベンダー属
英名：Common Lavender、English Lavender、True Lavender
別名：真正ラベンダー、コモンラベンダー、イングリッシュラベンダー、スパイクラベンダー、フレンチラベンダー、ストエカスラベンダー

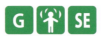

使用部位［GM］：花
生薬ラテン名［GM］：Lavandulae Flos
生薬名［GM］：Lavender Flower
薬効［GM］：抗微生物作用、抗酸化作用、抗潰瘍作用、子宮刺激作用、鎮痙作用、鎮静作用。
（GM立証済みハーブ。p159を参照。）

使用部位［GM］：花・精油
生薬ラテン名［GM］：Lavandulae Flos
生薬名［GM］：Lavender Flower
薬効［GM］：麻酔作用、鎮痙作用、鎮静作用、消炎作用、抗微生物作用、殺ダニ作用、中枢神経抑制作用、緊張緩和作用、抗不安作用、心血管作用（足湯に精油を添加すると副交感神経作用と血流が増加）。
（GM立証済みハーブ。p159を参照。）

使用部位［WHO］：開花時の先端部分
生薬ラテン名［WHO］：Aetheroleum Lavandulae
適応［GM］：内用：不穏、不眠症などの気分障害、機能性の腹部症状（神経性胃炎、ロエムヘルド症候群、鼓腸、神経性の腸不快感）。温泉療法：機能的循環器疾患。
禁忌：本草へのアレルギー。妊娠中・授乳中は禁忌。
安全性：芳香性の常緑小低木。古くから心身の浄化に用いられた薬草で、民間療法では、鎮静、鎮痙、抗菌などにより、精神不安、睡眠障害、神経性の胃炎、神経疲労などに用いられる。WHOでも、不穏、不眠の対症療法。神経性胃腸病の駆風薬、鎮痙薬。また心血管疾患の温泉療法に外用。さらに利尿薬、通経薬。また軽い

火傷、下痢、頭痛、咽頭炎、創傷など。WHOの使用例では、茶とする内用では、ティーカップ1杯に乾燥花を小さじ山盛り1〜2杯、1日3回；チンキ剤（1：5、60％エタノール）は2〜4mlを1日3回。外用では入浴療法で水20リットルに乾燥花20〜100g。

安全性［SE］：妊娠中・授乳中の摂取は避ける。子どもの局所使用は危険。

備考：芳香性の常緑小低木。古くから心身の浄化に用いられた薬草で、民間療法では、鎮静、鎮痙、抗菌などにより、精神不安、睡眠障害、神経性の胃炎、神経疲労などに用いられる。

ラバンジン

学名：*Lavandula intermedia* Loisel
異名：*Lavandula ×intermedia* Emeric ex Loisel.
科名：シソ科
属名：ラベンダー属
英名：Lavandin
別名：ラバンジン

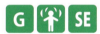

使用部位［GM］：花
生薬ラテン名［GM］：Lavandulae Flos
生薬名［GM］：Lavender Flower
薬効［GM］：抗微生物作用、抗酸化作用、抗潰瘍作用、子宮刺激作用、鎮痙作用、鎮静作用。
（GM立証済みハーブ。p159を参照。）

使用部位［GM］：花・精油
生薬ラテン名［GM］：Lavandulae Flos
生薬名［GM］：Lavender Flower
薬効［GM］：麻酔作用、鎮痙作用、鎮静作用、消炎作用、抗微生物作用、殺ダニ作用、中枢神経抑制作用、緊張緩和作用、抗不安作用、心血管作用（足湯に精油を添加すると副交感神経作用と血流が増加）。
（GM立証済みハーブ。p159を参照。）
適応［GM］：内用：不穏、不眠症などの気分障害、機能性の腹部症状（神経性胃炎、ロエムヘルド症候群、鼓腸、神経性の腸不快感）。温泉療法：機能的循環器疾患。

禁忌：本草へのアレルギー。妊娠中・授乳中は禁忌。
安全性：芳香性の常緑小低木。古くから心身の浄化に用いられた薬草で、民間療法では、鎮静、鎮痙、抗菌などにより、精神不安、睡眠障害、神経性の胃炎、神経疲労などに用いられる。WHOでも、不穏、不眠の対症療法。神経性胃腸病の駆風薬、鎮痙薬。また心血管疾患の温泉療法に外用。さらに利尿薬、通経薬。また軽い火傷、下痢、頭痛、咽頭炎、創傷など。WHOの使用例では、茶とする内用では、ティーカップ1杯に乾燥花を小さじ山盛り1〜2杯、1日3回；チンキ剤（1：5、60％エタノール）は2〜4mlを1日3回。外用では入浴療法で水20リットルに乾燥花20〜100g。
安全性［SE］：妊娠中・授乳中の摂取は避ける。子どもの局所使用は危険。

備考：芳香性の常緑小低木。古くから心身の浄化に用いられた薬草で、民間療法では、鎮静、鎮痙、抗菌などにより、精神不安、睡眠障害、神経性の胃炎、神経疲労などに用いられる。

モミジバキセワタ

学名：*Leonurus cardiaca* L.
科名：シソ科
属名：メハジキ属
英名：Motherwort、Common Motherwort、Leonurus
別名：マザーワート、レオヌルスソウ、チャイニーズマザーワート、ホソバメハジキ、ヨウシュメハジキ、メボウキ、ヤクモソウ

使用部位［GM］：地上部
生薬ラテン名［GM］：Leonuri Cardiacae Herba
生薬名［GM］：Motherwort Herb
（GM立証済みハーブ。p172を参照。）
適応［GM］：神経性心臓病。アジュバントとして甲状腺機能亢進症に。
禁忌：妊娠中・授乳中は禁忌。
安全性：通経作用、子宮収縮作用。
安全性［SE］：子宮刺激作用により妊娠中の使用

は危険。授乳中も使用を避ける。

備考：草丈1〜1.5メートルほどになる多年草。民間療法では、通経、弛緩、強心、強壮、駆風として、子宮刺激、月経不順、更年期障害、産後の出血、動悸、不安に。現在ではヨーロッパや北アメリカの多くの地域に帰化している。乾燥させた全草を煎剤、チンキ剤で内用。

メハジキ

学名：*Leonurus japonicus* Houtt.
異名：*Leonurus artemisia*（Lour.）S.Y.Hu、*Leonurus heterophyllus* Sweet、*Leonurus sibiricus* auct. non L.、*Leonurus heterophyllus* Sweet、*Leonurus rtemisia*（Lour.）S.Y.Hu
科名：シソ科
属名：メハジキ属
英名：Chinese Motherwort、Siberian Motherwort、Motherwort
別名：チャイニーズマザーワート、ヤクモソウ、ホソバメハジキ、マザーワート

SE **＋**

使用部位〔局方〕：花期の地上部
生薬名〔局方〕：ヤクモソウ（益母草）
生薬ラテン名〔局方〕：Leonuri Herba
生薬英語名〔局方〕：Leonurus Herb

使用部位〔その他〕：地上部、果実
生薬名〔その他〕：益母草（ヤクモソウ）／益母草花の基原の1つ
禁忌：妊娠中は禁忌。
安全性の詳細は、『「健康食品」の安全性・有効性情報』を確認のこと。

備考：一年草。民間療法では、子宮収縮作用があるので月経不順に。めまい、腹痛、眼病にも。

ジプシーワート

学名：*Lycopus europaeus* L.
科名：シソ科
属名：シロネ属

英名：Gipsywort、Bugleweed
別名：–

G

使用部位〔GM〕：地上部
生薬ラテン名〔GM〕：Lycopi Herba
生薬名〔GM〕：Bugleweed
薬効〔GM〕：抗性腺刺激ホルモン、抗甲状腺刺激ホルモン、T4の末梢性脱ヨード化の阻害、プロラクチン濃度低下。
（GM立証済みハーブ。p98を参照。）
適応〔GM〕：自律神経系の障害を伴う軽度の甲状腺機能亢進症。乳房の緊張と疼痛（乳房痛）
禁忌〔GM〕：妊娠中は禁忌。甲状腺機能低下症、機能不全のない甲状腺腫大にも禁忌。
安全性〔GM〕：本薬草調製物の長期療法と高用量で稀に甲状腺腫大となる。本薬草調製物を突然中止すると複合疾患の症状増加の可能性。薬剤相互作用：甲状腺製剤との同時投与はしない。本薬草調製物の投与は放射性同位体を用いた診断実施を妨げる。

備考：60センチ程に生育し東アジア、北アメリカに分布する多年草。民間療法では、鎮痛、収斂、強壮に。甲状腺の過剰活動やカタル症状などに用いる。

シロネ

学名：*Lycopus lucidus* Turcz. ex Benth.
異名〔GM〕：*Lycopus asper* Greene
科名：シソ科
属名：シロネ属
英名：Rough Bugleweed
別名：ジプシーワート

G

使用部位〔GM〕：茎葉、根茎
生薬ラテン名〔GM〕：Lycopi Herba
生薬名〔GM〕：Bugleweed
生薬名〔その他〕：茎葉：沢蘭（タクラン）／根茎：地筍（チジュン）
（GM立証済みハーブ。p98を参照。）

備考：草丈 120 センチ程になるシソ科の多年草。民間療法では、利尿、通経に。橋本病に良いともいわれている。

バージニアシロネ

学名：*Lycopus virginicus* L.
科名：シソ科
属名：シロネ属
英名：Bugleweed
別名：アメリカシロネ、ヴァージニアシロネ、エゾシロネ

使用部位［GM］：地上部
生薬ラテン名［GM］：Lycopi Herba
生薬名［GM］：Bugleweed
薬効［GM］：抗性腺刺激ホルモン、抗甲状腺刺激ホルモン、T4 の末梢性脱ヨード化の阻害、プロラクチン濃度低下。
（GM 立証済みハーブ。p98 を参照。）
適応［GM］：自律神経系の障害を伴う軽度の甲状腺機能亢進症。乳房の緊張と疼痛（乳房痛）
禁忌：妊娠中は禁忌。甲状腺機能低下症、機能不全のない甲状腺腫大にも禁忌。
安全性［GM］：本薬草調製物の長期療法と高用量で稀に甲状腺腫大となる。本薬草調製物を突然中止すると複合疾患の症状増加の可能性。薬剤相互作用：甲状腺製剤との同時投与はしない。本薬草調製物の投与は放射性同位体を用いた診断実施を妨げる。

備考：60 センチ程に生育し東アジア、北アメリカに分布する多年草。民間療法では、鎮痛、収斂、強壮に。甲状腺の過剰活動やカタル症状などに用いる。

【同様に使用される植物】
Lycopus europaeus L.

ニガハッカ

学名：*Marrubium vulgare* L.
科名：シソ科
属名：ニガハッカ属
英名：Horehound、White Horehound
別名：ホアハウンド、ホワイトホアハウンド

使用部位［GM］：地上部
生薬ラテン名［GM］：Marrubii Herba
生薬名［GM］：Horehound Herb
薬効［GM］：胆汁分泌促進作用。
（GM 立証済みハーブ。p148 を参照。）
適応［GM］：食欲不振。膨満感などの消化不良。
禁忌：妊娠中は禁忌。
安全性：通経作用、子宮収縮作用。
安全性［SE］：過剰量摂取は危険（瀉下作用）。妊婦の使用は危険（堕胎作用、月経促進作用、子宮刺激作用）。

備考：草丈 40〜60 センチほどに成長する多年草。胸部疾患の治療薬として古くから用いられてきた。民間療法では、解毒、去痰、鎮咳、抗炎症、強壮、健胃として、咳止め、風邪などに。咳止めシロップやキャンディーの材料としても知られる。外傷には生葉をすりつぶして患部に塗布。咳、去痰には煎液でうがいするなど。リキュールなどの香りづけに。

コウスイハッカ

学名：*Melissa officinalis* L.
異名：*Calamintha officinalis* Moench.、*Melissa graveolens* Host、*Thymus melissa* E.H.L. Krause
科名：シソ科
属名：セイヨウヤマハッカ属
英名：Melissa、Lemon Balm、Common Balm、Bee Balm
別名：レモンバーム、セイヨウヤマハッカ（西洋山薄荷）、ビーバーム、メリッサ、メリッサソウ

使用部位［GM］：葉
生薬ラテン名［GM］：Melissae Folium
生薬名［GM］：Lemon Balm

生薬名［その他］：香蜂草
薬効［GM］：鎮静作用、駆風作用、抗ウイルス作用、鎮痙作用、弱い気分安定作用、単純ヘルペス感染症の病変を改善。
（GM立証済みハーブ。p160を参照。）

使用部位［WHO］：葉
生薬ラテン名［WHO］：Folium Melissae
適応［GM］：神経性睡眠障害、機能性胃腸症状。
用法［WHO］：WHOでは、外用で口唇ヘルペスの対症療法。また内用で消化器疾患の駆風薬、神経因性睡眠障害への鎮静薬。さらに無月経、喘息、ハチ刺され、咳嗽、めまい、月経困難症、偏頭痛、頻拍、歯痛、気管支炎、尿失禁。GMでも神経性睡眠障害、機能性胃腸症状に。WHOの使用例では、経口投与の1日量（胃腸疾患の治療、また神経性睡眠障害に対する鎮静剤）：浸剤は生薬1.5〜4.4g/杯を必要に応じて1日数回；45%アルコールエキス（1：1）剤は2〜4mlを1日3回；チンキ剤（1：5　45%アルコール）は2〜6mlを1日3回。／局所適用の1日量（口唇ヘルペスに）：凍結乾燥した水抽出物を1%含有するクリーム剤を前駆症状の出現から病変治癒の数日後まで1日2〜4回、最長14日間まで。
禁忌：妊娠中・授乳中は禁忌。
安全性：注意：妊娠中、授乳中、小児の使用は医師に相談。
安全性［SE］：医療目的での使用は14日間に制限されている。妊娠中・授乳中の摂取は避ける。

備考：レモンのような芳香を持つ多年草。学名のメリッサは「ミツバチ」を意味し、古くからミツバチを集めるために栽培されてきた。民間療法では、鎮静、鎮痙、抗ウィルス、抗菌などにより、不眠解消、風邪の緩和、緊張緩和、不眠、不安に。また料理の香りづけに。

コショウハッカ

学名：*Mentha* × piperita L.
異名［GM］：*Mentha piperita* (L.) Huds.、*Mentha piperita* Stokes、*Mentha balsamea* Willd.
科名：シソ科

属名：ハッカ属
英名：Peppermint
別名：ペパーミント、セイヨウハッカ

使用部位［GM］：地上部の水蒸気蒸留による精油
生薬ラテン名［GM］：Menthae Piperitae Aetheroleum
生薬名［GM］：Peppermint Oil
生薬名［その他］：胡椒薄荷（コショウハッカ）
薬効［GM］：抗微生物作用、鎮痙作用、消泡および駆風、鎮痙作用（過敏性腸症候群、消化不良に）、鎮痛作用、利胆作用、抗菌作用、分泌液溶解作用、冷却作用。
（GM立証済みハーブ。p181を参照。）

使用部位［GM］：葉
生薬ラテン名［GM］：Menthae Piperitac Folium
生薬名［GM］：Peppermint Leaf
生薬名［その他］：胡椒薄荷（コショウハッカ）
薬効［GM］：抗細菌作用、抗ウイルス作用、平滑筋収縮抑制作用、胆汁分泌作用、抗浮腫作用、鎮痛作用、胆汁分泌促進、駆風作用。
（GM立証済みハーブ。p180を参照。）
使用部位［WHO］：地上部
生薬ラテン名［WHO］：Aetheroleum Menthae Piperitae

使用部位［その他］：開花期の全草・葉／開花期の全草から得られた精油
生薬名［その他］：全草：Peppermint leaf，胡椒薄荷（コショウハッカ）／精油：Peppermint oil

適応［GM］：（葉）消化管のほか胆嚢と胆管の痙攣症状。（精油）内用：上部消化管と胆管の痙攣症状。大腸炎、気道カタル、口腔粘膜の炎症。外用：筋肉痛と神経痛。
用法［WHO］：WHOでも、消化不良、膨満、腸せん痛に、また通経薬、駆虫薬、乳汁分泌促進薬、鎮静薬として。さらに気管支炎、細菌性赤痢、糖尿病、下痢、月経困難症、発熱、高血圧、黄疸、吐き気、疼痛、呼吸器感染症、尿路

感染症などに。GMでも、消化管のほか胆囊と胆管の痙攣症状に。WHOの使用例では、1日量：生薬1〜3gを1日3回。浸剤：乾燥葉1.5〜3g（大さじ1杯）に熱水160mlを注ぎ、10分間蒸らし、濾して食間に1日3回飲用。チンキ剤（1：5 45％エタノール）は2〜3mlを1日3回。

禁忌：コショウハッカ（精油）に同じ。

安全性：注意：胆石患者の使用は医師に相談。また妊娠中、授乳中、小児の使用は医師に相談。

備考：強力な繁殖力を持つ多年草。植物療法では、抗菌や抗アレルギーとして、吐き気、偏頭痛、過敏性腸症候群、カタル、胃潰瘍、胸やけ、貧血、神経痛、風邪、つわり、中枢神経系（脳）の機能亢進、胃腸の機能調整、腹部膨満感、鼓腸、食欲不振に、生、または乾燥させた葉の煎剤を内用する。また乾燥させた地上部を入浴剤として用いるなど。

ヨウシュハッカ

学名：*Mentha arvensis* L.
科名：シソ科
属名：ハッカ属
英名：Mint
別名：コーンミント、ワハッカ
禁忌：授乳中、妊娠中、乳幼児、またてんかん患者には禁忌。

備考：60センチ程になる多年草で中国で広く栽培されている。中国では、喉の痛みなど風邪の諸症状、歯痛や麻疹など広く利用されている。民間療法では、セイヨウハッカ同様に、抗カタル、解熱など。その他、下痢、赤痢に。しぼり汁は耳痛に。

ニホンハッカ

学名：*Mentha arvensis* L. var. *piperaescens* Holmes ex Christy
異名：（*Mentha arvensis* L. は、ヨウシュハッカ、ワイルドミント）
科名：シソ科
属名：ハッカ属
英名：mint
別名：ワハッカ

使用部位 GM：全草
生薬ラテン名 GM：Menthae arvensis aetheroleum
生薬名 GM：Mint oil
（GM立証済みハーブ。p170を参照。）
使用部位（その他）：開花期の全草から得られた精油
生薬名（その他）：Mint oil
禁忌：授乳中、妊娠中、乳幼児、またてんかん患者には禁忌。

ハッカ

学名：*Mentha arvensis* L. var. *piperascens* Malinv. ex Holmes
異名：*Mentha arvensis* L. subsp. *piperascens*（Malinv. ex Holmes）H.Hara、*Mentha arvensis* L. var. *formosana* Kitam.、*Mentha arvensis* L. var. *piperascens* Malinv. ex Holmes、*Mentha canadensis* L. var. *piperascens*（Malinv. ex Holmes）H.Hara、*Mentha haplocalyx* Briq.、*Mentha haplocalyx* Briq. var. *nipponensis* *Mentha haplocalyx* Briq. var. *piperascens*（Malinv. ex Holmes）C.Y.Wu et H.W.Li、*Mentha arvensis* L. subsp. *piperascens*（Malinv. ex Holmes）H.Hara
科名：シソ科
属名：ハッカ属
英名：Japanese Mint
別名：ワハッカ

使用部位［局方］：地上部
生薬名［局方］：ハッカ（薄荷）
生薬ラテン名［局方］：Menthae Herba
生薬英語名［局方］：Mentha Herb, Japanese Mint

使用部位［その他］：全草か葉、全草か葉

生薬名［その他］：薄荷（ハッカ）の基原の1つ、薄荷（ハッカ）の基原の1つ

備考：日本在来種で、栽培は平安時代から記されている。中国地方から東北地方、北海道と広く分布。特に、日本産のハッカはメントールの含有量が多く良質といわれ、明治時代には北海道でも盛んに栽培された。昭和初期には世界生産の多くを占め、生産地としても知られた北見（北海道）には、当時を伝える「北見ハッカ記念館」がある。局方では基原植物はワシュハッカ。

メグサハッカ

学名：*Mentha pulegium* L.
科名：シソ科
属名：ハッカ属
英名：Pennyroyal, Pudding Grass, European Pennyroyal, American Pennyroyal
別名：ペニーロイヤルミント、ボレイハッカ、ペニーロイヤル、ヨーロピアンペニーロイヤル

使用部位［その他］：全草
禁忌：精油中のプレゴン（主成分）により、大量摂取時、乳幼児の摂取で中毒死事例があるので注意。妊娠中や肝臓疾患には禁忌。
安全性［SE］：精油の過剰摂取による健康被害事例が複数あり。流産の可能性があり、妊娠中は禁忌。

備考：ミントに似た芳香を持つ多年草。英国のハーブ薬局方に収載。民間療法では、健胃、防虫などにより、おもに消化剤として、膨満、腸通、風邪、生理の遅れなどに用いられることも。またノミよけなどに利用。

ミドリハッカ

学名：*Mentha spicata* L.
異名：*Mentha viridis* (L.) L.
異名［GM］：*Mentha cordifolia* auct.、*Mentha longifolia* (L.) Huds. var. *mollissima* (Borkh.) Rouy、*Mentha longifolia* (L.) Huds. var. *undulata* (Willd.) Fiori、*Mentha longifolia* auct. non (L.) Huds.、*Mentha spicata* L. var. *longifolia* L.、*Mentha spicata* L. var. *spicata*、*Mentha sylvestris* L.、*Mentha viridis* L.

科名：シソ科
属名：ハッカ属
英名：Spearmint
別名：スペアミント、チリメンハッカ、オランダハッカ、ガーデンミント

使用部位［その他］：全草
生薬名［その他］：香花菜（コウカサイ）

安全性［SE］：妊娠中・授乳中は過剰摂取を避ける。

備考：清涼感のある芳香を持つ多年草。民間療法では、鎮痛、鎮痙、消炎、駆虫、健胃、鎮痒、収斂、発汗など、ペパーミントは違いℓメントールを含まない。生または乾燥させた葉の煎剤を内用。または料理に添え香り付けに。

コショウハッカ

学名：*Mentha x piperita* L.
異名［GM］：*Mentha aquatica* L. var. *crispa* (L.) Benth. [aquatica × spicata]、*Mentha crispa* L. [aquatica × spicata]、*Mentha dumetorum* Schult. [aquatica × spicata]
Mentha aquatica L. var. *crispa* (L.) Benth. [aquatica × spicata]、*Mentha crispa* L. [aquatica × spicata]、*Mentha dumetorum* Schult. [aquatica × spicata]
科名：シソ科
属名：ハッカ属
英名：Peppermint
別名：ペパーミント、セイヨウハッカ

使用部位［GM］：地上部の水蒸気蒸留による精油
生薬ラテン名［GM］：Menthae Piperitae Aeth-

eroleum

生薬名［GM］：Peppermint Oil

生薬名［その他］：胡椒薄荷（コショウハッカ）

薬効［GM］：抗微生物作用、鎮痙作用、消泡および駆風、鎮痙作用（過敏性腸症候群、消化不良に）、鎮痛作用、利胆作用、抗菌作用、分泌液溶解作用、冷却作用。

（GM 立証済みハーブ。p181 を参照。）

使用部位［GM］：葉

生薬ラテン名［GM］：Menthae Piperitae Folium

生薬名［GM］：Peppermint Leaf

生薬名［その他］：胡椒薄荷（コショウハッカ）

薬効［GM］：抗細菌作用、抗ウイルス作用、平滑筋収縮抑制作用、胆汁分泌作用、抗浮腫作用、鎮痛作用、胆汁分泌促進、駆風作用。

（GM 立証済みハーブ。p180 を参照。）

使用部位［WHO］：地上部

生薬ラテン名［WHO］：Aetheroleum Menthae Piperitae

適応［GM］：（葉）消化管のほか胆嚢と胆管の痙攣症状。（精油）内用：上部消化管と胆管の痙攣症状。大腸炎、気道カタル、口腔粘膜の炎症。外用：筋肉痛と神経痛。

用法［WHO］：WHO でも、消化不良、膨満、腸せん痛に、また通経薬、駆虫薬、乳汁分泌促進薬、鎮静薬として。さらに気管支炎、細菌性赤痢、糖尿病、下痢、月経困難症、発熱、高血圧、黄疸、吐き気、疼痛、呼吸器感染症、尿路感染症などに。GM でも、消化管のほか胆嚢と胆管の痙攣症状に。WHO の使用例では、1 日量：生薬 1～3g を 1 日 3 回。浸剤：乾燥葉 1.5～3g（大さじ 1 杯）に熱水 160ml を注ぎ、10 分間蒸らし、濾して食間に 1 日 3 回飲用。チンキ剤（1：5 45％エタノール）は 2～3ml を 1 日 3 回。

禁忌：薬剤シクロホスファミドの効果を軽減させるので、併用不可。過剰摂取は粘膜に炎症を引き起こすことがある。5 歳以下にはどのような形でも禁忌。また消化管や胆嚢の炎症、肝機能不全の患者に内用は禁忌。精油への過敏症の報告ある。GM でも胆管閉塞、胆嚢炎、重症肝障害には禁忌。胆石では医師に相談の表記有り。乳幼児の顔面、特に鼻領域には使用しない。

安全性：注意：胆石患者の使用は医師に相談。また妊娠中、授乳中、小児の使用は医師に相談。

備考：強力な繁殖力を持つ多年草。植物療法では、抗菌や抗アレルギーとして、吐き気、偏頭痛、過敏性腸症候群、カタル、胃潰瘍、胸やけ、貧血、神経痛、風邪、つわり、中枢神経系（脳）の機能亢進、胃腸の機能調整、腹部膨満感、鼓腸、食欲不振に、生、または乾燥させた葉の煎剤を内用する。また乾燥させた地上部を入浴剤として用いるなど。

タイマツバナ

学名：*Monarda didyma* L.

科名：シソ科

属名：ヤグルマハッカ属

英名：Oswego Tea、Bee Balm、Blue Balm、Monarda

別名：ベルガモット、モナルダ、ビーバーム、オスイゴティー、ワイルドベルガモット、ヤグルマカッコウ

SE

使用部位［その他］：地上部

禁忌：青酸を微量に含む為多用は控える。

安全性の詳細は、『「健康食品」の安全性・有効性情報』を確認のこと。

【タイマツバナ、モナルダ、ビーバーム、ヤグルマカッコウ】

妊娠中の使用は危険（通経作用、子宮収縮作用）。授乳中も使用を避ける。

【ベルガモット油】

子どもの大量摂取は危険（腸疝痛、腸痙攣、致死の可能性）。光過敏性疾患を生じる可能性あり。妊娠中・授乳中の局所使用は危険。

備考：柑橘類でもある常緑高木。民間療法では、駆風、興奮、発汗などにより、月経痛、鼓腸に。精油に使われるベルガモットオレンジとは同名別種の植物。気管支炎、咽頭炎には、生、または乾燥させた地上部に熱湯を注ぎ、発生する蒸気を吸入する。

薬用植物辞典　193

ヤグルマハッカ

学名：*Monarda fistulosa* L.
科名：シソ科
属名：ヤグルマハッカ属
英名：Horsemint、Nibarda Kytea、Wild Bergamot
別名：オスイゴティー、タイマツバナ、ビーバーム、モナルダ、ワイルドベルガモット

SE

使用部位［その他］：精油―全草、ハーブティー―葉
禁忌：妊娠中・授乳中は禁忌。
安全性［SE］：妊娠中の使用は危険（通経作用、子宮刺激作用）。授乳中も使用を避ける。

備考：耐寒性多年草。民間療法では、殺菌、鎮静など。また通経作用、子宮刺激作用による月経の調整。苦味と辛味があり、タイムに似た芳香をもつ。乾燥させた葉をハーブティーに。また精油として利用。

ヤマジソ

学名：*Mosla japonica*（Benth. ex Oliv.）Maxim.
科名：シソ科
属名：イヌコウジュ属
英名：–
別名：–

使用部位［その他］：葉

備考：草丈30センチ程になる一年草。タイム精油の代用として用いる。筋肉疲労、神経痛、リウマチなどの緩和にヤマジソ油を希釈し患部に塗布。秋に全草を採取し、水蒸気蒸留した精油を用いる。

イヌコウジュ

学名：*Mosla scabra*（Thunb.）C.Y.Wu et H. W.Li
異名：*Mosla lanceolata*（Benth.）Maxim.、*Mosla punctulata*（J.F.Gmel.）Nakai、*Orthodon leucanthum* sensu Masam.、*Orthodon punctatum*（Maxim.）Kudô、*Orthodon punctulatum*（J.F.Gmel.）Ohwi
科名：シソ科
属名：イヌコウジュ属
英名：–
別名：–

使用部位［その他］：全草
生薬名［その他］：石薺蒪（セキセイネイ）

備考：草丈60センチ程になる一年草。民間療法では、鎮痛、鎮静に。腰痛などにも。乾燥した全草を煮出し浴用剤に。

イヌハッカ

学名：*Nepeta cataria* L.
科名：シソ科
属名：イヌハッカ属
英名：Catnip、Cataire、Catmint、Catswort、Field Balm など
別名：キャットニップ、キャットミント、カラミント、チクマハッカ

SE

使用部位［その他］：全草
生薬名［その他］：仮荊芥（カケイガイ）
禁忌：妊娠中は禁忌。
安全性：通経作用、子宮収縮作用あり。
安全性［SE］：過剰摂取や小児の摂取は危険。妊娠中の経口摂取は危険（子宮刺激作用）。授乳中も使用を避ける。

備考：キャットニップという名でも知られる多年草。民間療法では、鎮静、鎮痙、駆風、収斂、発汗などより、解熱、健胃、癒傷にも。子宮刺激作用があるため、妊娠中に経口摂取は避ける。煎剤を内用したり、浸剤を冷まして外用に。

ケイガイ

学名：*Nepeta tenuifolia* Benth.、Schizonepeta tenuifolia Briquet
異名：*Nepeta japonica* Maxim.、*Schizonepeta tenuifolia*（Benth.）Briq、*Schizonepeta tenuifolia*（Benth.）Briq. var. *japonica*（Maxim.）Kitag.
科名：シソ科
属名：イヌハッカ属（シゾネペタ属）
英名：Schizonepeta、Cataire Japonaise、Hairy Sage、Herba Schixonepatae
別名：アタリソウ

使用部位［局方］：花穂
生薬名［局方］：ケイガイ（荊芥穂）
生薬ラテン名［局方］：Schizonepetae Spica
生薬英語名［局方］：Schizonepeta Spike

使用部位［その他］：全草／根
生薬名［その他］：荊芥（ケイガイ）／荊芥根
禁忌：妊娠中、授乳中は禁忌。
安全性［SE］：大量摂取は危険（肝毒性を有するプレゴンを含有）。妊娠中・授乳中は使用を避ける。

備考：シソ科の一年草。民間療法や生薬では、発汗で用いられるが、ケイヒ、マオウよりも作用が穏やかなため単独で用いられることはなく、漢方では他の生薬とともに処方される。その他、解熱、鎮痛、鎮痙、解毒、抗菌、止血などに。

ヒメボウキ

学名：*Ocimum americanum* L.
科名：シソ科
属名：メボウキ属
英名：Hairy Basil
別名：ヘアリーバジル、メンラックバジル、メーンラックバジル、レモンバジル

≪スィートバジルを参照≫

メボウキ

学名：*Ocimum basilicum* L.
異名［GM］：*Ocimum americanum* L.
科名：シソ科
属名：メボウキ属
英名：Sweet Basil、Common Basil
別名：バジル、スイートバジル、タイバジル、バジリコ、ヤクモソウ、ホーラパー

G SE

使用部位［GM］：全草、根、果実、精油
生薬ラテン名［GM］：Basilici Herba
生薬名［GM］：Basil Herb
生薬名［その他］：全草：羅勒（ラロク）／根：羅勒根／果実：羅勒子
（GM 未立証ハーブ。p310 を参照。）

使用部位［GM］：精油
生薬ラテン名［GM］：Basilici Aetheroleum
生薬名［GM］：-
生薬名［その他］：全草：羅勒（ラロク）／根：羅勒根／果実：羅勒子
（。p310 を参照。）
禁忌：妊娠中は禁忌。
安全性：乳幼児には禁忌。また治療目的での継続的な使用は不可。
安全性［SE］：地上部の長期間摂取および精油の摂取は危険（エストラゴールによる変異原性）。妊娠中・授乳中の過剰摂取は危険。

備考：一年草または多年草。非耐寒性。イタリア料理などに使われる香草。種子のゼリー状の物質により目の洗浄に使われ、メボウキ（目箒）の名称が付いた。民間療法では、強壮、駆風、健胃、殺菌、消化促進、通経などにより食欲増進、頭痛、口内炎などに。また精油を用いる。日本には最初、漢方薬として輸入された。東南アジアとアフガニスタンでは、水に浸した種子をデザートや飲み物にする。

【同様に使用される植物】
ヒメボウキ（スィートバジルを参照）
Ocimum americanum L.

カミメボウキ

学名：*Ocimum tenuiflorum* L.
異名：*Ocimum sanctum* L.
科名：シソ科
属名：メボウキ属
英名：Holy basil；sacred basil；temple basil；Thai holy basil
別名：ホーリーバジル、タイホーリーバジル（ガバオ）、ホーリーバジル

使用部位［WHO］：葉
生薬ラテン名［WHO］：Folium Ocimi Sancti

使用部位［その他］：根付きの全草
生薬名［その他］：九層塔（キュウソウトウ）
薬効：鎮痛作用、鎮痙作用、抗微生物作用、消炎作用、解熱作用、睡眠時間増強、免疫刺激作用、内分泌学的作用（血清中チロキシン濃度、肝臓脂質過酸化、肝酵素活性の低下を認める。スーパーオキシドジスムターゼとスーパーオキシドカタラーゼの活性は増加）、抗潰瘍作用、血糖降下作用。また、喘息患者で肺活量の増加と努力性呼吸の軽減。他に血糖降下作用、コレステロール低下作用。
用法［WHO］：WHOでは、糖尿病での使用を支持する予備的臨床データがあるが、さらなる試験が必要。また、関節炎、喘息、気管支炎、風邪、糖尿病、発熱、インフルエンザ、消化性潰瘍、リウマチに。あるいは、耳痛、てんかん、心臓病、マラリア、副鼻腔炎、蛇咬傷、胃痛、嘔吐の他、駆虫薬、緩下薬、脱毛抑制薬、強壮薬に。WHOの使用量では、1日量：煎剤として生薬6〜12g。
禁忌：妊娠中、授乳中は禁忌。
安全性：注意：薬物相互作用では、グルタチオンを低下するパラセタモール（アセトアミノフェン）などの薬物を服用中の患者での使用は肝毒性に注意。
その他：小児の使用は医師に相談。

備考：滅諦を原産とする多年草。民間療法では、去痰、解熱、抗菌に。また血糖降下、コレステロール値低下作用に。インドの伝統療法では一種の「不老不死の薬」とされ、延命に良いとされる。

マジョラム

学名：*Origanum majorana* L.
異名［GM］：*Majorana hortensis* Moench、*Majorana hortensis* Moench
科名：シソ科
属名：ハナハッカ属
英名：Marjoram、Sweet Marjoram、Garden Marjoram
別名：スィートマジョラム、マヨナラ

G **SE**

使用部位［GM］：開花期の全草
生薬ラテン名［GM］：Majoranae Herb
生薬名［GM］：-
生薬名［その他］：馬郁蘭（バイクラン）
（GM未立証ハーブ。p347を参照。）

使用部位［GM］：精油（葉、茎）
生薬ラテン名［GM］：Majoranae Aetheroleum
生薬名［GM］：-
生薬名［その他］：馬郁蘭（バイクラン）
（GM未立証ハーブ。p347を参照。）
禁忌：妊娠中は禁忌。また心臓疾患のあるものも使用に注意を要する。
安全性［SE］：新鮮物の局所使用で、眼、皮膚の炎症が生じる可能性あり。長期間摂取は避ける。小児および妊娠中の過剰摂取は危険。授乳中も、サプリメントなどによる過剰摂取を避ける。

備考：半耐寒性の多年草。オレガノとは同じ属（ハナハッカ属）で、葉や茎にやや甘みを感じる芳香があり、スイート・マジョラムとも呼ばれる。民間療法では、鎮静、鎮痙により、腹痛や呼吸器疾患などに用いられる。神経作用はハッカより強く、不眠、頭痛、不安にも用いられ、性欲を鎮める作用もあるといわれる。

ハナハッカ

学名：*Origanum vulgare* L.

異名：*Origanum vulgare* L. var. *formosanum* Hayata

科名：シソ科

属名：ハナハッカ属

英名：Oregano、Wild Marjoram

別名：オレガノ、ワイルドマジョラム、ギュウシ（牛至）

G

使用部位［GM］：全草

生薬ラテン名［GM］：Origani Vulgaris Herba

生薬名［GM］：Oregano

生薬名［その他］：土香薷（ドコウジュ）

（GM 未立証ハーブ。p358 を参照。）

禁忌：妊娠中は禁忌。

備考：マジョラムの近縁種としても知られる多年草。トマト料理と相性が良い薬草として知られる。民間療法では、防腐、強壮、健胃、整腸、殺菌、刺激、収斂、発汗、癒傷、鎮咳、鎮痛により、風邪、インフルエンザ、軽い熱性疾患、消化不良、駆風、生理痛、精神安定、神経性の頭痛に。また通経、消化促進にも。

クミスクチン

学名：*Orthosiphon aristatus*（Blume）Miq.

異名：*Clerodendranthus spicatus*（Thunb.）C. Y.Wu、*Clerodendranthus stamineus*（Benth.）Kudô

異名［GM］：*Orthosiphon spicatus*（Thunberg）Baker、*Orthosiphon stamineus* Bentham

科名：シソ科

属名：ネコノヒゲ属

英名：Kumis Kuching、Java Tea、Cat's Whiskers

別名：ネコノヒゲ、キャッツ・ウィスカー、キドニーティー、ジャワティー、ジャバチャ

G

使用部位［GM］：全草

生薬ラテン名［GM］：Orthosiphonis Folium

生薬名［GM］：Java Tea

生薬名［その他］：猫鬚草（ビョウシュソウ）

薬効［GM］：利尿、弱い鎮痙。

（GM 立証済みハーブ。p154 を参照。）

適応［GM］：尿路下部の細菌性および炎症性疾患と腎砂に灌注療法。

禁忌：腎機能が低下している者、高齢者は、高カリウム血症に注意を要する。また心臓や腎臓の機能低下による浮腫では灌注療法をしない。

備考：古くから浮腫みなど腎機能改善に用いらえた薬草。民間療法では、利尿、鎮痙により、排尿促進や利胆剤、飲料に。解毒にも。膀胱炎、尿道炎などに、乾燥させた全草を煎剤にとして用いる。

シソ（チリメンジソ）

学名：*Perilla frutescens*（L.）Britton var. *crispa*（Benth.）W.Deane、*Perilla frutescens* Britton var. *crispa* Decaisne

異名：*Perilla frutescens*（L.）Britton var. *acuta*（Thunb.）Kudô、*Perilla frutescens*（L.）Britton var. *crispa*（Benth.）W.Deane

科名：シソ科

属名：シソ属

英名：Perilla

別名：オオバ、イヌエ

局 **SE**

使用部位［局方］：葉、枝先

生薬名［局方］：ソヨウ（蘇葉）

生薬ラテン名［局方］：Perillae Herva

生薬英語名［局方］：Perilla Herb

使用部位［その他］：葉、茎、宿存萼、種子

生薬名［その他］：葉：紫蘇葉（シソヨウ）、蘇葉／茎：紫蘇梗／宿存萼：紫蘇包／種子：紫蘇子、蘇子

安全性［SE］：妊娠中・授乳中は通常の食事以外からの摂取は避ける。

ローズマリー〈精油〉

学名：*Rosmarinus officinalis*
科名：シソ科
属名：マンネンロウ属
英名：Rosemary、Rosmarin、Dew of the Sea
別名：マンネンロウ（万年蠟）

使用部位［GM］：花期の地上部から得る精油
生薬ラテン名［GM］：Rosmarini Folium
生薬名［GM］：Rosemary Leaf
生薬名［その他］：迷迭香（メイテツコウ）
（GM立証済みハーブ。p197を参照。）
適応［GM］：内用：消化不良。外用：リウマチの支持療法、循環系疾患。
用法［WHO］：WHOでは、消化不良症状に内用。リウマチおよび循環器疾患の支持療法としては外用。認知機能を促進するとのパイロット研究があるが推奨できるにはランダム化比較臨床試験が必要。また、利胆薬、発汗薬、消化薬、利尿薬、通経薬、緩下薬、強壮薬として、さらに頭痛、月経異常、神経因性月経症状、疲労、記憶障害、捻挫、打撲に。精油ではローズマリー・シネオールとローズマリー・ベルベノンなどがあり、脂性肌の改善や皮膚組織の活性化などにも用いられるが刺激性が強いのでラベンダー精油とともに用いられることが多い。WHOの使用例では、経口投与の1日量：精油1ml。外用：半固形あるいは液体調製物に精油を6～10％。
禁忌：妊娠中は禁忌。また本草に過敏性あるいはアレルギーの者、気管支喘息や気管支炎、火傷や病変、皮疹など皮膚損傷では禁忌。
安全性：通経作用、堕胎促進作用、子宮収縮作用。警告：精油は顔面や粘膜には用いない。眼への接触は回避のこと。精油使用後は手を洗浄。推奨量を超えないこと。リウマチ症状が持続あるいは増悪の場合は医師に相談。注意：薬物相互作用では、チトクロームP450とグルタチオンS-トランスフェラーゼなどの活性を促進するため、これらの酵素による薬物の代謝に影響する可能性。副作用：内用で胃腸不快感、過敏反応、気管支痙攣。外用で、気管支痙攣増悪、アレルギー性接触皮膚炎、口唇炎。
安全性［SE］：医療目的での大量の使用や精油の飲用は危険（子宮刺激作用など）。

備考：植物療法では、抗酸化、血行促進、消化促進、陽性変力などにより、古くから抗老化の薬草として用いられてきた。食欲不振、消化不良、循環不良、リウマチ、関節炎、消臭、抗菌、抗炎症、花粉症症状の軽減（ロズマリン酸）に。煎剤やティンクチャー、精油を利用。また肉料理や食品の保存時に用いられる。

ローズマリー

学名：*Rosmarinus officinalis* L.
科名：シソ科
属名：マンネンロウ属
英名：Rosemary、Rosmarin、Dew of the Sea
別名：マンネンロウ

使用部位［GM］：全草（花期の地上部から得る精油、は前の項目を見よ）
生薬ラテン名［GM］：Rosmarini Folium
生薬名［GM］：Rosemary Leaf
生薬名［その他］：迷迭香（メイテツコウ）
（GM立証済みハーブ。p197を参照。）

使用部位［WHO］：開花時の地上部
生薬ラテン名［WHO］：Aetheroleum Rosmarini
適応［GM］：内用：消化不良。外用：リウマチの支持療法、循環系疾患。
用法［WHO］：WHOでも、消化不良に対する駆風薬および鎮痙薬として経口投与。リウマチおよび循環器疾患の支持療法に。また、利胆薬、発汗薬、通経薬、強壮薬として経口投与。頭痛、月経異常、疲労、記憶障害の管理に。さらに捻挫や打撲に外用。GMでも消化不良への内用。外用としてはリウマチの支持療法、循環系疾患に。WHOの使用量では、1日量：経口には薬草4～6g。浸剤は水150mlに2～4g、1日3回。流エキス剤（1：1、45％エタノールw/w）は1.5～3ml/日。チンキ剤（1：5、70％エタノール）は3～8.5ml/日。乾燥エキス剤

（4.5〜5.5：1 w/w）は 0.36〜0.44g、1 日 3 回。外用：薬草 50g を入れた水 1 リットルを沸騰させ充分量の浴槽に加える。

禁忌：妊娠中は禁忌。食用には適量を摂取のこと。重度の高血圧、本草に過敏性あるいはアレルギーには禁忌。

安全性：通経作用、堕胎促進作用、子宮収縮作用。薬物相互作用では、チトクローム P450 とグルタチオン S- トランスフェラーゼなどの活性を促進するため、これらの酵素による薬物の代謝に影響する可能性。副作用：接触性皮膚炎、口唇炎。

安全性［SE］：医療目的での大量の使用や精油の飲用は危険（子宮刺激作用など）。

備考：「立性」「匍匐（ほふく）性」「半匍匐性」を持つ常緑性低木。植物療法では頭脳明晰作用や消化機能の促進などに用いられるが

サルビア・コルンバリア

学名：*Salvia columbariae* Benth.
科名：シソ科
属名：アキギリ属
英名：California Chia、Chia
別名：チーア

使用部位［その他］：種子
禁忌：妊娠中、授乳中は禁忌。

備考：草丈 50 センチ程の多年草。民間療法では、抗酸化により、高血圧予防などに。

タンジン

学名：*Salvia miltiorrhiza* Bunge
科名：シソ科
属名：アキギリ属
英名：Red Rooted Sage、Red Sage、Chinese Sage
別名：レッドルートセージ、サルビア・ミルテオリザ

局 古 ヨ

使用部位［局方］：根
生薬名［局方］：タンジン（丹参）
生薬ラテン名［局方］：Salviae Miltiorrhizae Radix
生薬英語名［局方］：Salvia Miltiorrhiza Root

使用部位［その他］：根
葉は「非医」
生薬名［その他］：丹参（タンジン）
薬効：鎮静作用、鎮痛作用、強壮作用、抗菌作用。
禁忌：妊娠中、授乳中は禁忌。癲癇患者は使用禁止。

備考：生薬にも用いられる多年草。民間療法や生薬では、血管拡張、血圧降下、月経不調、狭心症、口内炎、更年期障害、鬱病などの改善に。乾燥させた根を煎じ、食間に内用に。

セージ

学名：*Salvia officinalis* L.
科名：シソ科
属名：サルビア属
英名：Kichen Sage、Common Sage、Dalmatian Sage、Garden Sage
別名：コモンセージ、ヤクヨウサルビア（薬用サルビア）、スパニッシュセージ

G **SE**

使用部位［GM］：葉
生薬ラテン名［GM］：Salviae Folium
生薬名［GM］：Sage Leaf
薬効［GM］：抗菌、静真菌、静ウイルス、収斂、分泌促進、制汗。
（GM 立証済みハーブ。p198 を参照。）
適応［GM］：外用：鼻粘膜・喉の炎症、内用：消化不良、多汗
禁忌：妊娠中、授乳中は禁忌。
安全性：長期服用は不可。定められた用量を超えないこと。長期服用ではてんかん様痙攣の可能性。
安全性［GM］：長期服用ではてんかん様痙攣の可能性。

薬用植物辞典　201

安全性［SE］：長期および過剰摂取は危険。妊娠中・授乳中の精油、アルコール抽出物、葉の摂取は避ける（有毒成分含有の可能性）。

備考：草丈40～60センチほどとなる耐寒性の常緑低木。民間療法では、抗菌、消毒、抗炎症、収斂、駆風により、経口摂取で多汗に適応、外用では鼻粘膜・喉の炎症に。芳香のある葉を持つ半常緑小低木でハーブとして料理にも用いる。通経、消化促進、制汗、利肝にも。咽頭炎には、浸剤でうがいをする。外傷や虫刺されには、乾燥させた葉の浸出油で軟膏を作り、患部に塗布。

オニサルビア

学名：*Salvia sclarea* L.
科名：シソ科
属名：サルビア属
英名：Clary Sage、Clary、Muscatel Sage
別名：クラリセージ

SE

使用部位［その他］：精油（葉）
禁忌：妊娠中・授乳中は禁忌。
安全性［SE］：妊娠中・授乳中は使用を避ける。

備考：二年草の薬草。民間療法では、鎮静、鎮痙、強壮、ホルモン分泌調整により、消化器疾患、月経痛、月経不順、更年期障害に。葉から抽出される精油を利用。また葉を料理に用いる。

キダチハッカ

学名：*Satureja hortensis* L.
科名：シソ科
属名：サトゥレア属（キダチハッカ属）
英名：Summer Savory、Bean Herb、Bohnenkraut、Sarriette Commune
別名：サマーサボリー、サマーセイボリー、サマーセボリー

SE

使用部位［その他］：全草
安全性の詳細は、『「健康食品」の安全性・有効性情報』を確認のこと。

備考：ギリシア神話に登場する半身半獣の神・サチュロスに因んだ一年草。民間療法では、駆風、抗菌により、消化促進、整腸に。乾燥させた全草の煎剤を内用する。またスープや魚、豆料理の香りづけに。

キダチハッカ（木立薄荷）、ヤマキダチハッカ（山木立薄荷）

学名：*Satureja montana* L.
科名：シソ科
属名：サトゥレア属（キダチハッカ属）
英名：Winter Savory、Ajedrea、Herbe De Saint Julien
別名：ウインターセイボリー、セイボリー、セーボリー、ガーデンサボリー

SE

使用部位［その他］：葉、花穂
禁忌：妊娠中・授乳中は禁忌。
安全性の詳細は、『「健康食品」の安全性・有効性情報』を確認のこと。

備考：ギリシア神話に登場する半身半獣の神・サチュロスに因んだ一年草。民間療法では、駆風、抗菌により、消化促進、整腸に。乾燥させた全草の煎剤を内用する。またスープや魚、豆料理の香りづけに。

コガネバナ

学名：*Scutellaria baicalensis* Georgi
異名：*Scutellaria grandifl* ora Adams、*Scutellaria lanceolaria* Miq.、*Scutellaria macrantha* Fisch.R1307
科名：シソ科
属名：タツナミソウ属
英名：Baikal Skullcap
別名：コガネヤナギ、フワンチン、ヤマヒヒラギ、オウゴン

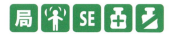

使用部位［局方］：周皮を除いた根
生薬名［局方］：オウゴン（黄芩）
生薬ラテン名［局方］：Scutellariae Radix
生薬英語名［局方］：Scutellaria Root

使用部位［WHO］：根
生薬ラテン名［WHO］：Radix Scutellariae

使用部位［その他］：根、果実
※茎・葉は「非医」
生薬名［その他］：根：黄芩（オウゴン）／果実：黄芩子
薬効：肝臓保護作用、消炎作用、抗酸化作用、抗微生物作用、抗腫瘍作用、抗ウイルス作用、中枢神経系作用（ベンゾジアゼピン結合部位に結合）、アルドースレダクターゼ阻害作用、免疫学的作用（マクロファージによる一酸化窒素の産生を増加の報告と減少の報告）、血小板凝集阻害、平滑筋作用（収縮作用と弛緩作用の報告）。また化学療法中の癌患者で投与によりＴリンパ球増加の傾向。煎剤は５歳以下の小児の上気道感染症に効果。化学療法中の肺がん患者で造血を誘導。
用法［WHO］：WHOでは、免疫系を刺激し造血を誘導する可能性が示唆されるが、比較臨床試験は欠如。その他、発熱、吐き気、嘔吐、急性赤痢、黄疸、咳嗽、よう、びらん、切迫流産、アレルギー、動脈硬化症、下痢、皮膚炎、高血圧症に。WHOの使用例では、１日量：浸剤あるいは煎剤として乾燥根３〜９g。
禁忌：妊娠中、授乳中は禁忌。また12歳未満の小児。
安全性：注意：変異誘発の動物実験結果あり。副作用：稀に胃腸不快感と下痢。肝臓障害が示唆される。
安全性［SE］：催奇形性や胎児吸収などの可能性あり。糖尿病患者では注意（低血糖のリスク増大）。

備考：草丈30〜60センチほどとなる多年草。民間療法では、鎮静、強壮、健胃、血圧降下、抗鬱、抗ウィルス、ホルモン調整などにより、高血圧、頭痛、肩こり、月経不調や更年期障害、PMSなどに煎剤やティンクチャー、精油を用いる。

コガネヤナギ
学名：*Scutellaria lateriflora* L.
科名：シソ科
属名：タツナミソウ属
英名：Skullcap、Scullcap、Virginian Skullcap、Mad Dog
別名：スカルキャップ、スカルキャップ、ヴァージニアタツナミ、タツナミソウ

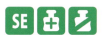

使用部位［その他］：葉・茎・花
薬効：鎮静、収斂、利尿、消化促進
禁忌：心臓疾患のある者は禁忌。
安全性の詳細は、『「健康食品」の安全性・有効性情報』を確認のこと。

備考：草丈40センチほどとなる多年草。民間療法では、神経系の強壮に。バレリアンと組み合わせると効果が高いと言われている。緊張緩和。神経過敏、抗不安、筋肉弛緩、抗鬱、血液循環にも。ハーブティー、チンキ、カプセル剤として利用。

ワタチョロギ
学名：*Stachys lanata* Jacq.
科名：シソ科
属名：イヌゴマ属
英名：Lamb's Ear、Lamb's Ears、Lamb's Lugs、Lamb's Tongue、Bunnies' Ears、Woolly Woundwort
別名：ラムズイヤー、ラムズタング、ラムズテール

使用部位［その他］：葉、花

備考：グランドカバーなどに利用される多年草。子羊の耳に似ている葉の様子に名称が由来している。古くは虫刺されや湿布薬に生薬が利用されたが、最近はもっぱら観賞用。またポプリな

どのクラフト素材に用いられる。

カッコウソウ

学名：*Stachys officinalis*（L.）Trevis.
科名：シソ科
属名：イヌゴマ属
英名：Betony、Bishopswort、Hedge Nettles、Tabac Des Gardes、Wood Betony
別名：ベトニー、ウッドベトニー、カッコウチョロギ（藿香草石蚕）、イヌゴマ

SE

使用部位［その他］：地上部
禁忌：妊娠中・授乳中は禁忌。
安全性［SE］：妊娠中・授乳中は使用を避ける。

備考：山地の林床に生育する多年草。民間療法では、鎮静、健胃、利尿、強壮（脳循環）、鎮痛、収斂に。根茎を食用とし、根は巻き貝のような形でチョロギの近縁種。姿はよく似ているが、カッコウチョロギの根は細い髭根なので区別は可能。乾燥させた地上部の煎剤や薬草酒を作り内用とする。

オトメイヌゴマ

学名：*Stachys palustris* L.
科名：シソ科
属名：イヌゴマ属
英名：Wound Wort
別名：ウーンドワート、イヌゴマ

使用部位［その他］：地上部

備考：シソ科の多年草。民間療法では、抗痙攣、殺菌、癒傷に。

チョロギ

学名：*Stachys sieboldii* Miq.
異名：*Stachys affinis* auct. non Bunge
科名：シソ科
属名：イヌゴマ属

英名：Chinese Artichoke、Japanese Artichoke
別名：ネジリイモ、ギリイモ、チョロキタ、ヒダリネジ、チョロ

使用部位［その他］：塊茎または全草
生薬名［その他］：草石蚕（ソウセキサン）

備考：塊茎を食用とする多年草。正月のおせち料理には赤く梅酢漬けにしたものが用いられる。民間療法では、抗炎症党などにより打撲にも。生の塊茎をすりおろし、患部に直接塗布するなど。食用に。

ニガクサ（苦草）

学名：*Teucrium chamaedrys* L.
科名：シソ科
属名：ニガクサ属
英名：Germander、Wall Germander、Common Germander
別名：ウォールジャーマンダー、クリオネ、シルバージャーマンダー、ツリージャーマンダー、コモン・ジャーマンダー、ジャーマンダーニガクサ

SE

使用部位［その他］：茎葉、花
生薬名［その他］：-
≪ジャーマンダーを参照≫

ニラニガクサ

学名：*Teucrium scorodonia* L.
科名：シソ科
属名：ニガクサ属
英名：Wood Sage
別名：ウッドセージ

SE

使用部位［その他］：地上部
禁忌：妊娠中・授乳中は禁忌。
安全性の詳細は、『「健康食品」の安全性・有効性情報』を確認のこと。

【ウッドセージ、ニラニガクサ】
妊娠中・授乳中は使用を避ける。
【ニガクサ属】
妊娠中・授乳中は使用を避ける。植物によって
は、肝障害の報告がある。

備考：中央ヨーロッパから西ショーロッパに分布
する多年草。民間療法では、収斂、駆風、癒
傷、発汗、胆汁分泌促進に。煎剤を利用しク
リームを作り、外用とする。

レモンタイム

学名：*Thymus* × citriodorus（Pers.）Schreb.
科名：シソ科
属名：イブキジャコウソウ属
英名：Lemon Thyme
別名：-

使用部位［その他］：葉
生薬名［その他］：-
≪タチジャコウソウを参照≫

イブキジャコウソウ

学名：*Thymus quinquecostatus* Celak.
異名：*Thymus japonicus*（H.Hara）Kitag.、
Thymus japonicus（H.Hara）Kitag.、*Thymus
quinquecostatus* Celak. var. *japonicus* H.Hara、
Thymus serpyllum L. subsp. *quinquecostatus*
（Celak.）Kitam.、*Thymus japonicus*（H.Hara）
Kitag.
科名：シソ科
属名：イブキジャコウソウ属
英名：Desert Thyme、Five-Rivved Thyme
別名：イワジャコウソウ、ナンマンジャコウソ
ウ、ヒャクリコウ

使用部位［その他］：全草、全草
生薬名［その他］：〔*Thymus serpyllum* L. は地
椒（ジショウ）〕
禁忌：妊娠中は禁忌。

備考：シソ科の小低木。民間療法では、鎮咳、駆
風、去痰、発汗、収斂、利尿、強壮など。6～7

月の開花期の地上部を乾燥させ煎剤を内用に。
開花期の全草から採取した精油をケンデル油と
いい、殺菌、抗菌、虫除けに利用する。

ヨウシュイブキジャコウソウ

学名：*Thymus serpyllum* L.
科名：シソ科
属名：イブキジャコウソウ属
英名：Wild Thyme
別名：ワイルドタイム、セルピルムソウ

G **SE**

使用部位［GM］：花期の地上部
生薬ラテン名［GM］：Serpylli Herba
生薬名［GM］：Thyme、Wild
薬効［GM］：抗微生物作用。
（GM 立証済みハーブ。p220 を参照。）
適応［GM］：上部気道のカタル
安全性［SE］：妊娠中・授乳中は、サプリメント
などによる過剰摂取は避ける。

備考：野生のタイムで多年草。民間療法では、鎮
静、鎮痙、駆風に。ユーラシアの温暖地域に分
布し、乾燥させた葉が茶剤や料理の香りづけと
して利用される。民間療法として、主に、鼓張
や消化不良などの消化器系の疾患、呼吸器系の
感染症など。

タチジャコウソウ

学名：*Thymus vulgaris* L.
科名：シソ科
属名：イブキジャコウソウ属
英名：Thyme、Garden Thyme、Common
Thyme
別名：コモンタイム、キダチヒャクリコウ、ガー
デンタイム、チムス、スペインジャコウソウ、
スパニッシュソースタイム

G **🧍** **SE**

使用部位［GM］：全草
生薬ラテン名［GM］：Thymi Herba

薬用植物辞典　205

生薬名［GM］：Thyme
生薬名［その他］：麝香草（ジャコウソウ）、百里香（ヒャクリコウ）
薬効［GM］：鎮痙作用、鎮咳作用、去痰作用、気管支の粘膜分泌促進。また抗真菌作用、抗細菌作用、去痰、抗菌。
（GM 立証済みハーブ。p219 を参照。）

使用部位［WHO］：葉、開花時の先端部分
生薬ラテン名［WHO］：Herba Thymi
適応［GM］：気管支炎と百日咳の症状。気道上部のカタル。
用法［WHO］：WHOでは、消化不良や他の胃腸障害、風邪や気管支炎、百日咳による咳嗽に内服。喉頭炎と扁桃炎にうがい薬として。小さい創傷や風邪、口腔疾患、口腔衛生での抗菌薬として局所使用。その他、通経薬、鎮静薬、防腐薬、解熱薬、月経と痙攣の制御。また皮膚炎に。GM でも気管支炎と百日咳の症状、気道上部のカタルなど。WHO の使用量では、成人と1歳超の小児：乾燥した薬草1～2g あるいは新鮮薬草の同等量を1日数回、経口浸剤で：1歳までの小児は 0.5～1g。流エキス剤は薬草の量に準じて計算のこと。チンキ剤（1：10、70％エタノール）は 40 滴を1日3回まで。局所適用：には、5％浸剤をうがい薬あるいは口腔洗浄に。
禁忌：妊娠中、授乳中は禁忌。高血圧の者は、長期間の連続使用や多量摂取は避ける。
安全性：精油には通経作用があり、妊娠中の使用に注意が必要とする説もある。注意：シソ科に過敏症の場合は医師に相談。カバノキ花粉やセロリに過敏の患者は本薬草に交差過敏症の可能性あり。抽出物に抗変異原性が示唆される。その他の注意：妊娠中と授乳中は医師に相談のこと。副作用：接触性皮膚炎。カバノキ花粉やセロリに過敏の患者は本薬草に交差過敏症の可能性あり。
安全性［SE］：精油の経口摂取や直接塗布は危険（炎症やアレルギーを誘発）。

備考：「Thymus」はギリシア語の「thuo」（消毒）に由来するともされる抗菌性の強い多年草。民間療法では、抗菌、鎮咳、去痰により、冷え症・痛風・神経痛・低血圧、咳止め、消化不良、口臭にも。
【同様に使用される植物】
レモンタイム *Thymus* × citriodorus（Pers.）Schreb.、ティムス・ジギス *Thymus zygis* L.

ティムス・ジギス

学名：*Thymus zygis* L.
科名：シソ科
属名：イブキジャコウソウ属
英名：-
別名：スパニッシュソースタイム

使用部位［WHO］：葉、開花時の先端部分
生薬ラテン名［WHO］：Herba Thymi

使用部位［その他］：-
生薬名［その他］：-
≪タチジャコウソウを参照≫

セイヨウシナノキ

学名：*Tilia* × *vulgaris* Hayne
科名：シナノキ科
属名：シナノキ属
英名：Linden、Lime Tree Flower、Linden Flower
別名：リンデン、ライム、セイヨウボダイジュ（西洋菩提樹）、リンデンリーフ、リンデンウッド、リンデンフラワー、リンデンブロッサム、シナノキ、ボダイジュ、ラージリーフドライム、ナツボダイジュ

使用部位［GM］：花
生薬ラテン名［GM］：Lindenblüten

生薬名［GM］：Linden flower
薬効［GM］：発汗
（GM 立証済みハーブ。p163 を参照。）
適応［GM］：（花）風邪と風邪関連の咳。

備考：シナノキ科の落葉樹。民間療法では、鎮静、鎮痙、発汗などに花を利用。また木部-利尿には木部を。

ナツボダイジュ

学名：*Tilia cordata* Mill.
科名：シナノキ科
属名：シナノキ属
英名：Littleleaf Linden
別名：ラージリーフドライム、オオバボダイ
ジュ、ギンバボダイジュ、ライムツリー、リン
デン、ライム、リンデンリーフ、リンデンウッ
ド、リンデンフラワー、リンデンブロッサム、
シナノキ、ボダイジュ、セイヨウシナノキ、
ラージリーフドライム

G

使用部位［GM］：花
生薬ラテン名［GM］：Lindenblüten
生薬名［GM］：Linden flower
薬効［GM］：発汗
（GM 立証済みハーブ。p163 を参照。）

使用部位［GM］：花
生薬ラテン名［GM］：Tiliae Flos
生薬名［GM］：Linden Flower
（GM 未立証ハーブ。p342、p343 を参照。）

使用部位［GM］：葉
生薬ラテン名［GM］：Tiliae Folium
生薬名［GM］：Linden Leaf
（GM 未立証ハーブ。p342、p343 を参照。）

使用部位［GM］：木炭
生薬ラテン名［GM］：Tiliae Carbo
生薬名［GM］：Linden Charcoal
（GM 未立証ハーブ。p342 を参照。）

使用部位［GM］：木部
生薬ラテン名［GM］：Tiliae Lignum
生薬名［GM］：Linden Wood
薬効［GM］：発汗
（GM 立証済みハーブ。p163 を参照。）
適応［GM］：（花）風邪、風邪に伴う咳

備考：民間療法では、鎮咳、鎮痛により、咳、不
安、頭痛に良いとされる。良いとされている。

シューベルトの歌曲「菩提樹」はフユボダイ
ジュとナツボダイジュの自然交配種でもあるセ
イヨウシナノキのこと。フユボダイジュに比
べ、樹高も高く、葉は大喜いことで知られる。
神経をリラックスさせる効果のあるハーブとし
ても知られる。花や葉、辺材などを乾燥させて
ティーに。

【同様に使用される植物】

Tilia platyphyllos Scop.oli

フユボダイジュ

学名：*Tilia miqueliana* Maxim.
科名：シナノキ科
属名：シナノキ属
英名：Japanese Lime
別名：シナノキ、ライムツリー、リンデンリー
フ、リンデンウッド、リンデンフラワー、リン
デンブロッサム、セイヨウシナノキ、ラージ
リーフドライム、ナツボダイジュ

G

使用部位［GM］：花
生薬ラテン名［GM］：Tiliae Flos
生薬名［GM］：Linden Flower
（GM 未立証ハーブ。p342、p343 を参照。）

使用部位［GM］：木炭
生薬ラテン名［GM］：Tiliae Carbo
生薬名［GM］：Linden Charcoal
（GM 未立証ハーブ。p342、p343 を参照。）

使用部位［GM］：葉
生薬ラテン名［GM］：Tiliae Folium
生薬名［GM］：Linden Leaf
（GM 未立証ハーブ。p342、p343 を参照。）

使用部位［GM］：木部
生薬ラテン名［GM］：Tiliae Lignum
生薬名［GM］：Linden Wood
（GM 未立証ハーブ。p343 を参照。）
適応［GM］：-
禁忌：妊娠中・授乳中は禁忌。

ナツボダイジュ

学名：*Tilia platyphyllos* Scop.
科名：シナノキ科
属名：シナノキ属
英名：Largeleaf Linden
別名：ラージリーフドライム、オオバボダイ
　　　ジュ、ギンバボダイジュ、ライムツリー、リン
　　　デン、ライム、リンデンリーフ、リンデンウッ
　　　ド、リンデンフラワー、リンデンブロッサム、
　　　シナノキ、ボダイジュ、セイヨウシナノキ、
　　　ラージリーフドライム

G

使用部位［GM］：花
生薬ラテン名［GM］：Lindenblüten
生薬名［GM］：Linden flower
薬効［GM］：発汗
（GM 立証済みハーブ。p163 を参照。）

使用部位［GM］：花
生薬ラテン名［GM］：Tiliae Flos
生薬名［GM］：Linden Flower
（GM 未立証ハーブ。p342、p343 を参照。）

使用部位［GM］：葉
生薬ラテン名［GM］：Tiliae Folium
生薬名［GM］：Linden Leaf
（GM 未立証ハーブ。p342、p343 を参照。）

使用部位［GM］：木炭
生薬ラテン名［GM］：Tiliae Carbo
生薬名［GM］：Linden Charcoal
（GM 未立証ハーブ。p342 を参照。）

使用部位［GM］：木部
生薬ラテン名［GM］：Tiliae Lignum
生薬名［GM］：Linden Wood
薬効［GM］：発汗
（GM 立証済みハーブ。p163 を参照。）
適応［GM］：（花）風邪、風邪に伴う咳

備考：民間療法では、鎮咳、鎮痛により、咳、不
　　　安、頭痛に良いとされる。良いとされている。

シューベルトの歌曲「菩提樹」はフユボダイ
ジュとナツボダイジュの自然交配種でもあるセ
イヨウシナノキのこと。フユボダイジュに比
べ、樹高も高く、葉は大きいことで知られる。
神経をリラックスさせる効果のあるハーブとし
ても知られる。花や葉、辺材などを乾燥させて
ティーに。
【同様に使用される植物】
Tilia cordata Miller

ギンヨウボダイジュ

学名：*Tilia tomentosa* Moench
異名［GM］：*Tilia argentea* DC.
科名：シナノキ科（アオイ科）
属名：シナノキ属
英名：Silver Linden
別名：–

G

使用部位［GM］：花
生薬ラテン名［GM］：Tiliae tomentosae flos
生薬名［GM］：Linden flower, Silver
薬効［GM］：(花) 発汗作用。
（GM 立証済みハーブ。p163 を参照。）

ハタケシメジ

学名：*Lyophyllum decastes* Sing.
科名：シメジ科
属名：シメジ属
英名：Fried Chicken Mushroom
別名：–

SE

使用部位［その他］：–
安全性の詳細は、『「健康食品」の安全性・有効性
　　　情報』を確認のこと。

備考：食用とされるシメジ科のキノコ。民間療法
　　　では、免疫賦活、降圧など。

メレゲッタコショウ

学名：*Aframomum melegueta* K.Schum.
科名：ショウガ科
属名：アフラモムム属
英名：Grains of Paradise、Granos De Guinea、Guinea Pepper、Alligator Papper
別名：パラダイスグレイン、ギニアペパー、ギニアショウガ、ギニアグレイン、メレグエタペパー

使用部位［その他］：種子
禁忌：妊娠中、授乳中は禁忌。
安全性［SE］：過剰摂取による肝臓肥大、血中アルカリホスファターゼ値上昇の可能性あり。妊娠中・授乳中の使用は避ける。

備考：草丈2.5メートルほどになる多年草。民間療法では、鎮咳、鎮痛、緩下として、下痢、便秘、腹痛、消化不良、咳、気管支炎などに。またスパイスとして料理に使用する。乾燥させた果実をすりつぶし煎剤としても利用。

サンキョウ

学名：*Alpinia galanga*（L.）Willd.
異名：*Languas galanga*（L.）Stuntz
科名：ショウガ科
属名：ハナミョウガ属
英名：Greater Galanaga、Giant Galanga、Aromatic Ginger
別名：ガランガル、大ガランガル、グレイターガランガル、ナンキョウ、ダイコウリョウキョウ

使用部位［その他］：根茎
生薬名［その他］：大良姜（ダイリョウキョウ）／紅豆蔻（コウズク）

備考：ショウガ科の多年草。民間療法では、健胃、鎮吐、鎮痛に。呼吸器疾患、粘膜の炎症、強壮など。タイではトムヤムクンの香りづけとして日常的に使われている。

リョウキョウ

学名：*Alpinia officinarum* Hance
科名：ショウガ科
属名：ハナミョウガ属
英名：Lesser Galangal
別名：ガランガル（小ガランガル）、ケンチュール、レッサーガランガル、コウリョウキョウ

使用部位［局方］：根茎
生薬名［局方］：リョウキョウ（良姜）
生薬ラテン名［局方］：Alpiniae Officinari Rhizoma
生薬英語名［局方］：Alpinia Officinarum Rhizome

使用部位［GM］：根茎
生薬ラテン名［GM］：Galangae Rhizoma
生薬名［GM］：Galangal
生薬名［その他］：良姜（リョウキョウ）、高良姜（コウリョウキョウ）
薬効［GM］：鎮痙、消炎（プロスタグランジン合成阻害）作用、抗菌作用。
（GM立証済みハーブ。p133を参照。）
適応［GM］：消化不良、食欲不振

備考：ショウガ科の多年草。民間療法では、発汗、解熱、鎮痛、駆風、整腸、収斂に。また芳香健胃薬として。安中散に配合されるなど漢方処方に。スパイスとして料理にも。局方では基原植物はコウリョウキョウ。

ヤクチ

学名：*Alpinia oxyphylla* Miq.
科名：ショウガ科
属名：ハナミョウガ属
英名：Bitter Cardamon
別名：-

使用部位［その他］：果実

生薬名［その他］：益知仁（ヤクチジン）、益知子（ヤクチシ）

備考：中国南部に分布する多年草。民間療法や生薬では、健胃、調整に。

ゲットウ

学名：*Alpinia zerumbet*（Pers.）B.L.Burtt et R.M.Sm.
異名：*Alpinia schumanniana* Valeton、*Alpinia speciosa*（J.C.Wendl.）K.Schum.、*Alpinia speciosa*（J.C.Wendl.）K.Schum. var. *longiramosa* Gagnep.
科名：ショウガ科
属名：ハナミョウガ属
英名：Shellplant、Shell Ginger、Shell Flower、Pink Porcelain Lily、China Lily
別名：シェルゲットウ、ハナソウカ、アルピニア

使用部位［その他］：種子
生薬名［その他］：大草蔻（ダイソウク）

備考：草丈2メートルほどになる多年草。種子を胃腸薬や咳止めとして、また葉を去痰、抗菌、健胃などにより、鼻炎、鼻カタル、痰、気管支炎、虫刺され、消化不良などに。消臭にも。乾燥した種子を煎じて内用に。また種子の粉末を服用。外用には、根茎の切り口を直接患部に擦り付ける。葉からは精油が抽出される。精油は健胃、強壮、抗アレルギー、抗カタルなどに用いる。

ソウカ

学名：*Amomum tsao-ko* Crev. Et. Lem.
科名：ショウガ科
属名：アモムム属
英名：Cao Guo
別名：-

使用部位［その他］：果実
生薬名［その他］：草果（ソウカ）、草果仁、草果子、※草豆蔻（ソウズク）と称することもあるが誤り。

備考：中医薬では、健胃、消化、駆風として消化不良、膨満感、制吐など。

シュクシャミツ

学名：*Amomum xanthioides* Wall.
科名：ショウガ科
属名：アモムム属
英名：（Common）Ginger Lily
別名：シュクシャ

使用部位［局方］：種子の塊
生薬名［局方］：シュクシャ（縮砂）
生薬ラテン名［局方］：Amomi Semen
生薬英語名［局方］：Amomum Seed

使用部位［その他］：成熟した果実または種子
生薬名［その他］：砂仁（シャジン）

マンゴージンジャー

学名：*Curcuma amada* Roxb.
科名：ショウガ科
属名：ウコン属
英名：Mango Ginger
別名：-

使用部位［その他］：根茎

備考：ショウガ科の多年草。民間療法では、消化促進や駆風に。打撲、捻挫や潰瘍などに根茎をすりつぶしたものを外用で用いたりもする。また根茎の粉末をサプリメントとして用いるなど。

キョウオウ

学名：*Curcuma aromatica* Salisb.
科名：ショウガ科
属名：ウコン属

英名：Wild Turmeric
別名：ハルウコン

使用部位［その他］：根茎
生薬名［その他］：姜黄（きょうおう）、鬱金（ウコン）※日本薬局方「ウコン」非適合品
禁忌：妊娠中、月経過多には禁忌。

備考：ショウガ科の多年草。民間療法では、健胃、利胆、通経に。生薬では、芳香健胃薬、利胆薬、通経に。ウコン（アキウコン）に比べクルクミン（黄色色素）は少なく、精油成分の機能性を利用するためにはハルウコンがより適しているといえる。

ウコン

学名：*Curcuma longa* L.
異名：*Curcuma domestica* Valeton、*Curcuma aromatica* Salisbury、*Curcuma rotunda* L.、*Curcuma xanthorrhiza* Naves、*Amomum curcuma* Jacq.
科名：ショウガ科
属名：ウコン属
英名：Common Turmeric、Turmeric、Curcuma
別名：ターメリック、アキウコン、クルクマ

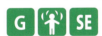

使用部位［局方］：根茎をそのまま又はコルク層を除いたものを通例湯通ししたもの
生薬名［局方］：ウコン（鬱金）
生薬ラテン名［局方］：Curcumae Rhizoma
生薬英語名［局方］：Turmeric

使用部位［GM］：根茎
生薬ラテン名［GM］：Curcumae Longae Rhizoma
生薬名［GM］：Tunneric Root
生薬名［その他］：鬱金（ウコン）、姜黄（キョウオウ）
薬効［GM］：消炎作用、消化性潰瘍と消化不良への作用、腸内ガス低下作用、胆汁分泌刺激作用、胃酸過多性・鼓腸性・無緊張性消化不良患者で潰瘍治癒作用と腹痛軽減、消炎作用（早朝こわばり・歩行時間・関節腫脹の改善、術後炎症の改善）、消炎作用。
（GM 立証済みハーブ。p222 を参照。）

使用部位［WHO］：根茎
生薬ラテン名［WHO］：Rhizoma Curcumae Longae
適応［GM］：消化不良
用法［WHO］：WHOでは、胃酸過多性・鼓腸性・無緊張性消化不良に。また消化性潰瘍、関節リウマチによる疼痛と炎症、無月経、月経困難症、下痢、てんかん、疼痛、皮膚病に。あるいは、喘息、せつ、打撲、めまい、てんかん、出血、虫刺され、黄疸、白癬、尿路結石、乳汁分泌遅延に。WHOでの使用例では、粗植物原料は1日3～9g；粉末植物原料は1日1.5～3g；経口浸剤は0.5～1gを1日3回；チンキ剤（1：10）は0.5～1mlを1日3回。
禁忌：本草への過敏症。また胆管閉塞。胆石の場合は医師に相談。
安全性：通経作用、子宮収縮作用あり。治療目的で用いられる摂取量は、胆汁管障害または胆石には用いない。胃酸過多、また胃潰瘍に使用してはならない。注意：妊娠中は医師に相談。授乳中も医師に相談後でしか使用してはならない。小児への安全性と有効性は確立していない。副作用：アレルギー性接触皮膚炎。定期的に暴露したり指尖に皮膚炎がある場合はパッチテストで反応が起こる。
安全性［SE］：過剰または長期摂取では消化管障害を起こす。クルクミン含有量が多いのはアキウコンであるが、胃潰瘍または胃酸過多、胆道閉鎖症の人には禁忌。ハルウコンと呼ばれる姜黄（キョウオウ）は苦味があり食用には不向き。

備考：紀元前よりインドで栽培されてきた多年草。東南アジアでの伝統療法では、ショウガとともに中心となる薬草。植物療法では、強肝、消炎、利胆により、肝機能増進、擦り傷、切り傷、腫れ物などに。香辛料や着色料としても利用。

ガジュツ

学名：*Curcuma phaeocaulis* Valeton
異名：*Curcuma zedoaria* auct. non（Christm.）Roscoe
異名［GM］：*Curcuma zedoaria*（Christmann）Roscoe
科名：ショウガ科
属名：ウコン属
英名：Zedoary
別名：ゼドアリー、紫ウコン、ホワイトターメリック

【局】【SE】

使用部位［局方］：根茎を通例湯通ししたもの
生薬名［局方］：ガジュツ（莪朮）
生薬ラテン名［局方］：Zedoariae Rhizoma
生薬英語名［局方］：Zedoary

使用部位［その他］：根茎
生薬名［その他］：莪朮（ガジュツ）、蓬莪朮（ホウガジュツ）、山姜黄（サンキョウオウ）
薬効：（GM：p383 参照）
禁忌：妊娠中、授乳中、月経過多には禁忌。
安全性の詳細は、『「健康食品」の安全性・有効性情報』を確認のこと。

備考：ショウガ科ウコン属の多年草。東アジア・インドでは一般的な植物。苦く芳香性を持ち、ショウガと同様に用いられることが多い。民間療法では、健胃、殺菌、抗炎症、強肝に。胃腸疾患（胃潰瘍・十二指腸潰瘍）、口臭・歯周病予防、抗潰瘍、降圧、脳卒中予防、肝機能向上、冷え性、肩こり、便秘、抗コレステロール、二日酔い、利尿、通経作用などに。根茎を乾燥させたものを煎じ内用に。また粉末も。肩こり、疲労回復には、乾燥させた葉を浴用剤に。

クスリウコン

学名：*Curcuma xanthorrhiza* D.Dietr.
異名［GM］：*Curcuma xanthorrhiza* Roxburgh
科名：ショウガ科
属名：ウコン属
英名：Javanese Turmeric、Java Turmeric
別名：ジャワウコン、ジャパニーズターメリック

【G】【SE】

使用部位［GM］：根茎
生薬ラテン名［GM］：Curcumae Xanthorrhizae Rhizoma
生薬名［GM］：Tunneric Root、Javanese
薬効［GM］：胆汁分泌促進作用。
（GM 立証済みハーブ。p222 を参照。）
適応［GM］：消化性疾患
禁忌：胆管閉塞、胆石には禁忌。胆石では医師に相談。
安全性：長期使用で胃の不快症状。
安全性［GM］：長期使用で胃の症状。
安全性の詳細は、『「健康食品」の安全性・有効性情報』を確認のこと。

備考：民間療法では、胆汁分泌促進による消化促進など。

ショウズク（小豆蔲）

学名：*Elettaria cardamomum* Maton
異名［GM］：*Amomum cardamomum* L.
異名：*Amomum cardamomum* Lour.、*Amomum repens* Sonn.、*Alpinia cardamomum* Roxb.
科名：ショウガ科
属名：エレッタリア属（ショウズク属）
英名：Cardamon
別名：カルダモン

使用部位［GM］：果実（または精油）
生薬ラテン名［GM］：Cardamomi Fructus
生薬名［GM］：Cardamom Seed
生薬名［その他］：果実（用時種子のみ用いる）：小豆蔲（ショウズク）、豆蔲、草豆蔲
薬効［GM］：消炎作用、鎮痛作用、抗微生物作用、鎮痙作用、平滑筋弛緩作用、抗潰瘍作用、胆汁分泌促進作用、中枢神経抑制作用、皮膚へ

212

の適用でピロキシカムなどの透過を促進。また利胆作用、静ウイルス作用。

（GM 立証済みハーブ。p103 を参照。）

使用部位［WHO］：熟した種子
生薬ラテン名［WHO］：Semen Cardamomi
適応［GM］：消化不良。
用法［WHO］：WHO では、内用で消化不良。また喘息、気管支炎、せん痛、咳嗽、失神、発熱、リウマチ、胃のせん痛、尿路結石。また催淫薬、食欲増進薬、利尿薬、通経薬。GM でも消化不良に。WHO の使用例では、平均 1 日量：1.5g の薬物；同等調製物。チンキ剤：1 日量は、12g に同等の量。
禁忌：本薬への過敏性やアレルギー。
安全性：注意：胆石患者は医師に相談。副作用：接触皮膚炎。

備考：インドの伝統療法など古くから消化器疾患に使われたりなどしてきた。植物療法では、健胃、駆風、鎮痙により消化促進に。また粉末状にしたものをスパイスとして料理に。

トーチジンジャー

学名：*Etlingera elatior*（Jack）R.M.Sm.
科名：ショウガ科
属名：エトリンゲラ属
英名：Torch Ginger, Kantan, Philippine Waxflower
別名：–

使用部位［その他］：–

備考：熱帯性の多年草。民間療法では健胃に。種子、花序、果実が食用となる。

バンウコン

学名：*Kaempferia galanga* L.
科名：ショウガ科
属名：バンウコン属
英名：Kencur、Aromatic Ginger、Sand Ginger、Resurrection Lily、Greater Galangal
別名：ケンプフェリアガランガル、ケンプフェリア、ケンペリア、カチュールスガンディ

使用部位［その他］：根茎
生薬名［その他］：山奈（サンナ）

備考：インド原産の多年草。民間療法では、消化促進、抗炎症、鎮痛など。芳香辛味健胃薬、頭痛などに。防虫と芳香の双方の作用もあり、衣類の虫除けに用いる。最近はアニサキス症への薬効が期待され研究が行われている。根茎を輪切りにし乾燥させ用いる。ヨーロッパでは小ガランガルの代用に使用されている。

クロショウガ

学名：*Kaempferia parviflora* Wall.
科名：ショウガ科
属名：バンウコン属
英名：Black Ginger、Kaempferia Parviflora
別名：ブラックジンジャー、クラチャイ・ダム、黒ウコン

SE

使用部位［その他］：–
安全性の詳細は、『「健康食品」の安全性・有効性情報』を確認のこと。

備考：ショウガ科の多年草。民間療法では、滋養、強壮、抗酸化に。

ミョウガ

学名：*Zingiber mioga*（Thunb.）Roscoe
科名：ショウガ科
属名：ショウガ属
英名：Mioga、Mioga Ginger
別名：メガ

使用部位［その他］：根茎、葉、花穂、果実
生薬名［その他］：根茎：蘘荷（ミョウガ、ジョウカ）／葉：蘘草／果穂：山麻雀（サンマジャク）／果実：蘘荷子

備考：広く食用とされる多年草。民間療法では、

薬用植物辞典　213

た眼病などに。日本紙の重要な原料。乾燥した花蕾を煎じ内用に。

クロミノウグイスカグラ

学名：*Lonicera caerulea* L. subsp. edulis（Regel）Hultén var. *emphyllocalyx*（Maxim.）Nakai
異名：*Lonicera caerulea* auct. non L.
科名：スイカズラ科
属名：スイカズラ属
英名：Bearberry Honeysuckle、Blue Honeysuckle、Edible Honeysuckle、Honeyberry
別名：ハスカップ

使用部位［その他］：果実

備考：実を食用とする落葉低木。ジュースやジャム、果実酒などにされるが、民間療法では、抗酸化により、疲労回復、目の疲れに。

ウグイスカグラ

学名：*Lonicera gracilipes* Miq. var. *glabra* Miq.
異名：*Lonicera gracilipes* Miq.
科名：スイカズラ科
属名：スイカズラ属
英名：Lonicera Gracilipes
別名：ウグイスノキ

使用部位［その他］：果実

備考：樹高3メートル程になる落葉性低木。6月頃の熟した果実を食用及び薬用酒に利用。

スイカズラ

学名：*Lonicera japonica* Thunb.
科名：スイカズラ科
属名：スイカズラ属
英名：Japanese Honeysuckle
別名：キンギンカ、ミツバナ、スイバナ、ニンドウ（忍冬）

局 **局外**

使用部位［局方］：葉及び茎
生薬名［局方］：ニンドウ（忍冬）
生薬ラテン名［局方］：Lonicerae Folium Cum Caulis
生薬英語名［局方］：Lonicera Leaf and Stem

使用部位［局外］：つぼみ
生薬名［局外］：キンギンカ（金銀花）
生薬ラテン名［局外］：Lonicerae Flos
生薬英語名［局外］：Lonicera Flower

使用部位［その他］：蕾、茎葉
生薬名［その他］：蕾：金銀花（キンギンカ）／茎葉：忍冬藤（ニンドウトウ）

備考：湿り気のある林縁や道端などに生育する常緑蔓性植物。民間療法では、抗菌、血圧降下、抗炎症、利尿、鎮痙により、関節炎、あせも、湿疹、口内炎、扁桃炎などにも。口内炎、扁桃炎には、煎剤でうがい。また乾燥した茎葉を布袋に入れ入浴剤に。

ニオイニンドウ

学名：*Lonicera periclymenum* L.
科名：スイカズラ科
属名：スイカズラ属
英名：Honeysuckle、Common Honeysuckle、Woodbine、European Honeysuckle
別名：ハニーサックル、ロニセラ

使用部位［その他］：花、葉茎、蕾、精油
生薬名［その他］：金銀花（キンギンカ）
禁忌：果実は有毒なので利用しない。精油の妊娠中・授乳中は禁忌。

備考：常緑蔓性植物。やや湿り気のあるところを好んで自生し、北海道南部以南で育成可能。生薬では、古来より解熱、解毒剤として用いられた。民間療法でも、消炎、抗菌により、解熱、関節炎、血圧降下、上気道炎などに。咳や利尿には花の煎剤を内用。あせも、湿疹には乾燥し

た茎葉を布袋に入れ入浴剤に。生の花をサラダに。また鑑賞用として。精油は、溶剤抽出法により用いられる。濃厚で重く甘いフローラル系の香りで、ミドルノートして用いられ、呼吸器系の不調や止瀉に利用されたり、抗菌、鎮痛の働きも助ける。刺激が強いため妊娠中などは利用を避ける。

アメリカニワトコ

学名：*Sambucus canadensis* L.
科名：スイカズラ科
属名：ニワトコ属
英名：American Elder Flower、American Elder、American Elderberry
別名：アメリカンエルダーフラワー、アメリカンエルダー、エルダー

使用部位［その他］：-
禁忌：妊娠中・授乳中は禁忌。
安全性［SE］：摂取による吐き気や下痢の事例あり。妊娠中・授乳中の使用は避ける。
≪セイヨウニワトコを参照≫

ソクズ

学名：*Sambucus chinensis* Lindl.
異名：*Sambucus javanica* Blume subsp. *chinensis*（Lindl.）Fukuoka
科名：スイカズラ科
属名：ニワトコ属
英名：Chinese Elderberry
別名：クサニワトコ

使用部位［その他］：全草または根
生薬名［その他］：蒴藋（サクチョウ）

備考：1.5メートル程になり、低木のニワトコに似ていることよりクサニワトコとも呼ばれる多年草。民間療法では、利尿、止瀉などにより、浮腫みには全草を煎じ、神経痛、リウマチなどの緩和には浴用剤に。

セイヨウニワトコ

学名：*Sambucus nigra* L.
異名：*Sambucus arborescens* Gilib.、*Sambucus medullina* Gilib.、*Sambucus vulgaris* Lam.
科名：スイカズラ科
属名：ニワトコ属
英名：Black Elderberry、European Elderberry、Alder、European Alder、Elder Flower、European Elder
別名：エルダー、エルダーフラワー、ヨーロピアンエルダー

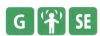

使用部位［GM］：花
生薬ラテン名［GM］：Sambuci Flos
生薬名［GM］：Elder Flower
生薬名［その他］：接骨木（セッコツボク）
薬効［GM］：消炎作用、抗潰瘍作用、発汗作用、気管支の分泌増加。
（GM 立証済みハーブ。p124を参照。）

使用部位［WHO］：花
生薬ラテン名［WHO］：Flos Sambuci
適応［GM］：風邪
用法［WHO］：WHOでは、発熱や寒気への発汗薬。また上部気道の軽度炎症への去痰薬。さらに、結膜炎、便秘、糖尿病、下痢、乾燥肌、頭痛、リウマチに。GNでも風邪全般に。WHOの使用例では、1日量：浸剤（熱いのが好ましい）として生薬3～5g、1日3回；25%エタノールエキス剤は3～5ml；チンキ剤（1：5 25%エタノール）は10～25ml。
禁忌：葉は有毒。妊娠中・授乳中は禁忌。
安全性：花、熟した果実はクラスA。生および熟していない果実、種子、樹皮は青酸配糖体サンブニグリンを含有し、吐き気や下痢を引き起こすことがあり危険。注意：妊娠中、授乳中、小児の使用は医師に相談。
安全性の詳細は、『「健康食品」の安全性・有効性情報』を確認のこと。
【エルダーフラワー、ヨーロピアンエルダー、エルダー、セイヨウニワトコ】
他のハーブとの併用で、消化管障害および皮膚

のアレルギー発症の報告あり。果実、種子、樹皮の摂取で吐き気や下痢を引き起こす場合あり（青酸配糖体）。妊娠中・授乳中の使用は避ける。

【エルダーベリー（ヨーロピアンエルダー（セイヨウニワトコ）、アメリカンエルダー（アメリカニワトコ）などの果実）】

葉、花、生および未熟果実、種子の摂取により、吐き気や下痢を引き起こす場合あり（青酸配糖体）。花粉による鼻炎や呼吸困難などの誘発に注意。妊娠中・授乳中の摂取は避ける。

備考：樹高 10 メートルほどになる落葉中高木。ヨーロッパやアメリカでは伝統的に用いられてきた薬草。植物療法では、発汗、利尿、抗アレルギーなどにより、風邪やインフルエンザの初期症状、花粉症に。特にヨーロッパでは万能の薬箱と呼ばれる。煎剤はもちろんシロップやコーディアルとしても用いられる。果実はジャムやソースに。葉は外用で打ち身、捻挫に。

【同様に使用される植物】

アメリカニワトコ
Sambucus canadensis L.

ガマズミ

学名：*Viburnum dilatatum* Thunb.
科名：スイカズラ科
属名：ガマズミ属
英名：Linden Arrowwood
別名：ヨソズメ、ヨツズミ、ジョミ

使用部位［その他］：茎葉、果実
生薬名［その他］：茎葉：莢蒾（キョウメイ）／果実：莢蒾子

備考：樹高 3 メートル程となる落葉低木。民間療法では、利尿などに。青森県南方でゾミ、またジョミとも呼ばれる。ポリフェノールを豊富に含み、ガマズミ特有のアントシアニン色素（シアニジン-3-サンブビオシド）を含有。疲労回復にも。赤く熟した果実を秋に採取し、果汁をそのまま飲用、または薬用酒に。

セイヨウカンボク

学名：*Viburnum opulus* L. var. *opulus*
科名：スイカズラ科
属名：ガマズミ属
英名：Cramp Bark、Guelder Rose、Cranberry Bush
別名：クランプバーク、ゲルダーローズ、ヨウシュカンボク

SE

使用部位［その他］：樹皮
禁忌：高血圧薬、免疫賦活剤などを使用している場合には禁忌。妊娠中・授乳中は禁忌。
安全性［SE］：妊娠中・授乳中は使用を避ける。免疫賦活剤や高血圧薬との併用に注意。

備考：アメリカ薬局方により 1960 年頃に抗喘息薬、神経症状の鎮痛薬として掲載された。民間療法では、鎮静、鎮痛、抗痙攣、緩下、収斂に。また血圧降下にも。樹皮を煎剤やティンクチャーとして内用に。筋肉の痙攣の緩和には浸出油でのマッサージ。

アメリカカンボク

学名：*Viburnum prunifolium* L.
異名：*Viburnum pyrifolium* Poiret、*Viburnum prunifolium* var. *globosum* Nash.、*Viburnum lentago* var. *pyrifolium* (Poiret) Chapman、*Viburnum bushii* Ashe、*Viburnum prunifolium* var. *bushii* (Ashe) Palmer and Steyermark
科名：スイカズラ科
属名：ガマズミ属
英名：Black Haw、Stag Bush、Sweet Viburnum
別名：ブラックホー、ビブルヌム、サクラバカンボク

※**サンゴジュは *Viburnum odoratissimum***

使用部位［WHO］：根、茎、幹、根樹皮
生薬ラテン名［WHO］：Cortex Viburni Prunifo-

lii

使用部位［その他］：樹皮、根皮

薬効：鎮痙作用（子宮収縮を抑制）。

用法［WHO］：WHOでは、月経困難症と喘息に経口投与。また月経異常、緊張の治療に。鎮痙薬、利尿薬、強壮薬としてティンクチャー剤として内用するなど。WHOの使用例では、粉末樹皮：浸剤または煎剤として2.5〜5gを1日3回。流エキス剤（1：1、70％エタノール）：4〜8mlは1日3回。ティンクチャー剤（1：5、70％エタノール）は5〜10mlを1日3回。

禁忌：本草に過敏性あるいはアレルギーの場合。胆石の既往症がある場合は、注意して用いること。妊娠中・授乳中も禁忌。

安全性：警告：妊娠中の生薬使用は医師の監督下のみ。

その他の注意：授乳中や12歳未満の小児での使用は推奨されない。

備考：落葉低木。民間療法では、利尿、鎮静、強壮により、産後の痛みや月経痛に、また子宮弛緩にも。ティンクチャーまたは煎剤を内用とする。

ジュンサイ

学名：*Brasenia schreberi* J.F.Gmel.

異名：*Brasenia peltata* Pursh

科名：スイレン科

属名：ジュンサイ属

英名：Water-Shield

別名：ヌナワ、ヌナハ

使用部位［その他］：茎葉

生薬名［その他］：蓴（ジュン）、蓴（ヌナワ）、蓴菜・蓴菜（ジュンサイ）

備考：食用にもされる多年生の水生植物。民間療法では、鎮静、利尿により、解熱、利尿、むくみなどに。寒天質に包まれた若芽は夏の旬にお吸い物など食用に。

オニバス

学名：*Euryale ferox* Salisb.

科名：スイレン科

属名：オニバス属

英名：Euryale、Fox Nut

別名：ケツジツ、エウリュアレ、イバラバス、イバラフキ、ミズブキ

使用部位［その他］：種子、花茎、根、葉

生薬名［その他］：種子：芡実（ケンジツ）／花茎：芡実茎／根：芡実根／葉：芡実葉

備考：一年生の水生植物。日本では国の天然記念物として保護されているため採取はできない。民間療法では、滋養強壮、止瀉により、下痢、失禁などに。煎剤の他、薬用酒を作り内用。

ハス

学名：*Nelumbo nucifera* Gaertn.

異名：*Nelumbo komarovii* Grossh.

科名：スイレン科

属名：ハス属

英名：Indian Lotus

別名：ハス（種子）、ハチス

局 **SE**

使用部位［局方］：種子

生薬名［局方］：レンニク（蓮肉）

生薬ラテン名［局方］：Nelumbis Semen

生薬英語名［局方］：Nelumbo Seed

使用部位［その他］：種子

生薬名［その他］：蓮子（レンシ）、蓮実（レンジツ）、蓮肉（レンニク）、蓮衣（レンイ・種皮）

安全性：便秘と胃膨張に禁忌。

安全性［SE］：妊娠中・授乳中はサプリメントなどによる過量摂取は避ける。妊娠を希望する女性による種子の摂取は危険（不妊作用）。

備考：民間療法や生薬では、果実、種子は滋養、強壮に用いられる。

薬用植物辞典　**219**

コウホネ

学名：*Nuphar japonica* DC.
科名：スイレン科
属名：コウホネ属
英名：Japanese Spatterdock
別名：カワホネ、ヤマバス

使用部位［局方］：根茎
生薬名［局方］：センコツ（川骨）
生薬ラテン名［局方］：Nupharis Rhizoma
生薬英語名［局方］：Nuphar Rhizome

使用部位［その他］：根茎
※茎は「非医」
生薬名［その他］：川骨（センコツ）+V955
薬効：鎮痛作用、強壮作用、利尿作用。

備考：水性多年草。生薬では利尿に。また浄血、止血、強壮、解熱などに。薬剤として利用。

セイヨウスイレン

学名：*Nymphaea alba* L.
科名：スイレン科
属名：スイレン属
英名：White Water Lily
別名：シロバナヒツジグサ（白花未草）

使用部位［その他］：根茎、花
生薬名［その他］：羊草（ヒツジグサ）

備考：スイレン科の耐寒性多年草。民間療法では、収斂、防腐に。煎剤を内用に。喉の痛みには、煎液でうがい。

ニオイスイレン

学名：*Nymphaea odorata* Aiton
科名：スイレン科
属名：スイレン属
英名：American White Pond Lily、Cow Cabage、White Water Lily

別名：ニンファエア・オドラタ、ニオイヒツジグサ

SE

使用部位［その他］：−
禁忌：妊娠中、授乳中は禁忌。
安全性［SE］：妊娠中・授乳中は使用を避ける。

備考：熱帯性の多年草。民間療法では、止瀉によいなどとされるが安易な利用は厳禁。

ヤハズツノマタ

学名：*Chondrus crispus*. Stackh.
科名：スギノリ科
属名：ツノマタ属
英名：Carrageen、Irish Moss
別名：−

使用部位［その他］：全藻
禁忌：抗凝血性の薬剤を利用している場合には禁忌。

備考：スギノリ科の海藻。民間療法では、去痰、柔軟に。粘滑材、糊料、酒類（ビールなど）の澄明剤などとして食品に利用。

スズカケノキ

学名：*Platanus orientalis* L.
科名：スズカケノキ科
属名：スズカケノキ属
英名：Oriental Planetree、Oriental Plane
別名：プラタナス

使用部位［その他］：−

備考：果実が楽器の鈴に似ている落葉高木。強壮を目的に茶剤ともされる。

スベリヒユ

学名：*Portulaca oleracea* L.
科名：スベリヒユ科

属名：スベリヒユ属
英名：Purslane
別名：パースレイン、サマー・パースレイン、プルピエ、プルスレーン、トンボグサ、ノンベエグサ、キンタロウグサ、オオスベリヒユ、タチスベリヒユ

使用部位［その他］：全草、種子
生薬名［その他］：全草：馬歯莧（バシケン）／種子：馬歯莧子
安全性：腎臓結石の既往歴がある場合は、注意が必要。

備考：健康食品としても多用される多年草。民間療法や生薬では、解毒、抗菌、止血、消炎などにより、虫刺され、風邪の予防、ニキビなどに。乾燥させた地上部を煎じ内用に。虫刺されには、生の葉で患部を湿布、にきびには、生の葉の煎剤で洗顔を。また若い茎葉はサラダなど食用に。

ツキヌキヌマハコベ

学名：*Claytonia perfoliata* Donn ex Willd.
異名：*Montia perfoliata*（Donn ex Willd.）Howell
科名：スベリヒユ科（ヌマハコベ科）
属名：ハルヒメソウ属
英名：Winter Purslane、Miner's Lettuce、Spring Beauty、Cuban Spinach
別名：ウィンターパースレーン

使用部位［その他］：地上部

備考：湿地を好む多年草でハコベの仲間。民間療法では、強壮、利尿に。またサラダなど食用に。

ニオイスミレ

学名：*Viola odorata* L.
科名：スミレ科
属名：スミレ属
英名：Sweet Violet
別名：スイートバイオレット、ビオラ

使用部位［その他］：花、葉、根
生薬名［その他］：紫花地丁（チカジチョウ）
安全性：サポニンを含有するため、大量摂取は嘔吐の原因になることがある。

備考：暑さに弱い多年草。古くから香水の原料に利用されていた。民間療法では、鎮静、鎮咳、抗炎症、去痰 鎮咳などにより、喉の痛み、気管支炎、口内炎などに用いられたりなどする。花や葉の煎剤を内用。喉の痛みには、煎剤でうがいに。砂糖漬け、または生食でエディブルフラワーとしても利用したり、ポプリともする。

サンシキスミレ

学名：*Viola tricolor* L.
異名［GM］：主に subspecies *Viola vulgaris*（Koch）Oborny と、*Viola arvensis*（Murray）Gaudin マキバスミレ
科名：スミレ科
属名：スミレ属
英名：Wild Pansy、Wild Violet、Johnny Jump-pup
別名：ハーツイーズ、ハートシーズ、パンジー

使用部位［GM］：全草
生薬ラテン名［GM］：Violae Tricoloris Herba
生薬名［GM］：Heart's Ease Herb
生薬名［その他］：三色菫（サンショクキン）
（GM 立証済みハーブ。p145 を参照。）
適応［GM］：外用：軽度の脂漏性皮膚疾患、小児の乳痂。
安全性：サポニンを含有するため、大量摂取は嘔吐の原因になることがある。アメリカでは規制によりアルコール飲料にのみ香料としての利用が認められている。

備考：一年草または多年生の野草。民間療法では、利尿、去痰、抗炎症、緩下により、浄血などに用いる。かぶれ、湿疹には浸剤で患部を洗

浄。チンキ剤を内用する。

ドクゼリモドキ

学名：*Ammi majus* L.
異名：*Ammi visnaga* auct. non（L.）Lam.
異名［GM］：*Apium ammi* Crantz、*Selinum ammoides* E.H.L. Krause
科名：セリ科
属名：ドクゼリモドキ属
英名：Large Bullwort
別名：レースフラワー、ビショップスウィード、ホワイトレースフラワー

使用部位［GM］：果実
生薬ラテン名［GM］：Ammeos Visnagae Fructus
生薬名［GM］：Bishop's Weed Fruit
薬効［GM］：抗微生物作用、鎮痙作用、心血管作用（冠血流増加、血流増加、陽性変力作用）。また高密度リポ蛋白質コレステロール（HDL）濃度を上昇。
（GM 未立証ハーブ。p312 を参照。）

使用部位［WHO］：熟果
生薬ラテン名［WHO］：Fructus Ammi Majoris
用法［WHO］：WHO では、鎮痙薬、筋弛緩薬、血管拡張薬に。また、軽度狭心症症状の治療に。喘息や気管支喘息、痙攣性気管支炎における軽度気道閉塞の支持療法にも。尿路結石の存在に伴う症状の術後治療、胃腸痙攣、生理痛など、また通経薬、利尿薬。めまい、糖尿病、腎結石にも。WHO の使用例では、平均1日量：果実 0.05～1.15g。GM では未立証ハーブ。
禁忌：妊娠中・授乳中、小児へは禁忌。樹液により皮膚炎を引き起こすため注意が必要。
安全性：注意：光感作を避けるため日光や紫外線への暴露を回避。
薬物相互作用では、シクロスポリン、ワルファリン、エストロゲン、プロテアーゼ阻害剤などチトクローム P450 経由で代謝される薬物の血清中濃度を低下する。
その他の注意：安全性データがないために授乳中と小児への使用は医師に相談。
副作用：偽アレルギー反応、可逆性のうっ滞性黄疸、肝臓酵素の活性上昇、過剰量の長期使用は吐き気、めまい、便秘、食欲不振、頭痛、不眠。

備考：草丈1.5メートル程になる多年草。民間療法では、利尿、消化促進に。煎剤、またはティンクチャー剤を内用に。
【同様に使用される植物】
ヴィスナーガ
Ammi visnaga（L.）Lam.

アンミ

学名：*Ammi visnaga*（L.）Lam.
異名［GM］：*Daucus visnaga* L.、*Selinum visnaga* E.H.L. Krause、*Sium visnaga* Stokes、*Visnaga daucoides* Gaertn.
科名：セリ科
属名：ドクゼリモドキ属
英名：Visanaga、Khella、Bishop's Weed
別名：ヴィスナーガ

使用部位［WHO］：熟果
生薬ラテン名［WHO］：Fructus Ammi Visnagae
生薬ラテン名：Ammeos visnagae fructus、Fructus Ammi Visnagae
≪ドクゼリモドキを参照≫

イノンド

学名：*Anethum graveolens* L.
科名：セリ科
属名：ノインド属
英名：Dill
別名：ディル、ジラ

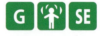

使用部位［GM］：果実
生薬ラテン名［GM］：Anethi Fructus

生薬名［GM］：Dill Seed
生薬名［その他］：蒔蘿子（ジラシ）・土茴香（ドウイキョウ）
薬効［GM］：鎮痙作用、駆風作用、消炎作用、鎮痛作用、利尿作用、降圧作用、血糖低下作用、静菌作用。
（GM立証済みハーブ。p121を参照。）

使用部位［GM］：果実
生薬ラテン名［GM］：Anethi Herba
生薬名［GM］：Dill Weed
生薬名［その他］：蒔蘿子（ジラシ）・土茴香（ドウイキョウ）
薬効［GM］：鎮痙作用、駆風作用、消炎作用、鎮痛作用、利尿作用、降圧作用、血糖低下作用、静菌作用。
（GM未立証ハーブ。p327を参照。）

使用部位［WHO］：熟果
生薬ラテン名［WHO］：Fructus Anethi
適応［GM］：（種子）消化不良。
用法［WHO］：WHOでは、消化不良、胃炎、膨満、胃痛に。また催淫薬、鎮痛薬、解熱薬、利尿薬、通経薬、催乳薬、食欲刺激薬、避妊薬に。さらに下痢、喘息、神経痛、消化不良、月経困難症、胆嚢疾患、不眠、食道裂孔ヘルニア、腎結石などに。GMでも種子は消化不良に。葉と若枝はGMでは未立証ハーブ。WHOの使用例では、平均1日量：果実3g；精油0.1～0.3g；あるいは同等の他の調製物。
禁忌：妊娠中、授乳中は禁忌。
安全性：注意：精油はリンパ球にインビトロで細胞毒性。染色体異常と姉妹染色分体交換試験で活性あり。
副作用：口内掻痒症、舌と咽頭の腫脹、蕁麻疹などのアレルギー反応と嘔吐、下痢の報告がアレルギー性鼻炎患者であり。
安全性［SE］：妊娠中の種子の過剰摂取は危険（通経作用）。授乳中も過剰摂取は避ける。

備考：キャラウェイの代用ともされる一年草。移植は嫌うが耐寒性があり秋撒きも可能。鎮痛、駆風、健胃、鎮静、催乳、利尿により、消化管改善、口臭などに。口臭には食後に種子を3～4粒かむ。生薬をスパイスやお茶など食用に。

トウキ（ニホントウキ）

学名：*Angelica acutiloba* (Siebold et Zucc.) Kitag.
科名：セリ科
属名：シシウド属
英名：Japanese Angelica Root
別名：オオブカトウキ（大深当帰）、ウマゼリ、ヤマゼリ、オオゼリ、カワゼリ

使用部位［局方］：根
生薬名［局方］：トウキ（当帰）
生薬ラテン名［局方］：Angelicae Radix
生薬英語名［局方］：Japanese Angelica root

使用部位［その他］：根
※葉は「非医」
生薬名［その他］：当帰（トウキ）
薬効：通経作用、鎮静作用、鎮痛作用、鎮痙作用、強壮作用、抗炎症作用。
用法［WHO］：WHOでは、更年期症状の治療に有用と主張されてきたが、ランダム化臨床比較試験では軽減を認めなかった。また、月経不順、無月経、月経困難症などの月経異常。さらにリウマチ性関節痛、腹痛、術後痛。便秘、貧血、慢性肝炎、肝硬変。あるいは、脱水、腰痛、月経異常、更年期症状（顔面紅潮（ホットフラッシュ）など）、緊張亢進、神経障害。WHOの使用量では、1日量は生薬4.5～9g。
禁忌：月経過多には禁忌。
安全性：注意：薬物相互作用では、ワルファリンとの同時服用でプロトロンビン時間低下のため、抗凝固薬服用中の患者は医師に増段。
副作用：頭痛。

備考：漢方薬として用いられる多年草。民間療法では、血管拡張、鎮痛、鎮静、鎮痙などに。

【同様に使用される植物】
オニノダケ（カラトウキ参照）
Angelica gigas Nakai

薬用植物辞典　223

アンゼリカ

学名：*Angelica archangelica* L.
異名：*Archangelica officinalis*（Moench）Hoffm.
科名：セリ科
属名：シシウド属
英名：Norwegian Angelica、Angelica
別名：アンジェリカ、セイヨウトウキ、ヨーロッパトウキ

使用部位［GM］：根、葉、茎、種子
生薬ラテン名［GM］：Angelicae Radix
生薬名［GM］：Angelica Root
薬効［GM］：鎮痙、利胆、胃液分泌刺激。
（GM 立証済みハーブ。p81 を参照。）

使用部位［GM］：種子、地上部
生薬ラテン名［GM］：Angelicae Fructus、Angelicae Herba
生薬名［GM］：Angelica Seed and Herb
（GM 未立証ハーブ。p308 を参照。）
適応［GM］：食欲不振、消化管の軽度痙攣や膨満感などの消化器症状
禁忌：妊娠中は禁忌。また長時間の直射日光は避ける（光感作作用）。胃および腸に潰瘍がある人は注意を要する。
安全性：通経作用、子宮収縮作用。長時間の日光や強い紫外線への暴露は避ける（皮膚の光感作作用）。原因となるクマリンは根から水蒸気蒸留法で抽出された精油に含まれる。
安全性［GM］：長時間の日光や強い紫外線への暴露は避ける（皮膚の光感作作用）。

備考：セリ科の二年草。民間療法では、広く利用されてきたが、健胃、強壮などにより、食欲不振、消化不良、気力・体力の低下などに。茎は砂糖漬けにして菓子となる。

ヨロイグサ

学名：*Angelica dahurica*（Hoffm.）Benth. et Hook.f. ex Franch. et Sav.、*Angelica dahurica* Bentham et Hooker filius ex Franchet et Savatier
科名：セリ科
属名：シシウド属
英名：Fragrant Angelica
別名：オオシシウド、サイキ、ウマゼリ、カンラ、ヤマウド

使用部位［局方］：根
生薬名［局方］：ビャクシ（白芷）
生薬ラテン名［局方］：Angelicae Dahuricae Radix
生薬英語名［局方］：Angelica Dahurica Root

使用部位［その他］：根
生薬名［その他］：白芷（ビャクシ）、和白芷（ワビャクシ）
薬効：血管拡張作用、消炎作用、鎮痛作用、鎮静作用。

備考：九州から本州の山間などに生育する多年草。民間療法や生薬では、風邪の諸症状、歯痛、通経薬としてなど、主に漢方薬処方に用いられる。

ノダケ

学名：*Angelica decursiva*（Miq.）Franch. et Sav.
異名：*Peucedanum decursivum*（Miq.）Maxim.、*Porphyroscias decursiva* Miq.
科名：セリ科
属名：シシウド属
英名：–
別名：–

使用部位［局方］：根
生薬名［局方］：ゼンコ（前胡）
生薬ラテン名［局方］：Peucedani Radix
生薬英語名［局方］：Peucedanum Root

使用部位［その他］：根

生薬名［その他］：前胡（ゼンコ）の基原の1つ

備考：九州から本州にかけての山野に生育し草丈1.5メートル程となる多年草。開花までに数年がかかり、開花後は全株が枯れるという、一回開花性の植物。民間療法や生薬では、解熱、利尿、鎮咳など、風邪の初期症状に用いられる。また浴用剤としても。

オニノダケ

学名：*Angelica gigas* Nakai
科名：セリ科
属名：シシウド属
英名：Japanese Angelica Root
別名：-

使用部位［その他］：根
※葉は「非医」
生薬名［その他］：土当帰（ドトウキ）※韓国産当帰の一種。
薬効：通経作用、鎮静作用、鎮痛作用、鎮痙作用、強壮作用、抗炎症作用。
禁忌：月経過多には禁忌。

備考：カラトウキの根をヒゲ根を取り去りそのまま乾燥させたもの。
≪カラトウキを参照≫

アシタバ

学名：*Angelica keiskei*（Miq.）Koidz.
科名：セリ科
属名：シシウド属
英名：Ashitaba、Angelica、Japanese Ashitaba、Kenso、Leaves of Tomorrow
別名：アシタグサ、ハチジョウソウ、鹹草

SE

使用部位［その他］：葉
生薬名［その他］：鹹草（カンソウ）
安全性の詳細は、『「健康食品」の安全性・有効性情報』を確認のこと。

備考：温暖な気候を好む多年草。民間療法では、利尿、緩下、毛細血管強化などにより、高血圧予防、滋養、強壮、食欲増進、疲労回復に用いる。お浸し、和え物など食用に。乾燥させた葉を煎剤として内用。

シシウド

学名：*Angelica pubescens* Maxim.
科名：セリ科
属名：シシウド属
英名：-
別名：ウドタラシ、イヌウド、ウマウド

局外

使用部位［局外］：根
生薬名［局外］：トウドクカツ（唐独活 トウドッカツ）
生薬ラテン名［局外］：Angelicae Pubescentis Radix
生薬英語名［局外］：Angelica Pubescens Root

使用部位［その他］：根茎
生薬名［その他］：独活（ドッカツ）※日本・韓国では独活はウドの根茎。

備考：草丈3メートル程になる多年草。民間療法や生薬では、発汗、利尿、消炎、鎮痛、駆風などにより、抗腫瘍や関節痛、しびれ、浮腫に。日本ではウコギ科のウドだが、中国ではセリ科。乾燥させた根茎を煎じ内用。冷え症、リウマチの緩和には浴用剤に。

トウキ（カラトウキ）

学名：*Angelica sinensis*（Oliv.）Diels
異名：*Angelica polymorpha* Maxim. var. *sinensis*（Angelica polymorpha Maxim.；シラネセンキュウ）を異名とする節あり。
科名：セリ科
属名：シシウド属
英名：Chinese Angelica

別名：−

使用部位［WHO］：根
生薬ラテン名［WHO］：Radix Angelicae Sinensis

使用部位［その他］：根
生薬名［その他］：当帰（トウキ）※日本では局方不適合
薬効：平滑筋収縮刺激作用、肝臓保護作用、心血管作用（冠血流増加、抗不整脈作用）、抗血栓作用、造血作用。また月経障害で多くの症例報告があるが、ランダム化比較臨床試験が必要。根の煎剤が子宮平滑筋を刺激したとの報告あり。また全血粘度を低下したとの報告。
用法［WHO］：WHOでは、更年期症状の治療に有用と主張されてきたが、ランダム化臨床比較試験では軽減を認めなかった。また、月経不順、無月経、月経困難症などの月経異常。さらにリウマチ性関節痛、腹痛、術後痛、便秘、貧血、慢性肝炎、肝硬変。あるいは、脱水、腰痛、月経異常、更年期症状（顔面紅潮（ホットフラッシュ）など）、緊張亢進、神経障害。WHOの使用量では、1日量は生薬4.5～9g。
禁忌：妊娠中、授乳中、小児には禁忌。また下痢、出血性疾患、月経過多の者。
安全性：注意：薬物相互作用では、ワルファリンとの同時服用でプロトロンビン時間低下のため、抗凝固薬服用中の患者は医師に増段。
副作用：頭痛。

備考：漢方薬として用いられる多年草。民間療法では、血管拡張、鎮痛、鎮静、鎮痙などに。
【同様に使用される植物】
オニノダケ Angelica gigas Nakai

ヒュウガトウキ

学名：*Angelica tenuisecta* (Makino) Makino var. *furcijuga* (Kitag.) H.Ohba
異名：*Angelica furcijuga* Kitag.
科名：セリ科
属名：シシウド属

英名：−
別名：−

使用部位［その他］：根
安全性の詳細は、『「健康食品」の安全性・有効性情報』を確認のこと。

ウイキョウゼリ

学名：*Anthriscus cerefolium* Hoffm.
科名：セリ科
属名：シャク属
英名：Chervil、Cerefolio、Cerfeuil、Garden Chervil、Perifolio、Perifollo
別名：チャービル、セルフィーユ、ガーデンチャービル、フレンチパセリ

使用部位［その他］：地上部
安全性［SE］：妊娠中・授乳中の過剰摂取は危険（エストラゴールの変異原性）。

備考：パセリにも似ておりフレンチパセリとも呼ばれる一年草。民間療法では、浄化、発汗として、風邪予防や消化促進、血行促進、血圧降下などに。地上部の煎剤を内用。葉をサラダ、スープなど食用に。

シャク

学名：*Anthriscus sylvestris* (L.) Hoffm. subsp. sylvestris
異名：*Anthriscus aemula* auct. non (Woronow) Schischk.、*Anthriscus sylvestris* (L.) Hoffm. subsp. *aemula* (Woronow) Kitam、excl. basion.、*Anthriscus sylvestris* (L.) Hoffm. subsp. *nemorosa* auct. non (M.Bieb.) Koso-Pol.
科名：セリ科
属名：シャク属
英名：Wild Chervil、Cow Parsley
別名：コシャク

使用部位［その他］：根
生薬名［その他］：峨参（ガジン）

備考：ワイルドチャービルとも呼ばれるせり科の多年草。ヨーロッパでは古くから使われていた。民間療法では、健胃などにより、消化不良に。また滋養、強壮、夜間頻尿などに。

セロリ

学名：*Apium graveolens* L.
異名［GM］：*Apium graveolens* L. var. *dulce* (Mill.) Pers.（狭義）
科名：セリ科
属名：オランダミツバ属
英名：Celery、Smallage、Ache Des Marais、Ajamoda
別名：キヨマサニンジン（清正人参）、セルリー、セレリィ、塘蒿、オランダミツバ（阿蘭陀三葉）

使用部位［GM］：全草、種子
生薬ラテン名［GM］：Apii Radix/Herba/Fructus
生薬名［GM］：Celery
生薬名［その他］：全草：旱芹（カンキン）
（GM 未立証ハーブ。p320 を参照。）
安全性：果実（種子）はクラスC：クラスE～治療目的の場合には腎障害には注意が必要。
安全性［SE］：妊娠中の油または種子の過剰摂取は危険（子宮刺激作用または堕胎作用）。授乳中も過剰摂取は避ける。炎症を増強させる可能性り。腎障害がある場合は禁忌。

備考：テルペン類化合物やフタリド類に由来する独特の芳香を持つ野菜。ヨーロッパ原産の植物で広く料理に使われている。民間療法では、健胃、滋養、利尿、鎮静などにより、頭痛、冷え性、抗ストレス、また高血圧に。食用としてサラダ、スープ、炒め物などに。香り成分のアピインには精神安定の働き。種子の浸剤を内用する。種子はスパイスとして料理に。

ヒロハミシマサイコ

学名：*Bupleurum chinense* D.C.
異名：(WHO モノグラフでは、オクミシマサイコ *Bupleurum scorzonerifolium* Willd.（syn. *Bupleurum falcatum* L. var. *scorzonerifolium* (Willd.) Ledeb、も同種とする）
英名：Chinese Throughwax, Hare's Ear
別名：キュウシュウサイコ、ツクシサイコ、オオミシマサイコ、マンシュウミシマサイコ、マンシュウサイコ

使用部位［その他］：根。※葉は「非医」
生薬名［その他］：柴胡（サイコ）・北柴胡（ホクサイコ）・硬柴胡（コウサイコ）
生薬ラテン名：Radix Bupleuri の基原の１つ

ミシマサイコ

学名：*Bupleurum stenophyllum*（Nakai）Kitag.
異名：*Bupleurum falcatum* auct. non L.、*Bupleurum scorzonerifolium* auct. non Willd.、*Bupleurum scorzonerifolium* Willd. var. *stenophyllum* Nakai、*Bupleurum komarovianum* Lincz.、*Bupleurum falcatum* L. var. *scorzonerifolium* auct. non (Willd.) Ledeb.、*Bupleurum falcatum* L. var. *komarowii* Koso-Pol.、*Bupleurum chinense* DC. var. *octoradiatum* sensu Kitag.、*Bupleurum chinense* DC. var. *komarovianum* (Lincz.) T.N.Liou et Y.H.Huang
科名：セリ科
属名：ミシマサイコ属
英名：Chinese Throughwax、Hare's Ear
別名：サイコ、オクミシマサイコ、カマクラサイコ

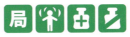

使用部位［局方］：根
生薬名［局方］：サイコ（柴胡）
生薬ラテン名［局方］：Bupleuri Radix
生薬英語名［局方］：Bupleurum Root

使用部位［その他］：根
生薬名［その他］：長白柴胡（チョウハクサイコ）
薬効：解熱作用、鎮痛作用、鎮静作用、消炎作用、免疫刺激作用、抗潰瘍作用、肝臓保護作用。
用法［WHO］：WHOでは、風邪やインフルエンザに伴う発熱、疼痛および炎症に。また胸部と下肋部の疼痛。また無月経、慢性肝炎、自己免疫病に。さらに、難聴、めまい、糖尿病、創傷、嘔吐に。WHOの使用例では、一般に3〜9g/日。
禁忌：妊娠中、授乳中、小児には禁忌。
安全性：大量摂取は鎮静効果により、車の運転や危険な機械の操縦では注意が必要。
注意：薬物相互作用では、飲酒、鎮静薬、中枢神経系抗うつ薬との同時使用で相乗作用を示す。
副作用：軽度倦怠感、鎮静、眠気。大量では食欲低下、膨満感。筋注でアレルギー反応の報告。

備考：東アジアの温帯に生育する多年草。民間療法や生薬では、解熱、消炎に。慢性肝炎、慢性腎炎の他、代謝障害などに乾燥させた根を煎じ内用に。

ヒメウイキョウ
（キャラウェイシード）

学名：*Carum carvi* L.
異名［GM］：*Carum velenovskyi* Rohlena
科名：セリ科
属名：キャラウェイ属
英名：Caraway
別名：キャラウェイ、カルム

使用部位［GM］：精油
生薬ラテン名［GM］：Carvi Aetheroleum
生薬名［GM］：Caraway Oil
生薬名［その他］：蔵茴香（ゾウウイキョウ）
薬効［GM］：鎮痙、抗微生物。
（GM立証済みハーブ。p102を参照。）

使用部位［GM］：果実
生薬ラテン名［GM］：Carvi Fructus
生薬名［GM］：Caraway Seed
生薬名［その他］：蔵茴香（ゾウウイキョウ）
薬効［GM］：鎮痙、抗微生物。
（GM立証済みハーブ。p102を参照。）
適応［GM］：消化管の軽度痙攣症状や膨満感などの消化不良。
安全性［SE］：妊娠中・授乳中の過剰量の使用は危険。

備考：香辛料としても良く用いられる二年草。民間療法では、消化促進、健胃、整腸、駆風として、消化促進、胃腸、駆風、風邪、気管支炎などにも。種子の煎剤を内用する。咽頭炎には、煎剤でのうがい。またスパイスとして料理に。

ツボクサ

学名：*Centella asiatica*（L.）Urb.
異名：*Centella coriacea* Nannfd.、*Hydrocotyle asiatica* L.、*Hydrocotyle lunata* Lam.、*Trisanthus cochinchinensis* Lour.
科名：セリ科
属名：ツボクサ属
英名：Gotu Kola, Indian Pennywort, Spade Leaf, Asiatic Pennywort
別名：ゴツコラ、センテラ、ゴトゥコーラ、インディアン・ペニーワート

使用部位［WHO］：地上部、全草
生薬ラテン名［WHO］：Herba Centellae

使用部位［その他］：全草
生薬名［その他］：積雪草（セキセツソウ）
薬効：創傷治癒に関わるコラーゲンの産生刺激、創傷治癒作用、抗潰瘍作用、抗痙攣作用、2度および3度火傷、らい性潰瘍や消化性潰瘍、十二指腸潰瘍に対する抗潰瘍作用。また種々の静脈障害。
用法［WHO］：WHOでは、創傷、火傷、潰瘍性皮膚疾患の治療、ケロイドと瘢痕ケロイドの予防。2度および3度の火傷に。術後および外傷後創傷などの治癒促進に局所適用。ストレスによる胃潰瘍と十二指腸潰瘍に内用。また、らい

性潰瘍、静脈障害、肝硬変で肝臓炎症縮小が示唆されているがさらなる研究が必要。あるいは、白子症、貧血、喘息、気管支炎、セルライト、コレラ、麻疹、便秘、皮膚炎、下痢、めまい、赤痢、月経困難、排尿困難、鼻血、てんかん、吐血、痔核、肝炎、高血圧、黄疸、白帯下、腎炎、神経障害、リウマチ、天然痘、梅毒、歯痛、尿道炎、静脈瘤。および解熱薬、鎮痛薬、消炎薬、「脳強壮」薬として。打撲、閉鎖性骨折、捻挫、せつに対する湿布にも。WHOの使用例では、経口量は0.33〜0.68gあるいは同様量の経口浸剤、1日3回。

禁忌：セリ科植物へのアレルギー。妊娠中・授乳中は禁忌。

安全性：注意：皮膚発癌が局所適用の反復使用で起こる可能性がげっ歯類実験で報告されている。

副作用：アレルギー性接触皮膚炎。

安全性［SE］：妊娠中・授乳中は使用を避ける。

備考：脳機能の活性させるといわれる多年草。民間療法では、利尿、鎮静、冷却、強壮、消炎、抗リウマチなど。また皮膚炎、静脈瘤に。大量摂取では激しい痒みや頭痛を生じることがあるので注意。煎剤及びティンクチャー剤を内用。湿疹や皮膚のただれには煎剤を外用として。食用にも。

ミントウジン

学名：*Changium smyrnioides* H. Wolff
科名：セリ科
属名：カンギウム属
英名：−
別名：−

使用部位［その他］：根
生薬名［その他］：明党参（ミントウジン）、粉沙参（フンシャジン）
禁忌：妊娠中は禁忌。

備考：せり科の多年草。民間療法や生薬では、鎮咳、去痰、健胃として、咳やめまい、嘔吐に。

ドクゼリ

学名：*Cicuta virosa* L.
異名：*Cicuta virosa* L. var. *nipponica*（Franch.）Makino
科名：セリ科
属名：ドクゼリ属
英名：Water Hemlock、Cowbane
別名：オオゼリ、ヤナギバドクゼリ

SE 😷

使用部位［その他］：根
生薬名［その他］：毒芹根（ドクキンコン）
禁忌：妊娠中・授乳中は禁忌。
安全性［SE］：有毒（シクトキシンによる痙攣致死）。セリやワサビとの誤食に注意。妊娠中・授乳中の摂取は危険。

備考：湿地や水辺に生育し、草丈1メートル程になる毒草でもある多年草。誤食により、痙攣、呼吸麻痺を起こし死に至るので注意が必要。

オカゼリ

学名：*Cnidium monnieri*（L.）Cusson
科名：セリ科
属名：ハマゼリ属
英名：Cnidium、Cnidii Monnieri Fructus、Cnidii Rhizoma、Cnidium Extract
別名：ジャショウ、ジャショウシ、クニジウム

局 SE ✚

使用部位［局方］：果実
生薬名［局方］：ジャショウシ（蛇床子）
生薬ラテン名［局方］：Cnidii Monnieris Fructus
生薬英語名［局方］：Cnidium Monnieri Fruit

使用部位［その他］：果実、茎、葉
生薬名［その他］：果実：蛇床子（ジャショウシ）
薬効：消炎作用、駆虫作用、抗菌作用、抗真菌作用。
禁忌：妊娠中・授乳中は禁忌。
安全性［SE］：妊娠中・授乳中は使用を避ける。

薬用植物辞典　229

備考：草丈3メートルほどに達する多年生植物。薬用価値は古くヒポクラテス（紀元前460年〜377年）の時代にまでさかのぼる。民間療法では、鎮痙、鎮咳、去痰、発汗など。慢性気管支炎、喘息、月経不順などに。

オオバコエンドロ

学名：*Eryngium foetidum* L.
科名：セリ科
属名：ヒゴタイサイコ属
英名：-
別名：-

使用部位［その他］：全草
生薬名［その他］：仮荒茜（カゲンセン）

備考：パクチーとは香りが似ており、タイ料理などに用いられる香味野菜。

ヒゴタイサイコ

学名：*Eryngium giganteum* M.Bieb.
科名：セリ科
属名：エリンギウム属
英名：Ivory Thistle、Stout Eryngo
別名：エリンジウム、マツカサアザミ、エリマキアザミ、マルバノヒゴタイサイコ

使用部位［その他］：全草

備考：草丈60センチほどとなり砂地を好みヨーロッパの沿岸部でよくみられる多年草。民間療法では、強壮として、食欲増強、消化促進などに。若芽、若葉を食用。また鑑賞用、ドライフラワーに。

ヒイラギサイコ

学名：*Eryngium maritimum* L.
科名：セリ科
属名：ヒゴタイサイコ属
英名：Sea Holly、Eryngo、Seaside Eryngo；Sea Eryngium；Sea Holm
別名：シーホーリー、エリンギウム、エリンゴ、ハマヒゴタイサイコ

使用部位［その他］：根

備考：せり科の多年草。民間療法では、強壮、利尿、強精により、膀胱炎、尿道炎、腎結石などの予防・緩和に。

アギ

学名：*Ferula assa-foetida* L.
科名：セリ科
属名：オオウイキョウ属
英名：Asafoetida、A Wei、Assant、Devil's Dung
別名：アサフェティダ、ジャイアントフェンネル

SE

使用部位［その他］：樹脂
生薬名［その他］：阿魏（アギ）
禁忌：小児には禁忌。消化性潰瘍がある場合は多量摂取しない。
安全性：乳児の腹痛には禁忌。治療目的以外に香辛料としての摂取においては直接あてはまらない。
安全性［SE］：小児や授乳婦の摂取は危険（小児や胎児がメトヘモグロビン血症を起こす可能性）。妊娠中の過剰摂取は危険（流産）。中枢神経系疾患、感染性胃腸炎、炎症性消化器疾患を有する場合は使用禁忌。

備考：セリ科の二年草。インドの伝統療法ではアギは優れた駆風薬とされた。民間療法では、鎮痙、鎮静により、鼓腸、気管支炎などに。根茎からとれる樹脂のような物質を乾かし、粉状にして用いる。

ガルバナム

学名：*Ferula gummosa* Boiss.
科名：セリ科
属名：オオウイキョウ属
英名：Galbanum
別名：ガルバナム

SE

232

使用部位［その他］：根及び幹（精油）

安全性の詳細は、『「健康食品」の安全性・有効性情報』を確認のこと。

備考：オオウイキョウ属の多年草。アロマテラピーでは、精油として、鎮咳や鎮静などに。喘息、気管支系疾患の緩和、カタル症状などに用いられる。抗菌、消毒作用にも。また瘢痕形成、血圧降下、月経促進にも。

ウイキョウ（フェンネルシード）

学名：*Foeniculum vulgare* Mill.
異名［GM］：*Foeniculum vulgare* Miller var. *vulgare*（Miller）Thellung
科名：セリ科
属名：ウイキョウ属
英名：Fennel
別名：フェンネル、スイートフェンネル

局 G 🚹 SE

使用部位［局方］：果実（分果）
生薬名［局方］：ウイキョウ（茴香）
生薬ラテン名［局方］：Foeniculi Fructus
生薬英語名［局方］：Fennel

使用部位［GM］：果実、種子（また精油）
生薬ラテン名［GM］：Foeniculi Aetheroleum/ Foeniculi Fructus
生薬名［GM］：-
生薬名［その他］：茴香（ウイキョウ）
薬効［GM］：鎮痛作用、解熱作用、抗微生物作用、鎮痙作用、心血管作用（降圧、利尿）、エストロゲン作用、抗アンドロゲン作用、去痰作用、気道粘液溶解作用、消化器作用（胃の運動増加）、鎮静作用、消化管運動の刺激、高濃度では鎮痙。また気道に分泌液溶解作用。In vitro では抗微生物。
（GM 立証済みハーブ。p128、p129 を参照。）

使用部位［WHO］：熟果
生薬ラテン名［WHO］：Fructus Foeniculi
適応［GM］：（精油）軽度の痙攣、膨満感などの消化器症状。上部気道のカタル。ハチミツは小児の上部気道カタル。（種子）軽度の痙攣、膨満感などの消化器症状。上部気道のカタル。シロップとハチミツは小児の上部気道カタル。

用法［WHO］：WHO では、消化不良、膨満の対症療法。上部気道の軽度炎症に対する去痰薬。また陰嚢ヘルニアの疼痛、月経困難症。また眼瞼炎、気管支炎、便秘、結膜炎、糖尿病、下痢、呼吸困難、発熱、胃炎、頭痛、疼痛、食欲不振、呼吸器および尿路感染症。さらに催淫薬、抗ぜん虫薬、通経薬、催乳薬、駆虫薬。GM でも精油では、軽度の痙攣、膨満感などの消化器症状、上部気道のカタルに。種子では、軽度の痙攣、膨満感などの消化器症状、上部気道のカタル。シロップとハチミツは小児の上部気道カタルに。WHO の使用例では、1 日量：浸剤あるいは類似調製物として果実 5〜7g。多量（果実 7g 超）は、医師に相談なしに数週間を超えて使用してはならない：フェンネルシロップ剤またはフェンネルハチミツは 10〜20g；複合フェンネルチンキ剤 5〜7.5g（5〜7.5ml）。

禁忌：妊娠中は禁忌。本草への過敏症、喉頭痙攣や呼吸困難、中枢神経系興奮の危険があるため小児に投与してはならない。

安全性：警告：純粋な精油での炎症を起こす恐れがあり、消化管に刺激作用を有する。注意：変異誘発の報告。副作用：稀に、喘息、接触性皮膚炎、鼻結膜炎などのアレルギー反応。ジャーマンモノグラフでも、精油はまれに皮膚と呼吸器系のアレルギー反応。種子では、まれに皮膚と気道のアレルギー反応。

安全性［GM］：（精油）まれに皮膚と呼吸器系のアレルギー反応。（種子）まれに皮膚と気道のアレルギー反応。

安全性［SE］：妊娠中はウイキョウ油、種子は禁忌。授乳中の経口摂取も危険。

備考：リキュール類の香りづけなどにも用いられる多年草。駆風、鎮痙、催乳、利尿、去痰、鎮咳、瀉下、健胃、通経、殺菌により、気管支炎、腹痛、月経不順、消化不良、食欲増進に。まれに皮膚や呼吸器系のアレルギー反応。

ハマボウフウ

学名：*Glehnia littoralis* F.Schmidt ex Miq.
異名：*Phellopterus littoralis* Benth.
科名：セリ科
属名：ハマボウフウ属
英名：Glehnia、Beach Silvertop
別名：ハマオオネ、ヤオヤボウフウ、イセボウフウ、ホクシャジン

局

使用部位［局方］：根茎
生薬名［局方］：ハマボウフウ（浜防風）
生薬ラテン名［局方］：Glehniae Radix Cum Rhizoma
生薬英語名［局方］：Glehnia Root and Rhizome

使用部位［その他］：根、根
生薬名［その他］：北沙参（ホクシャジン）、北沙参（ホクシャジン）

備考：海岸の砂地に自生する多年草。民間療法では、鎮静、鎮痛により、頭痛、関節炎、肩こり、神経痛、疲労回復に。漢方でも鎮痛、解熱により、神経痛や関節炎、肩こりに。肩こりや神経痛には乾燥した根、根茎300〜500gを布袋に入れて煮だし、袋ごと煮汁を浴槽に入れ入浴。

チドメグサ

学名：*Hydrocotyle sibthorpioides* Lam.
科名：セリ科
属名：チドメグサ属
英名：Lawn Pennywort、Lawn Marshpennywort、Lawn Water-Pennywort
別名：－

使用部位［その他］：全草
生薬名［その他］：天胡荽（テンコズイ）

備考：常緑の多年草。解熱、止血や利尿としてむくみに。風邪に伴う軽い発熱やむくみなどに乾燥させた葉を煎じて内用に。

マスターワート

学名：*Imperatoria ostruthium* L.
科名：セリ科
属名：インペラトリア属
英名：Masterwort
別名：－

使用部位［その他］：根

備考：民間療法では、強壮、消化促進に。消化不良、喘息、気管支炎、風邪、月経の不調に。

ロベージ

学名：*Levisticum officinale* W.D.J.Koch
科名：セリ科
属名：レビスティクム属
英名：Lovage、Garden Lovage、Love Parsley、Lubstickel
別名：ラビッジ、ロベッジ、ラヴィッジ、フンリョクトウキ（粉緑当帰）

使用部位［GM］：根
生薬ラテン名［GM］：Levistici Radix
生薬名［GM］：Lovage Root
生薬名［その他］：一部の地域で当帰として使用
薬効［GM］：鎮痙作用。
（GM立証済みハーブ。p163を参照。）
適応［GM］：尿路下部炎症と腎砂予防のための灌注療法。
禁忌：妊娠中は禁忌。腎機能障害がある腎臓実質の急性炎症も禁忌。心臓と腎臓の機能障害による浮腫があるとき灌注療法はしない。
安全性：通経作用、子宮収縮作用。腎機能障害または胃炎には禁忌。長期使用では日光と紫外線への強い暴露を避ける。
安全性［GM］：長期使用では日光と紫外線への強い暴露を避ける。

備考：葉はハーブ、種子はスパイスとしてヨーロッパで利用されてきた多年草。潰すとセロリに似た強い香りがする。イギリスではコーディ

アルとして冬に飲用されている。民間療法では、消化促進、発汗、利尿、月経促進に。葉はサラダやスープとして食用。根はそのまま、またはすりおろしサラダなどにし食用とする。

センキュウ

学名：*Ligusticum officinale*（Makino）Kitag.、Cnidium officinale Makino
異名：*Cnidium officinale* Makino
科名：セリ科
属名：ハマゼリ属
英名：Cnidium Rhizome
別名：センギュウ、オンナカズラ、オンナグサ

局 囝 己

使用部位［局方］：根茎
生薬名［局方］：センキュウ（川芎）
生薬ラテン名［局方］：Cnidii Rhizoma
生薬英語名［局方］：Cnidium Rhizome

使用部位［その他］：根茎
※葉は「非医」
生薬名［その他］：川芎（センキュウ）
薬効：鎮静、鎮痛、鎮痙、強壮
禁忌：月経過多、出血性疾患の者は禁忌。

備考：生薬にも用いられるせり科の多年草。民間療法や生薬では、補血、活血、強壮に。また鎮痛、抗血栓、免疫賦活などに用いる。漢方では、根茎を婦人薬、冷え性薬などに配合

オシャ

学名：*Ligusticum porteri* J.M.Coult. & Rose
科名：セリ科
属名：マルバトウキ属
英名：Osha、Bear Root、Indian Parsley、Colorado Cough Root、Porter's Licorice Root
別名：オーシャ

SE

使用部位［その他］：根

禁忌：妊娠中・授乳中は禁忌。
安全性［SE］：妊娠中の使用は禁忌（月経刺激作用、堕胎作用）。授乳中は使用は避ける。

備考：セリ科の多年草。民間療法では、抗ウイルス、発汗、利尿に。

ロマティウム・ディセクツム

学名：*Lomatium dissectum*（Nutt. ex Torr. & A.Gray）Mathias & Constance
科名：セリ科
属名：ロマティウム属
英名：Fernleaf Biscuitroot
別名：ロマティウム

使用部位［その他］：根
禁忌：妊娠中は禁忌。

備考：多年草。民間療法では、防腐、抗菌、抗真菌、去痰に。

スイートシスリー

学名：*Myrrhis odorata*（L.）Scop.
科名：セリ科
属名：ミルリス属
英名：Sweet Cicely、British Myrrh、Perifollo Oloroso、Sweet Bracken
別名：スイートチャービル、グレートチャービル、ガーデンミルラ、ミルリス・オドラタ

SE

使用部位［その他］：根、種子、葉
禁忌：妊娠中・授乳中は禁忌。
安全性［SE］：妊娠中・授乳中は使用を避ける。

備考：耐寒性多年草。アニスに似た甘くスパイシーな香りが特徴。民間療法では、強壮、消化促進として、胃を暖め、消化活動を助けるといわれる。『食用植物の歴史』（チャールズ・ブライアント）という書籍では、胃を暖める効能を持ち、レタスなどの生野菜と併せて調理すると美味だと紹介されている。葉を刻んでサラダや

薬用植物辞典　235

シチューに、また酸味の強い果実とともに摂取すると天然の甘味料ともなる。

ノトプテリギウム・インキスム

学名：*Notopterygium incisum* Ting ex H. T. Chang
科名：セリ科
属名：ノトプテリギウム属
英名：-
別名：キョウカツ

使用部位［局方］：根茎および根
生薬名［局方］：キョウカツ（羌活）
生薬ラテン名［局方］：Notopterygii Rhizoma
生薬英語名［局方］：Notopterygium

使用部位［その他］：根・根茎
生薬名［その他］：羌活（キョウカツ）

備考：せり科の多年草。生薬では、鎮痛、消炎に。頭痛、リウマチ、関節痛の緩和や心身疼痛などに用いられる。

セリ

学名：*Oenanthe javanica*（Blume）DC.
異名：*Oenanthe decumbens* sensu Koso-Pol.、excl. basion.、*Oenanthe javanica*（Blume）DC. var. *japonica*（Miq.）Honda、*Oenanthe stolonifera* Wall. ex DC.
科名：セリ科
属名：セリ属
英名：Water Dropwort、Oriental Celery
別名：タゼリ、ミズゼリ、カワナ

使用部位［その他］：全草、花
生薬名［その他］：全草：水芹（スイキン）／花：芹花（キンカ）
禁忌：妊娠中・授乳中は禁忌。

安全性［SE］：妊娠中・授乳中は使用を避ける。ドクゼリとの誤食に注意。

備考：水辺の浅瀬など湿地に育成する多年草。春の七草のひとつ。健胃、利尿などにより、食欲増進、発汗、むくみ、また神経痛、リウマチの予防などに。生葉のしぼり汁を内用。乾燥させた全草を煎剤として内用。鍋物など料理に使われる。

ヤブニンジン

学名：*Osmorhiza aristata*（Thunb.）Rydb.
異名：*Uraspermum aristatum*（Thunb.）Kuntze
科名：セリ科
属名：ヤブニンジン属
英名：-
別名：ナガジラミ

使用部位［局外］：根茎
生薬名［局外］：ワコウホン（和藁本）
生薬ラテン名［局外］：Osmorhizae Rhizoma
生薬英語名［局外］：Osmorhiza Rhizome

使用部位［その他］：根茎および根
生薬名［その他］：和藁本（ワコウホン）

備考：草丈60センチ程になる多年草。民間療法や生薬では、鎮静、鎮痛として、頭痛、腹痛の緩和などに、煎剤を内用として。

アメリカボウフウ

学名：*Pastinaca sativa* L.
科名：セリ科
属名：アメリカボウフウ属
英名：Parsnip、Panais、Parsnip Herb、Parsnip Root、Pastinacae Herba
別名：パースニップ、シロニンジン、サトウニンジン

使用部位［その他］：根

禁忌：妊娠中、授乳中は禁忌。

安全性［SE］：妊娠中・授乳中は使用を避ける。

備考：セリ科の二年草。風味がニンジンに似ており甘みが濃厚。民間療法では、健胃、利尿などにより、消化系の調整に用いられる。葉や茎の汁はフラノクマリンを含むため光線過敏を引き起こすので注意が必要。食欲増進にも。根を茹でてサラダやスープなど食用に。根の煎剤を内用する。

パセリ

学名：*Petroselinum crispum*（Mill.）Fuss

異名：*Apium petroselinum* L.、*Petroselinum crispum*（Mill.）Fuss var. *japonicum*（Thunb.）H.Hara、*Petroselinum hortense* Hoffm.

異名［GM］：*Petroselinum crispum*（Miller）Nymann ex A. W. Hill、*Petroselinum crispum*（Mill.）Mansf.、*Petroselinum petroselinum*（L.）H. Karst.、*Petroselinum vulgare* Lag.、*Selinum petroselinum*（L.）E.H.L. Krause

科名：セリ科

属名：オランダゼリ属

英名：Parsley

別名：オランダゼリ（和蘭芹）、オランダミツバ、モスカールドパセリ

G **SE**

使用部位［GM］：葉、根

生薬ラテン名［GM］：Petroselini Herba/Radix

生薬名［GM］：Parsley Herb and Root

薬効［GM］：灌注療法には大量の液体が必要。（GM 立証済みハーブ。p179 を参照。）

使用部位［GM］：果実

生薬ラテン名［GM］：Petroselini Fructus

生薬名［GM］：Parsley Seed

薬効［GM］：灌注療法には大量の液体が必要。（GM 未立証ハーブ。p363 を参照。）

適応［GM］：（葉、根）輸出尿細管のフラッシングアウト、腎砂の予防と治療

禁忌：妊娠中は禁忌。また腎臓の炎症。灌注（フ

ラッシングアウト治療）は心臓あるいは腎臓の機能障害による浮腫がある場合は行わない。

安全性：通経作用、子宮収縮作用。炎症を伴う腎臓病には禁忌。時にアレルギー性皮膚あるいは粘膜反応。

安全性［SE］：食物として通常摂取する以上の多量摂取は危険。

備考：野菜として食用にされる二年草。民間療法では、通経、食欲増進、駆風などにより、疲労回復、口臭予防、食欲増進、食中毒予防、また利尿、貧血などにも。月経不順には、乾燥させて刻んだ根の煎剤を内用する。GM では、輸出尿細管のフラッシングアウト、腎砂の予防と治療に根と葉を利用。

ボタンボウフウ

学名：*Peucedanum japonicum* Thunb.

科名：セリ科

属名：カワラボウフウ属

英名：Peucedanum Japonicum Thunb.

別名：チョウメイソウ（長命草）、サクナ、チョーミーグサ

SE

使用部位［その他］：葉、茎

禁忌：妊娠中・授乳中は禁忌。

安全性［SE］：妊娠中・授乳中は多量摂取を避ける。

備考：カワラボウフウ属の食用ともされる多年草。民間療法では、鎮静、鎮痛、鎮咳などにより、百日咳、風邪の諸症状、熱、動脈硬化、リュウマチ、神経痛の緩和などに。

薬用植物辞典　237

アニス

学名：*Pimpinella anisum* L.
異名：*Anisum vulgare* Gaertn、*Anisum vulgare* Gaertn.、*Anisum officinarum* Moench、*Apium anisum* (L.) Crantz、*Carum anisum* (L.) Baill.、*Pimpinella anisum* cultum Alef.、*Pimpinella aromatica* Bieb.、*Selinum anisum* (L.) E.H.L. Krause、*Sison anisum* Spreng.、*Tragium anisum* Link
異名［GM］：*Anisum vulgare* Gaertn.、*Anisum vulgare* Gaertn.
科名：セリ科
属名：ミツバグサ属
英名：Anise、Anise Burnet Saxifrage
別名：セイヨウウイキョウ（西洋茴香）、ヨーロッパトウキ

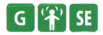

使用部位［GM］：精油（種子）
生薬ラテン名［GM］：Anisi Fructus
生薬名［GM］：Anise Seed
薬効［GM］：抗微生物作用、鎮痙作用、消炎作用、気管支拡張作用、エストロゲン作用、去痰作用、肝臓再生促進。
（GM立証済みハーブ。p82を参照。）
適応［GM］：内用：消化不良。内用と外用：気道カタル

使用部位［WHO］：果実
生薬ラテン名［WHO］：Aetheroleum Anisi
用法［WHO］：WHOでも消化不良、気道の軽度炎症に。また、催淫薬、駆風薬、通経薬、催乳薬、殺虫薬として。慢性気管支炎などにも。WHOの使用例では、内用の平均1日量：精油0.3g；同等の他の調製物。
禁忌：アニスの果実やアネトールへのアレルギーまたは、妊娠中、授乳中、12歳未満の小児は禁忌。
安全性：副作用：接触皮膚炎の報告有り。皮膚や気道、消化管のアレルギー反応。アネトール中毒の報告が幼児であり。1～5mlの摂取で吐き気、嘔吐、発作、肺浮腫。過剰量では吸収増加のためミルクと飲酒は禁忌。

安全性［GM］：時に皮膚、気道、消化管のアレルギー反応。
安全性の詳細は、『「健康食品」の安全性・有効性情報』を確認のこと。

備考：高さ50cmほどになる一年草。民間療法では、健胃、緩下、殺菌、駆虫、駆風などにより、消化不良、疝痛、制吐などに用いる。強い精油なので、マッサージには頻繁には用いないこと。

ミツバグサ

学名：*Pimpinella diversifolia* DC.、*Pimpinella major* (L.) Hudson s.l、*Pimpinella saxifraga* L. s.l.
科名：セリ科
属名：ミツバグサ属
英名：Greater Burnet Saxifrage、Burnet Saxifrage
別名：-

使用部位［GM］：地上部
生薬ラテン名［GM］：Pimpinellae Herba
生薬名［GM］：Pimpinella herb
生薬名［その他］：鵝脚板（ガキャクバン）
（GM未立証ハーブ。p366を参照。）

使用部位［GM］：根
生薬ラテン名［GM］：Pimpinellae Radix
生薬名［GM］：Pimpinella Root
（GM立証済みハーブ。p184を参照。）
適応［GM］：（根）上部気道カタル

備考：日本では九州のみに分布する多年草。民間療法では、鎮静などにより、不眠改善や食欲不振などにもいいともされる。
【同様に使用される植物】
Pimpinella saxifraga L. s.l.、*Pimpinella major* (L.) Hudson s.l

セイヨウウマノミツバ

学名：*Sanicula europaea* L.
科名：セリ科
属名：ウマノミツバ属
英名：Sanicle、European Sanicle、Poolroot、Saniculae Herba、Self-Heal
別名：ヨーロッパウマノミツバ、サンクル、サニクル、サニクラ・エウロパエア

使用部位［GM］：地上部
生薬ラテン名［GM］：Saniculae Herba
生薬名［GM］：Sanicle Herb
（GM 立証済みハーブ。p200 を参照。）
適応［GM］：軽度の気道カタル
禁忌：妊娠中・授乳中は禁忌。
安全性［SE］：妊娠中・授乳中は使用を避ける。消化管粘膜に炎症がある場合は禁忌。

備考：民間療法では、去痰、利尿に。地上部を煎じ内用に。

ボウフウ

学名：*Saposhnikovia divaricata*（Turcz.）Schischk.
異名：*Ledebouriella divaricata*（Turcz.）M.Hiroe、*Ledebouriella seseloides* auct. non（Hoffm.）H.Wolff、*Saposhnikovia seseloides* auct. non（Hoffm.）Kitag.、*Siler divaricatum*（Turcz.）Benth. et Hook.f.
科名：セリ科
属名：ボウフウ属
英名：－
別名：－

使用部位［局方］：根及び根茎
生薬名［局方］：ボウフウ（防風）
生薬ラテン名［局方］：Saposhnikoviae Radix
生薬英語名［局方］：Saposhnikovia Root

使用部位［その他］：根／葉／花
生薬名［その他］：防風（ボウフウ）／防風葉／防風花

備考：シベリア、中国北部に生育する多年草。生薬では解熱、鎮痛、発汗に。また降圧作用など。漢方では、消炎排膿、皮膚疾患などにも配合される。

ヤブジラミ

学名：*Torilis japonica*（Houtt.）DC.
異名：*Torilis anthriscus*（L.）C.C.Gmel.
科名：セリ科
属名：ヤブジラミ属
英名：Erect Hedgeparsley、Upright Hedge-Parsley
別名：トビツキグサ

使用部位［その他］：果実、果実
生薬名［その他］：鶴虱（カクシツ）の基原の1つ、鶴虱（カクシツ）の基原の1つ
薬効：消炎作用、駆虫作用、抗菌作用、抗真菌作用。

備考：草丈80センチ程になる越年草。民間療法では、強壮、腫れものに。強壮には他の生薬と合わせ用いる。

アジョワン

学名：*Trachyspermum ammi* Sprague
科名：セリ科
属名：トラキスペルムム属
英名：Ajowan、Bishop's Weed
別名：アジュワイン、カロム、ロヴァージュ、ワイルドセロリシード

使用部位［その他］：果実
生薬名［その他］：阿育魏実（アイクギジツ）

備考：インド、エジプトなどをはじめ中東を中心に利用される一年草。民間療法では、殺菌、整腸として、消化不良、鼓腸、下痢などに。またスパイスとして料理に。カレーパウダーの原料ともなっている。

ピンピネラ マヨール

学名：*Pimpinella major* (L.) Hudson s.l
科名：セリ科
属名：ミツバグサ属
英名：Hollowstem Burnet Saxifrage
別名：

G

使用部位［GM］：根
生薬ラテン名［GM］：Pimpinellae radix
生薬名［GM］：Pimpinella root
（GM 立証済みハーブ。p184 を参照。）
【同様に使用される植物】
Pimpinella saxifraga L. s.l.

ピンピネラ サキシフレイジ

学名：*Pimpinella saxifraga* L. s.l.
科名：セリ科
属名：ミツバグサ属
英名：Solidstem Burnet Saxifrage

G

使用部位［GM］：根
生薬ラテン名［GM］：Pimpinellae radix
生薬名［GM］：Pimpinella root
（GM 立証済みハーブ。p184 を参照。）
【同様に使用される植物】
Pimpinella major (L.) Hudson s.l

インドセンダン

学名：*Azadirachta indica* A.Juss.
異名：*Melia azadirachta* L.、*Melia indica* (A. Juss.) Brand.、*Melia indica* Brand
科名：センダン科
属名：インドセンダン属
英名：Neem Tree、Margoza Tree
別名：ニームノキ、ニーム、マルゴサノキ

使用部位［WHO］：葉
生薬ラテン名［WHO］：Folium Azadirachti

使用部位［その他］：精油（種子から得られる不揮発性油）

生薬名［その他］：Oleum Azadirachti
薬効：避妊作用（雄性避妊、流産）、血糖降下作用、消炎作用、抗微生物作用、抗ウイルス作用、抗潰瘍作用、免疫作用（白血球数増加、マクロファージの食作用増加）、抗細菌作用、防蚊作用、皮膚潰瘍の治療。
用法［WHO］：WHOの使用例では、浸剤（1：20）：15～30ml。チンキ剤（1：5）：4～8ml。外用：葉の70％エタノール抽出物を40％に希釈し、1日2回塗布。
禁忌：妊娠中、授乳中、12歳未満の小児は禁忌。
安全性：薬物相互作用：血糖降下作用があると思われるためインシュリン依存性糖尿病患者や血糖降下薬服用中の患者は注意。
副作用：ニーム葉の中毒による心室細動と心停止の症例が報告されている。

備考：熱帯全域に広く植樹される常緑樹。民間療法では、万能薬ともされるが、WHOでは、寄生虫とノミの感染症に。また黄疸、皮膚潰瘍、心血管疾患、糖尿病、歯肉炎、マラリア、リウマチ、皮膚病に。敗血症性創傷、せつには外用。さらに、アレルギー性皮膚反応、喘息、打撲、せん痛、結膜炎、赤痢、月経困難、発熱での譫妄、痛風、頭痛、水痘による掻痒、黄疸、腎結石、ハンセン病、白帯下、乾癬、疥癬、天然痘、捻挫、筋痛、梅毒、黄熱病、いぼ、創傷に。抗蛇毒素、避妊薬、通経薬、強壮薬、胃薬、駆虫薬にも。

コシルラーナ

学名：*Guarea rusbyi* Rusby
科名：センダン科
属名：グアレア属
英名：Cocillana
別名：-

使用部位［その他］：樹皮
禁忌：多量摂取は厳禁。嘔吐の原因となる。

備考：南アメリカなどの伝統療法では催吐薬として用いられた常緑樹。民間療法では鎮咳、去痰に。咳に利用されるがトコンより強力とされる。樹皮は1年を通じ採取可能。

センダン

学名：*Melia azedarach* L.
異名：*Melia azedarach* L. var. *japonica*（G.Don）Makino、*Melia azedarach* L. var. *subtripinnata* Miq.
科名：センダン科
属名：センダン属
英名：Chinaberry
別名：クレンシ、クレンピ、トキワセンダン、アフチ、オウチ

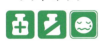

使用部位［その他］：樹皮、果実
※葉は「非医」
※トウセンダン（Melia toosendan）の果実・樹皮は「医」
生薬名［その他］：樹皮：苦楝皮（クレンピ）／果実：苦楝子

備考：落葉高木。民間療法では、鎮静、鎮痛により、腹痛、腸整に。センダンの幹皮を細かく刻んで天日で乾燥したものを利用。タイワンセンダン M. azedach 中国名は苦楝、トウセンダン M. toosendan 中国名は川楝。

トウセンダン

学名：*Melia azedarach* L. var. *toosendan*（Siebold et Zucc.）Makino
異名：*Melia toosendan* Siebold et Zucc.
科名：センダン科
属名：センダン属
英名：Sichuan Pagoda Tree
別名：チャイニーズパゴタツリー、クレンシ、クレンピ、センレンシ

使用部位［局外］：果実
生薬名［局外］：センレンシ（川楝子）
生薬ラテン名［局外］：Meliae Fructus
生薬英語名［局外］：Melia Fruit

使用部位［その他］：果実／根皮・樹皮／葉／花
生薬名［その他］：川楝子（センレンシ）／苦楝皮（クレンピ）／楝葉／楝花
薬効：鎮静作用、鎮痛作用、駆虫作用、抗真菌作用、整腸作用。

備考：センダン科の落葉高木。センダン（*M. azedarach* L.）と同様に用いる。生薬では鎮痛、駆虫など腹痛の痛みなどに煎剤を内用。

ゼンマイ

学名：*Osmunda japonica* Thunb.
異名：*Osmunda japonica* Thunb. f. *divisa*（Makino）Tagawa、*Osmunda japonica* Thunb. var. *divisa*（Makino）Nakai
科名：ゼンマイ科
属名：ゼンマイ属
英名：Osmunda、Japanese Royal Fern
別名：ゼンコ

使用部位［その他］：根茎、茎葉、果実
生薬名［その他］：根茎：貫衆（カンジュウ）

備考：多年生シダ植物。民間療法では、血圧降下、整腸に。漢方では、止血、駆虫として用いられる。食物繊維には腸内の善玉菌を増やし、腸内環境を正常

にする働きがある。若葉を山菜として食用に。植物療法では、乾燥させた根茎の煎剤を内用に。

センリョウ

学名：*Sarcandra glabra*（Thunb.）Nakai
異名：*Chloranthus glaber*（Thunb.）Makino
科名：センリョウ科
属名：センリョウ属
英名：Sarcandra、Japanese Sarcandra
別名：クササンゴ

使用部位［その他］：枝葉
生薬名［その他］：九節茶（キュウセツチャ）

備考：冬に赤い実をつけるセンリョウ科の常緑小低木。民間療法では、鎮静、抗炎症に。風邪、リウマチ、打撲、神経痛、関節炎の緩和などに。乾燥した葉を煎じ内用とする。打撲、関節炎などには、生の茎葉を刻みアルコールで煮詰め患部を湿布など。また観賞用に。

ソテツ

学名：*Cycas revoluta* Thunb.
科名：ソテツ科
属名：ソテツ属
英名：Fern Palm、Sago Palm
別名：シテイチ、鉄蕉（てっしょう）、鳳尾蕉（ほうびしょう）

使用部位［その他］：種子、葉
生薬名［その他］：種子：蘇鉄実（ソテツジツ）／葉：鳳尾蕉（ホウビショウヨウ）
薬効：蘇鉄実…強壮作用、鎮咳作用、鎮痛作用。葉は止血作用、解毒作用。根や花…血行促進作用。
禁忌：中毒症状は神経毒による麻痺で死に至る。

備考：海岸の岩場などに生育する裸子植物ソテツ科の常緑低木。樹勢が弱まった場合に鉄くずを与えると蘇るという俗信から由来した名前。かつては幹から採取される澱粉が食用とされたが、有毒のため禁止されている。蘇鉄実を乾燥物として煎剤にし内用とする。

【科名タ行】

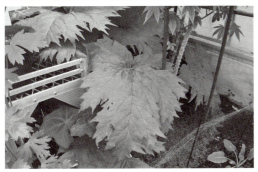

モミジバダイオウ

タカワラビ

学名：*Cibotium barometz*（L.）J.Sm.
科名：タカワラビ科
属名：タカワラビ属
英名：Scythian Lamb
別名：クセキ、ヒツジシダ

使用部位［その他］：根茎
生薬名［その他］：狗脊（クセキ）、金毛狗脊（キンモウクセキ）

備考：シダ植物の一群。タカワラビの根茎を輪切りにし乾燥させたもの。民間療法や生薬では、強壮、利尿に。煎剤またはティンクチャー剤を内用とする。

アダン

学名：*Pandanus odoratissimus* L.f.
異名：*Pandanus tectorius* Perkins. var. *liukiuensis* Warb.、*Pandanus odoratissimus* L.f. var. *sinensis*（Warb.）Kaneh.、*Pandanus tectorius* Perkins.、*Pandanus tectorius* Perkins. var. *ferreus* Y.Kimura、*Pandanus tectorius* Perkins. var. *liukiuensis* Warb.、*Pandanus tectorius* Perkins. var. *utinensis* Masam.
科名：タコノキ科
属名：タコノキ属
英名：Screw Pine、Fragrant Screw Pine
別名：スクリューパイン

使用部位［その他］：核果／根／葉芽／花
生薬名［その他］：櫓罟子（ロコシ）／露兜筋薑（ロトウロクキョウ）／露兜筋心／露兜筋花

備考：熱帯から亜熱帯の海岸近くに育成する常緑小高木。民間療法では、発汗、鎮痙、強壮により、むくみやめまいにも。葉は米料理やプディングの香りづけに利用される。花からとれるエッセンスは肉料理やピラフに。

イブキトラノオ

学名：*Bistorta officinalis* Delarbre subsp. *japonica*（H.Hara）Yonek.
異名：*Bistorta alopecuroides* auct. non（Turcz. ex Besser）Kom.、*Bistorta lapidosa* Kitag.、*Bistorta major* Gray var. *japonica* H.Hara、*Bistorta vulgaris* auct. non Hill、*Polygonum bistorta* auct. non L.、*Polygonum bistorta* L. subsp. *japonicum*（H.Hara）T.Shimizu
科名：タデ科
属名：イブキトラノオ属
英名：Bistort、Snakeweed
別名：ビストート、エビクサ、ヤナギソウ、ヤマダイオウ

SE

使用部位［その他］：根茎
生薬名［その他］：拳参（ケンジン）
安全性の詳細は、『「健康食品」の安全性・有効性情報』を確認のこと。

備考：タデ科の多年草。民間療法では、収斂、消炎に。口内炎、下痢など消化器系の疾患に良いともされる。乾燥させた根茎の煎剤を内用または、また煎液でうがい。

シャクチリソバ

学名：*Fagopyrum dibotrys*（D.Don）H.Hara
異名：*Fagopyrum cymosum*（Trevir.）Meisn.、*Polygonum cymosum* Trevir.
科名：タデ科
属名：ソバ属
英名：Perennial Buckwheat
別名：シュッコンソバ（宿根蕎麦）、ヒマラヤソバ

使用部位［その他］：根および根茎、根および根茎
生薬名［その他］：天蕎麦根（テンキョウバクコン）、天蕎麦根（テンキョウバクコン）

備考：牧野富太郎が和名として命名した多年草。民間療法では高血圧予防に乾燥させた地上部を煎じて内用に。種子はえぐ味が強く、ソバ類のように食用は不可。一方で若葉は食用可能。明治期には「野菜ソバ」の名称で宣伝されたこともあった。花を含む全草は、ルチンを多く含み、毛細血管を強くするとされ、降圧、脳溢血、肝出血、網膜出血などの予防に用いられている。ビタミンCとの併用が作用を助けるともいわれる。

ソバ

学名：*Fagopyrum esculentum* Moench
異名：*Fagopyrum sagittatum* Gilib.、*Polygonum fagopyrum* L.
科名：タデ科
属名：ソバ属
英名：Buckwheat, Common Buckwheat, Sweet Buckwheat
別名：普通ソバ、甘ソバ、和ソバ、ソバムギ、キョウバク、ソバミツ、バックフィート

`SE`

使用部位［その他］：種子、種子／茎葉
生薬名［その他］：蕎麦（キョウバク）、蕎麦（キョウバク）／蕎麦秸（キョウバクカツ）
安全性［SE］：ソバアレルギーの場合は禁忌。

備考：穀物とされるタデ科の一年草。民間療法では、抗酸化、降圧、抗糖尿病、抗酸化、脳活性、脳細胞活性化、疲労回復、整腸作用などにより、高血圧予防、糖尿病の予防、抗酸化作用、脳細胞活性化、疲労回復、便秘の改善に。食用の蕎麦にはルチンは含まれない。乾燥した全草や種子を茶剤として内用する。

イタドリ

学名：*Fallopia japonica*（Houtt.）Ronse Decr. var. *japonica*
異名：*Fallopia japonica*（Houtt.）Ronse Decr. var. *compacta*（Hook.f.）J.P.Bailey、*Polygonum compactum* Hook.f.、*Polygonum cuspidatum* Siebold et Zucc.、*Polygonum cuspidatum* Siebold et Zucc. f. *compactum*（Hook.f.）Makino、*Polygonum cuspidatum* Siebold et Zucc. var. *compactum*（Hook.f.）L.H.Bailey、*Reynoutria japonica* Houtt.、*Reynoutria japonica* Houtt. f. *compacta*（Hook.f.）Nemoto、*Reynoutria japonica* Houtt. var. *compacta*（Hook.f.）Hiyama
科名：タデ科
属名：ソバカズラ属
英名：Japanese Knotweed
別名：スカンポ、イタズリ

使用部位［その他］：根茎／葉
生薬名［その他］：虎杖（コジョウ）／虎杖葉
薬効：利尿作用、緩下作用。
禁忌：妊娠中・授乳中は禁忌。

備考：食用にもできるタデ科の多年生植物。民間療法では、利尿、緩下により、便秘、膀胱炎など。乾燥させた根茎を煎じて内用に。軽い火傷には葉や根で湿布する。若芽は食用。

ツルドクダミ

学名：*Fallopia multiflora*（Thunb.）Harald-son、*Polygonum multiflorum* Thunberg
異名：*Pleuropterus multiflorus*（Thunb.）Tur-cz. ex Nakai、*Polygonum multiflorum* Thunb.
科名：タデ科
属名：ソバカズラ属（タデ属）
英名：Fo-Ti、Chinese Cornbind、Chinese Knotweed、Flowery Knotweed
別名：カシュウ、チャイニーズノットウィード

局 SE 毒 甚

使用部位［局方］：塊根
生薬名［局方］：カシュウ（何首烏）
生薬ラテン名［局方］：Polygoni Multiflori Radix
生薬英語名［局方］：Polygonum Root

使用部位［その他］：塊根／茎／葉
生薬名［その他］：何首烏（カシュウ）／夜交藤（ヤコウトウ）／何首烏葉
薬効：強壮、強心、瀉下、整腸、補血、抗炎症、解毒
安全性：下痢には禁忌。加工された根と茎は胃の障害、生の根は緩下を誘発の可能性有り。
安全性［SE］：肝障害発症例多数。妊娠中・授乳中は危険性。

備考：蔓性多年草。民間療法では、解毒、強壮。漢方でも強壮、解毒、補血、緩下などにより、不眠症、精神病、高脂血症、外傷などに用いられる。乾燥させた塊根を煎剤として内用。

オオイタドリ

学名：*Fallopia sachalinensis*（F.Schmidt）Ronse Decr.
異名：*Polygonum sachalinense* F.Schmidt、*Reynoutria sachalinensis*（F.Schmidt）Nakai
科名：タデ科
属名：ソバカズラ属
英名：Giant Knotweed
別名：−

使用部位［その他］：根茎、葉
禁忌：若い茎の多量摂取は下痢を引き起こすため注意を要する。

備考：3メートル程になる多年草。民間療法では、利尿、抗神経痛などに。むくみ、慢性気管支炎、便秘、膀胱炎、月経不順などにイタドリ（*P. cuspidatum*）と同様に用いる。乾燥した根茎を煎じ内用に。火傷、蕁麻疹には冷湿布。擦り傷などには生葉を揉んですりこむ。

ミズヒキ

学名：*Persicaria filiformis*（Thunb.）Nakai ex W.T.Lee
異名：*Antenoron filiforme*（Thunb.）Roberty et Vautier、*Antenoron filiforme*（Thunb.）Roberty et Vautier f. *smaragdinum*（Nakai ex F.Maek.）H.Hara、*Persicaria virginiana*（L.）H.Gross var. *filiformis*（Thunb.）J.M.H.Shaw、*Polygonum filiforme* Thunb.、*Polygonum filiforme* Thunb. var. *smaragdinum*（Nakai ex F.Maek.）Ohwi、*Polygonum virginianum* L. var. *filiforme*（Thunb.）Na-kai、*Tovara filiformis*（Thunb.）Nakai
科名：タデ科
属名：イヌタデ属
英名：Jumpseed
別名：ミズヒキグサ

使用部位［その他］：全草／根、全草
生薬名［その他］：金線草（キンセンソウ）／金線草根、金線草（キンセンソウ）

備考：草丈1メートル程になる多年草。和名は花序が水引に似ていることに由来。民間療法や生薬では、鎮痛、止血に。胃痛、腰痛の緩和など。腰痛・胃痛に。花の上部は紅色、花を下部からみると白いことから紅白の水引に因んだ名がつく。乾燥した全草を煎じて内用に。

ヤナギタデ

学名：*Persicaria hydropiper*（L.）Delarbre
異名：*Persicaria hydropiper*（L.）Delarbre var. *filiformis* Araki、*Polygonum hydropiper* L.
科名：タデ科
属名：イヌタデ属
英名：Knotweed・Knotgrass・Snakeweed
別名：タデ、ホンタデ、マタデ、カワタデ、ナガ
　　　ボヤナギタデ

使用部位［その他］：葉茎

備考：水辺などに生息する一年草。民間療法では、食欲増進、抗菌、解熱、利尿により、暑気あたり、虫さされに。暑気あたりには、乾燥した茎、葉を煎じ足浴に。虫刺されには生葉を少量の食塩で揉んでから患部にすり込む。

オオケタデ

学名：*Persicaria orientalis*（L.）Spach
異名：*Persicaria cochinchinensis*（Lour.）Kitag.、*Persicaria pilosa*（Roxb.）Kitag.、*Polygonum orientale* L.
科名：タデ科
属名：イヌタデ属
英名：Prince's Feather
別名：ハブテコブラ

使用部位［その他］：全草あるいは根付き全草
生薬名［その他］：葒草（コウソウ）

備考：草丈2メートル程になるタデ科の一年草。民間療法では、腫れもの、虫刺されに乾燥させた果実の粉末を内用とするか、葉の煎剤、また葉汁で湿布。

ミゾソバ

学名：*Persicaria thunbergii*（Siebold et Zucc.）H.Gross
異名：*Persicaria thunbergii*（Siebold et Zucc.）H.Gross f. *inermis*（Honda）Sugim.、*Persicaria thunbergii*（Siebold et Zucc.）H.Gross subsp. *hastatotriloba*（Meisn.）Sugim.、*Persicaria thunbergii*（Siebold et Zucc.）H.Gross subsp. *hastatotriloba*（Meisn.）Sugim.、*Persicaria thunbergii*（Siebold et Zucc.）H.Gross var. *stolonifera*（F.Schmidt）Nakai ex H.Hara、*Polygonum hastatotrilobum* Meisn.、*Polygonum thunbergii* Siebold et Zucc.、*Polygonum thunbergii* Siebold et Zucc. var. *hastatotrilobum*（Meisn.）Maxim. ex Franch. et Sav.、*Persicaria thunbergii*（Siebold et Zucc.）H.Gross subsp. *hastatotriloba*（Meisn.）Sugim.
科名：タデ科
属名：イヌタデ属
英名：Water Pepper
別名：ウシノヒタイ

使用部位［その他］：全草
生薬名［その他］：水麻（スイマチョウ）

備考：湖岸、沼沢地などに生育する一年草。民間療法では、止血、鎮痛など切り傷の止血やリウマチの緩和などに用いる。

アイ

学名：*Persicaria tinctoria*（Aiton）Spach
異名：*Polygonum tinctorium* Aiton
科名：タデ科
属名：イヌタデ属
英名：Indigo Plant、Chinese Indigo
別名：タデアイ（蓼藍）

使用部位［その他］：果実／葉または全草／葉の加工製品
生薬名［その他］：藍実（ランジツ）／大青（タイセイ）／青黛（セイタイ）

備考：古く中国から渡来したとされる一年草。民間療法では、解熱、解毒などにより、傷の殺菌などに。茎葉を収穫し、染料に。果実は乾燥させたものの煎剤を内用に。外用には生葉を揉んで汁を塗布。

ミチヤナギ

学名：*Polygonum aviculare* L. subsp. *aviculare*

異名：*Polygonum aviculare* L. var. *vegetum* Ledeb.、*Polygonum heterophyllum* Lindm.

異名［GM］：〔*Polygonum aviculare* L.（*Polygonum aviculare* L. var. *vegetum* Ledeb.、*Polygonum heterophyllum* Lindl.、*Polygonum monspeliense* Pers.）英名 prostrate knotweed は、GM に収載。〕ミチヤナギはその亜種。

科名：タデ科

属名：ミチヤナギ属

英名：Knotweed、Allseed Nine-Joints、Anjubar、Beggarweed

別名：ニワヤナギ

G **SE**

使用部位［GM］：全草、時に根も含む

生薬ラテン名［GM］：Polygoni Avicularis Herba

生薬名［GM］：Knotweed Herb

生薬名［その他］：萹蓄（ヘンチク）

薬効［GM］：収斂作用、アセチルコリンエステラーゼ阻害。

（GM 立証済みハーブ。p157 を参照。）

適応［GM］：軽度の気道カタル、口腔と咽頭粘膜の炎症性変化。

禁忌：妊娠中・授乳中は禁忌。

安全性［SE］：妊娠中・授乳中は使用を避ける。

備考：ニワヤナギとも呼ばれる一年草。民間療法では、解熱、利尿に。ベトナムでは野菜として食用。乾燥させた全草（萹蓄）を煎剤として内用に。

ヤクヨウダイオウ

学名：*Rheum officinale* Baill.

科名：タデ科

属名：ダイオウ属

英名：Chinese Rhubarb；Tibetan Rhubarb；Rhubarb

別名：ダイオウ、ヤクヨウダイオウ、オオシ、ルバーブルート、チャイニーズバーブ、ジャイ

アントヒマラヤルバーブ

局 **G** **[人]** **[石]** **[?]**

使用部位［局方］：根茎

生薬名［局方］：ダイオウ（大黄）

生薬ラテン名［局方］：Rhei Rhizoma

生薬英語名［局方］：Rhubarb

使用部位［GM］：根茎、茎および嫩苗

※葉は「非医」

生薬ラテン名［GM］：Rhei Radix

生薬名［GM］：Rhubarb Root

生薬名［その他］：根茎：大黄（ダイオウ）・薬用大黄・南大黄／茎および嫩苗：大黄茎

薬効［GM］：緩下・収斂作用（腸運動を刺激、腸粘膜の傍細胞透過性を増加）。

（GM 立証済みハーブ。p195 を参照。）

適応［GM］：便秘

用法［WHO］：WHO では、便秘の短期治療に。また低血圧症に。末梢血管拡張を増加、血液凝固を阻害など。GM でも便秘に。WHO の使用例では、個別の適正用量は軟便維持に必要な最小量とする。平均量は、乾燥した植物原料あるいは煎剤に 0.5〜1.5g；調製物はヒドロキシアントラセン誘導体を 10〜30mg 含むように標準化する。通常は就寝時に服用。

禁忌：腸閉塞、腸管狭窄症、アトニー、水分・電解質欠乏を伴う重症脱水症、慢性便秘。虫垂炎、クローン病、潰瘍性大腸炎、過敏性腸症候群などの炎症性腸疾患。また 10 歳未満の小児、妊娠中、授乳中は禁忌。せん痛、痔核、腎炎の場合。さらに疼痛、吐き気、嘔吐など未診断の腹部症状。

安全性：原因不明の腹痛、腸閉そくには禁忌。また炎症をともなういかなる腸の症状・状態（大腸炎、虫垂炎、クローン病、過敏性腸症候群など）にも禁忌。8〜10 日を超える長期使用は不可。腎臓結石の既往歴がある場合は注意が必要。警告：食事を変えたり膨張性緩下薬の使用によっても便秘が改善しない場合のみ使用。刺激性緩下薬は腹痛、嘔吐、吐き気がある場合は使用不可。緩下薬使用後の直腸出血や腸運動障害は重大な状態の恐れあり。推奨される短期使用を超える刺激性緩下薬の使用は停滞を招く可

薬用植物辞典　247

能性。2週間を超える使用は医師に相談。長期使用は依存性の便秘増悪を招き、用量増加を必要とする。下痢とその後の体液および電解質消失（主にカリウム欠乏）を伴う長期濫用は蛋白尿と血尿を引き起こし、心不全と神経筋障害となる（特に強心配糖体（ジゴキシン）、コルチコステロイド、カンゾウ根と同時使用した時）。

注意：アントラキノン配糖体を含む緩下薬は電解質不均衡の危険があるため、1～2週間を超えての使用は不可。薬物相互作用では、腸通過時間によって経口薬の吸収低下の可能性。電解質不均衡は強心配糖体（ジギタリス、ストロファンツス）の効果を増強。緩下薬の長期使用による低カリウム血症は抗不整脈薬（キニジンなど）の効果を増強。チアジド系利尿薬、副腎皮質ステロイドカンゾウ根など低カリウム血症を引き起こす他の薬物や薬草との同時服用は電解質不均衡を増悪。

副作用：消化管のせん痛様症状。過剰量はせん痛性腹部痙攣と疼痛、水様便。アントラキノン刺激性緩下薬の濫用は肝炎を引き起こす。電解質障害。高齢者では虚弱と起立性低血圧が増悪。腎尿細管損傷による二次性アルドステロン症。

安全性［GM］：消化管の痙攣様症状、その場合は用量を減量のこと。長期使用や濫用：カリウム欠乏症などの電解質平衡の障害、蛋白尿、血尿。腸粘膜への色素沈着（偽黒色症）は無害で薬剤中止で通常は回復。薬剤相互作用：長期使用／濫用では、カリウム欠乏により、特に心臓配糖体、利尿剤、副腎皮質ステロイドの同時使用で心臓機能障害と筋無力症を導く。使用の注意：刺激性緩下剤は医師に相談なく長期間（1～2週間）使用しない。

備考：生薬とされる多年草。民間療法や生薬でも緩下、駆瘀血剤として利用。乾燥した根の煎剤やティンクチャーを内用に。

【同様に使用される植物】
カラダイオウ *Rheum rhabarbatum* L.、*Rheum palmatum* L.

モミジバダイオウ

学名：*Rheum palmatum* L.
科名：タデ科
属名：ダイオウ属
別名：ダイオウ、ヤクヨウダイオウ、オオシ、ルバーブルート、チャイニーズルバーブ、ジャイアントヒマラヤルバーブ

局 G 🧍 ⚕ 🌿

使用部位［局方］：根茎
生薬名［局方］：ダイオウ（大黄）
生薬ラテン名［局方］：Rhei Rhizoma
生薬英語名［局方］：Rhubarb
基原植物：ダイオウ

使用部位［GM］：根茎、茎および嫩苗
※葉は「非医」
生薬ラテン名［GM］：Rhei Radix
生薬名［GM］：Rhubarb Root
生薬名［その他］：根茎：大黄（ダイオウ）の基原の1つ・掌葉大黄・北大黄／茎および嫩苗：大黄茎
薬効［GM］：緩下・収斂作用（腸運動を刺激、腸粘膜の傍細胞透過性を増加）。
（GM立証済みハーブ。p195を参照。）

使用部位［WHO］：地下部根茎、根
生薬ラテン名［WHO］：Rhizoma Rhei
適応［GM］：便秘
用法［WHO］：WHOでは、便秘の短期治療に。また低血圧症に。末梢血管拡張を増加、血液凝固を阻害など。GMでも便秘に。WHOの使用例では、個別の適正用量は軟便維持に必要な最小量とする。平均量は、乾燥した植物原料あるいは煎剤に0.5～1.5g；調製物はヒドロキシアントラセン誘導体を10～30mg含むように標準化する。通常は就寝時に服用。
禁忌：腸閉塞、腸管狭窄症、アトニー、水分・電解質欠乏を伴う重症脱水症、慢性便秘。虫垂炎、クローン病、潰瘍性大腸炎、過敏性腸症候群などの炎症性腸疾患。また10歳未満の小児、妊娠中、授乳中は禁忌。せん痛、痔核、腎炎の場合。さらに疼痛、吐き気、嘔吐など未診

断の腹部症状。

安全性：原因不明の腹痛、腸閉そくには禁忌。また炎症をともなういかなる腸の症状・状態（大腸炎、虫垂炎、クローン病、過敏性腸症候群など）にも禁忌。8〜10日を超える長期使用は不可。腎臓結石の既往歴がある場合は注意が必要。警告：食事を変えたり膨張性緩下薬の使用によっても便秘が改善しない場合のみ使用。刺激性緩下薬は腹痛、嘔吐、吐き気がある場合は使用不可。緩下薬使用後の直腸出血や腸運動障害は重大な状態の恐れあり。推奨される短期使用を超える刺激性緩下薬の使用は停滞を招く可能性。2週間を超える使用は医師に相談。長期使用は依存性の便秘増悪を招き、用量増加を必要とする。下痢とその後の体液および電解質消失（主にカリウム欠乏）を伴う長期濫用は蛋白尿と血尿を引き起こし、心不全と神経筋障害となる（特に強心配糖体（ジゴキシン）、コルチコステロイド、カンゾウ根と同時使用した時）。

注意：アントラキノン配糖体を含む緩下薬は電解質不均衡の危険があるため、1〜2週間を超えての使用は不可。薬物相互作用では、腸通過時間によって経口薬の吸収低下の可能性。電解質不均衡は強心配糖体（ジギタリス、ストロファンツス）の効果を増強。緩下薬の長期使用による低カリウム血症は抗不整脈薬（キニジンなど）の効果を増強。チアジド系利尿薬、副腎皮質ステロイドカンゾウ根など低カリウム血症を引き起こす他の薬物や薬草との同時服用は電解質不均衡を増悪。

副作用：消化管のせん痛様症状。過剰量はせん痛性腹部痙攣と疼痛、水様便。アントラキノン刺激性緩下薬の濫用は肝炎を引き起こす。電解質障害。高齢者では虚弱と起立性低血圧が増悪。腎尿細管損傷による二次性アルドステロン症。

安全性［GM］：消化管の痙攣様症状、その場合は用量を減量のこと。長期使用や濫用：カリウム欠乏症などの電解質平衡の障害、蛋白尿、血尿。腸粘膜への色素沈着（偽黒色症）は無害で薬剤中止で通常は回復。薬剤相互作用：長期使用／濫用では、カリウム欠乏により、特に心臓配糖体、利尿剤、副腎皮質ステロイドの同時使用で心臓機能障害と筋無力症を導く。使用の注意：刺激性緩下剤は医師に相談なく長期間（1〜2週間）使用しない。

備考：生薬とされる多年草。民間療法や生薬でも緩下、駆瘀血剤として利用。乾燥した根の煎剤やティンクチャーを内用に。

【同様に使用される植物】

カラダイオウ *Rheum rhabarbatum* L.、*Rheum officinale* Baill.

ショクヨウダイオウ

学名：*Rheum rhabarbarum* L.
科名：タデ科
属名：ダイオウ属
英名：Rhubarb, Gardem Rhubarb、Pie Plant、Wine Plant
別名：ルバーブ、マルバダイオウ

使用部位［その他］：葉柄、根茎
禁忌：腸閉塞や原因不明の腹痛には禁忌。また炎症をともなういかなる腸の症状・状態（大腸炎、虫垂炎、クローン病、過敏性腸症候群など）にも禁忌。また12歳以下の小児にも禁忌。8〜10日を超える長期使用は不可。さらに腎臓結石の既往歴がある場合は、注意して用いること。

安全性：原因不明の腹痛、腸閉塞には禁忌。また炎症を伴う腸の症状・状態（大腸炎、虫垂炎、クローン病、過敏性腸症候群など）にも禁忌。また12歳以下の小児にも禁忌。8〜10日を超える長期の使用は不可。腎臓結石の既往歴がある場合は、注意して用いること。

備考：生薬、漢方にも用いられる種の多年草。民間療法では、緩下、健胃、抗炎症、整腸、利尿、抗菌、収斂などに用いられることも。葉にはシュウ酸を含むため食用にはしない。葉柄の部分はジャムやシロップ漬けなどにして食用とする。

薬用植物辞典　249

カラダイオウ

学名：*Rheum rhabarbatum* L.
異名：*Rheum rhaponticum* auct. non L.、*Rheum undulatum* L.
科名：タデ科
属名：ダイオウ属
英名：−
別名：−

使用部位［その他］：根茎
生薬名［その他］：和大黄（ワダイオウ）
禁忌：妊娠中、授乳中は禁忌。

備考：日本国内では、奈良県で栽培されていたものの現在はほとんど流通していない。民間療法では、緩下、健胃に。
≪モミジバダイオウを参照≫

スイバ

学名：*Rumex acetosa* L.
異名：*Acetosa pratensis* Mill.
科名：タデ科
属名：ギシギシ属
英名：Sorrel、Field Sorrel
別名：ソレル、ギシギシ、ガーデンソレル、スカンポ（酸模）

使用部位［その他］：根、葉
生薬名［その他］：根：酸模（サンモ）／葉：酸模葉（サンモヨウ）
禁忌：腎臓結石の既往症では禁忌。多量のシュウ酸を含むため、過量摂取は肝障害を引き起こす危険があり注意を要する。
安全性：腎臓結石の既往症がある場合は、注意が必要。

備考：ギシギシとも呼ばれる多年草。民間療法では、利尿、収斂、抗真菌、止瀉、強壮などに。また皮膚病、扁桃腺炎などにも。多量の摂取は控える。また小児、高齢者は摂取を控える。リュウマチ、関節炎、痛風、腎臓結石などの持病のある場合は医師に相談すること。秋に根を掘り上げ、生または乾燥させたものを煎剤や湿布剤として用いる。

ヒメスイバ

学名：*Rumex acetosella* L.
異名：*Rumex angiocarpus* auct. non Murb、*Rumex acetosella* L.
科名：タデ科
属名：ギシギシ属
英名：Sheep Sorrel、Sheep's Sorrel
別名：シープスソレル

使用部位［その他］：地上部
禁忌：〈主〉腎臓結石になりやすい体質の者には禁忌。

備考：北半球の温帯に広く分布するタデ科の多年草。民間療法では、利尿、解毒、緩下、美肌に。

ナガバギシギシ
（イエロードックルート）

学名：*Rumex crispus* L.
異名：*Rumex crispus* L. subsp. *fauriei*（*Rech.f.*）*Mosyakin et W.L.Wagner*
科名：タデ科
属名：ギシギシ属
英名：Yellow Dock、Broad-Leaved Dock、Curled Dock、Curly Dock
別名：イエロードック

SE

使用部位［その他］：根、葉
生薬名［その他］：牛耳大黄（ギュウジダイオウ）／牛耳大黄葉
禁忌：妊娠中、授乳中は禁忌。また腎臓結石および痛風の既往歴がある場合は注意が必要。
安全性［SE］：妊娠中・授乳中は危険。タデ科アレルギーに注意。

備考：草丈 1.5 メートル程になる多年草。民間療法では、緩下、利胆、強壮、浄化、収斂、抗壊血病に。鉄分が多く含まれている。絶滅することはないといわれるほど生命力の強いハーブとして知られ、全世界に分布している。日本では

明治時代から広がり始め帰化植物となった。根の煎剤またはティンクチャー剤を内用に。抽出液で軟膏をつくり利用。

エゾノギシギシ

学名：*Rumex obtusifolius* L.
科名：タデ科
属名：ギシギシ属
英名：Yellow Dock、Broad-Leaved Dock、Curled Dock、Curly Dock
別名：イエロードック

SE

使用部位［その他］：根
生薬名［その他］：牛耳大黄（ギュウジダイオウ）
禁忌：妊娠中・授乳中は禁忌。タデ科アレルギーにも禁忌。また腎臓結石および痛風の既往歴がある場合は注意が必要。
安全性［SE］：妊娠中・授乳中は危険。タデ科アレルギーに注意。

備考：日本には本来分布しない外来種の多年草。民間療法では、緩下、利胆、強壮、浄化、収斂、抗壊血病に。鉄分が多く含まれている。絶滅することはないといわれるほど生命力の強いハーブとして知られ、全世界に分布している。日本では明治時代から広がり始め帰化植物となった。根の煎剤またはティンクチャー剤を内用に。抽出液で軟膏をつくり利用。

ムシトリスミレ

学名：*Pinguicula vulgaris* L.
異名：*Pinguicula macroceras* Pall. ex Link、*Pinguicula vulgaris* L.、*Pinguicula vulgaris* L. subsp. *macroceras*（*Pall. ex Link*）Calder et P. Taylor
科名：タヌキモ科
属名：ムシトリスミレ属
英名：California Butterwort
別名：-

使用部位［その他］：葉

備考：スミレに似た食虫植物。民間療法では、鎮咳、鎮痙、瀉下に。

タヌキモ

学名：*Utricularia japonica* Makino
異名：*Utricularia australis* auct. non R.Br.、*Utricularia vulgaris* L. var. *japonica*（Makino）Tamura
科名：タヌキモ科
属名：タヌキモ属
英名：Bladderrwort、Utriculaire、Utricularia
別名：-

SE

使用部位［その他］：-
禁忌：妊娠中、授乳中は禁忌。
安全性［SE］：妊娠中・授乳中は使用を避ける。

備考：シソ目タヌキモ科に分類される植物の一属。

エノキタケ

学名：*Flammulina velutipes*（Curt.：Fr.）Sing.
科名：タマバリタケ科
属名：エノキダケ属
英名：Velvetstemmed Agaric
別名：ナメタケ、ナメススキ、ナメコ

使用部位［その他］：菌糸体
禁忌：生食は不可。

備考：タマバリタケ科のキノコの一種。民間療法では、解毒、抗腫瘍などに。コレステロール低下、免疫力向上、高血圧予防になど食用に。

ダルス

学名：*Palmaria palmata*（L.）F. Weber et D. Mohr.
科名：ダルス科
属名：ダルス属
英名：Dulse
別名：-

使用部位［その他］：葉状体
禁忌：甲状腺機能亢進症の治療には禁忌。また長期使用は不可。

備考：食用として用いられれる海藻。

セイヨウツゲ

学名：*Buxus sempervirens* L.
科名：ツゲ科
属名：ツゲ属
英名：Boxwood、Box、Boj、Bush Tree、Buxaceae
別名：ボックス、ブクスス・センペルウィレンス

[SE]

使用部位［その他］：葉、木質部、樹皮
禁忌：妊娠中・授乳中は禁忌。また HIV 感染者および AIDS 罹患者の使用は禁忌。
安全性：ウワウルシの不純物として報告されている。
安全性［SE］：葉そのものの摂取は危険。妊娠中・授乳中は使用を避ける。HIV 感染者および AIDS 罹患者の使用は危険。

備考：樹高 30 センチ程になるツゲ科の常緑性低木。毒性が強く、麻酔作用があるが現在は利用されない。使われない。葉・木部の浸出液から鳶色の染色剤とする。観賞用。

イチゴノキ

学名：*Arbutus unedo* L.
科名：ツツジ科
属名：イチゴノキ属
英名：Strawberry Tree、Cane Apple
別名：ストロベリーノキ

使用部位［その他］：葉、果実
禁忌：妊娠中、また腎疾患のある場合は禁忌。

備考：西ヨーロッパ北部、西フランス、アイルランド、地中海地方に分布し、樹高 5〜10 メートルほどになる常緑低木。民間療法では、抗菌、収斂により、膀胱炎、尿道炎に。果実はジャムや菓子として食用に。

クマコケモモ

学名：*Arctostaphylos uva-ursi*（L.）Spreng.
異名［GM］：*Arctostaphylos adenotricha*（Fernald & J.F.Macbr.）Á.Löve, D.Löve & B.M.Kapoor、*Uva-Ursi uva-ursi*（L.）Britton.、*Arbutus uva-ursi* L.、*Arctostaphylos media* Greene、*Arctostaphylos officinalis* Wimm.、*Arctostaphylos procumbens* Patzke、*Mairania uva-ursi* Desv.、*Uva-ursi buxifolia* S.F.Gray、*Uva-ursi procumbens* Moench.
科名：ツツジ科
属名：クマコケモモ属
英名：Uva-Ursi、Kinnikinnik、Bearberry
別名：ウワウルシ、ベアーベリー、ベアベリー

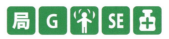

使用部位［局方］：葉
生薬名［局方］：ウワウルシ
生薬ラテン名［局方］：Uvae Ursi Folium
生薬英語名［局方］：Bearberry leaf

使用部位［GM］：葉
生薬ラテン名［GM］：Uvae Ursi Folium
生薬名［GM］：Uva Ursi Leaf
薬効［GM］：抗微生物作用（抗細菌、抗ウイルス）、消炎作用、鎮咳作用、抗カンジダ、チロ

252

シナーゼ活性を阻害。DOPA や DOPA-CFROM からのメラニン産生を阻害。（GM 立証済みハーブ。p224 を参照。）

使用部位［WHO］：葉
生薬ラテン名［WHO］：Folium Uvae Ursi
適応［GM］：輸出尿路の炎症性疾患。
用法［WHO］：WHO では、膀胱炎、尿道炎、排尿困難などの尿路と膀胱の中等度炎症症状に対する軽度尿路防腐薬として内用。あるいは利尿薬、子宮収縮を刺激、糖尿病、視力低下、腎結石、尿路結石、リウマチ、性病などに。皮膚色素脱色へは局所適用。GM でも尿路の炎症性疾患に。WHO の使用例では、1 日量：浸剤または低温浸漬剤として水 150ml に生薬 3g、1 日に 3～4 回まで；ヒドロキノン誘導体は 400～850mg。治療中の患者には、酸性の果物や果汁などの高酸性食物を避け、多量の液体を飲用すること。
禁忌：妊娠中、授乳中は禁忌。また 12 歳未満の小児、腎臓病の場合。
安全性：医療従事者に相談することなく長期使用は不可。また腎臓障害、胃腸過敏、酸性尿、または酸性尿を産出する医薬品を服用している場合には禁忌。警告：医師に相談なしに長期使用（1 年間に 1 週間あるいは 5 回を超えての使用）は不可。尿路感染症の症状が持続する患者は医師に相談。ヒドロキノンの酸化が原因で、尿は空気曝露により暗色となり緑色を帯びた茶色となる。注意：薬物相互作用では、尿を酸性にする食品や薬品と同時に投与しない。副作用：内用で吐き気、嘔吐。成分であるヒドロキノンを 2％含有する皮膚美白クリームは白斑と褐変を起こすことが示唆されている。ヒドロキノンは紅斑とアレルギー性接触皮膚炎を起こす可能性。
安全性［GM］：医師に相談なしに長期使用（1 年間に 1 週間あるいは 5 回を超えての使用）は不可。胃が感受性のヒトは吐き気と嘔吐がおこる可能性。薬剤相互作用：酸性尿を引き起こす薬剤との同時投与では抗菌力低下
安全性［SE］：妊婦の経口摂取は危険（子宮収縮作用）。12 歳以下の小児は禁忌。

備考：民間療法では、殺菌、抗ウィルス、メラニン産生抑制、尿路殺菌、収斂などに。大量では悪心を生じることもある。乾燥した葉の煎剤または乾燥した葉のティンクチャーを内用。またスキンケアには、チンキ剤でスキンローションを作る。臨床データで支持されている適用は特に無し。

カルーナ

学名：*Calluna vulgaris*（L.）Hull
科名：ツツジ科
属名：カルーナ属（ギョリュウモドキ属）
英名：Heather、Heath、Calluna、Erica
別名：ヒース、ヘザー、スコッツヘザー、エリカ、ギョウリュウモドキ

G **SE**

使用部位［GM］：花、枝葉
生薬ラテン名［GM］：Callunae Vulgaris Herba/-Flos
生薬名［GM］：Heather Herb and Flower
生薬名［その他］：彩萼石楠（サイガクセキナン）（GM 未立証ハーブ。p335 を参照。）
禁忌：妊娠中・授乳中は禁忌。
安全性［SE］：妊娠中・授乳中は使用を避ける。

備考：ヨーロッパなどの泥炭地ややせた土地に生息する常緑低木。民間療法では、抗菌、抗酸化、収斂、利尿、鎮痛、鎮静、止瀉、鎮咳により、美白、尿路消毒、膀胱炎、尿道炎、排尿障害、リウマチ、関節炎、痛風、風邪、下痢、咳に。ただし酸性尿を引き起こす薬剤と一緒に投与すると、抗菌力低下の可能性有り。乾燥した花・葉を煎剤やティンクチャーとして利用。関節炎、リウマチの緩和には乾燥した花を入浴剤に。

薬用植物辞典　253

アメリカイワナシ

学名：*Epigaea repens* L.
科名：ツツジ科
属名：イワナシ属
英名：Trailing Arbutus、Gravel Plant、Ground Laurel、Mountain Pink
別名：エピガエア・レペンス、トレイリングアルブツス

SE

使用部位［その他］：葉
禁忌：妊娠中、授乳中は禁忌。
安全性［SE］：新鮮または乾燥させた葉 を長期間摂取することは危険。妊娠中・授乳中は使用を避ける。

備考：ツツジ科の常緑低木。民間療法では、利尿、強壮に。乾燥させた葉の煎剤やティンクチャー剤を内用に。

ヒメコウジ

学名：*Gaultheria procumbens* L.
科名：ツツジ科
属名：シラタマノキ属
英名：Wintergreen、Boxberry、Canada Tea、Checkerberry
別名：チェッカーベリー、ゴールテリア、ウィンターグリーン、トウリョクジュ（冬緑樹）

SE

使用部位［その他］：葉、果実（精油）
安全性［SE］：精油の大量摂取は危険（サリチル酸メチル）。小児および授乳中の摂取は危険。妊娠中は過剰摂取は避ける。胃腸炎のある場合は使用禁忌。

備考：樹高15センチ程になる耐寒性常緑低木。

ヒメイソツツジ

学名：*Ledum palustre* L. subsp. *palustre* var. *decumbens* Aiton
異名：*Ledum decumbens* (Aiton) Lodd. ex Steud.、*Rhododendron tomentosum* (Stokes) Harmaja subsp. *subarcticum* (Harmaja) G.D.Wallace、*Rhododendron subarcticum* Harmaja
科名：ツツジ科
属名：イソツツジ属
英名：Marsh Labrador Tea
別名：ワイルドローズマリー、マーシュローズマリー、クリスタルティ

G

使用部位［GM］：地上部
生薬ラテン名［GM］：Ledi palustris herba
生薬名［GM］：Marsh Tea
（GM未立証ハーブ。p349を参照。）
備考：サラダなど食用に。

ネジキ

学名：*Lyonia ovalifolia*（Wall.）Drude var. *elliptica*（Siebold et Zucc.）Hand.-Mazz.
異名：*Lyonia elliptica*（Siebold et Zucc.）Okuyama、*Lyonia neziki* Nakai et H.Hara、*Lyonia ovalifolia*（Wall.）Drude subsp. *neziki*（Nakai et H.Hara）H.Hara、*Pieris elliptica*（Siebold et Zucc.）K.Koch、*Pieris ovalifolia* auct. non（Wall.）Drude
科名：ツツジ科
属名：ネジキ属
英名：-
別名：カシオシミ

使用部位［その他］：枝葉と果実
生薬名［その他］：綟木（レイボク）

備考：ツツジ科の落葉小高木。幹が捻じれることより名づけられた。島根県で「霧酔病」と呼ば

れる原因不明の家畜の疾病が起こったが、後にネジキを食べたことによる中毒であることが判明。家畜での中毒事例が報告されている。

アセビ

学名：*Pieris japonica*（Thunb.）D.Don ex G.Don subsp. japonica
異名：*Pieris japonica*（Thunb.）D.Don ex G. Don
科名：ツツジ科
属名：アセビ属
英名：Japanese Asndromeda
別名：ジャパニーズアスンドロメダ、アセボ、アシビ、ウマクワズ

使用部位［その他］：-

備考：ツツジ科の常緑低木。誤食により死に至ることもある。古くは家畜の寄生虫駆除や農作物の殺虫に用いられた。

アルペンローゼ

学名：*Rhododendron ferrugineum* L.
科名：ツツジ科
属名：ツツジ属
英名：Alpenrose、Alpine Rose、Snow Rose
別名：アルパインローズ、ロドデンドロン・フェルギネウム

使用部位［GM］：葉
生薬ラテン名［GM］：Rhododendri Ferruginei Folium
生薬名［GM］：Rhododendron、Rusty-Leaved（GM 未立証ハーブ。p367 を参照。）
禁忌：有毒。妊娠中、授乳中は禁忌。

備考：高山植物。民間療法では細胞活性。

ホンシャクナゲ

学名：*Rhododendron japonoheptamerum* Kitam. var. *hondoense*（Nakai）Kitam.
異名：*Rhododendron metternichii* Siebold et Zucc. var. *hondoense* Nakai、*Rhododendron metternichii* Siebold et Zucc. var. *hondoense* Nakai
科名：ツツジ科
属名：ツツジ属
英名：Rhododendron
別名：シャクナゲ

使用部位［その他］：葉
生薬名［その他］：石南葉（セキナンヨウ）
薬効：利尿作用、強壮作用、強精作用。
禁忌：葉は有毒で、一般には用いない。

備考：ツツジ科ツツジ属シャクナゲ亜属の常緑低木。鑑賞用。生薬では、利尿などに乾燥させた葉を煎じ内用とする。

レンゲツツジ

学名：*Rhododendron molle*（Blume）G.Don subsp. *japonicum*（A.Gray）K.Kron
異名：*Rhododendron japonicum*（A.Gray）Suringar、*Rhododendron molle*（Blume）G.Don var. *glabrius* Miq.
科名：ツツジ科
属名：ツツジ属
英名：Japanese Azalea；Renge Tutuji
別名：ウマツツジ、ベコツツジ

使用部位［その他］：花序、根、果序
生薬名［その他］：花序：闇羊花（ドウヨウカ）／根：羊躑躅根（ヨウテキチョクコン）／果序：六軸子（ロクジクシ）
禁忌：内用厳禁。

備考：ツツジ科の落葉低木で有毒植物。民間療法

で痛風、リウマチ、腰痛などに花や根を。ただし、花や葉には有毒成分を含み、嘔吐、呼吸困難、酩酊昏睡、全身痙攣・麻痺などの中毒症状を引き起こすため、食用は厳禁。花は橙色、黄色から濃紅色まで変異が多い。適量の葉を採取し濃く煮出した液を、リウマチや腰痛の患部に塗布。

ブルーベリー

学名：*Vaccinium corymbosum* L.
科名：ツツジ科
属名：スノキ属
英名：Blueberry、Highbush Blueberry
別名：ヌマスノキ

SE

使用部位［その他］：葉、果実
安全性［SE］：妊娠中・授乳中は食事以外での過剰摂取は避ける。

備考：落葉低木果樹。ブルーベリーは多くがアメリカで開発された品種で、その幾つかが食用とされている。食欲増進にも。葉は止瀉、果実は健胃、殺菌に。熟した果実を食用に。

ビルベリー

学名：*Vaccinium myrtillus* L.
異名［GM］：*Vaccinium myrtillus* L. subsp. *oreophilum*（Rydb.）Á. Löve & D. Löve & Kapoor、*Vaccinium myrtillus* L. var. *oreophilum*（Rydb.）Dorn、*Vaccinium oreophilum* Rydb.
科名：ツツジ科
属名：スノキ属
英名：Bilberry、Whortleberry、Huckleberry
別名：沼酢の木、セイヨウスノキ、ハイデルベリー、ワートルベリー、亜米利加酢の木、ヒメウスノキ

G **人** **SE**

使用部位［GM］：果実
生薬ラテン名［GM］：Myrtilli Fructus

生薬名［GM］：Bilberry Fruit
生薬名［その他］：越橘（エツキツ）
薬効［GM］：消炎作用、抗酸化作用、血管透過性と脆弱性を低下。また白内障の進行を遅延、緑内障の網電図上の改善（少人数の試験）。また糖尿病性網膜症を改善、近視の改善。（アントシアニンなどの効果）など。さらに夜間視力の改善、月経前症候群と月経困難症の改善、静脈不全と静脈瘤の改善も認められる。
（GM 立証済みハーブ。p311 を参照。）

使用部位［GM］：葉
生薬ラテン名［GM］：Myrtilli Folium
生薬名［GM］：-
生薬名［その他］：越橘（エツキツ）
薬効［GM］：消炎作用、抗酸化作用、血管透過性と脆弱性を低下。また白内障の進行を遅延、緑内障の網電図上の改善（少人数の試験）。また糖尿病性網膜症を改善、近視の改善。（アントシアニンなどの効果）など。さらに夜間視力の改善、月経前症候群と月経困難症の改善、静脈不全と静脈瘤の改善も認められる。
（GM 未立証ハーブ。p311 を参照。）

使用部位［WHO］：熟果
生薬ラテン名［WHO］：Fructus Myrtilli
用法［WHO］：WHO では、月経前症候群を伴う月経困難症、毛細血管漏出あるいは末梢血管不全の患者での循環器疾患、眼疾患に。また急性下痢、口腔と咽頭粘膜の局所炎症に。さらに毛細血管脆弱性、痔核、腸疾患、皮膚疾患、静脈不全。また利尿薬として。WHO の使用例では、内用：生薬 20〜60g/ 日。エキス：25％アントシアノシドに標準化したエキス 80〜160mg（1 日 3 回）。アントシアノシドの量 20〜40mg を 1 日 3 回。外用：10％煎剤；同等調製物。
禁忌：糖尿病のインスリン治療を受けている者は禁忌。
安全性：警告：下痢が 3〜4 日超持続する場合や腹痛、直腸出血を伴う場合は医師を受診。薬物相互作用：血小板凝集を阻害するため、出血性疾患の患者や抗凝固薬・抗血小板薬を服用中の患者は注意。
安全性［SE］：葉の大量摂取は危険性が示唆され

ている。

備考：果実を食用ともする低灌木種。民間療法では、近視、単性緑内障、色素性網膜炎、糖尿病性高血圧・網膜症およびその他の変性脈略網膜疾患。葉は糖尿病に用いられる。葉の煎剤または実をそのまま食する。

オオツルコケモモ

学名：*Vaccinium macrocarpon* Ait.
異名：*Oxycoccus macrocarpus* (Ait.) Pursh、*Oxycoccus painstris* var. *macrocarpus*（*Vaccinium oxycoccos* L. はツルコケモモ Small Cranberry）
科名：ツツジ科
属名：スノキ属
英名：Cranberry；Small Cranberry；European Cranberry
別名：クランベリー

使用部位［その他］：果実
薬効：抗微生物作用、細菌接着を阻害、抗酸化作用、高齢者の尿路感染症予防の試験で予防効果が示唆されたが統計的に有意ではなかった。ただし、成人女性の下部尿路感染症予防では統計的に有意な効果を認めた。
用法［WHO］：WHOでは、成人の尿路感染症の予防と対症療法の補助として内用。小児集団での臨床試験ではネガティブの結果であり、小児の神経因性膀胱への試験結果もネガティブの結果で小児集団への使用は支持されない。また、喘息、発熱、食欲不振、壊血病、胃疾患、胆嚢疾患、肝臓病、創傷に。WHOでの使用例では、成人の尿路感染症予防には、クランベリー果汁の推奨1日量は30％純粋果汁産物を30〜300ml；成人の尿路感染症治療には1日量は360〜960mlあるいは同等物。濃縮クランベリーエキス含有カプセル：1日に1〜6カプセル。これは3液量オンス（90ml）のクランベリー果汁あるいは400〜450mgのクランベリー固形物と同等。
禁忌：小児には禁忌。
安全性：警告：腎結石や腎障害の患者は医師に相談。注意：腎盂腎炎など重大な症状を除外するために使用前に医師を受診のこと。糖尿病患者は、ジュースの糖含量が高いため無糖のものを使用すること。薬物相互作用：セファレキシン、ジゴキシン、フェニトイン、ワルファリンで治療中の患者で致死的内出血の報告がある。ワルファリンとの相互作用で出血の報告。副作用：稀に免疫関連血小板減少症。吐き気、嘔吐。
安全性［SE］：妊娠中・授乳中は医療目的での多量摂取は避ける。

備考：ツツジ科でスノキ属ツルコケモモ亜属の常緑小低木。民間療法では、抗菌、抗炎症により、尿路感染症の予防、疲労回復などに。果実は生食かジャムに。また植物療法では、果実でツルコケモモ酒を作り、水などで割って適量を飲用とする。

コケモモ

学名：*Vaccinium vitis-idaea* L.
異名：*Rhodococcum minus*（Lodd.）Avrorin、*Rhodococcum vitis-idaea*（L.）Avrorin、*Vaccinium minus*（Lodd.）Vorosch.、*Vaccinium vitis-idaea* L. subsp. *minus*（Lodd.）Hultén、*Vaccinium vitis-idaea* L. var. *minus* Lodd.
科名：ツツジ科
属名：スノキ属
英名：Alpine Cranberry、Cowberry、Foxberry、Mountain Cranberry
別名：カウベリー

使用部位［その他］：葉、果実
※果実は「非医」
生薬名［その他］：葉：越橘葉（エツキヨウ）、苔桃葉（コケモモヨウ）／果実：越橘果
薬効：収斂作用、利尿作用。
禁忌：葉にはアルブチン、ハイドロキノンを含むため変異原性をもつ可能性があり、妊娠中・授乳中の摂取は禁忌。また、肝毒性を有する可能性があるため、12歳以下の小児の摂取についても避ける。

ハスノハカズラ

学名：*Stephania japonica*（Thunb.）Miers
異名：*Stephania japonica*（Thunb.）Miers var. *australis* Hatus.、*Stephania japonica*（Thunb.）Miers var. *hispidula* Yamam.、*Stephania japonica*（Thunb.）Miers var. *macrophylla* Yamam.、*Stephania longa* Lour.
科名：ツヅラフジ科
属名：ハスノハカズラ属
英名：Snakevine、Tapevine
別名：イヌヅラ、イヌツヅラフジ、イヌカズラ、ヤキモチカズラ

使用部位［その他］：根か茎葉
生薬名［その他］：千金藤（センキントウ）

備考：常緑蔓性多年草。民間療法では、鎮痛、利尿などに。神経痛、関節痛の緩和や腫物など。

シマハスノハカズラ

学名：*Stephania tetrandra* S.Moore
科名：ツヅラフジ科
属名：ハスノハカズラ属
英名：Stephania Root
別名：-

使用部位［その他］：根、茎
生薬名［その他］：根：防已（ボウキ）、防已（ボウイ）
※**日本薬局方のボウイには含まれない。**
薬効：抗炎症作用、抗アレルギー作用、鎮痛作用。

備考：蔓性多年草。民間療法や生薬では、神経痛、関節炎、リウマチ、浮腫などに。主に生薬として用いる。粉防已（ふんぼうい）はやはり同科別属のシマハスノハカズラ *Stephania tetrandra* S.Moore の根を乾燥したもので、中国ではこれを漢防已と通称し、中医学では専らこれを用いる。そのほか、中国から輸入される広防已（こうぼうい）、漢中防已（かんちゅうぼうい）の基原植物はウマノスズクサ科（Aristolochiaceae）*Aristolochia heterophylla* Hemsl. または同属近縁種のもの。

【同様に使用される植物】
オオツヅラフジ *Sinomenium acutum*（Thunb.）Rehder et E.H.Wilson

イボツヅラフジ

学名：*Tinospora crispa*（L.）Hook. f. et Thomson
科名：ツヅラフジ科
属名：ティノスポラ属
英名：Gulancha Tinospora
別名：-

使用部位［その他］：藤茎
生薬名［その他］：千里找根（センリカコン）

ヤブツバキ

学名：*Camellia japonica* L.
異名：*Camellia japonica* L. f. *grosseserrata* Uyeki、*Camellia japonica* L. f. *lancifolia* H.Hara、*Camellia japonica* L. f. *parviflora* Makino、*Camellia japonica* L. subsp. *hozanensis*（Hayata）Kitam.、*Camellia japonica* L. var. *hortensis*（Makino）Makino、*Camellia japonica* L. var. *hozanensis*（Hayata）Yamam.
科名：ツバキ科
属名：ツバキ属
英名：Common Camellia
別名：ツバキ、カタシ

使用部位［局方］：種皮を除いた種子から得た脂肪油
生薬名［局方］：ツバキ油（椿油）
生薬ラテン名［局方］：Oleum Camelliae
生薬英語名［局方］：Camellia Oil

使用部位［その他］：花、葉、種子
生薬名［その他］：花：山茶花（サンチャカ）

安全性の詳細は、『「健康食品」の安全性・有効性情報』を確認のこと。

備考：照葉樹林の代表的な常緑樹。民間療法では、滋養強壮、健胃、整腸や擦り傷、切り傷、保湿、月経過多、鼻血など止血にも用いられる。滋養強壮、健胃、整腸には、乾燥させた花の煎剤を。擦り傷、切り傷には、生の葉をつぶし、汁を患部に塗布。種子から抽出される油は、頭髪油・軟膏の基材に。

チャノキ

学名：*Camellia sinensis*（L.）Kuntze
異名：*Camellia sinensis*（L.）Kuntze f. *macrophylla*（*Siebold ex Miq.*）*Kitam.*、*Camellia sinensis*（L.）Kuntze f. *parvifolia*（*Miq.*）*Sealy*、*Thea sinensis* L.
科名：ツバキ科
属名：ツバキ属
英名：Tea、Black Tea、Green Tea、Chinese Tea
別名：グリーンティー、チャ、ティー

局外 **SE**

使用部位［局外］：葉
生薬名［局外］：チャヨウ（茶葉、細茶）
生薬ラテン名［局外］：Camelliae Sinensis Folium
生薬英語名［局外］：Green Tea Leaf

使用部位［その他］：葉／根／果実
生薬名［その他］：茶葉・細茶／茶樹根／茶子
安全性：発酵させた紅茶の茶剤は、長期または過量の使用は不可。
安全性の詳細は、『「健康食品」の安全性・有効性情報』を確認のこと。

備考：熱帯型温帯のアジアに広く分布するツバキ科ツバキ属の常緑樹。植物療法では、興奮、利尿、収斂、止瀉、抗菌により、風邪予防、頭痛、下痢、精神疲労などに。茶葉を発酵させると紅茶に、半発酵させるとウーロン茶になる。葉の煎剤を内用またはうがいとして用いる。

ツユクサ

学名：*Commelina communis* L.
科名：ツユクサ科
属名：ツユクサ属
英名：Asiatic Dayflower
別名：ツキクサ、ホタルグサ

使用部位［その他］：全草
生薬名［その他］：鴨跖草（オウセキソウ）

備考：道端や畑で見かける一年草。民間療法では、解熱、消炎、止瀉などにより、発熱、下痢、扁桃炎、喉の痛みなどに。

ムラサキオモト

学名：*Tradescantia spathacea* Sw.
異名：*Rhoeo spathacea*（Sw.）Stearn、*Rhoeo spathacea*（Sw.）Stearn
科名：ツユクサ科
属名：ムラサキツユクサ属
英名：Moses-in-the-Boat、Oyster Plant
別名：シキンラン・ロエオ・ボートリリー・オイスタープラント

使用部位［その他］：葉／花
生薬名［その他］：蚌蘭葉（ボウランヨウ）／蚌蘭花

備考：アメリカの熱帯地方に分布する多年草。民間療法では、整腸、消化促進により、腸カタル、熱性下痢、腸内発酵、肺炎などに。生の葉を煎じ内用、または生の葉汁を内用。

ホウセンカ

学名：*Impatiens balsamina* L.
科名：ツリフネソウ科
属名：ツリフネソウ属
英名：Rose Balsam
別名：ツマクレナイ、ホネヌキ

使用部位［その他］：全草、根、花、種子
※種子以外は「非医」
生薬名［その他］：全草：鳳仙（ホウセン）／根：鳳仙根／花：鳳仙花／急性子（キュウセイシ・種子）
禁忌：妊娠中・授乳中は禁忌。

備考：インド原産で日本には室町時代に渡来した一年草。民間療法では、鎮静、解毒など。風邪に全草を煎じ内用に。また魚肉などの中毒での解毒には乾燥させて種子を煎じ内用に。葉は腫れ物に外用として。

ツリフネソウ

学名：*Impatiens textorii* Miq.
異名：*Impatiens textorii* Miq. f. *minuscula* Hayashi
科名：ツリフネソウ科
属名：ツリフネソウ属
英名：Touch Me Not
別名：ムラサキツリフネ

使用部位［その他］：全草、塊根
生薬名［その他］：全草：野鳳仙花（ヤホウセンカ）／塊根：覇王七（ハオウシチ）
禁忌：全草が有毒のため一般使用は厳禁。（中毒症状；吐き気）

備考：ツリフネソウ科の一年草。民間療法では、解毒、利尿に。打撲には生の塊根を砕き患部に塗布。

ツルナ

学名：*Tetragonia tetragonoides*（Pall.）Kuntze
異名：*Tetragonia expansa* Murray
科名：ツルナ科（ハマミズナ科）
属名：ツルナ属
英名：New Zealand Spinach
別名：ハマジシャ、ハマナ、ハマアカザ

使用部位［その他］：全草
生薬名［その他］：番杏（バンキョウ）

備考：海岸の砂地などに生育し食用にもされる多年草。民間療法や生薬では健胃に。胃酸過多、胃炎、胸やけ、胃潰瘍には、全草を乾燥させた煎剤を内用。

ツルムラサキ

学名：*Basella alba* L.
科名：ツルムラサキ科
属名：ツルムラサキ属
英名：Indian Spinach、Malabar Spinach
別名：インディアンホウレンソウ、セイロンホウレンソウ

使用部位［その他］：葉、茎

備考：蔓性一年草。民間療法では、滋養、解熱、消炎などに。風邪の諸症状の緩和に葉を内用に。またホウレンソウよりもβカロチンは豊富なので、葉や茎はお浸しや炒め物など食用に。

マクサ（テングサ）

学名：*Gelidium elegans* Kuetzing
科名：テングサ科
属名：テングサ属
英名：Agar、Agarweed
別名：カンテン、アガー

使用部位［局方］：粘液

生薬名 ［局方］：カンテン（寒天）
生薬ラテン名 ［局方］：Agar
生薬英語名 ［局方］：Agar

使用部位 ［その他］：葉状体、海藻エキス
生薬名 ［その他］：寒天（カンテン）
禁忌：腸閉塞には禁忌。

備考：寒天の原料となる海藻。緩下に。硫酸を加え6時間煮沸すると、ゼリー状に固まり寒天が得られる。

シマニシキソウ

学名：*Chamaesyce hirta*（L.）Millsp.
異名：*Chamaesyce pilulifera* auct. non（L.）Small、*Euphorbia hirta* L.、*Euphorbia pilulifera* auct. non L.、nom. rejic.
科名：トウダイグサ科
属名：ニシキソウ属
英名：Garden Euphorbia
別名：タイワンニシキソウ、アカグサ（赤草）、ピルベアリングスパーゲ

使用部位 ［その他］：全草あるいは根付きの全草
生薬名 ［その他］：大飛揚草（ダイヒヨウソウ）
禁忌：妊娠中・授乳中は禁忌。感染性または炎症性消化管障害の場合も禁忌。

備考：帯アメリカ原産の一年草。民間療法では、血糖降下など。また根には催吐作用があるといわれている。全草の生汁、煎剤や浸剤を消毒、利尿、喘息、眼炎、創傷などに用いたりなどする。全草の煎剤で湿疹、たむし、しらくも、水虫など皮膚炎に外用とする。

ニシキソウ

学名：*Chamaesyce humifusa*（Willd. ex Schltdl.）Prokh.
異名：*Chamaesyce humifusa*（Willd. ex Schltdl.）Prokh. var. *glabra* H.Hara、*Chamaesyce humifusa*（Willd. ex Schltdl.）Prokh. var. *pilosa*（Thell.）H.Hara、*Euphorbia humifusa* Willd. ex Schltdl. var. *pilosa*（Thell.）Kitag.、*Eu-*

phorbia humifusa Willd. ex Schltdl.、*Euphorbia pseudochamaesyce* Fisch.、C.A.Mey. et Ave-Lall. f. *pilosa*（Thell.）Kitag.
科名：トウダイグサ科
属名：ニシキソウ属
英名：Trailing Spurge
別名：-

使用部位 ［その他］：全草
生薬名 ［その他］：地錦草（ジキンソウ）

備考：トウダイグサ科に属する植物群のひとつ。根茎の乳汁で皮膚炎を引き起こす可能性があり一般では使用しない。また全草の誤食は、刺激により腹痛、嘔吐、下痢を起こす場合があるので注意を要する。

ハズ

学名：*Croton tiglium* L.
科名：トウダイグサ科
属名：ハズ属
英名：Croton Seeds、Ba Dou、Croton、Croton Cathartique、Tiglium
別名：ハズノキ

SE **[十字]**

使用部位 ［その他］：種子、根、葉、種皮、種仁の脂肪油
生薬名 ［その他］：種子：巴豆（ハズ）／根：巴豆根／葉：巴豆葉／種皮：巴豆殻／種仁の脂肪油：巴豆油
禁忌：妊娠中、授乳は禁忌。
安全性 ［SE］：種子油の摂取や局所使用は危険（強い刺激性、ホルボールエステル類による発がんプロモーター作用）。妊娠中・授乳中の使用は危険。

備考：「神農本草経」や「金匱要略」に掲載されている生薬。強力な峻下により、紫円・走馬湯・備急円などの漢方の成分としても処方される。種子油が用いられるが毒性があり一般での利用は危険。民間療法では、緩下、腸閉塞などに良いともされる。また種子油は発ガン物質を

含み局所使用での外用も危険。日本では劇物指定。

ノウルシ

学名：*Euphorbia adenochlora* C.Morren et Decne.
異名：*Galarhoeus adenochlorus*（C.Morren et Decne.）H.Hara
科名：トウダイグサ科
属名：トウダイグサ属
英名：-
別名：サワウルシ

使用部位［その他］：全草
禁忌：全草、特に根茎に有毒成分を含み、嘔吐、腹痛下痢などの中毒症状を起こす。葉や茎を折ると白乳汁を出し、皮膚に触れると炎症を起こす。

備考：湿地や河川敷に生育し草丈30〜50センチほどとなる多年草。民間療法では、緩下などにより、催吐、腹痛、止瀉など中毒症状に。

トウダイグサ

学名：*Euphorbia helioscopia* L.
異名：*Galarhoeas helioscopius*（L.）Haw.
科名：トウダイグサ科
属名：トウダイグサ属
英名：Spurge、Sun Spurge、Wartweed
別名：スズフリバナ

使用部位［その他］：全草
生薬名［その他］：沢漆（タクシツ）
禁忌：全草有毒。また葉茎から乳液で皮膚炎を引き起こす恐れがあり一般利用は厳禁。

備考：草丈30センチ程になる二年草。民間療法では、解熱、利尿に。

タカトウダイ

学名：*Euphorbia lasiocaula* Boiss.
異名：*Euphorbia hakutosanensis* Hurus.、*Euphorbia pekinensis* auct. non Rupr.、*Euphorbia pekinensis* Rupr. var. *japonensis* Makino、*Euphorbia pekinensis* Rupr. var. *onoei*（Franch. et Sav.）Makino、*Euphorbia pekinensis* Rupr. var. *subulatifolia*（Hurus.）T.B.Lee、*Galarhoeus lasiocaulus*（Boiss.）Hurus.
科名：トウダイグサ科
属名：トウダイグサ属
英名：Peking Spurge
別名：-

使用部位［その他］：根
生薬名［その他］：大戟（ダイゲキ）
禁忌：〈主〉全草にわたり有毒（特に根茎）。ナツトウダイ・ノウルシ同様に葉や茎からでる乳液に触れると炎症を起こす場合がある 〈従〉全草にわたり有毒（特に根茎）。ナツトウダイ・ノウルシ同様に葉や茎からでる乳液に触れると炎症を起こす場合がある

備考：本州以南に広く分布する多年草。民間療法や生薬では、利尿、鎮痛。浮腫や腫物にも。秋に採取した根を乾燥させ腫れ物には煎じ液で患部を湿布。

ホルトソウ

学名：*Euphorbia lathyris* L.
異名：*Galarhoeas lathyris*（L.）Haw.
科名：トウダイグサ科
属名：トウダイグサ属
英名：Mole Plant；Caper Spurge；Myrtle Sourge
別名：クサホルト、コハズ、ゾクズイシ

使用部位［その他］：種子（または油）、茎
生薬名［その他］：種子：千金子（センキンシ）、ゾクズイシ（続随子）
禁忌：種子、茎ともに有毒。茎からの乳液で皮膚

炎を引き起こすことがあり注意を要する。

備考：トウダイグサ科の越年草。民間療法や生薬では、利尿、緩下に。またイボ、蛇毒などにも。茎を切って随時乳液を使う。夏に種子を採取し皮をとり、圧搾し油分を除いたものを用いる。

ナツトウダイ

学名：*Euphorbia sieboldiana* C.Morren et Decne.
異名：*Euphorbia sieboldiana* C.Morren et Decne. var. *idzuensis*（Hurus.）Hurus., comb. nud.、*Galarhoeus sieboldianus*（C.Morren et Decne.）H.Hara、*Tithymalus sieboldianus*（C.Morren et Decne.）H.Hara f. *idzuensis*（Hurus.）Sugim.
科名：トウダイグサ科
属名：トウダイグサ属
英名：-
別名：-

使用部位［その他］：根茎
禁忌：茎の乳汁で皮膚炎症を引き起こす可能性があり一般使用は厳禁。〈有毒部位：全草（特に根茎）。有毒成分：ガンマオイルホルボール他。中毒症状：嘔吐、腹痛、下痢など。〉

備考：山野に生育する多年草。民間療法では、利尿薬、外用で頑癬治療薬。全草、特に根茎に有毒成分（ガンマオイルホルボール）などを含み、腹痛、嘔吐、下痢などの中毒症状を引き起こすため一般では使用しないこと。胸内停水、むくみなどには根茎の煎剤を内用に。

ヒトツバハギ

学名：*Flueggea suffruticosa*（Pall.）Baill.
異名：*Securinega suffruticosa*（Pall.）Rehder、*Securinega suffruticosa*（Pall.）Rehder f. *japonica*（Miq.）Hurus.、*Securinega suffruticosa*（Pall.）Rehder var. *japonica*（Miq.）Hurus.
科名：トウダイグサ科
属名：ヒトツバハギ属
英名：-
別名：-

使用部位［その他］：若い枝葉および根
生薬名［その他］：一葉萩（イチヨウシュウ）

備考：疎林や丘陵地の斜面に生育する落葉低木。花や葉に含まれるアルカロイドの1種に神経系の興奮作用があり、ポリオ後遺症の治療薬として用いられていた。

アカメガシワ

学名：*Mallotus japonicus*（L.f.）Müll.Arg.
科名：トウダイグサ科
属名：アカメガシワ属
英名：Japanese Mallotus
別名：ジャパニーズマロウタス、ゴサイッパ、ゴサイバ、サイモリ、サイモリバ、シイ

使用部位［局方］：樹皮
生薬名［局方］：アカメガシワ（赤芽柏）
生薬ラテン名［局方］：Malloti Cortex
生薬英語名［局方］：Mallotus Bark

使用部位［その他］：樹皮、葉
生薬名［その他］：樹皮：野梧桐（ヤゴトウ）、赤芽柏（アカメガシワ）

備考：トウダイグサ科の落葉高木。民間療法や生薬では、健胃、消炎に。胃酸過多、胃潰瘍、十二指腸潰瘍などには乾燥させた樹皮の煎剤を内用に。あせも、湿疹には、乾燥させた葉を浴用剤に。

クスノハガシワ

学名：*Mallotus philippensis*（Lam.）Müll. Arg.
科名：トウダイグサ科
属名：アカメガシワ属
英名：Kamala、Kamcela、Kameela、Rottlera Tinctoria、Spoonwood
別名：-

使用部位［その他］：果実の腺毛および星状毛
生薬名［その他］：呂宋楸毛（ルソンシュウモウ）
禁忌：妊娠中・授乳中は禁忌。
安全性［SE］：妊娠中・授乳中は使用を避ける。

備考：条虫駆除薬にも用いられる常緑性低木。

キャッサバ

学名：*Manihot esculenta* Crantz
科名：トウダイグサ科
属名：イモノキ属
英名：Cassava
別名：イモノキ、タピオカノキ、カッサバ

使用部位［その他］：塊根
禁忌：青酸配糖体を含むため、生食は不可。

備考：2メートル程に生育する低木。一万年前には栽培が始まったとされる熱帯性低木。甘味種と苦味種とがあり、苦味変種は有毒な配糖体を含有しているため水に浸してから調理する必要がある。デンプンの製造に適している苦味種の方は有毒成分を多く含む。このため水に晒し、加熱するなどし、毒抜き後に食用とする。

マラッカノキ

学名：*Phyllanthus emblica* L.
科名：トウダイグサ科
属名：コミカンソウ属
英名：Emblic、Ambal、Aamalaki、Amblabaum、Amula
別名：アーマラキー、ユカン（油柑）、インドスグリ、アンマロク、アムラ、フィランツス、インディアングズベリー

使用部位［その他］：果実、葉、根、花
生薬名［その他］：果実：庵摩勒（アンマロク）
安全性の詳細は、『「健康食品」の安全性・有効性情報』を確認のこと。

備考：中国南部から東南アジアにかけて分布する落葉高木。民間療法や生薬では、強壮、緩下、抗酸化に。高血圧予防、糖尿病、美肌に。インド伝承医学（アーユルヴェーダ）では重要なハーブのひとつ。インドでは、スパイス、塩や油とともに、「アチャール」として食されることが多い。生、乾燥、または茹でた果実を食べる。サプリメントや茶剤に。

トウゴマ

学名：*Ricinus communis* L.
異名：*Ricinus speciosus* Burm.、*Ricinus viridis* Willd.
科名：トウダイグサ科
属名：トウゴマ属
英名：Castor、Castor Oil Plant
別名：カスター、ヒマ（蓖麻）

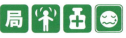

使用部位［局方］：種子を圧搾して得た脂肪油
生薬名［局方］：ヒマシ油（ヒマシ油）
生薬ラテン名［局方］：Oleum Ricini
生薬英語名［局方］：Castor Oil

使用部位［WHO］：種

生薬ラテン名［WHO］：Oleum Ricini

使用部位［その他］：種子、種子油、根、葉、花
生薬名［その他］：種子：蓖麻子（ヒマシ）／種子脂：蓖麻脂、蓖麻子油／根：蓖麻根／葉：蓖麻葉
薬効：消炎作用、分娩誘発、緩下作用、創傷治癒作用。
用法［WHO］：WHOでは、他の食事療法や膨張性緩下薬で軽減しない場合の急性便秘の短期治療に。手術前の腸内容排出のための下剤として。また局所の皮膚疾患や皮膚炎への外用に。さらに通経薬、分娩誘発、火傷、気管支炎、下痢、掻痒、耳痛、痔核、肺炎、リウマチ、捻挫の治療に。WHOの使用例では、緩下薬として：単回の1日量1～10ml。分娩誘発の用量：医師の監督下で単回の最大量が4～60ml。局所使用：不揮発性油。
禁忌：妊娠中及び生理中は禁忌。また12歳未満の小児、胆道閉鎖や胆道疾患の患者。トウゴマ油に過敏あるいはアレルギー。虫垂炎、慢性炎症性腸疾患。診断されていない腹痛や塩分と水分の消失を伴う重症脱水、腸閉塞では禁忌。
安全性：警告：分娩誘発では妊娠40週以降の使用では医師、助産婦など経験ある専門家の管理下で使用する必要あり。下剤としては数日を超えての使用は腸の低運動性を増悪する可能性。医師へ相談なく3～5日超の使用はしない。過剰量は吐き気、嘔吐、疼痛性腹部せん痛、水分と電解質の消失を伴う重症下痢を導く可能性。
薬物相互作用：強心配糖体、抗不整脈薬、利尿薬、コルチゾール、カンゾウ、抗ヒスタミン、脂溶性ビタミンとの同時使用はこれらの薬剤の効果を低下する。強心配糖体の場合、体液と電解質の消失により有害事象のリスクが増加する。
副作用：発疹、胃の不調。高用量では吐き気、嘔吐、疼痛性腹部せん痛、水分と電解質が減少する重症下痢。アレルギー。接触性皮膚炎、口唇炎などには注意を要する。

備考：種子からひまし油（蓖麻子油）が得られる多年草。便秘、急性胃腸炎、食中毒に。ひまし油は毒性が強いため、近年では主に工業用として用いられている。種子あるいは種皮を除いた仁を冷圧し採取されたヒマシ油を内用に。

スチリンギア

学名：*Stillingia sylvatica* L.
科名：トウダイグサ科
属名：スチリンギア属
英名：Queen's Delight
別名：クィーンズデライト

使用部位［その他］：根茎
禁忌：妊娠中、授乳中は禁忌。

備考：1.2メートル程になる砂地を好む多年草。アメリカ先住民によって、皮膚疾患や下痢に用いられた。1831年から1926年のアメリカ薬局方にも収載されている。民間療法では解毒として可能性湿疹、腫れ物などに。また喉の痛みや気管支炎、外用としては湿疹、痔などの洗浄に。

ドクウツギ

学名：*Coriaria japonica* A.Gray
科名：ドクウツギ科
属名：ドクウツギ属
英名：-
別名：コマウツギ、イチロベゴロシ

使用部位［その他］：-
禁忌：果実は猛毒で誤食は死に至る。

備考：ドクウツギ科の落葉低木。ユキノシタ科のウツギに似ている。かつてはネズミ捕りの毒として用いられていた。トリカブト、ドクゼリと並ぶ日本三大有毒植物のひとつ。

スギナ

学名：*Equisetum arvense* L.
異名：*Equisetum arvense* L. f. *campestre*（Schultz）Klinge
異名［GM］：*Equisetum calderi* B. Boivin
科名：トクサ科
属名：トクサ属
英名：Field Horsetail、Common Horsetail
別名：ミモチスギナ、ホタルグサ、ツギクサ、モクゾク、ホーステール、トクサ、ツメトギ、ヤスリグサ

[G]

使用部位［GM］：全草
生薬ラテン名［GM］：Equiseti Herba
生薬名［GM］：Horsetail Herb
生薬名［その他］：問荊（モンケイ）
薬効［GM］：軽度の利尿。
（GM 立証済みハーブ。p150 を参照。）
適応［GM］：内用：外傷後や静的な浮腫。尿路下部の細菌性および炎症性疾患と腎砂に対する灌注療法。外用：治癒不良の創傷に対する支持療法。
禁忌：心臓または腎臓の機能不全による浮腫が有る場合灌注療法はしない。
安全性：腎臓または心臓の機能不全には禁忌。

備考：日本で育成するトクサ類では最も小さいもの。民間療法では、消炎、解熱、利尿、収斂、鎮咳、鎮痛、抗菌として、泌尿器系の改善、体内の内出血抑制、糖尿病、湿疹、皮膚炎に。葉の様に見えるのは茎で、葉は退化している。成長期に刈り取り乾燥させ煎剤や入浴剤に。

トクサ

学名：*Equisetum hyemale* L.
異名：*Equisetum hyemale* L. var. *ramosum* Honda
科名：トクサ科
属名：トクサ属
英名：-
別名：モクゾク、ツメトギ、ヤスリグサ

使用部位［その他］：全草
生薬名［その他］：木賊（モクゾク）

備考：耐寒性の常緑シダ植物。民間療法や生薬では、止瀉、解熱に。下痢、痔の止血に地上部の煎剤を内用に。風邪などの発熱にも地上部の煎剤を内用として。

イエルバマンサ

学名：*Anemopsis californica*（Nutt.）Hook. & Arn.
科名：ドクダミ科
属名：アネモプシス属
英名：Yerba Mansa
別名：ヤーバマンサ

使用部位［その他］：根茎、根

備考：民間療法では止瀉などにサプリメントで用いられる。

ドクダミ

学名：*Houttuynia cordata* Thunb.
科名：ドクダミ科
属名：ドクダミ属
英名：Fishwort、Chinese Lizard Tail、Heartleaf
別名：ジュウヤク

使用部位［局方］：花期の地上部
生薬名［局方］：ジュウヤク（十薬（重薬））
生薬ラテン名［局方］：Houttuyniae Herba
生薬英語名［局方］：Houttuynia Herb

使用部位［その他］：全草
生薬名［その他］：魚醒草（ギョセイソウ）、十薬（ジュウヤク）

備考：繁殖力が強く生薬にも用いられる多年草。民間療法では、抗炎症、利尿などにより、腫れ物、あせも、慢性鼻炎、高血圧、動脈硬化、急性腎炎、利尿に。乾燥させた全草を茶剤として飲用。外用には生の葉の汁を塗布。

ハンゲショウ

学名：*Saururus chinensis*（Lour.）Baill.
科名：ドクダミ科
属名：ハンゲショウ属
英名：Lizard's Tail
別名：カタシログサ（片白草）

使用部位［その他］：全草、根
生薬名［その他］：全草：三白草（サンパクソウ）
　／根：三白草根

備考：亜熱帯性湿地に分布する落葉の多年草。民間療法では、利尿、抗腫瘍、解熱、解毒に。利尿、腫れ物、皮膚病などに。6〜8月頃の開花期に採取した全草を乾燥させ煎剤として内用に。腫れ物には煎じた煎じ液で患部を洗う。

クダモノトケイソウ

学名：*Passiflora edulis* Sims
科名：トケイソウ科
属名：トケイソウ属
英名：Passion Fruit
別名：パッションフルーツ

使用部位［その他］：果実、葉
生薬名［その他］：セイバレン、ジケイソウ
禁忌：妊娠初期の使用は禁忌。

備考：民間療法では、鎮静、緩和により、神経緊張、過敏性腸症候群、生理前症候群などに。果実を食用に、葉の煎剤を内用とする。

チャボトケイソウ

学名：*Passiflora incarnata* L.
異名：*Granadilla incarnata* Medik.、*Passiflora kerii* Spreng.
科名：トケイソウ科
属名：トケイソウ属
英名：Butterbur、Pestilence Wort
別名：パッションフラワー、ハナトウイソウ、ワイルドパッションフラワー、トケイソウ、メイポップ

G **(🏃)** **SE**

使用部位［GM］：地上部
生薬ラテン名［GM］：Passiflorae Herba
生薬名［GM］：Passionflower Herb
薬効［GM］：鎮痛作用、消炎作用、抗微生物作用、心血管作用（心筋収縮力増加）、中枢神経系抑制作用、子宮刺激作用。
（GM 立証済みハーブ。p179 を参照。）

使用部位［WHO］：地上部
生薬ラテン名［WHO］：Herba Passifl orae
適応［GM］：神経の不穏
用法［WHO］：WHO では、不穏、不眠、不安の軽度鎮静薬として。また神経因性胃腸疾患にも。あるいは鎮痛薬、鎮痙薬、軽度刺激薬。また月経困難症、神経痛、神経因性頻拍に。GM でも神経の不穏に。WHO の使用例では、1日量；成人：鎮静剤として：地上部 0.5〜2g を 3〜4 回；地上部 2.5g を浸剤で 3〜4 回；チンキ剤（1：8）は 1〜4ml を 3〜4 回；他の同等調製物は準じて使用。
禁忌：妊娠中は禁忌。授乳中と小児は医師に相談。
安全性：警告：眠気を催すため、車の運転や気管の操縦の能力低下に注意。副作用：過敏症、蕁麻疹、喘息、鼻炎、重症吐き気、嘔吐、眠気、QT 延長、非持続性心室性頻拍。
安全性［SE］：妊婦の経口摂取は危険（子宮刺激作用）。授乳婦の摂取は避ける。

備考：果実を持つトケイソウの仲間。鎮静、鎮痙、精神安定など抗精神性ハーブとして知られ

ている。作用が穏やかであることから小児や高齢者へも用いられる。神経症、心身の緊張、また不安に伴う不眠、過敏性腸症候群などに。

キミノトケイソウ

学名：*Passiflora laurifolia* L.
科名：トケイソウ科
属名：トケイソウ属
英名：Yellow Granadilla、Passion Flower Herb、Water Lemon
別名：イエローグレナディラ、ミズレモン（水檸檬）、タマゴトケイ

使用部位［その他］：地上部、果実

備考：常緑蔓性低木。民間療法では、抗酸化に。老化防止、生活習慣病予防などに。また果実を食用に。

ターネラ・ディフューザ

学名：*Turnera diffusa* Willd.
科名：トケイソウ科
属名：ターネラ属
英名：Damiana
別名：ダミアナ

G SE 十

使用部位［GM］：葉、地上部
生薬ラテン名［GM］：Turnerae Diffusae Folium/Herba
生薬名［GM］：Damiana leaf and herb
薬効［GM］：強壮作用、催淫作用、利尿作用、緩下作用、殺菌作用（尿路）、抗うつ作用。
（GM 未立証ハーブ。p325 を参照。）
禁忌：妊娠中・授乳中は禁忌。
安全性［SE］：妊娠中は使用禁忌（流産）。授乳中も使用を避ける。

備考：北アメリカの砂漠地帯に生育する芳香性の低木。中央アメリカ（マヤ族）で伝統的に使用された催淫薬。民間療法では、強壮、刺激、興奮、緩下、利尿、抗鬱に。伝統療法でも滋養強壮や軽度から中度の抗鬱に用いられた。ティンクチャー、または煎剤を内用に用いる。変種も同様に用いる。

マロニエ

学名：*Aesculus hippocastanum* L.
異名：*Aesculus castanea* Gilib.、*Aesculus procera* Salisb.、*Castanea equina*、*Hippocastanum vulgare* Gaertner (3). Not to be confused with the common chestnut, *Castanea dentata* (Marshall) Burkh. (Fagaceae) (4) or related Castanea species
科名：トチノキ科
属名：トチノキ属
英名：Horse-Chestnut、Conker Tree
別名：ホースチェストナッツ、ホースチェスナッツ、コンカーツリー、セイヨウトチノキ、ウマグリ

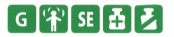

使用部位［GM］：種子
※樹皮・葉・花・芽は「非医」
※トチノキの種子は「非医」
生薬ラテン名［GM］：Hippocastani Semen
生薬名［GM］：Horse Chestnut Seed
薬効［GM］：消炎作用、血管作用（伏在静脈の収縮、静脈圧増加、伏在静脈や門脈の緊張増加）、慢性静脈不全と関連症状の軽減（下肢など）、打撲の症状軽減。
（GM 立証済みハーブ。p148 を参照。）

使用部位［GM］：葉「非医」
生薬ラテン名［GM］：Hippocastani Folium
生薬名［GM］：Horse Chestnut Leaf
薬効［GM］：消炎作用、血管作用（伏在静脈の収縮、静脈圧増加、伏在静脈や門脈の緊張増加）、慢性静脈不全と関連症状の軽減（下肢など）、打撲の症状軽減。
（GM 立証済みハーブ。p148 を参照。）

使用部位［GM］：樹皮「非医」
生薬ラテン名［GM］：Hippocastani Cortex
生薬名［GM］：Horse Chestnut Bark and Flow-

er

薬効［GM］：消炎作用、血管作用（伏在静脈の収縮、静脈圧増加、伏在静脈や門脈の緊張増加）、慢性静脈不全と関連症状の軽減（下肢など）、打撲の症状軽減。
（GM 立証済みハーブ。p148 を参照。）

使用部位［GM］：花「非医」
生薬ラテン名［GM］：Hippocastani Flos
生薬名［GM］：-
薬効［GM］：消炎作用、血管作用（伏在静脈の収縮、静脈圧増加、伏在静脈や門脈の緊張増加）、慢性静脈不全と関連症状の軽減（下肢など）、打撲の症状軽減。
（GM 立証済みハーブ。p148 を参照。）

使用部位［WHO］：熟した種子
生薬ラテン名［WHO］：Semen Hippocastani
適応［GM］：下肢の痛みや重い感覚などの下肢静脈の症状（慢性静脈不全）の治療。下肢の夜間のこむらがえり、掻痒、腫脹。
用法［WHO］：WHOでは、内用で、足の疼痛や重感、夜間こむら返り、掻痒、浮腫腫などの慢性静脈不全。外用では慢性静脈不全、捻挫、打撲。また、冠動脈疾患に。その他、細菌性赤痢、発熱。月経過多やそのほかの婦人科出血に対する止血薬、強壮薬として。GMでも下肢の痛みや重い感覚などの下肢静脈の症状（慢性静脈不全）の治療に。下肢の夜間のこむらがえり、掻痒、腫脹に。WHOの使用例では、1日量：生薬の標準化粉末エキス250〜312.5mgを1日2回（エシン100mgに同等）、エシンとして計算したトリテルペン配糖体を16〜20%含有：局所ゲルはエシン2%を含有。
禁忌：トチノキ科植物へのアレルギー。
安全性：薬物相互作用：大量による中毒性腎症。そのためゲンタマイシンなど腎毒性が知られている薬物と共に使用しない。
その他：妊娠中と授乳中の使用は医師に相談。小児での使用は治療の合理性がない。
副作用：吐き気、胃症状。アレルギー反応。また内服で痒み、吐き気、胃の不調などの発現の可能性。
安全性［GM］：内服で痒み、吐き気、胃の不調などの発現の可能性。

安全性［SE］：生のものを口にするのは危険。加工して有害物質を除いたエキスを使用するべき。腎臓、肝臓障害のある場合は注意。

備考：樹高40メートル近くなる落葉樹。民間療法では、毛細血管の修復・保護、静脈瘤、浮腫、打撲、捻挫などに。ただし、内用で、痒み、吐き気、胃の不調などの発現の可能性。生の種子、樹皮、花、葉の摂取は危険。エスクリンを含むため死に至ることがある。

トチノキ

学名：*Aesculus turbinata* Blume
科名：トチノキ科（ムクロジ科）
属名：トチノキ属
英名：Japanese Horse Chestnut
別名：クワズノクリ、トチ、トチグリ

使用部位［その他］：種子、樹皮

備考：樹高35メートル程になり、仏語でマロニエとも呼ばれるトチノキ科の落葉高木。縄文時代には種子が重要な食料とされた。しもやけ、水虫、タムシなどの皮膚疾患に種子の粉で湿布に、また止血、下痢には樹皮の煎剤を内用に。

トチュウ

学名：*Eucommia ulmoides* Oliv.
科名：トチュウ科
属名：トチュウ属
英名：Chinese Gutta Percha、Eucommia、Hardy Rubber Tree
別名：-

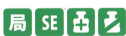

使用部位［局方］：樹皮
生薬名［局方］：トチュウ（杜仲）
生薬ラテン名［局方］：EUCOMMIAE CORTEX
生薬英語名［局方］：Eucommia Bark

使用部位 ［その他］：樹皮
※果実・葉・葉柄・木部は「非医」
生薬名 ［その他］：杜仲（トチュウ）
薬効：強壮（肝臓）、強精
安全性の詳細は、『「健康食品」の安全性・有効性情報』を確認のこと。

備考：生薬としても用いられる落葉高木。民間療法では強壮、強精の他、腎臓や腎機能疾患などにも用いられる。その他高血圧、リウマチ、神経痛、関節炎、利尿、二日酔いに。

トベラ

学名：*Pittosporum tobira*（Thunb.）W.T.Aiton
科名：トベラ科
属名：トベラ属
英名：Japanese Cheesewood
別名：トビラノキ

使用部位 ［その他］：葉
生薬名 ［その他］：海桐（カイトウ）

備考：樹高3メートル程となる常緑低木。鬼を追い払う魔除けとして古くから用いられた。民間療法や生薬では、寄生性の皮膚病に乾燥させた葉の煎剤を塗布。

【科名ナ行】

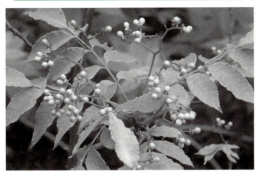

ニガキ

ベラドンナ

学名：*Atropa bella-donna* L.
科名：ナス科
属名：オオカミナスビ属
英名：Belladonna、Deadly Nightshade
別名：オオカミナスビ、ハシリドコロ、セイヨウハシリドコロ、オオハシリドコロ

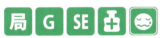

使用部位［局方］：根
生薬名［局方］：ベラドンナコン（ベラドンナ根）
生薬ラテン名［局方］：Belladonnae Radix
生薬英語名［局方］：Belladonna Root

使用部位［GM］：葉
生薬ラテン名［GM］：Atropa Belladonna
生薬名［GM］：Belladonna
生薬名［その他］：ベアラドンナ、ベラドンナコン
薬効［GM］：アセチルコリンの競合的阻害により副交感神経抑制／抗コリン作動性作用を示す。自律神経系と平滑筋、また中枢神経系に末梢作用を示す。また特に消化管や胆管などの器官を弛緩し、痙攣症状を軽減。中枢神経系への作用により、筋震せんあるいは硬直が起こる可能性（他はGM：No.885、886と類似するがこの部分が異なるのに注意）。心臓に陽性変伝導作用と陽性変時作用。
（GM立証済みハーブ。p87を参照。）
適応［GM］：消化管と胆管の痙攣とせん痛様疼痛
禁忌：妊娠中・授乳中、小児、高齢者には禁忌。頻脈性不整脈、残存尿のある前立腺腺腫、狭角緑内障、急性肺浮腫、消化管の機械的狭窄、巨大結腸には禁忌。
安全性：カナダにおいては、規制により食品として使用することを禁止している。
安全性［GM］：口渇、汗腺からの分泌減少、皮膚の赤変と乾燥、高体温、頻脈、排尿困難、幻覚とけいれん（特に過量で）。薬物相互作用：三環系抗鬱剤、アマンタジン、キニジンの抗コリン作用の増強。
安全性［SE］：経口摂取は危険（ベラドンナアルカロイド含有）。授乳婦の経口摂取は危険。高齢者や小児で重症の中毒例多数あり。

備考：西ヨーロッパに生育する多年草。夏から秋に採取した葉茎は生薬名をベラドンナという。翌年に掘り採った根はベラドンナコンという。葉からベラドンナエキス、ベラドンナチンキが精製されるが、一般利用は極めて危険。

トウガラシ

学名：*Capsicum annuum* L.
異名［GM］：*Capsicum annuum* L. Grossum group
科名：ナス科
属名：トウガラシ属
英名：Paprika、Sweet Pepper、Green Pepper
別名：アマドウガラシ（甘唐辛子）、オタフクトウガラシ、セイヨウトウガラシ、パプリカ、ピーマン

使用部位［GM］：カプサイシン低含有種の果実
生薬ラテン名［GM］：Capsici Fructus
生薬名［GM］：Paprika
（GM未立証ハーブ。p362を参照。）
【トウガラシ属】
高用量での長期摂取は危険。

薬用植物辞典　273

は、鎮痛、鎮痙、鎮咳に。不用意な摂取による死亡例も報告されている。異常高熱、せん妄、頻脈、異常行動、散瞳とそれに伴う羞明などの中毒症状あり。これらの症状が数日間続いたり、顕著な健忘も報告事例としてあげられる。

シロバナチョウセンアサガオ

学名：*Datura stramonium* L. f. *stramonium*
科名：ナス科
属名：チョウセンアサガオ属
英名：Jimson Weed、Devil's Trumpet、Thorn Apple
別名：シロバナヨウシュチョウセンアサガオ

使用部位［GM］：種子、葉、根、花
生薬ラテン名［GM］：Stramonii Folium/-Semen の基原の1つ
生薬名［GM］：Stramonii Folium
生薬名［その他］：種子：ダツラシ、曼荼羅子（マンダラシ）／葉：ダツラ葉、曼陀羅葉（マンダラヨウ）／根：曼荼羅根（マンダラコン）／花：洋金花（ヨウキンカ、曼荼羅花（マンダラカ）の基原の1つ
（GM未立証ハーブ。p340を参照。）
禁忌：全草が有毒であり誤食は死に至る可能性がある。

備考：世界中の熱帯から温帯に分布するナス科の一年草。民間療法や生薬では、鎮痛、鎮痙、鎮咳に。不用意な摂取による死亡例も報告されている。異常高熱せん妄、頻脈、異常行動、散瞳とそれに伴う羞明などの中毒症状あり。これらの症状が数日間続いたり、顕著な健忘も報告事例としてあげられる。

ヨウシュチョウセンアサガオ

学名：*Datura stramonium* L. f. *tatura* (L.) B.Boivin
異名：*Datura stramonium* L.、*Datura stramonium* L. f. *tatura* (L.) B.Boivin、*Datura stramonium* L. var. *chalybea* W.D.J.Koch、*Datura stramonium* L. var. *tatura* (L.) Torr.、*Datura tatura* L.
異名［GM］：*Datura stramonium* L.（広義）
科名：ナス科
属名：チョウセンアサガオ属
英名：Common Thorn Apple、Jimsonweed、Jimsonweed Datura
別名：フジイロマンダラゲ

使用部位［GM］：種子
生薬ラテン名［GM］：Stramonii Folium の基原の1つ
生薬名［GM］：Jimsonweed Leaf and Seed
生薬名［その他］：種子：ダツラシ、曼荼羅子（マンダラシ）／葉：ダツラ葉、曼陀羅葉（マンダラヨウ）／根：曼荼羅根（マンダラコン）／花：洋金花（ヨウキンカ、曼荼羅花（マンダラカ）の基原の1つ
（GM未立証ハーブ。p340を参照。）

使用部位［GM］：葉、根、花
生薬ラテン名［GM］：Stramonii Semen の基原の1つ
生薬名［GM］：Jimsonweed Seed
生薬名［その他］：種子：ダツラシ、曼荼羅子（マンダラシ）／葉：ダツラ葉、曼陀羅葉（マンダラヨウ）／根：曼荼羅根（マンダラコン）／花：洋金花（ヨウキンカ、曼荼羅花（マンダラカ）
（GM未立証ハーブ。p342を参照。）
禁忌：全草に毒性があり一般摂取は厳禁。

備考：世界中の熱帯から温帯に分布するナス科の一年草。民間療法では、鎮痛、鎮静に。毒性が強いため一般には使用しない。副交感神経抑制、血圧上昇、中枢神経興奮、分泌機能抑制、アトロピン類似作用などを持つ。誤食により、瞳孔散大、口渇、意識混濁、興奮、心拍促進、麻痺、頻脈などの中毒症状を引き起こすので注意。全株に特異な臭いを持つ有毒植物である。

ヒヨス

学名：*Hyoscyamus niger* L.
異名：*Hyoscyamus bohemicus* F.W.Schmidt、*Hyoscyamus niger* L. var. *agrestis*（Kit. ex Schult.）W.D.J.Koch
科名：ナス科
属名：ヒヨス属
英名：Black Henbane、Henbane、Hog's Bean
別名：魔女の草、ロウトウ（莨菪）

使用部位［GM］：種子、根、葉、開花部先端
生薬ラテン名［GM］：Hyoscyami Folium
生薬名［GM］：Henbane Leaf
生薬名［その他］：種子：天仙子（テンセンシ）、莨菪子（ロウトウシ）／根：莨菪根／葉：菲沃斯葉（ヒヨスヨウ）
薬効［GM］：アセチルコリンの競合的阻害により副交感神経抑制／抗コリン作動性作用を示す。自律神経系と平滑筋、また中枢神経系に末梢作用を示す。平滑筋の器官、特に消化管の弛緩を起こす。また中枢神経系の筋震せんを軽減。鎮静作用もあり。
（GM立証済みハーブ。p146を参照。）
適応［GM］：消化管の痙攣。
禁忌：頻脈性不整脈、残存尿のある前立腺腺腫、狭角緑内障、急性肺浮腫、消化管のいずれかの部分の機械的狭窄、巨大結腸には禁忌。妊娠中・授乳中も禁忌。
安全性［GM］：口渇、眼症状の不全、頻脈、排尿困難。薬剤相互作用：三環系抗鬱策、アマンタジン、抗ヒスタミン、フェノチアジン、プロカインアミド、キニジンの抗コリン作用の増強。

備考：薬用として栽培されている1〜2年草。含有される向精神作用を施す成分を利用し、ベラドンナ、マンドレイク、チョウセンアサガオ等と組み合わせ、古くから麻酔薬として利用されてきた。一般には利用されない。

クコ

学名：*Lycium chinense* Mill.
異名：*Lycium rhombifolium*（Moench）Dippel ex Dosch et Scriba
科名：ナス科
属名：クコ属
英名：Duke of Argyll's Tea-Tree、Chinese Box Thorn、Matrimony Vine.
別名：クコシ、クコヨウ、ジコッピ、カラスナンバン、カワラホオズキ、リキウム、ウルフベリー

使用部位［局方］：果実
生薬名［局方］：クコシ（枸杞子）
生薬ラテン名［局方］：Lycii Fructus
生薬英語名［局方］：Lycium Fruit

使用部位［局外］：葉
生薬名［局外］：クコヨウ（枸杞葉）
生薬ラテン名［局外］：Lycii Folium
生薬英語名［局外］：Lycium Leaf

使用部位［その他］：果実、根皮、若い茎葉
※果実・葉は「非医」
生薬名［その他］：果実：枸杞子（クコシ）／根：地骨皮（ジコッピ）／茎葉：枸杞葉（クコヨウ
薬効：葉－強精、強壮。果実－血圧降下、滋養強壮。
安全性の詳細は、『「健康食品」の安全性・有効性情報』を確認のこと。

備考：食用や薬用として用いられるナス科の落葉低木。葉は強壮に、根皮は一過性血糖上昇、解熱などに。乾燥した果実200gと氷砂糖300gをホワイトリカー1.8Lに漬け込み薬草酒を作り適量を飲用とする。生食、ドライフルーツにも。

トマト

学名：*Lycopersicon esculentum* Mill.
科名：ナス科

属名：トマト属
英名：Tomato
別名：アカナス（赤茄子）、トウシ、バンカ、コガネウリ

使用部位［その他］：果実
生薬名［その他］：蕃茄（バンカ）

備考：南米のアンデス山脈高原地帯原産のナス科の植物。民間療法では、抗酸化、強壮により、冷え症、貧血、便秘予防、肌荒れ、食欲増進などに。野菜として生食、また料理に。

マンドラゴラ

学名：*Mandragora officinarum* L.
科名：ナス科
属名：マンドラゴラ属
英名：Mandrake
別名：マンドレーク

使用部位［その他］：根
薬効：鎮静作用、瀉下作用、催吐作用、鎮痛作用。
禁忌：有毒成分を含有しているため一般利用は厳禁。

備考：草丈5センチ程の多年草。古くから人形の根が幸運や受精のためのお守りとされた。カナダにおいては、本草を食品として使用することは規制によって禁止されている。中世ヨーロッパでは、微量の根を鎮痛薬、麻酔薬に用いていた。民間療法では、関節痛やリウマチ緩和に湿布や軟膏として用いられる。

マルバタバコ

学名：*Nicotiana rustica* L.
科名：ナス科
属名：タバコ属
英名：Tobacco；Aztec Tobacco；Nicotine Tobacco；Turkish Tobacco；Indian Tobacco；Wild Tobacco；Midewiwan Sacred Tobacco
別名：アステカタバコ

使用部位［その他］：葉

ホオズキ

学名：*Physalis alkekengi* L. var. *franchetii* (Mast.) Makino
異名：*Physalis angulata* L. var. *glabripes* (Pojark.) Grubov、*Physalis glabripes* Pojark.
科名：ナス科
属名：ホオズキ属
英名：Chinese Lantern Plant
別名：カガチ、ヌカズキ

使用部位［その他］：全草、根、果実付き宿存萼
※食用ホオズキの果実は「非医」
生薬名［その他］：全草：酸漿（サンショウ）／根：酸漿根／果実付き宿存萼：挂金灯（ケイキントウ）

備考：ナス科ホオズキ属の多年草。民間療法や生薬では、鎮咳、解熱、利尿に。開花期の地下茎を生薬として用いる。むくみ、咳、解熱に乾燥させた地下茎の煎剤を生薬として内用に。

ブドウホオズキ

学名：*Physalis peruviana* L.
科名：ナス科
属名：ホオズキ属
英名：Cape Gooseberry
別名：シマホオズキ、インカベリー

使用部位［その他］：全株、果実
生薬名［その他］：全株：灯籠草（トウロウソウ）
禁忌：未熟な果実は有毒。

備考：ナス科の多年草。民間療法では、抗酸化、

美肌などに外用として。果実は食用に。また観賞用やクラフトに。

セイヨウハシリドコロ

学名：*Scopolia carniolica* Jacquin
科名：ナス科
属名：ハシリドコロ属
英名：European Scopolia
別名：－

使用部位［GM］：根
生薬ラテン名［GM］：Scopoliae Rhizoma
生薬名［GM］：Scopolia Root
（GM 立証済みハーブ。p202 を参照。）

G

適応［GM］：－
禁忌：狭角緑内障、残存尿のある前立腺腺腫、頻脈、消化管狭窄、巨大結腸には禁忌。

ハシリドコロ

学名：*Scopolia japonica* Maxim.
科名：ナス科
属名：ハシリドコロ属
英名：－
別名：サワナス、ユキワリソウ、オメキグサ

局 G 占 😑

使用部位［局方］：根茎及び根
生薬名［局方］：ロートコン（莨菪根）
生薬ラテン名［局方］：Scopoliae Rhizoma
生薬英語名［局方］：Scopolia Rhizome

使用部位［GM］：根、根茎
生薬ラテン名［GM］：Scopoliae Rhizoma
生薬名［GM］：Scopolia Root
生薬名［その他］：ロートコン、東莨菪（トウロウトウ）
薬効［GM］：神経筋伝達物質アセチルコリンとの競合的拮抗により副交感神経抑制 / 抗コリン作動性作用を示す。自律神経系と平滑筋に末梢作用を示す。平滑筋の器官、特に消化管と胆管の弛緩と痙攣状態の除去を引き起こす。中枢神経系インパルスで引き起こされた筋震せんと筋硬直は消失。心臓へは陽性変時作用と陽性変伝導作用を示す。
（GM 立証済みハーブ。p202 を参照。）
適応［GM］：成人と 6 歳超の小児の消化管や胆管、尿路の痙攣。
禁忌：狭角緑内障、残存尿のある前立腺腺腫、頻脈、消化管狭窄、巨大結腸には禁忌。
安全性［GM］：口渇、発汗減少、皮膚の赤変、眼の調節障害、高体温、頻脈、排尿困難、緑内障発作の起こる可能性。薬物相互作用：同時投与の三環系抗鬱策、アマンタジン、キニジンの効果増強。

備考：ナス科の多年草。鎮痙鎮痛作用から重要な製薬の原料となる。（GM には英名 Scopolia root として *Scopolia carniolica* Jacq. を収載）

キンギンナスビ

学名：*Solanum capsicoides* All.
異名：*Solanum aculeatissimum* auct. non Jacq.、*Solanum ciliatum* Lam.、*Solanum surattense* auct. non Burm.f.、*Solanum xanthocarpum* auct. non Schrad. et Wendl.
科名：ナス科
属名：ナス属
英名：Kantakari、Dutch Eggplant、Terong Tenang
別名：ニシキハリナスビ

使用部位［その他］：全株、根および果実と種子
生薬名［その他］：野癲茄（ヤテンカ）、黄果茄（オウカカ）

備考：熱帯原産の多年草。民間療法では、鎮痛、利尿に。全草、葉の裏にも鋭い棘があるので注意を要する。葉や種子はうがい薬として。根は蛇やサソリの毒の解毒に。

ワルナスビ

学名：*Solanum carolinense* L.
科名：ナス科

属名：ナス属
英名：Horse Nettle
別名：ノハラナスビ、オニナスビ

使用部位［その他］：-
禁忌：有毒なため一般使用は厳禁。

備考：草丈50センチ程になるナス科の多年草。民間療法では、鎮痛に。繁殖力の強い多年草。家畜の誤食による中毒死事例が報告されている。また要注意外来生物にも指定されている。

セイヨウヤマホロシ

学名：*Solanum dulcamara* L.
科名：ナス科
属名：ナス属
英名：Climbing Nightshade、Bittersweet Nightshade、Woody Nightshade、Amargamiel
別名：ツルナス、ビタースイート、ズルカマラ、アマニガナスビ

G **SE**

使用部位［GM］：2、3年の茎（幹）、果実
生薬ラテン名［GM］：Dulcamarae Stipites
生薬名［GM］：Woody Nightshade Stem
生薬名［その他］：果実：苦茄（クカ）／全草：白毛藤（ハクモウトウ）／
薬効［GM］：収斂作用、抗微生物作用、粘膜への刺激、ステロイドアルカロイド：抗コリン作用性。ソラソジン：消炎作用。
（GM立証済みハーブ。p232を参照。）
禁忌：葉と未熟な実には有毒なアルカロイド、ソラニンを含む。多量摂取で悪心、動悸を生じる場合も。慢性湿疹の支持療法には禁忌。妊娠中・授乳中、小児鬼も禁忌。
安全性［SE］：葉や果実の摂取は危険（ソラニン含有）。小児および妊娠中・授乳中の使用は危険。

備考：ナス科の蔓性多年草。民間療法では、利尿、抗リウマチ、喘息、抗炎症、強肝に。煎剤またはティンクチャー剤を内用に。

ヒヨドリジョウゴ

学名：*Solanum lyratum* Thunb.
異名：*Solanum lyratum* Thunb. f. *leucanthum* (Nakai) Sugim.、*Solanum lyratum* Thunb. var. *maruyamanum* Honda
科名：ナス科
属名：ナス属
英名：Bittersweet Herb
別名：ツヅラゴ、ホロシ

使用部位［その他］：全草、根、果実
生薬名［その他］：全草：白毛藤（ハクモウトウ）／根：白毛藤根／果実：鬼目（キモク）
禁忌：多量摂取は禁忌。

備考：蔓性多年草。民間療法では、解熱や帯状疱疹に。

ナス

学名：*Solanum melongena* L.
科名：ナス科
属名：ナス属
英名：Eggplant
別名：ナスビ

使用部位［その他］：果実、根および茎、葉、花、宿存萼
生薬名［その他］：果実：茄子（カシ）／根および茎：茄根／葉：茄葉／花：茄花／宿存萼：茄蔕（カテイ）

備考：インド東部が原産ともいわれる野菜。体を冷やす作用を促す夏野菜のためのぼせの解消などに用いられたりなどする。蔕は古くからイボ取りに用いられる。

イヌホオズキ

学名：*Solanum nigrum* L.

科名：ナス科
属名：ナス属
英名：Black Nightshade、Garden Nightshade、Houndsberry、Kakamachi
別名：リュウキ、ガーデンハックルベリー

使用部位［その他］：全草、根、種子
生薬名［その他］：全草：竜葵（リュウキ）／根：竜葵根／種子：竜葵子
禁忌：摂取は禁忌。妊娠中・授乳中も禁忌。
安全性［SE］：摂取は危険（ソラニン含有）。妊娠中・授乳中は危険（催奇形性）。

備考：草丈60センチ程になる蔓性一年草または多年草。民間療法では、利尿、むくみ、腫れ物に。生薬では解熱、利尿などに配剤され用いられるが、有毒なため一般での内用は厳禁。アフリカや東南アジアなどでは、葉や茎を茹で野菜として食用とする。

ジャガイモ

学名：*Solanum tuberosum* L.
科名：ナス科
属名：ナス属
英名：Potato
別名：バレイショ、ジャガタライモ

使用部位［その他］：塊茎
生薬名［その他］：洋芋（ヨウウ）
禁忌：未熟のイモ、芽は有毒。

備考：地下茎を食用とするナス科の野菜。南米のアンデス原産で日本へは16世にオランダ人が伝えたとされる。カリウムを多く含み、体内の塩分バランスを整えることを助けるとされる。高血圧予防などにも。

ハダカホオズキ

学名：*Tubocapsicum anomalum* (Franch. et Sav.) Makino
異名：*Capsicum anomalum* Franch. et Sav.
科名：ナス科
属名：ハダカホオズキ属
英名：-
別名：アカコナスビ、キツネノホオズキ

使用部位［その他］：全草／根／果実
生薬名［その他］：竜珠（リュウジュ）／竜珠根／竜珠子

備考：草丈90センチ程になる多年草。民間療法では、腫れもの、おできなどに、全草を酢に漬け込み薬草酢としたもので患部を湿布する。

アシュワガンダ

学名：*Withania somnifera* (L.) Dunal
異名：*Physalis somnifera* L.
科名：ナス科
属名：セキドメホオズキ属
英名：Ashwagandha、Withania、Ajagandha、Amangura、Winter Cherry
別名：ウィザニア・ウィタニア

使用部位［WHO］：根
生薬ラテン名［WHO］：Radix Withaniae

使用部位［その他］：全草
薬効：抗ストレス作用、消炎作用、抗虚血作用（卒中予防、心臓保護）、抗酸化作用、化学的予防（皮膚癌、線維肉腫）、記憶と認知機能への効果、免疫刺激作用、神経保護作用、精神運動機能を増進。
用法［WHO］：WHOでは、反応時間を改善する抗ストレス薬として。また、運動選手や高齢者のエネルギーを増加し、全身の健康を改善し、弛緩を予防する全身強壮薬として。さらに、気管支炎、消化不良、不能症、疥癬、潰瘍に。WHOの使用例では、粉末にした生薬：乾燥粉末根3〜6g。経口抗ストレス剤として250mgを1日2回。
禁忌：伝統医学では流産促進にも使用されるため

妊娠中、授乳中は禁忌。甲状腺機能亢進症の者は使用を避ける。

安全性：薬物相互作用：バルビツール酸の効果を増強し、ジアゼパムとクロナゼパムの効果を減弱する可能性。

副作用：吐き気、嘔吐、下痢。

安全性［SE］：妊娠中は使用禁忌（堕胎作用）。授乳中も使用を避ける。

備考：ナス科の常緑低木。インドの伝統療法では古くから用いられれている。民間療法では、不眠改善、精神安定、抗ストレス、免疫力向上に。根の粉末を内用とする。

ノミノツヅリ

学名：*Arenaria serpyllifolia* L.

異名：*Arenaria serpyllifolia* L. var. *tenuior* auct. non Mert. et W.D.J.Koch

科名：ナデシコ科

属名：ノミノツヅリ科

英名：Thyme-Leaved Sandwort

別名：タイムリーヴドサンドワート

使用部位［その他］：全草

生薬名［その他］：小無心菜

備考：ナデシコ科の越年草。民間療法では、利尿に。膀胱炎、腎結石などに地上部の煎剤を内用として用いる。

オランダナデシコ

学名：*Dianthus caryophyllus* L.

科名：ナデシコ科

属名：ナデシコ属

英名：Clove Pink、Carnation

別名：クローブピンク、オランダセキチク（阿蘭陀石竹）、ジャコウセキチク（麝香石竹）、ジャコウナデシコ（麝香撫子）、カーネーション

使用部位［その他］：花

備考：ナデシコ科の多年草。民間療法では、解熱、強壮により、心臓病などに。観賞用カーネーションの原種。サラダ、砂糖菓子、ワインの風味づけに。またポプリにも。

カワラナデシコ

学名：*Dianthus superbus* L. var. *longicalycinus*（Maxim.）F.N.Williams

異名：*Dianthus longicalyx* Miq.、*Dianthus superbus* auct. non L.、*Dianthus superbus* L. subsp. *longicalycinus*（Maxim.）Kitam.

科名：ナデシコ科

属名：ナデシコ属

英名：Superb Pink

別名：ナデシコ、ヤマトナデシコ

使用部位［その他］：全草、種子

生薬名［その他］：全草：瞿麦（クバク）／種子：瞿麦子（クバクシ）

禁忌：妊娠中は禁忌。

備考：ナデシコ科の多年草。秋の七草のひとつでもあるナデシコは本種を指す。民間療法や生薬では、利尿、通経に。膀胱炎、生理不順などに。秋の七草のひとつ。乾燥させた種子の煎剤を内用として。

シュッコンカスミソウ

学名：*Gypsophila paniculata* L.

異名［GM］：*Gypsophila paniculata* L. var. *paniculata*

科名：ナデシコ科

属名：カスミソウ属

英名：White Soapwort

別名：−

使用部位［GM］：根

生薬ラテン名［GM］：Gypsophilae Radix

生薬名［GM］：Soapwort Root、White

生薬名［その他］：銀柴胡（ギンサイコ）の基原の1つ

（GM 立証済みハーブ。p209 を参照。）

適応［GM］：−

コゴメビユ

学名：*Herniaria glabra* L.
科名：ナデシコ科
属名：コゴメビユ属
英名：−
別名：−

G

使用部位［GM］：地上部
生薬ラテン名［GM］：Herniariae Herba
生薬名［GM］：Smooth Rupturewort、Rupture-wort
（GM 未立証ハーブ。p371 を参照。）

備考：ナデシコ科の一年草。民間療法では利用に用いられる。
【同様に使用される植物】
Herniaria hirsuta L.

サボンソウ

学名：*Saponaria officinalis* L.
異名［GM］：*Lychnis saponaria* Jessen、*Saponaria officinalis* L. var. *glaberrima* Ser.
科名：ナデシコ科
属名：サボンソウ属
英名：Red Soapwort、Bouncinf-Bet、Jabonera Roja、Saonaire
別名：ソープワート、バウンシングベッド、シャボンソウ、サポナリア

G **SE**

使用部位［GM］：根
生薬ラテン名［GM］：Saponariae Rubrae Radix
生薬名［GM］：Soapwort Herb, Red
生薬名［その他］：サポナリア根
薬効［GM］：赤：胃粘膜の刺激による去痰。高濃度では細胞毒性。
（GM 立証済みハーブ。p209、p210 を参照。）

使用部位［GM］：全草
生薬ラテン名［GM］：Saponariae Rubrae Herba
生薬名［GM］：Soapwort Herb, Red
生薬名［その他］：サポナリア草
薬効［GM］：赤：胃粘膜の刺激による去痰。高濃度では細胞毒性。
（GM 未立証ハーブ。p377 を参照。）
適応［GM］：上部気道のカタル。
禁忌：煎液は内服しないこと。
安全性：まれに胃の刺激。
安全性［GM］：まれに胃の刺激。
安全性［SE］：妊娠中・授乳中は使用を避ける。胃腸粘膜に炎症がある場合は使用禁忌。

備考：草丈 60 センチほどとなりフラボノイドやサポニンを含む多年草。民間療法では、洗浄、抗炎症に用いられ、湿疹、乾癬、腫れ物などに。葉に配糖体サポナリンが含まれ、汁が出るくらいもむと石けんのような泡が出るところから名付けられた。乾燥させ小さく刻んだ根茎 15g を 600ml の水で煎じ、冷ました液で患部を洗浄。葉と茎を 30 分ほど煮詰めることで石鹸液ができる。

アケボノセンノウ

学名：*Silene dioica*（L.）Clairv.
科名：ナデシコ科
属名：マンテマ属
英名：Red Campion、Morning Campion
別名：レッドキャンピオン、サクラマンテマ、シレネ・ペンデュラ、フウリンカ

使用部位［その他］：花

備考：草丈 80 センチ程の二年草または多年草。フクロナデシコは別種と思われる。花や葉はサラダなど食用に。

フシグロ

学名：*Silene firma* Siebold et Zucc.
異名：*Melandrium firmum*（Siebold et Zucc.）Rohrb.
科名：ナデシコ科
属名：マンテマ属
英名：−

別名：サツマニンジン

使用部位［その他］：全草
生薬名［その他］：硬葉婁菜（コウヨウジョロウサイ）

備考：草丈 80 センチ程になる二年草。民間療法では、催乳、通経、止血、鎮痛に。

コハコベ

学名：*Stellaria media*（L.）Vill.
科名：ナデシコ科
属名：ハコベ属
英名：Chickweed
別名：ハコベ、ハコベラ、アサシラゲ、ハクベラ、ヒヨコグサ、チックウィード、チックウィドー

使用部位［その他］：茎葉
生薬名［その他］：繁縷（ハンロウ）

備考：ナデシコ科の越年草。春の七草のひとつ。民間療法では、消炎、催乳、浄血（産後）、利尿などより、歯茎の炎症、打撲傷、腫れ物に。若芽や茎はお浸し、和え物などの食用に。

ニワウルシ

学名：*Ailanthus altissima*（Mill.）Swingle
科名：ニガキ科
属名：ニワウルシ属
英名：Tree of Heaven
別名：シンジュ

使用部位［その他］：根あるいは幹の内皮
生薬名［その他］：樗白皮（チョハクヒ）
禁忌：医師、また薬剤の下でのみ使用。妊娠中・授乳中も禁忌。
安全性［SE］：妊娠中・授乳中は使用を避ける。

備考：樹高 20 メートル程になるニガキ科の落葉高木。中医薬においては、樹皮を下痢や赤痢に、オーストラリアやアジアでは、淋病、マラリア、駆虫に用いられてきた。クアシノイドは抗ガンに作用するといわれる。

ニガキモドキ

学名：*Brucea amarissima*（Lour.）Desv. ex Gomez
異名：*Brucea javanica* sensu Merr.
科名：ニガキ科
属名：ニガキモドキ属
英名：Brucea Javanica
別名：–

使用部位［WHO］：熟果
生薬ラテン名［WHO］：Fructus Bruceae

使用部位［その他］：果実／根／葉
生薬名［その他］：鴉胆子（アタンシ）／鴉胆子根／鴉胆子葉
薬効：抗アメーバ作用、抗細菌作用、抗マラリア作用、アメーバ赤痢の治療にも。また本抽出物の抗赤痢作用はエメチンより弱い。
用法［WHO］：WHO では、アメーバ赤痢、マラリアに。また、せつに対する湿布、白癬、鞭虫、回虫、条虫、ふけ、ムカデ咬傷、痔核、脾臓腫大の治療に。種子と種子油は、イボとウオノメの治療に。果実は、トリコモナス症、ウオノメ、イボの治療に。WHO の使用例では、アメーバ症の治療には 1 日量 4〜16g を 3 回に分割して煎剤あるいは粉末で 3〜7 日間。マラリアの治療には 1 日量 3〜6g を 3 回に分割して食後に 4〜5 日間。
禁忌：妊娠中、授乳中、小児には禁忌。また多量摂取は、腹痛、嘔吐、呼吸困難などの副作用を引き起こすので注意が必要。
安全性：外用後にアナフィラキシーの報告あり。

備考：常緑低木。民間療法では、抗菌作用などに。

ナガエカサ

学名：*Eurycoma longifolia* Jack
科名：ニガキ科
属名：ユーリコマ属
英名：Ali's Walking Stick、Eurycoma、Long Jack、Longjack、Malaysian Ginseng、Tongkat Ali
別名：トンカット・アリ、マレーシアニンジン

使用部位［その他］：-
禁忌：妊娠中・授乳中は禁忌。
安全性［SE］：妊娠中・授乳中は使用を避ける。

備考：東南アジアの砂地や森に生育するニガキ科の低木。民間療法では、滋養強壮、血行促進など。

ジャマイカニガキ

学名：*Picrasma excelsa* Planch.
科名：ニガキ科
属名：ニガキ属
英名：Quassia、Jamaican Quassia
別名：ジャマイカンカッシア

使用部位［その他］：樹皮
禁忌：妊娠中は禁忌。

備考：落葉高木。民間療法では、健胃、食欲増進に。樹皮の煎剤を内用に。健胃薬としてヨーロッパに輸出されており、材を利用したコップが土産物として販売されている。いくつかのクアシノイドが抗白血病作用を示す。

ニガキ

学名：*Picrasma quassioides*（D.Don）Benn.
異名：*Picrasma quassioides*（D.Don）Benn. f. *dasycarpa*（Kitag.）Kitag.、*Picrasma quassioides*（D.Don）Benn. f. *glabrescens*（Pamp.）Kitag.、*Picrasma quassioides*（D.Don）Benn. var. *glabrescens* Pamp.

科名：ニガキ科
属名：ニガキ属
英名：Picrasma Wood
別名：クボク

使用部位［局方］：樹皮を除いた木部
生薬名［局方］：ニガキ（苦木）
生薬ラテン名［局方］：Picrasmae Lignum
生薬英語名［局方］：Picrasma Wood

使用部位［その他］：木部（樹皮除く）、樹皮・根皮あるいは木部
生薬名［その他］：木部：苦木（クボク、ニガキ）／樹皮・根皮：苦樹皮
薬効：健胃作用。

備考：樹高15メートルほどになるニガキ科の落葉高木。民間療法や生薬では、健胃剤として用いられる。乾燥した木部を煎じたものを内用。木部の代用として葉を採取し乾燥させたものを用いても良い。

クワッシア

学名：*Quassia amara* L.
科名：ニガキ科
属名：クワッシア属
英名：Quassia
別名：カッシア、スルナムカッシア、スリナムカッシア

使用部位［その他］：樹皮、材、根
禁忌：妊娠中は禁忌。

備考：ニガキ科の常緑小高木。民間療法では、健胃、解熱、消化促進に。殺虫、駆虫にも。煎剤として内用。

ニクズク

学名：*Myristica fragrans* Houtt.
異名［GM］：*Myristica aromatica* Lam.、*Myristica moschata* Thunb.、*Myristica officinalis*

Mart、*Myristica officinalis* L. f.
科名：ニクズク科
属名：ニクズク属
英名：Nutmeg
別名：ナツメグ、ニクズクカ、メース

使用部位［局方］：種子で、通例、種皮を除いたもの
生薬名［局方］：ニクズク（肉荳蔲）
生薬ラテン名［局方］：Myristicae Semen
生薬英語名［局方］：Nutmeg

使用部位［GM］：種子
生薬ラテン名［GM］：Myristicae Semen
生薬名［GM］：Nutmeg
生薬名［その他］：種子：肉豆蔲（ニクズク）
（GM 未立証ハーブ。p354 を参照。）

使用部位［GM］：仮種皮
生薬ラテン名［GM］：Myristicae Aril
生薬名［GM］：Nutmeg
生薬名［その他］：仮種皮：肉豆蔲衣
（GM 未立証ハーブ。p354 を参照。）

安全性：5g 以上の粉末の服用は、頭痛、幻覚、めまい、吐き気、眠気、胃痛、肝臓の痛み、激しい渇き、頻脈、不安、複視、急性のパニックなど中枢神経系に作用し副作用を起こすことがあり、ときに昏睡あるいは死に至る場合もあり注意。

備考：香辛料としても用いられるニクズク科の常緑高木。民間療法では、抗炎症、止瀉、鎮痙により、消化不良、下痢、抗痙攣、制吐、食欲増進、抗炎症に。種子を煎じ内用に。またスパイスとしてティーや料理に利用。

アラビアチャノキ

学名：*Catha edulis*（Vahl）Endl.
科名：ニシキギ科
属名：アラビアチャノキ属
英名：Arabian Tea；Khat Tree；Cafta；Kat；Khat

別名：チャット、カート

使用部位［その他］：葉
薬効：興奮作用、強壮作用、食欲抑制作用。
禁忌：妊娠中は禁忌。

備考：樹高 15 メートル程に生育する常緑高木。主としてマラリアなどの改善への民間治療に用いられている。含有されるエフェドリン型アルカロイドは、中枢神経刺激を促し、食欲を抑制するといわれる。民間療法では、抗マラリア薬として、そのまま咀嚼、また煎じ内用に。アフリカでは高齢者の精神機能の刺激・改善へ、ドイツでは肥満改善への補助に用いられている。

ニシキギ

学名：*Euonymus alatus*（Thunb.）Siebold f. alatus
異名：*Euonymus alatus*（Thunb.）Siebold var. *nakamurae*（Makino）F.Maek. ex H.Hara
科名：ニシキギ科
属名：ニシキギ属
英名：Burningbush, Winged Euonymus, Cork Bush
別名：シラミコロシ、ヤハズニシキギ

使用部位［その他］：翼状物のついた枝、翼状の付属物
生薬名［その他］：鬼箭羽（キセンウ）
禁忌：内用厳禁。

備考：ニシキギ科ニシキギ属の落葉低木。かつてはシラミの駆除など毛髪の洗浄に用いられた。

ムラサキマサキ

学名：*Euonymus atropurpureus* Jacq.
科名：ニシキギ科
属名：ニシキギ属
英名：Wahoo, Spindle, Prickwood, Indian Ar-

rowroot
別名：ワーフー

使用部位［その他］：樹皮、根皮
禁忌：妊娠中、授乳中は禁忌。

備考：民間療法では、緩下（樹皮）、利尿、利胆、催吐に。

マサキ

学名：*Euonymus japonicus* Thunb.
異名：*Euonymus japonicus* Thunb. f. *macrophyllus*（Regel）Beissner、*Euonymus japonicus* Thunb. f. *microphyllus*（Jaeger）Beissner、*Euonymus japonicus* Thunb. f. *obovatus*（Nakai）Sugim.、*Euonymus japonicus* Thunb. f. *subinteger*（Sugim.）Sugim.、*Euonymus japonicus* Thunb. var. *longifolius* Nakai、*Euonymus japonicus* Thunb. var. *macrophyllus* Regel、*Euonymus kawachianus* Nakai
科名：ニシキギ科
属名：ニシキギ属
英名：Japanese Spindle
別名：-

使用部位［その他］：根、樹皮
生薬名［その他］：根：調経草（チョウケイソウ）
禁忌：妊娠中は禁忌。

備考：ニシキギ科ニシキギ属の常緑低木。民間療法では、強壮、利尿に。むくみや生理不順などに。樹皮の煎剤を内用に。

マユミ

学名：*Euonymus sieboldianus* Blume
異名：*Euonymus hamiltonianus* auct. non Wall.、*Euonymus hamiltonianus* Wall. subsp. *sieboldianus*（Blume）H.Hara、*Euonymus sieboldianus* Blume f. *calocarpus*（Koehne）Sugim.、*Euonymus sieboldianus* Blume var. *megaphyllus* H.Hara、*Euonymus sieboldianus* Blume var. *yedoensis*（Koehne）H.Hara
科名：ニシキギ科
属名：ニシキギ属
英名：Spindle Tree
別名：ヤマニシキギ

使用部位［その他］：熟した果皮・種子
生薬名［その他］：合歓皮（ゴウカンヒ）
禁忌：種子は薬理作用の激しい成分を含有するため内用は厳禁。

備考：ニシキギ科の落葉低木。民間療法や生薬では、精神安定、不眠、抗ウツなどに。材が良くしなり、弓の材料としたことに由来した名前。かつて頭髪のシラミ駆除に使用されていた。新芽は山菜。
本来のゴウカンヒはネムノキの樹皮。マユミはその代用品。

ラカニシキギ

学名：*Salacia chinensis* L.
異名：*Salacia prinoides*（Willd.）DC.
科名：ニシキギ科
属名：サラシア属
英名：Chundan、Kathala Hibutu Tea、Ponkoranti
別名：サラシア、サラシア・レティキュラータ、コタラヒム、コタラヒムブツ

SE

使用部位［その他］：根
生薬名［その他］：桫拉木（サラツボク）
禁忌：妊娠中、授乳中は禁忌。
安全性［SE］：妊娠中の使用は危険（流産の可能性）。授乳中の使用は避ける。

備考：糖質の吸収を抑えるといわれ、最近ではダイエット用のサプリメントに用いている。

【同様に使用される植物】
Salacia oblonga Wall. ex Wight et Arn.、*Salacia reticulata* Wight

タイワンクロヅル

学名：*Tripterygium wilfordii* Hook.f.
科名：ニシキギ科
属名：クロヅル属
英名：Thunder God Vine、Lei Gong Teng、Huang-T'eng Ken、Lei-Kung T'eng
別名：クロヅル、ライコウトウ（雷公藤）

[SE]

使用部位［その他］：根、葉および種子花
生薬名［その他］：雷公藤（ライコウトウ）
禁忌：妊娠中・授乳中は禁忌。
安全性［SE］：妊娠中の経口摂取は危険（催奇形性）。授乳中も使用を避ける。

備考：樹高3メートル程に生育する蔓性落葉低木。民間療法では、鎮静、鎮痛などに。

サザンニトルツリー

学名：Celtis australis
科名：ニレ科
属名：エノキ属
英名：Southern Nettle Tree
別名：-

使用部位［その他］：葉、果実

備考：25メートル程に生育する落葉高木。果実はかつて食用とされた。民間療法では、収斂に。消化性潰瘍、子宮出血、下痢などに、未完熟の果実、葉を煎じ内用とする。

アカハルニレ

学名：*Ulmus rubra* Muhl.
科名：ニレ科
属名：ニレ属
英名：Slippery Elm、Moose Elm、Red Elm、Sweet Elm
別名：スリッパーエルム、スリッパリーエルム、アカニレ

[SE]

使用部位［その他］：樹皮
禁忌：妊娠中は禁忌。
安全性［SE］：接触皮膚炎の事例あり。妊婦には危険（堕胎作用）。

備考：落葉高木。アメリカ先住民に良く用いられる植物で出き物、腫瘍、傷などの湿布薬とされた。また緩和作用により、下痢、胃腸炎など消化管疾患に用いらえた。民間療法では、泌尿器疾患、呼吸器疾患に。収斂、緩下に。

アメリカキササゲ

学名：*Catalpa bignonioides* Walter
科名：ノウゼンカズラ科
属名：キササゲ属
英名：Indian Bean Tree
別名：-

使用部位［その他］：樹皮、果実
禁忌：根には強い毒性があるため使用厳禁。

備考：ノウゼンカズラ科の落葉高木。民間療法では、解熱、鎮痛に。樹皮は子供の痙攣性の咳や百日咳に。煎剤を内用とする。眼病には果実の煎剤で洗浄。

キササゲ

学名：*Catalpa ovata* G.Don
科名：ノウゼンカズラ科
属名：キササゲ属
英名：Chinese Catalpa
別名：トウキササゲ（C. bungei）、シジツ、カミナリササゲ、ライデンボク

使用部位［局方］：果実
生薬名［局方］：キササゲ（木大角豆）
生薬ラテン名［局方］：Catalpae Fructus
生薬英語名［局方］：Catalpa Fruit

使用部位［その他］：根皮、材、葉、果実
生薬名［その他］：根皮：梓白皮（シハクヒ）／材：梓木／葉：梓葉／果実：梓実（シジツ）
薬効：抗菌、利尿作用。

備考：樹高15メートルほどになるノウゼンカズラ科の落葉高木。民間療法では、利尿、抗菌、抗真菌などにより、腎臓疾患予防、むくみ、腫れ物などに。腫れ物には、煎剤を患部に塗布する。軽い傷ややけどには生葉の汁を患部に塗布する。

ムラサキイペ

学名：*Handroanthus impetiginosus*（Mart. ex DC.）Mattos
科名：ノウゼンカズラ科
属名：ハンドロアンサス属
英名：Pau D'arco、Ipe-Roxo、Tabebuia Avellanedae、Taheebo、Pink Ipe、Pink Lapacho、Trunpet Tree
別名：パウダルコ、パウ・ダルコ、アクアインカー、イペ・ロコソ、タフアリ、タベブイアアベラネダ、タヒーボ

使用部位［その他］：樹皮
禁忌：妊娠中は禁忌。

備考：樹高20メートルほどに生育するノウゼンカズラ科の熱帯樹。民間療法では、鎮咳、抗炎症、強壮、緩下などとして、呼吸器障害、風邪、咳、真菌感染症、熱、喘息などに。副作用として、吐き気や胃腸障害の発現の可能性がある。乾燥させた樹皮を煎じ内用として。

ハナゴマ

学名：*Incarvillea sinensis* Lam.
科名：ノウゼンカズラ科
属名：ハナゴマ属
英名：-
別名：カクコウ

使用部位［その他］：全草
生薬名［その他］：角蒿（カクコウ）

タヒボ（タベブイア・アベラネダエ）

学名：*Tabebuia avellanedae* Lorentz ex Griseb.
科名：ノウゼンカズラ科
属名：タベブイア属
英名：Taheebo
別名：-

SE

使用部位［その他］：-
生薬名［その他］：-
安全性の詳細は、『「健康食品」の安全性・有効性情報』を確認のこと。

ノウゼンハレン

学名：*Tropaeolum majus* L.
科名：ノウゼンハレン科
属名：ノウゼンハレン属
英名：Nasturtium
別名：ナスタチウム、キンレンカ（金蓮花）、インディアンクレス

SE

使用部位［その他］：全草、花、葉
生薬名［その他］：全草：旱蓮花（カンレンカ）
禁忌：小児は禁忌。
安全性［SE］：小児の摂取は禁忌。消化器潰瘍、腎疾患のある場合は使用禁忌。妊娠中・授乳中の摂取は避ける。

備考：南米からメキシコに分布する一年草。民間療法では、強壮、抗菌、鎮咳、去痰、月経促進などに用いる。食用の香味料としても利用。葉や花にははにはさわやかな辛味があり、サラダやサンドイッチなどにして食用とする。また蕾や花、未熟の果実はサラダやケイパーのように、スパイス、ソース、料理の香りづけなどとして用いる。

【科名ハ行】

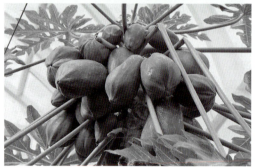
パパイア

パイナップル

学名：*Ananas comosus*（L.）Merr.
異名：*Ananas comosus*（L.）Merr. var. *sativus*（J.H.Schult.）Mez
異名［GM］：*Ananas ananas*（L.）Voss、nom. inval.、*Bromelia comosa* L.
科名：パイナップル科
属名：アナナス属
英名：Pineapple
別名：アナナス

G

使用部位［GM］：果実から得られるタンパク質分解酵素
生薬ラテン名［GM］：Bromelainum
生薬名［GM］：Bromelain
薬効［GM］：高用量のブロメライン（パイナップル果汁の蛋白分解酵素）の経口投与あるいは腹腔内投与で浮腫抑制作用。経口服用でプロトロンビンおよび出血時間の延長と血小板凝集阻害（ヒトでの情報は無い）。急性および慢性毒性については古いデータのみ知られる。（GM 立証済みハーブ。p94 を参照。）
適応［GM］：術後あるいは外傷後の急性の腫脹症状、特に鼻腔と副鼻腔に。
禁忌：ブロメライン（パイナップル果汁の蛋白分解酵素）過敏症。また多量摂取は注意。妊娠中と授乳中はデータがなく不明。
安全性［GM］：時に胃症状あるいは下痢。時々はアレルギー反応。薬剤相互作用：抗凝固薬や血小板凝集阻害薬との同時投与では出血傾向増加が排除できない。血漿と尿のテトラサイクリン濃度がブロメラインの同時服用で増加。

備考：草丈1メートル程になる多年草。タンパク質分解酵素として働くプロ芽ラインを含有。民間療法では、消化促進、止瀉、整腸、利尿に。未熟果実；消化促進、食欲増進。成熟果実；駆風、消化促進、便秘、胃酸過多、利尿。葉；月経痛、月経不順に。果物として食用に。

ハエドクソウ

学名：*Phryma leptostachya* L. subsp. *asiatica*（H.Hara）Kitam.
異名：*Phryma asiatica*（H.Hara）O.Deg. et I.DPhryma leptostachya L.eg、*Phryma leptostachya* L.、*Phryma leptostachya* L. var. *asiatica* H.Hara
科名：ハエドクソウ科
属名：ハエドクソウ属
英名：Lopseed
別名：ハエトリグサ

使用部位［その他］：全草または根
生薬名［その他］：老婆子針線（ロウバシシンセン）

備考：ハエドクソウ科の多年草で有毒植物。民間療法では、抗真菌に。水虫、乾癬には乾燥させたハエドクソウの煎剤で患部を洗浄する。根の汁はハエ取り紙の原料としても用いられている。

バショウ

学名：*Musa basjoo* Siebold ex Iinuma
科名：バショウ科
属名：バショウ属
英名：Japanese Fiber Banana

別名：リュウキュウバショウ（琉球芭蕉）

使用部位 ［その他］：根茎、葉、花または蕾、種子、茎汁
生薬名 ［その他］：根茎：芭蕉根（バショウコン）／葉：芭蕉葉／花または蕾：芭蕉花／種子：芭蕉子／茎汁：芭蕉油

備考：草丈3メートル程になるバショウ科の多年草。民間療法や生薬では、利尿、解熱、止血に。葉や根茎を乾燥させたものの煎剤を内用として。外傷などの止血には、生の葉汁を傷口に塗布。

ミバショウ（実芭蕉）

学名：*Musa spp.*（Musa acuminata Colla や Musa balbisiana Colla を原種とする）
科名：バショウ科
属名：バショウ属
英名：Banana
別名：バナナ、カンショウ

使用部位 ［その他］：果実、根茎
生薬名 ［その他］：果実：香蕉（コウショウ）／根茎：甘蕉根（カンショウ）

備考：バショウ科の大型多年草。民間療法では、利尿、滋養、強壮により、むくみ、妊娠の浮腫などに。果実は滋養強壮、緩下に。

イエルバサンタ

学名：*Eriodictyon californicum*（Hook. & Arn.）Torr.
科名：ハゼリソウ科（ムラサキ科）
属名：エリオディクティオン属
英名：Yerba Santa、Woolly Yerba Santa
別名：エリオディクティオン、ヤーバサンタ

使用部位 ［その他］：地上部

備考：アメリカやメキシコ北部などに分布する常緑低木。民間療法では、消炎、殺菌、去痰、駆風に。喘息や気管支炎、膀胱炎、創傷、腫れ

に。アメリカの先住民はスマッジング（浄化）に用いていた。また、メラニン生成の抑制、発熱、咳、風邪、アレルギー性鼻炎、花粉症など。煎剤を内用とする。すり潰した葉は外用に。葉や花は食用にも。

バッカクキン

学名：*Claviceps purpurea*（Fr.）Tul.
科名：バッカクキン科
属名：バッカクキン属
英名：Ergot
別名：バッカク、エルゴット

G

使用部位 ［GM］：菌核
生薬ラテン名 ［GM］：Secale Cornutum
生薬名 ［GM］：Ergot
生薬名 ［その他］：麦角（バッカク）
（GM 未立証ハーブ。p329 を参照。）

備考：イネ科植物の子房に寄生する菌核。民間療法では、鎮痛など、頭痛、神経痛に。

サナギタケ

学名：*Cordyceps militaris*（Vuill.）Fr.
科名：バッカクキン科
属名：トウチュウカソウ属
英名：Cordyceps Militaris
別名：軟黄金

使用部位 ［その他］：子実体と幼虫
生薬名 ［その他］：冬虫夏草（トウチュウカソウ）

備考：冬虫夏草属の菌類の一種。民間療法や生薬では、滋養、強壮、抗酸化、抗炎症、鎮静に。抗腫瘍活性作用も。

トウチュウカソウ（冬虫夏草）

学名：Cordyceps sinensis
科名：バッカクキン科（ニクザキン科）
属名：冬虫夏草属

英名：Cordyceps、Plant Worms、Vegetative Wasps
別名：フユムシナツクサタケ、コルジセプス

SE

使用部位［その他］：子実体と幼虫
生薬名［その他］：冬虫夏草（トウチュウカソウ）
安全性の詳細は、『「健康食品」の安全性・有効性情報』を確認のこと。

備考：蜘蛛など昆虫、ツチダンゴ菌などの菌核に寄生するキノコの一種。酒に浸けて薬用酒を作り内用。中医学、また生薬、中華料理、薬膳料理などの素材ともされる。チベット等に生息するオオコウモリガの幼虫に寄生し発生するものがいわゆる天然で、オフィオコルディセプス・シネンシスと呼ばれる。

ヨウシュハナシノブ
学名：*Polemonium caeruleum* L. subsp. caeruleum
科名：ハナシノブ科
属名：ハナシノブ属
英名：Jacob's Ladder、Greek Valerian
別名：ヤコブスラダー、ジェイコブスラダー、ヨーロッパハナシノブ

使用部位［その他］：花、根
禁忌：妊娠中・授乳中は禁忌。

備考：ハナシノブ科の多年草。民間療法では、発汗に。耐寒性多年草。ラベンダーブルーの花の開花期は夏。また観賞用、サラダなどで食用にも。かつては根を発汗薬として使用していたが、現在は薬用にされていない。

ポレモニウム・レプタンス
学名：*Polemonium reptans* L.
科名：ハナシノブ科
属名：ハナシノブ属
英名：Abscess Root、American Greek Valerian、Blue Bells

別名：‑

SE

使用部位［その他］：‑
禁忌：妊娠中・授乳中は禁忌。
安全性［SE］：妊娠中・授乳中は使用を避ける。

備考：ハナシノブ科の多年草。民間療法では、解熱、発汗など。

フユノハナワラビ
学名：*Botrychium ternatum*（Thunb.）Sw.
異名：*Sceptridium ternatum*（Thunb.）Lyon
科名：ハナヤスリ科
属名：ハナワラビ属
英名：Ternate Grape Fern
別名：ハナワラビ

使用部位［その他］：全草
生薬名［その他］：陰地蕨（インジケツ）

備考：草丈40センチ程になるハナワラビ科の多年草。民間療法では、鎮痛、止瀉に。下痢や腹痛に乾燥させた全草の煎剤を内用として。

パパイヤ
学名：*Carica papaya* L.
異名［GM］：*Papaya carica* Gaertn.、*Papaya carica* Gaertn.
科名：パパイア科
属名：パパイア属
英名：Papaya、Papaw、Pawpaw
別名：パパイア、チチウリノキ（乳瓜木）、モッカ（木瓜）、マンジュマイ（万寿瓜）

G

使用部位［GM］：乳液
生薬ラテン名［GM］：Papainum Crudum
生薬名［GM］：Papain
（GM 未立証ハーブ。p361 を参照。）

使用部位［GM］：果実、葉
生薬ラテン名［GM］：Papainum Crudum
生薬名［GM］：Papain
生薬名［その他］：果実：番木瓜（バンモクカ）／
　葉：番木瓜葉
（GM 未立証ハーブ。p361 を参照。）
禁忌：葉は有毒のカルバインを含むため食用できない。

備考：多くの熱帯で栽培される常緑小高木。民間療法では、滋養強壮、止瀉、駆虫、美白により、下痢、滋養強壮、駆虫、シミ、ソバカスに。下痢には成熟した果実の搾り汁、1〜2杯を内用。

ナンバンギセル

学名：*Aeginetia indica* L.
異名：*Aeginetia indica* L. var. *sekimotoana*（Makino）Makino
科名：ハマウツボ科
属名：ナンバンギセル属
英名：Aeginetia
別名：オモイグサ

使用部位［その他］：全株
生薬名［その他］：野菰（ヤコ）

備考：ハマウツボ科の多年草。民間療法では、強壮。また喉の痛みにも。9月から10月に全草を採取し乾燥させたものを煎剤として内用に

ホンオニク

学名：*Cistanche deserticola* Ma
科名：ハマウツボ科
属名：ホンオニク属
英名：Desert-Broomrape
別名：-

局

使用部位［局方］：肉質茎
生薬名［局方］：ニクジュヨウ（肉蓯蓉，肉蓉）
生薬ラテン名［局方］：Cistanchis Herba
生薬英語名［局方］：Cistanche Herb

使用部位［その他］：肉質茎
生薬名［その他］：肉蓯蓉（ニクジュヨウ）

備考：ハマウツボ科の多年草。民間療法では、強壮、緩下、抗酸化に。不妊症、インポテンツ、便秘に。生薬として、煎剤、丸剤、酒剤に。またスープなどに加え食べる。

ユソウボク

学名：*Guaiacum officinale* L.
科名：ハマビシ科
属名：ユソウボク属
英名：Tree Of Life、Guaiac Wood、Lignum Vitae
別名：グアヤク、リグナム、ビタエ

G

使用部位［GM］：心材と辺材（材は樹脂を含む）
生薬ラテン名［GM］：Guajaci lignum
生薬名［GM］：Guaiac wood
（GM 立証済みハーブ。p140 を参照。）
適応［GM］：リウマチ症状の支持療法
禁忌：妊娠中・授乳中は禁忌。

備考：南アメリカに分布し、樹高10メートル程の常緑樹で熱帯雨林で生育する。かつては梅毒の治療に用いられたが、現在は有効性を認められていない。民間療法では、特に英国にて、リ

ウマチ、関節炎の改善に用いられている。民間療法では、抗炎症、緩下、利尿、発汗、解毒などに。痛風の改善には、ティンクチャー剤または煎剤を患部に塗布など。

【同様に使用される植物】

Guaiacum sanctum L

チャパラール

学名：*Larrea tridentata* Coville
科名：ハマビシ科
属名：ラレア属
英名：Chaparral、Creosote Bush Greasewood、Hediondilla、Jarilla、Larreastat
別名：クレオソートブッシュ、チャパラル

使用部位［その他］：葉
禁忌：妊娠中、授乳中は禁忌。摂取により急性また悪性肝炎の事例が報告されている。
安全性［SE］：腎臓病や肝臓病の場合、多量服用は危険（吐き気、嘔吐、腹痛、発熱、疲労、黄疸）。肝臓機能に影響する医薬品との併用は避ける。妊娠中の摂取も危険。

備考：2メートル程になる有棘の低木。メキシコやアメリカ南西部などに多く生育している。かつてはアメリカ先住民に胃の疾患や整腸、呼吸器疾患、歯痛などの他、外用洗浄薬などとしても広く利用され1842～1942年までアメリカ薬局方にも収載されていた。近年では、肝臓に有害とのことでアメリカでは使用禁止とされた。

ハルマラ

学名：*Peganum harmala* L.
科名：ハマビシ科
属名：ペガヌム属
英名：Harmara、African Rue
別名：ハーマラ、アフリカンルー

使用部位［その他］：全草、種子
生薬名［その他］：全草：駱駝蓬（ラクダホウ）／駱駝蓬子
禁忌：毒性があり一般使用は厳禁。

備考：樹高50センチ程に生育する低木。中東では麻酔薬として利用されてきた。ディオスコリディス（ギリシア・医師）が利用したことでも知られている。現代ではほとんど使用されていないが、中央アジアでは、根を神経疾患、リウマチの治療薬として用いることもある。

ハマビシ

学名：*Tribulus terrestris* L.
異名：*Tribulus lanuginosus* L.
科名：ハマビシ科
属名：ハマビシ属
英名：Tribulus、Puncture Vine、Gokhuru、Al-Qutub、Cat's-Head
別名：トリビュラス、テレスティス、シツリシ

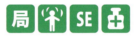

使用部位［局方］：果実
生薬名［局方］：シツリシ（蒺黎子）
生薬ラテン名［局方］：Tribuli Fructus
生薬英語名［局方］：Tribulus Fruit

使用部位［WHO］：果実
生薬ラテン名［WHO］：Fructus Tribuli

使用部位［その他］：果実、根、茎葉、花
生薬名［その他］：未熟果実：蒺藜子（シツリシ）／果実：刺蒺藜（シシツリ）／根：蒺藜根／茎葉：蒺藜苗／花：蒺藜花
薬効：アンギオテンシン変換酵素阻害作用、消炎作用、利尿作用、肝臓保護作用、メラニン細胞増殖刺激、生殖器への作用（勃起誘発、催淫）、尿結石の形成を阻害、また冠動脈疾患（狭心症）に有効。さらに乏精子症患者で精子の量と質を改善。
用法［WHO］：WHOでは、咳嗽、頭痛、乳腺炎に内服。狭心症と男性不妊症の対症療法への使用を評価した臨床試験もあるが無作為化比較試験が必要。また腹部膨満感、下痢、腎結石、鼻

血、白斑に内服。あるいは催淫薬、利尿薬、催乳薬、全身強壮薬、子宮強壮薬として。WHOの使用例では、経口1日量：煎剤として粉末の生薬3〜6gを使用；煎剤として6〜9g/日を分割使用。
禁忌：本草への過敏性あるいはアレルギー。妊娠中・授乳中、小児へは禁忌・
安全性：警告：過剰な日光曝露を避ける。
注意：妊娠中、授乳中、12歳未満の小児の使用は推奨されない。
安全性［SE］：妊婦の摂取は危険（胎児発達への悪影響、流産促進の可能性）。

備考：ハマビシ科の多年草。海浜植物ではあるが、乾燥地帯であれば内陸でも生育する。民間療法や生薬では、利尿、消炎、降圧、鎮静、抗アナフィラキシーに。また、めまい、皮膚の痒み、発疹、流涙、目の充血などに。

ツクリタケ

学名：*Agaricus bisporus*（J. E. Lange）Imbach
科名：バラ科
属名：ハラタケ属
英名：Common Mushroom、White Mushroom、White Button Mushroom、Champignon De Paris
別名：セイヨウマツタケ、マッシュルーム

SE

使用部位［その他］：担子菌類
安全性の詳細は、『「健康食品」の安全性・有効性情報』を確認のこと。

備考：ハラタケ科のキノコ。民間療法では、免疫賦活に。

ニセモリノカサ（アガリクス）

学名：*Agaricus subrufescens* Peck
科名：バラ科
属名：ハラタケ属
英名：Almond Mushroom

別名：アルモンドマッシュルーム、メマツタケ、カワリハラタケ、ヒメマツタケ

使用部位［その他］：-

備考：ハラタケ科ハラタケ属のキノコの一種。民間療法では、免疫賦活に。
本種が*Agaricus blazei*（和名でカワリハラタケ）と呼ばれることがあるが、*Agaricus blazei*は別種である。

セイヨウキンミズヒキ

学名：*Agrimonia eupatoria* L.
科名：バラ科
属名：キンミズヒキ属
英名：Common Agrimony、Agrimony、Churchsteeples
別名：アグリモニー

使用部位［GM］：地上部
生薬ラテン名［GM］：Agrimoniae herba
生薬名［GM］：Agrimony
薬効［GM］：収斂作用。
（GM立証済みハーブ。p79を参照。）
適応［GM］：内用：軽度の非特定の急性下痢、口腔と咽頭粘膜の炎症。外用：皮膚表面の軽度炎症。
安全性［SE］：妊娠中・授乳中の使用は危険（月経周期に影響）。

備考：バラ科の多年草。民間療法では、収斂、利尿により、むくみ、下痢、消化不良などに。乾燥させた地上部の煎剤を内用。喉の痛みには、煎剤でのうがい。
【同様に使用される植物】
Agrimonia procera Wallroth（英名Fragrant Agrimony）、*Agrimonia eupatoria* L.（英名common agrimony）

キンミズヒキ

学名：*Agrimonia pilosa* Ledeb. var. *japonica*

（Miq.）Nakai

異名：*Agrimonia japonica*（Miq.）Koidz.、*Agrimonia pilosa* Ledeb.、*Agrimonia pilosa* Ledeb. subsp. *japonica*（Miq.）H.Hara
科名：バラ科
属名：キンミズヒキ属
英名：Japanese Argimonia
別名：ヒッツキグサ

使用部位［その他］：全草／根
生薬名［その他］：仙鶴草（センカクソウ）／竜芽草根（リュウガソウコン）

備考：草丈80センチ程になる多年草。民間療法や生薬では、止瀉、消炎に。下痢には乾燥させた全草の煎剤を内用に、湿疹やかぶれには煎剤で患部を湿布、口内炎には煎剤でのうがい。

アルパインレディースマントル

学名：*Alchemilla alpina* L.
科名：バラ科
属名：ハゴロモグサ属
英名：Alpine Lady's-mantle

G

使用部位［GM］：地上部
生薬ラテン名［GM］：Alchemillae alpinae herba
生薬名［GM］：Alpine Lady's Mantle herb
（GM 未立証ハーブ。p307 を参照。）

ノミノハゴロモグサ

学名：*Alchemilla arvensis*（L.）Scop.
異名：*Aphanes arvensis* L.
科名：バラ科
属名：ハゴロモグサ属
英名：Parsley Piert、Phane Des Champs、Aphnes
別名：パースリーピエール、イワムシロ、ブレークストーンパセリ

SE

使用部位［その他］：地上部
禁忌：妊娠中・授乳中は禁忌。
安全性［SE］：妊娠中・授乳中は使用を避ける。

備考：草丈10センチ程になる地中海沿岸原産の多年草。民間療法では、粘膜刺激緩和、利尿、収斂、鎮痛に。煎剤を内用として。

セイヨウハゴロモグサ

学名：*Alchemilla vulgaris* L. agg.
科名：バラ科
属名：ハゴロモグサ属
英名：Alchemilla、Lady's Mantle、Alder Buckthorn、Alquimila、Alquimilla
別名：レディースマントル

G **SE**

使用部位［GM］：地上部
生薬ラテン名［GM］：Alchemillae herba
生薬名［GM］：Lady's Mantle
薬効［GM］：収斂作用。
（GM 立証済みハーブ。p158 を参照。）
適応［GM］：軽度で非特定の下痢
禁忌：妊娠中・授乳中は禁忌。
安全性［GM］：下痢が3〜4日以上持続の時は医師に相談。
安全性［SE］：妊娠中・授乳中は使用を避ける。

備考：草丈60センチほどとなる多年草。民間療法では、収斂、抗炎症、通経、止瀉、創傷治

癒、ホルモン調整などにより、下痢、胃腸炎、月経過多、整理不順、更年期障害などに。乾燥させた葉の煎剤を内用。また口内炎、喉の痛みには乾燥させた葉の煎剤でうがいを行う。

クヘントウ（苦扁桃）

学名：*Amygdalus commnis* L. var. *amara*（Duhamel）DC.
科名：バラ科
属名：モモ属
英名：Bitter Almond
別名：ビターアーモンド、クハタンキョウ

使用部位［その他］：種子
生薬名［その他］：苦扁桃（クヘントウ）、苦扁桃仁、苦巴旦杏仁（クハタンキョウニン）
禁忌：青酸化合物が含まれており有毒である。過剰摂取は健康を害する。

備考：主にエッセンスとして利用。

モモ

学名：*Amygdalus persica* L.、Prunus persica Batsch
異名：*Prunus persica*（L.）Batsch
科名：バラ科
属名：モモ属（広義スモモ属）
英名：Peach、Peach Kernel
別名：ピーチ

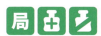

使用部位［局方］：種子
生薬名［局方］：トウニン（桃仁）
生薬ラテン名［局方］：Persicae Semen

使用部位［その他］：種子／根皮／樹皮／嫩枝／葉／花／成熟果実／未熟果実／樹脂
生薬名［その他］：桃仁（トウニン）／桃根／桃茎白皮／桃枝／桃葉／桃花／桃子／碧桃子／桃膠の基原の１つ
薬効：鎮痛作用、消炎作用、利尿作用、整腸作用、鎮咳作用、去痰作用、ホルモン調整作用。

禁忌：葉や種子は妊娠中は禁忌。また種子は毒性成分を含む。乾燥していない葉は、青酸化合物を成分としているので十分換気のこと。

備考：観賞用となるほど花の美しい落葉小高木。アミグダリンを含むため、注意が必要。民間療法では、消炎、抗菌により、月経不順、気管支炎、咳、痰、あせも、更年期障害、かぶれ、湿疹などに用いられる。月経不順には、種子を煎じ内用。去痰、利尿、気管支炎には、生の葉を煎じ内用とする。あせも、かぶれには生の葉を入浴剤に。

ウメ

学名：*Armeniaca mume*（Siebold et Zucc.）de Vriese、*Prunus mume* Siebold et Zuccarini
異名：*Prunus mume* Siebold et Zucc.
科名：バラ科
属名：アンズ属（広義スモモ属）
英名：Japanese Apricot
別名：ムメ

［局外］［SE］

使用部位［局外］：未熟果実
生薬名［局外］：ウバイ（烏梅）
生薬ラテン名［局外］：Mume Fructus
生薬英語名［局外］：Processed Mume

使用部位［その他］：乾燥した未成熟果実／根／枝／葉／蕾／種子
生薬名［その他］：烏梅（ウバイ）／梅根／梅梗／梅葉／白梅花／梅核仁
禁忌：生食は有毒。
安全性［SE］：生の青梅は摂取は避ける（青酸配糖体）。

備考：バラ科の落葉高木。民間療法では、抗菌、鎮痛、健胃などにより、疲労回復、解熱、鎮痛、風邪、食欲増進などに。生薬の烏梅は、未熟な青梅を藁を燃やした煙で燻製にしたもの。食用（梅干し、梅酒など）に。

アンズ

学名：*Armeniaca vulgaris* Lam. var. *ansu* (Maxim.) T.T.Yü et L.T.Lu
異名：*Armeniaca vulgaris* Lam.、*Prunus ansu* (Maxim.) Kom.、*Prunus armeniaca* L.、*Prunus armeniaca* L. var. *ansu* Maxim.
科名：バラ科
属名：アンズ属（広義スモモ属）
英名：Apricot
別名：カラモモ、ホンアンズ、クキョウニン

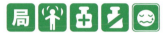

使用部位［局方］：種子
生薬名［局方］：キョウニン（杏仁）
生薬ラテン名［局方］：Armeniacae Semen
生薬英語名［局方］：Apricot Kernel

使用部位［その他］：種子／根／樹皮／枝／葉／花／果実、種子／根／樹皮／枝／葉／花／果実
生薬名［その他］：杏仁（キョウニン）の基原の1つ／杏樹根／杏樹枝／杏葉／杏花／杏子、杏仁（キョウニン）の基原の1つ／杏樹根／杏樹枝／杏葉／杏花／杏子
薬効：鎮痛作用、解熱作用、鎮咳作用、また抗腫瘍作用に関する症例報告、症例シリーズ、第二相試験があるが、腫瘍退縮は殆ど無く進行し、米国NCIはさらなる試験は不要と結論した。
用法［WHO］：WHOでは、煎剤として喘息、大量の痰を伴う咳嗽、発熱の対症療法。種子油は便秘に。また婦人科疾患、皮膚色素過剰、頭痛、リウマチ痛に。種子油は炎症と耳鳴に点耳薬として、また皮膚疾患に使用。WHOの使用例では、平均1日量：熟した乾燥種子3～9g（破砕して切片にし、沸騰水ですすぎ、黄変するまで攪拌しつつ揚げ、完了間際に煎剤に添加）
禁忌：妊娠中、授乳中、小児には禁忌。
安全性：致死的な内用量として、成人では50～60粒、小児では7～10粒という報告がある。副作用：主成分であるアミグダリンの治療による副作用は青酸中毒の症状と同じ。青酸は神経毒で、最初は吐き気と嘔吐、頭痛、めまいを起こし、迅速にチアノーゼ、肝臓障害、著明な低血圧、眼瞼下垂、失調性神経障害、発熱、錯乱、痙攣、昏睡、死亡に進行する。これらの副作用は、生のアーモンドの同時摂取、セロリやモモ、豆モヤシ、人参などβグルコシダーゼを含む果物や野菜、ビタミンCの大量摂取で増強される。

備考：バラ科の落葉小高木。民間療法では、利尿、緩下により、便秘、むくみ、利水に。種子を乾燥させたものを煎じて内用とする。

ソメイヨシノ

学名：*Cerasus* × *yedoensis*（Matsum.）A.V.Vassil.
異名：*Cerasus x yedoensis* (Matsum.) A.V.Vassil. 'somei-yoshino'、*Prunus x yedoensis* Matsum.
科名：バラ科
属名：サクラ属
英名：Yoshino Cherry Tree
別名：サクラ、ヨシノザクラ

使用部位［その他］：内皮、葉
生薬名［その他］：桜皮（オウヒ）
薬効：抗炎症作用、鎮咳作用。

備考：ともに日本原産種であるオオシマザクラとエドヒガン系の桜との交配種。民間療法では、抗炎症、咳、痰、湿疹、腫れ物などに。また食中毒・食あたり、メラニン生成抑制・美白・肌荒れ改善などに。乾燥した樹皮の内皮を煎じ内用に。

セイヨウミザクラ

学名：*Cerasus avium*（L.）Moench
異名：*Prunus avium* L.
科名：バラ科
属名：サクラ属
英名：Wild Cherry、Sweet Cherry
別名：カンカオウトウ（甘果桜桃）、サクランボ（桜坊）

使用部位［その他］：果実

備考：バラ科の落葉高木。民間療法では、抗酸化、収斂、利尿に。また疲労回復に。果樹のサクランボ（桜桃）の多くはこの種に由来。

ヤマザクラ

学名：*Cerasus jamasakura*（Siebold ex Koidz.）H.Ohba、*Prunus jamasakura* Siebold ex Koidz.

異名：*Cerasus serrulata* auct. non（Lindl.）Loudon、*Prunus densifolia* Koehne、*Prunus jamasakura* Siebold ex Koidz.、*Prunus pseudocerasus* Lindl. var. *jamasakura* Makino、*Prunus serrulata* auct. non Lindl.、*Prunus serrulata* Lindl. f. *spontanea*（Maxim.）C.S.Chang

科名：バラ科

属名：サクラ属（広義スモモ属）

英名：Hill Cherry、Japanese Mountain Cherry

別名：−

局 **古**

使用部位［局方］：樹皮
生薬名［局方］：オウヒ（桜皮）
生薬ラテン名［局方］：Pruni Cortex
生薬英語名［局方］：Cherry Bark

使用部位［その他］：樹皮
生薬名［その他］：桜皮（オウヒ）
薬効：鎮咳作用、鎮静作用、去痰作用、抗炎症作用。

備考：バラ科の落葉高木。民間療法や生薬では、鎮咳、鎮静などに。風邪の初期症状の咳や痰に。また不眠、精神安定、リラックス、メラニン生成、美白作用、肌荒れ改善などにも。またブチロンというエキス錠剤は、サクラの樹皮から作られるもので、鎮咳去痰剤として用いられている。おでき、湿疹、蕁麻疹などには、煎じ液で患部を洗浄。また葉はあせもなど浴用剤に。

マハレブ・チェリー

学名：*Cerasus mahaleb* Mill.
科名：バラ科
属名：サクラ属
英名：Mahaleb Cherry、St. Lucie Cherry
別名：マーラブ

使用部位［その他］：種子

備考：民間療法では、強壮、利尿、消化促進に。ブラックチェリーの種子で中近東ではスパイスとして、パンやペストリーなど料理に、またリキュールの香りづけに用いる。

ブラックチェリー

学名：*Cerasus serotina*（Ehrh.）Loisel.
異名：*Prunus serotina* Ehrh.
科名：バラ科
属名：サクラ属
英名：Black Cherry、Wild Cherry、Choke Cherry、Wild Black Cherry
別名：ワイルドチェリー、ワイルドブラックチェリー、アメリカクロザクラ、マーラブ（ブラックチェリーの種子）

使用部位［その他］：樹皮、果実
禁忌：妊娠中は禁忌。

備考：バラ科の落葉高木。民間療法では、鎮静、健胃、鎮咳、去痰に。気管支炎、百日咳、喘息、目の炎症などに煎剤を用いる。秋に収穫したものには、高濃度の青酸が含まれるが、春に収穫したものには少ない。乾燥させた樹皮をハーブティーに。果実はワインやジャムに。

クサボケ

- 学名：*Chaenomeles japonica*（Thunb.）Lindl. ex Spach
- 異名：*Cydonia japonica*（Thunb.）Pers.
- 科名：バラ科
- 属名：ボケ属
- 英名：Japanese Quince
- 別名：コボケ、シドミ、ジナシ、テン、ノボケ、ボケ、モケ

使用部位［その他］：果実
生薬名［その他］：和木瓜（ワモッカ）

備考：バラ科ボケ属の落葉低木で日本特産の植物。民間療法や生薬では、健胃、強壮、利尿、血流改善などに。胃腸炎や腸整には、乾燥させた果実の煎剤を内用に。また冷え性、不眠症、疲労回復には、薬草酒を作り就寝前に飲用とする。和木瓜はカリンを指す場合もある。

ボケ

- 学名：*Chaenomeles speciosa*（Sweet）Nakai
- 異名：*Chaenomeles lagenaria* Koidz.
- 科名：バラ科
- 属名：ボケ属
- 英名：Japanese Quince、Flowering Quince
- 別名：ヨドボケ、カラボケ、フラワリングクインス

使用部位［その他］：果実／根／枝葉／種子
生薬名［その他］：木瓜（モッカ）／木瓜根／木瓜枝／木瓜核

備考：果実が瓜に似ている落葉低木。民間療法では、滋養強壮、鎮咳、去痰により、暑気あたり、咳・痰などに。乾燥した果実を煎じ内用または薬酒にする。

ササクレヒトヨタケ

- 学名：*Coprinus comatus*（O. F. Müll.）Pers.
- 科名：バラ科
- 属名：ササクレヒトヨタケ属
- 英名：Lawyer's Wig
- 別名：-

使用部位［その他］：子実体

備考：ハラタケ科のキノコの一種。民間療法では、糖尿病、痔ろうなどに。軽く茹で乾燥させたものを煎じ内用に。また調理し食用に。

サンザシ

- 学名：*Crataegus cuneata* Siebold et Zucc.
- 科名：バラ科
- 属名：サンザシ属
- 英名：Chinese Hawthorn
- 別名：チャイニーズホーソン

使用部位［局方］：偽果をそのまま又は縦切若しくは横切したもの
生薬名［局方］：サンザシ（山査子）
生薬ラテン名［局方］：Crataegi Fructus
生薬英語名［局方］：Crataegus Fruit

使用部位［その他］：果実、花、葉
生薬名［その他］：果実：山楂（サンザ）、山楂子（サンザシ）

【同様に使用する植物】

Crataegus monogyna Jaquin emend. Lindman あるいは *Crataegus laevigata*（Poiret）de Candolle、あるいは他の Crataegus genus

備考：バラ科の落葉低木。民間療法では、健胃、整腸として用いる。酒、ドライフルーツ、菓子に。生の果実を砂糖漬けやハチミツに漬けとして食用に。

セイヨウサンザシ

学名：*Crataegus laevigata*（Poir.）DC.
異名：*Crataegus oxyacantha* L.、nom. utiq. rejic.
科名：バラ科
属名：サンザシ属
英名：Hawthorn、English Hawthorn
別名：ホーソン、イングリッシュホーソン、ホーソンベリー

G **🏃** **SE**

使用部位［GM］：葉（花付き）
生薬ラテン名［GM］：Crataegi folium cum flore
生薬名［GM］：Hawthom leafwith flower
（GM 立証済みハーブ。p142 を参照。）

使用部位［GM］：果実
生薬ラテン名［GM］：Crataegi fructus
生薬名［GM］：Hawthom berry
（GM 未立証ハーブ。p333 を参照。）

使用部位［GM］：花
生薬ラテン名［GM］：Crataegi flos
生薬名［GM］：Hawthom flower
（GM 未立証ハーブ。p333 を参照。）

使用部位［GM］：葉
生薬ラテン名［GM］：Crataegi folium
生薬名［GM］：Hawthom leaf
（GM 未立証ハーブ。p333 を参照。）

使用部位［WHO］：花のついた枝
生薬ラテン名［WHO］：Folium cum Flore Crataegi
適応［GM］：NYHA ステージ II の心拍出量低下。

使用部位［その他］：果実

使用部位［その他］：花

使用部位［その他］：葉
薬効：陽性変力作用、変時作用（抗不整脈など）、冠血流増加作用、心臓活動電位持続時間の延長、降圧作用、消炎作用（遊離ラジカル捕獲作用、抗酸化作用、情報伝達への作用）、抗収縮作用（腸平滑筋など）、鎮静作用、利尿作用。また、心不全に対する作用（心筋のパフォーマンス増加、抗不整脈）、運動耐容能改善、左室駆出率の増加。（GM：p142 参照）（果実、花として GM：p333 参照）

用法［WHO］：WHO では、慢性鬱血性心不全ステージ II。また、心機能と循環機能の支持療法。あるいは、喘息、下痢、胆嚢疾患、子宮収縮の治療での鎮痙薬、また不眠治療での鎮静薬として。WHO の使用例では、1 日量：乾燥させたものを 45％エタノールまたは 70％メタノール抽出物 160〜190mg（薬草：抽出物の比は 4〜7：1）で、オリゴマー化プロシアニジンを 18.75％あるいはフラボノイド 2.2％をそれぞれ含むように標準化したもの；浸剤として粉砕生薬 1〜1.5g を 1 日 3〜4 回。治療効果は連続治療で 4〜6 週間必要。

安全性：警告：本薬草を使用前に正確な診断（ステージ II の鬱血性心不全）を得ること。症状が増悪した場合、6 週間超の投与でも改善しない場合、足に水分貯留の場合は医師を受診。疼痛が心臓領域で起こって腕、腹部、首へと拡散する場合や呼吸困難の場合は必ず受診。注意：妊娠中、授乳中、小児の使用は医師に相談。

安全性［SE］：妊娠中・授乳中は使用を避ける。

備考：バラ科の落葉低木で古く中国より日本へ持ち込まれた。植物療法では古くから心臓疾患に用いられる薬草として知られている。収斂、鎮静、収斂などにより、動悸、息切れ、心臓部の圧迫感や重圧感に。また強心、血圧降下、血管拡張、食欲増進に。

【同様に使用される植物】

Crataegus monogyna Jaquin emend. Lindman あるいは他の *Crataegus genus*

備考：山地や低地の林縁に生育するバラ科の多年草。民間療法では、収斂、強壮、利尿、抗炎症、緩下、癒傷、浄化、健胃などに用いられる。果実はそのまま食用としたりジュースやジャムに。葉、根は乾燥させティーに。

【同様に使用される植物】

Fragaria viridis Duchesne など他の同属植物

ダイコンソウ

学名：*Geum japonicum* Thunb.
科名：バラ科
属名：ダイコンソウ属
英名：Avens、Indian Chocolate
別名：ノダイコン、ダイコンナ

使用部位［その他］：全草、根茎および根
生薬名［その他］：全草：水楊梅（スイヨウバイ）／根茎および根：水楊梅根

備考：バラ科の多年草。民間療法では、利尿、消炎に。むくみ、夜尿症、湿疹などに。乾燥した全草を煎剤として内用に。あく抜きをすれば食用にもなる。湿疹には乾燥させた全草の煎剤で、患部を洗浄する。あく抜きをすれば食用にもできる。

ヤマブキ

学名：*Kerria japonica*（L.）DC.
科名：バラ科
属名：ヤマブキ属
英名：Japanese Rose、Japanese Kerria、Jews Mallow
別名：－

使用部位［その他］：花あるいは枝葉
生薬名［その他］：棣棠花（テイトウカ）

備考：バラ科の落葉低木。「山吹色」の由来ともなった黄色の花を晩春に咲かせる。民間療法では、止血、利尿に。開花期に花や葉を採取し乾燥させ用いる。止血には乾燥した花を揉んで直接患部を湿布。利尿には、花や葉を乾燥させた煎剤として内用に。

セイヨウリンゴ

学名：*Malus pumila* Mill.
異名：*Malus domestica* Borkh.、*Malus pumila* Mill. var. *domestica*（Borkh.）C.K.Schneid.
科名：バラ科
属名：リンゴ属
英名：Apple
別名：リンゴ

使用部位［その他］：果実（偽果）、果皮、葉
生薬名［その他］：果実：苹果（ヘイカ）／果皮：苹果皮（ヘイカヒ）／葉：苹果葉（ヘイカヨウ）
禁忌：種は毒性成分を含むので摂取は避ける。

備考：中央アジア原産の落葉高木。民間療法では、抗酸化、腸整により、高血圧、動脈硬化、体内炎症の癒傷、動脈硬化症、心臓病、湿疹、疲労回復、美肌、消化促進、止瀉にも。過日のまままたは調理して食用に。

ニワウメ

学名：*Microcerasus japonica*（Thunb.）M. Roem.
異名：*Cerasus japonica*（Thunb.）Loisel.、*Microcerasus glandulosa*（Thunb.）M.Roem. var. *japonica*（Thunb.）G.V.Eremin et Yushev、*Prunus japonica* Thunb.
科名：バラ科
属名：ニワザクラ属
英名：Japanese Bush Cherry；Korean Cherry
別名：コウメ

使用部位［その他］：種子／根、種子／根
生薬名［その他］：郁李仁（イクリニン）／郁李根、郁李仁（イクリニン）／郁李根の基原の1つ
禁忌：妊娠中は禁忌。

備考：バラ科の低木。民間療法では、利尿、緩下、鎮静などに。むくみや便秘、歯痛などに用いる。秋の成熟果を採取し、乾燥させ、中の種子を取り出しさらに乾燥させたもんを生薬名で「郁李仁」と呼ぶ。また根、根皮は必要時に採

取し乾燥させ、生薬「郁李根（イクリコン）」として用いる。果実は果実酒にも。

ユスラウメ

学名：*Microcerasus tomentosa*（Thunb.）G. V.Eremin et Yushev
異名：*Cerasus tomentosa*（Thunb.）Wall.、*Prunus tomentosa* Thunb.
科名：バラ科
属名：ニワザクラ属
英名：Downy Cherry、Nanking Cherry
別名：–

使用部位［その他］：果実／種子、果実／種子
生薬名［その他］：山桜桃（サンオウトウ）／山桜桃核、山桜桃（サンオウトウ）／山桜桃核〔郁李仁（イクリニン）として用いられる〕

備考：樹高３メートル程に生育する落葉低木。民間療法では、滋養強壮、緩下、利尿などに。利尿、便秘、むくみには、乾燥させて種子を煎剤として内用に。また果実で薬草酒を作り、滋養、強壮に就寝前に飲用とする。果実は食用にも。

ウワミズザクラ

学名：*Padus grayana*（Maxim.）C.K.Schneid.
異名：*Prunus grayana* Maxim.、*Prunus padus* L. var. *japonica* Miq.
科名：バラ科
属名：ウワミズザクラ属
英名：Japanese Bird Cherry
別名：ハハカ、コンゴウザクラ、ナタヅカ、カニワザクラ、アンニンゴ

使用部位［その他］：果実、花穂

備考：バラ科の落葉高木。民間療法では、鎮咳に。４月から５月の開花前の青い蕾を花穂の根元から採取し、乾燥の後、煎じ内用に。黒く熟した実は果実酒に。

エゾツルキンバイ

学名：*Potentilla anserina* L.
科名：バラ科
属名：キジムシロ属
英名：Potentilla、Silverweed、Crampweed、Goose Grass、Goose Tansy
別名：ヨウシュツルキンバイ、シルバーウィード、ポテンティラ・アンセリナ、ケツマ

G

使用部位［GM］：地上部
生薬ラテン名［GM］：Potentillae anserinae herba
生薬名［GM］：Potentilla
（GM 立証済みハーブ。p188 を参照。）
適応［GM］：–
禁忌：妊娠中・授乳中は禁忌。

トウツルキンバイ

学名：*Potentilla anserina* L. subsp. anserina
科名：バラ科
属名：キジムシロ属
英名：Potentilla、Silverweed、Crampweed、Goose Grass、Goose Tansy
別名：ヨウシュツルキンバイ、シルバーウィード、ポテンティラ・アンセリナ、ケツマ

G **SE** **十**

使用部位［GM］：塊根、葉、花
生薬ラテン名［GM］：Potentillae anserinae herba
生薬名［GM］：Potentilla
生薬名［その他］：塊根：蕨麻（ケツマ）
薬効［GM］：タンニン濃度により収斂。種々の動物の単離した子宮で緊張と収縮の頻度増加。
（GM 立証済みハーブ。p188 を参照。）
適応［GM］：軽度の月経困難症、軽度で非特定の急性下痢の支持療法、口腔と咽頭粘膜の軽度炎症
禁忌：妊娠中・授乳中は禁忌。
安全性：胃刺激が増悪する可能性。

薬用植物辞典　305

安全性［GM］：胃刺激が増悪する可能性
安全性［SE］：妊娠中・授乳中は使用を避ける。

備考：草丈40センチ程になり匍匐枝を持つバラ科の多年草。民間療法では、胃痛、カタル症状に、煎剤またはティンクチャー剤を内用。エキスが保湿効果を目的に化粧品に配合されている。

タチキジムシロ

学名：*Potentilla erecta*（L.）Raeüsch.
異名［GM］：*Potentilla tormentilla* Necker
科名：バラ科
属名：キジムシロ属
英名：Tormentil、Cinquefoil
別名：トーメンティル、トルメンチル

G

使用部位［GM］：根茎
生薬ラテン名［GM］：Tormentillae rhizoma
生薬名［GM］：Tonnentil root
薬効［GM］：収斂作用。
（GM 立証済みハーブ。p221 を参照。）
適応［GM］：非特定の下痢、口腔と咽頭の軽度の粘膜炎症
安全性：過敏な人は胃症状。下痢が3〜4日を超得る場合には医師に相談。
安全性［GM］：過敏な人は胃症状。下痢が3〜4日超の場合は医師に相談。

備考：バラ科の多年草。民間療法では、収斂（腸壁）、止血、抗菌に。下痢、口内炎など。乾燥させた根茎の煎剤を内用に。

ヘビイチゴ

学名：*Potentilla hebiichigo* Yonek. et H. Ohashi
異名：*Duchesnea chrysantha*（Zoll. et Moritzi）Miq.、*Duchesnea formosana* Odash.、*Duchesnea indica*（Andrews）Focke var. *leucocephala* Makino f. *japonica*（Kitam.）M. Mizush.

科名：バラ科
属名：キジムシロ属
英名：－
別名：－

使用部位［その他］：－

備考：バラ科の多年草。薬草酒を作り痒み止めなどに用いることも。

ヘンカクボク

学名：*Prinsepia uniflora* Batalin
科名：バラ科
属名：プリンセピア属
英名：Perinsepia
別名：ズイジン

使用部位［その他］：核果、果実
生薬名［その他］：核果：蕤仁（ズイジン）、蕤核（ズイカク）

備考：バラ科の低木。果実は黒色で食べられる。果肉を除いた果核を蕤核（ズイカク）、果核の殻より取り出した種子を蕤仁（ズイジン）と呼ぶ。蕤仁は目の腫れや目脂、涙目など眼病の薬に用いる。

アフリカプルーン

学名：*Prunus africana*（Hook.f.）Kalkman
異名：*Pygeum africanum* Hook. f.
科名：バラ科
属名：スモモ属（広義）
英名：Pygeum、African Plum、Red Stinkwood、African Cherry
別名：アフリカンプルーン、アフリカンプラム、ピジウム、ピゲウム、ピジューム

使用部位［WHO］：幹の樹皮
生薬ラテン名［WHO］：Cortex Pruni Africanae

使用部位［その他］：樹皮

薬効：前立腺への作用（前立腺の分泌増加）、ホルモン作用（卵巣切除マウスでエストロゲン結合を阻害、雄性マウスで5αレダクターゼ活性を阻害）、消炎作用、鎮痙作用、細胞増殖阻害作用。また前立腺肥大患者で最大尿量改善。前立腺の分泌を促進したが前立腺サイズは縮小しなかったとの報告。残尿、夜間尿、昼間の多尿、尿意切迫の改善。

用法［WHO］：WHOでも、良性前立腺肥大ステージⅠおよびⅡの下部尿路症状（夜間尿、多尿、尿閉）で前立腺癌が否定されている場合。また下剤や胃と肋間の疼痛に。WHOの使用例では、1日量：生薬の超臨界抽出によるエキス剤75〜200mgを分割して使用。胃腸障害を最小にするため、食物や牛乳と共に摂取。

禁忌：バラ科植物へのアレルギー。妊娠中、授乳中、12歳未満の小児は禁忌。

安全性：警告：良性前立腺肥大の症状を軽減するが、前立腺サイズには影響しない。症状が増悪した場合や改善しない場合、血尿や急性尿閉の場合は医師を受診。

副作用：下痢、胃痛、吐き気、便秘、めまい、視力障害など。

安全性の詳細は、『「健康食品」の安全性・有効性情報』を確認のこと。

備考：熱帯アフリカの高地などに生育する常緑高木。民間療法では、前立腺肥大に。

セイヨウスモモ

学名：*Prunus domestica* L.
科名：バラ科
属名：スモモ属（広義および狭義）
英名：Prune
別名：プルーン

SE

使用部位［その他］：−
安全性の詳細は、『「健康食品」の安全性・有効性情報』を確認のこと。

備考：バラ科の落葉低木。民間療法では、緩下や貧血防止に。

スモモ

学名：*Prunus salicina* Lindl.
科名：バラ科
属名：スモモ属（広義および狭義）
英名：Plum
別名：プラム

使用部位［その他］：果実／根／根皮／葉／種子／樹脂
生薬名［その他］：李子（リシ）／李根／李根皮／李葉／李核仁／李膠

備考：モモに比べ酸味の強いバラ科の落葉小高木。民間療法では、抗酸化など。あせもにも。水溶性食物繊維と不溶性食物繊維とのどちらも含む。生薬500gを布袋に入れ入浴剤に。果実は生食、ジャムなど食用として。

スピノサスモモ

学名：*Prunus spinosa* L.
科名：バラ科
属名：スモモ属（広義および狭義）
英名：Blackthorn
別名：ブラックソーン、ブラックソーンベリー、スローベリー

G

使用部位［GM］：果実
生薬ラテン名［GM］：Pruni spinosae fructus
生薬名［GM］：Blackthorn berry
（GM立証済みハーブ。p91を参照。）

使用部位［GM］：花
生薬ラテン名［GM］：Pruni spinosae flos
生薬名［GM］：−
（GM未立証ハーブ。p315を参照。）

適応［GM］：（果実）口腔と咽頭粘膜の軽度炎症
禁忌：妊娠中・授乳中は禁忌。

備考：スモモ属の低木。民間療法では消炎に。イ

薬用植物辞典　307

ギリスでは果実よりリキュールが、またスペインではパチャランという果実酒が作られる。

カリン

学名：*Pseudocydonia sinensis*（Thouin）C.K.Schneid.、*Chaenomeles sinensis* Koehne

異名：*Chaenomeles sinensis*（Thouin）Koehne

科名：バラ科

属名：カリン属（ボケ属）

英名：Chinese Quince

別名：アンランジュ（安蘭樹）、カラナシ、メイサ（榠樝）

局外

使用部位［局外］：偽果

生薬名［局外］：モッカ（木瓜）

生薬ラテン名［局外］：Chaenomelis Fructus

生薬英語名［局外］：Chaenomeles Fruit

使用部位［その他］：果実

生薬名［その他］：和木瓜（モッカ）、榠樝（メイサ）

備考：バラ科の落葉高木。民間療法では、鎮痛、止瀉、整腸、利尿、鎮咳、去痰などに。乾燥させた果実と砂糖少々を加えたものを煎じ内用。また生の果実は果実酒に。はちみつ漬けにしてもよい。

セイヨウナシ

学名：*Pyrus communis* L.

異名：*Pyrus communis* L. var. *sativa*（DC.）DC.

科名：バラ科

属名：ナシ属

英名：Pear（European Pear）

別名：ヨウナシ

使用部位［その他］：－

備考：バラ科ナシ属の低木。民間療法では利尿、抗酸化、緩下などに。疲労回復、糖尿病予防、

降圧、動脈硬化予防。また便秘や貧血の改善に。骨を強くするともいわれている。収穫後、一定期間置くと追熟し、強い芳香をとともに甘味と柔らかさが増す。生食、ジャム、お菓子、加工食品などに。

ナシ

学名：*Pyrus pyrifolia*（Burm.f.）Nakai var. *culta*（Makino）Nakai

異名：*Pyrus pyrifolia*（Burm.f.）Nakai

科名：バラ科

属名：ナシ属

英名：Japanese Pear

別名：ヤマナシ、アリノミ

使用部位［その他］：果実／根／樹皮／枝／葉／果皮

生薬名［その他］：梨（リ）／梨樹根／梨木皮／梨枝／梨葉／梨皮の基原の1つ

備考：バラ科ナシ属の果樹。民間療法では、利尿、鎮咳、収斂により、咳、たん、清涼止渇、むくみ、疲労回復、消化促進など。湿疹、かぶれには葉の煎液を患部に塗布。肌荒れ、あせもには乾燥した葉を入浴剤に。果実は食用、菓子に。喉の痛みや風邪のの熱には、果実をすりおろし、はちみつを加えて弱火で煮詰めたものを飲む。

キャベッジローズ

学名：*Rosa* × centifolia L.

科名：バラ科

属名：バラ属

英名：Rose Absolute

別名：プロヴァンズローズ、モロカンローズ

使用部位［その他］：花（精油）

禁忌：妊娠中、授乳中は禁忌。

備考：キャベツに似ている多年草。民間療法では、精油を利用し、鎮静、ホルモンバランス調整などに用いる。また、生理前症候群の緩和や月経調整にも。

セイヨウバラ
（センテフォリアローズ）

学名：*Rosa* × centifolia L.
異名［GM］：*Rosa gallica* L.、*Rosa centifolia* L. およびその変種
科名：バラ科
属名：バラ属
英名：Rose（ローズ）
別名：ローズ

使用部位［GM］：花（花弁）
生薬ラテン名［GM］：Rosae flos
生薬名［GM］：Rose flower
薬効［GM］：収斂作用。
（GM 立証済みハーブ。p196 を参照。）

使用部位［GM］：果実
生薬ラテン名［GM］：Rosae pseudofructus
生薬名［GM］：Rose Hip
薬効［GM］：収斂作用。
（GM 未立証ハーブ。p196 を参照。）

使用部位［GM］：種子
生薬ラテン名［GM］：Rosae fructibus
生薬名［GM］：-
薬効［GM］：収斂作用。
（GM 未立証ハーブ。p196 を参照。）

G

適応［GM］：口腔と咽頭粘膜の軽度炎症

備考：バラは約 3,000 種あるといわれているが、「『*Rosa* × centifolia は *Rosa* × damascena を祖先の一つとするが、おそらく複雑な交配を経た雑種であり、その遺伝的な起源はよくわかっていない。溶剤で抽出した精油はローズアブソリュートと呼ばれる。一般的に精油成分の他に、タンニンを含んでおり、鎮静・緩和はもちろん、収斂にも用いられる。民間療法では、抗菌、鎮静、緩和、収斂により、神経過敏、女性ホルモン分泌促進、血流改善、体臭予防、免疫向上などに。煎剤またはローズウォーターを利用。

カニナバラ

学名：*Rosa canina* L.N1167
科名：バラ科
属名：バラ属
英名：Rose Hips、Wild Dog Rose、Dog Rose
別名：ローズヒップ、イヌバラ、ロサ・カニナ、ローズヒップ

SE

使用部位［その他］：偽果、果実
生薬名［その他］：-
安全性の詳細は、『「健康食品」の安全性・有効性情報』を確認のこと。

備考：イスラエルなど中東に自生する野バラ。ビタミン C 含有量はレモンの 20〜40 倍ともいわれる。このため民間療法や植物療法では、ビタミン C 補給や緩下剤として用いられる。色素沈着予防、美肌、コラーゲン産生促進にも。緩下、利尿、収斂、強壮、ホルモン調整など。ローズヒップの実が熟したら採取・乾燥し、お茶やジャムとして使用する。

ノイバラ

学名：*Rosa multiflora* Thunb.N1167
異名：*Rosa polyantha* Siebold et Zucc.
科名：バラ科
属名：バラ属
英名：Rose Hips、Wild Dog Rose、Dog Rose
別名：ローズヒップ、バラ、ローズ、ドッグローズ、ハマナス、ハマナシ

局 **SE**

使用部位［局方］：偽果、果実
生薬名［局方］：エイジツ（営実）
生薬ラテン名［局方］：Rosae Fructus
生薬英語名［局方］：Rose Fruit

使用部位［その他］：花／根／茎／葉／果実
生薬名［その他］：薔薇花（ショウビカ）／薔薇根／薔薇枝／薔薇葉／営実（エイジツ）

薬用植物辞典　309

安全性の詳細は、『「健康食品」の安全性・有効性情報』を確認のこと。

備考：落葉性の蔓性低木。民間療法では、緩下、利尿、収斂、強壮などに用いられるが、漢方では、緩下剤として用いられる。花床は甘く酸味があるのでハーブティーなどにも用いる。

ハマナス

学名：*Rosa rugosa* Thunb.
科名：バラ科
属名：バラ属
英名：Rugosa Rose、Japanese Rose、Hamanas Rose、Turkestan Rose
別名：ハマナシ

使用部位［その他］：花、花の蒸留液、果実
生薬名［その他］：花：玫瑰花（マイカイカ）／花の蒸留液：玫瑰花（マイカイロ）
安全性の詳細は、『「健康食品」の安全性・有効性情報』を確認のこと。

備考：バラ科の落葉低木。民間療法では、収斂、滋養強壮、疲労回復、止瀉などにより、月経過多、下痢にも。下痢、月経過多には、乾燥した花の煎剤を、滋養強壮、疲労回復には果実酒を飲用とする。

フユイチゴ

学名：*Rubus buergeri* Miq.
科名：バラ科
属名：キイチゴ属
英名：Buerger Raspberry
別名：カンイチゴ

使用部位［その他］：葉あるいは全草、根
生薬名［その他］：葉あるいは全草：寒苺葉（カンバイヨウ）／根：寒苺根

備考：匍匐性の常緑小低木。民間療法や生薬では、鎮咳、強壮などに。咳には全草を乾燥させたものを煎剤として内用に。果実は生食できる。

ゴショイチゴ

学名：*Rubus chingii* Hu
異名：*Rubus officinalis* Koidz.、*Rubus tanakae* auct. non Kuntze
科名：バラ科
属名：キイチゴ属
英名：–
別名：–

使用部位［その他］：未成熟な偽果
生薬名［その他］：覆盆子（フクボンシ）
薬効：強壮作用、利尿作用、抗酸化作用。
禁忌：排尿障害を持つ場合には禁忌。

備考：バラ科の落葉低木。民間療法や生薬では、強壮、強精に。また頻尿、夜尿に生薬として用いる。

セイヨウヤブイチゴ

学名：*Rubus fruticosus* L.
科名：バラ科
属名：キイチゴ属
英名：Blackberry、European Blackberry、Bramble
別名：ブラックベリー、ブランブル、ブラックベリールート、クロイチゴ

使用部位［GM］：葉
生薬ラテン名［GM］：Rubi fruticosi folium
生薬名［GM］：Blackberry leaf
薬効［GM］：収斂作用。
（GM 立証済みハーブ。p91 を参照。）

使用部位［GM］：根
生薬ラテン名［GM］：Rubi fruticosi radix
生薬名［GM］：Blackberry root

薬効［GM］：収斂作用。

（GM 未立証ハーブ。p314 を参照。）

適応［GM］：（葉）非特定の急性下痢、口腔とのどの粘膜の軽度炎症。

安全性［GM］：下痢が 3〜4 日超持続する場合は医師に相談。

備考：果実が食用となるバラ科の半常緑低木。民間療法では、収斂、止瀉、抗酸化などに用いられる。乾燥した葉の浸剤を内用。果実は生食やジャムなど食用に。

ヨーロッパキイチゴ

学名：*Rubus idaeus* L. subsp. idaeus

科名：バラ科

属名：キイチゴ属

英名：Raspberry、European Red Raspberry

別名：ラズベリー、レッドラスベリー、ブラックベリー、エゾイチゴ

G **SE**

使用部位［GM］：葉

生薬ラテン名［GM］：Rubi idaei folium

生薬名［GM］：Raspberry leaf

（GM 未立証ハーブ。p366 を参照。）

禁忌：ラズベリー葉は一般的に陣痛促進の目的で助産師により用いられるたりするが、妊娠中は医療専門家の指導なしに用いないこと。

安全性の詳細は、『「健康食品」の安全性・有効性情報』を確認のこと。

備考：ヨーロッパ産のラズベリーで潅木性多年草。民間療法や植物療法では、鎮静、鎮痙、収斂により、生理前症候群、生理痛、出産準備、口腔粘膜の炎症、下痢などに用いられる。果実は美白〔色素沈着〕、消化不良などに。

クロミキイチゴ

学名：*Rubus occidentalis* L.

異名：*Rubus occidentalis* L.、agg.

科名：バラ科

属名：キイチゴ属

英名：Black Raspberry、Blackcap、Framboise Noire

別名：ルブス・オッキデンタリス、ブラックラズベリー

SE

使用部位［その他］：–

禁忌：妊娠中・授乳中は禁忌。

安全性［SE］：妊娠中・授乳中は使用を避ける。

備考：バラ科キイチゴ属の落葉低木。広義でブラックベリーと呼ばれるもののひとつ。民間療法では抗酸化に。樹高は 1 メートルから 3 メートルとなり、実はジャムやソース、リキュールなどに用いられる。

モミジイチゴ

学名：*Rubus palmatus* Thunb.

異名：*Rubus palmatus* Thunb.、*Rubus palmatus* Thunb. var. *coptophyllus*（A.Gray）Kuntze ex Koidz. f. *coptophyllus*（A.Gray）Kuntze ex Matsum.

科名：バラ科

属名：キイチゴ属

英名：–

別名：キイチゴ、ナガバモミジイチゴ（長葉紅葉苺）

使用部位［その他］：–

備考：バラ科キイチゴ属の落葉低木。民間療法では、疲労回復、抗酸化など。

Rubus palmatus のうち、東日本に分布する変種をモミジイチゴ、西日本に分布する変種をナガバモミジイチゴと呼ぶ。

ナワシロイチゴ

学名：*Rubus parvifolius* L.

科名：バラ科

属名：キイチゴ属

英名：Japanese Raspberry

別名：サツキイチゴ、アシクダシ、ワセイチゴ、

薬用植物辞典　311

サオトメイチゴ

使用部位［その他］：果実、根、茎葉
生薬名［その他］：茅苺（ぼうばい）

備考：蔓性落葉低木。民間療法や生薬では、鎮静、鎮痛に。打撲、リウマチの鎮痛緩和などに。果実は、球形のイチゴ状の集合果で鮮赤色に熟す。果実は食用可。根は、地上部の枯れる頃の冬から翌年春に掘り採り、乾燥させて用いる。茎葉の地上部は、6～7月頃の花期に刈り採り、乾燥させる。打撲、リウマチの鎮痛には、乾燥させた根を煎じて内用に。果実は生食の他、薬用酒にも。

テンチャ（甜茶）

学名：*Rubus suavissimus* S.K.Lee
科名：バラ科
属名：キイチゴ属
英名：Chinese Blackberry
別名：フウ

SE

使用部位［その他］：葉、果実
生薬名［その他］：甜葉懸鉤子（テンヨウケンコウシ）
安全性：排尿の障害を持つ場合は禁忌。
安全性の詳細は、『「健康食品」の安全性・有効性情報』を確認のこと。

備考：バラ科イチゴ属などをはじめツバキ科とは異なる種。民間療法では、抗炎症、鎮静により、解熱、鼻炎、気管支喘息などに。糖尿病患者用の甘味料としても使用される。

オランダワレモコウ

学名：*Sanguisorba minor* Scop.
科名：バラ科
属名：ワレモコウ属
英名：Salad Burnet、Garden Burnet
別名：サラダバーネット、ガーデンバーネット

使用部位［その他］：葉、茎、根、根茎

備考：バラ科の多年草。民間療法では、消炎、収斂、殺菌、強壮、利尿により、月経過多、下痢、やけど、湿疹などに。止血、消化促進にも。乾燥させて刻んだ根茎で浸出したティンクチャーを適量飲用として。軽いやけど、湿疹には煎液を患部に塗布。新鮮な生葉・茎はサラダ、スープやビネガーとして利用。

ワレモコウ

学名：*Sanguisorba officinalis* L.
異名：*Sanguisorba officinalis* L. var. *carnea* (Fisch. ex Link) Regel ex Maxim.
科名：バラ科
属名：ワレモコウ属
英名：Greater Burnet、Great Burnet、Burnet
別名：バーネット

使用部位［その他］：根および根茎
生薬名［その他］：地楡（チユ）
安全性［SE］：妊娠中・授乳中の使用は避ける。

備考：バラ科の多年草。地上部の枯れたものの根茎を掘り起こし乾燥させたものが地楡と呼ばれる。民間療法では、止瀉、消炎、止血に。下痢などには乾燥させた根茎の煎剤を内用に。また外傷などには煎剤で洗浄。

オウシュウナナカマド

学名：*Sorbus aucuparia* L. s. l.

異名［GM］：*Pyrus aucuparia*（L.）Gaertn.、*Sorbus aucuparia* L. var. *xanthocarpa* Hartwig & Rümpler

科名：バラ科

属名：ナナカマド属

英名：European Mountain Ash、RowMountain Ash、Rowan、Eberesche、European Moutain-Ash

別名：セイヨウナナカマド、ヨーロッパナナカマド

`G` `SE`

使用部位［GM］：果実、樹皮

生薬ラテン名［GM］：Sorbi aucupariae fructus

生薬名［GM］：Mountain Ash berry

（GM 未立証ハーブ。p352 を参照。）

禁忌：毒性のある種は取り除くこと。妊娠中・授乳中は禁忌。

安全性［SE］：新鮮な果実の過剰摂取は危険。妊娠中・授乳中も過剰摂取は危険。

備考：ヨーロッパ原産の落葉高木。民間療法では、利尿、収斂、喉の痛みに。実はヨーロッパではジャムやゼリーの材料として用いられる。ピンクペッパーとして売られている場合もある。また果実はスパイスとしても利用。喉の痛みには樹皮の煎液でうがいをする。

シャボンノキ

学名：*Quillaja saponaria* Molina

科名：バラ科（シャボンノキ科）

属名：キラヤ属

英名：Quillaia、Panama Bark、Soap Tree

別名：キラヤ、ソープバーク、セッケンボク

`SE`

使用部位［その他］：樹皮

生薬名［その他］：キラヤヒ

禁忌：大量摂取は禁忌。消化管に過敏反応を起こ

すこともあり内用には注意が必要。

安全性［SE］：大量摂取は危険。妊娠中・授乳中の大量摂取は危険。

備考：樹高 20 メートル程に生育する常緑高木。ペルーとチリにおいて、石鹸の代用品として、古くから洗濯・入浴などに用いられていた。胸部疾患の改善への利用の歴史が長いことで知られる。民間療法では、去痰、胸部の充血性カタルに、また洗髪など洗浄剤、起泡剤として用いる。飲食品、医薬品、化粧料等に利用される。

チェリモヤ

学名：*Annona cherimola* Mill.

科名：バンレイシ科

属名：バンレイシ属

英名：Cherimoya、Custard Apple

別名：−

備考：マンゴー、マンゴスチンとともに世界の三大美果の一つに数えられるペルー原産の果実。日本では栽培歴が短くまだなじみが少ない。ミネラル，ビタミン類や，栄養が豊富でバンレイシ属の中では最も甘いとされる。

トゲバンレイシ

学名：*Annona muricata* L.

科名：バンレイシ科

属名：バンレイシ属

英名：Graviola、Brazilian Cherimoya、Soursop

別名：−

`SE` `✚` `⚠`

使用部位［その他］：種子

※果実は「非医」

禁忌：妊娠中・授乳中は禁忌。

安全性［SE］：果実摂取摂取は危険（運動障害のリスク）。妊娠中・授乳中の摂取は危険。

ハ

薬用植物辞典　313

バンレイシ

学名：*Annona squamosa* L.
科名：バンレイシ科
属名：バンレイシ属
英名：Sugar-Apple、Sweetsop
別名：釈迦頭（しゃかとう）

使用部位［その他］：-
生薬名［その他］：釈迦頭（しゃかとう）

備考：樹高 8m 程になる半落葉性の低木。熱帯地域のあらゆる場所で栽培される。西インド諸島では新芽をペパーミントと併せ寒気防止に用いる。またキューバでは尿酸値低下に葉を用いる。民間療法では、葉、樹皮、未熟果実に収斂作用があるともされ、下痢など止瀉に用いられる。砕いた種子は殺虫剤にも。

ポポー

学名：*Asimina triloba*（L.）Dunal
科名：バンレイシ科
属名：ポポー属
英名：American Pawpaw、Asimina、Asiminier、Asiminier de Virginie
別名：ポウポウ、ポーポー、アシミナ、アシミナ・トリロバ、カスタードアップル、アケビガキ

使用部位［その他］：果実
禁忌：妊娠中・授乳中は禁忌。
安全性［SE］：授乳中は使用を避ける。妊娠中は使用禁忌（細胞毒性）。

備考：果実を食用とするバンレイシ科の落葉高木。ビタミンCやミネラルが豊富で抗酸化に良いとされる。北米原産でアメリカ先住民に親しまれた果実で食用とされた。葉には強い殺虫成分（アセトゲニン）が大量に含まれる。日本国内では、愛媛県大洲市でも栽培され、9月から10月の秋に収穫時期を迎える。

イランイランノキ

学名：*Cananga odorata*（Lam.）Hook.f. et Thomson
科名：バンレイシ科
属名：イランイランノキ属
英名：Ylang Ylang
別名：イランイラン、フラワーオブフラワーズ、パフュームツリー

使用部位［その他］：花、種子（また精油）
禁忌：妊娠中・授乳中は禁忌。

備考：樹高 20 メートルほどになり熱帯性の酸性土を好む熱帯性常緑高木。民間療法では、ホルモン分泌調整により、精神不安、緩和、不眠、自信喪失、気分高揚などに。花から抽出される精油を利用する（手浴、足浴、座浴、芳香浴など）。また乾燥した花の煎液を化粧品として利用。

トウゲシバ

学名：*Huperzia serrata*（Thunb.）Trevis.
異名：*Huperzia serrata*（Thunb.）Trevis.、*Lycopodium serratum* Thunb.
科名：ヒカゲノカズラ科
属名：コスギラン属
英名：Huperzia
別名：-

使用部位［その他］：全草
生薬名［その他］：千層塔（センソウトウ）

備考：ヒカゲノカズラ科の常緑多年生のシダ類。民間療法では、消炎、解熱など。脳機能低下の予防に良いともされる。サプリメントなどに用いられる。

ヒカゲノカズラ

学名：*Lycopodium clavatum* L.
異名：*Lycopodium clavatum* L. var. *aristatum*（Humb. et Bonpl. ex Willd.）Spring、*Lycopodium clavatum* L. var. *asiaticum* Ching、*Lycopodium clavatum* L. var. *nipponicum* Nakai、*Lycopodium clavatum* L. var. *robustius*（Hook. et Grev.）Nakai、*Lycopodium japonicum* Thunb.
科名：ヒカゲノカズラ科
属名：ヒカゲノカズラ属
英名：Running Club-Moss、Ground Pine
別名：カミダスキ、シンキンソウ

SE

使用部位［その他］：全草、胞子
生薬名［その他］：全草：伸筋草（シンキンソウ）／胞子：石松子（セキショウシ）
禁忌：一般使用は厳禁。
安全性［SE］：摂取は危険（毒性アルカロイド含有）。

備考：広義でのシダ類。民間療法や生薬では利尿に。生薬では関節痛の緩和や麻痺やしびれなどに用いる。皮膚のただれには、9月～10月頃に胞子葉を採取し、叩き砕いたもので患部を湿布。

ハマオモト

学名：*Crinum asiaticum* L.
異名：*Crinum maritimum* Siebold ex Nakai
科名：ヒガンバナ科
属名：ハマオモト属
英名：Giant Crinum Lily、Poison Bulb
別名：ハマユウ（浜木綿）、モンジュラン（文殊蘭）

使用部位［その他］：葉、根、果実
生薬名［その他］：葉：羅裙帯（ラクンタイ）／根：羅裙帯根／果実：文殊蘭果

禁忌：有毒のため一般使用は厳禁。

備考：ヒガンバナ科の多年草。民間療法では、解毒、解熱に。すり潰した鱗茎を、皮膚潰瘍、捻挫、腫れ物、乳房炎、害虫毒の解毒に外用とする。その他、おでき、嘔吐、解熱にも良いともされる。奄美群島では、焼いた葉を、皮膚病の吸出しやヒエ抜きに用いる。

オオユキノハナ

学名：*Galanthus elwesii* Hook.f.
科名：ヒガンバナ科
属名：マツユキソウ属
英名：Greater Snowdrop
別名：-

使用部位［その他］：鱗茎

備考：ヒガンバナ科の多年草。

スノードロップ

学名：*Galanthus nivalis* L.
科名：ヒガンバナ科
属名：マツユキソウ属
英名：Snowdrop、Common Snowdrop
別名：マツユキソウ

使用部位［その他］：鱗茎

備考：「スノードロップ」はマツユキソウ属の総称でもある。冬の終わりから春にかけて開花し、春の訪れを伝える花としても知られる。小児麻痺の機能回復に使用される。鑑賞用。

オオマツユキソウ

学名：*Leucojum aestivum* L.
科名：ヒガンバナ科
属名：スノーフレーク属
英名：Summer Snowflake
別名：スノーフレーク、スズランスイセン

使用部位［その他］：-

備考：スズランに似た花を咲かせる球根草。英名では、Loddon lily/summer snowflake/giant snowflake などと呼ばれ、ヨーロッパ南部に自生することで知られる。別名でスズランスイセンと呼ばれるように花がスズランに、葉がスイセンに似ている。また含有されるガランタミンが、脳老化に良いのではともいわれている。

ナツズイセン

学名：*Lycoris* × *squamigera* Maxim.
科名：ヒガンバナ科
属名：ヒガンバナ属
英名：Resurrection Lily、Surprize Lily、Magic Lily、Naked Lady
別名：ケイセイバナ、ワスレグサ

使用部位［その他］：鱗茎
生薬名［その他］：ロクソウ（鱗茎）
禁忌：経口摂取は厳禁。

備考：ヒガンバナ科の多年草である。民間療法では、利尿、去痰に。全草、特に鱗茎にリコリンを多く含み有毒。小児マヒ後遺症の治療薬。腫れ物、乳房の腫れに。秋に鱗茎を掘り採り、外皮をとって擦りおろし、腫れ物、乳房の腫れなどに湿布として用いる。

ヒガンバナ

学名：*Lycoris radiata*（L'Hér.）Herb.
科名：ヒガンバナ科
属名：ヒガンバナ属
英名：Red Spider Lily
別名：マンジュシャゲ、ユウレイバナ、シタマガリ、シビトバナ、テンガイバナ、ハコボレ、ハミズハナミズ

使用部位［その他］：鱗茎
生薬名［その他］：石蒜（セキサン）
禁忌：有毒のため一般使用は厳禁。

備考：ヒガンバナ科ヒガンバナ属の多年草でクロンキスト体系ではユリ科。鱗茎はラッキョウに似た形状で外皮は黒褐色。生薬では去痰などの外用薬に用いられていたが現在では外用のみ。むくみ、肩こり、乳腺炎、乳房炎に摩り下ろしたものを外用として。

キツネノカミソリ

学名：*Lycoris sanguinea* Maxim. var. *sanguinea*
科名：ヒガンバナ科
属名：ヒガンバナ属
英名：Orange Surprise Lily、Orange Spider Lily
別名：-

使用部位［その他］：鱗茎
禁忌：一般使用は厳禁。

備考：ヒガンバナ科の多年草。全草（とくにりん茎）が有毒。民間療法では、入眠、鎮痙に。鱗茎に含有されるガランタミンは小児マヒの後遺症治療などにも用いられている。乳腫に鱗茎のすり潰したものを用いるともされるが、一般では外用にも用いない。

スイセン

学名：*Narcissus tazetta* L. var. *chinensis* M.Roem.
科名：ヒガンバナ科
属名：スイセン属
英名：Narcissus
別名：ニホンズイセン

使用部位［その他］：花、鱗茎
生薬名［その他］：花：水仙／鱗茎：水仙根

備考：ヒガンバナ科の属のひとつで秋植え球根草。毒草。ニラとの誤食に注意。嘔吐など食中毒を引き起こす。

ヒシ

学名：*Trapa japonica* Flerow
異名：*Trapa bicornis* Osbeck var. *iinumae*（Nakano）Nakano、*Trapa bicornis* Osbeck var. *iwasakii*（Nakano）Nakano、*Trapa bicornis* Osbeck var. *makinoi*（Nakano）Nakano、*Trapa bispinosa* Roxb. var. *iinumae* Nakano、*Trapa bispinosa* Roxb. var. *makinoi* Nakano、*Trapa japonica* Flerow var. *makinoi*（Nakano）Ohba, comb. nud.、*Trapa japonica* Flerow var. *tuberculifera*（V.Vassil.）Tzvelev、*Trapa natans* L. var. *bispinosa* Makino, excl. basion.
科名：ヒシ科（ミソハギ科）
属名：ヒシ属
英名：Water Chestnut、Water Caltop
別名：ヘシ、フシ、シシ、ミズクリ、サンカク

局外

使用部位［局外］：果実
生薬名［局外］：ヒシノミ（菱実）
生薬ラテン名［局外］：Trapae Fructus
生薬英語名［局外］：Water Chestnut

使用部位［その他］：果実、葉
生薬名［その他］：菱実（ヒシジツ）

備考：種子を食用とし池沼に生育する一年草。民間療法では、滋養強壮、健胃により、消化不良などに。乾燥させて果実を生食または茹でで食する。健胃には、熟した果実を煎じて内用。

ヒノキ

学名：*Chamaecyparis obtusa*（Siebold et Zucc.）Endl.
科名：ヒノキ科
属名：ヒノキ属
英名：Hinoki Cypress、Japanese Cypress
別名：ホンヒ

使用部位［その他］：木部、葉（また精油）
生薬名［その他］：扁柏（ヘンパク）

備考：人工林として多く植栽されている針葉樹。民間療法では、抗菌、鎮静により、防虫、防ダニ、口内炎、精神安定、疲労回復、抗炎症、血圧安定などに。木部より水蒸気蒸留法で抽出される精油を利用。口内炎には乾燥させた葉の煎剤でのうがい。

サワラ

学名：*Chamaecyparis pisifera*（Siebold et Zucc.）Endl.
科名：ヒノキ科
属名：ヒノキ属
英名：Sawara Cypress
別名：-

使用部位［その他］：-

備考：ヒノキ科で湿地を好む常緑高木。民間療法では、殺菌に。かつては手桶、風呂桶の製造に用いられた。

スギ

学名：*Cryptomeria japonica*（L.f.）D.Don
科名：ヒノキ科
属名：スギ属
英名：Japanese Cedar
別名：−

使用部位［その他］：樹脂
生薬名［その他］：杉脂（サンシ）
禁忌：ヒノキ科植物アレルギー、花粉症には禁忌。

備考：樹高が 50 メートル以上にもなる常緑高木。民間療法や生薬では、消炎に。粘膜保護、血行改善にも。樹脂は、薬用アルコールに抽出させ、ひび、あかぎれなどに用いる。筋肉痛、肩こりには、樹脂で患部を湿布。葉は、捻挫、挫傷には、葉の煎剤でで洗浄。樹脂は、硬膏の原料に用いられる。

ホソイトスギ

学名：*Cupressus sempervirens* L.
科名：ヒノキ科
属名：イトスギ属
英名：Cypress
別名：サイプレス、セイヨウヒノキ、イトスギ

使用部位［その他］：−

備考：西洋檜（セイヨウヒノキ）とも呼ばれる常緑高木。古代エジプト、古代ローマでは神聖な木として崇拝されていた。またキプロス（Kypros、Cyprus）島の語源になったともされている。民間療法では、鎮咳、収斂、解毒にも。精油としての利用が多く、植物油で希釈し、マッサージに利用。また、沐浴でも用いられる。

セイヨウネズ

学名：*Juniperus communis* L. var. *communis*
異名［GM］：*Juniperus communis* L.
科名：ヒノキ科
属名：ビャクシン属
英名：Juniper Berry、Common Juniper
別名：ジュニパーベリー、トショウジツ、ネズミサシ

G

使用部位［GM］：果実
生薬ラテン名［GM］：Juniperi fructus
生薬名［GM］：Juniper berry
生薬名［その他］：杜松子（トショウシ）、杜松実（トショウジツ）
薬効［GM］：動物実験では排尿増加、平滑筋へ直接収縮作用を示す。
（GM 立証済みハーブ。p155 を参照。）
適応［GM］：消化不良
禁忌：妊娠中は禁忌、また腎臓の炎症の場合。さらに長期使用は不可。
安全性：4〜6 週間以上の継続的な使用は不可。また炎症を伴う腎疾患には禁忌。長期使用や過剰用量は腎臓傷害を起こす可能性。
安全性［GM］：長期使用や過剰用量は腎臓傷害を起こす可能性。

備考：北半球の寒冷地域全域に育成する針葉樹。17 世紀にオランダの医師が熱病の患者への対策に、杜松実をアルコールに漬け薬酒を作り、これがジンの始まりともなった。民間療法では、鎮痛、抗菌、利尿、駆風などより、リューマチ、尿路殺菌、消化促進、子宮刺激などに。熟した果実を採取し、風通しの良い場所で陰干しして乾燥させたものを生薬として用いる。

ハイネズ

学名：*Juniperus conferta* Parl.
科名：ヒノキ科
属名：ビャクシン属
英名：Japanese Shore Juniper
別名：−

使用部位［その他］：−
生薬名［その他］：−
≪ネズを参照≫

ネズミサシ

学名：*Juniperus rigida* Siebold et Zucc.
科名：ヒノキ科
属名：ビャクシン属
英名：Needle Juniper
別名：ネズ、ネズサシ、ムロ、モロノキ

使用部位［その他］：球果
生薬名［その他］：杜松実（トショウジツ）または杜松子（トショウシ）
禁忌：妊娠中、また腎臓疾患患者には禁忌。

備考：ヒノキ科の常緑小高木。洋酒のジン（Gin）の原材料にされる。民間療法では、発汗、利尿、殺菌、収斂に。10月頃に熟した果実を採取し、乾燥させたものを生薬「杜松実（としょうじつ）」または「杜松子（としょうし）」と呼ぶ。むくみなどに煎じて食間に内用に。

サビナビャクシン

学名：*Juniperus sabina* L.
科名：ヒノキ科
属名：ビャクシン属
英名：Savin、Savin Juniper
別名：サビナ、ユニペルス・サビナ

使用部位［その他］：枝葉・球果
生薬名［その他］：臭柏（シュウハク）
薬効：抗酸化作用。
禁忌：妊娠中・授乳中は禁忌。
安全性［SE］：局所使用は危険（炎症惹起）。摂取も危険（粉末や茶、精油摂取による致死の可能性）。妊娠中・授乳中の摂取または局所危険（流産の可能性）。

備考：ヒノキ科の常緑低木。抗メラニン、チロシナーゼ阻害作用。

エンピツビャクシン

学名：*Juniperus virginiana* L.
異名：*Sabina virginiana*（L.）Antoine
科名：ヒノキ科
属名：ビャクシン属
英名：Eastern Red Cedar
別名：イースタンレッドシダー、バージニアシダー

使用部位［その他］：精油（葉、液果、木部）
禁忌：妊娠中・授乳中は禁忌。またてんかん患者には禁忌。
安全性［SE］：妊娠中は使用禁忌。授乳中の使用は避ける。

備考：北アメリカ東部に分布する高木。古来より、寺院などで薫香として利用されていた。民間療法では、鎮静、循環促進、駆虫に。不眠、むくみなどに。木部から抽出される精油を利用する。

コノテガシワ

学名：*Platycladus orientalis*（L.）Franco
異名：*Biota orientalis*（L.）Endl.、*Thuja orientalis* L.
科名：ヒノキ科
属名：コノテガシワ属
英名：Oriental Arorvitae、Biota
別名：ハクシジン、オリエンタルアーボルバイティ

使用部位［その他］：若い枝葉／根／種仁／樹脂、若い枝と葉／種仁
生薬名［その他］：側柏葉（ソクハクヨウ）／柏根白皮／柏子仁／柏脂、側柏葉（ソクハクヨウ）／柏子仁
薬効：滋養強壮作用、鎮静作用。
禁忌：側柏葉は、長期の服用不可。妊娠中・授乳中は禁忌。

備考：中国北部、朝鮮半島に分布する常緑針葉高木。民間療法では、葉は止血、止瀉に。種子は滋養強壮、精神安定、緩下、止汗、不眠などに。止血、下痢止めには、乾燥した葉を煎じ内用に。

ニオイヒバ

学名：*Thuja occidentalis* L.
科名：ヒノキ科
属名：クロベ属
英名：Northern White Cedar、Eastern White Cedar、Eastern Arborvitae、Swamp Cedar、American Arborvitae
別名：ツーヤ、アルボルピタエ

使用部位［その他］：葉、葉状体
禁忌：妊娠中は禁忌。長期使用は不可。

備考：樹高15メートル程になる常緑高木。民間療法では、収斂、抗菌、駆虫、消炎、利尿に。筋刺激、イボ、ウオノメに。イボ、ウオノメには、ティンクチャー剤や軟膏を患部に塗布。寄生性皮膚病には乾燥させた葉の煎剤で患部を洗浄。利尿には、乾燥させた葉の煎剤を内用に。ヨーロッパゴールドはニオイヒバの品種の一つ。

ヒバマタ

学名：*Fucus distichus* L. subsp. *Evanescens* (C. Agardh) H. T. Powell
科名：ヒバマタ科
属名：ヒバマタ属
英名：-
別名：-

使用部位［GM］：葉状体
生薬ラテン名［GM］：Pruni Spinosae
生薬名［GM］：Blackthorn Flower
（GM未立証ハーブ。p315を参照。）

SE

禁忌：甲状腺機能亢進症の者は禁忌。また長期使用、多量摂取も禁忌。妊娠中・授乳中も禁忌。

安全性：甲状腺機能亢進症への治療目的の使用は不可。長期にわたる治療目的の使用は不可。
安全性［SE］：妊娠中・授乳中の経口摂取は危険。

備考：ヒバマタ科の海藻。民間療法では、免疫賦活、抗酸化 により、免疫力向上、老化予防、動脈硬化予防、脳卒中予防に。副作用として、長期乱用による心悸亢進、甲状腺中毒症、情緒不安、不眠等があげられる。またヨウ素の補給、基礎代謝亢進、甲状腺機能の低下症、粘液水腫にも。減量を目的とした混合茶剤の原料のひとつともされている。

セネガ

学名：*Polygala senega* L.
異名［GM］：*Polygala senega* L. var. *latifolia* Torr. & A. Gray、*Polygala senegum* L.、*Polygala rosea* Steud.、*Senega officinalis* Spach
科名：ヒメハギ科
属名：ヒメハギ属
英名：Senega、Seneca Snakeroot
別名：セネガスネークルート

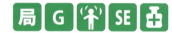

使用部位［局方］：根
生薬名［局方］：セネガ
生薬ラテン名［局方］：Senegaea Radix
生薬英語名［局方］：Senega

使用部位［GM］：根
生薬ラテン名［GM］：Polygalae radix
生薬名［GM］：Senega Snakeroot
生薬名［その他］：セネガ
薬効［GM］：去痰作用、トリグリセリドとコレステロールの低下作用、血糖降下作用。また分泌液溶解。
（GM立証済みハーブ。p203を参照。）

使用部位［WHO］：根、根冠
生薬ラテン名［WHO］：Radix Senegae
適応［GM］：気道カタル
用法［WHO］：WHOでは、気管支炎による咳嗽、上部気管の拡張症とカタルへの去痰薬。ま

た、無月経、喘息、便秘、リウマチ、蛇咬傷に。GM でも気道カタルに。WHO の使用例では、1 日量：生薬 1.5〜3g を浸剤または煎じ薬として分割使用。60％エタノール抽出物（希釈アンモニアでわずかにアルカリ性）は 0.9〜3ml；チンキ剤は 2.5〜7.5g。同等調製物。

禁忌：妊娠中は禁忌。

安全性：警告：咳嗽が 7 日を超得る場合には医師に相談。胃炎や胃潰瘍など既存の胃腸の炎症を増悪し、消化管を刺激。過剰量は嘔吐を起こす。

注意：授乳中と小児の使用は医師に相談。

副作用：過剰量は消化管不調により吐き気、下痢、嘔吐。過敏者では治療用量でも消化管不調。

安全性［GM］：長期使用で消化管を刺激

安全性［SE］：妊娠中の使用は危険（通経作用、子宮収縮作用）。授乳中も使用を避ける。

備考：北アメリカ原産で明るい林床などに生育する多年草。日本へは明治時代に薬用植物として渡来。民間療法や生薬では、鎮咳、去痰などとして、咳、痰、風邪、気管支炎に。秋に、2〜3 年目のものを採取し乾燥させ煎剤として内用に。

【同様に使用される植物】

ヒロハセネガ *Polygala senega* L. var. *latifolia* Torr. et A. Gray

イトヒメハギ

学名：*Polygala tenuifolia* Willd.
科名：ヒメハギ科
属名：ヒメハギ属
英名：Polygala
別名：-

使用部位［局方］：根
生薬名［局方］：オンジ（遠志）
生薬ラテン名［局方］：Polygalae Radix
生薬英語名［局方］：Polygala Root

使用部位［その他］：根、苗の茎葉

生薬名［その他］：根：遠志（オンジ）／苗の茎葉：小草（ショウソウ）

薬効：去痰作用、鎮咳作用、抗炎作用、強壮作用、鎮静作用。

禁忌：胃炎、胃潰瘍には禁忌。

備考：ヒメハギ科の多年草。日本には自生は無く生薬として栽培されている。民間療法や生薬では、滋養、強壮、利尿などにより、疲労回復や病後の回復、咳止め、むくみ、咳止めなどに気管支炎などに。また健忘症や精神安定などにも。根を乾燥させたものを煎剤として内用に。

ポリガラ・ブルガリス

学名：*Polygala vulgaris* L.
科名：ヒメハギ科
属名：ヒメハギ属
英名：Milkwort
別名：ミルクワート

使用部位［その他］：地上部、根
禁忌：多量摂取は厳禁。

備考：尖った披針形の葉を持つ多年草。西ヨーロッパや北ヨーロッパの草原などでよくみられる薬草で咳や肋膜炎などの症状に利用されてきたが現在はほとんど利用されていない。民間療法では、利尿、発汗により、むくみなど。また、去痰などにより、気管支炎や気管支喘息、百日咳などに。

ビャクダン

学名：*Santalum album* L.
科名：ビャクダン科
属名：ビャクダン属
英名：Sandalwood、White Sandalwood
別名：サンダルウッド、センダン（栴檀）、ダンコウ

使用部位［GM］：心材、樹脂、精油
生薬ラテン名［GM］：Santali lignum albi

生薬名［GM］：Sandalwood、White
生薬名［その他］：心材：白檀（ビャクダン）、檀香（ダンコウ）／樹脂：檀香泥（ダンコウデイ）／精油：檀香油
薬効［GM］：抗菌作用、鎮痙作用。（GM 立証済みハーブ。p199 を参照。）
適応［GM］：尿路下部感染症のアジュバント療法として。
安全性：吐き気。時に皮膚の搔痒。医師に相談なしに 6 カ月超使用しないこと。
安全性［GM］：吐き気。時に皮膚の搔痒。医師に相談なしに 6 カ月超使用しないこと。
安全性［SE］：妊娠中の使用は危険（堕胎作用）。また授乳中は大量摂取は避ける。

備考：甘い芳香を持つ半寄生の熱帯性常緑樹。古くからインドでは薫香として儀式に用いられた。香木としての利用の他に蒸留し得られる精油を利用。民間療法では、強壮、去痰、駆風、抗炎症、催淫、殺菌、収斂、鎮静、利尿などにより利用される。特に殺菌、利尿に良いともされ薬用としても用いられる。半寄生植物。

ビャクブ

学名：*Stemona japonica*（Blume）Miq.
異名：*Stemona ovata* Nakai ex Kishida et Matsuno
科名：ビャクブ科
属名：ビャクブ属
英名：‐
別名：リキュウソウ（利休草）、ツルビャクブ

使用部位［その他］：塊根
生薬名［その他］：百部（ビャクブ）
薬効：殺虫。
禁忌：有毒により一般使用は厳禁。

備考：ビャクブ科の多年草で蔓性のものもみられる。民間療法や生薬では、鎮咳、殺菌、殺虫、抗ウイルス、抗真菌に。シラミ駆除、皮膚寄生虫の駆除薬。芽の出る春から秋にかけて、根を採取し乾燥させたものの煮詰めた液で患部を洗浄する。

【同様に使用される植物】
タチビャクブ *Stemona sessilifolia*（Miq.）Miq.

タチビャクブ

学名：*Stemona sessilifolia*（Miq.）Miq.
科名：ビャクブ科
属名：ビャクブ属
英名：‐
別名：‐

使用部位［その他］：塊根
生薬名［その他］：百部（ビャクブ）
禁忌：有毒により一般使用は厳禁。

備考：ビャクブ科の多年草。民間療法や生薬では、鎮咳、殺菌、殺虫、抗ウイルス、抗真菌に。同属のビャクブ同様の用途。抗肺結核、抗寄生虫（皮膚）などにも。春から秋に根を採取し乾燥させシラミなどの駆除に用いる。煎剤を患部に塗布。肺結核には、煎剤を内用。
≪ビャクブを参照≫

トウイノコヅチ

学名：*Achyranthes bidentata* Blume var. *bidentata*、*Achyranthes bidentata* Blume
科名：ヒユ科
属名：イノコズチ属
英名：Two Toothed Chaff Flower
別名：モンパイノコヅチ、オキナワイノコヅチ

使用部位［その他］：根、茎葉
生薬名［その他］：根：牛膝（ゴシツ）／茎葉：牛膝茎葉
薬効：鎮痛作用、利尿作用、鎮痙作用。
禁忌：妊娠中、月経過多、下痢には禁忌。
≪ヒナタイノコヅチを参照≫

ヒナタイノコヅチ

学名：*Achyranthes bidentata* Blume var. *fauriei*（H.Lév. et Vaniot）、*Achyranthes fauriei* Leveillé et Vaniot
異名：*Achyranthes bidentata* Blume var. *tomentosa*（Honda）H.Hara、*Achyranthes fauriei* H.Lév. et Vaniot
科名：ヒユ科
属名：イノコズチ属
英名：Japanese Chaff Flower
別名：－

使用部位［局方］：根
生薬名［局方］：ゴシツ（牛膝）
生薬ラテン名［局方］：Achyranthis Radix
生薬英語名［局方］：Achyranthes Root

使用部位［その他］：根
生薬名［その他］：牛膝（ゴシツ）
薬効：鎮痛作用、利尿作用、鎮痙作用。
禁忌：妊娠中、月経過多、下痢には禁忌。

備考：ヒユ科の多年草。民間療法や生薬では、抗アレルギーや抗腫瘍に。また降圧などにも。漢方では、利尿や通経、関節痛や腰痛などの痛みの緩和にも用いられる。イノコヅチ（ヒカゲイノコヅチ）よりも日当たりのよい所に植生することから名付けられた。
【同様に使用される植物】
トウイノコヅチ *Achyranthes bidentata* Blume var. bidentata、*Achyranthes bidentata* Blume

シロミセンニンコク

学名：*Amaranthus hypochondriacus* L.
異名：*Amaranthus leucocarpus* S.Watson
科名：ヒユ科
属名：ヒユ属
英名：－
別名：アマランサス、アマランス、アマランタス

使用部位［その他］：地上部、種子

備考：ヒユ科の一年草。民間療法では、抗酸化、抗炎症として、貧血予防、便秘に。種子は小麦・米アレルギーの人の主食代わりに代用されている。葉は野菜として食用に。種子は、白米に適量を混ぜ炊いて食用とする。食べる。また収斂、止血に地上部の煎じ液を内用とすることも。種子を食用に。ケイトウ は同科別属。

ケイトウ

学名：*Celosia cristata* L.
異名：*Celosia argentea* L. f. *cristata*（L.）Schinz、*Celosia argentea* L. var. *cristata*（L.）Benth.
科名：ヒユ科
属名：ケイトウ属
英名：Plumed Cockscomb
別名：－

使用部位［その他］：茎葉および根／花序／種子
生薬名［その他］：青葙（セイショウ）／青葙花／青葙子

備考：ヒユ科の一年生植物。花は止瀉に、種子は止血などに用いる。若葉はあく抜きをし、胡麻和えなど食用にも。万葉集にも韓藍（からあい）、辛藍（からあい）等と歌われ古くから親しまれている。

センゴシツ

学名：*Cyathula officinalis* K.C.Kuan
科名：ヒユ科
属名：イノコズチモドキ属
英名：－
別名：イノコズチモドキ

使用部位［その他］：根茎
生薬名［その他］：川牛膝（センゴシツ）
中国産の川牛膝と称するものは同科別属のイノコズチモドキ Cyanthula officinalis Kuan の根を乾燥したものである。
禁忌：妊娠中は禁忌。

備考：ヒユ科の多年草。民間療法では、利尿、通

センニチコウ
学名：*Gomphrena globrosa* L.
科名：ヒユ科
属名：センニチコウ属
英名：Globe Amaranth、Bachelor's Button
別名：ゴンフレナ、センニチソウ

使用部位［その他］：花序、全草
生薬名［その他］：千日紅

備考：春播き一年草。民間療法では、鎮痛により、頭痛、目痛、咳止めなどに。また鑑賞用、ドライフラワーに。若芽は食用にも。全草の煎剤を内用。

ブラジルニンジン
学名：*Hebanthe eriantha*（Poir.）Pedersen
科名：ヒユ科
属名：ヘバンテ属
英名：Suma、Pfaffia、Brazilian Ginseng
別名：ソーマ、スマ、パフィア、パダウルコ

使用部位［その他］：根
安全性［SE］：妊娠中・授乳中は使用を避ける。

備考：ヒユ科の一年草。根部が朝鮮人参に似ていることからブラジル人参と呼ばれる。

ヒルガオ
学名：*Calystegia pubescens* Lindl.
異名：*Calystegia japonica* Choisy、*Calystegia pubescens* Lindl.、*Calystegia pubescens* Lindl. f. *major*（Makino）Yonek.、*Calystegia sepium*（L.）R.Br. var. *japonica* sensu Makino
科名：ヒルガオ科
属名：ヒルガオ属
英名：False Bindweed
別名：-

使用部位［その他］：根と全草
生薬名［その他］：狗狗秧（ククオウ）

備考：蔓性の多年草。民間療法や生薬では、利尿により、むくみなどに用いられる。疲労回復、神経痛に浴用剤などとして。また虫刺されには患部に葉汁を塗るなど。

ツメクサダオシ
学名：*Cuscuta epithymum*（L.）Murray
科名：ヒルガオ科
属名：ネナシカズラ属
英名：Clover Dodder、Hellweed、Devil's Guts
別名：ヨウシュネナシカズラ

使用部位［その他］：-
禁忌：妊娠中・授乳中は禁忌。
安全性［SE］：妊娠中・授乳中は使用を避ける。

備考：蔓性の1年生の寄生植物。尿路、脾臓、肝疾患に作用するといわれている。茎は赤色または紫色の蔓状で、退化した鱗片状の葉がつく。花は小さく桃色で芳香がある。

ネナシカズラ
学名：*Cuscuta japonica* Choisy
科名：ヒルガオ科
属名：ネナシカズラ属
英名：Japanese Dodder
別名：ドダー

使用部位［その他］：全草、種子
生薬名［その他］：全草：菟絲（トシ）／種子：菟糸子（トシシ）
薬効：緩下作用。

備考：蔓性の寄生植物。民間療法や生薬では、滋養、強壮などに。強壮、強精、腰痛、あせも、にきび、そばかすなど。乾燥させた種子の煎剤を内用とする。あせも、にきび、そばかすには、煎液を患部を洗浄。

【同様に使用される植物】
ハマネナシカズラ *Cuscuta chinensis* Lam.

サツマイモ

学名：*Ipomoea batatas*（L.）Poir.
異名：*Ipomoea batatas*（L.）Poir. var. *edulis*（Thunb.）Kuntze
科名：ヒルガオ科
属名：サツマイモ属
英名：Sweet Potato
別名：カンショ（甘薯）、カライモ、トウイモ（唐芋）、リュウキュウイモ（琉球薯）

使用部位［その他］：塊根、茎葉、種子
生薬名［その他］：塊根：番薯（バンショ）／茎葉：番薯藤／種子：紅苔母子（コウチョウボシ）

備考：塊根を食用とするヒルガオ科の一年草。民間療法では、整腸に。食用。1600年頃に日本に伝わり、18世紀には蘭学者・青木昆陽が全国普及を奨励したといわれる。主にベニアズマ、ベニハヤト、ベニアカなどの種類がある。カイアポイモは南米産の白甘薯の一種。

アサガオ

学名：*Ipomoea nil*（L.）Roth、*Pharbitis nil* Choisy
異名：*Pharbitis nil*（L.）Choisy、*Pharbitis nil*（L.）Choisy var. *japonica*（Hallier f.）H.Hara
科名：ヒルガオ科
属名：サツマイモ属（アサガオ属）
英名：Morning Glory
別名：ケンゴシ、ケンゴカ（牽牛花）、ケンギュウカ（牽牛花）、モーニンググローリー

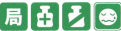

使用部位［局方］：種子
生薬名［局方］：ケンゴシ（牽牛子）
生薬ラテン名［局方］：Pharbitidis Semen
生薬英語名［局方］：Pharbitis Seed

使用部位［その他］：種子
生薬名［その他］：牽牛子（ケンゴシ）の基原の1つ
禁忌：妊娠中、多量摂取は禁忌。

備考：蔓性の1年草。蔓は左巻きで葉の先は尖っている。日本には平安時代に遣唐使により伝えられたといわれている。民間療法や生薬では、種子を緩下に。種皮が黒いものを黒牽牛子、白いものが白牽牛子と呼ばれ、作用が強い為多量摂取は避ける。

ヤラッパ

学名：*Ipomoea purga*（Wender.）Hayne
科名：ヒルガオ科
属名：サツマイモ属
英名：Jalap
別名：-

使用部位［その他］：脂・根
薬効：瀉下作用。
禁忌：妊娠中・授乳中、。消化器疾患には禁忌。

備考：メキシコ原産の蔓性の多年草。根茎を瀉下剤として用いる。

フウセンアサガオ

学名：*Operculina turpethum*（L.）Silva Manso
科名：ヒルガオ科
属名：フウセンアサガオ属
英名：Turpeth
別名：インドヤラッパ

使用部位［その他］：根
禁忌：妊娠中は禁忌。

備考：蔓性の多年草。民間療法では、瀉下として
便秘に。

ヒルムシロ

学名：*Potamogeton distinctus* A.Benn.
科名：ヒルムシロ科
属名：ヒルムシロ属
英名：–
別名：–

使用部位［その他］：根
生薬名［その他］：釘耙七（テイハシチ）

備考：浮葉性で多年生の水生植物。いわゆる水
草。ヒルムシロの根を用いる。

トゲフウチョウボク

学名：*Capparis spinosa* L.
科名：フウチョウソウ科
属名：フウチョウボク属
英名：Capers、Alcaparras、Cabra、Caper
Bush
別名：ケイパー、ケーパー、カープル、ケッ
パー、セイヨウフウチョウボク、フウチョウボ
ク

SE

使用部位［その他］：根皮・葉・果実
生薬名［その他］：老鼠瓜（ロウソウカ）
安全性［SE］：妊娠中・授乳中は大量摂取を避け
る。

備考：地中海沿岸原産の半蔓性の低木。民間療法
では、鎮静、抗炎症、健胃などにより。解
毒、解熱などに。蕾をワインビネガーや塩、油
に漬け、料理の風味づけに利用。また観賞用。

ギョボク

学名：*Crateva formosensis*（Jacobs）B.S.Sun
異名：*Crateva adansonii* DC. subsp. *formosensis*
Jacobs、*Crateva falcata* auct. non（Lour.）
DC.、*Crateva religiosa* auct. non G.Forst.
科名：フウチョウソウ科
属名：ギョボク属
英名：–
別名：–

使用部位［その他］：葉、根皮、樹皮

備考：熱帯に分布する落葉小高木。紀元前 8 世紀
にまでさかのぼる書物に記載されている薬草で
古くからインドの伝統療法で用いられた。民間
療法では、利尿、結石形成阻害などとして、葉
や根皮を解熱、健胃、解毒、腫物などに用い
る。マレーでは樹皮を下剤に用いる。果実は異
臭があるものの食用とされる。材は柔らかく、
擬似餌（ぎじえ）として魚を釣ることに使われ
るため魚木の名がついた。葉汁は関節痛の緩和
に塗布。樹皮の煎剤は腎臓結石の予防に内用と
して。樹皮の粉末はインドの伝統療法で用い
る。

ゼラニウムルート

学名：*Geranium macrorrhizum* L.
科名：フウロソウ科
属名：フウロソウ属
英名：Geranium Root、Balkan Gran's Bill
別名：–

使用部位［その他］：茎葉、根

備考：南アフリカなど熱帯アフリカを中心に約
280 種がみられる多年草。民間療法では、抗酸
化、鎮痙、抗アレルギー、収斂、毛細血管の強
化やフラボノイドの作用により血圧降下、血糖
値のレベル低下を促すなど。乾燥させポプリに
加える。

ホクベイフウロソウ

学名：*Geranium maculatum* L.
科名：フウロソウ科
属名：フウロソウ属
英名：American Cranesbill
別名：アメリカンクレインズビル

使用部位［その他］：根、地上部（または精油）
禁忌：1回の使用期間は数週間に制限すること。長期使用は厳禁。

備考：多年草。民間療法では、収斂、止血に。月経過多、痔、過敏性腸症候群、喉の痛み、口内炎などに。

ヒメフウロ

学名：*Geranium robertianum* L.
科名：フウロソウ科
属名：フウロソウ属
英名：Herb Robert、Dragon's Blood、Mountain Geranium
別名：シオヤキソウ、ハーブロバート

SE

使用部位［その他］：全草
生薬名［その他］：ビョウキャクイン（猫脚印）
禁忌：妊娠中・授乳中は禁忌。
安全性［SE］：妊娠中・授乳中は使用を避ける。

備考：一年草または越年草。民間療法や生薬では、収斂、整腸、美肌に。胃潰瘍、創傷、子宮の炎症、下痢、便秘などに。煎剤として、下痢止め、胃腸薬として、乾燥させた全草を用いる。

ゲンノショウコ

学名：*Geranium thunbergii* Siebold ex Lindl. et Paxton、*Geranium thunbergii* Siebold et Zuccarini
異名：*Geranium nepalense* auct. non Sweet、*Geranium nepalense* Sweet　f. *glabratum* (H.Hara) H.Hara、*Geranium nepalense* Sweet f. *roseum* H.Hara、*Geranium nepalense* Sweet subsp. *thunbergii*（Siebold ex Lindl. et Paxton）H.Hara、*Geranium nepalense* Sweet var. *thunbergii*（Siebold ex Lindl. et Paxton）Kudô
科名：フウロソウ科
属名：フウロソウ属
英名：Oriental Geranium
別名：ミコシグサ、タチマチグサ、イシャイラズ

局 **[+]**

使用部位［局方］：地上部
生薬名［局方］：ゲンノショウコ
生薬ラテン名［局方］：Geranii Herba
生薬英語名［局方］：Geranium Herb

使用部位［その他］：果実が付いた全草
生薬名［その他］：老鶴草（ロウカンソウ）の基原の1つ
薬効：消炎作用、収斂作用、強壮作用、抗菌作用、利尿作用、止瀉作用、健胃作用。

備考：草丈70センチほどになる多年草。民間療法では、下痢、扁桃炎、整腸に。地上部の煎剤を内用または、煎液でうがいや湿布をする。

モンソニア

学名：*Monsonia ovata* Cav.
科名：フウロソウ科
属名：モンソニア属
英名：Monsonia
別名：-

使用部位［その他］：地上部

備考：南アフリカやナミビア原産の草本植物。乾燥した環境で生育する。葉は小さく、1個または一対のゼラニウム様の白色の花をつける。民間療法では、南西アフリカなどで収斂として、下痢、潰瘍性大腸炎などに用いられる。長期にわたり感染症や腸管障害に用いられてきた経緯がある。テンジクアオイ属に近い種。

薬用植物辞典　327

ニオイテンジクアオイ

学名：*Pelargonium graveolens*（Thunb.）L' Hér.

科名：フウロソウ科

属名：テンジクアオイ属

英名：Scented Geranium、Rose Geranium

別名：ローズゼラニウム、センテッドゼラニウム、トゥルーローズゼラニウム、コウヨウ

SE

使用部位［その他］：全草、花

生薬名［その他］：全草：香葉（コウヨウ）

禁忌：妊娠中・授乳中は禁忌。

安全性［SE］：妊娠中・授乳中はサプリメントなどによる過剰摂取は避ける。

備考：精油にも用いられる多年草。バラと同じ香気成分のゲラニオールを多く含み、高価なローズオイルの代用として広く利用される。民間療法では、抗鬱、強壮、刺激（副腎皮質とリンパ系）、抗炎症、抗痔、鎮痛、収斂、止血、血管収縮、瘢痕形成、細胞成長促進、癒傷、皮膚軟化、利尿、抗真菌、殺癬、駆虫など。精油を利用。また精油は香粧品や加工食品の香料、また防虫剤などにも用いられる。葉や花はフェイシャルスチーム、サシェとしても利用。

ウンカロアボ

学名：*Pelargonium sidoides* DC.

科名：フウロソウ科

属名：テンジクアオイ属

英名：South African Geranium

別名：-

使用部位［その他］：根

オコティロ

学名：*Fouquieria splendens* Engelm.

科名：フオクイエラ科

属名：フオクイエラ属

英名：Ocotillo

別名：-

使用部位［その他］：茎

禁忌：妊娠中は禁忌。

備考：フラワーエッセンスなどにも用いられる。

カニクサ

学名：*Lygodium japonicum*（Thunb.）Sw.

科名：フサシダ科

属名：カニクサ属

英名：Japanese Climbing Fern

別名：ツルシノブ、シャミセンヅル

使用部位［その他］：全草、根と根茎、胞子

生薬名［その他］：全草：海金砂草（カイキンシャソウ）／根と根茎：海金沙根／胞子：海金砂

備考：蔓性のシダ植物。2メートル近い長さともなる。蔓は丈夫でかごを編む際の結び目などに利用される。民間療法では、利尿に。夏から秋にかけ、胞子嚢をつけている葉を採取し乾燥させ、完熟した胞子を集め用いる。煎剤を内用に。

フジウツギ

学名：*Buddleja japonica* Hemsl.

異名：*Buddleja insignis* auct. non Carrière

科名：フジウツギ科（ゴマノハグサ科）

属名：フジウツギ属

英名：Butterfly Bush

別名：ブッドレア

使用部位［その他］：-

生薬名［その他］：-

備考：ほとんどが常緑または落葉性の低木。一部に樹高 30m 程にもなる高木や草本もある。有毒部位全草（魚毒）。

ワタフジウツギ

学名：*Buddleja officinalis* Maxim.
科名：フジウツギ科（ゴマノハグサ科）
属名：フジウツギ属
英名：-
別名：ミツモウカ

使用部位［その他］：花または蕾
生薬名［その他］：密蒙花（ミツモウカ）

マクリ

学名：*Digenea simplex* C. Agardh
科名：フジマツモ科
属名：マクリ属
英名：-
別名：カイニンソウ、マクリモ

使用部位［局方］：全藻
生薬名［局方］：マクリ（海人草）
生薬ラテン名［局方］：Digenea
生薬英語名［局方］：Digenea

使用部位［その他］：全藻
生薬名［その他］：マクリ、海人草（カイニンソウ）
薬効：駆虫作用。

備考：地中海、大西洋、紅海、インド洋などの暖流域に分布する海草で、珊瑚礁や海底に生育。回虫駆除薬。3月〜8月の春から夏にかけて全藻を採集し、真水で洗った後乾燥させる。これを煎じ、または粉末にして内用に。

ノブドウ

学名：*Ampelopsis glandulosa*（Wall.）Momiy. var. *heterophylla*（Thunb.）Momiy.
異名：*Ampelopsis brevipedunculata*（Maxim.）Trautv.、*Ampelopsis brevipedunculata*（Maxim.）Trautv. var. *heterophylla*（Thunb.）H.Hara、*Ampelopsis glandulosa*（Wall.）Momiy. var. *brevipedunculata*（Maxim.）Momiy.、*Ampelopsis heterophylla*（Thunb.）Siebold et Zucc.、*Ampelopsis heterophylla*（Thunb.）Siebold et Zucc. var. *brevipedunculata*（Maxim.）C.L.Li
科名：ブドウ科
属名：ノブドウ属
英名：Porcelain Berry、Porcelain Ivy
別名：イシブドウ、ザトウエビ

使用部位［その他］：根

備考：蔓性の落葉植物。若い茎には毛があり、古い茎は木化して固くなる。果実はタンニンを多量に含み食用とはならない。民間療法では、鎮痛、鎮静により、関節痛の緩和などに用いる。乾燥させた根の煎剤を内用として。また目の充血には根の煎剤で洗眼。

ヤブカラシ

学名：*Cayratia japonica*（Thunb.）Gagnep.
科名：ブドウ科
属名：ヤブガラシ属
英名：Bushkiller
別名：ビンボウカズラ、ヤブガラシ

使用部位［その他］：全草または根
生薬名［その他］：烏蘞苺（ウレンバイ）

備考：蔓性の多年草。果実は球形で黒色だが結実することは稀である。和名は藪を枯らすほど繁殖力が旺盛であることに由来したもの。民間療法や生薬では、虫刺され、腫れ物に。根茎を潰した粘液を患部に湿布。

ヘキスイカク

- **学名**：*Cissus quadrangularis* L.
- **科名**：ブドウ科
- **属名**：セイシカズラ属
- **英名**：Cissus Quadrangularis、Asthisonhara、Chadhuri、Chaudhari
- **別名**：シッサス・クアドラングラリス

- **使用部位**［その他］：全草
- **禁忌**：妊娠中、授乳中は禁忌。
- **安全性**［SE］：妊娠中・授乳中は使用を避ける。

- **備考**：蔓性の多年草。全草が日本では「専ら医薬品として使用される成分本質（原材料）」に区分される。長くインドの伝統療法でも用いられた植物。サプリメントなどでは軟骨再生などに用いられる。近縁種に *Cissus cactiformis* Gilg（ヒスイカク）がある。

ツタ

- **学名**：*Parthenocissus tricuspidata*（Siebold et Zucc.）Planch.
- **科名**：ブドウ科
- **属名**：ツタ属
- **英名**：Boston Ivy、Japanese Ivy
- **別名**：ナツヅタ・アマヅタ・モミジヅタ、アマヅル、アマヅラ、ツタカズラ

- **使用部位**［その他］：根または全草
- **生薬名**［その他］：地錦（ジキン）

- **備考**：蔓性の落葉植物。植物樹液をアマヅラと呼ばれる甘味料として利用。「アマヅル」はブドウ科の別種を指す場合もある。

ヤマブドウ

- **学名**：*Vitis coignetiae* Pulliat ex Planch.
- **異名**：*Vitis amurensis* Rupr. var. *coignetiae*（Pulliat ex Planch.）Nakai
- **科名**：ブドウ科
- **属名**：ブドウ属
- **英名**：Crimson Glory Vine
- **別名**：エビカズラ（古名）

- **使用部位**［その他］：果実

- **備考**：蔓性落葉低木樹。民間療法では、滋養、強壮、疲労回復などに用いられる。貧血にも。10月頃の黒紫色に熟した果実を採取し、ジュース、果実酒、ワイン、ジャムなどに加工。若芽、若葉は、5～7月頃に採取し、揚げ物や茹でてさらし和え物など食用に。

エビヅル

- **学名**：*Vitis ficifolia* Bunge
- **異名**：*Vitis ficifolia* Bunge var. *ganebu* Hatus.、*Vitis ficifolia* Bunge var. *lobata*（Regel）Nakai、*Vitis lanata* auct. non Roxb.、*Vitis heyneana* Roem. et Schult. subsp. *ficifolia*（Bunge）C.L.Li、*Vitis lanata* auct. non Roxb、*Vitis thunbergii* Siebold et Zucc.
- **科名**：ブドウ科
- **属名**：ブドウ属
- **英名**：Bur Gundy
- **別名**：エビズル、イヌエビ、エビカズラ、イヌブドウ、クロブドウ

- **使用部位**［その他］：茎葉／根
- **生薬名**［その他］：蘡薁（オウイク）／蘡薁根

- **備考**：蔓性の落葉木本。民間療法では、疲労回復に。秋に黒く熟した果実を生食に。また果実酒を作り飲用とする。

ブドウ（ヨーロッパブドウ）

- **学名**：*Vitis spp.*（*Vitis vinifera* L.）
- **科名**：ブドウ科

属名：ブドウ属
英名：Grapeseed
別名：グレープ

SE

使用部位［その他］：果実、根、葉
生薬名［その他］：果実：葡萄（ブドウ）／根：葡萄根／葉：葡萄葉
安全性［SE］：ワインとして妊婦中・授乳中に多く摂取すると危険（アルコールの過量摂取）。

備考：温暖な気候地で栽培される落葉性の蔓性低木。民間療法では、果実は低血圧、不眠、冷え症、滋養に。葉は収斂、抗炎症、止瀉などに。葉は煎剤を内用。口内潰瘍には煎剤でうがいをする。果実は生食やぶどう酒に。

ヨーロッパブドウ

学名：*Vitis vinifera* L.
科名：ブドウ科
属名：ブドウ属
英名：Grape Seed
別名：グレープシード、ブドウ（葡萄）

使用部位［その他］：種子

備考：ブドウ品種の一種。民間療法では、抗酸化などにより、抗コレステロールに。種子から抽出した油を食用に。

レモンユーカリ

学名：*Eucalyptus citriodora* Hook.
科名：フトモモ科
属名：ユーカリ属
英名：Lemon Eucalyptus
別名：ユーカリ・シトリオドラ

使用部位［その他］：葉、枝（精油）

備考：葉はレモンのような香りを持つためレモンユーカリと呼ばれる。精油として用いる。昆虫忌避成分を多く含み、シトロネラと同様に虫よ

けとして利用できる。アロマテラピーでは、強壮、抗ウィルス、降圧など。穏やかな作用で、他のユーカリとは違い鎮静作用に優れるため井手や足などのトリートメントなどにも用いられる。

ユーカリノキ

学名：*Eucalyptus globulus* Labill.、*Eucalyptus bicostata*、*Eukalyptus smithii*、*Eucalyptus odorata*
異名：*Eucalyptus fruticetorum*、*Eucalyptus polybractea*
異名［GM］：葉 は、*Eucalyptus globulus* Labillardiere：精油は、*Eucalyptus globulus* Labillardiere、*Eucalyptus fructicetorum* F. Von Mueller（syn. *Eucalyptus polybractea* R. T. Baker）および / または *Eucalyptus smithii* R. T. Baker などのシネオール・リッチの Eucalyptus species
科名：フトモモ科
属名：ユーカリノキ属
英名：Eucalyptus, Blue Gum, Tsmanian Blue Gum.Southern Blue Gum
別名：ユーカリ、ユーカリプタス、ユーカリプタス、タスマニアンブルーガム

局 G 🏃 SE

使用部位［局方］：葉
生薬名［局方］：ユーカリ油
生薬ラテン名［局方］：Oleum Eucalypti
生薬英語名［局方］：Eucalyptus Oil

使用部位［GM］：葉、根皮
生薬ラテン名［GM］：Eucalypti folium
生薬名［GM］：Eucalyptus Leaf
生薬名［その他］：葉：桉葉（アンヨウ）／根皮：藍桉根皮
薬効［GM］：抗微生物作用、消炎作用、気道分泌増加作用、鎮咳作用、鼻充血改善作用、筋弛緩と精神弛緩を誘導したが頭痛には効果無し。分泌促進作用、去痰作用、軽度鎮痙、軽度の局所引赤作用。
（GM 立証済みハーブ。p127 を参照。）

薬用植物辞典　331

使用部位［GM］：精油

生薬ラテン名［GM］：Eucalypti aetheroleum

生薬名［GM］：Eucalyptus

生薬名［その他］：葉：桉葉（アンヨウ）／根皮：藍桉根皮

薬効［GM］：抗微生物作用、消炎作用、気道分泌増加作用、鎮咳作用、鼻充血改善作用、筋弛緩と精神弛緩を誘導したが頭痛には効果無し。分泌促進作用、去痰作用、軽度鎮痙、軽度の局所引赤作用。

（GM 立証済みハーブ。p127 を参照。）

適応［GM］：（葉）気道のカタル（精油）内用と外用：気道のカタル、外用：リウマチ症状に。

用法［WHO］：WHO では、気道の軽度炎症と気管支炎の対症療法における去痰薬。また喘息、発熱、咽喉頭の炎症。さらに、膀胱炎、糖尿病、胃炎、腎臓病、喉頭炎、白帯下、マラリア、丘疹、白癬、外傷、皮膚潰瘍、尿道炎、膣炎に。GM でも、葉は気道のカタルに。WHO の使用例では、1 日量：4〜6g の生薬あるいは同等の調製物。浸剤：小さじ半分の薬草に熱水 150ml を注ぎ、10 分間静置後、濾し器で葉を除去。新しく調製した浸剤 1 杯（240ml）を 1 日 3 回徐々に飲用。熱浸剤の蒸気を深く吸入。

禁忌：小児、妊娠中、消化管の炎症、胆嚢疾患、肝機能不全の患者は内用しない。精油の外用では、乳幼児の顔面、特に鼻部に適用しない。

安全性：肝疾患及び炎症を伴う胆汁管と消化管には禁忌。製剤は顔の近くで用いないこと。特に乳幼児、小児の鼻腔部に用いてはならない。小児の手の届かない場所に保管。

薬物相互作用：精油分が薬物代謝に関わる肝酵素を誘導する可能性があるため、同時投与で他剤の有効性が低下。その他：妊娠中、授乳中の使用は医師に相談。

副作用：過剰量では吐き気、嘔吐、下痢。また蕁麻疹、接触性皮膚炎、皮膚刺激。稀に吐き気、嘔吐、下痢の可能性。また解毒に関わる肝臓酵素系を誘導するため他剤の効果が弱まるか短縮する可能性あり。

安全性［GM］：（葉）稀に吐き気、嘔吐、下痢の可能性。（精油）内用後に稀に吐き気、嘔吐、下痢の可能性。（葉）および（精油）の薬剤相互作用：解毒に関わる肝臓酵素系を誘導するため他剤の効果が弱まるか短縮する可能性あり。

安全性［SE］：精油の大量服用による中毒死例あり。妊婦や授乳婦は使用を避ける。炎症を伴う胆管と消化管及び肝疾患を有する場合は禁忌。

備考：樹高 25m ほどに生育するフトモモ科の常緑高木。民間療法や植物療法では、消炎、去痰、防腐、防虫などにより気管支炎、花粉症、頭痛などへ。材はパルプの原料。乾燥させた葉を煎剤にして内用。

ユーカリラディアータ

学名：*Eucalyptus radiata* DC.

科名：フトモモ科

属名：ユーカリ属

英名：–

別名：–

使用部位［その他］：葉、枝（精油）

備考：含有成分は、ユーカリ・グロブルスと似ている。比較的刺激は穏やか。高齢者や子供にも利用できる精油。アロマテラピーでは、殺菌などに。去痰、抗ウィルスなどにより、風邪の諸症状や花粉症にも。

ギョリュウバイ

学名：*Leptospermum scoparium* J.R. et G. Forst.

科名：フトモモ科

属名：ネズモドキ属

英名：Manuka、Tea Tree

別名：松紅梅（ショウコウバイ）、レプトスペルマム、ティーツリー

使用部位［その他］：–

備考：常緑低木で、オーストラリアやニュージーランドを中心分布。約 40 種が知られている。「テーツリー」はフトモモ科の *Melaleuca alternifolia* を指す場合もある。

≪ティーツリーを参照≫

ゴセイカユプテ

学名：*Melaleuca alternifolia* Cheel
科名：フトモモ科
属名：コバノブラシノキ属
英名：Medical Tea Tree、Tea Tree
別名：ティートリー、メラレウカ、ティーツリー、ペーパーバーク

使用部位［WHO］：葉、先端の小枝
生薬ラテン名［WHO］：Aetheroleum Melaleucae Alternifoliae

使用部位［その他］：葉（葉と末端枝から水蒸気蒸留した精油）
薬効：抗微生物作用。また局所適用で、トリコモナスとカンジダが原因の膣炎と子宮頸管炎に有効。また膀胱炎、アクネ、足の疾患に有効。
用法［WHO］：WHOでは、アクネ、足部足疱状白癬、臭汗症、せつ、爪真菌症、などのよくある皮膚病、トリコモナスやカンジダによる膣炎、膀胱炎、子宮頸管炎への局所適用。また、創傷治療のための防腐薬・殺菌薬。さらに、火傷、大腸炎、咳嗽と風邪、歯肉炎、とびひ、鼻咽頭炎、乾癬、副鼻腔うっ血、胃炎、扁桃炎などへ。WHOの使用例では、治療する皮膚疾患によって、5～100％の濃度の精油を外用。
禁忌：フトモモ科植物へのアレルギー。
安全性：警告：内服しないこと。小児の手の届かない場所に保管。
注意：妊娠中、授乳中、小児の使用は医師に相談。副作用：アレルギー性接触皮膚炎。精油の誤飲で、錯乱、失見当識、協調動作喪失、発疹、倦怠感、昏睡様状態、幻覚を伴う半覚醒状態、腹痛、下痢。
安全性の詳細は、『「健康食品」の安全性・有効性情報』を確認のこと。

備考：6メートルほどになる常緑高木。民間療法では、抗菌、抗真菌、抗ウイルス、消炎、鎮痛により、感染症や風邪予防などに。また精油を湿布、蒸気吸入、ローション、うがい薬、軟膏、シャンプーなど外用で用いる。

【同様に使用される植物】

ギョリュウバイ *Leptospermum scoparium* J.R. et G.Forst.

カユプテ

学名：*Melaleuca cajuputi* Powell subsp. cumingiana（Turcz.）Barlow
異名：*Melaleuca leucadendron* auct. non L.
異名［GM］：*Melaleuca leucodendra* L.、*Melaleuca leucadendron* auct. non L.
科名：フトモモ科
属名：コバノブラシノキ属
英名：Cajupti、Paper Bark Tree
別名：-

使用部位［その他］：枝、葉（精油）
生薬名［その他］：白千層（はくせんそう）
禁忌：妊娠中・授乳中の過量摂取は禁忌。
安全性［SE］：妊娠中・授乳中は過量摂取を避ける。

備考：マレー語で白い木という意味を持ち、樹高は30mほどになり、樹皮は灰白色で、紙のように剥離するニアウリの近縁種。東南アジアやインド、中国では古くから薬用に利用された。葉はお茶として飲用も。精油は鎮痛、消炎に。ユーカリやティートリーに似ているが、より穏やかな作用を示す。風邪やインフルエンザなどの予防に芳香浴としても。

ニアウリ

学名：*Melaleuca viridiflora* Sol. ex Gaertn.
科名：フトモモ科
属名：コバノブラシノキ属
英名：Niaouli
別名：-

使用部位［GM］：葉（精油）
生薬ラテン名［GM］：Niauli aetheroleum
生薬名［GM］：Niauli oil

薬効［GM］：インビトロで抗菌作用、循環刺激。（GM 立証済みハーブ。p174 を参照。）
適応［GM］：上部気道のカタル
禁忌：内用：消化管と胆管の炎症性疾患、重症肝疾患に禁忌。外用：乳幼児の顔面、特に鼻領域には使用しないこと。
安全性：内用で稀に吐き気、嘔吐、下痢。薬剤相互作用：シネオールを含むため肝臓の解毒に関わる酵素が誘導され、他薬剤の効果を低下あるいは短縮する。
安全性［GM］：内用で稀に吐き気、嘔吐、下痢。薬剤相互作用：シネオールを含むため肝臓の解毒に関わる酵素が誘導され、他薬剤の効果を低下あるいは短縮する。

備考：オーストラリアなどに自生するカユプテの近縁種。アロマテラピーでは、刺激の強すぎるユーカリの代用ともされ、殺菌、消毒に用いられる。ニキビの症状緩和などにも。

ペドラウメカー

学名：*Myrcia sphaerocarpa* DC.
科名：フトモモ科
属名：ミルシア属
英名：Pedra Hume Caa
別名：-

使用部位［その他］：地上部

備考：南米では茶剤として利用される。降圧などに用いる。

ギンバイカ

学名：*Myrtus communis* L.
科名：フトモモ科
属名：ギンバイカ属
英名：Myrtle、Mytri Aetheroleum、Myrti Folium
別名：マートル、ギンコウバイ、ギンコウボク、イワイノキ、ミルテ

SE

使用部位［その他］：果実・葉
安全性［SE］：希釈していない精油の摂取は危険。小児および妊娠中・授乳中の使用は危険。

備考：常緑多年草。民間療法では、収斂、殺菌、消炎、鎮静、去痰などにより、気管支炎、花粉症、歯周病などに。結婚式などの飾りに花が使われることからイワイノキとも呼ばれる。歯周病には乾燥した葉の煎剤でうがいを行う。スパイスとして料理の香りづけに。また精油を利用。果実は果実酒に。

オールスパイス

学名：*Pimenta dioica*（L.）Merr.
科名：フトモモ科
属名：ピメンタ属
英名：Allspice、Aqua Pimentae、Clove Pepper、Eugenia Piment
別名：ヒャクミコショウ（百味胡椒）、ジャマイカペッパー、ピメントノキ

使用部位［その他］：未熟な果実（また精油）
安全性の詳細は、『「健康食品」の安全性・有効性情報』を確認のこと。

備考：葉または果実が香辛料として用いられる多年草。民間療法では、抗菌として防腐に。ソーセージ、肉の缶詰、ケチャップ、ピクルスなど料理に。また精油を利用。

バンジロウ

学名：*Psidium guajava* L.
異名：*Psidium aromaticum* L、*Psidium cujavillus* Burm. f、*Psidium pomiferum* L.、*Psidium pyriferum* L.、*Psidium pumilum* Vahl.
科名：フトモモ科
属名：バンジロウ属
英名：Guava、Common Guava
別名：グアバ

使用部位［WHO］：若葉
生薬ラテン名［WHO］：Folium Guavae

使用部位［その他］：幼果、根皮および樹皮、葉
生薬名［その他］：幼果：番石榴乾（バンセキリュウカン）、番石榴／根皮および樹皮：番石榴皮／葉：番石榴葉
薬効：鎮痛作用、止瀉作用、抗高脂肪血症作用、消炎作用、解熱作用、抗マラリア作用、抗微生物作用、抗酸化作用（アスコルビン酸より弱い）、鎮咳作用、中枢神経作用（抗侵害作用）、止血作用、陰性変力作用。臨床薬理学では、歯肉炎、ロタウイルス性腸炎、急性下痢に有効性。
用法［WHO］：WHOでは、急性下痢、歯肉炎、ロタウイルス性腸炎などに。また、腹痛、歯肉出血、咳嗽、頭痛、白癬、膣炎、創傷、寄生虫。さらに収斂薬、鎮吐薬、通経薬として。WHOの使用例では、1日量：生薬1.5～3gを浸剤または煎じ薬として分割使用。60％エタノール抽出物（希釈アンモニアでわずかにアルカリ性）は0.9～3ml；チンキ剤は2.5～7.5g。同等調製物。
禁忌：本草への過敏性やアレルギー。妊娠中・授乳中、12歳未満の小児へは禁忌。
安全性：警告：推奨用量や治療期間を超えないこと。
注意：妊娠中、授乳中、12歳未満の小児の使用は推奨されない。
副作用：原薬から調製した茶の外用でアレルギー性皮膚炎。
安全性の詳細は、『「健康食品」の安全性・有効性情報』を確認のこと。

備考：樹高が3～4メートルほどの亜熱帯性植物。民間療法では、血糖降下の茶剤などに用いられる。

チョウジノキ

学名：*Syzygium aromaticum*（L.）Merr. et L.M.Perry
異名［GM］：*Eugenia caryophyllata* Thunberg、*Caryophyllus aromaticus* L.、*Jambosa caryophyllus*（Thunb.）Nied.、*Myrtus caryophyllus* Spreng.
科名：フトモモ科
属名：フトモモ属
英名：Clove
別名：クローブ、チョウジ、チョウコウ

使用部位［GM］：蕾、根、樹皮、枝、果実、精油
生薬ラテン名［GM］：Caryophylli flos
生薬名［GM］：Cloves
生薬名［その他］：蕾：丁子（チョウジ）、丁香（チョウコウ）／根：丁香根／樹皮：丁香樹皮／枝：丁香枝／果実：母丁香／精油：丁字油、丁香油
薬効［GM］：抗菌作用、防腐作用、抗微生物作用、抗ウイルス作用、消炎作用、抗酸化作用、その他（鎮痙、鎮静）、局所麻酔。
（GM立証済みハーブ。p112を参照。）

使用部位［WHO］：蕾
生薬ラテン名［WHO］：Flos Caryophylli
適応［GM］：-
禁忌：本草へのアレルギー。

ムラサキフトモモ

学名：*Syzygium cumini*（L.）Skeels
異名：*Eugenia cumini*（L.）Druce
異名［GM］：*Syzygium jambolana*（Lam.）de Candolle、*Eugenia cumini*（L.）Druce、*Eugenia jambolana* Lam.
科名：フトモモ科
属名：フトモモ属
英名：Jambolan、Jumbul、Java Plum
別名：ジャンブル、ジャンボラン

使用部位［GM］：樹皮
生薬ラテン名［GM］：Syzygii cumini cortex
生薬名［GM］：Jambolan bark
生薬名［その他］：果実：野冬青果（ヤトウセイカ）／樹皮：野冬青皮（ヤトウセイヒ）

（GM 立証済みハーブ。p154p339 を参照。）

使用部位［GM］：種子
生薬ラテン名［GM］：Syzygii cumini semen
生薬名［GM］：Iambolan seed
生薬名［その他］：果実：野冬青果（ヤトウセイカ）／樹皮：野冬青皮（ヤトウセイヒ）
（GM 未立証ハーブ。p154、p339 を参照。）
適応［GM］：（樹皮）内用：非特定の急性下痢。口腔と咽頭粘膜の軽度炎症への局所療法。外用：皮膚表面の軽度炎症
禁忌：妊娠中・授乳中は禁忌。
安全性：下痢が3〜4日以上継続する場合は医師に相談。
安全性［GM］：下痢が3〜4日以上持続する場合は医師に相談。

備考：熱帯地方にみられる樹高が30m 程にもなる常緑樹。オーストラリアや南アジアでは薬用の他、果実を食用ともする。民間療法では、血糖降下、利尿、収斂、消化促進に。消化不良、下痢、胃痛などにも。生薬には樹皮を用いる。糖尿病治療には果実・種子の粉末を用いる。

クリ

学名：*Castanea crenata* Siebold et Zucc.
異名：*Castanea crenata* Siebold et Zucc. var. *kusakuri*（Blume）Nakai
科名：ブナ科
属名：クリ属
英名：Chestnut、Japanese Chestnut
別名：チェストナッツ、シバグリ

使用部位［その他］：葉、樹皮、いが
生薬名［その他］：栗毛毬、栗葉

備考：4メートルほどに生育する落葉樹。民間療法では、消炎、収斂により、かぶれ、あせもなどに。葉20〜30枚を500ml の水で煎じ、冷ましてから患部を洗うか、湿布をする。いがは2個分、樹皮はいがの半量で同様に使用。

アメリカグリ

学名：*Castanea dentata*（Marshall）Borkh.
科名：ブナ科
属名：クリ属
英名：American Chestnut
別名：アメリカンチェストナッツ

SE

使用部位［その他］：葉
禁忌：妊娠中・授乳中は禁忌。
安全性［SE］：妊娠中・授乳中は使用を避ける。

備考：樹高30メートルほどに成長する落葉高木。木材としても利用され、堅果の収穫を目的にも栽培される。民間療法では、消炎、収斂に。あせもやかぶれ、喉の痛みに。アメリカ先住民は葉の浸出液を百日咳の治療に用いた。クリ（C. crenata）と同様に使用する。葉の煎剤で患部を洗浄するか、湿布を行う。また口内炎や喉の痛みには煎剤でうがい。

ヨーロッパグリ

学名：*Castanea sativa* Mill.
異名［GM］：*Castanea vesca* Gaertn.、*Castanea vulgaris* Lam.
科名：ブナ科
属名：クリ属
英名：European Chestnut、Sweet Chestnut、Spanish Chestnut、Eurasian Chestnut
別名：スイートチェストナッツ、スイートチェストナッツ、セイヨウグリ、ギンヨウ菩提樹

G **SE**

使用部位［GM］：果実、葉
生薬ラテン名［GM］：Castaneae folium
生薬名［GM］：Chestnut leaf
（GM 未立証ハーブ。p321 を参照。）
安全性［SE］：妊娠中・授乳中は、サプリメントなどによる過剰摂取は避ける。

備考：樹高20〜40メートルほどになるブナ科の

落葉樹。民間療法では、抗酸化、鎮咳など。果実は高血圧予防、貧血予防、便秘改善、風邪予防、美容効果、疲労回復、老化防止に。葉は鎮咳薬、民間で皮膚疾患など。堅果は主に菓子などに利用される。渋皮がはがれやすく、焼き栗にして食べやすいが、クリタマバチ被害のため日本での栽培はむずかしい。材は丈夫で腐りにくいため、家の土台などに用いられる。実は外皮（鬼皮、渋皮）をむき加熱し食用、葉は煎じ液を内用（咳）、生葉の汁を塗布、または湿布（あせも、湿疹、蕁麻疹など）に。

スダジイ

学名：*Castanopsis sieboldii*（Makino）Hatus. ex T.Yamaz. et Mashiba
異名：*Castanopsis cuspidata*（Thunb.）Schottky f. *lanceolata* Sugim.、*Castanopsis cuspidata*（Thunb.）Schottky var. *sieboldii*（Makino）Nakai、*Castanopsis cuspidata*（Thunb.）Schottky subsp. *sieboldii*（Makino）Sugim.、*Castanopsis cuspidata* auct. non（Thunb.）Schottky
科名：ブナ科
属名：シイ属
英名：Itajii Chinkapin
別名：ナガジイ、イタジイ

使用部位［その他］：堅実

備考：樹高25メートルほどになる常緑広葉樹。シイ（椎）と呼ばれるのはこの種のこと。材はシイタケ栽培の原木などにされる。堅果にはビタミンCが豊富。生、または煎った堅果を食用とする。

クヌギ

学名：*Quercus acutissima* Carruth.
科名：ブナ科
属名：コナラ属
英名：Sawtooth Oak
別名：ショウボクヒ、ボクソク

使用部位［局方］：樹皮
生薬名［局方］：ボクソク（樸樕）
生薬ラテン名［局方］：Quercus Cortex
生薬英語名［局方］：Quercus Bark

使用部位［その他］：樹皮、果実
生薬名［その他］：樹皮：樸樕（ボクソク）／果実：橡実（ショジツ）

備考：樹高15メートルに成長するクリに似た落葉高木。樹皮は、打撲のための漢方処方に用いられる。夏に剥ぎ取った樹皮を乾燥させたものを生薬名で樸樕（ぼくそく）と呼ぶもの。

ホワイトオーク

学名：*Quercus alba* L.
科名：ブナ科
属名：コナラ属
英名：American White Oak, White Oak
別名：アメリカンホワイトオーク、ホワイトブナ

G

使用部位［GM］：樹皮
生薬ラテン名［GM］：Quercus cortex
生薬名［GM］：Oak bark
薬効［GM］：収斂作用、静ウイルス作用。
（GM立証済みハーブ。p175を参照。）
適応［GM］：外用：炎症性皮膚疾患。内用：非特定の急性下痢。口腔と咽頭粘膜や、性器、肛門の軽度炎症への局所治療。
禁忌：外用：広範囲の皮膚損傷には禁忌。入浴：滲出性湿疹や広範囲の皮膚損傷、発熱、感染症、ステージIIIおよびIV（NYHA）の心不全、ステートIV（WHO）の高血圧（hypertonia）では入浴しない。
安全性［GM］：下痢が3～4日以上持続する場合は医師に相談。他の適用範囲では2～3週間を超えないこと。薬剤相互作用：内用では、アルカロイドやアルカリ性ウ薬剤の吸収低下または阻害

備考：樹高25～35メートルほどになる広葉落葉樹。春の中頃に開花し、秋にいわゆるドングリ

キリンソウ

学名：*Phedimus aizoon*（L.）'t Hart var. *floribundus*（Nakai）H.Ohba

異名：*Sedum aizoon* L. subsp. *kamtschaticum* auct. non（Fisch.）Fröd.、*Sedum aizoon* L. var. *floribundum* Nakai、*Sedum kamtschaticum* auct. non Fisch.

科名：ベンケイソウ科

属名：キリンソウ属

英名：－

別名：－

使用部位［その他］：全草あるいは根

生薬名［その他］：費菜（ヒサイ）

イワベンケイ

学名：*Rhodiola rosea* L.

異名：*Rhodiola elongata*（Ledeb.）Fisch. et C.A.Mey.、*Rhodiola sachalinensis* Boriss.、*Rhodiola tachiroei*（Franch. et Sav.）Nakai、*Sedum rosea*（L.）Scop.

科名：ベンケイソウ科

属名：イワベンケイ属

英名：Rose Root、Arctic Root、Golden Root、Hongjingtian、King's Crown、Rhodiola

別名：ローズルート、コウケイテン、ロディオラロゼア

SE

使用部位［その他］：根

禁忌：妊娠中・授乳中は禁忌。

安全性［SE］：妊娠中・授乳中は使用を避ける。

備考：山の稜線の岩場などに生育する多年生草本で、根は乾燥させるとバラのような芳香を持つ。民間療法では、高山病の改善などに用いられる。ロシアでは古くから医薬品として用いられ、中国では最高級の漢方薬として始皇帝時代より珍重されてきた。イワベンケイ根エキスがアダプトゲン作用を持つことでも知られる。

ヤネバンダイソウ

学名：*Sempervivum tectorum* L.

科名：ベンケイソウ科

属名：クモノスバンダイソウ属

英名：Houseleek、Hen And Chickens、Aaron's Rod、Ayegreen、Ayron

別名：ハウスリーク、イワレンゲ

SE

使用部位［その他］：葉

禁忌：内用は禁忌。妊娠中・授乳中は禁忌。

安全性［SE］：経口摂取は避ける（催吐作用）。妊娠中・授乳中の使用を避ける。

備考：多年生多肉植物。民間療法では、収斂、抗炎症、鎮静に。軽い火傷、虫刺され、皮膚の炎症など癒傷などに。アロエのような民間薬として古くから利用され、地理的変異が大きく、多くの異名を持つ植物。多量に摂取すると嘔吐を誘発する可能性があるため、経口摂取は危険。葉汁を患部に塗布する。

ホウライシダ

学名：*Adiantum capillus-veneris* L.

異名：*Adiantum capillus-veneris* L. f. *lanyuanum* W.C.Shieh

科名：ホウライシダ科

属名：ホウライシダ属

英名：Southern Maiden Hair, Maiden Hear Fern

別名：メイデンヘアファーン

SE

使用部位［その他］：全草

生薬名［その他］：猪鬃草（チョソウソウ）

禁忌：妊娠中・授乳中は禁忌。

安全性［SE］：過剰摂取で嘔吐。妊娠中は使用禁忌。授乳中は使用を避ける。

備考：長さ30センチ程となるシダ植物。日陰の多湿に生育する。民間薬として古代より用いられてきた。18世紀の植物療法家の間では、喘

息、呼吸不全にも良いとされ、下痢、排尿、月経促進などにも用いられた。民間療法では、鎮咳、去痰、発汗に。咳、喘息、気管支炎、去痰、喉の腫れ、慢性鼻カタルなど。

ハコネシダ

学名：*Adiantum monochlamys* D.C.Eaton
科名：ホウライシダ科
属名：ホウライシダ属
英名：-
別名：ハコネソウ、イチョウシノブ、オランダソウ

使用部位［その他］：全草
禁忌：妊娠中・授乳中は禁忌。

備考：シダ植物。民間療法では、通経、去痰、利尿に。秋に採取した全草を乾燥させ煎剤を内用に。

ヤマシャクヤク

学名：*Paeonia japonica*（Makino）Miyabe et Takeda
科名：ボタン科
属名：ボタン属
英名：Woodland Peony
別名：-

使用部位［その他］：根

備考：準絶滅危惧種の多年草。民間療法では、鎮痛、解熱に。またアイヌ民族は、根を風邪の解熱に、また腹痛に用い、あるいはフキの葉、クズの根、イブキボウフウの根などと合わせ煎剤とし引用した。秋に根を掘り上げ乾燥させ煎剤として内用に。

シャクヤク

学名：*Paeonia lactiflora* Pall.
異名：*Paeonia albiflora* Pall. var. *trichocarpa* Bunge
異名［GM］：*Paeonia albiflora* Pallas.、*Paeonia edulis* Salisb.、*Paeonia officinalis* Thunb.
科名：ボタン科
属名：ボタン属
英名：Chinese Peony、White Peony、Common Garden Peony
別名：チャイニーズピオニー、エビスグスリ

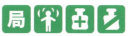

使用部位［局方］：根
生薬名［局方］：シャクヤク（芍薬）
生薬ラテン名［局方］：Paeoniae Radix
生薬英語名［局方］：Paony Root

使用部位［WHO］：根
生薬ラテン名［WHO］：Radix Paeoniae

使用部位［その他］：根
生薬名［その他］：白芍薬
薬効：鎮痙作用、消炎作用、鎮痛作用、鎮静作用、解熱作用、血管拡張作用、抗凝固作用、肝臓保護。また認知機能障害に。
用法［WHO］：WHOでは、無月経、月経困難症、胸痛、腹痛の治療における鎮痛薬、消炎薬、鎮痙薬。また痴呆症、頭痛、めまい、こむら返り、肝臓病、アレルギーに。抗凝固薬としても。さらにアトピー性皮膚炎、せつ、潰瘍、解熱、火傷に。WHOの使用例では、粗植物原料の1日最大量は6〜15g。ペオニフロリンについて標準化する。
禁忌：堕胎作用があるため妊娠中は禁忌。授乳中、小児にも禁忌。
安全性：薬物相互作用：Fritillaria verticillata、Cuscuta japonica、Rheum officinale とは併用しない。
その他の注意：授乳中および小児には推奨できない。

備考：草本性植物。民間療法では、収斂、鎮痛、

鎮痙をはじめ、抗炎症、降圧などに用いられる。漢方では多用され様々な処方に用いられ重要な生薬だが、一般的な使用には十分な注意が必要。また漢方処方薬では単独では用いられない。

オランダシャクヤク

学名：*Paeonia mascula*（L.）Miller s. l.
異名［GM］：*Paeonia officinalis* L. emend. Willdenow s.l.
科名：ボタン科
属名：ボタン属
英名：European Peony、Common Peony
別名：セイヨウシャクヤク、ヨーロピアンピオニー

G

使用部位［その他］：根
禁忌：妊娠中は禁忌。

備考：高さ60センチほどになる多年生植物。山岳地帯の林に分布し、園芸品種としても広く栽培されている。ヒポクラテスの時代より癲癇治療に用いられてきた。ディオスコリディス（医師・ギリシア／紀元40～90年）も月経誘発などに良いとした。民間療法では、鎮痙、鎮静により神経過敏、百日咳に。

【同様に使用される植物】
Paeonia mascula（L.）Miller s. l.、

オランダシャクヤク

学名：*Paeonia officinalis* L.
異名［GM］：*Paeonia officinalis* L. emend. Willdenow s.l.
科名：ボタン科
属名：ボタン属
英名：European Peony、Common Peony
別名：セイヨウシャクヤク、ヨーロピアンピオニー
使用部位［GM］：花、根
生薬ラテン名［GM］：paeoniae flos, radix
生薬名［GM］：Peony Flower and Root
（GM 未立証ハーブ。p364を参照。）

使用部位［その他］：根
薬効：（GM：p364 参照）
禁忌：妊娠中は禁忌。

備考：高さ60センチほどになる多年生植物。山岳地帯の林に分布し、園芸品種としても広く栽培されている。ヒポクラテスの時代より癲癇治療に用いられてきた。ディオスコリディス（医師・ギリシア／紀元40～90年）も月経誘発などに良いとした。民間療法では、鎮痙、鎮静により神経過敏、百日咳に。

【同様に使用される植物】
Paeonia mascula（L.）Miller s. l.

ボタン

学名：*Paeonia suffruticosa* Andrews、*Paeonia suffruticosa* Andrews（*Paeonia moutan* Sims）
科名：ボタン科
属名：ボタン属
英名：Chinese Tree Peony
別名：ツリーピオニー、マウタンピオニー、ハツカグサ、ボウタン

使用部位［局方］：根皮
生薬名［局方］：ボタンピ（牡丹皮）
生薬ラテン名［局方］：Moutan Cortex
生薬英語名［局方］：Moutan Bark

使用部位［その他］：根皮、花
※葉・花は「非医」
生薬名［その他］：根皮：牡丹皮（ボタンピ）／花：牡丹花
薬効：鎮静作用、鎮痛作用、消炎作用、解熱作用、浄血作用、通経作用。
禁忌：妊娠中は禁忌。

備考：樹高2メートルほどになる落葉低木。民間療法や生薬では、抗菌、駆瘀血により、解熱、ストレス性胃潰瘍などに。漢方処方では、単独では用いることはなく婦人病薬として利用されてきた。

342

ムイラプアマ

学名：*Ptychopetalum olacoides* Benth.
科名：ボロボロノキ科
属名：プティコペタルム属（オラクス科）
英名：Muira Puama

G SE 田 乙

使用部位［GM］：幹・根の木部
※根以外は「非医」
生薬ラテン名［GM］：Ptychopetali lignum
生薬名［GM］：Muira Puama
（GM 未立証ハーブ。p353 を参照。）
安全性の詳細は、『「健康食品」の安全性・有効性
情報』を確認のこと。

備考：南米アマゾンなど熱帯に自生している灌
木。アマゾンでは、古くから強壮薬、媚薬とさ
れ、性的不能などにも利用されてきた。民間療
法では、滋養、強壮に。疲労回復、消化不良、
血流改善、生理障害に。樹皮には収斂作用があ
り、うがいや喉の痛みに使われることも。また
エキス剤はサプリメントなどとして利用され
る。ジャーマンコミッションEモノグラフで
は未承認ハーブ。
【同様に使用される植物】
Ptychopetalum uncinatum Anselmino

ホンダワラ

学名：*Sargassum fulvellum*（Turner）
C.Agardh
科名：ホンダワラ科
属名：ホンダワラ属
英名：Hai Zao
別名：ボウスイホンダワラ

使用部位［その他］：全草
禁忌：専門家の指示なしに用いないこと。

備考：薄く長い葉状体を持った藻類で日本や中国の
沿岸でみられ、年間を通じ採取できる。ケルプと
同じように用いられ、中国では穏やかな抗凝血作
用により、甲状腺疾患に用いられたりなどする。

民間療法では、抗真菌、抗凝血に。また食用。

ヒジキ

学名：*Sargassum fusiforme*（Harvey）Setch-
ell
科名：ホンダワラ科
属名：ホンダワラ属
英名：–

使用部位［その他］：全草
生薬名［その他］：海藻（カイソウ）
禁忌：専門家の指示なしに用いないこと。

備考：薄く長い葉状体を持った藻類で日本や中国の
沿岸でみられ、年間を通じ採取できる。ケルプと
同じように用いられ、中国では穏やかな抗凝血作
用により、甲状腺疾患に用いられたりなどする。
民間療法では、抗真菌、抗凝血に。また食用。

ハ

【科名マ行】

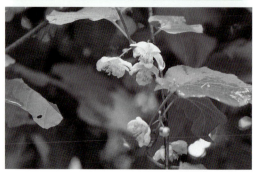
マタタビ

エフェドラ・ネバデンシス

学名：*Ephedra nevadensis* S.Watson
科名：マオウ科
属名：マオウ属
英名：Nevada Ephedra
別名：-

使用部位［その他］：地上部

備考：常緑低木で日本には自生しない。民間療法や生薬では、鎮咳、去痰、発汗、抗炎症、解熱に。アメリカ先住民が茶剤として利用していたが、禁酒法の時代にモルモン教徒が引用するようになったためモルモンティーとも呼ばれている。日本では茶剤や加工品の販売は禁止されている。

エフェドラ、クサマオウ

学名：*Ephedra sinica* Stapf
科名：マオウ科
属名：マオウ属
英名：Ephedra、Chinise Ephedra
別名：エフェドラ、マオウ（麻黄）

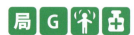

使用部位［局方］：地上茎

生薬名［局方］：マオウ（麻黄）
生薬ラテン名［局方］：Ephedrae Herba
生薬英語名［局方］：Ephedra Herb

使用部位［GM］：草質茎
生薬ラテン名［GM］：Ephedrae Herba
生薬名［GM］：Ephedra
生薬名［その他］：麻黄（マオウ）
薬効［GM］：心血管作用（エフェドリンは交感神経を興奮させ血管収縮と心臓刺激を起こす。また心拍と心拍出量、末梢抵抗性を刺激し、血圧を持続的に上昇）。気管支拡張作用、鼻充血消散、中枢神経系作用（月経困難症の疼痛軽減、中枢神経刺激：体重低下・脂肪燃焼）、膀胱の平滑筋のαアドレナリン受容体を刺激するため尿失禁や夜間遺尿症に使用。
（GM立証済みハーブ。p125を参照。）

使用部位［WHO］：茎、地上部
生薬ラテン名［WHO］：Herba Ephedrae
適応［GM］：成人と6歳超の小児の軽度気管支痙攣を伴う気道疾患。
用法［WHO］：WHOでは、花粉症、アレルギー性鼻炎、急性鼻風邪、風邪、副鼻腔炎による鼻充血に。また気管支喘息の気管支拡張薬としても。さらに、蕁麻疹、尿失禁、ナルコレプシー、重症筋無力症、慢性起立性低血圧。鎮痛薬、抗ウイルス薬、鎮咳薬、去痰薬、抗細菌薬、免疫刺激薬として。GMでも、成人と6歳を超える小児の軽度気管支痙攣を伴う気道疾患に。WHOの使用例では、煎剤に粗植物原料を1日1～6g。流エキス剤（1：1、45％アルコール）は1日1～3ml。チンキ剤（1：4、45％アルコール）は1日6～8ml。
禁忌：冠動脈血栓症、糖尿病、緑内障、心臓病、高血圧症、甲状腺疾患、脳循環障害、褐色細胞腫、前立腺肥大には禁忌。またモノアミンオキシダーゼ阻害薬との同時使用は重症の致死性高血圧を引き起こす可能性があるため禁忌。
安全性：過食症、拒食症、緑内障に禁忌。甲状腺への刺激、長期使用は不可。定められた用量を超えないこと。警告：神経過敏、振せん、不眠、食欲不振、吐き気が生じた場合は減量あるいは使用中止。6歳未満の小児にも禁忌。子供の手の届かないところに保管。使用持続は依存

症を起こす。注意：使用持続で不眠症。

薬物相互作用：強心配糖体や麻酔薬ハロタンとの同時使用で不整脈。グアネチジンとの同時使用で交感神経刺激、モノアミンオキシダーゼ阻害薬では重症の致死的高血圧症、麦角アルカロイド誘導体またはオキシトシンでは高血圧のリスク増加。

その他の注意：妊娠中は一般に推奨できない。授乳中は医師に相談なく使用しない。

副作用：大量では神経過敏、頭痛、不眠、めまい、動悸、皮膚の紅潮とピリピリ感、嘔吐。主な副作用は中枢神経系刺激、吐き気、振せん、頻脈、残尿。鼻充血への局所投与の持続（3日超）ではリバウンドの充血と慢性鼻炎。使用持続で依存症。

安全性［GM］：不眠、過敏性、頭痛、吐き気、嘔吐、排尿障害、頻脈。高用量では血圧の激増、心臓不整脈、依存性の発症。薬剤相互作用：心臓配糖体あるいはハロセンとの併用は心臓調律の障害、グアネシジンとの併用は交感神経刺激作用の増強、モノアミンオキシダーゼ（MAO）阻害剤との併用はエフェドリンの交感神経刺激作用を大きく増加、ライムギアルカロイド誘導体あるいはオキシトシンとの併用で高血圧発症。

備考：マオウ科の常緑低木。民間療法では、抗炎症、鎮咳、去痰、発汗、解熱により、気管支拡張、気管支炎、喘息に。強心薬やモノアミノキシダーゼ（MAO）阻害薬との薬物相互作用発現の可能性がある。

【同様に使用される植物】

（*Ephedra shennungiana* Tang あるいは他の同等な *Ephedra* species も同様に用いる）

サルナシ

学名：*Actinidia arguta* (Siebold et Zucc.) Planch. ex Miq.

異名：*Actinidia tetramera* auct. non Maxim.

科名：マタタビ科

属名：マタタビ属

英名：Bower Actinidia、Hardy Kiwi、Tara Vine

別名：シラクチカズラ、シラクチヅル、コクワ

使用部位［その他］：果実、蔓、樹皮

生薬名［その他］：根と葉：獼猴梨（ビコウリ）

備考：雌雄異株または雌雄雑居性の蔓性落葉植物。サルが好み食べることから「サルナシ」と呼ばれる。民間療法では、滋養、強壮、利尿に。また疲労回復、抗酸化、整腸など。蔓、樹皮を乾燥させたものを煎剤として内用に。キウィフルーツ似た食味の果実は食用に。滋養強壮には果実酒を作り飲用とする。

キウイフルーツ

学名：*Actinidia chinensis* Planch. var. *deliciosa* (A.Cheval.) A.Cheval.

異名：*Actinidia chinensis* Planch. var. *hispida* C.F.Liang

科名：マタタビ科

属名：マタタビ属

英名：Kiwi、Kiwifruit、Kiwi Berry

別名：キウイ、キウイベリー、シナサルナシ、オニマタタビ

使用部位［その他］：果実、根、枝葉、茎中の液汁

生薬名［その他］：果実：獼猴桃（ビコウトウ）／獼猴桃根／獼猴桃枝葉／獼猴桃藤中汁

備考：樹高10メートルほどになるマタタビ科の雌雄異株の落葉蔓性植物。民間療法では、解熱、利尿などにより、風邪予防、扁桃腺炎などの熱、糖尿病、むくみに。生の果実には、レモンと同等のビタミンCや、体内の過剰な塩分を排出する働きをするカリウムが非常に多く含まれ、消化促進にも。果実が7分程度熟した頃（10月頃）に採取、5ミリほどの輪切りにし天日乾ししたものを生薬では「獼猴桃（びこうとう）」と呼ぶ。

マタタビ

学名：*Actinidia polygama*（Siebold et Zucc.）Planch. ex Maxim.
科名：マタタビ科
属名：マタタビ属
英名：Silver Vine
別名：ナツウメ

使用部位［その他］：枝葉、根、虫癭のある果実
生薬名［その他］：枝葉：木天蓼（モクテンリョウ）／根：木天蓼根／虫癭のある果実：木天蓼子（単に木天蓼とも）

備考：樹高5メートルほどになる落葉蔓性低木。民間療法では、強壮、鎮痛、消炎、利尿、健胃、血行促進などにより、冷え、神経痛などにも。

ピンクルート

学名：*Spigelia marilandica*（L.）L.
科名：マチン科
属名：スピゲリア属
英名：Carolina Pink、Maryland Pinkroot
別名：スピゲリア

使用部位［その他］：根

備考：アメリカ先住民により駆虫剤として広く使われた。現在では腸の駆虫薬に用いられ、センナ、ウイキョウとともに処方される。またスピゲレインは催吐作用があり胃を刺激する。

マチン（馬銭）

学名：*Strychnos nux-vomica* L.
科名：マチン科
属名：マチン属
英名：Strychnine Tree
別名：ホミカ、ストリキニーネノキ

使用部位［局方］：種子
生薬名［局方］：ホミカ
生薬ラテン名［局方］：Strychni Semen
生薬英語名［局方］：Nux Vomica

使用部位［GM］：種子
生薬ラテン名［GM］：Strychni Semen
生薬名［GM］：Nux Vomica
生薬名［その他］：ホミカ、ホミカ子、マチンシ（馬銭子）、バンモクベッシ（蕃木鼈子）
薬効［GM］：健胃作用。
（GM未立証ハーブ。p355を参照。）

備考：樹高15メートルほどになる常緑樹。ヨーロッパ医薬では1600年代に興奮剤として種子が用いられた。中国では鎮痛用に外用とされている。ほとんどの国で法律上の規制を受けている。

コウフン

学名：*Gelsemium elegans*（Gardner & Champ.）Benth.
科名：マチン科（ゲルセミウム科）
属名：ゲルセミウム属
英名：Chinese Gelsemium
別名：コマントウ（胡蔓藤）

使用部位［その他］：全草、根
生薬名［その他］：全草：鉤吻（コウフン）、冶葛（ヤカツ）／根：大茶薬根

カロライナジャスミン

学名：*Gelsemium sempervirens*（L.）W.T.Aiton

異名［GM］：*Bignonia sempervirens* L.

科名：マチン科（ゲルセミウム科）

属名：ゲルセミウム属

英名：Gelsemium、Yellow Jessamine、False Jasmine、Woodbine

別名：イエロージャスミン、イブニングトランペット、ゲルセミウム、カロライナキソケイ

G **SE** **➕**

使用部位［GM］：根茎

生薬ラテン名［GM］：Gelsemii Rhizoma

生薬名［GM］：−

禁忌：妊娠中・授乳中、小児へは禁忌。

安全性［SE］：摂取は危険（毒性アルカロイド）。妊娠中・授乳中および小児の摂取も危険。

備考：樹高6メートルほどになる蔓性の常緑植物。モクセイ科のジャスミンと間違えられる。民間療法では、神経痛などの鎮痛薬として内用され、顔面神経痛、坐骨神経痛、肋間神経痛などには外用とされる。1863～1926年にはアメリカ薬局方に掲載されていた。ただ、有毒成分を含み、国により使用が規制されている。花を茶剤として飲用し中毒症状（呼吸麻痺、脈拍増加、中枢神経刺激作用、血圧降下など）を発症した事例がある。

アオトドマツ

学名：*Abies sachalinensis*（Fr.Schmidt）Mast. var. *mayriana* Miyabe et Kudô

科名：マツ科

属名：トウヒ属

英名：Fir

別名：−

G

使用部位［GM］：枝、小枝の先端（精油）

生薬ラテン名［GM］：Piceae Aetheroleum の基原の1つ

生薬名［GM］：Fir Needle Oil の基原の1つ

薬効［GM］：分泌液溶解、引赤作用、軽度の防腐。

（GM 立証済みハーブ。p130を参照。）

適応［GM］：−

禁忌：気管支喘息、百日咳には禁忌。

【同様に使用される植物】

Picea abies（L.）Karsten、*Abies alba* Mill.、*Abies sibirica* Ledeb.

アカトドマツ

学名：*Abies sachalinensis*（Fr.Schmidt）Mast. var. *sachalinensis*

異名：*Abies sachalinensis*（F.Schmidt）Mast. var. *nemorensis* Mayr

科名：マツ科

属名：トウヒ属

英名：Fir

別名：ネムロトドマツ、エゾシラビソ

G

使用部位［GM］：枝、小枝の先端（精油）

生薬ラテン名［GM］：Piceae Aetheroleum の基原の1つ

生薬名［GM］：Fir Needle Oil の基原の1つ

薬効［GM］：分泌液溶解、引赤作用、軽度の防腐。

（GM 立証済みハーブ。p130を参照。）

適応［GM］：−

禁忌：気管支喘息、百日咳には禁忌。

【同様に使用される植物】

Picea abies（L.）Karsten、*Abies alba* Mill.、*Abies sibirica* Ledeb.

ヨーロッパモミ

学名：*Abies alba* Mill.
科名：マツ科
属名：トウヒ属
英名：Silver Fir
別名：オウシュウモミ、ギンモミ

G

使用部位［GM］：枝、小枝の先端（精油）
生薬ラテン名［GM］：Piceae Aetheroleum の基原の 1 つ
生薬名［GM］：Fir Needle Oil の基原の 1 つ
薬効［GM］：分泌液溶解、引赤作用、軽度の防腐。
（GM 立証済みハーブ。p130 を参照。）
適応［GM］：外用と内用：気道上部と下部のカタル、外用：リウマチの疼痛と神経痛
禁忌：気管支喘息、百日咳には禁忌。
安全性：皮膚や粘膜への刺激増強の可能性。気管支痙攣の増強の可能性。
安全性［GM］：皮膚や粘膜への刺激増強の可能性。気管支痙攣の増強の可能性

備考：常緑針葉樹。古くから信仰の対象となった神聖な樹木。アロマテラピーでは、抗菌、防腐などに精油として用いる。
【同様に使用される植物】
Picea abiesu（L.）Karsten、*Abies sachalinensis*（Fr.Schmidt）Mast.、*Abies sibirica* Ledeb.

バルサムモミ

学名：*Abies balsamea*（L.）Mill.
科名：マツ科
属名：モミ属
英名：Balsam Fir
別名：バルサムファー、カナダバルサムノキ

SE

使用部位［その他］：樹脂
禁忌：妊娠中・授乳中は禁忌。
安全性［SE］：妊娠中・授乳中は使用を避ける。

備考：樹高 50 メートルほどになる常緑針葉樹。北アメリカ原産ではあるものの現在は商用に栽培されている。アロマテラピーでは、鎮痛、血行促進として、切り傷、軽い火傷に。また気管支炎、呼吸器障害、カタルなど。精油として使用。葉、球果、樹脂などはポプリにも使われる。

モミ

学名：*Abies firma* Siebold et Zucc.
異名［GM］：*Picea abies*（L.）Karsten（synonyms：*Picea excelsa*（Lamarck）Link）、*Abies alba* Miller、*Abies sachalinensis*（Fr. Schmidt）Masters、あるいは *Abies sibirica* Ledebour
科名：マツ科
属名：モミ属
英名：Momi Fir、Japanese Fir
別名：－

G

使用部位［GM］：－
生薬ラテン名［GM］：Piceae Aetheroleum の基原の 1 つ
生薬名［GM］：Fir Needle Oil の基原の 1 つ

適応［GM］：外用と内用：気道上部と下部のカタル、外用：リウマチの疼痛と神経痛
安全性［GM］：皮膚や粘膜への刺激増強の可能性。気管支痙攣の増強の可能性

シベリアモミ

学名：*Abies sibirica* Ledeb.
科名：マツ科
属名：トウヒ属
英名：Siberian Fir
別名：シベリヤモミ

G

使用部位［GM］：枝、小枝の先端（精油）
生薬ラテン名［GM］：Piceae Aetheroleum の基原の１つ
生薬名［GM］：Fir Needle Oil の基原の１つ
薬効［GM］：分泌液溶解、引赤作用、軽度の防腐。
（GM 立証済みハーブ。p130 を参照。）
適応［GM］：-
禁忌：気管支喘息、百日咳には禁忌。
【同様に使用される植物】
Picea abies（L.）Karsten、*Abies alba* Mill.、*Abies sachalinensis*（Fr.Schmidt）Mast.

ヒマラヤスギ

学名：*Cedrus deodara*（Roxb.）G.Don
科名：マツ科
属名：ヒマラヤスギ属
英名：Decdar Cedar、Himalayan Cedar
別名：ヒマラヤシーダー

使用部位［その他］：木部（精油）
禁忌：妊娠中・授乳中、乳幼児へは禁忌。また高齢者、癲癇患者にも禁忌。

備考：樹高 40 メートルほどになる常緑針葉樹。アロマテラピーでは、鎮静、強壮、去痰、利尿、抗菌、抗ウイルス、抗真菌 防虫などに。希釈し外用として塗布、または沐浴に。さらに芳香浴などに。

トウナベナ

学名：*Dipsacus asper* Wall. ex C.B.Clarke
異名：*Dipsacus asperoides* C.Y.Cheng et T.M.Ai
科名：マツ科
属名：ナベナ属
英名：Japanese Teasel
別名：ティーセル

使用部位［その他］：根
生薬名［その他］：続断（ゾクダン）

備考：民間療法や生薬では、鎮痛、強壮（筋、骨）により、打撲、捻挫、下肢の筋力低下、疼痛などに。同属の *Dipsacus fullonum* がティーセル（オニナベナ）。根の煎剤を内用に。また外傷には粉末にしたものを患部に塗布。

オニナベナ

学名：*Dipsacus fullonum* L.
科名：マツ科
属名：ナベナ属
英名：Teasel
別名：ラシャカキグサ、チーゼル

使用部位［その他］：根

備考：2 メートルほどになる多年草。オニナベナの花頭は羊毛をすく道具として知られており、根はイボや腫瘍などの改善に用いられる。現在はほとんど使われないが、民間療法では、発汗、利尿、健胃に。また鑑賞用やドライフラワーに。

薬用植物辞典　349

ナベナ

学名：*Dipsacus japonicus* Miq.
科名：マツ科
属名：ナベナ属
英名：Japanese Teasel
別名：ティーセル

使用部位［その他］：根
生薬名［その他］：続断（ゾクダン）の基原の1つ

備考：民間療法や生薬では、鎮痛、強壮（筋、骨）により、打撲、捻挫、下肢の筋力低下、疼痛などに。同属の *Dipsacus fullonum* がティーセル（オニナベナ）。根の煎剤を内用に。また外傷には粉末にしたものを患部に塗布。
【同様に使用される植物】
トウナベナ *Dipsacus asper* Wall. ex C. B. Clarke

サネカズラ

学名：*Kadsura japonica*（L.）Dunal
科名：マツ科
属名：サネカズラ属
英名：-
別名：ビナンカズラ（美男葛）、トロロカズラ、ナメリカズラ、ビジョカズラ

使用部位［その他］：果実
生薬名［その他］：南五味子（ナンゴミシ）

備考：万葉集、古事記にも登場する蔓性常緑樹。民間療法や生薬では、滋養、強壮、鎮咳、去痰として、風邪や咳、痰などに。秋に赤く熟した果実を採取し、乾燥させたものを煮詰め砂糖などを加え内用に。

オウシュウカラマツ

学名：*Larix decidua* Mill.
科名：マツ科
属名：カラマツ属
英名：Larch
別名：ラーチ

G

使用部位［GM］：テレピン油
生薬ラテン名［GM］：Terebinthina Laricina
生薬名［GM］：Larch Turpentine
（GM 立証済みハーブ。p159 を参照。）
適応［GM］：-

ドイツトウヒ

学名：*Picea abies*（L.）Karst.
異名［GM］：*Picea excelsa*（Lam.arck）Link
科名：マツ科
属名：トウヒ属
英名：Fir Needle
別名：ファーニードル、モミ

G

使用部位［GM］：枝、小枝の先端（精油）
生薬ラテン名［GM］：Piceae Aetheroleum/Piceae Turiones Recentes
生薬名［GM］：-
薬効［GM］：分泌液溶解、引赤作用、軽度の防腐。
（GM 立証済みハーブ。p130 を参照。）
適応［GM］：外用と内用：気道上部と下部のカタル、外用：リウマチの疼痛と神経痛
禁忌：気管支喘息、百日咳には禁忌。
安全性：皮膚や粘膜への刺激増強の可能性。気管支痙攣の増強の可能性。
安全性［GM］：皮膚や粘膜への刺激増強の可能性。気管支痙攣の増強の可能性

備考：常緑針葉樹。古くから信仰の対象となった神聖な樹木。アロマテラピーでは、抗菌、防腐などに精油として用いる。
【同様に使用される植物】

（*Abies alba* Miller、*Abies sachalinensis* (Fr. Schmidt) Masters、あるいは *Abies sibirica* Ledebour も同様に用いる）

アカマツ

学名：*Pinus densiflora* Siebold et Zucc.
異名：*Pinus densiflora* Siebold et Zucc. f. *subtrifoliata* Hurus.
科名：マツ科
属名：マツ属
英名：–
別名：ブクシンボク

使用部位［その他］：ブクリョウの菌核に含まれる根
生薬名［その他］：茯神木（ブクシンボク）

チョウセンゴヨウ

学名：*Pinus koraiensis* Siebold et Zucc.
科名：マツ科
属名：マツ属
英名：Korean Pine、Pine Nut
別名：パインナッツ（松の実）、チョウセンマツ

使用部位［その他］：種子（胚乳）
生薬名［その他］：海松子（カイショウシ）

備考：マツ科の常緑高木。民間療法では、滋養強壮により、美肌、生活習慣病予防、眼精疲労などに。種子を炒って食用に。

タイワンアカマツ

学名：*Pinus massoniana* Lamb.
異名［GM］：*Pinus species*、特に *Pinus palustris* Miller（syn. *Pinus australis* Michaux filius）、*Pinus pinaster* Aiton
科名：マツ科
属名：マツ属
英名：Chinese Red Pine、Masson Pine、Masson's Pine、Southern Red Pine
別名：バビショウ

G

使用部位［GM］：樹脂
生薬ラテン名［GM］：Millefolii Herba/Flos
生薬名［GM］：Yarrow
生薬名［その他］：松節（ショウセツ）の基原の1つ
薬効［GM］：引赤作用、防腐作用、気管支分泌低下。
（GM 立証済みハーブ。p223 を参照。）

使用部位［GM］：精油
生薬ラテン名［GM］：Terebinthinae Aetheroleum Rectificatum
生薬名［GM］：Turpentine Oil、Purified
（GM 立証済みハーブ。）
適応［GM］：外用と内用：過剰分泌を伴う慢性気管支疾患 外用：リウマチおよび神経疾患
禁忌：精油への過敏症。気道への急性炎症では吸入は禁忌。
安全性［GM］：広範囲の表面領域への局所適用は、腎臓と中枢神経系への損傷など中毒症状の可能性。

備考：常緑針葉樹。ロジンはマツ科の植物の松脂（マツヤニ）等を集めテレピン精油を蒸留した後に残る残留物。ロジン酸（アビエチン酸、パラストリン酸等）を主成分とする天然樹脂のこと。
【同様に使用される植物】
ユショウ *Pinus tabuliformis*

成分とする天然樹脂のこと。

モンティコーラマツ

学名：*Pinus monticola* Dougl. ex D.Don
科名：マツ科
属名：マツ属
英名：Western White Pine
別名：アイダホホワイトパイン、シルバーパイン

使用部位［その他］：−
≪オウシュウアカマツを参照≫

カイガンショウ

学名：*Pinus pinaster* Aiton、Pinus sp.、Pinus spp.
科名：マツ科
属名：マツ属
英名：Maritime Pine
別名：フランスカイガンショウ、オニマツ

SE

使用部位［その他］：樹皮
安全性の詳細は、『「健康食品」の安全性・有効性情報』を確認のこと。

備考：常緑針葉樹のオウシュウアカマツより採取される精油。葉は、古代ギリシア、エジプトなどでも、古くから消毒、抗菌作用があることで用いられてきた。樹皮抽出物はフラバンジェノールの名称で使用される。

ロジン

学名：*Pinus spp.*
科名：マツ科
属名：マツ属
英名：Rosin
別名：Pinus 属諸種植物

使用部位［その他］：−

備考：マツ科の植物の松脂（マツヤニ）等を集めテレピン精油を蒸留した後に残る残留物。ロジン酸（アビエチン酸、パラストリン酸等）を主

ヨーロッパアカマツ

学名：*Pinus sylvestris* L.
科名：マツ科
属名：マツ属
英名：Scots Pine
別名：スコッツパイン、オウシュウアカマツ、セイヨウアカマツ

G　**SE**

使用部位［GM］：葉（精油）
生薬ラテン名［GM］：Pini Aetheroleum
生薬名［GM］：Pine Needle Oil
生薬名［その他］：松葉油
薬効［GM］：分泌液溶解、軽度の防腐、末梢循環を刺激
（GM 立証済みハーブ。p185 を参照。）

使用部位［GM］：春に採取した 3〜5cm 長さの新芽
生薬ラテン名［GM］：Pini Turiones
生薬名［GM］：Pine Sprouts
薬効［GM］：分泌液溶解、軽度の防腐、末梢循環を刺激
（GM 立証済みハーブ。p185 を参照。）
適応［GM］：内用：気道上部および下部のカタル、外用：軽度の筋痛と神経痛
禁忌：気管支喘息、百日咳には禁忌。妊娠中・授乳中は禁忌。
安全性［SE］：妊娠中・授乳中の使用を避ける。花粉によるアレルギー増強の可能性あり。

備考：樹高 30 メートルほどにもなる常緑針葉樹。樹脂は消毒などに。葉は抗菌など関節炎やリウマチの痛みの緩和に。その他、喘息、咳など呼吸器疾患、駆風など消化器系障害に用いられる。新芽はステロイド様の消炎作用を持ち、針状葉・小枝・球果を乾留すると最高級のパイン油がとれ、薬用や香水に利用される。

【同様に使用される植物】
モンティコーラマツ（オウシュウアカマツ参照）
Pinus monticola Dougl. ex D.Don、*Pinus mugo*

クロマツ

学名：*Pinus thunbergii* Parl.

異名：*Pinus thunbergiana* Franco

科名：マツ科

属名：マツ属

英名：Japanese Black Pine

別名：−

使用部位［その他］：樹脂

備考：別名はオマツ（雄松）。おもに沿岸地方に生育し、潮風にも強いといわれ、樹高25〜30メートル程になる針葉樹。果実は、いわゆるマツボックリで球果。雌雄同株。

チョウセンゴミシ

学名：*Schisandra chinensis*（Turcz.）Baill.

異名：*Idesia polycarpa* Morr. et de Vos、*Kadsura chinensis* Turcz.、*Maximowiczia amurensis* Rupr.、*Maximowiczia chinensis* Rupr.、*Maximowiczia sinensis* Rupr.、*Maximowitschia japonica* A. Gray、*Polycarpa maximowiczii* Morr. et de Vos、*Schisandra chinensis* var. *typica* Nakai、*Schizandra japonica* Sieb. et Zucc.、*Sphaerostemma japonicum* A. Gray

科名：マツ科

属名：マツブサ属

英名：Schizandra、magnolia vine

別名：ゴミシ、シサンドラ

【局】【🏃】【💊】

使用部位［局方］：果実

生薬名［局方］：ゴミシ（五味子）

生薬ラテン名［局方］：Schisandrae Fruits

生薬英語名［局方］：Scisandra Fruit

使用部位［WHO］：熟果

生薬ラテン名［WHO］：Fructus Schisandrae

使用部位［その他］：果実

生薬名［その他］：五味子（ゴミシ）

薬効：消炎作用、肝臓保護作用、抗酸化作用、抗腫瘍作用、中枢神経系作用（睡眠時間、鎮静）、強壮作用（運動能力、作業能力、疲労低下、持久力）、暗い照明下での視力増加と視野拡大や暗闇での物体認識時間の拡大。抗潰瘍作用。慢性ウイルス性B型肝炎で一過性に改善。

用法［WHO］：WHOでは、精神病、胃炎、肝炎、疲労での使用を支持する臨床的エビデンスも一部あるが比較臨床試験は欠如。また慢性咳嗽、喘息、糖尿病、尿路感染症。疾病に伴う疲労への全身強壮薬。さらに、収斂薬、鎮咳薬、去痰薬、鎮静薬としても。WHOの使用例では、平均1日量：乾燥果実1.5〜6g。

禁忌：過剰量では不穏、不眠、呼吸困難。

安全性：まれな副作用として、胃の不調、食欲減退、蕁麻疹の報告例有り。

薬物相互作用：中枢神経抑制作用を有する可能性があるため、他の中枢神経抑制物質（鎮静薬や飲酒）と併用しない。肝臓チトクロームP450の活性を刺激するため、シクロスポリン、ワルファリン、プロテアーゼ阻害剤、セントジョーンズワート、エストロゲン、プロゲステロン配合剤などの処方薬との同時服用は医師と相談。

その他の注意：妊娠中、授乳中、小児では推奨されない。

副作用：胸やけ、胃酸消化不良、胃痛、食欲不振、アレルギー性皮膚反応、蕁麻疹。

備考：寒冷地の山地に自生する落葉性の蔓性植物。民間療法では、冷え、低血圧、不眠、滋養強壮、強精、せき、痰、むくみに。乾燥させた果実を煎じて食間に服用する（1日量5〜15g）。また乾燥した果実の薬草酒を就寝前に飲用として。

マツブサ

学名：*Schisandra repanda*（Siebold et Zucc.）Radlk.
異名：*Schisandra nigra* Maxim.
科名：マツ科
属名：マツブサ属
英名：-
別名：ウシブドウ

使用部位［その他］：果実・葉茎・蔓
生薬名［その他］：松藤（ショウトウ）

備考：蔓性の落葉木本。蔓を切断するとマツのような芳香を放つ。民間療法や生薬では、鎮静、鎮痛、鎮痙に。抗神経痛、リウマチ、血行促進などに。乾燥した葉茎は浴用剤に。果実は薬用酒に。

カナダツガ

学名：*Tsuga canadensis*（L.）Carrière
科名：マツ科
属名：ツガ属
英名：Eastern Hemlock、Canadian Hemlock
別名：-

SE

使用部位［その他］：葉、樹皮
禁忌：妊娠中・授乳中、小児へは禁忌。
安全性［SE］：妊娠中・授乳中は使用を避ける。肝機能障害、腎機能障害のある場合は注意。

備考：樹高30メートルほどになる常緑針葉樹。樹形は円錐形になる。民間療法では、収斂、防腐に。アメリカ先住民が創傷に用いていた。球果は2cm前後の卵形で、秋に熟す。

トウアズキ

学名：*Abrus precatorius* L.
科名：マメ科
属名：トウアズキ属
英名：Jequirity、Rosary pea、Crab's eye、Coral pea
別名：ナンバンアズキ・テンジクササゲ、ソウシシ

使用部位［その他］：種子、根、葉
生薬名［その他］：種子：相思子（ソウシシ）／根：想思子根
薬効：去痰作用、駆虫作用、鎮痛作用、解熱作用、利尿作用。
安全性：種子は有毒だが、茹でると毒性が失われる。

備考：蔓性多年草。民間療法や生薬では、咽痛、気管支炎、肝炎などに。専門家のもとでのみ使用のこと。葉は天然甘味料に。種子は美しいので装飾用ともされる。

モリシマアカシア

学名：*Acacia mearnsii* De Wild.
異名：*Acacia mollissima* auct. non Willd.
科名：マメ科
属名：アカシア属
英名：Black wattle
別名：-

使用部位［その他］：樹皮
生薬名［その他］：ワットル

備考：常緑高木。民間療法では、収斂、消炎により、口内炎、皮膚炎、下痢に。乾燥させた樹皮を煎剤としうがいを行う。または患部を洗浄。下痢には煎剤を内用に。花はリースや観賞用、香料に。乾燥させポプリに。

アカシア

学名：Acacia spp.
科名：マメ科
属名：アカシア属
英名：Mimosa
別名：ミモザ、ワトル

使用部位 ［その他］：花、樹皮

備考：国内では関東以北で生育する落葉高木。民間療法では、樹皮は収斂などに用いる。花は観賞用や香料に。また乾燥させてポプリに。

ネムノキ

学名：*Albizia julibrissin* Durazz.
科名：マメ科
属名：ネムノキ属
英名：Pink silk tree
別名：シルクツリー、コウカ、ネブノキ

使用部位 ［その他］：樹皮、花あるいは蕾
生薬名 ［その他］：樹皮：合歓皮（ゴウカンヒ）／花あるいは蕾：合歓花
禁忌：妊娠中は禁忌。
安全性：妊娠中は使用禁止。タンニンを10％以上含有しており、過量摂取は胃腸障害、腎臓損傷、肝臓への重篤な状態を引き起こす可能性有り。

備考：落葉高木。民間療法や生薬では、鎮静、利尿、強壮に。ウツ、不安、不眠の改善、腰痛、打ち身、打撲傷、腫れ物などに用いる。鳥の羽に似た葉が夜には自然に閉じ、その様子が木が眠ったように見えることから名付けられた。腰痛、関節痛には、合歓皮を煎剤として内用。関節痛や腰痛には、合歓皮を煎じ患部に塗布する。また乾燥した葉、枝は鎮痛緩和の浴用剤として。

ナンキンマメ

学名：*Arachis hypogaea* L.
科名：マメ科
属名：ラッカセイ属
英名：Peanut
別名：ラッカセイ、ピーナッツ、トウジンマメ、ラッカショウ

局

使用部位 ［局方］：種子
生薬名 ［局方］：ラッカセイ油
生薬ラテン名 ［局方］：Oleum Arachidis
生薬英語名 ［局方］：Peanut Oil

使用部位 ［その他］：種子
生薬名 ［その他］：落花生（ラッカセイ）
禁忌：ナッツアレルギーには禁忌。

備考：ラッカセイ属の一年草。民間療法では、抗酸化、腸整により、動脈硬化、更年期障害、湿疹、かぶれ、抗酸化、催乳、止血などに。またラッカセイ油は、食用、製菓原料、軟膏の原料、注射薬の溶剤、石鹸などに用いる。豆の薄皮には止血作用が強く、血友病患者などに用いられる。煎ったものを毎日適量食す。湿疹、かぶれには、種子から抽出されるラッカセイ油を塗布。局方では基原植物はラッカセイ。

ルイボス

学名：*Aspalathus linearis*（Burm.f.）R.Dahlgren
科名：マメ科
属名：アスパラトゥス属
英名：Rooibos、Red bush tea、Kaffree tea
別名：－

SE

使用部位 ［その他］：葉
安全性の詳細は、『「健康食品」の安全性・有効性情報』を確認のこと。

備考：赤褐色に落葉する針葉樹様の葉を持つ。民間療法では、抗酸化、血糖調整により、代謝促進、便秘、冷え症にも。お茶には甘みがあり、カフェインを含まない。乾燥させた葉の煎剤、またはリキュールとしても。

トラガントゴムノキ

学名：*Astragalus gummifer* Labill.
科名：マメ科
属名：ゲンゲ属
英名：Tragacanth
別名：トラガント

使用部位［局方］：幹から得た分泌物
生薬名［局方］：トラガント
生薬ラテン名［局方］：Tragacantha
生薬英語名［局方］：Tragacanth

使用部位［その他］：ゴム様樹脂

備考：草丈1メートルほどの常緑あるいは半常緑低木。結合剤や粘着剤など医薬品の添加物として用いられる。

【同様に使用される植物】
Astragalus abscendens、*Astragalus blachycalyx*、*Astragalus tragacanthus*

モウコモメンヅル

学名：*Astragalus mongholicus* Bunge
科名：マメ科
属名：ゲンゲ属
英名：Milk vetch
別名：ナイモウオウギ

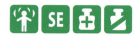

使用部位［その他］：根
※茎・葉は「非医」
生薬名［その他］：黄耆（オウギ）の基原の1つ
生薬ラテン名：Radix Astragalli の基原の1つ
≪キバナオウギを参照≫

キバナオウギ

学名：*Astragalus mongholicus* Bunge var. *dahuricus*（DC.）Podlech、*Astragalus membranaceus* Bunge
異名：*Astragalus membranaceus*（Fisch. ex Link）Bunge
科名：マメ科
属名：ゲンゲ属
英名：Milk vetch
別名：オウギ、タイツリオウギ

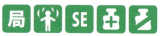

使用部位［局方］：根
生薬名［局方］：オウギ（黄耆）
生薬ラテン名［局方］：Astragali Radix
生薬英語名［局方］：Astragalus Root

使用部位［その他］：根
※茎・葉は「非医」
生薬名［その他］：黄耆（オウギ）の基原の1つ
生薬ラテン名：Radix Astragaii の基原の1つ
薬効：免疫刺激作用、心血管作用（心臓収縮、心拍、降圧）、心臓へ陽性変力作用。また風邪の頻度を減少し病状経過を短縮。また免疫刺激作用、抗ウイルス作用。
用法［WHO］：WHOでは、風邪とインフルエンザの補助治療、免疫系の促進など。スタミナと持久力を増加させる。さらに慢性下痢、浮腫、異常な子宮出血、糖尿病など。強心薬としても。また、腎炎、慢性気管支炎、産後尿閉、ハンセン病、心血管疾患の後遺症に。WHOの使用例では、根：経口量9〜30g/日。
禁忌：免疫抑制治療および自己免疫疾患には使用出来ない。
安全性：その他の注意：妊娠中、授乳中の使用は推奨されない。

備考：7〜10月の花期を迎える多年生の高山植物。代表的な強壮作用を有する生薬のひとつであり、多くの漢方処方に配合され、中華料理や薬膳料理の食材にも利用されている。風邪などの感染症、寝汗、胃潰瘍、心臓病、糖尿病、食欲不振、虚弱、精力増強に。主に漢方薬処方と

して用いる。
【同様に使用される植物】
モウコモメンヅル
Astragalus mongholicus Bunge

ムラサキセンダイハギ
学名：*Baptisia australis* R. Br.
科名：マメ科
属名：ムラサキセンダイハギ属
英名：Blue wild indigo
別名：ワイルドインディゴ

SE

使用部位［その他］：-
禁忌：毛細血管にうっ血を伴う胃腸炎患者には禁忌。長期間の経口摂取、局所使用は禁忌。妊娠中・授乳中は禁忌。
安全性［SE］：長期間の経口摂取、局所使用は有毒。妊娠中・授乳中の使用は危険。

備考：アメリカ東部原産の多年草。民間療法では、抗菌、利胆に。防腐剤、抗菌剤、利胆剤として用いられる。長期間の経口摂取、局所使用は避ける。

パタ・デ・バカ
学名：*Bauhinia forficata* Link
科名：マメ科
属名：ハカマカズラ属
英名：Pata de vaca
別名：-

使用部位［その他］：-

備考：熱帯にみられる植物で、ブラジルなどでは伝統的に利尿、血糖降下などに用いられた。古くは堕胎薬としても利用された。

ハナモツヤクノキ
学名：*Butea monosperma*（Lam.）Kuntze
科名：マメ科
属名：ブテア属
英名：Flame of the Forest
別名：パラース

使用部位［その他］：葉、花樹皮、樹脂、種子
生薬名［その他］：ハナモツヤク

備考：15メートルほどに育つ落葉高木。樹脂は穏やかな収斂作用によりキノ樹脂の代用品として知られている。民間療法では、胃酸過多、下痢などに、花や葉の煎剤やティンクチャー剤を用いる。種子は止瀉など、また外用としては白癬菌やヘルペスに。

シロツブ
学名：*Caesalpinia bonduc*（L.）Roxb.
科名：マメ科
属名：ジャケツイバラ属
英名：Gray Nicker
別名：ニッカーナット

使用部位［その他］：種子

備考：樹高9メートルほどになる刺の多い低木。インドをはじめとるする熱帯に自生。民間療法では、解熱、強壮、催淫に。インドでは胡椒と混ぜ薬用とする。また関節炎、糖尿病などに。

スオウ
学名：*Caesalpinia sappan* L.
科名：マメ科
属名：ジャケツイバラ属
英名：Sappanwood / sapanwood
別名：サパンウッド、ソボク

使用部位［局方］：心材
生薬名［局方］：ソボク（蘇木）

生薬ラテン名［局方］：Sappan Lignum
生薬英語名［局方］：Sappan Wood
基原植物：スオウ

使用部位［その他］：芯材
生薬名［その他］：ソボク（蘇木）
薬効：抗炎症作用、血液凝固作用。
禁忌：妊娠中は禁忌。

備考：インド、マレー半島原産の常緑小高木。心材からの色素は染料となる。民間療法や生薬では、解熱、消炎、鎮痛に。漢方では、外傷及び婦人科系疾患に。また産後出血や打撲・ねん挫などの内出血、疼痛に内用や外用で。

ムラサキナツフジ

学名：*Callerya reticulata*（Benth.）Schot
異名：*Millettia reticulata* Benth.
科名：マメ科
属名：カレルヤ属
英名：Evergreen wisteria
別名：タイワンサッコウフジ、サッコウフジ

使用部位［その他］：つる茎
生薬名［その他］：昆明鶏血藤（コンメイケイケットウ）

備考：中国南東部で栽培されている常緑蔓性植物。中医薬では血流改善に。月経痛、月経不順、血圧降下などに。民間療法では抗炎症に。漢方では、補血・行血の生薬として用いられる。

ナタマメ

学名：*Canavalia gladiata*（Jacq.）DC.
科名：マメ科
属名：ナタマメ属
英名：Sword bean
別名：タチハキ、タテハキ、カタナマメ、トウズ

使用部位［その他］：種子
生薬名［その他］：刀豆（トウズ）

備考：マメ亜科の一年草。民間療法では、鎮咳、炎症により、咳、しゃっくり、喉の腫れなどに。刻んで乾燥させた種子を煎じて内用とする。

キャロブ

学名：*Ceratonia siliqua* L.
科名：マメ科
属名：イナゴマメ属
英名：Carob
別名：イナゴマメ

使用部位［その他］：莢、果肉、樹皮

備考：樹高20メートルほどとなるジャケツイバラ亜科の常緑高木。宝石の重さを表す単位でもある「カラット」の語源。風味はチョコレートに似ているため、ココアの代用とされ、チョコレートアレルギーの子供のための菓子などに利用される。民間療法では、血糖値改善、強肝。

カワラケツメイ

学名：*Chamaecrista nomame*（Makino）H. Ohashi
異名：*Cassia mimosoides* auct. non L.、*Cassia mimosoides* L. subsp. *nomame*（Makino）H. Ohashi、*Cassia mimosoides* L. var. *nomame* Makino、*Cassia nomame*（Makino）Honda、*Senna nomame*（Makino）T.C.Chen
科名：マメ科
属名：カワラケツメイ属（狭義）
英名：Nomame senna
別名：ハマチャ、コウボウチャ、ネムチャ、マメチャ、オワリケツメイ、キシマメ、キツネザサ、ノマメ

使用部位［その他］：全株／種子、全草／種子
生薬名［その他］：山扁豆（サンペンズ）／山扁豆子、水皂角（スイソウカク）／水皂角子

備考：茎高60センチほどになり、日当たりのよい道端や河原に生育する多年草。民間療法として、利尿、健胃、滋養強壮などにより、むく

み、慢性便秘などに。乾燥した全草を煎じ内用とする。芽は食用に。

コパイバ

学名：*Copaifera officinalis* L.
科名：マメ科
属名：コパイフェラ属
英名：Copaiba
別名：-

使用部位［その他］：幹心材から採取したバルサム（樹液）

備考：常緑性高木。ブラジルの先住民により創傷に長く用いられてきた。民間療法では、利尿、抗菌、抗腫瘍、抗炎症に。またティンクチャー剤などを下痢、気管支炎、慢性の膀胱炎などに用いる。尿道防腐薬、昆虫忌避剤として。

オランダビユ

学名：*Cullen corylifolius*（L.）Medik.
異名：*Psoralea corylifolia* L.
科名：マメ科
属名：オランダビユ属
英名：Psoralea、scurfy pea
別名：ホコツシ（補骨脂）

使用部位［その他］：種子
生薬名［その他］：補骨脂（ホコツシ）
禁忌：妊娠中・授乳中は禁忌。多量摂取も禁忌。

備考：草丈90センチほどになる多年生植物。中国では長く強壮剤として用いられた。民間療法や生薬では、滋養、強壮、抗菌に。腰痛、頻尿、失禁、夜尿症に、種子を煎じ内用に。また白癬菌、皮膚障害にも。

グアー

学名：*Cyamopsis tetragonoloba*（L.）Taub.
科名：マメ科
属名：クラスタマメ属
英名：Guar、Cluster bean
別名：グアールガム、クラスタマメ

使用部位［その他］：鞘、種子
禁忌：消化管の閉塞、狭窄がある患者、または消化管閉塞になりやすい者には禁忌。

備考：草丈60センチほどになる一年生植物。膨張性の下剤として用いられる。民間療法では、血糖値改善（食後過血糖）、便通異常（便秘や下痢）、高脂血症（高コレステロール血症）、過敏症腸症候群の改善などに用いられる。グアー豆の胚乳部から得られる水溶性の天然多糖類。一般に食品添加物（増粘剤、安定剤、ゲル化剤）として広く利用されている。インド医薬では下剤の他にも健胃剤として用いられる。

エニシダ

学名：*Cytisus scoparius*（L.）Link
異名：*Sarothmus scoparius*（L.）Wimm. ex W.D.J.Koch
科名：マメ科
属名：エニシダ属
英名：Common broom、Scotch broom
別名：スコッチブルーム

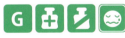

使用部位［GM］：地上部
※花は「非医」
生薬ラテン名［GM］：Cytisi Scoparii Herba
生薬名［GM］：Scotch Broom Herb
薬効［GM］：利尿作用、緩下作用、血圧上昇、子宮刺激作用。
（GM立証済みハーブ。p203を参照。）

使用部位［GM］：花「非医」
生薬ラテン名［GM］：Cytisi Scoparii Herba
生薬名［GM］：Scotch Broom Herb

薬効［GM］：利尿作用、緩下作用、血圧上昇、子宮刺激作用。
（。p203 を参照。）

適応［GM］：機能的心臓および循環疾患

禁忌：葉や若葉には麻酔作用のあるスパルティンを含有し使用は厳禁。

安全性：クラスF～堕胎促進作用。薬剤相互作用：モノアミンオキシダーゼ（MAO）阻害剤の同時服用で血圧クリーゼを引き起こす可能性。

安全性［GM］：薬剤相互作用：MAO 阻害剤の同時服用で血圧クリーゼを引き起こす可能性。

備考：2メートルほどになる落葉低木。中世の植物誌には利尿に用いられたことが記されている。エニシダの先端の漬物が薬味としても利用される。また鑑賞、クラフトに。

タマツナギ

学名：*Desmodium gangeticum*（L.）DC.
科名：マメ科
属名：ヌスビトハギ属
英名：Salpan
別名：サルパン

使用部位［その他］：茎葉、根
生薬名［その他］：茎葉：紅母鶏草（コウボケイソウ）

備考：常緑低木。民間療法では、強壮、消化促進により、下痢、痔、気管支炎などに。

カントンキンセンソウ

学名：*Desmodium styracifolium*（Osbeck）Merr.
科名：マメ科
属名：ヌスビトハギ属
英名：Coin-leaf Desmodium
別名：-

使用部位［その他］：全草
生薬名［その他］：広東金銭草（カントンキンセンソウ）、粘人花（ネンジンカ）

備考：民間療法や生薬では利胆作用が知られており、生薬・広東金銭草が、黄疸性肝炎 及び尿道結石、胆嚢結石などの改善薬として用いられている。

トンカ、トンカビーン

学名：*Dipteryx odorata* Willd.
科名：マメ科
属名：トンカマメ属
英名：Tonka、Tonka Bean
別名：-

使用部位［その他］：種子
禁忌：主成分のクマリンは毒性の疑いがあり食用不可。妊娠中または授乳中は禁忌。

モダマ

学名：*Entada tonkinensis* Gagnep.
異名：*Entada phaseoloides*（L.）Merr. subsp. *tonkinensis*（*Gagnep.*）H.Ohashi、*Entada phaseoloides* auct. non（L.）Merr.
科名：マメ科
属名：モダマ属
英名：Matchbox Bean
別名：-

使用部位［その他］：種子

備考：蔓性植物。オーストラリアの先住民は、種子を不妊、消化不良に使用していた。種子を水に混ぜると発泡し、洗髪に利用。若葉と莢を炒ったものを食用に。種子を水に混ぜると発泡するため、洗髪に利用された。若葉と莢を炒ったものを食用に。

エリスリナ・インディカ

学名：*Erythrina indica* Lam.
科名：マメ科
属名：デイゴ属
英名：-
別名：カイトウヒ

使用部位［その他］：樹皮
生薬名［その他］：海桐皮（カイトウヒ）
≪デイゴを参照≫

デイゴ
学名：*Erythrina variegata* L.
異名：*Erythrina boninensis* Tuyama、*Erythrina variegata* L. var. *orientalis*（L.）Merr.
科名：マメ科
属名：デイゴ属
英名：Indian Coral tree
別名：デイコ、デイグ、デンゴ、シトウ、ハリギリ

使用部位［その他］：樹皮、葉
生薬名［その他］：樹皮：海桐皮（カイトウヒ）
薬効：消炎作用、消化促進作用、鎮痛作用。

備考：樹高6メートルほどになる落葉性低で、沖縄の県花。インドの伝統療法では、月経痛、膨満、疝痛、食欲不振、寄生虫など鎮痛や消化器系の疾患に用いられる。また皮膚病などには樹皮を、傷には、葉を練って患部に塗布。

ガレガソウ
学名：*Galega officinalis* L.
科名：マメ科
属名：ガレガ属
英名：Goat's Rue、Italian Fitch、French Lilac、Faux-Indigo
別名：ゴーツルー、フレンチライラック、ヤクヨウガレーガ

SE

使用部位［その他］：花、葉
禁忌：妊娠中・授乳中は禁忌。
安全性［SE］：妊娠中・授乳中は避ける。

備考：ヨーロッパやアジアの低地や湿地に分布する多年草。グアニジンそのものは毒性が強い。民間療法では、催乳に。牛や羊の乳の量を増やすために餌として与えられていた。牛乳を凝固させる作用や血糖値降下、インスリンの分泌促進、白内障にも利用されている。クラフト・観賞用としても。

ヒトツバエニシダ
学名：*Genista tinctoria* L.
科名：マメ科
属名：ヒトツバエニシダ属
英名：Dyer's Broom、Broom Flower、Dyers Broom、Dyer's Greenwood
別名：ダイヤーズブルーム、ダイヤーズグリーンウッド・ヒトツバエニシダ、ゲニスタ・ティンクトリア

SE

使用部位［その他］：地上部、花、種子
禁忌：吐き気や嘔吐の原因となるので妊娠中は禁忌。授乳中も禁忌。
安全性［SE］：地上部の摂取は危険。妊娠中の摂取は危険（子宮刺激作用）。授乳中の摂取も危険。

備考：常緑低木。民間療法では、抗酸化、利尿、強心に。花は黄色の染料に。全草と種子が利尿、強心薬とされるが、一般での内用は避ける。

サイカチ
学名：*Gleditsia japonica* Miq.
科名：マメ科
属名：サイカチ属
英名：Japanese honey locust
別名：カワラフジノキ、サイカイジュ、サイカシ

使用部位［その他］：豆果、種子
生薬名［その他］：皂莢（ソウキョウ）、和皂莢（ワソウキョウ）／種子；皂角子（ソウカクシ）

備考：落葉高木。中国では古くから棘をリウマチの緩和に用いた。民間療法や生薬では、消炎などにより、去痰、腫れ物に。

ダイズ

学名：*Glycine max*（L.）Merr. subsp. max
異名［GM］：*Glycine max*（L.）Merrill
科名：マメ科
属名：ダイズ属
英名：Black soybean
別名：クロマメ、クロダイズ（黒大豆）

使用部位［局方］：種子
生薬名［局方］：ダイズ油
生薬ラテン名［局方］：Oleum Sojae
生薬英語名［局方］：Soybean Oil

使用部位［GM］：大豆リン脂質
生薬ラテン名［GM］：Phospholipide aus Sojabohnen
生薬名［GM］：Soy Phospholipid
薬効［GM］：脂質低下。
（GM 立証済みハーブ。p210 を参照。）

使用部位［GM］：大豆レクチン
生薬ラテン名［GM］：Lecithinum ex Soya
生薬名［GM］：Soy Lecithin
薬効［GM］：脂質低下。
（GM 立証済みハーブ。p210 を参照。）

使用部位［GM］：種子、種子を発酵加工したもの 葉、花、種皮
生薬ラテン名［GM］：Lecithinum ex Soya
生薬名［GM］：Soy Lecithin
生薬名［その他］：種子：黒大豆（コクダイズ）／種子を発酵加工したもの：香豉（コウシ）／葉：黒大豆葉／花：黒大豆花／種皮：黒大豆皮
薬効［GM］：脂質低下。
（GM 立証済みハーブ。p210 を参照。）

使用部位［GM］：種子
生薬ラテン名［GM］：Lecithinum ex Soya

生薬名［GM］：Soy Lecithin
生薬名［その他］：黄大豆（オウダイズ）
薬効［GM］：脂質低下。
（GM 立証済みハーブ。p210 を参照。）
適応［GM］：中等度の脂質代謝障害、特に食事療法が不十分なときの高コレステロール血症

【ナットウ（ナットウ菌）】
含有されるビタミン K2 が薬効を減弱させるため抗凝血薬ワルファリンとの併用は避ける。

備考：民間療法では、利尿、緩下、糖質代謝調整、ホルモン分泌調整など、利尿、動脈硬化、便秘、更年期障害に用いられる。食用、また大豆イソフラボンのサプリメントを利用。

カンゾウ

学名：*Glycyrrhiza glabra* L.
異名：*Liquiritae officinalis* Moench
科名：マメ科
属名：カンゾウ属（グリキリザ属）
英名：Licorice、Liquorice
別名：リコリス、スペインカンゾウ、トウホクカンゾウ、リコリスルート

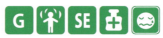

使用部位［GM］：根および根茎
生薬ラテン名［GM］：Liquiritiae Radix
生薬名［GM］：Licorice Root
生薬名［その他］：甘草（カンゾウ）
薬効［GM］：粘滑作用、鎮咳作用、去痰作用、抗潰瘍作用、鎮痙作用、抗酸化作用、肝臓保護作用。また消炎作用、抗アレルギー作用、抗細菌作用、抗カンジダ作用、抗潰瘍作用、鎮痙作用。
（GM 立証済みハーブ。p161 を参照。）

使用部位［WHO］：根、根茎
生薬ラテン名［WHO］：Radix Glycyrrhizae
適応［GM］：気道上部のカタル、胃潰瘍、十二指腸潰瘍
用法［WHO］：WHO では、咽頭痛への粘滑薬、咳嗽と気管支カタルの治療で去痰薬。また胃潰瘍と十二指腸潰瘍、消化不良の予防と治療。ア

レルギー反応、リウマチ、関節炎で消炎薬、さらに肝臓毒性の防止、結核と副腎皮質不全の治療など。さらに緩下薬、通経薬、避妊薬、催乳薬、抗喘息薬、抗ウイルス薬。また虫歯、腎結石、心臓病、てんかん、食欲不振、虫垂炎、めまい、破傷風、ジフテリア、蛇咬傷、痔核に。GMでも、気道上部のカタル、胃潰瘍、十二指腸潰瘍に。WHOの使用例では、平均1日量は5〜15gで、グリチルリジン200〜800mgに相当。他の調製物の用量は準じて計算のこと。医師に相談なしで4〜6週間を超えて使用してはならない。

- **禁忌**：妊娠中、授乳中は禁忌。また高血圧、胆汁うっ滞、肝硬変、低カリウム血症、慢性腎不全にも禁忌。
- **安全性**：医療従事者の監督下以外での長期使用や多量摂取は注意。高血圧、糖尿病、肝障害、重度の腎不全および低カリウム血症には禁忌。チアジド系利尿薬、緩下剤、強心配糖体およびコルチゾールとの併用は禁忌。1日3回、6週間の使用が上限。警告：大量使用の継続（6週間超）は水分蓄積を増加して手足の腫大を起こす。ナトリウム排泄が減少し、カリウム排泄が増加、また血圧上昇。注意：コルチコステロイド治療と同時使用しない。咽頭痛や咳嗽が3日を超えて持続した場合は医師を受診。薬物相互作用：カリウム損失増加のためチアジド系およびループ系利尿剤、強心配糖体と長期使用してはならない。高血圧治療に用いる薬物の効果が低下。スピロノラクトンあるいはアミロライドと使用しない。
- **その他の注意**：医師に相談なく授乳中の使用をしない。また小児への使用の安全性、有効性は確立していない。副作用：過剰量の長期使用（6週間超）は偽アルドステロン症。稀にｍジオグロビン尿症、ミオパシー。ジャーマンモノグラフでも、医師に相談なく4〜6週間を超える使用をしない。長期使用や高用量ではNaと水分の貯留とカリウム消失の形でミネラルコルチコイド作用が起こる可能性があり、高血圧、浮腫、低カリウム血症を伴い、稀にミオグロビン尿症を伴うとの記載有り。薬剤相互作用としたもチアジド系利尿薬などによるカリウム欠乏が増加する可能性。カリウム欠乏ではジギタリス配糖体への感受性が増加するとされる。
- **安全性**［GM］：医師に相談なく4〜6週間を超える使用をしない。長期使用や高用量ではNaと水分の貯留とカリウム消失の形でミネラルコルチコイド作用が起こる可能性があり、高血圧、浮腫、低カリウム血症を伴い、稀にミオグロビン尿症を伴う。薬剤相互作用：チアジド系利尿薬などによるカリウム欠乏が増加する可能性。カリウム欠乏ではジギタリス配糖体への感受性が増加する
- **安全性**［SE］：多量の長期間摂取は危険（血圧上昇や重篤な低アルカリ血症など）。妊婦の摂取は避ける（早産のリスク）。授乳中、小児の使用も避ける。

- **備考**：多年草。カンゾウの甘味は砂糖の200倍以上。民間療法では、鎮痙、鎮咳、鎮痛により、風邪、咳、喉の痛み、気管支炎に。ただし重篤な低アルカリ血症や血圧の上昇などを起こす危険性があるため、多量での長期間摂取は避ける。

【同様に使用される植物】
ウラルカンゾウ *Glycyrrhiza uralensis* Fisch. ex DC.、*Glycyrrhiza uralensis* Fischer

ウラルカンゾウ

学名：*Glycyrrhiza uralensis* Fisch. ex DC.、*Glycyrrhiza uralensis* Fischer
科名：マメ科
属名：カンゾウ属（グリキリザ属）
生薬名［局方］：カンゾウ（甘草）
生薬ラテン名［局方］：Glycyrrhizae Radix
生薬英語名［局方］：Glycyrrhiza
別名：リコリス

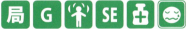

使用部位［局方］：根、ストロン、根、ストロン
生薬名［局方］：カンゾウ（甘草）（Glycyrrhizae Radix、Glycyrrhiza）
基原植物：ウラルカンゾウ

使用部位［GM］：根および根茎、根茎上端の芦頭部分、根の末梢部分または細小根
生 薬 ラ テ ン 名［GM］：Liquiritiae radix、

Radix Glycyrrhizae

生薬名［GM］：Licorice Root
生薬名［その他］：根および根茎：甘草（カンゾウ）／芦頭部分：甘草頭／末梢部分：甘草梢
適応［GM］：気道上部のカタル、胃潰瘍、十二指腸潰瘍
禁忌：（カンゾウ参照）
安全性：医療従事者の監督下以外での長期使用や多量摂取は注意。高血圧、糖尿病、肝障害、重度の腎不全および低カリウム血症には禁忌。チアジド系利尿薬、緩下剤、強心配糖体およびコルチゾールとの併用は禁忌。標準用量1〜5g、1日3回、6週間の使用が上限。警告：大量使用の継続（6週間超）は水分蓄積を増加して手足の腫大を起こす。ナトリウム排泄が減少し、カリウム排泄が増加、また血圧上昇。
注意：コルチコステロイド治療と同時使用しない。咽頭痛や咳嗽が3日を超えて持続した場合は医師を受診。薬物相互作用：カリウム損失増加のためチアジド系およびループ系利尿剤、強心配糖体と長期使用してはならない。高血圧治療に用いる薬物の効果が低下。スピロノラクトンあるいはアミロライドと使用しない。
その他の注意：医師に相談なく授乳中の使用をしない。また小児への使用の安全性、有効性は確立していない。
副作用：過剰量の長期使用（6週間超）は偽アルドステロン症。稀にmジオグロビン尿症、ミオパシー。ジャーマンモノグラフでも、医師に相談なく4〜6週間を超える使用をしない。長期使用や高用量ではNaと水分の貯留とカリウム消失の形でミネラルコルチコイド作用が起こる可能性があり、高血圧、浮腫、低カリウム血症を伴い、稀にミオグロビン尿症を伴うとの記載有り。薬剤相互作用としたもチアジド系利尿薬などによるカリウム欠乏が増加する可能性。カリウム欠乏ではジギタリス配糖体への感受性が増加するとされる。
安全性［GM］：医師に相談なく4〜6週間を超える使用をしない。長期使用や高用量ではNaと水分の貯留とカリウム消失の形でミネラルコルチコイド作用が起こる可能性があり、高血圧、浮腫、低カリウム血症を伴い、稀にミオグロビン尿症を伴う。薬剤相互作用：チアジド系利尿薬などによるカリウム欠乏が増加する可能性。カリウム欠乏ではジギタリス配糖体への感受性が増加する

≪カンゾウを参照≫

コマツナギ

学名：*Indigofera pseudotinctoria* Matsum.
科名：マメ科
属名：コマツナギ属
英名：-
別名：-

使用部位［その他］：全草、根
生薬名［その他］：全草：一味薬（イチミヤク）／根：一味薬根

備考：草状小低木。茎は細いが、馬を繋げるほど丈夫なことから名付けられたといわれる。青色色素を持つ植物。

フジマメ

学名：*Lablab purpurea*（L.）Sweet、Dolichos lablab L.
異名：*Dolichos lablab* L.
科名：マメ科
属名：フジマメ属
英名：Hyacinth bean、lablab bean、field bean
別名：ヘンズ（扁豆）、センゴクマメ（千石豆）、アジマメ（味豆）

使用部位［局方］：種子
生薬名［局方］：ヘンズ（扁豆）
生薬ラテン名［局方］：Dolichi Semen
生薬英語名［局方］：Dolichos Seed

使用部位［その他］：白色種子／根／つる／葉／種皮／花
生薬名［その他］：扁豆（ヘンズ）／扁豆根／扁豆藤／扁豆葉／扁豆衣／扁豆花

備考：蔓性一年草。民間療法では、消炎、止瀉、

解毒、利尿などにより、胃弱、嘔吐、浮腫、下痢などにも用いられる。漢方では解毒剤。

キバナフジ

学名：*Laburnum anagyroides* Medik.
異名：*Laburnum vulgare* J.Presl
科名：マメ科
属名：キングサリ属
英名：Golden chain、Laburnum
別名：キングサリ、ゴールデン・チェーン

SE

使用部位［その他］：-
禁忌：有毒。一般使用は禁忌。
安全性［SE］：有毒植物。摂取による中毒例、死亡例多数あり。摂取は危険。

備考：落葉性小高木。ヨーロッパではよく見かけられる。キングサリの種子を摂取したことによる中毒の発症や死亡例が多数報告されており危険。摂取は厳禁。

レンズマメ

学名：*Lens culinaris* Medik.
科名：マメ科
属名：ヒラマメ属
英名：Lentil
別名：ヒラマメ、扁豆

使用部位［その他］：種子

備考：草丈20〜80cmほどの一年草。種子のエキスが化粧品などに配合されるなどする。

ヤマハギ

学名：*Lespedeza bicolor* Turcz.
異名：*Lespedeza bicolor* Turcz. f. *acutifolia* auct. non Matsum.
科名：マメ科
属名：ハギ属
英名：Bush clover
別名：エゾヤマハギ

使用部位［その他］：茎葉、根茎
生薬名［その他］：茎葉：胡枝子（コシシ）

備考：落葉半低木。アカマツの林縁や草地に生育する。秋の七草のひとつ。民間療法では、鎮静、抗菌、消炎、浄血により、婦人病（のぼせ、めまい）などに。乾燥した根茎を煎じて内用に。

メドハギ

学名：*Lespedeza cuneata*（Dum.Cours.）G. Don
異名：*Lespedeza juncea*（L.f.）Pers. subsp. *sericea*（Miq.）Steenis、*Lespedeza juncea*（L.f.）Pers. var. *sericea*（Miq.）Forbes et Hemsl.、*Lespedeza juncea*（L.f.）Pers. var. *subsessilis* Miq.
科名：マメ科
属名：ハギ属
英名：Chinese bush-clover、Chinese lespedeza
別名：メドギ、メドクサ、メド

使用部位［その他］：全草
生薬名［その他］：夜関門（ヤカンモン）

備考：多年草。民間療法や生薬では、利尿、解熱、去痰など、むくみ、胃痛、下痢、腰痛、視力減退に。乾燥させた全草の煎剤を内用に。若芽は食用。

タヨウハウチワマメ

学名：*Lupinus polyphyllus* Lindl.
科名：マメ科
属名：ルピナス属
英名：Garden lupin、bigleaf lupine、large leaved lupine、blue-pod lupin、many leaved lupin
別名：ルピナス、シュッコンルーピン、ハウチワマメ、ノボリフジ（昇藤）

使用部位［その他］：花
禁忌：アルカロイドを含むため毒抜きをしてから食用とする。

備考：ルピナス属の総称。1〜2年草および多年草。1886年にルピナスの芽から発見されたものがアルギニンである。鑑賞用。

ムラサキウマゴヤシ

学名：*Medicago sativa* L.
科名：マメ科
属名：ウマゴヤシ属
英名：Alfalfa、Lucerne
別名：アルファルファ、ルーサン

SE

使用部位［その他］：全草
生薬名［その他］：苜蓿（モクシュク）
禁忌：妊娠中、授乳中は禁忌。またリウマチ、自己免疫疾患患者は使用禁忌。
安全性［SE］：全身性エリテマトーデス、リウマチなど自己免疫疾患を有する場合は使用禁忌。妊娠中・授乳中に大量摂取することは危険（エストロゲン作用）。

備考：マメ科の越年草。民間療法や生薬では、利尿、鎮静により、むくみ、浮腫、抗貧血に。また、潰瘍、関節炎、血液浄化、止血などにも。乾燥させた地上部の煎剤を内用する。また幼苗を食用に。葉茎を粉砕して圧縮したものをサプリメントに。

セイタカコゴメハギ

学名：*Melilotus altissimus* Thuill.
異名［GM］：*Melilotus officinalis*（L.）Pallas
科名：マメ科
属名：シナガワハギ属
英名：Tall Yellow Sweetclover、Melilotus、Sweet clover
別名：トールメリロート、トールイエロースウィートクローバー、メリロット

G **SE**

使用部位［GM］：葉、花のある枝
生薬ラテン名［GM］：Meliloti Herba
生薬名［GM］：Sweet Clover
薬効［GM］：静脈還流増加とリンパ循環改善による炎症性および鬱血性浮腫への抗浮腫作用。動物実験では創傷治癒増加を示した。
（GM立証済みハーブ。p218を参照。）
適応［GM］：-
禁忌：大量摂取は、知覚麻痺や一時的な肝臓障害を起こす可能性あり。妊娠中・授乳中は禁忌。
安全性の詳細は、『「健康食品」の安全性・有効性情報』を確認のこと。

セイヨウエビラハギ

学名：*Melilotus officinalis*（L.）Pall.
科名：マメ科
属名：シナガワハギ属
英名：Melilotus、Sweet Clover
別名：メリロート、メリロット、スウィートクローバー、イエロースウィートクローバー、キングズクローバー

局外 **G** **SE**

使用部位［局外］：地上部
生薬名［局外］：メリロート（セイヨウエビラハギ）
生薬ラテン名［局外］：Meliloti Herba
生薬英語名［局外］：Melilot

使用部位［GM］：葉、花のある枝
生薬ラテン名［GM］：Meliloti Herba
生薬名［GM］：Sweet Clover
薬効［GM］：静脈還流増加とリンパ循環改善による炎症性および鬱血性浮腫への抗浮腫作用。動物実験では創傷治癒増加を示した。
（GM立証済みハーブ。p218を参照。）
適応［GM］：内用：下肢の疼痛とだるさなどの慢性静脈不全、下肢の夜間こむら返り、掻痒、腫脹。血栓性静脈炎、血栓後症候群、痔、リンパうっ滞。外用：打撲傷、表皮への血液滲出

禁忌：大量摂取は、知覚麻痺や一時的な肝臓障害を起こす可能性あり。妊娠中・授乳中は禁忌。

安全性：稀に頭痛。

安全性［GM］：稀に頭痛

安全性［SE］：経口量摂取で知覚麻痺や一時的な肝臓障害を起こす可能性あり。妊娠中・授乳中使用は避ける。

備考：草丈1メートルほどに生育する多年草。民間療法では、殺菌、鎮痛、消炎、駆虫、鎮痙、利尿により、慢性静脈不全、静脈還流およびリンパ液の循環促進、静脈瘤、浮腫、こむらがえり、打撲、捻挫などに。また血圧降下、血流改善、利尿剤としても用いられる。抗血栓薬との薬物層が作用の発現の可能性がある。

【同様に使用される植物】

Melilotus altissimus Thuillier

ハッショウマメ

学名：*Mucuna pruriens*（L.）DC. var. *utilis*（Wall. ex Wight）Baker ex Burck

異名：*Stizolobium hassjoo* Piper et Tracy、*Stizolobium pruriens*（L.）Medik. var. *hassjoo*（Piper et Tracy）Makino

科名：マメ科

属名：トビカズラ属

英名：Cowhage、Velvet bean、Atmagupta、Cowitch、Dolichos pruriens

別名：ムクナマメ、ビロウドマメ、ムクナ

SE

使用部位［その他］：-

禁忌：妊娠中・授乳中は禁忌。

安全性［SE］：妊娠中および授乳中は使用を避ける。鞘の毛の摂取は危険（強い刺激性）。

備考：蔓性植物。天然成分のLドーパを含みドーパミンの原料となる。

トルーバルサムノキ

学名：*Myroxylon balsamum* (L.) Harms var. *pereira* (Royle) Harms

異名［GM］：*Myroxylon balsamum*（L.）var. *balsamum* Harms（syn. *Myroxylon balsamum* var. *genuinum*）（Baill.）（Harms）、*Myroxylon balsamum* var. *genuinum*）（Baill.）（Harms）

科名：マメ科

属名：バルサムノキ属

英名：Tolu balsam、balsam of Peru、tolu、Peruvian balsam

別名：トルーバルサム、ペルーバルサムノキ、バルサムオブペルー

G **SE**

使用部位［GM］：樹液（精油）

生薬ラテン名［GM］：Balsamum Peruvianum

生薬名［GM］：Peruvian Balsam

（GM 立証済みハーブ。p220 を参照。）

使用部位［GM］：樹液（精油）

生薬ラテン名［GM］：Balsamum Tolutanum

生薬名［GM］：Tolu Balsam

（GM 立証済みハーブ。p220 を参照。）

適応［GM］：気道カタル

禁忌：妊娠中・授乳中の使用は禁忌。皮膚への刺激が強いため使用量に注意のこと。発熱している場合は禁忌。

安全性［SE］：妊娠中・授乳中は使用を避ける。

備考：アロマテラピーでは、収斂、鎮咳、鎮痛、鎮静、去痰として、咳、気管支炎、むくみ、鼻粘液排出、刺激に、樹脂から抽出される精油を利用。また咳止めシロップなど薬の原料に。香料としてはガムやアイスクリームに使用。

ミソナオシ

学名：*Ohwia caudata*（Thunb.）H.Ohashi
異名：*Desmodium caudatum*（Thunb.）DC.
科名：マメ科
属名：ミソナオシ属
英名：-
別名：ウジコロシ・ウジクサ、ミソクサ

使用部位［その他］：全草
生薬名［その他］：青酒缸（セイシュコウ）

備考：関東以西に分布する小低木。民間療法では、鎮痛、消炎、抗菌により、産後の腹痛、打撲、腫れ物、食品防腐などに。乾燥させた葉の煎剤を内用とする。食品の防腐には、乾燥させた葉を醤油や味噌のなかに入れる。

ハリモクシュク

学名：*Ononis spinosa* L.
異名：*Ononis campestris* G.Koch
異名［GM］：*Ononis campestris* W.D.J. Koch & Ziz
科名：マメ科
属名：ハリモクシュク属
英名：Spiny restharrow
別名：スパイニー・レストハロー、オノニス・スピノサ

使用部位［GM］：根・根茎
生薬ラテン名［GM］：Spiny Restharrow Root
生薬名［GM］：-
生薬名［その他］：針苜蓿（ハリモクシュク）
薬効［GM］：利尿作用。
（GM 立証済みハーブ。p213 を参照。）
適応［GM］：尿路下部の炎症性疾患への灌注療法。腎砂の予防と治療にも。
禁忌：心臓および腎臓の機能不全による浮腫では灌注療法をしないこと。妊娠中・授乳中は禁忌。

備考：ヨーロッパでよくみられる小低木。その利尿作用は古代ギリシアより知られていた。民間療法では、利尿により、むくみ、結石、痛風、膀胱炎などに。冷浸剤を内用とする。

デリス

学名：*Paraderris elliptica*（Wall.）Adema
異名：*Derris elliptica*（Wall.）Benth.
科名：マメ科
属名：パラデリス属
英名：Derris、tuba
別名：トバ

使用部位［その他］：根

備考：熱帯地方で殺虫剤や魚毒などに用いられた。以前は、毒流し漁法の魚毒にも使用されていた。

ベニバナインゲン

学名：*Phaseolus coccineus* L.
異名：*Phaseolus multiflorus* Willd.
科名：マメ科
属名：インゲンマメ属
英名：Runner bean、flower bean
別名：ハナマメ、ハナササゲ

使用部位［その他］：種子
禁忌：含有成分のレクチンは、生で食すと嘔吐、下痢等の症状を起こすことがあるため、十分に加熱し食すこと。

備考：インゲンマメ属の多年草だが、日本では一年草の扱い。民間療法では、抗酸化により、糖尿病予防、肥満防止、便秘予防などに。変種に花と実が白いシロバナインゲンがある。また煮豆など食用に。

インゲンマメ

学名：*Phaseolus vulgaris* L.

異名［GM］：*Phaseolus vulgaris* L. var. *humilis* Alef.

科名：マメ科

属名：インゲンマメ属

英名：Common bean

別名：インゲン（隠元）、サイトウ、サンドマメ

G **SE**

使用部位［GM］：種子、さや（種子は除く）

生薬ラテン名［GM］：Phaseoli Fructus Sine Semine

生薬名［GM］：Kidney Bean Pods

生薬名［その他］：白飯豆（ハクハンズ）

薬効［GM］：穏やかな利尿

（GM 立証済みハーブ。p157 を参照。）

適応［GM］：排尿障害の支持療法

安全性［SE］：生の莢の大量摂取は危険（レクチンによる食中毒）。接触性皮膚炎発症の報告あり。

備考：草丈 4 メートルほどになる蔓性一年草。インゲンマメは古代より糖尿病の治療に用いられてきた。民間療法では、尿流刺激や利尿などにより、浮腫み、生活習慣病予防、便秘などに。様々な料理に食用として。

インゲンマメ

学名：*Phaseolus vulgaris* L.

異名［GM］：*Phaseolus vulgaris* L. var. *humilis* Alef.

科名：マメ科

属名：インゲンマメ属

英名：Common bean、French bean

別名：フレンチビーン

使用部位［その他］：莢、豆

生薬名［その他］：‐

備考：草丈 4 メートルほどになる蔓性一年草。インゲンマメは古代より糖尿病の治療に用いられてきた。民間療法では、尿流刺激や利尿などにより、浮腫み、生活習慣病予防、便秘などに。様々な料理に食用として。

カラバルマメ

学名：*Physostigma venenosum* Balf.

科名：マメ科

属名：フィゾスチグマ属

英名：Calabar Bean、Chop Nut、Esere Nut、Faba Calabarica

別名：フィソスチグマ、フィゾスチグマ・ベネノスム

SE **✚**

使用部位［その他］：豆

禁忌：妊娠中、授乳中は禁忌。

安全性［SE］：有毒。使用を避ける。妊娠中・授乳中の摂取も危険。

備考：西アフリカ原産のマメ科の蔓性低木。

ジャマイカドッグウッド

学名：*Piscidia piscipula*（L.）Sarg.

科名：マメ科

属名：ピスキディア属

英名：Jamaican dogwood、Florida fishpoison tree、fish fuddle

別名：ジャマイカン・ドックウッド

使用部位［その他］：根皮

禁忌：妊娠中、また心疾患には禁忌。

備考：樹高 15 メートル程になる落葉性低木。カリブの先住民などが魚を麻痺させるのに用いていた。民間療法では、鎮静、鎮痛、抗痙攣性などにより、不眠症、神経痛、歯痛、子宮痙攣性月経困難症に。バレリアンと同様に使用可。

薬用植物辞典　369

シカクマメ

学名：*Psophocarpus tetragonolobus*（L.）DC.

異名：*Psophocarpus palustris* Desv.

科名：マメ科

属名：シカクマメ属

英名：Winged bean

別名：サンカクマメ、ウリズンマメ

使用部位［その他］：莢

備考：熱帯アジア原産の多年草。民間療法では、抗酸化などにより、生活習慣病予防に。煮物、炒めもの、揚げ物などの食用に。

キノ

学名：*Pterocarpus marsupium* Roxb.

科名：マメ科

属名：インドカリン属

英名：Malabar Kino

別名：－

使用部位［その他］：樹皮

生薬名［その他］：キノ

備考：樹高16メートルほどになる落葉高木で熱帯に自生。収斂性が強い薬草。また口腔洗浄や膣分泌物過剰の洗浄に用いられる。キノは阿仙薬の代用として。

サンダルシタン

学名：*Pterocarpus santalinus* L.f.

科名：マメ科

属名：インドカリン属

英名：Red sandalwood

別名：レッドサンダルウッド、シタン、コウキシタン

[G]

使用部位［GM］：木部

生薬ラテン名［GM］：Santali Lignum Rubrum

生薬名［GM］：Sandalwood、Red
（GM 未立証ハーブ。p372を参照。）

禁忌：妊娠中・授乳中は禁忌。

備考：インド南東部に生育する高木。日本では古くから三味線の棹などに使用される高級銘木の一種。民間療法では、抗炎症、抗腫瘍活性に。

クズ

学名：*Pueraria lobata*（Willd.）Ohwi

異名：*Pueraria hirsuta*（Thunb.）Matsum.、*Pueraria montana*（Lour.）Merr. var. *lobata*（Willd.）Maesen et S.M.Almeida

科名：マメ科

属名：クズ属

英名：Kudzu vine、Japanese arrowroot

別名：マクズ、クゾ、カイバカズラ、クズフジ、カンネ、カンネカズラ、クズカズラ、カッコン

[局] [SE] [G] [ス]

使用部位［局方］：周皮を除いた根

生薬名［局方］：カッコン（葛根）

生薬ラテン名［局方］：Puerariae Radix

生薬英語名［局方］：Pueraria Root

使用部位［その他］：根、藤茎、葉、花、種子、クズ澱粉

※種子・葉・花・クズ澱粉は「非医」

生薬名［その他］：根：葛根（カッコン）／藤茎：葛蔓（カツマン）／葉：葛葉（カツヨウ）／花：葛花（カツカ）／種子：葛穀（カッコク）／クズ澱粉：葛粉（カップン）

薬効：鎮痛作用、鎮痙作用、免疫賦活作用。

禁忌：妊娠中・授乳中は禁忌。

安全性［SE］：妊娠中・授乳中は使用を避ける。

備考：蔓性多年草。民間療法では、解熱、血行促進、発汗、整腸に。若芽、若葉は料理に、根のデンプンはくず粉として用いる。

プエラリア・ミリフィカ

学名：*Pueraria mirifica* Airy Shaw & Suvat.
科名：マメ科
属名：クズ属
英名：Kwao Keur
別名：ガウクルア

SE

禁忌：妊娠中・授乳中、小児へは禁忌。
安全性［SE］：貧血や肝機能検査値変動の報告あり。安易に利用せず、特に妊娠中・授乳中・小児の利用は避ける(強い女性ホルモン様作用)。

備考：タイ北部に自生し塊状になる根を持つ植物。成分に、エストロゲンとよく似た構造・性質をもつ物質を含む。

タンキリマメ

学名：*Rhynchosia volubilis* Lour.
科名：マメ科
属名：タンキリマメ属
英名：Rat's eye bean
別名：−

使用部位［その他］：種子・果実・葉

備考：蔓性多年草。中国では頭痛に用いる。民間療法では、種子などを去痰に。民間薬としても使用されている。

ハリエンジュ

学名：*Robinia pseudoacacia* L.
科名：マメ科
属名：ハリエンジュ属
英名：Locust tree、Black locust
別名：ニセアカシア

使用部位［その他］：花、蕾
生薬名［その他］：刺槐花（シカイカ）
禁忌：花以外は毒性があるので食用にしない。

備考：落葉高木であるエンジュの仲間で蜜蜂の蜜源ともなる。民間療法や生薬では、利尿、止血に。開花期に、花、蕾を採取し食用に。

ペグノキ

学名：*Senegalia catechu*（L.f.）P.J.H.Hurter et Mabb.
異名：*Acacia catechu*（L.f.）Willd.
科名：マメ科
属名：セネガリア属
英名：Catechu
別名：アセンヤクノキ（阿仙薬木）、ペグアセンヤクノキ、カテキュ

局 **SE**

使用部位［局方］：葉、若枝
生薬名［局方］：アセンヤク（阿仙薬）
生薬ラテン名［局方］：Gambir
生薬英語名［局方］：Gambir

使用部位［その他］：枝幹
生薬名［その他］：孩兒茶
禁忌：妊娠中・授乳中の過剰摂取は禁忌。
安全性［SE］：妊娠中・授乳中の過剰摂取および局所使用は避ける。

備考：落葉高木。民間療法や生薬では止瀉に。収斂や腸整に働き、「仁丹」や「正露丸」に配合される。
日局アセンヤクの基原はガンビールノキ Uncaria gambir（アカネ科）。

薬用植物辞典　371

アラビアゴムノキ

- **学名**：*Senegalia senegal*（L.）Britton
- **異名**：*Acacia senegal*（L.）Willd.
- **科名**：マメ科
- **属名**：セネガリア属
- **英名**：Gum acacia、Gum arabic tree
- **別名**：アフリカゴムノキ

局 SE

- **使用部位**［局方］：幹及び枝から得た分泌物
- **生薬名**［局方］：アラビアゴム
- **生薬ラテン名**［局方］：Gummi Arabicum
- **生薬英語名**［局方］：Acacia
- **基原植物**：アラビアゴムノキ

- **使用部位**［その他］：樹皮
- **安全性**：軽度の胃腸症状が副作用として報告されている。

- **備考**：食品添加物、工業用や接着剤として利用されている。民間療法では、湿潤、保湿などに。

ハネセンナ

- **学名**：*Senna alata*（L.）Roxb.
- **異名**：*Cassia alata* L.
- **科名**：マメ科
- **属名**：センナ属
- **英名**：Candle bush、Ringworm shrub、Dadmurdan、Golden Candle
- **別名**：キャンドルツリー、キャンドルブッシュ、カッシア・アラタ、ゴールデンキャンドル、ゴールドブッシュ

SE

- **使用部位**［その他］：葉
- **生薬名**［その他］：対葉豆（タイヨウトウ）
- **安全性の詳細は、『「健康食品」の安全性・有効性情報』を確認のこと。**

- **備考**：熱帯の常緑低木。化粧品材料に用いられたりなどする。

アレクサンドリアセンナ

- **学名**：*Senna alexandrina* Mill.
- **異名**：*Cassia acutifolia* Del.、*Cassia angustifolia* Vahl、*Senna angustifolia*（Vahl）Batka
- **異名**［GM］：*Cassia acutifolia* Delile、*Cassia angustifolia* Vahl、*Cassia senna* L.
- **科名**：マメ科
- **属名**：センナ属／カワラケツメイ属（広義）
- **英名**：Arabian senna
- **別名**：アレキサンドリアセンナ、センナ、チンネベリセンナ

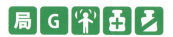

- **使用部位**［局方］：小葉、果実
- **生薬名**［局方］：センナ
- **生薬ラテン名**［局方］：Sennae Folium
- **生薬英語名**［局方］：Senna Leaf

- **使用部位**［GM］：葉・小葉
- **※茎は「非医」**
- **生薬ラテン名**［GM］：Sennae Folium
- **生薬名**［GM］：Senna Leaf
- **生薬名**［その他］：番瀉葉（バンシャヨウ）
- **薬効**［GM］：緩下作用。作用時間は8〜10時間かかるため夜間に服用のこと。
- （GM立証済みハーブ。p204を参照。）

- **使用部位**［GM］：果実
- **※茎は「非医」**
- **生薬ラテン名**［GM］：Sennae Fructus
- **生薬名**［GM］：Senna Pod
- （GM立証済みハーブ。P204を参照。）
- **適応**［GM］：便秘
- **用法**［WHO］：WHOでは便秘に短期使用。また、去痰薬、創傷保護薬、抗赤痢薬、駆風薬。さらに淋病、皮膚疾患、消化不良、発熱、痔核に。WHOの使用例では、個別の適正量は快適な蠕動を生じさせるに必要な最小量とする。粉末：1日に葉1〜2gを就寝時に。成人と10歳以上の小児は、センノシド10〜30mg同等の標準化された1日量とする。
- **禁忌**：妊娠中、授乳中は禁忌。また腸閉塞、狭窄症、アトニー、未診断の腹部症状、炎症性結腸

疾患、虫垂炎、原因船胃の腹痛、水分・電解質欠乏を伴う重症脱水症、慢性便秘。また10歳未満の小児には禁忌。

安全性：原因不明の腹痛、腸閉塞には禁忌。また炎症を伴ういかなる腸の症状や状態にも禁忌。12歳以下の小児も禁忌。8〜10日を超える長期使用は不可。警告：刺激性緩下薬は腹痛、吐き気、嘔吐がある場合は使用してはならない。緩下薬使用後の直腸出血や腸運動無しの場合は重大な状態である。下痢やその後の体液・電解質消失を伴う長期濫用は依存性、用量増加の必要性、水分と電解質の均衡障害（低カリウム血症）、機能不全のアトニー性結腸、蛋白尿、血尿を引き起こす。2週間を超える刺激性緩下薬の使用は医師の監督下で。長期使用は偽性結腸メラノーシスを起こす。低カリウム血症は、特に強心配糖体（ジゴキシン）、利尿薬、コルチコステロイド、カンゾウ根を服用した場合、心臓と神経筋の機能不全を起こすことがある。

注意：2週間を超える使用は医師を受診。

薬物相互作用：経口薬の吸収を阻害。カリウムの損失増加は強心配糖体（ジギタリス、ストロファンツス）の効果を増強。緩下薬の長期濫用の結果である低カリウム血症は、キニジンなどの抗不整脈薬の効果を増強。チアジド系利尿薬、副腎皮質ステロイドあるいはカンゾウ根など低カリウム血症を誘発するほかの薬物あるいは薬草の同時使用は電解質不均衡を増悪。代謝産物による尿変色で、尿ウロビリノーゲンとエストロゲンの検査結果が偽陽性となる。

その他：妊娠中の使用は食事の変化や繊維性緩下薬で効果がない時に限る。授乳中の使用は推奨できない。

副作用：せん痛や痙攣などの軽度の腹部不快感。長期濫用による肝炎。長期使用で結腸メラノーシス。長期の緩下薬使用は電解質障害（低カリウム血症、低カルシウム血症）、代謝性アシドーシスあるいはアルカローシス、吸収阻害、体重低下、蛋白尿、血尿。刺激性緩下薬を反復使用すると高齢者では虚弱と起立性低血圧が増悪。

安全性［GM］：消化管の痙攣様症状では用量の減量が必要。長期使用や濫用では、電解質平衡の障害、特にカリウム欠乏症、蛋白尿、血尿。腸粘膜への色素沈着は無害で薬剤中止により回復。カリウム欠乏症は心機能疾患や筋無力症を導く可能性。医師に相談なしに刺激性緩下薬を長期間（1〜2週間超）使用しない。薬剤相互作用：長期投与や濫用の場合にカリウム欠乏は心臓配糖体を増強し抗不整脈薬へ影響する可能性あり。カリウム欠乏はチアジド系利尿薬、副腎皮質ステロイドまたは甘草の同時投与で増悪。警告：推奨期間を超える刺激性緩下薬使用は腸機能停滞を引き起こす可能性あり。

備考：チンネベリー・センナより葉が太い常緑小低木。民間療法では、緩下により便秘に。作用が強く、胃痛や吐き気起こすことがあるため注意を要する。乾燥させた葉を煎じ内用に。局方では基原植物はホソバセンナ。

ミミセンナ

学名：*Senna auriculata* Roxb.、*Cassia auriculata* L.
科名：マメ科
属名：センナ属（広義カワラケツメイ属）
英名：Tanner's cassia
別名：カッシア・アウリキュラータ

使用部位［その他］：樹皮

エビスグサ

学名：*Senna obtusifolia* (L.) H.S.Irwin et Barneby
異名：*Cassia obtusifolia* L.、*Cassia tora* auct. non L.
科名：マメ科
属名：センナ属／カワラケツメイ属（広義）
英名：Sickle senna、Java bean；sicklepod
別名：クサケツメイ、ロッカクソウ、エビスグスリ、ケツメイシ

使用部位［局方］：種子
生薬名［局方］：ケツメイシ（決明子）

生薬ラテン名［局方］：Cassiae Semen
生薬英語名［局方］：Cassia Seed

使用部位［その他］：種子
生薬名［その他］：決明子（ケツメイシ）
安全性［SE］：摂取により鼓腸、下痢、悪心を生じる場合あり。

備考：熱帯地方に広く分布するマメ科の小低木。民間療法では、強壮、利尿、緩下により、抗菌、便秘、慢性胃腸炎、消化不良などに。種子を煎じ内用に。漢方でも緩下・強壮により、整腸、便通に。
【同様に使用される植物】
ホソミエビスグサ
Senna tora（L.）Roxb.

ハブソウ

学名：*Senna occidentalis*（L.）Link
異名：*Cassia occidentalis* L.、*Cassia torosa* auct. non Cav.
科名：マメ科
属名：センナ属
英名：Coffee senna
別名：クサセンナ、ハミソウ

使用部位［その他］：茎葉／豆果あるいは種子
生薬名［その他］：望江南（ボウコウナン）／望江南子

備考：エビスグサの種子を乾燥させたハブ茶と混同されやすいが別種。秋に採取した種子を乾燥させたものを望江南（ボウコウナン）という。生薬として 整腸、健胃、緩下、利尿に。便秘、健胃、緩下、利尿、虫刺されに。毒虫、虫刺されには生の葉汁を患部に塗布。葉は茶剤にも。

ホソミエビスグサ

学名：*Senna tora*（L.）Roxb.
異名：*Cassia tora* L.
科名：マメ科
属名：カワラケツメイ属
英名：Sickle senna, Java bean；sicklepod
別名：エビスグサ、クサケツメイ、ロッカクソウ、エビスグスリ、ケツメイシ

使用部位［その他］：種子
生薬名［その他］：決明子（ケツメイシ）
安全性の詳細は、『「健康食品」の安全性・有効性情報』を確認のこと。
≪エビスグサを参照≫

クララ

学名：*Sophora flavescens* Aiton
異名：*Sophora flavescens* Aiton var. *angustifolia*（Siebold et Zucc.）Kitag.
科名：マメ科
属名：クララ属
英名：Shrubby sophora
別名：クジン、クサエンジュ、マトリグサ、眩草（クララグサ）

使用部位［局方］：根で、しばしば周皮を除いたもの
生薬名［局方］：クジン（苦参）
生薬ラテン名［局方］：Sophorae Radix
生薬英語名［局方］：Sophora Root

使用部位［その他］：根、種子
生薬名［その他］：根：苦参（クジン）／種子：苦参実
薬効：発汗作用。

備考：多年草。民間療法や生薬では、利尿、消炎、鎮痛などに。解熱、抗炎症、止血、皮膚疾患などにも。クララの根を乾燥させたものが生

薬のクジン（苦参）。生薬として利用。

ソフォラ・トンキンエンシス

学名：*Sophora tonkinensis* Gagnep.
科名：マメ科
属名：クララ属
英名：-
別名：サンズコン

【局外】【十】

使用部位［局外］：根、根茎
生薬名［局外］：サンズコン（山豆根）
生薬ラテン名［局外］：Sophorae Subprostratae Radix
生薬英語名［局外］：Sophora Subprostrata Root

使用部位［その他］：根・根茎
生薬名［その他］：山豆根（サンズコン）

エンジュ

学名：*Styphonolobium japonicum*（L.）Schott、Sophora japonica L.
異名：*Sophora japonica* L.
科名：マメ科
属名：エンジュ属／クララ属
英名：Chinese scholar tree
別名：カイ（槐花）、カイジュ（槐樹）、キフジ、シナエンジュ

【局外】【十】【ヱ】

使用部位［局外］：つぼみ
生薬名［局外］：カイカ（槐花）
生薬ラテン名［局外］：Sophorae Flos
生薬英語名［局外］：Sophora Japonica Flower

使用部位［その他］：花か蕾／根／靫皮／葉／果実／樹脂
生薬名［その他］：槐花（カイカ）／槐根／槐白皮／槐葉／槐角／槐膠
薬効：止血作用。
禁忌：妊娠中・授乳中は禁忌。

備考：落葉高木。花や蕾はルチンを含有し生薬としても用いられる。民間療法では、止血作用により、血尿などの止血や高血圧などの治療瘀に用いられている。蕾を乾燥させたものを煎じ空腹時に内用。

タマリンド

学名：*Tamarindus indica* L.
科名：マメ科
属名：チョウセンモダマ属
英名：Tamarind、Indian data
別名：チョウセンモダマ、インディアンデート

【SE】

使用部位［その他］：果実
生薬名［その他］：酸角（サンカク）
禁忌：妊娠中・授乳中は禁忌。
安全性［SE］：妊娠中・授乳中は使用を避ける。

備考：果実が食用となるマメ科の常緑高木。民間療法では、緩下として。大量摂取は下剤の効果が表れるので注意を要する。スパイスとして、カレー、シチュー、スープなど、魚や鶏肉の料理などに。

ベニバナツメクサ

学名：*Trifolium incarnatum* L.
科名：マメ科
属名：シャジクソウ属
英名：Crimson clover、scarlet clover
別名：クリムソンクローバー、ストロベリーキャンドル

使用部位［その他］：全草

備考：多年草。暑さに弱く日本では夏に枯れるので一年草として扱われる。民間療法では、鎮静、鎮咳により、咳止めに。シロツメグサの仲間で、春になると細長い真っ赤な花を咲かせる。鑑賞用。飼料、緑肥。またサラダや茶剤に。

薬用植物辞典　375

ムラサキツメクサ

学名：*Trifolium pratense* L.
科名：マメ科
属名：シャジクソウ属
英名：Red clover
別名：レッドクローバー、アカツメクサ、アカクローバー

使用部位［WHO］：花序
生薬ラテン名［WHO］：Flos Trifolii

使用部位［その他］：花序、花、枝葉
生薬名［その他］：花序と花を付けた枝葉：紅車軸草（コウシャジクソウ）
薬効：消炎作用（UV損傷の保護）、細胞増殖阻害作用（腫瘍細胞）、エストロゲン作用、甲状腺への作用、ただし更年期障害への効果の有無は試験により異なる。
用法［WHO］：WHOでは、多数の臨床試験が更年期症状、高脂肪血症、骨粗鬆症、前立腺癌への安全性と有効性を評価しているが、これらの適用を支持するにはまだデータが不十分。さらに、乾癬や湿疹などの皮膚病への局所適用、喘息と咳嗽への適用など。WHOの使用例では、経口量：生薬のエキス：240〜480mgはイソフラボン40〜80mg/日に相当。
禁忌：本草への過敏性、アレルギー、妊娠中、授乳中、12歳未満の小児には禁忌。またホルモン関連疾患にも禁忌。
安全性：警告：ホルモン関連疾患、エストロゲン依存性癌、あるいはエストロゲン依存性癌の家族歴がある患者は使用前に医師に相談。薬物相互作用：タモキシフェンやその他の抗エストロゲン薬との相互作用について相反するデータがある。そのため原薬などの使用は推奨されない。副作用：大量のクローバーの動物飼料でヒツジに多数の副作用。「クローバー病」の発刊資料は不妊症、乳汁分泌異常、分娩異常、子宮脱などの症状。1日イソフラボン160mgまでの用量では副作用を報告した比較臨床試験はない。
安全性［SE］：妊娠中・授乳中の大量摂取は危険。乳がん・子宮がん・卵巣がん・子宮内膜症・子宮筋腫などを有する場合の使用は避ける（女性ホルモン様作用）。医薬品と相互作用する可能性あり。

備考：40センチほどに生育する多年草。かつては白内障や乳がんの治療に用いられた。、現在は、ナガバギシギシ、ゴボウなどとともに、皮膚疾患に用いられたりなどする。民間療法では、鎮静、去痰、強壮。皮膚疾患治療に有効ともされ、エストロゲン効果により更年期障害が軽減するともいわれている。

シロツメクサ（白詰草）

学名：*Trifolium repens* L.
科名：マメ科
属名：シャジクソウ属
英名：White clover
別名：クローバー、オランダゲンゲ、ツメクサ

使用部位［その他］：全草
生薬名［その他］：三消草（サンショウソウ）酢漿草（サクショウソウ）

備考：クローバーの異名を持つ多年草。民間療法では、鎮静、強壮、去痰などにより、咳、痰、便秘などに。一般に風邪やそれに伴う痰、吹き出物、痛風、出血といった症状改善の目的で用いられている。使われている。白詰め草の名称は1846年（弘化3年）にオランダから献上されたガラス製品の包装の際の緩衝材として詰められていたことに由来。乾燥させた全草を煎じて内用に。

コロハ

学名：*Trigonella foenum-graecum* L.
異名：*Buceras foenum-graecum* (L.) All.、*Foenum-graecum offi cinale* Moench、*Foenum-graecum offi cinale* Moench var. *cultum* Alef.、*Foenum-graecum sativum* Med.、*Folliculigera graveolens* Pasq.、*Tels foenum-graecum* (L.) Kuntze、*Trigonella foenum-graecum* L. subsp. *culta* (Alef.) Gams、

Trigonella graeca St Lag. and *T. jemenensis* (Serp.) Sinsk.

科名：マメ科
属名：フェヌグリーク属（レイリョウコウ属）
英名：Fenugreek、Sicklefruit fenugreek
別名：フェネグリーク、フェヌグリーク、メッチ

G **SE**

使用部位〔GM〕：種子
生薬ラテン名〔GM〕：Foenugraeci Semen
生薬名〔GM〕：Fenugreek Seed
生薬名〔その他〕：胡廬巴（コロハ）
薬効〔GM〕：コレステロール低下作用、血糖降下作用、着床阻害作用、抗酸化作用、食欲増進作用、分泌液溶解、引赤作用、軽度防腐など。（GM 立証済みハーブ。p130 を参照。）

使用部位〔WHO〕：熟した種子
生薬ラテン名〔WHO〕：Semen Trigonellae Foenugraeci
適応〔GM〕：内用：食欲不振 外用：局所炎症への湿布。
用法〔WHO〕：WHO では、高コレステロール血症、糖尿病での高血糖の補助薬や高山病の予防と治療に。また、食欲不振に内用。さらに局所炎症に湿布薬として外用。下肢の疼痛、筋力低下、浮腫に。あるいは、催淫薬、駆風薬、利尿薬、通経薬、皮膚軟化薬、催乳薬、強壮薬に。腹部せん痛、気管支炎、下痢、湿疹、痛風、消化不良、浮腫、発熱、性交不能症、慢性咳嗽、肝臓病、創傷、風邪にも。GM でも、食欲不振に内用。外用としては局所炎症への湿布などに。WHO の使用例では、平均 1 日量。内用では、切断あるいは潰した種子 6g あるいは同等の調製物；浸剤としては、細かくした種子 0.5g を冷水 150ml に 3 時間浸漬し、数カップ；流エキス剤（1：1（g/ml））は 6ml；チンキ剤（1：5（g/ml））は 30ml；自然エキス剤（3〜4：1（w/w））は 1.5〜2g。外用では：入浴添加剤として、水 250ml に混和した粉末種子 50g を温浴に添加；湿布として、熱水 1 リットル当り粉末種子 50g で調製した半固形ペーストを局所に適用。

禁忌：妊娠中は禁忌。また外用での長期使用は皮膚に影響を与える場合があるので注意。腹腔の病気、脂肪吸収不全、ビタミン A、D、E、K 欠乏症、消化器の炎症の者は使用を控える。胆汁うっ滞の症状がある人は注意が必要。本薬草へのアレルギー。
安全性：薬物相互作用：血糖降下薬との併用は医師に相談。
副作用：アレルギー反応。また外用の反復投与は有害な皮膚炎症を起こす可能性。
安全性〔GM〕：外用の反復投与は有害な皮膚炎症を起こす可能性。

備考：マメ科の一年草。民間療法では、強壮、鎮痛、消炎、代謝調節、皮膚軟化、催乳、コレステロール低下に。

アラビアアカシア

学名：*Vachellia nilotica*（L.）P.J.H.Hurter et Mabb.
異名：*Acacia arabica*（Lam.）Willd.、*Acacia nilotica*（L.）Willd. ex Delile
科名：マメ科
属名：ヴァチェリア属
英名：Babul
別名：アラビアゴムモドキ

使用部位〔その他〕：樹皮
禁忌：長期使用は禁忌。

備考：樹高 20 メートルほどになりエジプトでは通常にみられる樹木。古代エジプトでは住居や道具を作るのに用いられた。民間療法では、収斂に。歯茎の出血や喉の痛みに、樹皮の煎液でうがいを行う。湿疹には煎剤で洗浄し、結膜炎には洗眼をする。また一部の国で規制されている。

薬用植物辞典　377

ヤハズエンドウ

学名：*Vicia sativa* L. subsp. *nigra*（L.）Ehrh.
異名：*Vicia angustifolia* L.、*Vicia angustifolia* L. var. *segetalis*（Thuill.）W.D.J.Koch、*Vicia sativa* L.、*Vicia sativa* L. subsp. *angustifolia*（L.）Gaudin var. *segetalis*（Thuill.）Ser.、*Vicia sativa* L. var. *angustifolia*（L.）Wahlenb、*Vicia sativa* L. var. *nigra* L.、*Vicia segetalis* Thuill.
科名：マメ科
属名：ソラマメ属
英名：Narrow-leaved vetch
別名：カラスノエンドウ

使用部位［その他］：種子
生薬名［その他］：〔王不留行（オウフルギョウ）への混入に注意〕

備考：ソラマメ属の越年草。民間療法では、健胃、消化促進、利尿に。胃炎、血行促進にも。4～7月の花期や豆果のつく時期に全草を採取し乾燥させたものを用いる。胃のもたれなどには煎剤を内用に。若芽や青い幼果は炒めものや汁の実などで食用に。

アズキ

学名：*Vigna angularis*（Willd.）Ohwi et H.Ohashi var. *angularis*
異名：*Azukia angularis*（Willd.）Ohwi、*Phaseolus angularis*（Willd.）W.F.Wight f. *angularis*
科名：マメ科
属名：ササゲ属
英名：Azuki Bean
別名：アカアズキ、アカツキ、アカツブキ、アツキ、ショウズ、ツルアズキ

使用部位［その他］：種子／葉／花／発芽した種子
生薬名［その他］：赤小豆（セキショウズ）／赤小豆葉／赤小豆花／赤小豆芽の基原の1つ

備考：ササゲ属の一年草。民間療法では、催乳、整腸、抗神経痛として、脚気、夜尿症にも。熟した果実を煎じて内用する。また煮て食用に。

ヤエナリ

学名：*Vigna radiata*（L.）Wilczek
異名：*Azukia radiata*（L.）Ohwi、*Phaseolus radiatus* L.
科名：マメ科
属名：ササゲ属
英名：Mung bean、Green gram
別名：リョクトウ、ブンドウ（文豆）、アオアズキ（青小豆）

使用部位［その他］：種子／葉／花／種皮
生薬名［その他］：緑豆（リョクズ）／緑豆葉／緑豆花／緑豆皮

備考：一年生植物。春雨やもやしの原料となる。民間療法や生薬では、利尿として、解毒、止渇、暑気あたり、腫れ物に。日射病予防、止渇には、夏季に緑豆を煎じたものを茶剤として用いる。またお粥や汁物などとして食用に。

フジ

学名：*Wisteria floribunda*（Willd.）DC.
科名：マメ科
属名：フジ属
英名：Japanese wisteria
別名：ノダフジ

使用部位［その他］：フジコブ菌が寄生し生じた瘤
※茎（フジコブ菌が寄生し生じた瘤以外）は「非医」
生薬名［その他］：フジキ、フジコブ

備考：落葉蔓性低木。古くから和歌などに詠まれることで知られる日本特産の植物。生薬の訶子（カシ）、菱の実（ヒシノミ）、よく苡仁（ヨクイニン）などと併用され、利尿などに用いられる。

マンサク

学名：*Hamamelis japonica* Siebold et Zucc.
科名：マンサク科
属名：マンサク属
英名：Japanese witch hazel
別名：-

使用部位［その他］：葉

備考：落葉小高木。民間療法では、収斂、止血、止瀉により、痔、湿疹に。乾燥させた葉の煎剤を内用に。

アメリカマンサク

学名：*Hamamelis virginiana* L.
異名［GM］：*Hamamelis macrophylla* Pursh、*Hamamelis virginiana* L. var. *henryae* Jenne ex C. Lane、*Hamamelis virginiana* L. var. *macrophylla* (Pursh) Nutt.、*Hamamelis virginiana* L. var. *parvifolia* Nutt.
科名：マンサク科
属名：マンサク属
英名：American Witchhazel、Witch Hazel、Hamamelis、Avellano de Bruja
別名：ウィッチヘーゼル、ハマメリス

使用部位［GM］：葉、樹皮
生薬ラテン名［GM］：Hamamelidis Folium Et Cortex
生薬名［GM］：Witch Hazel Leaf and Bark
薬効［GM］：収斂作用、静脈緊張作用、抗細菌作用、抗酸化作用、消炎作用。また外用で肛門直腸症状（痔核など）改善、消炎作用（血管収縮作用による皮膚の熱伝導低下、湿疹改善、鎮痛作用）、抗ウイルス作用。
（GM立証済みハーブ。p231を参照。）

使用部位［WHO］：葉、幹
生薬ラテン名［WHO］：Folium et Cortex Hamamelidis
適応［GM］：皮膚の小さい傷、皮膚と粘膜の局所炎症、痔、静脈瘤
用法［WHO］：WHOでは、局所適用として、皮膚病変、打撲、捻挫、皮膚と粘膜の局所炎症、痔核、静脈瘤に。また、止血薬としても。さらに、大腸炎、下痢、赤痢、月経困難症、眼炎、血尿、腎臓疼痛、神経痛、鼻血、月経過多。また強壮薬に。ジャーマンコミッションEモノグラフでも、皮膚の小さい傷、皮膚と粘膜の局所炎症、痔、静脈瘤に。WHOの使用例では、外用で湿布剤の調製は、水蒸気蒸留物を未希釈あるいは水で3倍に希釈する；半固形調製物で20〜30％。エキス剤：生薬5〜10％に相当する半固形調製物および液体調製物。湿布や傷洗浄には、生薬5〜10gを水1カップ（250ml）に入れた煎剤。直腸座剤：生薬0.1〜1gに相当する調製物量を1日1〜3回、未希釈また水で3倍に希釈したハマメリス水（ハマメリスとは和名がアメリカマンサク、名称がウィッチヘーゼル）を使用。他の調製物：薬物0.1〜1g相当を含有する調製物あるいは未希釈または水で3倍希釈したハマメリス水を1日数回。
禁忌：妊娠中・授乳中は禁忌。
安全性：注意：妊娠中、授乳中、小児の使用は医師に相談のこと。副作用：アレルギー性接触皮膚炎。
安全性［SE］：妊娠中・授乳中は使用を避ける。

備考：樹高10メートルほどの落葉小高木。民間療法では、収斂、鎮静、強壮により、皮膚炎症や静脈瘤や防腐、止血などに。乾燥させた葉の煎剤を内用。また煎剤はスキンケアーや外用に。

フウ

学名：*Liquidambar formosana* Hance
科名：マンサク科（フウ科）
属名：フウ属
英名：Chinese sweet gum、sweet gum、fragrant maple
別名：トウヨウフウ、タイワンフウ

使用部位［その他］：果実、根、樹皮、樹脂、葉
生薬名［その他］：果実：路路通（ロロツウ）／根：楓香樹根（フウコウジュコン）／樹皮：楓

香樹皮／樹脂：白膠香（ハクコウコウ）／葉：楓香樹葉

禁忌：大量摂取、また妊娠中・授乳中は禁忌。

備考：落葉高木。民間療法では、鎮痛、利尿、通経など。疥癬、結核にも。オリーブオイルに樹脂を溶解させたものを塗布。また乾燥させた果実の煎剤を内用に。

コフキサルノコシカケ

学名：*Ganoderma applanatum*（Pers.）Pat.
科名：マンネンタケ科
属名：マンネンタケ属
英名：-
別名：-

使用部位［その他］：菌糸体
生薬名［その他］：梅寄生（バイキセイ）

備考：多年生のキノコ。ケヤキ、ブナなどの広葉樹に、まれに針葉樹の幹に生育する。民間療法や生薬では、免疫賦活により抗ガン、抗腫瘍など、ガン予防に。梅寄生を刻み煎じたものを内用に。

レイシ

学名：*Ganoderma lucidum* Karst
科名：マンネンタケ科
属名：マンネンタケ属
英名：Reishi
別名：マンネンタケ、ロッカクレイシ、レイシマッシュルーム、カドデタケ、サイワイタケ

SE

使用部位［その他］：果実／根／葉／外果皮／種子
生薬名［その他］：荔枝（レイシ）／荔枝根／荔枝葉／荔枝殻／荔枝核
安全性［SE］：血小板減少症の患者、血圧低下作用がある医薬品との併用は注意。

備考：古くより漢方にも用いられる菌類。ウメ、

モモなどの落葉性の枯れ木の根元に自生するキノコ。民間療法では、鎮痛、利尿、鎮咳、免疫賦活により、消化不良、気管支炎、喘息、心臓病、肝炎、抗がん、白血球減少症、不整脈、胃潰瘍などに効果があるといわれている。抗血液凝固などの作用もあり、血小板減少症の者には出血傾向、また血圧降下作用がある医薬品との併用により低血圧を起こす可能性があるため注意が必要。

ベルノキ

学名：*Aegle marmelos*（L.）Corrêa
科名：ミカン科
属名：アエグレ属
英名：Bael、Bengal Quince、Bael Tree、Bael-fruit Tree
別名：-

SE

使用部位［その他］：葉、根、小枝、果実
禁忌：妊娠中・授乳中は禁忌。
安全性［SE］：妊娠中の葉の使用は危険（堕胎作用）。授乳中も使用を避ける。

備考：樹高8メートルほどになる有刺の落葉高木。ベルノキはヒンズー教の神を祀ったもので、アジアでは一般的に寺院のそばに植えられる。薬用としては紀元前700年の書物にも記載があるほど。民間療法では、収斂、鎮痛、緩下に。半熟の果実を消化器系の刺激過敏に、また成熟果は鎮痛、緩下に。葉は収斂などとして消化性潰瘍などに用いられる。時に耳痛にも。

ブッコノキ

学名：*Agathosma betulina*（P. J. Bergius）Pillans
異名［GM］：*Barosma betulina* Bartl.（syn. *Agathosma betulina*（Berg）Pill.）
科名：ミカン科
属名：アガソスマ属
英名：Buchu
別名：ブークー、ブチュ、ブック、ビューキュー

380

G

使用部位 ［GM］：葉
生薬ラテン名 ［GM］：Barosmae Folium
生薬名 ［GM］：Buchu Leaf
（GM 未立証ハーブ。p317 を参照。）
禁忌：妊娠中は禁忌。

備考：南アフリカの伝統療法では、興奮剤や消化
器疾患の緩和に用いたりなどされた。民間療法
では、際立った風味と芳香があり、利尿、抗菌
として、膀胱炎の緩和や泌尿器の改善に用いら
れる。乾燥させた葉の煎剤やティンクチャー剤
を内用に。

マツカゼソウ

学名：*Boenninghausenia albiflora*（Hook.）
Rchb. ex Meisn. var. *japonica*（Nakai ex
Makino et Nemoto）Suzuki
異名：*Boenninghausenia albiflora*（Hook.）
Rchb. ex Meisn.、*Boenninghausenia japonica*
Nakai ex Makino et Nemoto、*Boenninghause-
nia japonica* Nakai ex Makino et Nemoto var.
lividonitens Honda
科名：ミカン科
属名：マツカゼソウ属
英名：−
別名：−

使用部位 ［その他］：全草
生薬名 ［その他］：岩椒草（ガンショウソウ）
禁忌：毒草。

備考：多年草。毒草。

ライム

学名：*Citrus aurantiifolia*（Christm.）Swing-
le
科名：ミカン科
属名：ミカン属
英名：Lime、Citron
別名：−

使用部位 ［その他］：果皮（精油）、果実
禁忌：精油には光毒性があるため、肌に使用した
後の直射日光はさける。

備考：熱帯原産の低木。民間療法では、免疫賦
活、収斂により、疲労回復作用、食欲促進作用
にも。柑橘類の中ではもっとも寒さに弱い種
類。緑色の果実はレモンに似ているがやや小ぶ
りで、芳香と酸味が強く、カクテルやジュー
ス、料理の香りづけなどに用いられる。

ダイダイ

学名：*Citrus aurantium* L.
異名 ［GM］：*Citrus aurantium* L. subspecies *au-
rantium*、*Citrus aurantium* Linné var. *daidai*
Makino、*C. aurantium* L. subspecies *amara*
Engler
科名：ミカン科
属名：ミカン属
英名：Bitter Orange

局 **G**

使用部位 ［局方］：未熟果実
生薬名 ［局方］：キジツ（枳実）
生薬ラテン名 ［局方］：Aurantii Fructus Imma-
turus
生薬英語名 ［局方］：Immature Orange

使用部位 ［GM］：果皮
生薬ラテン名 ［GM］：Aurantii Pericarpium
生薬名 ［GM］：Bitter Orange Peel
（GM 立証済みハーブ。P89 を参照。）

使用部位 ［GM］：未熟果実、成熟果皮、花（ま

薬用植物辞典　381

た精油）

生薬ラテン名［GM］：Aurantii Flos

生薬名［GM］：Bitter Orange Flower

使用部位［その他］：未熟果実／成熟果皮／花／
花から得た精油

生薬名［その他］：未熟果実：枳実（キジツ）／成
熟果皮：橙皮（トウヒ）／花：橙花・オレンジ
フラワー／花の精油：橙花油・ネロリ

（GM 未立証ハーブ。p313 を参照。）

適応［GM］：食欲不振、消化不良

禁忌：子宮刺激作用があるので妊娠中は注意。む
かつきを伴う偏頭痛・関節炎の症状がある時は
使用を避ける。

安全性［GM］：特に白人では、光感作作用の可
能性。

備考：ミカン科の耐寒性常緑低木。民間療法で
は、鎮静、強壮、抗菌、鎮痙により、抗鬱など
に。香水の原料の精油（ネロリ）はこのビター
オレンジから抽出される。精油や芳香蒸留水
（オレンジフラワーウォーター）を利用。乾燥
させた花をティーに。

シイクワシャー

学名：*Citrus depressa* Hayata

科名：ミカン科

属名：ミカン属

英名：Flat lemon、Hirami lemon、thin-skinned
flat lemon

別名：シークワーサー、ヒラミレモン（平実檸
檬）

使用部位［その他］：果実

備考：沖縄特産のミカン科の常緑低木〜小高木の
柑橘類果樹。民間療法では、抗酸化作用など。
果汁をジュースなどとして飲用に。

コブミカン

学名：*Citrus hystrix* DC.

科名：ミカン科

属名：ミカン属

英名：Kaffir lime leaf、swargi、Leech Lime

別名：カフェライムリーフ、マックルー、バイ
マックル、スワンギ

使用部位［その他］：葉、果皮

備考：ミカン科の落葉小高木。葉はレモンに似た
強い香りがあり、トムヤムクンスープなどに利
用される。また、果皮を薬味とし、整髪ののの香
油の代用や石鹸の代用として線上に利用。民間
療法では、鎮痛、鎮静として、腹痛、頭痛、小
児の虫下し、抗老化などにも。葉は寮に、乾燥
した葉もスパイスとして利用され、果皮はすり
おろして薬味に。

キンカン

学名：*Citrus japonica* Thunb.

異名：*Fortunella japonica*（Thunb.）Swingle

科名：ミカン科

属名：ミカン属

英名：Large round kumquat、meiwa kumquat

別名：マルミキンカン、ヒメタチバナ、ネイハキ
ンカン、ニンポウキンカン

使用部位［その他］：果実

生薬名［その他］：金柑（キンカン）、円金柑〔金
橘（キンキツ）と同様に用いる〕

備考：樹高 1〜2m メートルほどの常緑低木。古
くから民間療法で咳止めとして利用されてい
る。民間療法では、鎮咳、鎮静として、咳止
め、疲労回復、解熱に。風邪、咳には、生の果
実 10 個を刻み砂糖とともに 400ml の水で煮詰
めたものを数回に分けて内用。食用、砂糖漬け
や果実酒に。

ユズ

学名：*Citrus junos*（Makino）Siebold ex Tanaka
科名：ミカン科
属名：ミカン属
英名：Yuzu
別名：ユノス

使用部位［その他］：果実、果皮
生薬名［その他］：果実：橙子（トウシ）／果皮：橙子皮（トウヒシ）

備考：料理に用いられる常緑低木でもある柑橘類。民間療法では、健胃、消炎、抗菌により、血行促進、毛細血管強化、発汗、血圧降下、血中コレステロール降下、抗アレルギー、かぜ、解熱、肩こり、腰痛、神経痛、疲労回復、しもやけ、あかぎれ、ひびなどに。かぜには、果実1個分にはちみつを加え、熱湯を加え内用とする。また4個を縦8つ切りにし、砂糖300gとともにホワイトリカー1.8ℓに漬けて3か月おき、果実酒として飲用とする。また入浴にも利用。

カーブチー

学名：*Citrus keraji* var. *kabuchii* hort. ex Tanaka
科名：ミカン科
属名：ミカン属
英名：-
別名：-

使用部位［その他］：果実（また精油）

備考：ミカン科の常緑低木。カーブチーは、沖縄の方言で、「カー」＝皮、「ブチー」＝厚いという意味。民間療法では、鎮静により睡眠導入効果なども。モノテルペン類の組成比はシークヮーサーと類似している。生食や、ジュースに。

レモン

学名：*Citrus limon*（L.）Osbeck
科名：ミカン科
属名：ミカン属
英名：Lemon
別名：-

使用部位［その他］：果実、果皮
生薬名［その他］：檸檬（ドウモウ）

備考：常緑低木。古代エジプトなど古くから殺菌や腐敗防止に用いられてきた薬草。スペインでは古くより薬用とされた。体内でアルカリ化し、揮発油は抗菌、殺菌性を持ち、リウマチなどの改善にも有用ともされる。民間療法では、殺菌、抗毒素、解熱に。精油には殺菌、強壮、抗生作用。光毒性を持つので、紫外線に注意。果皮を圧搾して精油を搾取。果実・果汁はそのままジュースや蜂蜜漬け、広く料理など食用に。

マンダリンライム

学名：*Citrus limonia* Osbeck.
科名：ミカン科
属名：ミカン属
英名：Mandarin lime、lemondarin
別名：カントンレモン

使用部位［その他］：果実、果皮
生薬名［その他］：檸檬（ドウモウ）

備考：レモンとマンダリンの交配種。

ナツミカン

学名：*Citrus natsudaidai* Hayata
科名：ミカン科
属名：ミカン属
英名：Natsudaidai orenge、Japanese summer orange
別名：ナツカン、ナツダイダイ

使用部位［その他］：未熟果実
生薬名［その他］：未熟果実：枳実（キジツ）、枳殻（キコク）

備考：山口などが特産の常緑低木。民間療法では、健胃、鎮静に。疲労回復、肩こり、解熱などに。熟果を輪切りにして乾燥させたものを煎じ食前・食間に服用。また果実を生食、ジュースなど加工食品に。さらに精油を利用。乾燥させた果皮を入浴剤に。

グレープフルーツ

学名：*Citrus paradisi* Macfad.
科名：ミカン科
属名：ミカン属
英名：Grapefruit
別名：-

使用部位［その他］：果実
安全性：カルシウム拮抗薬（血圧を下げる薬物の一つ）に影響するので併用に注意すること。

備考：亜熱帯を原産とする果樹。民間療法では、抗酸化により、コラーゲンの産生を助け、細胞の老化抑制、コレステロール値を正常化の作用など。

マンダリンオレンジ

学名：*Citrus reticulata* Blanco
科名：ミカン科
属名：ミカン属
英名：Mandarin orange、tangerine
別名：タンジェリン

使用部位［その他］：果皮
生薬名［その他］：-

備考：ミカン属の柑橘類で常緑低木。民間療法では、健胃、鎮咳、去痰、整腸、鎮静、鎮痙により、消化不良、緩和、血行促進、精神不安などに。乾燥した果皮の煎剤などを内用する。また精油を利用。

キンクネンボ

学名：*Citrus sinensis*（L.）Osbeck
異名［GM］：*Citrus aurantium* L. var. *sinensis* L.
科名：ミカン科
属名：ミカン属
英名：Orange
別名：オレンジピール、スイートオレンジ

G

使用部位［GM］：成熟した果実
生薬ラテン名［GM］：Citri Sinensis Pericarpium
生薬名［GM］：Orange Peel
生薬名［その他］：成熟した果実：甜橙（テントウ）
（GM 立証済みハーブ。p177 を参照。）
適応［GM］：食欲不振

備考：樹高5メートルほどになる常緑高木。植物療法では煎剤や食用に。

カボス

学名：*Citrus sphaerocarpa* Y.Nakaj. ex H. Ohba
科名：ミカン科
属名：ミカン属
英名：Kabosu
別名：-

使用部位［その他］：果実、果汁

備考：食用とされる常緑広葉樹。ユズの近縁種。枝には鋭い刺がある。民間療法では、鎮静、鎮痙、抗酸化により疲労回復作用、整腸、美肌作用などに。果汁を料理や薬味、ジュースなどの加工品などで食用。

スダチ

学名：*Citrus sudachi* Hort. ex Shirai
科名：ミカン科
属名：ミカン属
英名：Sudachi
別名：キノス、アワミカン

使用部位［その他］：果実、果皮

備考：常緑低木。民間療法では、抗酸化、利尿、浄血などにより、疲労回復などに。食酢、レモンの代わりともするが、高級食酢として利用される。

カラタチ

学名：*Citrus trifoliata* L.
異名：*Poncirus trifoliata*（L.）Raf.
科名：ミカン科
属名：ミカン属
英名：Trifoliate orange
別名：ゲス、ゲズ

使用部位［その他］：未成熟果実／根皮／樹皮の小片／とげ／葉／幼果／成熟直前の果皮／種子
生薬名［その他］：枸橘（クキツ）／枳根皮／枳茹／枸橘刺／枳実／枳殻／枸橘核

備考：樹高2～3メートルほどになる落葉低木。生薬の枳殻（キコク）は成熟間近の未熟果、枳実（キジツ）は幼果。民間療法や生薬などでは、健胃、利尿、去痰、駆風の他、ヒビ、アカギレ、抜け毛に。熟果を食用、未熟果を果実酒に。

ウンシュウミカン

学名：*Citrus unshiu*（Swingle）Marcow.
科名：ミカン科
属名：ミカン属
英名：Mandarin
別名：ミカン

局 局外

使用部位［局方］：成熟した果皮
生薬名［局方］：チンピ（陳皮）
生薬ラテン名［局方］：Aurantii Nobilis Pericarpium
生薬英語名［局方］：Citrus Unshiu Peel

使用部位［局外］：未熟果皮、未熟果実
使用部位［局外］：未熟果皮、未熟果実
生薬名［局外］：セイヒ（青皮）
生薬ラテン名［局外］：Citri Unshiu Pericarpium Immaturus

使用部位［その他］：成熟果皮
生薬名［その他］：橘皮（キッピ）、陳皮（チンピ）

備考：食用として親しまれるミカン科の常緑低木。民間療法では、発汗、利尿、鎮咳、鎮静などにより、風邪予防、気管支炎に。また消化促進にも。乾燥させた果皮を煎じ内用に。また入浴剤に。

薬用植物辞典　385

ヨウシュハクセン

学名：*Dictamnus albus* L. subsp. albus
科名：ミカン科
属名：ハクセン属
英名：Burning bush；dittany；gas plant；fraxinella
別名：サンショグサ、ディクタムナス・アルブス

使用部位［その他］：根、葉

備考：多年草で、茎の基部は木化し、レモンのような強い芳香がある。可燃性の揮発性エーテルを発生させ引火することも。民間療法では、利尿、鎮痛、通経（根）、強壮（葉）に。

ハクセン

学名：*Dictamnus albus* L. subsp. *dasycarpus*（Turcz.）Winter
異名：*Dictamnus albus* L. var. *dasycarpus*（Turcz.）T.N.Liou et Y.H.Chang、*Dictamnus dasycarpus* Turcz.
科名：ミカン科
属名：ハクセン属
英名：Dittany（White Dittany）
別名：ヨウシュハクセン

使用部位［その他］：根皮
生薬名［その他］：白鮮皮（ハクセンピ）
薬効：消炎作用、鎮静作用、解毒作用。

備考：神農本草経にも収載されている多年草。ミカン科のハクセンの根皮を乾燥させたもの。民間療法や生薬では、解熱、鎮痛、解毒、利胆をはじめ、神経痛、リュウマチ、疥癬などの緩和や皮膚疾患に。ヨウシュハクセンは D. albus subsp. albus。

ウッドアップル

学名：*Feronia limonia*（L.）Swingle
科名：ミカン科
属名：フェロニア属
英名：Wood apple
別名：ナガエミカン

使用部位［その他］：果実、葉

備考：樹高2メートルほどの有刺の低木で熱帯アジアなどで栽培される。民間療法では、消化促進、刺激、収斂により胃の調子を整えたり、下痢、痔に。ミャンマーでは樹木粉末を化粧用に利用。果実は食用。

アンゴスツラ

学名：*Galipea officinalis* J.Hancock
科名：ミカン科
属名：ガリペア属
英名：Angostura
別名：クスパリア

使用部位［その他］：樹皮
禁忌：妊娠中・授乳中は禁忌。

備考：樹高15メートルほどになる常緑高木。南米では伝統的に解熱、強壮剤とした。民間療法では、強い苦味質が消化器系を刺激、消化不良、下痢、赤痢、抗痙攣などに用いられる。アマゾンの先住民は魚毒として利用、南米ではキナノキの代用として解熱に用いられる。

オオバゲッキツ

学名：*Murraya koenigii*（L.）Spreng.
科名：ミカン科
属名：ゲッキツ属
英名：Curry-leaf tree
別名：カレーリーフ、カレーリーフノキ、ナンヨウザンショウ（南洋山椒）

使用部位［その他］：葉、樹皮、根

備考：成長すると高さ 4〜6 メートルほどになる常緑低木または高木。カレーにはかかせないハーブ。民間療法では、鎮静、強壮により、消化促進などに。また料理の香りづけに。葉の乾燥させたものを湿布に。

コクサギ

学名：*Orixa japonica* Thunb.
異名：*Orixa japonica* Thunb. f. *glabrifolia* Sugim.、*Orixa japonica* Thunb. f. *velutina* Hayashi
科名：ミカン科
属名：コクサギ属
英名：Japanese Orixa
別名：-

使用部位［その他］：根、枝葉
生薬名［その他］：根：臭山羊（シュウサンヨウ）／枝葉：和常山（ワジョウザン）

備考：樹高 1〜2 メートルほどになる落葉低木で。独特の臭気があり、古くから駆虫剤として用いられた。秋に採取し乾燥させた葉、枝を刻んだものを和常山（ワジョウザン）といい、腫れ物などに用いる。ペットや家畜の寄生虫には煎剤で洗浄。

キハダ

学名：*Phellodendron amurense* Rupr.
異名：*Phellodendron amurense* Rupr. var. *sachalinense* F.Schmidt、*Phellodendron amurense* Rupr. var. *suberosum* (H.Hara) H.Hara、*Phellodendron insulare* Nakai、*Phellodendron sachalinense* (F.Schmidt) Sarg.
科名：ミカン科
属名：キハダ属
英名：Amur Cork Tree、Phellodendron Bark
別名：チャイニーズコルクツリー、キワダ、オウバク

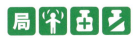

使用部位［局方］：周皮を除いた樹皮

生薬名［局方］：オウバク（黄柏）
生薬ラテン名［局方］：Phellodendri Cortex
生薬英語名［局方］：Phellodendron Bark

使用部位［WHO］：幹
生薬ラテン名［WHO］：Cortex Phellodendron

使用部位［その他］：樹皮、種子
※葉・実は「非医」
生薬名［その他］：樹皮：黄柏（オウバク）／種子：黄波羅果（オウハラカ）
薬効：消炎作用、健胃作用、整腸作用、利尿作用、抗菌作用。
禁忌：妊娠中・授乳中および新生児には禁忌。

備考：※シナキハダを参照。

シナキハダ

学名：*Phellodendron chinense* C.K.Schneid.
科名：ミカン科
属名：キハダ属
英名：Phellodendron bark、Chinese corktree
別名：チャイニーズコルクツリー

使用部位［WHO］：幹
生薬ラテン名［WHO］：Cortex Phellodendron

使用部位［その他］：樹皮
※葉・実は「非医」
生薬名［その他］：樹皮：黄柏（オウバク）／
薬効：止瀉作用、降圧作用、消炎作用、抗微生物作用、抗トリパノソーマ作用、抗潰瘍作用、血管平滑筋弛緩作用、細胞性免疫反応の抑制。また細菌性下痢に有効だがコレラによる下痢への有効性は軽度。抗リーシュマニア作用など。
用法［WHO］：WHOでは、腹痛、下痢、胃腸炎、尿路感染症の治療に経口投与。また主成分のベルベリンは、細菌性下痢、トラコーマ、皮膚リーシュマニア症に有効であることが示されている。さらに、火傷、咳嗽、発熱、黄疸、皮膚外傷、褥瘡など。WHOの使用例では、1日量：3〜10g/日。

薬用植物辞典

禁忌：妊娠中は禁忌。また本草への過敏症あるいはアレルギーには禁忌。

安全性：薬物相互作用：特に報告なし。ただし主成分であるベルベリンは多剤耐性トランスポーター（pgp170）の発現を増加するため、ベルベリンによる腫瘍の治療はパクリタキセルなどの化学療法剤の保持を低下させる可能性。腎移植患者ではシクロスポリンAの血中濃度を増加したため、シクロスポリンの用量減少が可能と思われる。チトクロームP450を阻害するため、本酵素経由で代謝される薬物の代謝に影響する。その他の注意：動物実験で流産、催奇形性は認めない。ただ安全性データがないため授乳中は推奨されない。

備考：樹高12メートルほどになる落葉高木。民間療法では、解熱、消炎、整腸、利尿、抗菌、健胃、消化促進、殺菌（腸）など。また食欲増進にも。健胃、下痢止めには煎液の苦味が強いため粉末で用いる。打撲傷には粉末に食酢を混ぜ煉って患部を塗布する。

ヤボランジ

学名：*Pilocarpus jaborandi* Holmes
科名：ミカン科
属名：ピロカルプス属
英名：-
別名：ヤボランジョウ

使用部位［その他］：葉
薬効：発汗作用、解毒作用。
禁忌：葉の摂取や局所使用は禁忌。また妊娠中・授乳中も禁忌。

備考：ピロカルピンは点眼薬として緑内障の治療に用いられる。また副交感神経の末梢の興奮により、唾液腺、汗腺、涙腺の分泌を盛んにすることから口腔乾燥症の治療薬にも利用されている。縮瞳作用も。さらにアトロピン中毒の治療にも用いられる。

【同様に使用される植物】
Pilocarpus microphyllus、*Pilocarpus pennatifolius*、*Pilocarpus racemosus*

ヘンルーダ

学名：*Ruta graveolens* L.
科名：ミカン科
属名：ヘンルーダ属
英名：Common rue、garden rue、herb-of-grace
別名：ルー、ウンコウ（芸香）、コモンルー

使用部位［GM］：葉または全草
生薬ラテン名［GM］：Rutae Folium/Herba
生薬名［GM］：-
生薬名［その他］：臭草（シュウソウ）、芸香（ウンコウ）
（GM未立証ハーブ。p370を参照。）
禁忌：妊娠中は禁忌。
安全性：通経作用、堕胎促進作用、子宮収縮作用；クラスE〜腎機能不全には禁忌。

備考：1メートルほどに生育する常緑多年草。日当たりのよい場所を好み地中海地域に自生する。古代ギリシアとエジプトでは、通経により堕胎を誘発させることに用いた。民間療法では、通経、鎮咳、鎮痙、鎮静、鎮痛、消炎、降圧、解熱、ホルモン調整により、風邪の発熱、月経不順、ヒステリー、湿疹、ねんざ、腰痛などに。枝の切り口から出る汁液で皮膚炎を起こす場合があるので注意。（GMでは *Ruta graveolens* L. ssp. vulgaris Willkomm としている。）

ミヤマシキミ

学名：*Skimmia japonica* Thunb. var. *japonica*
科名：ミカン科
属名：ミヤマシキミ属
英名：Japanese Skimmia
別名：-

使用部位［その他］：-
禁忌：果実は有毒。

備考：常緑低木。有毒なので使用しない。

ゴシュユ

学名：*Tetradium ruticarpum*（Juss.）T. G. Hartley、*Euodia ruticarpa* Hook. f. et Thomson
異名：*Euodia hirsutifolia* Hayata、*Euodia ruticarpa*（Juss.）Benth.
科名：ミカン科
属名：ゴシュユ属
英名：Euodia Fruit
別名：ホンゴシュユ、ニセゴシュユ、カラハジカミ

使用部位［局方］：果実
生薬名［局方］：ゴシュユ（呉茱萸）
生薬ラテン名［局方］：Evodiae Fructus
生薬英語名［局方］：Evodia Fruit

使用部位［その他］：果実
生薬名［その他］：呉茱萸（ゴシュユ）
薬効：鎮痛作用、利尿作用、健胃作用。
禁忌：定められた用量を超えないこと（1日用量：茶剤として3～9g）。過量の服用は、中枢神経系を刺激し、視覚障害や幻覚を引き起こすことがある。

備考：ミカン科の落葉小高木。民間療法や生薬では、鎮痛に。また呼吸運動増加、体温上昇、鎮痛緩和、強心などにも。漢方では、水毒に基づく嘔吐、頭痛などに。

サルカケミカン

学名：*Toddalia asiatica*（L.）Lam.
科名：ミカン科
属名：サルカケミカン属
英名：-
別名：-

使用部位［その他］：根・根皮、葉
生薬名［その他］：根・根皮：飛竜掌血（ヒリュウショウケツ）／葉：飛竜掌血葉

カラスザンショウ

学名：*Zanthoxylum ailanthoides* Siebold et Zucc.
異名：*Fagara ailanthoides*（Siebold et Zucc.）Engl.
科名：ミカン科
属名：サンショウ属
英名：Japanese Prickly-ash
別名：カラスノサンショウ

使用部位［その他］：果実
生薬名［その他］：食茱萸（ショクシュユ）

備考：樹高7メートルほどになる落葉高木。民間療法では、果実は健胃、葉は駆風に。乾燥させた葉や果実を煎じて内用に。

アメリカサンショウ

学名：*Zanthoxylum americanum* Mill.
科名：ミカン科
属名：サンショウ属
英名：Northen pricky ash、prickly ash、southern prickly ash、Hercules' club
別名：アメリカザンショウ、トゥースエイクツリー、プリックリーアシュ

使用部位［その他］：樹皮、果実、種子
禁忌：妊娠中・授乳中また胃腸管の急性の炎症には禁忌。

備考：アメリカ先住民に循環器系の刺激薬として用いられた。また鎮痛として、歯痛、リウマチ緩和などにも用いられる。民間療法では、循環刺激、興奮、駆風、発汗、強壮、血液浄化、防腐、鎮痛など、慢性関節炎の緩和、腰痛、冷え性などに。乾燥した樹皮の煎剤またはティンクチャー剤を内用する。
【同様に使用される植物】
Zanthoxylum clava-herculis

フユザンショウ

学名：*Zanthoxylum armatum* DC. var. *subtrifoliatum*（Franch.）Kitam.
異名：*Zanthoxylum planispinum* Siebold et Zucc.
科名：ミカン科
属名：サンショウ属
英名：–
別名：フダンザンショウ

使用部位［その他］：根、茎葉
生薬名［その他］：秦椒（シンショウ）

備考：樹高3メートルほどになる落葉低木。食用とはされないが、民間療法や生薬では、鎮咳、去痰により、咳、痰などに用いられる。茎葉を乾燥させ煎剤を内用に。

カホクザンショウ

学名：*Zanthoxylum bungeanum* Maxim.
科名：ミカン科
属名：サンショウ属
英名：Sichuan pepper
別名：ホワジャオ、カホクザンショウ、チャイニーズペッパー、チュウゴクサンショウ、セシュアンペッパー

局外

使用部位［局外］：果皮
生薬名［局外］：ショクショウ（蜀椒 花椒 カショウ）
生薬ラテン名［局外］：Zanthoxyli Pericarpium
生薬英語名［局外］：Zanthoxylum Peel

使用部位［その他］：実
生薬名［その他］：花椒（カショウ）

備考：果皮が中華料理に用いられるミカン科の落葉灌木。ホワジャオ（花椒）として知られ日本語読みではカショウ。生薬では、鎮静、鎮痛、殺虫など、抗菌、回虫駆除にも用いられる。日本のサンショウとは同属異種となる。

アメリカサンショウ

学名：*Zanthoxylum clava-herculis* L.
科名：ミカン科
属名：サンショウ属
英名：Northen pricky ash、prickly ash、southern prickly ash、Hercules' club
別名：アメリカザンショウ、トゥースエックツリー、プリックリーアシュ

使用部位［その他］：樹皮、果実、種子
禁忌：妊娠中・授乳中また胃腸管の急性の炎症には禁忌。

備考：アメリカ先住民に循環器系の刺激薬として用いられた。また鎮痛として、歯痛、リウマチ緩和などにも用いられる。民間療法では、循環刺激、興奮、駆風、発汗、強壮、血液浄化、防

腐、鎮痛など、慢性関節炎の緩和、腰痛、冷え性などに。乾燥した樹皮の煎剤またはティンクチャー剤を内用する。

【同様に使用される植物】

Zanthoxylum clava-herculis

サンショウ

学名：*Zanthoxylum piperitum*（L.）DC.
異名：*Zanthoxylum piperitum*（L.）DC. f. *corticosum* Kusaka、*Zanthoxylum piperitum*（L.）DC. f. *verrucatum* Kusaka
科名：ミカン科
属名：サンショウ属
英名：Japanese pepper、Japanese prickly-ash
別名：アサクラザンショウ、カショウ、ハジカミ

使用部位［局方］：成熟した果皮
生薬名［局方］：サンショウ（山椒）
生薬ラテン名［局方］：Zanthoxyli Fructus
生薬英語名［局方］：Zanthoxylum Fruit

使用部位［その他］：果皮
生薬名［その他］：山椒（サンショウ）

備考：樹高は2〜8メートルほどになる常緑低木また高木。民間療法では、健胃、利尿、駆虫、抗菌、鎮咳により、健胃、利尿、駆虫、殺虫、抗菌、抗真菌、鎮咳、食欲不振、消化不良、胃炎、むくみ、咳に。果皮を乾燥させて粉末にしたものを食後に内用。あるいはウォッカに漬け山椒酒として内用。食用にも。

イヌザンショウ

学名：*Zanthoxylum schinifolium* Siebold et Zucc.
異名：*Fagara mantchurica*（Benn.）Honda、*Fagara mantchurica*（Benn.）Honda f. *Fagara mantchurica*（Benn.）Honda f. *microphylla*（Honda）H.Hara *angustifolia*（Honda）H. Hara、*Fagara mantchurica*（Benn.）Honda f. *grandifolia*（Nakai）H.Hara、*Fagara mantchurica*（Benn.）Honda f. *microphylla*（Honda）H.Hara、*Zanthoxylum schinifolium* Siebold et Zucc. f. *angustifolium*（Honda）H.Hara ex Ohwi et Kitag.、*Zanthoxylum schinifolium* Siebold et Zucc. f. *microphyllum*（Honda）W.T.Lee
科名：ミカン科
属名：サンショウ属
英名：-
別名：-

使用部位［その他］：果皮、果実、葉
生薬名［その他］：果皮：香椒子（コウショウシ）※花椒（カショウ）として用いられることもある
禁忌：妊娠中は禁忌。

備考：樹高2〜3メートルほどになる雌雄異株の落葉低木。民間療法では、鎮咳、消炎、健胃や打撲、捻挫に。果実を煎じ内用とする。打撲、捻挫には葉を外用に。

ホテイアオイ

学名：*Eichhornia crassipes*（Mart.）Solms
科名：ミズアオイ科
属名：ホテイアオイ属
英名：Water hyacinth、blue devil
別名：ウォーターヒアシンス、ホテイソウ

使用部位［その他］：全草あるいは根、葉
生薬名［その他］：水葫芦（スイコロ）

備考：水生植物。水質浄化などに利用されているが、異常繁殖するため、世界十大害草として blue devil の名で知られている。民間療法では、解毒、清熱に。また葉柄をスープに。葉はタバコの巻紙に。観賞用。中国では、清熱解毒薬として用いられる。

アメリカヤマボウシ

学名：*Cornus florida* L.
異名：*Benthamidia florida*（L.）Spach、*Cynoxylon florida*（L.）Raf. ex Jackson
科名：ミズキ科
属名：ミズキ属
英名：American Dogwood、Bitter Redberry、Box Tree
別名：ハナミズキ（花水木）

SE 🌊

使用部位［その他］：−
禁忌：妊娠中・授乳中は禁忌。
安全性［SE］：妊娠中・授乳中は使用を避ける。

備考：落葉高木。毒草。

ヤマボウシ

学名：*Cornus kousa* Buerger ex Hance subsp. kousa
異名：*Benthamidia japonica*（Siebold et Zucc.）H.Hara、*Dendrobenthamia japonica*（Siebold et Zucc.）Hutch.
科名：ミズキ科
属名：ミズキ属
英名：−
別名：ヤマグワ、イヌグワ

使用部位［その他］：果実

備考：樹高 10 メートルほどになる落葉高木。民間療法では、滋養、強壮に。熟した果実を秋に採取し、生食に、またジュースや果実酒とする。

サンシュユ

学名：*Cornus officinalis* Siebold et Zucc.
異名：*Macrocarpium officinalie*（Siebold et Zucc.）Nakai
科名：ミズキ科
属名：ミズキ属
英名：Asiatic Dogwood
別名：ハルコガネバナ、アキサンゴ、ヤマグミ

局 **SE**

使用部位［局方］：偽果の果肉
生薬名［局方］：サンシュユ（山茱萸）
生薬ラテン名［局方］：Corni Fructus
生薬英語名［局方］：Cornus Fruit

使用部位［その他］：果肉
生薬名［その他］：山茱萸（サンシュユ）
安全性［SE］：排尿痛および排尿困難のある場合には使用禁忌。

備考：生薬にも利用されるミズキ科の落葉小高木。民間療法では、滋養強壮として強精薬、解熱作用、血糖降下などに。漢方でも、滋養、強壮、止汗に。

アオキ

学名：*Aucuba japonica* Thunb. var. *japonica*
異名：*Aucuba japonica* Thunb. f. *brachyphylla*（Honda）H.Hara
科名：ミズキ科（アオキ科）
属名：アオキ属
英名：Japanese Aucuba
別名：アオキバ、サンゴノキ

局

使用部位［その他］：葉
生薬名［その他］：桃葉珊瑚（トウヨウサンゴ）

備考：日本特産種の常緑低木。民間療法では、葉をあぶり、軽い火傷、しもやけ、腫れものに塗布する。

ハナイカダ

学名：*Helwingia japonica*（Thunb.）F.Dietr.
科名：ミズキ科（ハナイカダ科）
属名：ハナイカダ属
英名：Japanese helwingia
別名：ヤマホオズキ、ママコノキ、ツキデ

使用部位［その他］：葉と果実、根
生薬名［その他］：葉と果実：葉上珠（ヨウジョウシュ）／根：葉上珠根

備考：雌雄異株の落葉性低木。民間療法では、自供、強壮、健胃、止血に。また下痢止めなどにも。乾燥させた葉の煎剤を内用に。果実は生食、若葉は山菜として食用に。根は咳止めに。

オオバナサルスベリ

学名：*Lagerstroemia speciosa*（L.）Pers.
科名：ミソハギ科
属名：サルスベリ属
英名：Banaba、Queen's flower、pride of India、Queen's crape myrtle
別名：バナバ

SE

使用部位［その他］：葉
生薬名［その他］：紫薇（シビ）
安全性［SE］：糖尿病のある場合の使用は危険。

備考：ミソハギ科の落葉高木で葉は古くから茶剤とされてきた。民間療法では、血糖値降下、血圧降下、脂肪減少、糖尿病、高血圧、便秘などに。乾燥した葉の煎剤を内用に。

シコウカ

学名：*Lawsonia inermis* L.
科名：ミソハギ科
属名：シコウカ属
英名：Henna
別名：ヘンナ、ヘナ、ツマクレナイノキ、エジプトイボタノキ

使用部位［その他］：葉
生薬名［その他］：指甲花葉（シコウカヨウ）
安全性：アフリカでは堕胎剤として内用の歴史がある。

備考：インドから北アフリカにかけ広く分布する低木。葉を粉末にしたものはヘンナ（henna）あるいはヘナと呼ばれ、色素を利用し、毛髪の着色や肌への染色に用いられる。民間療法では、収斂、止血、殺菌などにより、やけど、打撲傷に。また葉を粉末にしたものを染料に。観賞用。中国では、葉を切り傷の治療に用いた。喉の痛みには、葉の煎液でうがいをする。

ミソハギ

学名：*Lythrum anceps*（Koehne）Makino
異名：*Lythrum salicaria* L. subsp. *anceps*（Koehne）H.Hara、*Lythrum salicaria* L. var. *anceps* Koehne
科名：ミソハギ科
属名：ミソハギ属
英名：Loosestrife
別名：ボンバナ、ショウリョウバナ、ボンハギ、ミズバナ、ルースストライフ

使用部位［その他］：全草
生薬名［その他］：千屈菜（センクツサイ）

備考：湿地にみられる多年草。民間療法や生薬では、利尿、止瀉により、むくみ、下痢、膀胱炎、湿疹、あせもなどに。全草を乾燥させたものを毎食前に煎剤として内用に。乾燥した粉末をお湯とともに内用してもよい。

エゾミソハギ

学名：*Lythrum salicaria* L.
科名：ミソハギ科
属名：ミソハギ属
英名：Purple loosestrife
別名：エゾミソハギ（パープルルースストライフ）

`SE`

使用部位［その他］：全草
生薬名［その他］：千屈菜（センクツサイ）
禁忌：妊娠中・授乳中は禁忌。
安全性［SE］：妊娠中・授乳中は使用を避ける。

備考：アイルランドでよくみられる1.5メートルほどになる多年草。1654年にニコラス・カルペッパー（植物療法家）により眼疾患に良いと絶賛された。民間療法では、収斂性が止瀉に利用される。同属の植物、ミソハギ（Lythrum anceps）も下痢止めとして使用する。収斂、抗菌、消炎、利尿、止瀉、止血などに。下痢止めには、全草の煎剤を内用とする。喉の痛みには煎剤でのうがい。また煎剤はスキンローション、ヘアリンス、軽い傷の洗浄、うがい薬などに。花はサラダ、ドライフラワー、ポプリに。

ミツガシワ

学名：*Menyanthes trifoliata* L.
異名［GM］：*Menyanthes trifoliata* L. var. *minor* Raf.
科名：ミツガシワ科
属名：ミツガシワ属
英名：Buckbean、Bogbean、Buckbean、Marsh Trefoil、Menyanthes、Water Shamrock
別名：ミズハンゲ、ボグビーン

`G` `SE` `+`

使用部位［GM］：葉または全草、根茎
生薬ラテン名［GM］：Menyanthis Folium
生薬名［GM］：Bogbean Leaf
生薬名［その他］：葉または全草：睡菜（スイサイ）／根茎：睡菜根
薬効［GM］：消化促進、抗ウイルス、強壮作用。唾液と胃液の分泌刺激。
（GM 立証済みハーブ。p93 を参照。）
適応［GM］：食欲不振、消化不良
禁忌：妊娠中・授乳中は禁忌。下痢、赤痢、大腸炎にも禁忌。また過量摂取は嘔吐を引き起こす可能性があるので注意。
安全性［SE］：過剰摂取は危険（消化管刺激作用）。妊娠中・授乳中は危険。下痢、赤痢、大腸炎に罹患の場合は使用禁忌。

備考：草丈20センチほどの水生多年生植物。かつては関節痛やリウマチにも用いられた。民間療法では、胃もたれ、腹痛に。乾燥させた葉、葉柄の煎剤を食前に内用として。

フウセンカズラ

学名：*Cardiospermum halicacabum* L.
科名：ムクロジ科
属名：フウセンカズラ属
英名：Balloon vine
別名：バルーンバイン

使用部位［その他］：全草
生薬名［その他］：全草：仮苦瓜（カクカ）
禁忌：妊娠中は禁忌。

備考：蔓性の一年草。民間療法では、鎮痛、鎮静により関節炎などに。

リュウガン

学名：*Dimocarpus longan* Lour.、*Euphoria longana* Lamarck
異名：*Euphoria longana* Lam.
科名：ムクロジ科
属名：リュウガン属
英名：Longan
別名：ロンガン

使用部位［局方］：仮種皮

生薬名 ［局方］：リュウガンニク（竜眼肉）
生薬ラテン名 ［局方］：Longan Arillus
生薬英語名 ［局方］：Longan Aril

使用部位 ［その他］：仮種皮／根／樹皮／葉／花
　／果皮／種子
生薬名 ［その他］：竜眼肉（リュウガンニク）／竜
　眼根／竜眼樹皮／竜眼葉／竜眼花／竜眼殻／竜
　眼核

備考：インド、中国南部、台湾などに分布する常
　緑小高木。民間療法や生薬では、滋養、強壮、
　鎮静など。主に強壮剤、疲労、不眠、貧血、病
　後・産後の肥立ちなどに用いられる。果実の仮
　種皮（白色の果肉部分）を乾燥させ煎剤・丸剤
　で内容とする。

ガラナ

学名：*Paullinia cupana* Humb.、Bonpl. et
　Kunth
科名：ムクロジ科
属名：ガラナ属
英名：Guarana
別名：ガラナ

SE

使用部位 ［その他］：種子
生薬名 ［その他］：ガラナ子
禁忌：高血圧、心臓病、糖尿病、潰瘍、癲癇、妊
　娠中、授乳中は禁忌。カフェンまたはキサンチ
　ンに過敏であったりアレルギーがある場合の使
　用は禁忌。
安全性：過量または長期使用は不可。
安全性 ［SE］：過剰摂取は危険。慢性摂取で、と
　きに耐性、習慣性、依存性が現れる。

備考：アマゾン川流域原産の蔓性植物。種子に含
　有されるグァラニンと呼ばれるカフェインに似
　た成分には習慣性がなく、代謝される時間もよ
　り長いため、穏やかな持続性の興奮作用が得ら
　れる。炭酸飲料などでも有名。民間療法では、
　強壮、興奮、利尿、収斂により、精神疲労、肉
　体疲労、頭痛に。

ムクロジ

学名：*Sapindus mukorossi* Gaertn.
異名：*Sapindus boninensis* Tuyama、*Sapindus
　saponaria* auct. non L.
科名：ムクロジ科
属名：ムクロジ属
英名：Indian soapberry
別名：ムクロ、ツブ、ツブナリ

使用部位 ［その他］：種子、根、樹皮、若い枝
　葉、果肉、種仁
生薬名 ［その他］：種子：無患子（ムカンシ）／
　根：無患樹蔃（ムカンジュキョウ）／樹皮：無
　患樹皮／若い枝葉：無患子葉／果肉：無患子皮
　／種仁：無患子中仁

備考：毒草。果皮にサポニンを含み、石けん代わ
　りに洗濯などに用いられた。

ムシゴケ

学名：*Thamnolia vermicularis* Ach.
科名：ムシゴケ科
属名：ムシゴケ属
英名：Snow tea、Xue Cha
別名：スノーティー、ユキチャ、セツチャ（雪
　茶）

SE

使用部位 ［その他］：地衣体
生薬名 ［その他］：雪茶（セツチャ）
安全性 ［SE］：雪茶摂取による肝障害の事例あり。

備考：チベット民族に飲まれていた健康茶。ムシ
　ゴケ（地衣植物）を乾燥させたもの。古くから
　薬草や生薬として用いられ、「本草綱目拾遺」
　にも記載があるが、日本でも関連が疑われる肝
　機能障害の事例が報告されている。

薬用植物辞典　395

アルカネット

学名：*Anchusa officinalis* L.
科名：ムラサキ科
属名：ウシノシタグサ属
英名：Alkanet
別名：アルカンナ

使用部位［その他］：根茎、花
禁忌：長期の使用不可。外用のみ。外傷（切り傷
や擦り傷）がある場合は使用は厳禁。妊娠中、
授乳中は禁忌。

備考：多年草。根は抗菌、殺菌として用いられ
た。芳香のある葉は乾燥させてポプリ。以前は
花や若葉が食用とされたが肝障害のおそれがあ
り現在は食用とされない。

ルリヂシャ

学名：*Borago officinalis* L.
科名：ムラサキ科
属名：ルリヂシャ属
英名：Common Borage、Borage
別名：ボリジ、ボラーゴ、ブラージュ、ルリジ
サ、スターフラワー、ルリジシャ

G **SE**

使用部位［GM］：葉、花
生薬ラテン名［GM］：Borago
生薬名［GM］：Borage
（GM 未立証ハーブ。p316 を参照。）
禁忌：体質によってはアレルギーを起こす。妊娠
中や授乳中は禁忌。また多量摂取や長期使用に
は注意。
安全性：長期使用は不可。
安全性［SE］：有毒成分含有。妊娠中・授乳中は
危険。重篤な肝臓病、胆石、胆道閉鎖症を有す
る場合は禁忌。

備考：英名でボリジとしても知られるハーブ。多
年草であるものの夏には弱い。民間療法では、
発汗、消炎、去痰により、解熱、肌荒れ、発疹
などに。肌荒れには、生の葉をしぼった汁液を

2 倍の水で薄めて患部に塗布。生花をサラダな
ど食用に。種子からはボリジ油が抽出される。

カデバグレ

学名：*Cordia salicifolia*、*Cordia* ecalyculata
科名：ムラサキ科
属名：コーディア属
英名：Cha-de-bugre
別名：チャデブグレ、チャ・デ・ブグレ

SE

使用部位［その他］：主に葉
生薬名［その他］：チャデブグレ、チャ・デ・ブ
グレ、カフェドブグレ、カフェドマト
禁忌：妊娠中・授乳中は禁忌。
安全性［SE］：妊娠中・授乳中は使用を避ける。

備考：樹高は約 8～12m ほどになる熱帯に生育す
る高木。コーヒー豆に似た赤い実をつける。ブ
ラジルでは実をコーヒーの代用としても用い
る。民間療法では、利尿、抗炎症、食欲抑制
に。乾燥させた葉を茶剤として用いる。

シノグロッスム・
オフィシナーレ

学名：*Cynoglossum officinale* L.
異名［GM］：*Cynoglossum clandestinum* Desfon-
taines
科名：ムラサキ科
属名：オオルリソウ属
英名：Houndstongue、Gypsyflower
別名：ハウンズタン、ジプシーフラワー

G

使用部位［GM］：根
生薬ラテン名［GM］：Cynoglossi Herba
生薬名［GM］：Hound's Tongue
生薬名［その他］：薬用倒提壺（ヤクヨウトウテ
イコ）
（GM 未立証ハーブ。p338 を参照。）
禁忌：摂取は危険。妊娠中・授乳中の摂取も禁

忌。

備考：一年草または二年草。一部多年草のものもある。小さな傷の手当てや虫刺されに用いられた。

シベナガムラサキ

学名：*Echium vulgare* L.
科名：ムラサキ科
属名：シャゼンムラサキ属
英名：Bluedevil、blueweed、Viper's bugloss
別名：バイパーズビューグロス、ブルーウィード

使用部位［その他］：花、葉、根

備考：柔毛を有する多年生。かつては蛇毒の咬傷の治療薬、予防薬とされた。またルリジサと似ている特質を持つ。民間療法では、発汗、利尿、解熱、解毒、強壮により、発熱、咳、抗炎症、頭痛などに。腫れ物など皮膚炎には湿布として外用に。葉の浸剤を内用に。生の花をサラダなど食用に。根は赤色染料に。

キダチルリソウ

学名：*Heliotropium arborescens* L.
異名：*Heliotropium corymbosum* Ruiz et Pav.、*Heliotropium peruvianum* L.
科名：ムラサキ科
属名：キダチルリソウ属
英名：Cherry-pie, Heliotrope
別名：ヘリオトロープ、チェリーパイ、ニオイムラサキ

使用部位［その他］：花

備考：「太陽に向かう」という意味の名を持つ多年草小低木。民間療法では、鎮静、抗菌により、解熱、肝臓強壮、腎機能促などに。また精油や香水の原料に。鑑賞用。

ムラサキ

学名：*Lithospermum erythrorhizon* Siebold et Zucc.
異名：*Lithospermum officinale* L. subsp. *erythrorhizon*（Siebold et Zucc.）Hand.-Mazz.
科名：ムラサキ科
属名：ムラサキ属
英名：-
別名：シコン

使用部位［局方］：根
生薬名［局方］：シコン（紫根）
生薬ラテン名［局方］：Lithospermi Radix
生薬英語名［局方］：Lithospermum Root

使用部位［その他］：根
生薬名［その他］：紫草（シソウ）、紫根（シコン）
薬効：抗炎症作用、創傷治癒、殺菌作用。

備考：根が紫色の染料や薬用とされる多年草。民間療法や生薬では、創傷治癒に。また痔、黄疸、血尿、火傷などに。染料としても利用。乾燥したものを煎じ服用。紫草（全草）は現在では希少価値。

ハイゾウソウ

学名：*Pulmonaria officinalis* L.
科名：ムラサキ科
属名：ヒメムラサキ属
英名：Common Lungwort、Lungwort、Dage of Jerusalem、Herbe aux Poumons
別名：ラングワート、ヤクヨウヒメムラサキ、プロモナリア・オッフィキナリス

使用部位［GM］：全草
生薬ラテン名［GM］：Pulmonariae Herba
生薬名［GM］：Lungwort
（GM 未立証ハーブ。p345 を参照。）

禁忌：妊娠中・授乳中は禁忌。
安全性［SE］：妊娠中・授乳中は使用を避ける。

備考：常緑多年草。気管支炎、胃腸障害に効果があるといわれ、古くから肺の治療薬とされてきた。花期の4月頃に、桃色の花を咲かせるが、後に紫がかった青色に変わる。民間療法では、収斂、利尿、去痰に。皮膚を柔軟にする作用なども。花はサラダや飲み物に。葉は茹で野菜としてスープなどに入れ食用。

オオハリソウ

学名：*Symphytum asperum* Lepech.
科名：ムラサキ科
属名：ヒレハリソウ属
英名：Rough comfrey
別名：-

使用部位［その他］：葉、根

備考：多年草。外用のみ。
その他の学名：Symphytum ×uplandicum Nyman
※オオハリソウとヒレハリソウの雑種のロシアンコンフリー。

ヒレハリソウ

学名：*Symphytum officinale* L.
科名：ムラサキ科
属名：ヒレハリソウ属
英名：Comfrey、Common Comfrey、Fealing-herb
別名：コンフリー、オオハリソウ

使用部位［GM］：地上部と葉
生薬ラテン名［GM］：Symphyti Herba/-Folium
生薬名［GM］：Comfrey Herb and Leaf
生薬名［その他］：コンソリダ根、シンフィツム根
薬効［GM］：(地上部と葉) 消炎作用。
(GM 立証済みハーブ。p115、p116 を参照。)

使用部位［GM］：根
生薬ラテン名［GM］：Symphyti Radix
生薬名［GM］：Comfrey Root
生薬名［その他］：コンソリダ根、シンフィツム根
薬効［GM］：(地上部と葉) 消炎作用。
(GM 立証済みハーブ。p115、p116 を参照。)
適応［GM］：(地上部と葉) 外用：打撲、捻挫 (根) 外用：打撲、肉離れと靱帯損傷、捻挫
禁忌：(地上部と葉) と (根) なし。ただし適用は無傷の皮膚に限る。妊娠中の使用は医師に相談。
安全性：外用の場合は、4〜6週間以内を限度とし、不飽和のピロリジジン・アルカロイド100ナノグラム以下を1日用量とする。(地上部と葉) と (根)：1年に4〜6週間が限度。
安全性［GM］：(地上部と葉) と (根) 1年に4〜6週間が限度。

備考：草丈1メートルほどになる多年草。肝障害を起こす事例が海外で相次いでいるとし、厚生労働省は2004年6/14、業者に自主回収と製造・販売・輸入の自粛を求めた。民間療法では、収斂、癒傷、止血、消炎、去痰、鎮痛など、また整腸にも。根の浸出油で軟膏に。乾燥させて刻んだ根で煎じ液を作り外用に。また肥料に。

コンフリー

学名：*Symphytum x* uplandicum Nyman
科名：ムラサキ科
属名：ヒレハリソウ属
英名：Russian Comfrey
別名：ソメモノムラサキセンダイハギ、ソフトコンフリー

使用部位［その他］：葉、根
禁忌：摂取は危険。妊娠中・授乳中は外用も禁忌。

備考：多年草。外用のみ。
※オオハリソウとヒレハリソウの雑種

ヒイラギメギ

学名：*Berberis aquifolium* Pursh
科名：メギ科
属名：メギ属
英名：Oregon Grape、Oregon grapeholly、Oregon barberry
別名：オレゴングレープ、トガリバメギ

使用部位［その他］：根
禁忌：妊娠中は禁忌。

備考：樹高２メートルほどになる常緑低木。北カリフォルニアやオレゴンでよくみられる。アメリカ先住民は、食欲不振や衰弱に根を用い、重要な薬草とされた。民間療法では、血液浄化、消化促進、強肝など。湿疹、にきび、乾癬にも。皮膚炎には外用としてティンクチャー剤を。近縁種のセイヨウメギの方がより強力である。

【同様に使用される植物】
Berberis nervosa Pursh、*Berberis repens* Lindl.

ヒイラギナンテン

学名：*Berberis japonica*（Thunb.）R.Br.
異名：*Mahonia japonica*（Thunb.）DC.
科名：メギ科
属名：メギ属
英名：Mahonia
別名：トウナンテン

使用部位［その他］：葉／根／茎／果実
生薬名［その他］：十大功労葉（ジュウダイコウロウヨウ）／茨黄連（シオウレン）／功労木／功労子
禁忌：妊娠中・授乳中および新生児には禁忌。

備考：中国から台湾にかけて多くみられる常緑低木。民間療法や生薬では、解熱、鎮咳、利尿として、発熱、咳止め、また解毒にも。

メギ

学名：*Berberis thunbergii* DC.
科名：メギ科
属名：メギ属
英名：Japanese barberry
別名：コトリトマラズ、ヨロイドオシ、ジャパニーズバーベリー

使用部位［GM］：根と茎枝
生薬ラテン名［GM］：－
生薬名［GM］：－
生薬名［その他］：小蘗（ショウバク）の基原の１つ

セイヨウメギ（西洋目木）

学名：*Berberis vulgaris* L.
科名：メギ科
属名：メギ属
英名：Barberry、Common barberry、Pipperidge bush
別名：バーベリー

使用部位［WHO］：茎樹皮
生薬ラテン名［WHO］：Cortex Berberidis
生薬ラテン名：Berberidis Fructus/Cortex/Radicis、Cortex Berberidis

使用部位［その他］：根、根皮
薬効：止瀉作用、消炎作用、抗血小板作用、抗微生物作用、不整脈や鬱血性心不全に対する心血管系作用、平滑筋弛緩作用、免疫作用（脾臓細胞の増殖阻害、抗体産生を増加、T細胞数を減少）、子宮刺激作用。また分泌性下痢に、細菌性下痢にも有効だがコレラ患者の下痢への有効性は軽度。皮膚リーシュマニアにも有効。
用法［WHO］：WHOでは、消化不良や下痢、胃炎、胃拡張および膨満感などの消化器症状に内用。主成分のベルベリンは細菌性下痢、トラコーマ、皮膚リーシュマニア症に有効であることが示されている。また膀胱炎、月経困難症、湿疹、発熱、痔核、炎症、月経過多、鼻充血、

リウマチ、耳鳴、膣炎。さらに利胆薬、利尿薬、通経薬、止血薬、緩下薬、強壮薬としても。WHO の使用例では、1日量：生薬 0.5～1g を 1 日 3 回、または煎剤で；流エキス剤（1：1　60％エタノール）0.3～1ml を 1 日 3 回；チンキ剤（1：10　60％エタノール）2～4ml を 1 日 3 回。

禁忌：妊娠中は禁忌。

安全性：警告：生薬からの調製物やベルベリンを適用中は日光および UVA を生じる人工照明は避けること。注意：高血圧症、糖尿病、緑内障の患者や心血管疾患の既往がある患者では注意して使用。薬物相互作用：多剤耐性遺伝子の発現を増強するためパクリタキセルなどの抗癌剤の保持が低下する。また腎移植患者ではシクロスポリンの血中濃度を増加。しかしこれはシクロスポリンの毒性を増加はしなかった。その他の注意：妊娠中、授乳中、12 歳未満の小児では推奨されない。

備考：落葉または常緑低木。民間療法では、鎮痛、抗菌、胆汁促進、制吐、肝機能正常化、抗菌、抗炎症、胆嚢の炎症抑制などにより、消化促進、食欲促進、解毒、花粉症、リウマチ、痛風などに。メギ（目木）は、枝葉を煎じた液を眼病治療に用いたことから名付けられた。

ブルーコホシュ

学名：*Caulophyllum thalictroides* Michx.
科名：メギ科
属名：ルイヨウボタン属
英名：Blue cohosh
別名：アメリカルイヨウボタン

SE

使用部位［その他］：根、根茎

禁忌：葉および種子の経口摂取はおそらく危険。また新生児に脳卒中を引き起こすこともあり妊娠中も禁忌。

安全性［SE］：葉および種子の経口摂取は危険。妊娠中の使用は禁忌（子宮刺激作用）。

備考：多年草。アメリカの伝統的なハーブとして知られ、主に婦人科系疾患に用いられる。民間療法では、鎮静、消炎、鎮痛、利尿、強壮により、月経不順、子宮刺激、陣痛促進などに。また扁桃腺炎、リウマチにも。煎剤またはティンクチャー剤を内用に。

イカリソウ

学名：*Epimedium grandiflorum* C.Morren var. *thunbergianum*（Miq.）Nakai
異名：*Epimedium grandiflorum* C.Morren var. *thunbergianum*（Miq.）Nakai f. *violaceum*（C.Morren）Stearn
科名：メギ科
属名：イカリソウ属
英名：Epimedium、barrenwort
別名：インヨウカク、サンシクヨウソウ

使用部位［局方］：地上部
生薬名［局方］：インヨウカク（淫羊藿）
生薬ラテン名［局方］：Epimedii Herba
生薬英語名［局方］：Epimedium Herb

使用部位［その他］：茎と葉
生薬名［その他］：淫羊藿（インヨウカク）
薬効：強精、強壮、入眠、催淫、抗菌、鎮咳。
安全性：長期使用は不可。めまい、嘔吐、口渇および鼻血など継続的な利用での副作用あり。

備考：東北南部以南の森林に自生したり、栽培される落葉多年草。健胃、腸整、降圧などにより、低血圧、食欲不振にも。乾燥した茎を煎じて食間に内用とする。また乾燥した葉・茎 200g にグラニュー糖 100g を加え、ホワイトリカー 1.8l に漬け込み数か月したものを適量内用とする。

ヒイラギメギ

学名：*Mahonia nervosa* Nutt.
科名：メギ科
属名：ヒイラギナンテン属
英名：Oregon Grape、Oregon grapeholly、Oregon barberry
別名：オレゴングレープ、トガリバメギ

使用部位［その他］：根
禁忌：妊娠中は禁忌。

備考：樹高2メートルほどになる常緑低木。北カリフォルニアやオレゴンでよくみられる。アメリカ先住民は、食欲不振や衰弱に根を用い、重要な薬草とされた。民間療法では、血液浄化、消化促進、強肝など。湿疹、にきび、乾癬にも。皮膚炎には外用としてティンクチャー剤を。近縁種のセイヨウメギの方がより強力である。

【同様に使用される植物】
Berberis nervosa Pursh、*Berberis repens* Lindl.

ナンテン

学名：*Nandina domestica* Thunb.
科名：メギ科
属名：ナンテン属
英名：Nandina、heavenly bamboo、sacred bamboo
別名：ナンテンジツ（南天実）、シロミナンテン

使用部位［局外］：果実
生薬名［局外］：ナンテンジツ（南天実 天竺子）
生薬ラテン名［局外］：Nandinae Fructus
生薬英語名［局外］：Nandina Fruit

使用部位［その他］：果実、根、柄、葉
生薬名［その他］：果実：南天実（ナンテンジツ）、南天竹子／根：南天竹根／柄：南天竹梗／葉：南天竹葉
薬効：抗炎症、抗菌、鎮咳

備考：常緑低木。民間療法では、鎮咳により、咳、喉に。また扁桃炎、湿疹、かぶれにも。扁桃炎には、乾燥した葉を煎じ、うがいをする。湿疹、かぶれには乾燥した葉をお風呂に入れる。

ヒマラヤハッカクレン

学名：*Podophyllum hexandrum* Royle
科名：メギ科
属名：ハッカクレン属
英名：Himalayan mayapple
別名：ヒマラヤンメイアップル

使用部位［その他］：根、根茎
禁忌：妊娠中は禁忌。

備考：多年草。アメリカ先住民が寫下、催吐に利用したアメリカンマンドレイク（ポドフィルム）の近縁種で同じような働きをもたらす。

ポドフィルム

学名：*Podophyllum peltatum* L.
科名：メギ科
属名：ハッカクレン属
英名：Mayapple、American mandrake
別名：アメリカン・マンドレイク、ポドヒルム、メイアップル、アメリカミヤオソウ、アメリカハッカクレン

使用部位［GM］：根・根茎
生薬ラテン名［GM］：Podophylli Peltati Rhizoma/Resina
生薬名［GM］：Mayapple Root and Resin
生薬名［その他］：ポドフィルムコン
薬効［GM］：緩下作用、駆虫作用。
（GM立証済みハーブ。p168を参照。）
適応［GM］：外用：尖圭コンジローマの除去
禁忌：全草に毒成分を含み妊娠中は禁忌。
安全性：治療する皮膚の範囲は25平方センチ

メートル以内とする。

安全性［GM］：治療する皮膚の範囲は 25 平方セ
ンチメートル以内

備考：40 センチほどに生育する多年生植物で、
ポドフィロトキシンから誘導されたエトポシド
がトポイソメラーゼ阻害作用を有し、臨床で
は、悪性リンパ腫、肺小細胞癌、子宮けい癌な
どへの新薬として利用されている。アメリカ先
住民が古くから緩下、催吐、虫よけに用いてい
た薬草として知られる。果実は食用、根茎は煎
じ内用に。

ナガエノモウセンゴケ

学名：*Drosera intermedia* Hayne
異名［GM］：（*Drosera rotundifolia* L.、*Drosera
ramentacea* Burch ex Harv. et Sound.、および
Drosera longifolia L. p.p. も同様に用いる）
科名：モウセンゴケ科
属名：モウセンゴケ属
英名：Spoonleaf Sundew
別名：–

使用部位［GM］：地上部と地下部
生薬ラテン名［GM］：Droserae Herba の基原の
1 つ
生薬名［GM］：Sundew
薬効［GM］：気管支の鎮痙作用、鎮咳作用。
（GM 立証済みハーブ。p217 を参照。）

G

適応［GM］：–

モウセンゴケ

学名：*Drosera rotundifolia* L.
異名［GM］：（*Drosera ramentacea* Burch ex
Harv. et Sound.、*Drosera longifolia* L. p.p. お
よび *Drosera intermedia* Hayne も同様に用い
る）
科名：モウセンゴケ科
属名：モウセンゴケ属
英名：Roundleaf Sundew
別名：–

G

使用部位［GM］：地上部と地下部
生薬ラテン名［GM］：Droserae Herba
生薬名［GM］：Sundew
薬効［GM］：気管支の鎮痙作用、鎮咳作用。
（GM 立証済みハーブ。p217 を参照。）
適応［GM］：咳の発作と乾いた咳

備考：多年草で代表的な食虫植物。希少植物の一
つなので採取はできない。民間療法では、抗
菌、鎮痙、鎮咳により、咳、喘息に。モウセン
ゴケとタイムを混ぜたシロップを内用とする。

モクセイソウ

学名：*Reseda odorata* L.
科名：モクセイソウ科
属名：モクセイソウ属
英名：Mignonette
別名：ミニョネット、ニオイレセダ

使用部位［その他］：地上部（精油）

備考：樹高 30 センチほどになる一年草または越
年草。精油は抽出しにくく、最高級の香水にの
み、極少量用いられる。また鑑賞用。乾燥させ
ポプリにも。ほとんどは香水の原料として。

アメリカヒトツバタゴ

学名：*Chionanthus virginicus* L.
科名：モクセイ科
属名：ヒトツバタゴ属
英名：Fringe Tree、Chionanthus、Cionanto
別名：フリンジ・ツリー

SE

使用部位［その他］：根
禁忌：妊娠中・授乳中は禁忌。
安全性［SE］：妊娠中・授乳中は使用を避ける。

備考：樹高 10 メートルほどになる落葉性低木。

現在では東アジアでも見られるが、おもにアメリカに分布している樹木。民間療法では、弛緩、刺激（腎臓・胆嚢）、利尿、強壮など。特にアメリカ先住民は眼病、歯茎、口腔潰瘍に用いた。根皮は強肝として、胆汁促進、緩下に働くとされる。煎剤またはティンクチャー剤を内用として。

レンギョウ

学名：*Forsythia suspensa*（Thunb.）Vahl
科名：モクセイ科
属名：レンギョウ属
英名：Forsythia、golden bells
別名：イタチグサ、レンギョウウツギ、フォーサイシア

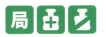

使用部位［局方］：果実
生薬名［局方］：レンギョウ（連翹）
生薬ラテン名［局方］：Forsythiae Fructus
生薬英語名［局方］：Forsythia Fruit

使用部位［その他］：果実、根、茎葉
※葉は「非医」
生薬名［その他］：果実：連翹（レンギョウ）／根：連翹根／茎葉：連翹茎葉
薬効：利尿作用、消炎作用、鎮痛作用、抗ウイルス作用。

備考：樹高3メートルほどの落葉性の低木。紀元1世紀に書かれた「神農本草経」には初めて収載された。含有されるフォルシチンが顕著な抗菌を示し、また刺激性、苦味性を持ち併せ、吐き気や嘔吐をはじめ抗菌性の治療に用いられてきた。民間療法では、解毒、排膿などに主に出来物、腫れ物などに用いられる。熟した果実を一度蒸し乾したものを煎じて内用とする。

アメリカトネリコ

学名：*Fraxinus americana* L.
異名［GM］：*Fraxinus americana* L. var. *biltmoreana*（Beadle）J. Wright ex Fernald、*Fraxinus americana* L. var. *crassifolia* Sarg、*Fraxinus americana* L. var. *curtissii*（Vasey）Small、*Fraxinus americana* L. var. *juglandifolia*（Lam.）Rehder、*Fraxinus americana* L. var. *microcarpa* A. Gray、*Fraxinus biltmoreana* Beadle
科名：モクセイ科
属名：トネリコ属
英名：White ash
別名：ホワイトアッシュ、セイヨウトネリコ

使用部位［GM］：樹皮、葉
生薬ラテン名［GM］：Angelicae fructus、Angelicae herba
生薬名［GM］：Angelica seed and herb
（GM 未立証ハーブ。p308 を参照。）

備考：樹高40メートルほどになる落葉高木。ヨーロッパでよくみられ、北欧神話にも登場する樹木として知られる。民間療法では、強壮、収斂、解熱、利尿、緩下に。葉はセンナの穏やかな代用として用いられる。主に建材とされる樹木。ジャーマンコミッションEモノグラフでは未承認ハーブ。

セイヨウトネリコ

学名：*Fraxinus excelsior* L.
科名：モクセイ科
属名：トネリコ属
英名：European ash
別名：アッシュ、コモンアッシュ、ジャパニーズ
　　　　ビーチ

G

使用部位［GM］：樹皮、葉
生薬ラテン名［GM］：Fraxinus excelsior
生薬名［GM］：Ash bark and leaf
（GM 未立証ハーブ。p308 を参照。）

備考：樹高 40 メートルほどになる落葉高木。
　　　ヨーロッパでよくみられ、北欧神話にも登場す
　　　る樹木として知られる。民間療法では、強壮、
　　　収斂、解熱、利尿、緩下に。葉はセンナの穏や
　　　かな代用として用いられる。主に建材とされる
　　　樹木。

トネリコ

学名：*Fraxinus japonica* Blume ex K.Koch
科名：モクセイ科
属名：トネリコ属
英名：Japanese Ash（アオダモを指す場合もあ
　　　　る）
別名：サトトネリコ、タモ、タモノキ

使用部位［その他］：樹皮
生薬名［その他］：秦皮（シンピ）

備考：樹高 15 メートルほどで山間などの湿地に
　　　自生する落葉樹。雌雄異株で日本固有種。民間
　　　療法や生薬では、止瀉、解熱として下痢や発熱
　　　に。また目の充血にも。煎剤を内用に。また目
　　　の充血には煎剤で洗眼。

アオダモ

学名：*Fraxinus lanuginosa* Koidz. f. *serrata*
　　　　（Nakai）Murata
異名：*Fraxinus lanuginosa* Koidz. var. *serrata*
　　　　（Nakai）H.Hara、*Fraxinus sieboldiana* Blume
　　　　var. *serrata* Nakai
科名：モクセイ科
属名：トネリコ属
英名：Japanese Ash（トネリコを指す場合もあ
　　　　る）
別名：ジャパニーズアッシュ、アオタゴ、コバノ
　　　　トネリコ

使用部位［その他］：樹皮
生薬名［その他］：秦皮（シンピ）

備考：落葉高木。民間療法では、解熱、消炎、止
　　　瀉、利尿として、下痢、目の充血、痛風に。乾
　　　燥させた樹皮の煎剤を内用に。目の充血には煎
　　　剤で洗眼。

マンナシオジ

学名：*Fraxinus ornus* L.
科名：モクセイ科
属名：トネリコ属
英名：Manna Ash、South European Flowering
　　　　Ash
別名：マンナトネリコ、フロアーリングアッシュ

G

使用部位［GM］：樹皮、枝
生薬ラテン名［GM］：Manna
生薬名［GM］：Manna
薬効［GM］：緩下作用。
（GM 立証済みハーブ。p165 を参照。）
適応［GM］：便秘。切れ痔、痔、直腸／肛門の
　　　術後など容易な排便や軟便が望ましい疾患。
禁忌：腸閉塞には禁忌。妊娠中・授乳中も禁忌。
安全性：過敏な人は吐き気と膨満感。緩下薬は医
　　　師に相談なく長期間使用しない。
安全性［GM］：過敏な人は吐き気と膨満感。緩
　　　下薬は医師に相談なく長期間使用しない。

備考：南アジアからヨーロッパに分布する落葉高木。民間療法では緩下剤として。

オオバナソケイ

学名：*Jasminum officinale* L. f. grandiflorum（L.）Kobuski
異名：Jasminum grandiflorum L.
科名：モクセイ科
属名：ソケイ属
英名：Jasmine、Catalonia Jasmine、Italian Jasmine、Royal Jasmine
別名：ジャスミン

SE

使用部位［その他］：蕾
生薬名［その他］：素馨花（ソケイ）
禁忌：通経作用があり妊娠中は禁忌。
安全性［SE］：妊娠中・授乳中にサプリメントなどによる過量摂取は避ける。

備考：落葉性灌木。ヒンドゥー教の儀式では重要な役割を持つ花として知られる。民間療法では、ホルモン分泌調整、抗鬱として、不眠、生理不順、消化管機能不全、高揚、ホルモン分泌調節、神経性呼吸障害などに。花を食用、薬用、香水の原料として利用。精神をやわらげるティーやポプリとしても利用される。

ソケイ（オオバナソケイ）

学名：*Jasminum officinale* L.、Jasminum officinale L. f. grandiflorum（L.）Kobuski
科名：モクセイ科
属名：ソケイ属
英名：Jasmine、Catalonia Jasmine、Italian Jasmine、Royal Jasmine
別名：ジャスミン

SE

使用部位［その他］：蕾
生薬名［その他］：素馨花（ソケイ）
安全性［SE］：妊娠中・授乳中にサプリメントな

どによる過量摂取は避ける。

備考：オオバナソケイを参照。

ネズミモチ

学名：*Ligustrum japonicum* Thunb.
科名：モクセイ科
属名：イボタノキ属
英名：Japanese privet
別名：ネズモチ、タマツバキ、テラツバキ

使用部位［その他］：葉、果実
生薬名［その他］：和女貞（ワジョテイ）、果実：女貞子（ジョテイシ）

備考：樹高6メートルほどとなる常緑性小高木。庭木や生け垣としても良く栽培される。民間療法や生薬では、滋養、強壮などに。病後の体力回復や虚弱体質の改善に。湿疹には乾燥させた葉を浴用剤としても。生薬名ジョテイシは、本来はトウネズミモチの果実を指す。

トウネズミモチ

学名：*Ligustrum lucidum* Aiton
科名：モクセイ科
属名：イボタノキ属
英名：Ligustrum fruits、glossy privet
別名：グローシープリビット

使用部位［その他］：果実／根
生薬名［その他］：女貞子（ジョテイシ）／女貞根

備考：樹高7メートルほどになる常緑小高木。民間療法では、滋養強壮、免疫賦活、利尿により、虚弱体質、病後の回復、湿疹、かぶれ、腫れ物に。トウネズミモチの果実は女貞子、ネズミモチの果実は和女貞子。虚弱体質改善や病後の体力復活には、乾燥果実を煎じ内用に。

コウボク

学名：*Magnolia officinalis* Rehder et E.H.Wilson

異名：*Magnolia hypoleuca* Diels, non Sieb. et Zucc.、*Houpoea officinalis* (Rehder et E.H.Wilson) N.H.Xia et C.Y.Wu

科名：モクレン科
属名：モクレン属
英名：Houpu magnolia
別名：カラホウ、ヤクヨウホオノキ

使用部位［局方］：樹皮
生薬名［局方］：コウボク（厚朴）
生薬ラテン名［局方］：Magnoliae Cortex
生薬英語名［局方］：Magnolia Bark

使用部位［WHO］：茎、幹、根樹皮
生薬ラテン名［WHO］：Cortex Magnoliae

使用部位［その他］：樹皮、花蕾、種子
生薬名［その他］：樹皮：厚朴（コウボク）／蕾：厚朴花／種子：厚朴子

薬効：抗アレルギー作用、抗喘息作用、抗菌作用、抗胃潰瘍作用、消炎作用、抗酸化作用、抗不安作用、冠血管抵抗性低下、筋弛緩作用。

用法［WHO］：WHOでは、便秘、消化不良、胃炎、吐き気、嘔吐などの消化器疾患に内服。また不安、咳嗽、息切れに内服。さらに、アレルギー性鼻炎、頭痛、食欲不振、肺鬱血、神経症、発熱。また子宮刺激剤として。WHOの使用例では、経口投与：煎剤は生薬3〜9g/日を分割して使用。

禁忌：本草への過敏性あるいはアレルギー。妊娠中、授乳中、12歳未満の小児へは禁忌。

安全性：注意：妊娠中、授乳中、12歳未満の小児での使用は推奨されない。

備考：20メートルほどになる落葉性高木。芳香のある樹皮に含有されるマグノロールには黄色ブドウ球菌、大腸菌などの増殖を抑える働きがあることが報告され、中国では1世紀より薬用として用いられてきた。民間療法や生薬では、抗菌、鎮痙、健胃に。単独では用いず、漢方処方として半夏厚朴湯などで1日3回服用する。局方では基原植物はホウノキ（ホオノキ）。

【同様に使用される植物】
ホオノキ
Magnolia obovata Thunb.（Magnolia hypoleuca Siebold et Zuccarini）

タムシバ

学名：*Magnolia salicifolia* (Siebld et Zucc.) Maxim.

異名：*Yulania salicifolia* (Siebld et Zucc.) D.L.Fu

科名：モクレン科
属名：モクレン属
英名：Willow-leafed magnolia、anise magnolia
別名：ニオイコブシ、カムシバ

使用部位［その他］：花蕾
生薬名［その他］：辛夷（シンイ）
≪コブシを参照≫

セイヨウヒイラギ

学名：*Ilex aquifolium* L.
科名：モチノキ科
属名：モチノキ属
英名：European holly、English holly
別名：セイヨウヒイラギモチ

使用部位［その他］：葉、漿果
禁忌：有毒。果実の摂取は致死的。また催吐のおそれがあり多量摂取は禁忌。

備考：樹高5メートルほどになる常緑低木。ヨーロッパでは祭祀や宗教儀式などに長く用いられ、家の装飾として冬至にはかかせない植物でもあった。民間療法では、解熱、利尿、緩下に。ただし専門家のもとのみで使用のこと。

マテチャ

学名：*Ilex paraguariensis* A.St.Hil.

科名：モチノキ科

属名：モチノキ属

英名：Mate、Paraguay tea、yerba mate

別名：マテ

適応［GM］：精神疲労、身体疲労

禁忌：妊娠中、授乳中、小児は禁忌。高血圧や心臓病の者は過剰摂取による症状悪化の恐れあり。摂取過量、あるいは長期の使用は不可。

安全性：過量、また長期使用は不可。

安全性［SE］：大量または長期摂取、小児の摂取は危険性あり。妊娠中・授乳中の摂取も危険。

備考：南米原産の6メートルほどになる低木。程飲む野菜ともいわれる。民間療法では、鎮静、鎮痙、解毒、利尿、整腸、強壮により、筋肉弛緩、頭痛、神経痛、肉体疲労、貧血に。ハーブティーなど煎剤として内用。

ボルドーモニミア

学名：*Peumus boldus* Molina

科名：モニミア科

属名：ペウムス属

英名：Boldo、Boldus

別名：ボルド、ボルドー、ボルドリーフ

G **SE**

使用部位［GM］：葉

生薬ラテン名［GM］：Boldo Folium

生薬名［GM］：Boldo Leaf

薬効［GM］：鎮痙作用、胆汁分泌促進作用、胃液分泌促進。

（GM立証済みハーブ。p93を参照。）

適応［GM］：消化管の軽度痙攣症状。消化不良。

禁忌：重篤な肝障害と胆石がある場合は禁忌。妊娠中・授乳中も禁忌。

安全性［SE］：特に妊娠中・授乳中は危険。重篤な肝臓病、胆石、胆道閉鎖症を有する場合は禁忌。

備考：樹高6メートルほどになる常緑低木。チリでは強壮薬として伝統療法に用いられていた。また果実は食用。民間療法では、強肝に。利尿、胆汁分泌促進作用、消化促進作用など。冷浸剤やティンクチャー剤を数週間内用する。

【科名ヤ行】

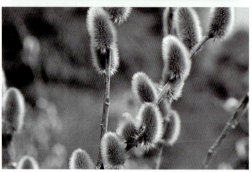

セイヨウシロヤナギ

ビンロウ

学名：*Areca catechu* L.
科名：ヤシ科
属名：ビンロウ属
英名：Betel Palm
別名：ビンロウヤシ、ビンロウジュ

`局` `局外` `SE` `＋` `ヌ`

使用部位［局方］：種子
生薬名［局方］：ビンロウジ（檳榔子）
生薬ラテン名［局方］：Arecae Semen
生薬英語名［局方］：Areca

使用部位［局外］：果皮
生薬名［局外］：ダイフクヒ（大腹皮）（Arecae Pericarpium、Areca Pericarp）
基原植物：ビンロウ

使用部位［その他］：果皮、種子
※種子は「非医」
生薬名［その他］：果皮：大腹皮／種子：檳榔（ビンロウ）、檳榔子（ビンロウジ）
禁忌：長期使用、多量摂取は禁忌。妊娠中・授乳中も禁忌。
安全性［SE］：長期間または高濃度での経口摂取は危険。妊娠中・授乳中の経口摂取も危険。喘息、B型やC型肝炎の場合は使用を避ける。

備考：樹高15メートルほどになる常緑樹。東南アジアやインドでは、ビンロウヤシの種子とライムをキンマの葉で包んだものが興奮剤の嗜好品とされた。

キリンケツトウ

学名：*Daemonorops draco*（Willd.）Blume
科名：ヤシ科
属名：ヒメトウ属（キリンケツ属）
英名：–
別名：ケッケツ、キリンケツヤシ

使用部位［その他］：果実と樹幹中の樹脂
生薬名［その他］：血竭（ケッケツ）
禁忌：妊娠中・授乳中は禁忌。

備考：ボルネオ、スマトラ、マレー半島などに生育する蔓性常緑高木。紅色の樹脂は紅色で、乾燥させたものを生薬・血竭と呼ぶ。民間療法や生薬では、止血や活血に。打撲、捻挫、止血などに。散剤として内用。

ニボンモドキ

学名：*Euterpe oleracea* Mart.
科名：ヤシ科
属名：エウテルペ属
英名：Acai Palm、Amazon Acai、Assai Palm、Cabbage Palm
別名：アッサイパーム、アサイヤシ、アサイー、ワカバキャベツヤシ

`SE`

使用部位［その他］：-
禁忌：妊娠中・授乳中は禁忌。
安全性［SE］：妊娠中・授乳中は使用を避ける。

備考：樹高30メートルほどになり、アマゾンなど南米北に生育する雌雄同種のヤシ科植物。アントシアニンが豊富ともいわれる果汁や果実が飲料とされ、ヨーグルトに合わせジャムとしたり、ゼリー、アイスクリームなど利用されている。

410

ノコギリヤシ（鋸椰子）

学名：*Serenoa repens*（W.Bartram）Small
異名［GM］：*Sabal serrulata* (Michaux) Nuttall ex Schultes、*Brahea serrulata* (Michx.) H. Wendl.、*Chamaerops serrulata* Michx.、*Corypha repens* Bartr.、*Sabal serrulata* (Michx.) Nichols、*Sabal serrulata* (Michx.) Nuttall. ex Schult.、*Serenoa serrulata* Hook.、*Serenoa serrulata* Roem. et Schult.、*Serenoa serrulatum* (Michx.) Benth et Hook、*Serenoa serrulatum* Schult.
科名：ヤシ科
属名：ノコギリヤシ属
英名：Saw Palmetto、Sabal
別名：ソウパルメット（ソーパルメット）、ソウパルメットベリー、ノコギリパルメット、ノコギリヤシ

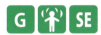

使用部位［GM］：果実
生薬ラテン名［GM］：Sabal Fructus
生薬名［GM］：Saw Palmetto Berry
生薬名［その他］：棕櫚子（シュロシ）
薬効［GM］：鎮痙作用、消炎作用、免疫刺激作用、抗性腺刺激ホルモン作用、抗エストロゲン作用、プロラクチン受容体が関わる情報伝達シグナルに介入して前立腺増殖を阻害、前立腺肥大の症状を改善、尿量増加と排尿後の残存尿量低下。
（GM 立証済みハーブ。p201 を参照。）
適応［GM］：ステージⅠおよびⅡの良性前立腺肥大の排尿症状。
用法［WHO］：WHOでは、良性前立腺肥大ステージⅠおよびⅡによる下部尿路症状（夜間尿、多尿、尿閉）で前立腺癌が否定されている。また、利尿薬、前立腺肥大。さらに、催淫薬、滋養強壮、気管支炎、膀胱炎、月経困難症、咽頭炎、風邪に。GMでもステージⅠおよびⅡの良性前立腺肥大の排尿症状に。WHOの使用例では、1日量：生薬1～2gあるいは超臨界抽出によるエキス320mg（単回量として。あるいは160mgを1日2回）、または同等の調製物。
禁忌：妊娠中、授乳中、12歳未満の小児は禁忌。また大量摂取は、めまい、吐き気、便秘、下痢などを引き起こす可能性があり注意を要する。
安全性：警告：前立腺肥大の症状が増悪する場合、改善しない場合、血尿や急性尿閉の場合は医師を受診。副作用：吐き気、下痢、その他の胃腸症状。血液の粘度を下げる作用があるため、抗血液凝固薬や抗血小板薬とノコギリヤシを併用して摂取しないこと。
安全性［GM］：稀に胃の症状。
安全性［SE］：まれに胃腸障害が見られる。医薬品との相互作用の報告あり。妊娠中・授乳中は危険（性ホルモンに影響）。

備考：樹高3メートルほどとなるヤシの一種。古くから北米インディアンにより、男性の強壮や利尿のために食用にされた。前立腺肥大の原因となるジヒドロステロンが果実に含有されるモアーテルターゼやシトステロールにより抑制されるといわれる。民間療法や漢方では、滋養強壮、利尿、鎮静などにより、泌尿器疾病（前立腺肥大症）の改善薬としても用いられる。

シュロ

学名：*Trachycarpus fortunei*（Hook.）H.Wendl.
科名：ヤシ科
属名：シュロ属
英名：Chusan Palm
別名：ワジュロ（和棕櫚）、スロ、スロノキ

使用部位［その他］：葉、果実、花、樹皮、根
生薬名［その他］：棕櫚葉（シュロヨウ）、棕櫚実（シュロジツ）、棕櫚花（シュロカ）、棕櫚皮（シュロヒ）、棕櫚根（シュロコン）

備考：常緑高木。民間療法や生薬では、降圧、止血に。脳出血の予防、高血圧、鼻血の止血など。葉柄の基部の繊維をシュロ毛といい、耐湿性があり、たわし、しゅろ縄、ほうきなどに加工され日用品として利用されている。棕櫚葉、棕櫚実、棕櫚花は、すべて高血圧に効き目があり、一般には、脳出血の予防や高血圧の治療に茶剤として用いられている。また、棕櫚皮と棕櫚根は止血薬として用い、鼻血の止血には黒焼きにしたものを直接、鼻腔に詰めると良いとされる。

セイヨウヤドリギ

学名：*Viscum album* L. subsp. album
異名［GM］：*Viscum album* L.
科名：ヤドリギ科
属名：ヤドリギ属
英名：All-Heal, Banda, Birdlime Mistletoe, Devil'sfuge、Mistletoe, European Mistletoe
別名：ミスルトゥ、ホヨ、ホヤ、ミスルトー、オウシュウヤドリギ、ヤドリギ、ソウキセイ

G **SE** ✚ 〰

使用部位［GM］：枝葉、花のある若い枝、果実
生薬ラテン名［GM］：Visci Albi Herba
生薬名［GM］：Mistletoe Herb
生薬名［その他］：枝葉：桑寄生（ソウキセイ）
薬効［GM］：血行促進、鎮静作用、鎮痛作用、ホルモン調整、免疫賦活。皮内注射は局所炎症を引き起こし壊死に進行することがあるので注意。抗腫瘍性の非特異的免疫刺激。注意：軽度高血圧（hypertonia）に対する血圧低下作用と治療有効性はさらなる研究が必要。
（GM 立証済みハーブ。p171 を参照。）

使用部位［GM］：果実
生薬ラテン名［GM］：Visci Albi Fructus
生薬名［GM］：Mistletoe Herb
生薬名［その他］：枝葉：桑寄生（ソウキセイ）
薬効［GM］：血行促進、鎮静作用、鎮痛作用、ホルモン調整、免疫賦活。皮内注射は局所炎症を引き起こし壊死に進行することがあるので注意。抗腫瘍性の非特異的免疫刺激。注意：軽度高血圧（hypertonia）に対する血圧低下作用と治療有効性はさらなる研究が必要。
（GM 立証済みハーブ。p171 を参照。）

使用部位［GM］：茎
生薬ラテン名［GM］：Visci Albi Stipites
生薬名［GM］：Mistletoe Herb
生薬名［その他］：枝葉：桑寄生（ソウキセイ）
薬効［GM］：血行促進、鎮静作用、鎮痛作用、ホルモン調整、免疫賦活。皮内注射は局所炎症を引き起こし壊死に進行することがあるので注意。抗腫瘍性の非特異的免疫刺激。注意：軽度高血圧（hypertonia）に対する血圧低下作用と治療有効性はさらなる研究が必要。
（GM 立証済みハーブ。p171 を参照。）

適応［GM］：皮内注射後の局所炎症に続く皮膚 - 内臓反射の刺激による変形性関節炎の治療。非特異的刺激による悪性腫瘍への緩和治療。
禁忌：蛋白質過敏症、結核などの慢性の進行性感染症には禁忌。
安全性：結核、エイズなどの慢性の進行性伝染疾患には禁忌。また、たん白質過敏症も注意。定められた用量を超えないこと。
安全性［GM］：寒気、高熱、頭痛、アンギーナ、起立性調節障害、アレルギー反応。

備考：樹高 80 センチほどの寄生性の常緑低木。民間療法では、血行促進、腰痛、産後の諸症、抗がんなど。高熱、悪寒、頭痛、アレルギー反応の副作用が出現する場合がある。

ポプラ

学名：*Populus spp.*
科名：ヤナギ科
属名：ヤマナラシ属
英名：Poplar
別名：‒

G

使用部位［GM］：葉芽
生薬ラテン名［GM］：Populi Gemma
生薬名［GM］：Poplar Bud
薬効［GM］：抗菌作用、創傷治癒刺激。
（GM 立証済みハーブ。p187 を参照。）

使用部位［GM］：樹皮
生薬ラテン名［GM］：Populi Cortex
生薬名［GM］：‒
薬効［GM］：抗菌作用、創傷治癒刺激。
（GM 立証済みハーブ。p187 を参照。）

使用部位［GM］：葉
生薬ラテン名［GM］：Populi Folium
生薬名［GM］：‒

薬効［GM］：抗菌作用、創傷治癒刺激。
（GM 立証済みハーブ。p187 を参照。）

適応［GM］：皮膚表面の損傷、外痔核、凍傷、
　日焼け

禁忌：ポプラの芽、蜂蝋、ペルーバルサム、サリ
　チル酸塩への過敏症には禁忌。

安全性［GM］：時にアレルギー性皮膚反応

備考：落葉性高木。ヨーロッパでは樹皮をリウマ
　チ熱などの解熱、鎮痛緩和に用いられたりなど
　した。

バルサムポプラ

学名：*Populus tacamahaca* Mill.
科名：ヤナギ科
属名：ヤマナラシ属
英名：Balsam Poplar、Tacamahaca
別名：ヒロハハコヤナギ、オウベイポプラ

使用部位［その他］：葉芽の樹脂

備考：樹高 25 メートルほどに生育する落葉性高
　木。古くから刺激や炎症による皮膚炎に用いら
　れてきた。民間療法では、殺菌、去痰、解熱、
　鎮痛として、咳や気管支炎などに。ドイツやフ
　ランスでは小さな傷、肌荒れ、日焼け、しもや
　け、掻痒感などに外用として利用される。樹脂
　は香水の保留剤に。

【同様に使用できる植物】
サリシン高含有のポプラ属植物（特にヨーロッパ
ヤマナラシ *Populus tremula*、*Populus tremuloi-
des* など）

ヨーロッパヤマナラシ

学名：*Populus tremula* L.
科名：ヤナギ科
属名：ヤマナラシ属
英名：Aspen
別名：ポプラ

G

使用部位［GM］：葉芽

生薬ラテン名［GM］：Populi Gemma
生薬名［GM］：Poplar Bud
薬効［GM］：抗菌作用、創傷治癒刺激。
（GM 立証済みハーブ。p187 を参照。）

使用部位［GM］：樹皮
生薬ラテン名［GM］：Populi Cortex
生薬名［GM］：Aspen bark
薬効［GM］：抗菌作用、創傷治癒刺激。
（GM 立証済みハーブ。p187 を参照。）

使用部位［GM］：葉
生薬ラテン名［GM］：Populi Folium
生薬名［GM］：Aspen leaf
薬効［GM］：抗菌作用、創傷治癒刺激。
（GM 立証済みハーブ。p187 を参照。）

禁忌：ポプラの芽、蜂蝋、ペルーバルサム、サリ
　チル酸塩への過敏症には禁忌。

備考：樹高 20 メートルほどになる落葉高木。多
　湿を好み、川や谷に生育する。民間療法では、
　含有されるサリシンやポプリンがサルチル酸に
　似た鎮痛、解熱、消炎を働きをするとされる。
　アメリカ先住民は、樹皮を目の洗眼や痛みに用
　いた。材は軽量で柔らかく、加工性に優れる。
　北米では、パルプ材、マッチの軸木、箱材など
　に用いられる。理由のない不安や恐怖を和らげ
　るフラワーレメディとしても利用される。他の
　サリシン高含有のポプラ属植物と同様に用い
　る。

ヨーロッパヤマナラシ

学名：*Populus tremula* L. var. *tremula*
科名：ヤナギ科
属名：ヤマナラシ属
英名：Aspen、European Quaking Aspen
別名：チョウセンヤマナラシ、クエイキング・ア
　スペン
使用部位［その他］：樹皮、根皮、枝、葉
生薬名［その他］：樹皮：白楊樹皮（ハクヨウジュヒ）
　／根：白楊根／枝：白楊枝／葉：白楊葉

薬用植物辞典　413

アメリカヤマナラシ

学名：*Populus tremuloides* Michx.
科名：ヤナギ科
属名：ヤマナラシ属
英名：Quaking Aspen
別名：ポプラ

使用部位［GM］：葉芽
生薬ラテン名［GM］：Populi Gemma
生薬名［GM］：Poplar Bud
薬効［GM］：抗菌作用、創傷治癒刺激。
（GM 立証済みハーブ。p187 を参照。）

使用部位［GM］：樹皮
生薬ラテン名［GM］：Populi Cortex
生薬名［GM］：Aspen bark
薬効［GM］：抗菌作用、創傷治癒刺激。
（GM 立証済みハーブ。p187 を参照。）

使用部位［GM］：葉
生薬ラテン名［GM］：Populi Folium
生薬名［GM］：Aspen leaf
薬効［GM］：抗菌作用、創傷治癒刺激。
（GM 立証済みハーブ。p187 を参照。）
適応［GM］：-
禁忌：ポプラの芽、蜂蝋、ペルーバルサム、サリチル酸塩への過敏症には禁忌。

【同様に使用される植物】
他のサリシン高含有のポプラ属植物

ポッキリヤナギ

学名：*Salix alba* L.
科名：ヤナギ科
属名：ヤナギ属
英名：Crack Willow
別名：クラックウィロー

使用部位［その他］：-
生薬名［その他］：-

【同様に使用される植物】
Salix alba L. セイヨウシロヤナギ、*Salix purpurea* L. セイヨウコリヤナギ等の同属植物
≪セイヨウシロヤナギを参照≫

セイヨウシロヤナギ

学名：*Salix alba* L.
科名：ヤナギ科
属名：ヤナギ属
英名：White Willow、Willow Bark
別名：ホワイトウイロー、コモンウィロー

使用部位［GM］：樹皮
生薬ラテン名［GM］：Salicis Cortex
生薬名［GM］：White Willow Bark
薬効［GM］：消炎作用、解熱作用。また抗凝固作用、慢性の腰痛への鎮痛作用、偏頭痛や緊張型頭痛への局所適用、変形性関節症への鎮痛作用など。
（GM 立証済みハーブ。p230 を参照。）

使用部位［WHO］：樹皮若枝
生薬ラテン名［WHO］：Cortex Salicis
適応［GM］：発熱のある疾患。リウマチ、頭痛
用法［WHO］：WHO では、発熱と疼痛の対症療法として内用。また軽度リウマチ状態の対症療法として。さらに風邪、便秘と尿失禁に内用。またいぼに対しては外用。GM でも、発熱のある疾患、リウマチ、頭痛に。WHO の使用例では、成人の経口 1 日量：全サリシン 120〜240mg と同等のエキス剤、チンキ剤あるいは流エキス剤、または粉末にした薬物原料 6〜12g（全サリシン 120〜240mg に相当）を煎剤で使用（2 回に分割して使用）。
禁忌：本薬草あるいはサリチル酸への過敏症またはアレルギー。また妊娠中、授乳中。サリチル酸不耐、血小板機能障害、12 歳未満の小児にも禁忌。
安全性：警告：12 歳未満の小児では、Reye 症候群の可能性があるため医師に相談。重症肝不全や腎不全、凝固疾患、胃潰瘍、十二指腸潰瘍、グルコース-6-リン酸デヒドロゲナーゼ欠損症

では医師に相談。39℃超の発熱が3日超続く場合や本薬草を使用する第1週に関節腫脹の急性症状、赤変、運動障害が持続または増悪する場合は医師に相談。

注意：他の非ステロイド性消炎薬に過敏症の患者では使用は推奨されない。また喘息患者では使用を避ける。薬物相互作用：クマリンやヘパリンなどの抗凝固薬との相互作用のデータは現在は無いが、抗凝固薬の効果を増加する可能性あり。抗凝固療法を受けている患者は医師の監視なしに生薬を含む製品を使用してはならない。

副作用：かゆみ、蕁麻疹、喘息、消化器症状などのアレルギー反応。アトピー患者やアスピリンアレルギー患者でのアナフィラキシーの報告あり。

安全性［GM］：サリチル酸塩で遭遇するような薬剤相互作用の可能性はあり。

安全性［SE］：ウイルス性感染症の子ども、授乳婦の利用に危険（サリシン含有）。

備考：樹高20～30メートルほどとなる落葉高木。19世紀に鎮痛成分がサリシンとして単離されたことは有名。古くから鎮痛・解熱作用があることが知られており、解熱、消炎、鎮痛により民間療法では、頭痛、インフルエンザ、関節炎、リウマチなどに。タンニンによる胃腸障害の発現の可能性がある。通常、短い期間での使用を推奨

【同様に使用される植物】
セイヨウエゾヤナギ *Salix daphnoides* Vill.
セイヨウコリヤナギ *Salix purpurea* L.
ポッキリヤナギ *Salix fragilis* L.

セイヨウエゾヤナギ

学名：*Salix daphnoides* Vill.
科名：ヤナギ科
属名：ヤナギ属
英名：Violet Willow
別名：バイオレットウィロー

使用部位［その他］：-
生薬名［その他］：-
≪セイヨウシロヤナギを参照≫

カワヤナギ

学名：*Salix miyabeana* Seemen subsp. gymnolepis（H.Lév. et Vaniot）H.Ohashi et Yonek.
異名：*Salix gilgiana* Seemen、*Salix miyabeana* Seemen subsp. *gilgiana*（Seemen）H.Ohashi
科名：ヤナギ科
属名：ヤナギ属
英名：-
別名：ナガバカワヤナギ

使用部位［その他］：樹皮

備考：樹高5メートルほどになる雌雄異株の落葉低木。民間療法では、解熱に。3～6年生の枝を採取し樹皮を剥ぎ取り乾燥させて用いる。発熱、扁桃炎など、風邪の初期症状に用いる。同属にはイヌコリヤナギがある。

セイヨウコリヤナギ

学名：*Salix purpurea* L.
科名：ヤナギ科
属名：ヤナギ属
英名：Basket Willow
別名：パープルウィロー

使用部位［その他］：根、樹皮、葉
生薬名［その他］：根：水楊根（スイヨウコン）／

樹皮：水楊木白皮／葉：水楊樹葉

【同様に使用される植物】

Salix alba L.、*Salix fragilis* L. 等の同属植物

≪セイヨウシロヤナギを参照≫

ヤブコウジ

学名：*Ardisia japonica*（Thunb.）Blume
異名：*Bladhia japonica* Thunb.
科名：ヤブコウジ科
属名：ヤブコウジ属
英名：Marlberry（ヤブコウジ属植物全般）
別名：‐

使用部位［その他］：茎葉／根
生薬名［その他］：紫金牛（シキンギュウ）／紫金牛根

備考：樹高 30 センチほどの常緑小低木。秋に赤色で球形の果実をつける。民間療法では、解毒、鎮咳、利尿に。根の煎液を鎮咳、解毒、利尿薬として用いる。晩秋の 11 月頃、根と根茎を掘り採り乾燥させたものを食前に内用とする。

エンベリア・リベス

学名：*Embelia ribes* Burm.f.
科名：ヤブコウジ科
属名：エンベリア属
英名：False Black Pepper
別名：エンベリア

使用部位［その他］：根、果実
生薬名［その他］：根：鹹酸漿（カンサンキョウ）
禁忌：妊娠中は禁忌。

備考：蔓性植物。丘陵地に生育し、アジアでは駆虫剤として用いられてきた。1980 年代より避妊薬として用いられ、含有するエンベリンが黄体ホルモン、卵胞ホルモンの産生を促進し、避妊をもたらすと考えられる。民間療法では、駆虫、利尿に。

ヤマゴボウ

学名：*Phytolacca acinosa* Roxb.
異名：*Phytolacca esculenta* Van Houtte
異名［GM］：*Phytolacca esculenta* Van Houtte、*Phytolacca pekinensis* Hance、*Phytolacca octandra* L.
科名：ヤマゴボウ科
属名：ヤマゴボウ属
英名：Pokeweed
別名：ショウリク

使用部位［GM］：根
※ヤマゴボウ（Cirsium dipsacolepis）の根は「非医」
生薬ラテン名［GM］：Ononidis Radix
生薬名［GM］：Spiny Restharrow Root
生薬名［その他］：商陸（ショウリク）
薬効［GM］：利尿作用。
（GM 立証済みハーブ。p213 を参照。）
禁忌：妊娠中は禁忌。

備考：日本特産で関東から西に自生する多年草。根を割き乾燥させたものが、生薬・商陸と呼ばれる。利尿などとしてむくみに。

ヨウシュヤマゴボウ

学名：*Phytolacca americana* L.
科名：ヤマゴボウ科
属名：ヤマゴボウ属
英名：Poke Root、Pokeweed
別名：アメリカヤマゴボウ、ポークウィード、ポークルート、インクベリー、ビショウリク

使用部位［その他］：根、葉および種子
生薬名［その他］：美商陸（ビショウリク）
禁忌：嘔吐、下痢、痙攣、腹痛などをおこすため、食用には用いないこと。妊娠中・授乳中は禁忌。
安全性［SE］：妊娠中・授乳中は危険（有毒成分

を含む)。

備考：樹高3メートルほどになる多年草。含有のトリテルペンサポニンが強い抗炎症を示す。アメリカ先住民やヨーロッパでは、長く皮膚疾患に用いられた。民間療法では、抗炎症、免疫賦活に。おもにリウマチの緩和剤として少量をティンクチャー剤で内用。抗リウマチ、抗カタル、刺激、催吐、抗寄生虫に。また、リンパ液の緩和剤としても処方される。さらに、痛みや感染性のある皮膚炎、関節炎、乳房炎などに乾燥させた根を湿布やパップ剤とする。果実は赤色染料とされる。少量で毒性を示すため専門家のもとでのみ使用。

ヤマノイモ

学名：*Dioscorea japonica* Thunb.
科名：ヤマノイモ科
属名：ヤマノイモ属
英名：Japanese Yam
別名：ジネンジョ（自然薯）

使用部位［局方］：周皮を除いた根茎（担根体）
生薬名［局方］：サンヤク（山薬）
生薬ラテン名［局方］：Dioscoreae Rhizoma
生薬英語名［局方］：Dioscorea Rhizome

使用部位［その他］：根茎、つる、珠芽（ムカゴ）、果実
生薬名［その他］：根茎：山薬（サンヤク）、薯蕷（ショヨ）／つる：山薬藤／珠芽：零余子／果実：風車児

備考：蔓性多年草。民間療法では、滋養、強壮、疲労回復に。中国の伝統療法では、胃、消化器の重要な強壮剤とされ、食欲不振や呼吸困難にも用いられる。ステーキにしたり、生ですりおろし、食用に。乾燥させた根を煎剤として内用に。また乾燥させた根を刻み薬草酒にし、就寝前に飲用とする。

ナガイモ

学名：*Dioscorea polystachya* Turcz.、*Dioscorea batatas* Decne.
異名：*Dioscorea batatas* Decne.、*Dioscorea opposita* Thunb.、nom. illeg.
科名：ヤマノイモ科
属名：ヤマノイモ属
英名：Chinese Yam、Wild Yam
別名：チャイニーズヤム

使用部位［その他］：根茎
生薬名［その他］：山薬（サンヤク）の基原の1つ〔日本ではヤマノイモ（日本薯蕷）を山薬の基原とする〕

備考：ヤマノイモ科の肥大した担根体の通称。民間療法では、滋養強壮、止瀉、鎮咳により、滋養強壮、強精、止瀉、鎮咳、止渇などに。滋養強壮、精力減退、疲労回復には山薬の薬用酒を30ml 就寝前に内用。また生のまま、とろろにして食べる。

オニドコロ

学名：*Dioscorea tokoro* Makino
科名：ヤマノイモ科
属名：ヤマノイモ属
英名：Dioscorea（ヤマイモ属植物全般）
別名：ナガドコロ、トコロ

使用部位［その他］：塊茎、全草
生薬名［その他］：塊茎：萆薢（ヒカイ）
禁忌：毒草のため食用は厳禁。

備考：蔓性多年草。民間療法や生薬では、鎮静、鎮痛に。またリウマチなどにも。以前は根茎を食用にしていたが、現在では、有毒のため商用は禁止されている。

薬用植物辞典　417

ワイルドヤム

学名：*Dioscorea villosa* L.
他 Dioscorea spp.
科名：ヤマノイモ科
属名：ヤマノイモ属
英名：Wild Yam
別名：ヤムイモ、ヤセイヤマノイモ

SE

使用部位［その他］：根、塊根
禁忌：妊娠中・授乳中は禁忌。
安全性［SE］：妊娠中・授乳中は使用を避ける。

備考：ヤマノイモ科ヤマノイモ属多年草の総称で根を食用とする。1936 年に日本人により、ディオスゲニンからディオスシンが単離された。これがプロジェステロン、コルチコステロイドホルモンなどホルモン合成への道となった。また一方、ディオスシンは抗炎症の物質を含み、リウマチの鎮痛緩和として作用することが発見され、民間療法では、滋養、強壮、鎮痛により、月経痛、分娩時の痛みへの伝統療法としても用いられた。根と塊根は秋に収穫され、熱帯アジア、アフリカ、ラテンアメリカなどで主食として栽培されている。食用のほか、サプリメントなどにも。

シロコヤマモモ

学名：*Morella cerifera* （L.）Small
異名：*Myrica cerifera* L.
科名：ヤマモモ科
属名：ヤマモモ属
英名：Southern Wax Myrtle、Southern Bayberry
別名：ベイベリー、ワックスマートル

使用部位［その他］：根皮、樹皮、種子
禁忌：大量摂取は催吐の原因ともなるので禁忌。嘔吐剤に用いられることも。

備考：樹高 10 メートルほどになる常緑性低木。1737 年のアメリカの報告では、風邪の諸症状

や疝痛、麻痺、痙攣などや風邪からの痛みに有効とされ、1916 年から 1936 年にはアメリカ薬局方に収載された。民間療法では、発汗、解熱に。また収斂による過敏性腸症候群や腸の炎症、歯肉炎などに。さらに鎮痛や潰瘍に外用薬として。樹皮を砕いたものを煎剤として内用に。生薬では楊梅皮が止瀉などに用いられる。

ヤマモモ

学名：*Morella rubra* Lour.、*Myrica rubra* Siebold et Zuccarini
異名：*Myrica rubra* Siebold et Zucc.、*Myrica rubra* Siebold et Zucc. var. *acuminata* Nakai
科名：ヤマモモ科
属名：ヤマモモ属
英名：Bayberry、Candleberry Myrica、Southernbayberry、Southernwaxmyrtle、Tallow Shrub、Vegetable Tallow、Waxmyrtle、Waxberry
別名：ジュバイ、ヨウバイ

局外 **SE**

使用部位［局外］：樹皮
生薬名［局外］：ヨウバイヒ（楊梅皮）
生薬ラテン名［局外］：Myricae Cortex
生薬英語名［局外］：Myrica Rubra Bark

使用部位［その他］：果実／根／樹皮／種仁
生薬名［その他］：楊梅（ヨウバイ）／楊梅根／楊梅樹皮／楊梅核仁
安全性［SE］：過剰な量の経口摂取、妊婦・授乳婦への投与は危険。

備考：樹高 20 メートルほどになる常緑樹。民間療法では、健胃、整腸により、消化促進、疥癬、捻挫、口内炎などに。果実を生食する。また腐りやすいため塩漬けや果実酒に。下痢止めには樹皮の煎剤を内用に。口内炎には煎剤でのうがい。

チダケサシ

学名：*Astilbe microphylla* Knoll
科名：ユキノシタ科（アジサイ科）
属名：チダケサシ属
英名：−
別名：ボンバナ

使用部位［その他］：−
生薬名［その他］：赤升麻（アカショウマ）の基原の1つ

備考：高さ70〜90センチほどになる多年草。民間療法や生薬では、鎮静や鎮痛として、風邪や頭痛に。乾燥した根茎の煎剤を内用に。トリアシショウマなどとともに赤升麻の名で、かつては升麻（キンポウゲ科サラシナショウマ）の代用として用いられることもあった。

トリアシショウマ

学名：*Astilbe odontophylla* Miq.
異名：*Astilbe congesta*（H.Boissieu）Nakai、*Astilbe thunbergii*（Siebold et Zucc.）Miq. var. *congesta* H.Boissieu
科名：ユキノシタ科（アジサイ科）
属名：チダケサシ属
英名：−
別名：トリアシ、アスチルベ

使用部位［その他］：根茎、若芽
生薬名［その他］：赤升麻（アカショウマ）の基原の1つ

備考：草丈90センチほどになる多年草。民間療法や生薬では、解熱、解毒、鎮痛など。風邪、頭痛に。乾燥させた根茎の煎剤を内用に。若芽は山菜として食用に。

ウツギ

学名：*Deutzia crenata* Siebold et Zucc.
異名：*Deutzia scabra* Thunb. var. *crenata*（Siebold et Zucc.）Makino
科名：ユキノシタ科（アジサイ科）
属名：ウツギ属
英名：Double Deutzia
別名：ウツギ、ウノハナ

使用部位［その他］：果実、葉
生薬名［その他］：果実：溲疏（ソウソ）

備考：ウノハナとも呼ばれる落葉低木。民間療法では利尿、むくみに。

ジョウザン

学名：*Dichroa febrifuga* Lour.
科名：ユキノシタ科（アジサイ科）
属名：ジョウザン属
英名：Chinese Quinine、Fever Flower
別名：−

使用部位［その他］：根、葉
生薬名［その他］：根：常山（ジョウザン）／若い枝の葉：蜀漆（ショクシツ）
禁忌：妊娠中は禁忌。

備考：日本には自生しない落葉低木でアジサイの近縁種。「神農本草経」にも収載され中国では古くから用いられ生薬とされた。近代では特に抗アメーバ赤痢や解熱、特に抗マラリア薬として用いられた。民間療法や生薬では、催吐に。含有のフェブリフジンが嘔吐作用を示す。

ツボサンゴ

学名：*Heuchera sanguinea* Engelm.
科名：ユキノシタ科（アジサイ科）
属名：ツボサンゴ属
英名：Alumroot
別名：アラムルート、ヒューケラ

使用部位［その他］：根

備考：草丈50センチほどの岩礫地に生息する多年草。フラワーエッセンスとして用いられる。

アメリカノリノキ

学名：*Hydrangea arborescens* L.
科名：ユキノシタ科（アジサイ科）
属名：アジサイ属
英名：Wild Hydrangea
別名：キダチアジサイ、ヤマアジサイ

使用部位［その他］：根
禁忌：妊娠中・授乳中は禁忌。

備考：落葉低木。かつてはアメリカ先住民族が、腎臓結石などの治療薬として用いたりし、19世紀には植物療法家により、腎臓炎など腎疾患に用いられるなどしていた。民間療法では、膀胱炎、尿道炎など、利尿による泌尿器系の感染症予防に。

アジサイ

学名：*Hydrangea macrophylla*（Thunb.）Ser. f. *macrophylla*
科名：ユキノシタ科（アジサイ科）
属名：アジサイ属
英名：Hydrangea
別名：ハイドランゲア、シチヘンゲ、ハイドランジア、ヨヒラ、セイヨウアジサイ

使用部位［その他］：根、葉、花
生薬名［その他］：八仙花（ハチセンカ）

備考：アジア、北アメリカに約40種が分布する落葉低木。薬用ではアメリカノリノキ（キダチアジサイ）を参照。

ノリウツギ

学名：*Hydrangea paniculata* Siebold
科名：ユキノシタ科（アジサイ科）
属名：アジサイ属
英名：Panicle Hydrangea
別名：キネリ、ニベ、ノリノキ、ハイドランジア・パニキュラータ、サビタ、ピラミッドアジサイ

使用部位［その他］：花、根、根皮（内側の粘液）
生薬名［その他］：花：粉団花（フンダンカ）／根：粉団花根

備考：樹高5メートルほどになる落葉低木。民間療法や生薬では、去痰、強壮、収斂、鎮静に。また疥癬治療に。和紙をすく際の糊に樹液を利用したことによりノリウツギ（糊空木）と呼ばれる。中国では、根を乾燥させ抗マラリア薬として用いたという。

アマチャ

学名：*Hydrangea serrata*（Thunb.）Ser. var. *thunbergii*（Siebold）H.Ohba、*Hydrangea macrophylla* Seringe var. *thunbergii* Makino
異名：*Hydrangea macrophylla*（Thunb.）Ser. var. *thunbergii*（Siebold）Makino
科名：ユキノシタ科（アジサイ科）
属名：アジサイ属
英名：Hydrangea、Wild Hydrangea、Tea Of Heaven
別名：コアマチャ、ハイドランジャ

使用部位［局方］：葉、枝先
生薬名［局方］：アマチャ（甘茶）
生薬ラテン名［局方］：Hydrangeae Dulcis Folium
生薬英語名［局方］：Sweet Hydrangea Leaf

使用部位［その他］：葉、根
生薬名［その他］：甘茶（アマチャ）

安全性：長期使用は不可。定められた用量（標準用量2g）を超えないこと。

備考：草丈40センチほどの常緑多年草。民間療法では、抗菌、抗酸化により、抗アレルギー、胃粘膜保護、疲労回復など、また糖尿病疾患に際し、砂糖の代用品に。葉を煎じたものを内用。

ダイモンジソウ

学名：*Saxifraga fortunei* Hook.f.
異名：*Saxifraga fortunei* Hook.f. var. *crassa* Nakai、*Saxifraga fortunei* Hook.f. var. *incisolobata*（Engl. et Irmsch.）Nakai、*Saxifraga fortunei* Hook.f. var. *mutabilis*（Koidz.）H.Nakai et H.Ohashi、*Saxifraga fortunei* Hook.f. var. *pilosissima* Nakai、*Saxifraga mutabilis* Koidz.
科名：ユキノシタ科（アジサイ科）
属名：ユキノシタ属
英名：-
別名：ユキモヨウ、イワブキ

使用部位［その他］：全草
生薬名［その他］：華中虎耳草（カチュウコジソウ）

備考：ユキノシタの同属の多年草で花がユキノシタによく似ている。民間療法では、利尿、緩下により、浮腫み、便秘、小便不利、中耳炎などに。夏から秋にかけての花期に採取し乾燥させた全草を煎剤として空腹時に内用に。天婦羅や茹でてお浸し、天ぷらなど食用に。

ユキノシタ

学名：*Saxifraga stolonifera* Curtis
異名：*Saxifraga sarmentosa* L.
科名：ユキノシタ科（アジサイ科）
属名：ユキノシタ属
英名：Strawberry Begonia、Strawberry Geranium
別名：イワブキ、イドグサ、ミミダレグサ

使用部位［その他］：全草
生薬名［その他］：虎耳草（コジソウ）

備考：山中の湿地や岩場に自生する常緑多年草。5月から7月の開花期に採取した葉を乾燥させたものを生薬・虎耳草という。民間療法や生薬では、利尿として、浮腫みなどに。また、軽い火傷、腫れ物、しもやけ、湿疹などに外用として。利尿には乾燥させた葉の煎剤を食間に内用として。

ズダヤクシュ

学名：*Tiarella polyphylla* D.Don
科名：ユキノシタ科（アジサイ科）
属名：ズダヤクシュ属
英名：Foamflower、False Mitrewort
別名：-

使用部位［その他］：全草
生薬名［その他］：黄水枝（オウスイシ）、喘息薬種（ズダヤクシュ）

備考：草丈40センチほどに成長する多年草。長野県地方の方言で喘息のことを「すだ」と呼び、その薬になることに由来した名称。民間療法や生薬では鎮咳に。咳や喘息など。夏の開花期の全草を採取し、乾燥させたものを煎剤にし内用に。
英名の Foamflower、False mitrewort はズダヤクシュ属植物全般を指す場合もある。

ヤシャビシャク

学名：*Ribes ambiguum* Maxim.
科名：ユキノシタ科（スグリ科）
属名：スグリ属
英名：-
別名：-

使用部位［その他］：種子

備考：樹高1メートルほどになる落葉小低木。ブナなどの温帯林の老木に着生し、スグリの仲間で果実は食用可能。民間療法では、種子を利尿、通経に。絶滅危惧II類に選定されている希少種。

薬用植物辞典　421

クロスグリ

学名：*Ribes nigrum* L.
科名：ユキノシタ科（スグリ科）
属名：スグリ属
英名：Black Currant、Cassis
別名：ブラックカラント、クロフサスグリ（黒房酸塊）、カシス

SE

使用部位［その他］：葉、果実
禁忌：心臓および腎臓の機能低下に伴う水腫には禁忌。
安全性の詳細は、『「健康食品」の安全性・有効性情報』を確認のこと。

備考：樹高1.5メートルほどになる落葉性低木。民間療法では、発汗、利尿により、風邪、咳などに。乾燥させた葉の煎剤を内用。果実はジャムなど食用に。

スグリ

学名：*Ribes sinanense* F.Maek.
異名：*Ribes formosanum* Hayata var. *sinanense* (F.Maek.) Kitam.
科名：ユキノシタ科（スグリ科）
属名：スグリ属
英名：Gooseberry
別名：-

使用部位［その他］：果実

備考：落葉低木。長野・山梨両県の特産。食用に。ビタミンCを多く含む果実がジャムやゼリーに利用される。英名の「Gooseberry」はスグリ属植物全般、またはセイヨウスグリ（R. uva-crispa）を指す。

ユズリハ

学名：*Daphniphyllum macropodum* Miq.
異名：*Daphniphyllum himalaense* (Benth.) Müll.Arg. subsp. *macropodum* (Miq.) T.C.Huang、*Daphniphyllum membranaceum* Hayata
科名：ユズリハ科
属名：ユズリハ属
英名：Yuzuriha、False Daphne
別名：ショウガツノキ、ユズルハ

使用部位［その他］：葉、樹皮
生薬名［その他］：交譲木（コウジョウボク）

備考：樹高10メートルほどになる落葉高木。古くから縁起の良い木とされ正月飾りなどに用いられる。7月から8月の夏に葉や樹皮を採取し乾燥させたものを生薬・交譲木（コウジョウボク）という。民間療法や生薬では、ペットや家畜の寄生虫駆除、寄生性の皮膚炎に。

アレトリス・ファリノーサ

学名：*Aletris farinosa* L.
科名：ユリ科
属名：ソクシンラン属
英名：Unicorn Root、White Colic Root、Starwort、True Unicorn、Crow Corn、Ague Root、Cane Leaves、White Star Grass
別名：スターグラス、トゥルー・ユニコーンルート、コリック・ルート

使用部位［その他］：根茎、葉
禁忌：妊娠中・授乳中、消化器系疾患には禁忌。

備考：草丈1メートルほどになる多年草。顕著なエストロゲン作用が認められるものの生の地下茎の過量摂取は腹痛、嘔吐、下痢の原因ともなる。民間療法では、健胃、強壮、子宮強壮、消化不良、駆風など。更年期など婦人科系疾患や月経不順、疼痛にも。また浮腫み、鼓腸、消化不良など消化器系の不調にも。乾燥させた根茎の煎剤を内用に。

アマナ

学名：*Amana edulis*（Miq.）Honda
異名：*Tulipa edulis*（Miq.）Baker
科名：ユリ科
属名：アマナ属
英名：Amana
別名：ムギクワイ、サンジコ

使用部位［その他］：鱗茎
生薬名［その他］：光慈姑（コウジコ）

備考：チューリップによく似た多年草。民間療法や生薬では、解毒、滋養、強壮に。また喉の痛みに。花の終わる時期に地下の鱗茎を掘り取り、外皮を剥き乾燥させたものを生薬・光慈姑（コウジコ）、山慈姑（サンジコ）という。乾燥させた鱗茎の煎剤を滋養、強壮、強精に内用として。さらに鱗茎で薬用酒を作り飲用とする。鱗茎は食用にも。

ハナスゲ

学名：*Anemarrhena asphodeloides* Bunge
科名：ユリ科
属名：ハナスゲ属
英名：Common Anemarrhena
別名：チモ

使用部位［局方］：根茎
生薬名［局方］：チモ（知母）
生薬ラテン名［局方］：Anemarrhenae Rhizoma
生薬英語名［局方］：Anemarrhena Rhizome

使用部位［その他］：根茎
生薬名［その他］：知母（チモ）
薬効：消炎作用、解熱作用、鎮静作用、利尿作用。

備考：中国東北部に自生する多年草。草丈70センチほどになる。中国医薬において古くから用いられ、紀元1世紀の「神農本草経」にも収載されている。民間療法や生薬では、解熱、利尿として、発熱や発汗に。特にジオウ（地黄）やゲンジン（玄参）とともに口腔内の潰瘍の治療に用いられる。

クサスギカズラ

学名：*Asparagus cochinchinensis*（Lour.）Merr.
異名：*Asparagus cochinchinensis*（Lour.）Merr. var. *lucidus*（Lindl.）Hatus.、*Asparagus lucidus* Lindl.
科名：ユリ科
属名：クサスギカズラ属
英名：Chinese Asparagus
別名：テンモンドウ、チャイニーズアスパラガス

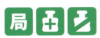

使用部位［局方］：根
生薬名［局方］：テンモンドウ（天門冬）
生薬ラテン名［局方］：Asparagi Tuber
生薬英語名［局方］：Asparagus Tuber

使用部位［その他］：塊根
※種子・葉・花は「非医」
生薬名［その他］：塊根：天門冬（てんもんどう）
薬効：鎮咳作用、利尿作用、強壮作用。

備考：キジカクシ科に属する植物の一群で2メートル程になる半蔓性多年草。民間療法や生薬では、滋養、強壮、止渇、緩和に。強壮には蜂蜜漬けの天門冬を。漢方では鎮咳、去痰にも用いられてきた。生薬の麦門冬で代用されることも。

アスパラガス（野生）

学名：*Asparagus racemosus* Willd.
科名：ユリ科
属名：クサスギカズラ属
英名：Shatavari
別名：シャタバリ、シャタバリー

SE

使用部位［その他］：根茎、根
禁忌：妊娠中・授乳中は禁忌。
安全性［SE］：妊娠中・授乳中は使用を避ける。

備考：インドの伝統療法で利用されてきた多年草。民間療法では、滋養、強壮に。また利尿、鎮咳、去痰に。若い茎は食用に。

ウバユリ

学名：*Cardiocrinum cordatum*（Thunb.）Makino
異名：*Lilium cordatum*（Thunb.）Koidz.
科名：ユリ科
属名：ウバユリ属
英名：Heartleaf Lilly
別名：カバユリ、ネズミユリ

使用部位［その他］：鱗茎、若い茎

備考：ユリ属の近縁種。民間療法では、解熱、鎮咳に。乾燥させた鱗茎を刻み煎剤として食間に内用。また、鱗茎、若い茎を食用に。

カマエリリウム・ルテウム

学名：*Chamaelirium luteum*（L.）Gray
科名：ユリ科
属名：カマエリリウム属
英名：Helonias、False Unicorn Root、Blazing Star
別名：ヘロニアス、フォールスユニコンルート、ブレイジングスター、ヘロニアス・ディオイカ

使用部位［その他］：根

備考：ショウジョウバカマ属に近縁な多年草。アメリカやヨーロッパでは、子宮疾患や月経不調など婦人科系に用いられることでも知られ、閉経期の諸症状の改善も図るとされる。1916年から1947年までは、利尿・子宮強壮としてアメリカ薬局方にも収載されている。民間療法では、子宮強壮、月経促進、利尿として、子宮と卵巣の諸症状に。また胃腸、泌尿器の強壮に、乾燥させた根の煎剤、ティンクチャー剤を内用とする。

ドイツスズラン

学名：*Convallaria majalis* L.
科名：ユリ科
属名：スズラン属
英名：Lily-of-the-Valley、European Lily of the Valley、Our Lady's Tears、May Lily
別名：リリーオブザバレー

使用部位［GM］：地上部
生薬ラテン名［GM］：Convallariae Herba の基原の1つ
生薬名［GM］：Lily-of-the-Valley Herb
生薬名［その他］：鈴蘭根（スズランコン）の基原の1つ
薬効［GM］：心筋への陽性変力作用、心機能の節約、左室拡張期圧増加の低下。病的な静脈圧上昇の低下。静脈の強壮。ナトリウム排泄増加、カリウム排泄増加。（スズランと同項目）
（GM 立証済みハーブ。p162を参照。）
適応［GM］：軽度心不全、高齢による心不全、慢性肺性心
禁忌：有毒。強心薬（ジゴキシン等）や強心配糖体を含むハーブとの併用は毒性を増強するため禁忌。ジギタリス配糖体の治療には禁忌。また、カリウム欠乏症患者は用いない。有毒成分は全草に含まれるが、特に花の部分に多く含まれる。妊娠中・授乳中も禁忌。
安全性：カナダにおいては、規制により本品を食品として使用することは禁止されている。吐き気、嘔吐、心臓不整脈。薬物相互作用：同時に服用したキニジン、カルシウム、食塩排泄薬、

緩下薬や長期のグルココルチコイド治療の有効性も副作用も増加。

安全性［GM］：吐き気、嘔吐、心臓不整脈。薬物相互作用：同時に服用したキニジン、カルシウム、食塩排泄薬、緩下薬や長期のグルココルチコイド治療の有効性も副作用も増加。

安全性［SE］：有毒。摂取は危険。妊娠中・授乳中の摂取は危険。

備考：日本種のスズランに比べ若干大型の多年草。果実は有毒。民間療法や植物療法では、利尿、強心に。全草の煎剤を内用に。ただし、毒性が強いため一般には使用しない。

【同様に使用される植物】
Convallaria majalis L. の近縁種
≪スズランを参照≫

カイソウ

学名：*Drimia maritima*（L.）Stearn
異名：*Urginea maritima*（L.）Baker
科名：ユリ科
属名：カイソウ属
英名：Squill、Indian Squill、Maritime Squill、Sea Onion
別名：-

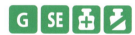

使用部位［GM］：鱗茎
※**カイソウ**〈海草〉の全藻は「非医」
生薬ラテン名［GM］：Scillae Bulbus
生薬名［GM］：Squill
生薬名［その他］：海葱（かいそう）
薬効［GM］：心筋能力への陽性変力作用、陰性変時作用、心臓機能の「節約」。左室拡張期圧増加の低下。病的な静脈圧上昇の低下。
（GM 立証済みハーブ。p214 を参照。）
適応［GM］：軽度心不全、腎機能低下
禁忌：摂取は危険。ジギタリス配糖体の治療、カリウム欠乏症には禁忌。
安全性［SE］：摂取は危険（強心配糖体含有）。妊娠中・授乳中の摂取も危険。

備考：重さ2Kgにもなる巨大な鱗茎を持つ多年草。強い毒性もあり、ヒツジやヤギが、100gで死ぬといわれている。殺鼠剤として利用されたことも。鱗茎を細かく刻み乾燥させ用いる。（GMの英名Squill、*Drimia maritima*（L. Stearn、Urginea scilla Steinh.

アメリカカタクリ

学名：*Erythronium americanum* Ker Gawl.
科名：ユリ科
属名：カタクリ属
英名：Amberbell、Trout Lily（カタクリ属植物全般）
別名：キバナカタクリ、アダーズタン

使用部位［その他］：葉
禁忌：葉には強い催吐作用があるので注意。

備考：草丈25センチほどになる多年草。多湿の森林や空き地に自生する。イヌサフランに似ていることからアメリカへの移民に用いられた。1820年から1863年にはアメリカ薬局方に収載。民間療法では、解毒、強壮として、風邪、下痢、また、腫れ物、できもの、湿疹など皮膚疾患に。乾燥させた葉の煎剤を内用に。皮膚の疾患にはパップ剤を。カタクリと同様に使用する。「キバナカタクリ」は E. pagoda を指す場合もある。

カタクリ

学名：*Erythronium japonicum* Decne.
科名：ユリ科
属名：カタクリ属
英名：Katakuri
別名：カタカゴ、カタコ、カタコユリ、ヨボシバナ、エビスバナ

使用部位［その他］：花と若葉、鱗茎

備考：野山でみられる多年草。落葉広葉樹の下に自生する。民間療法では、整腸、滋養強壮により食用として。皮膚炎、緩和作用などにも。若葉は食用。

バイモ

学名：*Fritillaria thunbergii* Miq.
異名：*Fritillaria verticillata* Willd. var. *thunbergii*（Miq.）Baker
科名：ユリ科
属名：バイモ属
英名：Fritillaria Bulb
別名：フリティラリア・バルブ、ハネコリ、アミガサユリ（編笠百合）、ハハクリ

使用部位［局方］：りん茎
生薬名［局方］：バイモ（貝母）
生薬ラテン名［局方］：Fritillariae Bulbus
生薬英語名［局方］：Fritillaria Bulb

使用部位［その他］：鱗茎
生薬名［その他］：浙貝母（セツバイモ）

備考：茎高50cm程になる半蔓性の多年草。民間療法や生薬では、鎮咳、去痰に。また血圧降下、冠血管拡張、抗セロトニン・ヒスタミン・コリン作用など。近縁種のシセンバイモとは別作用として分類されたが、急性の場合にはアミガサユリの方が効果的であるとされる。局方では基原植物はアミガサユリ。

ヤマユリ

学名：*Lilium auratum* Lindl.
科名：ユリ科
属名：ユリ属
英名：Gold-Banded Lily
別名：ホウライジユリ、ヨシノユリ、エイザンユリ

使用部位［その他］：りん茎
生薬名［その他］：百合（ビャクゴウ）

備考：道端、草地、山地の林縁に自生する多年草。民間療法や生薬では、鎮咳、鎮静、滋養、強壮、解熱、利尿などに。10〜11月頃の秋に鱗茎を掘り採り乾燥させたものを生薬・百合（びゃくごう）としても利用する。通常漢方薬処方で用いるが、単体で用いるには煎じたものを内用とする。消炎・排膿などにも。日本薬局方のビャクゴウとしては用いない。

ハカタユリ

学名：*Lilium brownii* N.E.Br. ex Miellez var. *viridulum* Baker、*Lilium brownii* F. E. Brown var. *colchesteri* Wilson
科名：ユリ科
属名：ユリ属
英名：Lily
別名：ユリ

使用部位［その他］：鱗茎
生薬名［その他］：百合（ビャクゴウ）
≪オニユリを参照≫

ササユリ

学名：*Lilium japonicum* Houtt.
科名：ユリ科
属名：ユリ属
英名：Kramer's Lily
別名：サユリ、サツキユリ、ヤマユリ

使用部位［その他］：鱗茎
生薬名［その他］：百合（ビャクゴウ）
≪オニユリを参照≫

オニユリ

学名：*Lilium lancifolium* Thunb.
異名：*Lilium tigrinum* Ker Gawl.
科名：ユリ科
属名：ユリ属
英名：Lily
別名：ユリ

使用部位［局方］：鱗片葉
生薬名［局方］：ビャクゴウ（百合）
生薬ラテン名［局方］：Lilii Bulbus
生薬英語名［局方］：Lilium Bulb

使用部位［その他］：鱗茎
生薬名［その他］：百合（ビャクゴウ）

備考：2メートルほどの高さとなり斜面や海岸にそばに自生。民間療法や漢方では、滋養、強壮、鎮咳、鎮静、利尿に。乾燥した鱗茎の煎剤を内用する。また生の鱗茎や乾燥した鱗茎を水で戻したものを食用に。

【同様に使用される植物】
ハカタユリ *Lilium brownii* N.E.Br. ex Miellez var. *viridulum* Baker、*Lilium brownii* F. E. Brown var. *colchesteri* Wilson、イトハユリ *Lilium pumilum* Redouté、*Lilium pumilum* De Candolle、ササユリ *Lilium japonicum* Houtt.

イトハユリ

学名：*Lilium pumilum* Redouté、*Lilium pumilum* De Candolle
異名：*Lilium tenuifolium* Fisch. ex Hook.
科名：ユリ科
属名：ユリ属
英名：Lily
別名：ホソバビャクゴウ（細葉百合）

使用部位［その他］：鱗茎
生薬名［その他］：百合（ビャクゴウ）
≪オニユリを参照≫

ヤブラン

学名：*Liriope muscari*（Decne.）L.H.Bailey
異名：*Liriope graminifolia* auct. non Baker、*Liriope platyphylla* F.T.Wang et Tang、*Liriope spicata* Lour. var. *densiflora* C.H.Wright、*Liriope tawadae* Ohwi
科名：ユリ科
属名：ヤブラン属
英名：Liriope、Border Grass、Lily Turf
別名：リュウノヒゲ、ボンバナ

使用部位［その他］：塊根
生薬名［その他］：土麦冬（ドバクトウ）の基原の1つ

備考：東アジアに分布する常緑性の多年草。民間療法や生薬では、滋養、強壮に。また鎮咳として、痰、咳や催乳にも用いることがある。根を煎じ内用に。

ジャノヒゲ

学名：*Ophiopogon japonicus*（Thunb.）Ker Gawl.
科名：ユリ科
属名：ジャノヒゲ属

英名：Mondo Grass、Dwarf Lilyturf
別名：バクトウ、バクモントウ、リュウノヒゲ

使用部位［局方］：根の膨大部
生薬名［局方］：バクモンドウ（麦門冬）
生薬ラテン名［局方］：Ophiopogonis Tuber
生薬英語名［局方］：Ophiopogon Tuber

使用部位［その他］：塊根
生薬名［その他］：麦門冬（バクモンドウ）

備考：塊根（かいこん）を持つ多年草。観賞用のヤブランに似ている。民間療法や生薬では、鎮咳、去痰、止渇に。また抗菌、血糖降下、浮腫抑制、感染防御、抗腫瘍などに用いられる。

ポリゴナツム・ビフロルム

学名：*Polygonatum biflorum* Elliott
科名：ユリ科
属名：アマドコロ属
英名：Solomon's Seal
別名：ソロモンズシール（アマドコロ属植物全般）、ソロモンシール

使用部位［その他］：根茎
禁忌：地上部、特に漿果は食すると有毒。

備考：50センチほどに成長する多年草。別名のソロモンシールは旧約聖書のソロモン王に由来するといわれる。ヨーロッパなどの伝統療法では古くから用いられた植物。組織再生を促すことはアルニカにも似ている。主に外用で、根茎は粘膜保護、収斂に。月経異常、強心にも。中医薬では強壮に用いられる。近縁種にニオイアマドコロがあり同様に用いられる。

【同様に使用される植物】
Polygonatum multiflorum

ナルコユリ

学名：*Polygonatum falcatum* A.Gray
異名：*Polygonatum falcatum* A.Gray var. *tenuiflorum*（Koidz.）Ohwi, *Polygonatum kiotense* N.Yonez.、*Polygonatum tenuiflorum* Koidz.
科名：ユリ科
属名：アマドコロ属
英名：-
別名：-

使用部位［局方］：根茎
生薬名［局方］：オウセイ（黄精）
生薬ラテン名［局方］：Polygonati Rhizoma
生薬英語名［局方］：Polygonatum Rhizome

使用部位［その他］：根
生薬名［その他］：黄精（オウセイ）

備考：丘陵地や林に自生する多年草。民間療法や生薬では、滋養強壮、鎮咳に。食欲不振、病後の回復、咳、喉の渇きなど。乾燥させ根茎の煎剤を内用に。また、生の根茎で薬用酒を作り、飲用とする。

ハナサカアマドコロ

学名：*Polygonatum multiflorum* All.
科名：ユリ科
属名：アマドコロ属
英名：Solomon's Seal
別名：ソロモンズシール、ソロモンシール

使用部位［その他］：根茎
禁忌：地上部、特に漿果は食すると有毒。

備考：50センチほどに成長する多年草。別名のソロモンシールは旧約聖書のソロモン王に由来するといわれる。ヨーロッパなどの伝統療法では古くから用いられた植物。組織再生を促すことはアルニカにも似ている。主に外用で、根茎は粘膜保護、収斂に。月経異常、強心にも。中医薬では強壮に用いられる。近縁種にニオイアマドコロがあり同様に用いられる。ポリゴナツム・ビフロルム（*Polygonatum biflorum* Elliott）と同様に利用できる植物。

オモト

学名：*Rohdea japonica*（Thunb.）Roth
科名：ユリ科
属名：オモト属
英名：Sacred Lily of China ／ Lily of China
別名：万年青

使用部位［その他］：根および根茎／葉／花
生薬名［その他］：万年青根（マンネンセイコン）／万年青葉／万年青花

備考：中国から日本から中国にかけての温暖な山地に生育する自生する常緑多年草。民間療法では、喉の腫れやむくみ、乳腺炎などに外用として。

ナメラサンキライ

学名：*Smilax glabra* Roxb.
科名：ユリ科
属名：シオデ属
英名：Greenbrier/Catbrier/China Root
別名：サンキライ、ケナシサルトリイバラ、ドブクリョウ（土茯苓）

使用部位［その他］：根茎
生薬名［その他］：土茯苓（ドブクリョウ）
安全性の詳細は、『「健康食品」の安全性・有効性情報』を確認のこと。

備考：雌雄異株の蔓性落葉低木。秋に根茎を掘り取り乾燥させたものを生薬・和の山帰来（さんきらい）といい、中国産の土茯苓（どぶくりょう）の代用とする。含有されるアスチルビンが解毒を促進。体質改善、また慢性皮膚疾患の解毒排膿に用いられる。赤く熟した果実は生食。また薬用酒に。やわらかな若葉は天ぷらに。

サルサパリラ

学名：*Smilax species*
異名［GM］：*Smilax aristolochiaefolii* Miller、*Smilax regelii* Kill,. et C. V. Morton Smilax feb, rifuga Knuth など
異名：*Smilax medica*、*Smilax aristolochiifolia* 英語名 sarsaparilla）、*Smilax regelii* Kill,. et C. V. Morton (syn. *Smilax officinalis* 英語名 Jamaican sarsaparilla)、*Smilax febrifuga* Knuth 英名 Ecuadorian Sarsaparilla など
科名：ユリ科
属名：シオデ属
英名：Sarsaparilla
別名：-

使用部位［GM］：根
生薬ラテン名［GM］：Sarsaparillae Radix
生薬名［GM］：Sarsaparilla Root
（GM 未立証ハーブ。p372 を参照。）
禁忌：妊娠中・授乳中は禁忌。

備考：清涼飲料水、菓子、食品などにも用いられる植物で、強壮、駆風、利尿、発汗、抗炎症、血液浄化、鎮咳などに利用される。生薬では、鎮痛や解熱など。16 世紀頃のヨーロッパでは性病の治療薬としても用いられた。

タチエンレイソウ

学名：*Trillium erectum* L.
科名：ユリ科
属名：エンレイソウ属
英名：Birthroot、Beth Root、Squawroot、Wakerobin
別名：ベスルート、バースルート

使用部位［その他］：根茎、根
禁忌：一般には有毒植物とされる。摂取は危険。妊娠中・授乳中も禁忌。多量摂取は、下痢、嘔吐の原因ともなる。

安全性［SE］：摂取は危険（消化管刺激作用）。妊娠中・授乳中の使用は危険（月経誘発作用、子宮刺激作用）。

備考：40センチほどに成長する多年草で森林の日蔭に生育する。アメリカ先住民は、生理痛、生理不順、分娩誘発などに用いた。稀に吐血にも使われる。民間療法では、通経、子宮収縮、収斂、抗菌、健胃、去痰に。乾燥させた根茎を煎剤として内用に。

イヌサフラン

学名：*Colchicum autumnale* L.
科名：ユリ科（イヌサフラン科）
属名：イヌサフラン属
英名：Autumn Crocus、Fall Crocus、Colchicum、Meadow Saffron
別名：コルヒクム

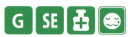

使用部位［GM］：種子、球根、花
生薬ラテン名［GM］：Colchicum Autumnale
生薬名［GM］：Autumn Crocus
生薬名［その他］：コルヒクムシ（種子）、コルヒクムコン（球根）
薬効［GM］：抗化学走性、消炎作用、有糸分裂阻害。
（GM立証済みハーブ。p86を参照。）
適応［GM］：急性の痛風発作。家族性地中海熱
禁忌：全草、特に果実に有毒な成分のコルヒチンが含まれ、呼吸困難、麻痺、血圧低下、体温低下などの中毒症状が現れる。妊娠中・授乳中、高齢および虚弱患者や心疾患、腎臓疾患、消化管疾患の患者では注意が必要。
安全性［GM］：下痢、吐き気、嘔吐、腹痛、白血球減少。長期使用では皮膚変化、顆粒球減少、再生不良性貧血、ミオパシー、脱毛。3日間以内の痛風治療の反復はしない。
安全性［SE］：摂取は危険（変異原性、毒性）。妊娠中は使用禁忌。授乳中の使用も危険。玉ねぎやギョウジャニンニクとの誤食に注意。

備考：草丈10センチほどの成長する多年草。北アフリカ、ヨーロッパの湿地や森林でよくみられる。抗炎症作用を持つアルカロイド（コルヒチン）を含有し、球茎は痛風治療薬の原料とされる。中世にアラブの医師が痛風や関節痛に用いた。有毒。鑑賞用。

ツルボ

学名：*Barnardia japonica*（Thunb.）Schult. et Schult.f.
異名：*Barnardia borealijaponica*（M.Kikuchi）Speta、*Barnardia sinensis*（Lour.）Speta、*Scilla borealijaponica* M.Kikuchi、*Scilla scilloides*（Lindl.）Druce、*Scilla sinensis*（Lour.）Merr.、*Scilla scilloides*（Lindl.）Druce
科名：ユリ科（キジカクシ科）
属名：ツルボ属
英名：Japanese Jacinth
別名：サンダイガサ、スルボ

使用部位［その他］：鱗茎あるいは全草
生薬名［その他］：綿棗児（メンソウジ）
安全性：金属製のおろし器では、化学反応により有効成分が変化するため注意が必要。

備考：球根を持つ多年草で、球根を食用とする。民間療法では、抗炎症、抗酸化により、膝の痛み、腰痛、打撲傷、炎症に。外用として、摩り下ろした鱗茎を患部にすりこみ塗布する。

スズラン

学名：*Convallaria majalis* L. var. *manshurica* Kom.
異名：*Convallaria keiskei* Miq.、*Convallaria majalis* auct. non L.、*Convallaria majalis* L. var. *keiskei*（Miq.）Makino
科名：ユリ科（キジカクシ科）
属名：スズラン属
英名：Lily of the Valley
別名：キミカゲソウ（君影草）、タニマノヒメユリ（谷間の姫百合）

使用部位［GM］：地上部
生薬ラテン名［GM］：Convallariae Herba の基原の1つ
生薬名［GM］：Lily-of-the-Valley Herb
生薬名［その他］：鈴蘭根（スズランコン）の基原の1つ
薬効［GM］：心筋への陽性変力作用、心臓機能の節約、上昇した左室拡張期圧や病的な静脈圧上昇を低下、静脈の強壮、ナトリウム排泄増加、カリウム排泄増加。
（GM立証済みハーブ。p162を参照。）
適応［GM］：軽度心不全、高齢による心不全、慢性肺性心。
禁忌：一般使用は厳禁。には用いない。またジギタリス配糖体の治療、カリウム欠乏症には禁忌。。
安全性［GM］：吐き気、嘔吐、心臓不整脈。薬剤相互作用：同時投与のキニジンやカルシウム、食塩排泄薬、緩下薬、長期グルココルチコイド治療の有効性も副作用も増加する

備考：スズラン亜科の多年草。鈴蘭根（スズランコン）は、強心利尿薬として、煎剤で用いられたりなどするが、一般では用いないこと。

【同様に使用される植物】
ドイツスズラン *Convallaria majalis* L.

トウギボウシ

学名：*Hosta sieboldiana*（Lodd.）Engl.
異名：*Hosta crassifolia* Araki、*Hosta elata* Hyl.、*Hosta montana* F.Maek.、*Hosta montana* F.Maek. f. *macrophylla* W.G.Schmid、*Hosta montana* F.Maek. f. *ovatolancifolia*（Araki）W.G.Schmid、*Hosta sieboldiana*（Lodd.）Engl. var. *gigantea*（L.H.Bailey）Kitam.
科名：ユリ科（キジカクシ科）
属名：ギボウシ属
英名：Hosta、Plantain Lily
別名：オオバギボウシ、アツバギボウシ、オオベギボウシ、ハヤザキオオバギボウシ、ウノハナギボウシ、ウツリギボウシ、タキナ

使用部位［その他］：根または花
生薬名［その他］：大魚鰾花（ダイギョヒョウカ）

備考：春先に山菜として食用とされる多年草。有毒植物でもあるバイケイソウ、コバイケイソウの幼苗とよく似ており、自生地も重複するので注意のこと。食物繊維が豊富なことにより腸整に良いとされ、民間療法では、免疫賦活、緩下などに。またお浸し、酢味噌和え、炒めものなど食用に。

オオバジャノヒゲ

学名：*Ophiopogon planiscapus* Nakai
科名：ユリ科（キジカクシ科）
属名：ジャノヒゲ属
英名：Black Mondo（園芸品種）
別名：-

使用部位［その他］：塊根
生薬名［その他］：麦門冬（バクモンドウ）

備考：民間療法や生薬では、鎮咳、去痰、止渇、解熱、消炎、抗菌、滋養強壮、強心、利尿、催乳などに、ジャノヒゲ（*O. japonicus*）と同様に用いる。乾燥させた塊根を煎じたものを食間に内用。日本薬局方のバクモンドウとして用いることはない。

アマドコロ

学名：*Polygonatum odoratum*（Mill.）Druce
異名：*Polygonatum odoratum*（Mill.）Druce var. *japonicum* sensu H.Hara、*Polygonatum planifilum* Kitag. et Hid.Takah.、*Polygonatum quelpaertense* Ohwi
科名：ユリ科（キジカクシ科）
属名：アマドコロ属
英名：Yuzhu、Yu Zhu、Aromatic Solomon's Seal
別名：センテッドソロモンシール

SE

使用部位［その他］：根茎
生薬名［その他］：玉竹（ギョクチク）、萎蕤（イズイ）
安全性の詳細は、『「健康食品」の安全性・有効性情報』を確認のこと。

備考：草原、日当たりのよい林などに自生する多年草。民間療法や生薬では、滋養、強壮、強精などに。乾燥させた根茎の煎剤を内用に。また打ち身、捻挫には、生の根茎をすりおろし外用に。

ナギイカダ

学名：*Ruscus aculeatus* L.
異名［GM］：*Oxymyrsine pungens* Bubani、*Ruscus flexuosus* Mill.、*Ruscus laxus* Sm.、*Ruscus parasiticus* Gueldenst.、*Ruscus ponticus* Woronow
科名：ユリ科（キジカクシ科）
属名：ナギイカダ属
英名：Butcher's Broom、Kneeholy、Jew's Myrtle
別名：ブッチャーズブルーム

G

使用部位［GM］：根、根茎
生薬ラテン名［GM］：Rusci Aculeati Rhizoma
生薬名［GM］：Butcher's Broom

生薬名［その他］：ナギイカタ
薬効［GM］：静脈緊張の増加、毛細血管細胞壁上の電解質様反応、消炎作用、利尿作用。
（GM立証済みハーブ。p99を参照。）
適応［GM］：疼痛やだるさなどの慢性静脈不全の症状、下肢けいれん、掻痒、腫脹への支持療法。掻痒や灼熱などの痔の症状への支持療法
禁忌：妊娠中・授乳中は禁忌。
安全性：稀に胃の疾患や吐き気を引き起こす。
安全性［GM］：稀に胃の疾患や吐き気

備考：常緑小低木。針葉樹のナギとが似ており、葉の上に花の咲く様子より名付けられた。民間療法では、利尿に。また慢性静脈不全、痔、抗炎症などに。

サルトリイバラ

学名：*Smilax china* L.
異名：*Smilax china* L. var. *taiheiensis*（Hayata）T.Koyama
科名：ユリ科（サルトリイバラ科）
属名：シオデ属
英名：China Root、China Smila x
別名：マンジュウシバ、サンキライ、バッカツ
生薬名［その他］：根茎：菝葜（バッカツ）／葉：菝葜葉

シオデ

学名：*Smilax riparia* A.DC.
異名：*Smilax maximowiczii* Koidz.、*Smilax old-hamii* auct. non Miq.、*Smilax ovatorotunda* Hayata var. *ussuriensis*（Regel）H.Hara、*Smilax riparia* A.DC. f. *ovatorotunda*（Hayata）T.Koyama、*Smilax riparia* A.DC. subsp. *ussuriensis*（Regel）Kitag.、*Smilax riparia* A.DC. var. *ussuriensis*（Regel）H.Hara et T.Koyama、*Smilax riparia* A.DC. var. *ussuriensis*（Regel）H.Hara et T.Koyama f. *maximowiczii*（Koidz.）T.Koyama
科名：ユリ科（サルトリイバラ科）
属名：シオデ属
英名：Catbrier、Greenbrier（シオデ属植物全般）
別名：シオデカズラ（牛尾菜蔓）

使用部位［その他］：根・根茎
生薬名［その他］：牛尾菜（ギュウビサイ）

備考：山菜として知られる多年草。民間療法や生薬では、通経、血行促進に。またリューマチ、関節炎、腰痛など鎮痛緩和に。花期が終わった夏に乾燥させた根茎を内用に。

シュロソウ

学名：*Veratrum maackii* Regel
異名：*Veratrum maackii* Regel var. *reymondianum*（O.Loes.）H.Hara
科名：ユリ科（シュロソウ科）
属名：シュロウソウ属
英名：-
別名：ナガバシュロソウ、シュロウソウ（棕櫚草）、ニッコウラン（日光蘭）

使用部位［その他］：根および根茎、全草
生薬名［その他］：根および根茎：藜蘆（リロ）
薬効：解毒作用、緩下作用。

備考：山地の林や丘陵にみられる多年草。草丈は1メートルほど。全草有毒で、根は特に有毒。葉が枯れた後も葉の基部の葉鞘の繊維がそのまま残り、シュロ毛に似ていることから「シュロソウ」と呼ばれる。民間療法や生薬では、毒虫刺され、緩下に。

コバイケイソウ

学名：*Veratrum stamineum* Maxim.
科名：ユリ科（シュロソウ科）
属名：シュロウソウ属
英名：-
別名：-

使用部位［その他］：全草
禁忌：全草に有毒アルカロイドを含有し、毒は加熱にも強く消えないため使用しないこと。

備考：草丈1メートルほどになる多年草。オオバギボウシ、ギョウジャニンニクに似ているため注意する。

ベラトラム・ビリデ

学名：*Veratrum viride* Aiton
科名：ユリ科（シュロソウ科）
属名：バイケイソウ属
英名：American Hellebore
別名：アメリカバイケイソウ、アメリカン・ヘレボーレ

使用部位［その他］：根茎
禁忌：有毒。摂取は危険。妊娠中・授乳中も禁忌。

備考：草丈2.5メートルほどに成長する多年草。毒性あり。アメリカ北部全域に分布する。含有されるアルカロイドが末梢神経を拡張させ降圧をもたらす。民間療法では、血圧降下、殺虫などに。アメリカ先住民により、リウマチの痛みの緩和、カタルなどに用いられた。強い毒性があり、現在ではほとんど利用されない。毒性が強いため専門家のもとのみで使用のこと。

ヘメロカリス、キスゲ

学名：*Hemerocallis* × hybrida hort.
科名：ユリ科（ススキノキ科）
属名：ワスレグサ属（キスゲ属）
英名：Daylily
別名：デイリリー、カンゾウ

使用部位［その他］：全草
禁忌：品種によっては有毒なものもあるので食用には注意。

ノカンゾウ

学名：*Hemerocallis fulva* L. var. *disticha* (Donn ex Ker Gawl.) M.Hotta
異名：*Hemerocallis disticha* Donn ex Ker Gawl.、*Hemerocallis fulva* L. var. *longituba* auct. non (Miq.) Maxim.、*Hemerocallis longituba* auct. non Miq.
科名：ユリ科（ススキノキ科）
属名：ワスレグサ属
英名：Daylily
別名：オヒナグサ

使用部位［その他］：根、蕾
生薬名［その他］：根：萱草根（カンゾウコン）／蕾：金針菜（キンシンサイ）

備考：多年草であるが地上部は冬には枯れる。6月から7月頃の初夏に蕾を採取し乾燥させたものが、生薬・金針菜と呼ばれる。民間療法や生薬では、鎮静、利尿により、風邪、解熱、不眠症、利尿に。ヤブカンゾウ（藪萱草・*Hemerocallis fulva* var. *kwanso*）も同様に用いる。また金針菜はスープなど食用に。

リーキ

学名：*Allium ampeloprasum* L.
科名：ユリ科（ヒガンバナ科）
属名：ネギ属
英名：Wild Leek、Kurrat、Great Head Garlic、Elephant Garlic、Broadleaf Wild Leek
別名：リーク、ポロネギ、ニラネギ、セイヨウネギ（西洋葱）

使用部位［その他］：葉

備考：地中海沿岸原産の野菜。民間療法では、解熱、健胃、腸整などにより、風邪予防などに用いる。また栽培起源と考えられる。若い葉は生のまま刻み香味野菜として利用。ポトフ、シチュー、グラタン、ゆでたものをサラダなどに利用。リーキは、ラッパスイセンとともに、ウェールズの国花・国章である。

タマネギ

学名：*Allium cepa* L.
異名［GM］：*Allium esculentum* Salisb.、*Allium porrum cepa* Rehb.
科名：ユリ科（ヒガンバナ科）
属名：ネギ属
英名：Onion、Garden Onion
別名：オニオン

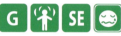

使用部位［GM］：鱗茎、托葉・葉鞘
生薬ラテン名［GM］：Allii Cepae Bulbus
生薬名［GM］：Onion
生薬名［その他］：鱗茎：洋葱（ヨウソウ）、胡葱（コソウ）
薬効［GM］：抗細菌作用、抗真菌作用、血糖低下作用、抗凝固作用、抗アレルギー作用（アレルゲンまたはPAF誘発アレルギー反応を阻害）。利尿作用、コレステロール低下作用。また鎮痙作用、局所消炎作用。あるいは抗凝固作用、抗コレステロール作用、血糖低下作用、抗アレルギー作用。脂質と血圧の低下、血小板凝集の阻害。
（GM立証済みハーブ。p176を参照。）

使用部位［WHO］：蕾
生薬ラテン名［WHO］：Bulbus Allii Cepae
適応［GM］：食欲不振、動脈硬化予防
用法［WHO］：WHOでは、血管の老化と食欲不振を防止。また、赤痢などの細菌感染症の治療、利尿薬として。さらに潰瘍、創傷、瘢痕、ケロイド、喘息や糖尿病の補助薬に。駆虫薬、催淫薬、駆風薬、通経薬、去痰薬、強壮薬。打撲、気管支炎、コレラ、せん痛、耳痛、発熱、高血圧、黄疸、丘疹、びらんの治療にも。GMでも食欲不振、動脈硬化予防に。WHOの使用例では、1日量は新鮮オニオン50gあるいは乾燥薬物20g；調製物の用量はそれに応じて計算。
禁忌：本草へのアレルギー。
安全性：鼻結膜炎、接触性皮膚炎の事例あり。
安全性［SE］：妊娠中・授乳中の過剰摂取は避ける。大量摂取で胃腸の不調を生じる。

備考：鱗茎を野菜として用いる一年草または二年草。民間療法では、殺菌、健胃、利尿などにより、食欲増進、整腸に。主成分のアリルは血行促進に、また新陳代謝を促すことでも知られる。食用。外皮5〜10gを煎じて煎剤として飲用。また染色にも用いられる。

ラッキョウ

学名：*Allium chinense* G.Don
科名：ユリ科（ヒガンバナ科）
属名：ネギ属
英名：Chinese Onion、Chinese Scallion、Japanese Scallion、Oriental Onion
別名：オオニラ、オホニラ、サトニラ

局外

使用部位［局外］：鱗茎
生薬名［局外］：ガイハク（薤白）
生薬ラテン名［局外］：Allii Chinense Bulbus
生薬英語名［局外］：Allium Chinense Bulb

使用部位［その他］：鱗茎
生薬名［その他］：薤白（ガイハク）

備考：鱗茎を食用とする多年草。6月から7月の葉の枯れる頃に、鱗茎を掘り採り乾燥させてたものが、生薬・薤白と呼ばれる。民間療法や生薬では、利尿、発汗、腸整により、食用不振、風邪予防、口内炎、冷え症、低血圧などに。腹痛には、乾燥させた鱗茎の煎剤を内用として食間とする。

ネギ

学名：*Allium fistulosum* L.
異名：*Allium bouddhae* Debeaux、*Allium fistulosum* L. var. *bouddhae* Prokh.、*Allium fistulosum* L. var. *giganteum* Makino
科名：ユリ科（ヒガンバナ科）
属名：ネギ属
英名：Welsh Onion
別名：ネブカ、ヒトモジ

使用部位［その他］：鱗茎
生薬名［その他］：鱗茎：葱白（ソウハク）

備考：草丈60センチほどになる多年草。食用に。民間療法や生薬では、生姜を加えた味噌汁やお吸い物に生の葱白を加え、風邪の初期症状などに。解熱、食欲不振、喉の痛みなどに用いる。

ノビル

学名：*Allium macrostemon* Bunge
異名：*Allium grayi* Regel、*Allium nipponicum* Franch. et Sav.
科名：ユリ科（ヒガンバナ科）
属名：ネギ属
英名：–
別名：チョウセンノビル

使用部位［その他］：鱗茎
生薬名［その他］：山蒜（サンサン）

備考：道端や日当たりのよい土手などに自生する多年草。全草にニラのような香りがあり、ニラやニンニクの仲間で食用とされる。民間療法では、食欲不振、滋養、強壮に乾燥させた鱗茎煎じ内用に、または、生食する。

ニンニク

学名：*Allium sativum* L.
異名：*Allium sativum* L. 'Nipponicum'
　　　Allium sativum L. var. *japonicum* Kitam.
異名［GM］：*Porvium sativum* Rehb.
科名：ユリ科（ヒガンバナ科）
属名：ネギ属
英名：Garlic、Ail、Ajo、Cultivated Garlic
別名：ガーリック、オオニンニク、オオビル、セイヨウニンニク、ヒル

G **人** **SE**

使用部位［GM］：鱗茎
生薬ラテン名［GM］：Allii Sativi Bulbus
生薬名［GM］：Garlic

生薬名［その他］：大蒜（タイサン）
薬効［GM］：抗細菌作用、抗真菌作用、コレステロール低下作用、脂質低下作用、降圧作用、抗凝固作用（血小板凝集阻害）、血糖降下作用、消炎作用、鎮痙作用。臨床薬理学では、駆風作用、降圧作用、コレステロール低下作用、脂質低下作用、抗凝固作用、血糖降下作用。
（GM 立証済みハーブ。p134 を参照。）

使用部位［WHO］：蕾
生薬ラテン名［WHO］：Bulbus Allii Sativi
適応［GM］：血中脂質濃度上昇時の食事療法のサポート。血管の加齢変化の防止。
用法［WHO］：WHO では、高脂血症の治療や動脈硬化性（年齢依存性）血管変化の予防における食事管理の補助薬。軽度高血圧症の治療にも有用。また、呼吸器および尿路感染症、白癬、リウマチ症状。また消化不良の治療で駆風薬として。さらに催淫薬、解熱薬、利尿薬、通経薬、去痰薬、鎮静薬に。また喘息と気管支炎の治療や発毛促進。GM でも血中脂質濃度上昇時の食事療法のサポートや血管の加齢変化の防止に。WHO の使用例では、平均 1 日量：新鮮ガーリック 2〜5g；乾燥粉末 0.4〜1.2g；精油 2〜5mg；エキス剤 300〜1000mg（固形物として）。その他の調製物はアリシン 4〜12mg あるいは約 2〜5mg 相当。ガーリックは胃腸障害を防止するために食物と共に摂取しなければならない。
禁忌：血液凝固系に障害のある者には禁忌。また本草へのアレルギー。
安全性：警告：大量のニンニク摂取は術後出血リスクを増加する可能性。
薬物相互作用：ワルファリン治療中の患者では出血時間が延長する。副作用：接触性皮膚炎や本薬の粉剤を吸入後に喘息発作などのアレルギー反応。ニンニク過敏のヒトはタマネギやチューリップにも反応を起こす可能性。空腹時の生ニンニク摂取で、胸やけ、吐き気、嘔吐、下痢の可能性。生ニンニクの大量摂取で脊椎硬膜外血腫の報告。GM でも、稀に胃腸症状、腸内フローラの変化、アレルギー反応。
安全性［GM］：稀に胃腸症状、腸内フローラの変化、アレルギー反応
安全性［SE］：胃腸障害などの報告あり。妊娠中は、サプリメントなどによる過剰摂取は危険。授乳中の過剰摂取は危険。ワルファリンやアスピリンなどの血液凝固に関連する薬剤との併用に注意（薬効増強）。血液凝固系に障害のある場合は禁忌。消化器系の炎症がある場合は注意。

備考：球根を香辛料や食用として用いる多年草。民間療法では、殺菌、滋養、強壮などにより、疲労改善や病後回復などに。漢方では鼻咽頭癌、乳がん、子宮頸癌等の抗癌薬としても。疲労回復、健胃整腸、冷え症には薬用酒を作り飲用する。

アサツキ

学名：*Allium schoenoprasum* L. var. *foliosum* Regel
科名：ユリ科（ヒガンバナ科）
属名：ネギ属
英名：–
別名：イトネギ、センボンワケギ

使用部位［その他］：鱗茎
生薬名［その他］：鱗茎：小蒜（ショウサン）

備考：草丈 40 センチほどになり食用とされる多年草。花期の前の葉・茎の柔らかい時期に刈り取り乾燥させたものを生薬・細香葱という。民間療法や生薬では、鎮痛などにより頭痛に。乾燥させた葉、茎の煎剤または生姜を加えたものを内用に。抗菌、止血には外用に。全草を採取し鱗茎ごと用いる場合もある。

エゾネギ

学名：*Allium schoenoprasum* L. var. *schoenoprasum*

異名：*Allium schoenoprasum* L. var. *bellum* Kitam.

科名：ユリ科（ヒガンバナ科）

属名：ネギ属

英名：Chive、Chives、Ciboulette、Cives

別名：チャイブ、シブレット・チャイブス、セイヨウアサツキ、ヒメエゾネギ

SE

使用部位［その他］：花・葉

安全性［SE］：妊娠中・授乳中は過剰摂取を避ける。

備考：ユリ科ネギ属の多年草。アサツキはチャイブの変種。民間療法では、抗菌により、殺菌、食欲増進、消化促進などに。葱と同様に殆どの料理に利用できる。花はエディブルフラワーなどとして食用利用。

ニラ

学名：*Allium tuberosum* Rottler ex Spreng.

科名：ユリ科（ヒガンバナ科）

属名：ネギ属

英名：Oriental Garlic、Chinese Chives

別名：コミラ、フタモジ、ミラ

使用部位［その他］：茎葉、葉、根・鱗茎、種子

生薬名［その他］：茎葉：韮白（キュウハク）／葉：韮菜／根・鱗茎：韮根／種子：韮子

備考：食用にされる多年草。民間療法や生薬では、種子の乾燥させたものを頻尿や下痢に。滋養、強壮や血液循環の改善に葉を。

クマニンニク

学名：*Allium ursinum* L.

科名：ユリ科（ヒガンバナ科）

属名：ネギ属

英名：Ramson、Ramsons、Buckrams、Wild Garlic、Broad-Leaved Garlic、Wood Garlic、Bear's Garlic

別名：ラムソン、ラムソムズ、ワイルドガーリック、ベアラウフ、熊ネギ

使用部位［その他］：鱗茎、地上部

禁忌：妊娠中・授乳中は禁忌。

備考：球根性の多年草。野生のチャイブの近縁種。潰すと強いニンニク臭がする。川沿いの日蔭、多湿の森林に自生する。クマニンニクはヒグマが好んで球根を食べることから名づけられた。現代でもドイツの特に南部で食用とされる。民間療法では、抗菌に。胃痛を緩和し、消化器系を強化、下痢や消化不良、腸整に用いられる。ニンニクに近いものの作用は弱い。葉は生食でサラダなど、あるいは茹でたりペーストなどにして利用する。また飼料にもされる。

ギョウジャニンニク

学名：*Allium victorialis* L. subsp. *platyphyllum* Hultén

異名：*Allium latissimum* Prokh.、*Allium microdictyon* Prokh.、*Allium ochotense* Prokh.、*Allium victorialis* L.、*Allium victorialis* L. var. *asiaticum* Nakai、*Allium latissimum* Prokh.

科名：ユリ科（ヒガンバナ科）

属名：ネギ属

英名：Alpine Leek

別名：ヤマビル、アイヌネギ

SE

使用部位［その他］：鱗茎、若芽、葉

生薬名［その他］：鱗茎：茖葱（カクソウ）

安全性の詳細は、『「健康食品」の安全性・有効性情報』を確認のこと。

備考：ネギ属の多年草で北海度や東北でよく食用とされる。民間療法では、抗菌、抗ウィルスや抗血栓、高血圧抑制、疲労回復に。山菜として若芽や葉を食用に。鱗茎を薬草酒に。

薬用植物辞典　437

スピルリナ

学名：*Arthrospira platensis* Gomont
科名：ユレモ科
属名：アルスロスピラ属
英名：Spirulina
別名：–

SE

使用部位［その他］：–
禁忌：妊娠中・授乳中は禁忌。
安全性［SE］：肝毒性があるミクロシスチンを含むものは避ける（未分析の製品の摂取は危険）。フェニルケトン尿症の症状を悪化させる可能性がある。妊娠中・授乳中の摂取は避ける。

備考：濃緑色の単細胞微細藻類。サプリメントなどに用いられている。

コナカブトゴケ

学名：*Lobaria pulmonaria*（L.）Hoffm.
科名：ヨロイゴケ科
属名：カブトゴケ属
英名：Lungmoss、Lichen Pulmonaire、Oak Lungs
別名：ヒメムラサキカブトゴケ

SE

使用部位［その他］：地衣類
禁忌：妊娠中・授乳中は禁忌。
安全性［SE］：妊娠中・授乳中は使用を避ける。

備考：不規則な裂片を持つ地衣類。ヨーロッパ全土でみられる。古くから肺病の改善薬として用いられてきた。民間療法では、去痰、強壮、収斂、鎮静に。慢性の呼吸器系カタル、咳、気管支炎、胃潰瘍などに。蜂蜜で甘く煎じ内用に。

【科名ラ行】

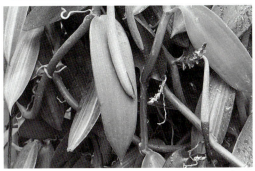

バニラ

キバナシュスラン

学名：*Anoectochilus formosanus* Hayata
科名：ラン科
属名：キバナシュスラン属
英名：-
別名：樹草蓮、台湾金線蓮、本山石松

備考：八重山諸島を北限とする多年草。

シラン

学名：*Bletilla striata*（Thunb.）Rchb.f.
科名：ラン科
属名：シラン属
英名：Hyacinth Orchid、Urn Orchid
別名：シュラン、ベニラン

使用部位［その他］：偽鱗茎
生薬名［その他］：白及（ビャクキュウ）

備考：観賞用にも栽培される多年草。9月～10月の秋に偽鱗茎を掘り採り、乾燥させたものを生薬・白及（ビャクキュウ）と呼ぶ。民間療法や生薬では、止血、アカギレ、軽い火傷に。胃潰瘍、胃カタルなどからの出血には、煎剤を食間に内用。アカギレ、軽い火傷には、粉末にしたものを食用油で練り患部に塗布するなど。

サイハイラン

学名：*Cremastra appendiculata*（D.Don）Makino
異名：*Cremastra variabilis*（Blume）Nakai
科名：ラン科
属名：サイハイラン属
英名：-
別名：ハクリ、ハツグリ

使用部位［その他］：鱗茎
生薬名［その他］：山慈姑（サンジコ）

備考：多年草。胃カタル、胸やけ、ヒビ、アカギレに効果があるといわれている。栗に似た味のする卵球形に肥大した鱗茎（偽球茎・ぎきゅうけい）は美味しい。昔の戦国時代の陣中で、武将が指揮・命令する際に用いる采配（さいはい）を思わせるため采配蘭と呼ばれる。乾燥させた鱗茎を煎じ内用とする。ヒビ、アカギレには、乾燥させた鱗茎を粉末にし、患部に擦り込むと良いとされる。

アツモリソウ

学名：*Cypripedium macranthos* Sw. var. *speciosum*（Rolfe）Koidz.
異名：*Cypripedium macranthos* Sw.
科名：ラン科
属名：アツモリソウ属
英名：Lady's Slipper、Lady Slipper Orchid、Nerve Root、Moccasin Flower、Large-Flowered Lady's Slipper（C. Macranthos）（マツユリソウ属全般）
別名：レディズスリッパー

使用部位［その他］：-
禁忌：生葉は接触性皮膚炎を引き起こすことがあるので注意。

備考：アツモリソウ亜科。草質の茎葉をもつ地生ラン。地下に根茎があり、地上部は冬季枯死する。袋状の唇弁を平敦盛（あつもり）の母衣（ほろ）に見立てたものが和名の由来とされる。民間療法では、鎮痙、鎮痛、鎮静、入眠に。

薬用植物辞典 439

シプリペディウム・プベスケンス

学名：*Cypripedium pubescens* Willd.
科名：ラン科
属名：アツモリソウ属
英名：Lady's Slipper、Large Yellow Lady's Slpper
別名：-

使用部位［その他］：根茎

備考：多年草でランの一種。乱獲のため希少植物とされ、薬草として用いるべきでない。民間療法では、アメリカの先住民によって、鎮静、鎮痙として用いられ、不眠、生理痛、神経系疾患などや駆虫剤として利用された。セイヨウカノコソウのように抗不安薬としても知られる。

ツチアケビ

学名：*Cyrtosia septentrionalis* (Rchb.f.) Garay
異名：*Galeola septentrionalis* Rchb.f.
科名：ラン科
属名：ツチアケビ属
英名：-
別名：ヤマシャクジョウ、ヤマノカミノシャクジョウ、ドツウソウ

使用部位［その他］：果実
生薬名［その他］：土通草（ドツウソウ）

備考：高さ50センチほどになる多年草。民間療法として利用されるが、薬用効果についての正式な報告はない。民間療法では、滋養、強壮、利尿に。乾燥させた果実を煎じ食間に内用として。湿疹などには煎剤で患部を洗浄。

セッコク

学名：*Dendrobium moniliforme* (L.) Sw.
科名：ラン科
属名：セッコク属
英名：Japanese Stone Orchid
別名：セキコク、イワグスリ、スクナヒコグスリ、スクナヒコノクスネ

使用部位［その他］：茎
生薬名［その他］：石斛（セッコク）
≪コウキセッコクを参照≫

コウキセッコク

学名：*Dendrobium nobile* Lindl.
科名：ラン科
属名：セッコク属
英名：Dendrobium
別名：デンドロビウム、ニオイセッコク

使用部位［その他］：茎
生薬名［その他］：石斛（セッコク）
薬効：解熱作用、鎮痛作用、健胃作用。
禁忌：多量の摂取は厳禁。妊娠中・授乳中は禁忌。

備考：草丈80センチほどになる多年草。多量の摂取は、心臓と肺に阻害作用を引き起こすことがあるので注意を要する。民間療法や生薬では、止乾、制吐に。乾燥させた地上部の煎剤を内用とする。

【同様に使用される植物】
セッコク *Dendrobium moniliforme* (L.) Sw.、ホンセッコク *Dendrobium officinale* K.Kimura et Migo

オニノヤガラ

学名：*Gastrodia elata* Blume
科名：ラン科
属名：オニノヤガラ属
英名：-
別名：ガストロディア、カミノヤガラ、ヌスビトノアシ、テンマ

使用部位［局方］：塊茎
生薬名［局方］：テンマ（天麻）
生薬ラテン名［局方］：Gastrodiae Tuber
生薬英語名［局方］：Gastrodia Tuber

使用部位［その他］：根茎、茎葉、果実
生薬名［その他］：根茎：天麻（テンマ）／茎葉：天麻茎葉／果実：天麻子
薬効：鎮静作用、鎮痛作用、鎮痙作用、強壮作用。

備考：1メートルほどになる腐生植物。葉緑素を持たず、光合成を行わない。民間療法や生薬では、頭痛、目眩、ヒステリーに。乾燥させ塊根を煎じ内用とする。

オルキス・マスキュラ

学名：*Orchis mascula*（L.）L.
科名：ラン科
属名：オルキス属
英名：Purple Orchid、Salep
別名：サレップラン

使用部位［その他］：根茎
生薬名［その他］：沙列布（サレップ）
禁忌：妊娠中・授乳中は禁忌。

備考：草丈60センチほどになる多年草。古くから用いられ、1世紀にはディオス・コリディス（医師）により記述もされている。食用に。ギリシアでは女性の性欲増進として信じられ食用とされていた。民間療法では、小児の消化管過敏、止瀉などに。

バニラ

学名：*Vanilla mexicana* Mill.
異名：*Vanilla fragrans*（Salisb.）Ames、*Vanilla planifolia* Andrews
科名：ラン科
属名：バニラ属
英名：Vanilla
別名：-

使用部位［その他］：果実

備考：花の寿命が短く一日で終わることで知られるラン科の蔓性常緑多年草。かじつをしょくようのほかたほうめんにりようするため熱帯各地で栽培されている。民間療法では、鎮静、鎮痛、催眠により、熱病、月経不順などに。未熟果を発酵、乾燥させ菓子類の香りづけに利用。

ゲッカコウ（月下香）

学名：*Polianthes tuberosa* L.
科名：リュウゼツラン科
属名：ゲッカコウ属
英名：Tuberose
別名：チューベローズ、ポリアンサス

使用部位［その他］：花（また精油）

備考：リュウゼツラン亜科の多年草で草丈草丈1メートルほど。抽出物を香水のトップノートとして利用。宗教行事に用いられるなどしたが、ハワイでは葬儀に使われる。民間療法では、鎮静、催淫に。精油を香料に。またフラワーアレンジメントに。

センジュラン

学名：*Yucca aloifolia* L.
科名：リュウゼツラン科
属名：ユッカ属
英名：Yucca、Aloe Yucca、Spanish Bayonet、Dagger Plant、Joshua Tree、Our Lord's Candle、Soapweed
別名：ユッカ、キミガヨラン

薬用植物辞典　441

使用部位［その他］：根、葉
禁忌：妊娠中・授乳中は禁忌。
安全性［SE］：妊娠中・授乳中は使用を避ける。

備考：高さ6メートルほどになる多年生植物。民間療法では、抗菌、美白などに。気泡作用有り。また、血圧降下、中性脂肪・高コレステロール値の正常化に。

ヨシュアノキ

学名：*Yucca brevifolia* Engelm.
科名：リュウゼツラン科
属名：ユッカ属
英名：Yucca、Aloe Yucca、Spanish Bayonet、Dagger Plant、Joshua Tree、Our Lord's Candle、Soapweed
別名：ユッカ、センジュラン、キミガヨラン

使用部位［その他］：根、葉
禁忌：妊娠中・授乳中は禁忌。
安全性［SE］：妊娠中・授乳中は使用を避ける。

備考：高さ6メートルほどになる多年生植物。民間療法では、抗菌、美白などに。気泡作用有り。また、血圧降下、中性脂肪・高コレステロール値の正常化に。

【同様に利用される植物】
キミガヨラン *Yucca gloriosa* L. var. *recurvifolia* (Salisb.) Engelm.

アオノリュウゼツラン

学名：*Agave americana* L.
科名：リュウゼツラン科（キジカクシ科）
属名：リュウゼツラン属
英名：American Aloe
別名：アメリカンアロエ、アガベ、マゲイ、センチュリープラント

使用部位［その他］：葉、樹液
生薬名［その他］：葉：金辺竜舌蘭（キンペンリュウゼツラン）
禁忌：妊娠中は禁忌。過量摂取は厳禁。

備考：高さ2メートルほどになる多年生植物。アロエ・ベラの近縁種で作用も類似している。発酵させた樹液や果肉より、メキシコの酒・テキーラやメスカルが蒸留される。民間療法では、緩下、利尿、鎮静に。アメリカ先住民にも緩下剤として用いられた。また胃潰瘍に。樹液は煮詰められアガベシロップにも。鑑賞用、食用。

キミガヨラン

学名：*Yucca gloriosa* L. var. *recurvifolia* (Salisb.) Engelm.
異名：*Yucca recurvifolia* Salisb.
科名：リュウゼツラン科（キジカクシ科）
属名：ユッカ属
英名：Yucca、Aloe Yucca、Spanish Bayonet、Dagger Plant、Joshua Tree、Our Lord's Candle、Soapweed
別名：ユッカ

使用部位［その他］：根、葉
禁忌：妊娠中・授乳中は禁忌。
安全性［SE］：妊娠中・授乳中は使用を避ける。

備考：高さ6メートルほどになる多年生植物。民間療法では、抗菌、美白などに。気泡作用有り。また、血圧降下、中性脂肪・高コレステロール値の正常化に。

【同様に使用される植物】
センジュラン *Yucca aloifolia* L.
ヨシュアノキ *Yucca brevifolia* Engelm.

ベニバナセンブリ

学名：*Centaurium erythraea* Rafn
異名［GM］：*Centaurium minus* Moench、*Centaurium umbellatum* Gilbert、*Erythraea centaurium*（L.）Persoon
科名：リンドウ科
属名：ベニバナセンブリ属
英名：Centaury
別名：セントーリ、センタウリー、センタウリウム、センタウリア、センタウリウムソウ

G **SE**

使用部位［GM］：地上部
生薬ラテン名［GM］：Centaurii Herba
生薬名［GM］：Centaury Herb
薬効［GM］：胃液分泌の増加。
（GM 立証済みハーブ。p106 を参照。）

使用部位［GM］：地上部
生薬ラテン名［GM］：Centaurii Herba
生薬名［GM］：Centaury Herb
薬効［GM］：胃液分泌の増加。
（GM 立証済みハーブ。p106 を参照。）
適応［GM］：食欲不振、消化不良
安全性［SE］：妊娠中・授乳中は過剰摂取は避ける。

備考：二年草。民間療法では、健胃として、消化促進、胆汁産生促進に。

ゲンチアナ

学名：*Gentiana lutea* L.
異名：*Asterias lutea* Borckh.、*Swertia lutea* Vest
科名：リンドウ科
属名：リンドウ属
英名：Gentian、Great Yellow Gentian、Wild Gentian
別名：キバナリンドウ、ゲンチアン、イエローゲンチアナ、ゲンチアナルテア、セイヨウハルリンドウ

局 **G** **人** **SE** **十** **ヲ**

使用部位［局方］：根及び根茎
生薬名［局方］：ゲンチアナ
生薬ラテン名［局方］：Gentianae Radix
生薬英語名［局方］：Gentian

使用部位［GM］：根・根茎
※花は「非医」
生薬ラテン名［GM］：Gentianae Radix
生薬名［GM］：Gentian Root
生薬名［その他］：ゲンチアナ
薬効［GM］：抗微生物作用、鎮痙作用、胆汁分泌促進作用、分泌促進作用（胃液、小腸の消化酵素、気道分泌液）。臨床薬理学では、胃液分泌促進、胆汁分泌促進、消化器症状（便秘、膨満、食欲不振、嘔吐、胸やけ、腹痛、吐き気）の軽減。動物実験では気管支分泌の増加を認める。
（GM 立証済みハーブ。p135 を参照。）

使用部位［WHO］：根、根茎
生薬ラテン名［WHO］：Radix Gentianae Luteae
適応［GM］：食欲不振、膨満感などの消化器疾患
用法［WHO］：WHO では、食欲不振、膨満感などの消化器症状。回復期の食欲刺激薬に。また駆風薬、浄化薬、通経薬、解熱薬、精神安定薬、強壮薬、また分娩促進に。糖尿病、月経困難症に。GM でも食欲不振、膨満感などの消化器疾患に。WHO の使用例では、成人の平均 1 日量：根および根茎 0.1～2g を水 150ml に入れた浸剤、煎剤あるいは浸漬剤とし、1 日 3 回まで；流エキス剤は 2～4g：チンキ剤（根および根茎 1 とエタノール（45～70% v/v）5）は 1ml/回で 1 日 3 回；同等の苦味値の水エタノール抽出物。食欲刺激には、食事の 1 時間前に根の単回量を投与；消化不良には食後に単回量を投与。
禁忌：妊娠中、授乳中、小児には禁忌。胃潰瘍、十二指腸潰瘍、高血圧症、胃酸過多にも禁忌。
安全性：注意：症状持続では医師に相談。過剰量は吐き気あるいは嘔吐を生じる。変異誘発。
副作用：特に過敏な人は時に頭痛。
安全性［GM］：特に過敏な人は時に頭痛

薬用植物辞典　443

安全性［SE］：授乳中は使用を避ける。

備考：フラワーレメディーにも用いられる多年草。ヨーロッパに広く分布または栽培されている。民間療法では、苦味健胃薬、また胆汁の排出と胆汁分泌促進作用。さらに解熱、強壮にも。

オオバリンドウ

学名：*Gentiana macrophylla* Pall.
科名：リンドウ科
属名：リンドウ属
英名：Large-Leaf Gentian
別名：－

使用部位［局外］：根
生薬名［局外］：ジンギョウ（秦艽）
生薬ラテン名［局外］：Gentianae Macrophyllae Radix
生薬英語名［局外］：Gentiana Macrophylla Root

使用部位［その他］：根
生薬名［その他］：秦艽（ジンギョウ）
禁忌：過量摂取は、吐き気、嘔吐の原因ともなり厳禁。

備考：70センチほどになる多年草。紀元1世紀に記された「神農本草経」に収載されている252種の薬草のひとつ。民間療法や生薬では、解熱、緩下、利尿として、消化器系や肝臓に働きかける。リウマチにも。春または秋に根を掘り上げ乾燥させたものを煎じて内用とする。中国では抗菌、抗炎症作用を持つことで認められている。近縁種にキバナリンドウがある。

リンドウ（広義）

学名：*Gentiana scabra* Bunge
異名：*Gentiana buergeri* Miq.、*Gentiana fortunei* Hook.
科名：リンドウ科
属名：リンドウ属
英名：Gentianae Scabrae Radix
別名：トウリンドウ、チョウセンリンドウ、イヤミグサ、ササリンドウ

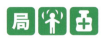

使用部位［局方］：根及び根茎
生薬名［局方］：リュウタン（竜胆）
生薬ラテン名［局方］：Gentianae Scabrae Radix
生薬英語名［局方］：Japanese Gentian

使用部位［その他］：根および根茎
生薬名［その他］：竜胆（りゅうたん）
薬効：抗肝臓毒性作用、消炎作用、鎮痙作用、中枢神経作用（セロトニン再取り込み阻害、鎮静作用）、胆汁分泌促進作用。
禁忌：妊娠中、授乳中、12歳未満の小児には禁忌。過量摂取また胃疾患、肝不全にも禁忌。

備考：朝鮮半島に分布する多年草だが、近年は減少し、ゲンチアナ（キバナリンドウ）などが、ヨーロッパ産の近縁種などが用いr多れることもある。民間療法では、健胃により、胆汁分泌促進、腸管運動促進、食欲不振、消化不良、胃酸過多などに。局方では基原植物はトウリンドウ。

トウリンドウ

学名：*Gentiana scabra* Bunge var. *scabra*
科名：リンドウ科
属名：リンドウ属
英名：Japanese Gentian
別名：チョウセンリンドウ

使用部位［局方］：根及び根茎
生薬名［局方］：リュウタン（竜胆）
生薬ラテン名［局方］：Gentianae Scabrae Radix
生薬英語名［局方］：Japanese Gentian

使用部位［その他］：根
生薬名［その他］：竜胆（リュウタン）
薬効：健胃、抗菌、消炎

備考：朝鮮半島に分布する多年草だが、近年は減少し、ゲンチアナ（キバナリンドウ）などが、ヨーロッパ産の近縁種などが用いr多れることもある。民間療法では、健胃により、胆汁分泌促進、腸管運動促進、食欲不振、消化不良、胃酸過多などに。

チレッタソウ

学名：*Swertia chirayita*（Roxb.）H.Karst.
科名：リンドウ科
属名：センブリ属
英名：Chiretta
別名：チレッタセンブリ、インドセンブリ

使用部位［その他］：全草
禁忌：妊娠中・授乳中は禁忌。

備考：インドの伝統療法の生薬として用いられる。民間療法では、消化促進、解毒、発汗として、胃痛、腹痛、下痢に。乾燥させた全草を粉末にして内用または煎剤として用いる。

センブリ

学名：*Swertia japonica*（Schult.）Makino
異名：*Ophelia japonica*（Schult.）Griseb.
科名：リンドウ科
属名：センブリ属
英名：-
別名：ヤクソウ、クスリグサ、ニガクサ

使用部位［局方］：全草
生薬名［局方］：センブリ（当薬）
生薬ラテン名［局方］：Swertiae Herba
生薬英語名［局方］：Swertia Herb

使用部位［その他］：全草
生薬名［その他］：当薬（トウヤク）
薬効：健胃作用、鎮静作用、消炎作用、解熱作用。
禁忌：衰弱の激しい者、冷え性の場合、妊娠中は禁忌。胃潰瘍の場合は胃液を出しすぎるので注意。

備考：日本各地の山野に自生するまたは栽培される二年草。含有されるスウェルチアマリンが、主に苦味健胃として用いられる。民間療法や生薬では、整腸、健胃に。胃弱、食欲不振、腹部膨満感、消化不良、胃のむかつき、また脱毛にも。全草を乾燥させたものを煎じ内用。育毛剤に配合されることもある。

ロウバイ

学名：*Chimonanthus praecox*（L.）Link
科名：ロウバイ科
属名：ロウバイ属
英名：Wintersweet
別名：ウインタースウィート、カラウメ（唐梅）、ナンキンウメ（南京梅）

使用部位［その他］：蕾
生薬名［その他］：蝋梅花（ロウバイカ）

備考：落葉低木。民間療法や生薬では、解熱、鎮静、鎮咳として、発熱、頭痛、咳や口の渇き、多汗などの改善に用いられる。

【科名ワ行・その他】

ワサビノキ

学名：*Moringa oleifera* Lam.
科名：ワサビノキ科
属名：ワサビノキ属
英名：Drumstick Tree、Horseradish Tree、Behen、Ben Nut Tree、Malungai、Sanjanaa、Moringa
別名：モリンガ、モリンガ・オレイフェラ

SE

使用部位 ［その他］：種子油、種子、葉、花、果実、根、樹皮・樹木
禁忌：妊娠中は禁忌。
安全性 ［SE］：妊婦の摂取は危険（子宮収縮や流産の可能性）。

備考：樹高10メートルほどになる常緑落葉樹。熱帯や亜熱帯でよく生育する砂壌土を好む植物。インドの伝統療法やイスラム圏のユナニ医学などでも古くから用いられ、メディカルハーブとしては長い歴史を持つ。食用、画材、軟膏など広く利用され、サプリメントなどにも用いられる。

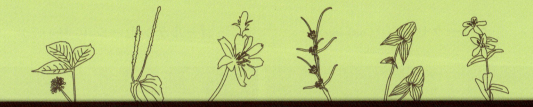

同種の植物

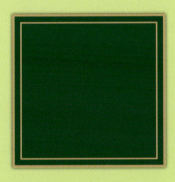

✣ 同種の植物 ✣
セージ Sage
科名：シソ科　主な原産国・地中海沿岸など

グリークセージ（Greek sage）
Salvia fruticosa Mill.

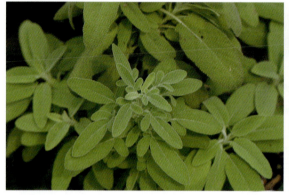

地中海沿岸原産・アキギリ属／別名・ギリシアセージ、グリークオレガノ、ラベンダーに似た香りがする。藤色からピンク時に白色の花が咲く。

ゴールデンセージ（Golden sage）
Salvia officinalis L. 'Icterina'

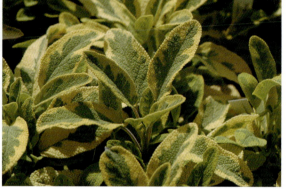

コモンセージの1品種で、葉に黄色の縁取りが入る。香りはコモンセージよりマイルド。

コモンセージ（Common sage）
Salvia officinalis L.

地中海沿岸原産／別名・ヤクヨウサルビア ガーデンセージ。殺菌作用があり抗酸化力が強い。口腔内・咽頭部の炎症や感染症、多汗を抑える働きも。

スパニッシュセージ（Spanish sage）
Salvia lavandulifolia Vahl.

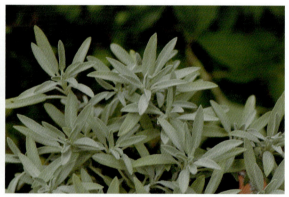

スペイン原産／スペインからフランスにかけて分布。ラベンダーに似た紫色の花を咲かせる。料理やティーに。バルサム系の香り。

○セージの仲間：シソ科アキギリ属の多年草または常緑低木であり、代表的なものはコモンセージ。和名はヤクヨウサルビア。亜熱帯から温帯地域に約 900 種が分布しているともいわれ、地中海沿岸でも数は多い。なかで植物名に「セージ」とつくものは主なもので約 80 種類。さらには Salvia 属以外にもセージと呼ばれるものがある。ローズマリーとともに抗酸化作用も高く、ソーセージなどの加工品、肉料理、口臭予防などに利用される。

トリカラーセージ（Tricolor sage）
Salvia officinalis L. *'Tricolor'*

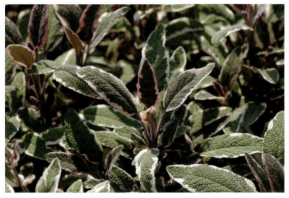

別名・トリコロールセージ。コモンセージの 1 品種で、葉にピンクと白の縁取りが入る。

パイナップルセージ（Pineapple sage）
Salvia elegans Vahl. *'Scarlet Pineapple'*

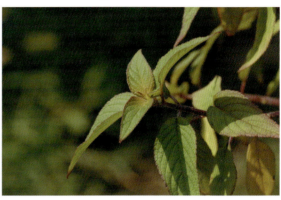

地中海沿岸原産／別名・レッドセージ。新葉が作られるときに葉の色が赤紫色になることからこの名を持つ。

フルーツセージ（Fruit sage）
Salvia dorisiana Standl.

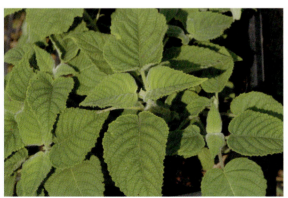

南ヨーロッパ原産／葉が甘い果実のような香りがする。

ブロードリーフセージ（Broad leaved sage）
Salvia officinalis L. *'Bload Leaf'*

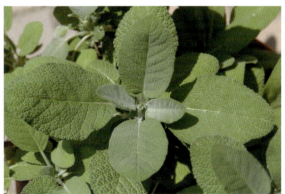

コモンセージの 1 品種。コモンセージと同様に利用できる。

✣ 同種の植物 ✣
ゼラニウム Geranium
科名：フウロソウ科　主な原産国・南アフリカ

アプリコットゼラニウム（Apricot geranium）
Pelargonium scabrum (L.) L'Hér.

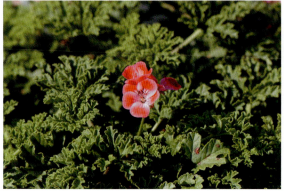

南アフリカ原産・ペラルゴニウム属

花は美しい紅色で、アンズの香りがする。

クロリンダゼラニウム（Clorinda geranium）
Pelargonium 'Clorinda'

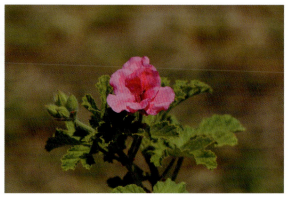

ペラルゴニウム属

大きな濃いピンク色の花が愛らしく葉はユーカリの香り、またリンゴやミント、バラ、シーダー、カンファーの香りも。

シナモンゼラニウム（Cinnamon geranium）
P.gratum × P.limoneum

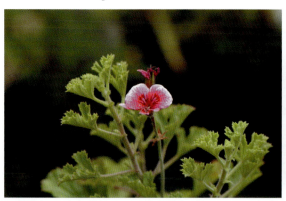

ペラルゴニウム属

レモンゼラニウムの交配種の一つ。葉は薄くて小さく、バラとライム、シナモンのような香り。高さは40〜50cm位。

スイートミモザゼラニウム（Sweet Mimosa geranium）
Pelargonium 'Sweet Mimosa'

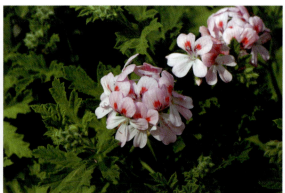

ペラルゴニウム属

5ヵ所くらい切れ込みがある丸みを帯びた葉。春には大きな明るいピンク色の花が咲く。

○ゼラニウムの仲間：ハーブや香料として扱われるのは、センテッドゼラニウムでローズゼラニウムの他、様々な種を持つ常緑の植物。またゼラニウムは、「花ゼラニウム」「変わり葉ゼラニウム」「星咲きゼラニウム」などに大別され、南アフリカを中心に、熱帯アフリカ、シリア、オーストラリアなどの広い範囲に約280種が分布するといわれる。一年草、多年草、低木など多様だが、南アフリカ原産のペラルゴニウム・インクイナンスやペラルゴニウム・ゾナーレをもとに改良された。旧属名でもあるゼラニウムはギリシア語のゼラノス（鶴）に由来しているともいわれる。

ファーンリーフゼラニウム（Fanleaf geranium）
Pelargonium denticulatum Jacq. 'Farn Leaf'

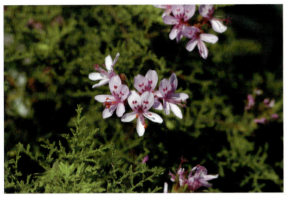

南アフリカ原産・ペラルゴニウム属

葉はファーンリーフという名が示すとおり、シダの葉のように葉脈にそった骨格状。バルサムのような香りを持つ。

レモンゼラニウム（Lemon geranium）
Pelargonium crispum (P.J. Bergius) L'Hér.

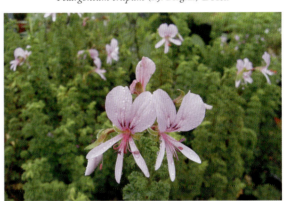

南アフリカ原産・ペラルゴニウム属

ペラルゴニウムの原種の一つ。葉は小さく、強いレモンの香り。直立性で60cm程に成長。

ローズゼラニウム（Rose geranium）
Pelargonium graveolens L'Hér.

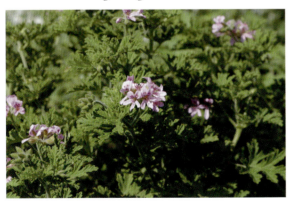

南アフリカ原産・ペラルゴニウム属

代表的な品種で全草にバラの花の香りに似た芳香（ゲラニオールを多く含む）を持つ。香り成分は精油としても利用されている。

✣ 同種の植物 ✣
タイム Thyme
科名：シソ科　主な原産国・地中海沿岸

オレンジバルサムタイム（Orange balsam thyme）
Thymus vulgaris L. "Fragrantissimus"

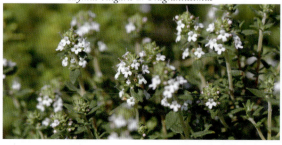

地中海沿岸原産・イブキジャコウソウ属

コモンタイムに似ているが、葉色がグレーがかった緑色で、形は少し細く短い。全草からオレンジのような香りがするのが特徴のタイムで、ハーブティーにすると香りも良く美味しい。

ゴールデンレモンタイム（Golden lemon thyme）
Thymus x citrodorus 'Aureus'

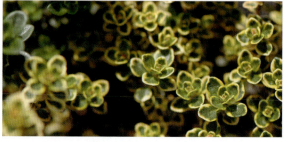

イブキジャコウソウ属

草丈は10〜20cmで匍匐性。黄緑葉で特に秋の黄葉が素晴らしい。コモンタイム同様に利用できる。

コモンタイム（Common thyme）
Thymus vulgaris L.

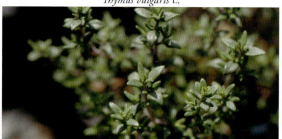

地中海沿岸原産・イブキジャコウソウ属

代表的な品種で、立性タイプで高さ20〜40cm程に成長。葉や枝はスープやシチュー、マリネ、肉、魚料理、ブーケガルニやエルブ・ド・プロヴァンスなどのブレンドスパイス等広く利用できる。ティーブレンドにも。

シルバータイム（Silver thyme）
Thymus vulgaris L. "Silver Posie"

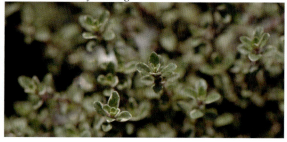

地中海沿岸原産・イブキジャコウソウ属

立性タイプで高さ25cm程に成長。葉の縁にシルバー（白斑）が入り、花期には淡いピンク色の花を咲かせる。通常のタイムと同じように料理やハーブティーとしても利用できる。シルバーポジータイムとも呼ばれている。

ハイランドクリームタイム（Highland cream thyme）
Thymus 'Highland Cream'

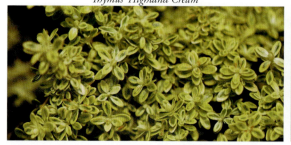

イブキジャコウソウ属

代表的な品種で、立性タイプで高さ20〜40cm程に成長。葉や枝はスープやシチュー、マリネ、肉、魚料理、ブーケガルニやエルブ・ド・プロヴァンスなどのブレンドスパイス等広く利用できる。ティーブレンドにも。

フレンチタイム（French thyme）
Thymus vulgaris cv. L.

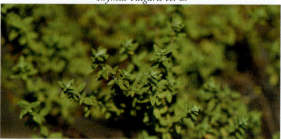

地中海沿岸原産・イブキジャコウソウ属

コモンタイムの仲間。コモンタイムと同じく樹形は立性。スープやシチュー、マリネ、肉、魚料理などに広く使われ、ブーケガルニやエルブ・ド・プロヴァンスなどのブレンドスパイスやティーにも利用される。

○タイムの仲間：シソ科の多年草で地中海周辺を原産として約350種余りがみられる。匍匐（ほふく）性と木立性に大別され、薬用植物のなかでも特に抗菌力の強い種類としても知られる。含有成分のティモールは、殺菌、強壮などの働きとともに、気管支系の症状にも利用される。代表的なものは、コモンタイム。煎剤をうがい薬にしたり、料理にも活用される。またレモンタイム、クリーピングタイム、カピタートゥス（ペルシアン・ヒソップ）、オレンジタイム、ジギス（ソースタイム）などが食用として利用される。

同種の植物

マジックカーペットタイム（Magic carpet thyme）
Thymus serphyllum L. "Magic Carpet"

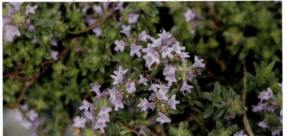

地中海沿岸原産・イブキジャコウソウ属

匍匐性で葉は小さく茎は細め。横に這うように広がるのでロックガーデンやグランドカバーに利用。

マスチックタイム（Mastic thyme）
Thymus mastichina (L.) L.

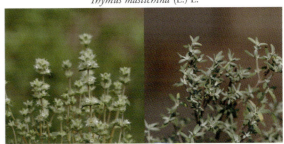

地中海沿岸原産・イブキジャコウソウ属

立性タイプで高さは20〜30cmほど。ポルトガルでは別名スパニッシュマジョラムとも呼ばれる。香りが強くポプリや浴用向き。また肉料理にも。

レモンタイム（Lemon thyme）
Thymus x citriodorus

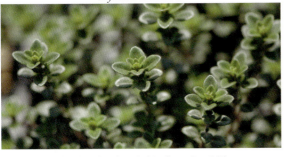

地中海沿岸原産・イブキジャコウソウ属

レモンに似た香りが特徴のタイム。刺激性が少ないためハーブティーにすると香りも良く美味しい。料理や入浴剤、クラフトなどに利用できる。初夏に枝分かれして伸びた茎先に淡いピンク色の花をたくさん咲かせる。

イブキジャコウソウ（Wild thymus）
Thymus serpyllum L. ssp. *quinquecostatus*

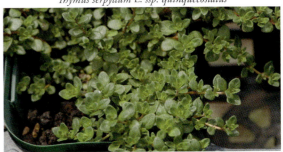

イブキジャコウソウ属

別名は百里香（ヒャクリコウ）。日本でも北海道や本州、九州などの岩礫地などに自生。香りが強く葉に触れると麝香（ジャコウ）に似た香りがする。

453

✦ 同種の植物 ✦
ミント Mint
科名：シソ科　主な原産国・北半球温帯地域など

アップルミント （Apple mint）
Mentha suaveolens Ehrh.

グレープフルーツミント （Grapefruit mint）
Mentha × piperita L. の一種

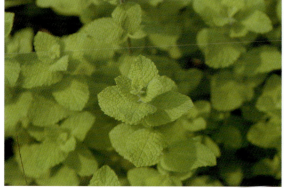

ミントティ、料理・菓子のアクセント、カクテル。またポプリ、観賞用、染物剤。

ミントティ、料理・菓子のアクセント、ポプリ。また観賞用など。

スペアミント （Spearmint）
Mentha spicata L.

オーデコロンミント （Eau de colone mint）
Mentha × piperita L. の一種

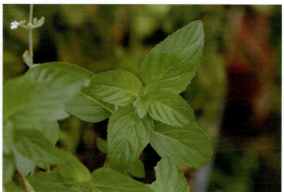

ミントティ、料理・菓子のアクセント、カクテルなど。またポプリ、観賞用、染物剤。

入浴剤として利用。

○ミントの仲間：シソ科で多年草のミントは非常に繁殖力が強く交雑しやすいのも特色。約600種あるともされ、料理、菓子、デザートなどに利用できる最もポピュラーな香草。主に、ペパーミントと、さらに作用が穏やかなスペアミントが利用される。その芳香特色はメントールという成分によるものだが、風邪の初期症状、膨満感の改善などにも用いることができることでも知られる。

パイナップルミント（Pineapple mint）
Mentha suaveolens Ehrh. var. *variegata*

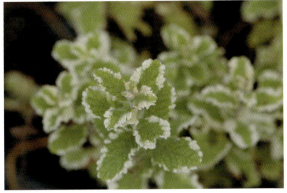

ミントティ、料理・菓子のアクセント。またポプリ、観賞用。

ブラックペパーミント（Blackpepper mint）
Mentha × piperita L. の一種

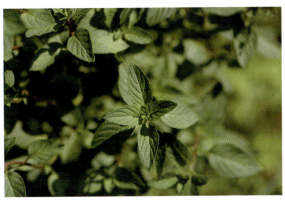

ペパーミントの一種。ミントティ、料理・菓子のアクセント。またポプリ、観賞用、染物剤。

ペニーロイヤルミント（Pennyroyal）
Mentha pulegium L.

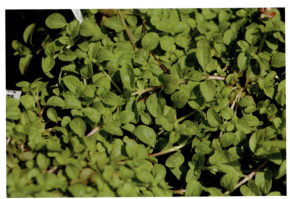

ヨーロッパではかつてノミよけだった。

ペパーミント（Peppermint）
Mentha × piperita L.

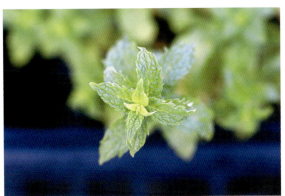

お菓子作り、ミントティ、カクテルなど。

同種の植物

✛ 同種の植物 ✛
ローズマリー Rosemary
科名：シソ科　主な原産国・地中海沿岸

シシングハーストローズマリー
（Sissing hurst rosemary）*osmanus officinalis* L. *"Sissinng Hurst Blue"*

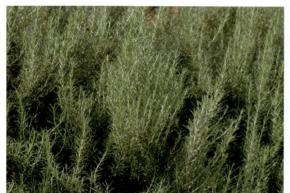

耐寒性・青花・立性

ローズマリーレックス（Rex rosemary）
Rosmanus officinalis L. *"Rex"*

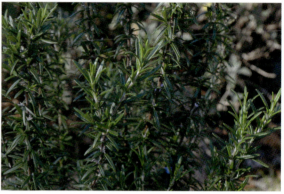

半耐寒性・紫の花

トスカーナブルーローズマリー
（Rosemary tuscan blue）*Rosmanus officinalis* L. *"Tuscan Blue"*

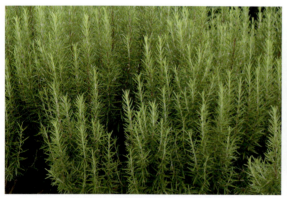

半耐寒性・耐暑性・淡い青花・立性

プロストラータスローズマリー
（Prostratus rosemary）*Rosmanus officinalis* L. *"Prostratus"*

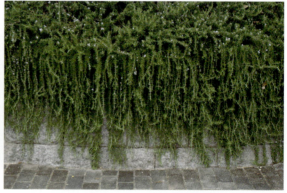

半耐寒性・淡い紫花・匍匐性

○ローズマリーの仲間：抗酸化作用に優れシソ科の代表的な薬草でもあるローズマリーは、脳を活性化させ、心身疲労に働く薬草としても知られている。主な品種には木立性と半立ち性、匍匐性がある。「若返りのハーブ」「記憶力を増すハーブ」ともいわれ、頭脳疲労の際に気分を好転させることでも知られる。殺菌作用もあり、筋肉疲労をやわらげ、入浴剤、化粧品の原材料にも用いられる。

同種の植物

ベネデンブルー（Benenden blue rosemary）
Rosmanus officinalis L. *"Benenden"*

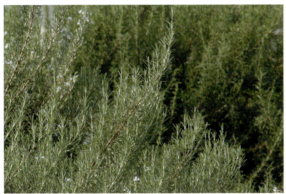

耐寒性・耐暑性・青花・立性

ポルトグースピンク（Portuguese pink rosemary）
Rosmanus officinalis L. *"Portuguese Pink"*

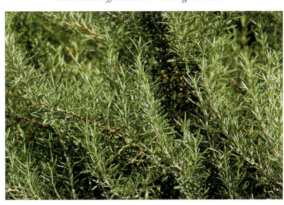

ピンク花・立性

マリンブルーローズマリー
（Marine blue rosemary）*Rosmarius officinalis* L. *"Marine Blue"*

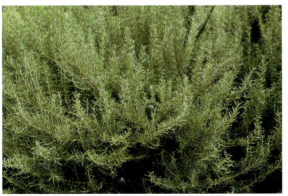

立性・濃い紫の花・半耐寒性・立性

ウッドローズマリー（Wood rosemary）
Rosmanus officinalis L. *"Wood"*

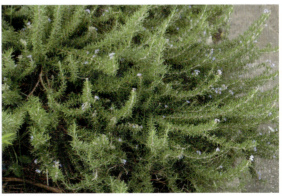

立性・青花

✣ 同種の植物 ✣
バジル Basil
科名：シソ科　主な原産国・熱帯アジア

アニスバジル（Basil anise）
Ocimum basilicum L.

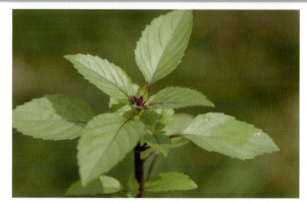

熱帯アジア原産

シナモンやアニスの香りにも似たバジルで肉料理や中華とも合う。

グリーンブーケバジル（Green bouquet basil）
Ocimum 'Green Bouquet'

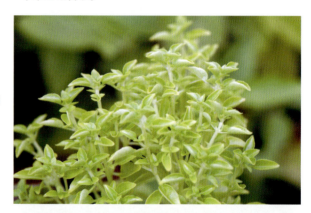

スィートバジル（Sweet basil）
Ocimum basilicum L.

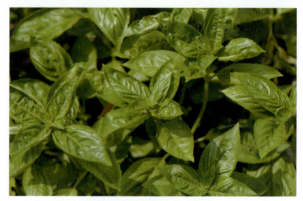

熱帯アジア原産・シソ科

古くから地中海沿岸にて栽培。バジリコの別名でも知られる。イタリア料理ではサラダやパスタ、ピザなど多くの料理に利用される。寒さには弱い。

○バジルの仲間：イタリア料理にもかかせないシソ科のバジル。近年ではポピュラーなハーブとして知られている。一般的にフレッシュを利用する場合は「スィートバジル (Sweet basil)」を用いる。また日本では当初、その種子が漢方薬として輸入され、種子を水分に浸出させる時にできるゼリー状の物質を目薬としたため「メボウキ（目箒）」と呼ばれるようになった。

同種の植物

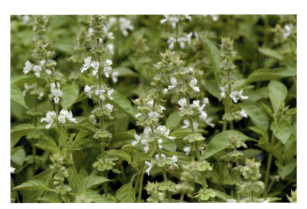

熱帯アジア原産

レモンバジル （Lemon basil）
Ocimum americanum L.

小さい葉からバジルとレモンの香りがし、魚や鳥料理によく合う。園芸用としても香りを楽しめる。タイではメンラックと呼ばれる。

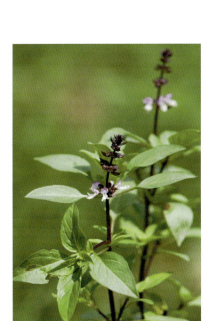

熱帯アジア原産

タイスイートバジル （Thai sweet basil）
Ocimum basilicum L. var. *thyrsiflorum*

タイではホーラパー（*Ocimum basilicum*）、ガパオ（*Ocimum tenuiflorum* L.）、メンラック（*Ocimum americanum* L.）という3種類のフレッシュバジルが使われるが、タイスイートバジルはホーラパーともいいアニスのような甘い香りが特徴。スープの飾りや料理のつけ合わせに広く用いられる。

引用先：http：//www.sbfoods.co.jp/freshherb/profile/fh006.html

✦ 同種の植物 ✦
ラベンダー Lavender
科名：シソ科　属名：ラヴァンデュラ属　主な原産国・地中海沿岸

アングスティフォリア系
Lavandula angustifolia Mill.

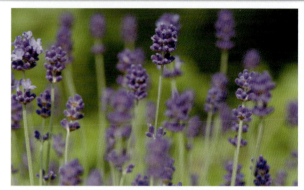

地中海沿岸原産
いわゆるトゥルーラベンダーのこと。色も香りも良く、料理やクラフトに広く使われる

ラバンディン系
Lavandula × intermedia Emeric ex Loisel. 'Super'

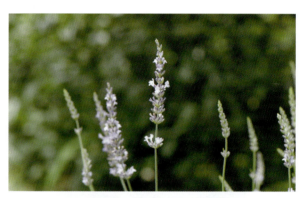

地中海沿岸アフリカ北部原産
香りも強くハーバルバスやクラフトに適している。

デンタータ系
Lavandula dentata L.

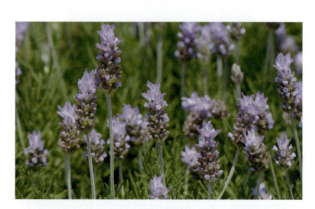

野性的な香りで、リースや押し花に向いている。

○ラベンダーの仲間：シソ科ラヴァンデュラ属の常緑低木であるラベンダー。学名でもある lavandula はラテン語の lavare（ラヴェーレ）＝洗うに由来することはあまりにも有名。古代ローマでは、浴用、衣類の香りづけなどにも利用され、約2,000年以上も前から薬用植物として用いられてきた歴史を持つ。代表的に品種はアングスティフォリア系とストエカス系の他に、ラバンディン系、デンタータ系、プテロストエカス系の5つに大別される。

同種の植物

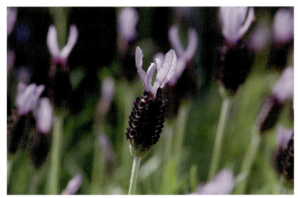

ストエカス系
Lavandula stoechas L.

ドライフラワーにすると色が褪せるため押し花やポプリにすると良い。

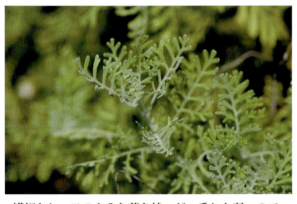

プテロストエカス系
Lavandula pinnata Lundmark

繊細なレースのような葉を持つが、香りも弱いので、押し花、押し葉によい。

✤ 同種の植物 ✤
ベリー Berry

ブルーベリー（Blueberry）*Vaccinium* spp.

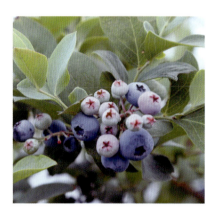 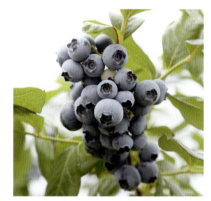

ツツジ科のスノキ属の落葉低木。ブルーベリーは栽培種と野生種に大別されるが、主なものは6種。エバーグリーンブルーベリー（Evergreen blueberry）、マウンテインブルーベリー（Mountain blueberry）、ドライランドブルーベリー（Dryland blueberry）、ラビットアイブルーベリー（Rabbiteye blueberry）、ハイブッシュブルーベリー（Highbush blueberry）、ローブッシュブルーベリー（Lowbush blueberry）。栽培種として重要なのはラビットアイ、ハイブッシュ、ローブッシュの3種類。

クランベリー（Cranberry）*Vaccinium macrocarpon* Aiton

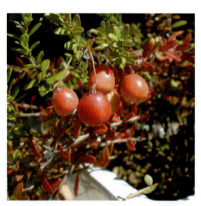 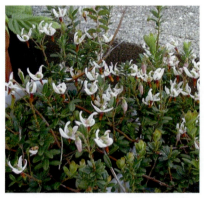

日本名はオオミツルコケモモ。広義には別種のツルコケモモ、ヒメツルコケモモを含む。アメリカ北東部の湿地帯に自生している。ツツジ科スノキ属オキソコカス(Oxycoccus)節。樹高約20cm。アメリカのウィスコンシン州とカナダで栽培が盛ん。品種名はクラウリー（Crowley）、スティーブンス（Stevens）、ベンレアー（Benlear）、ピルグリム（Pilgrim）、アーリーブラック（Early black）、バークマン（Bergman）などがある。

○ベリーの仲間：バラ科のキイチゴ属やツツジ科、ユキノシタ科（スグリ科）に分類されることの多いベリーの仲間。特にキイチゴの仲間は日本を含む北半球に多く自生している。その種類は約3,000種ともいわれる。生食の他、ジャムやジュース、菓子などにもよく利用されている。

◇ベリーの仲間／協力：自然の休憩所〜 Berry's Life　http：//berryslife.com/

クロマメノキ（アサマブドウ、アサマベリー）　*Vaccinium uliginosum* L.

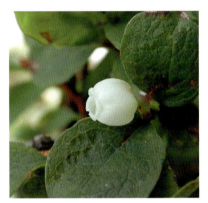 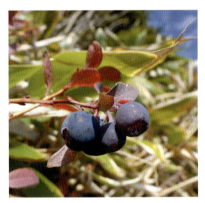

北半球の寒地に広く分布している。日本では中部地方以北の高山に分布。ツツジ科スノキ属クロマメノキ節。落葉低木で樹高0.2〜1m、6〜7月に紅色を帯びた緑白色の花を咲かせ果実は6〜8mmで藍黒色。日本で品種改良の交配母体としてハイブッシュブルーベリーとの間にF1が生まれている（2005年）。

レッドカラント（**Redcurrant**）　*Ribes rubrum* L.

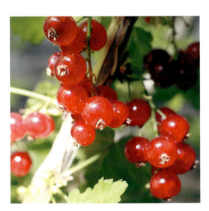 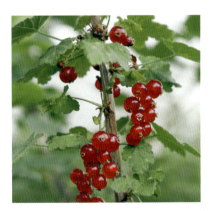

和名はフサスグリ。フランスではグロゼイユ・ルージュ。ヨーロッパ原産でユキノシタ科（スグリ科）スグリ属。樹高1〜2m。品種名はレッドレイク（Red lake）、ロンドンマーケット（London market）、レッドダッチ（Red dutch）、チェリー（Cherry）、フェイ（Fay）、パーフェクション（Perfection）、プリンスアルバート（Prince albert）、ベルサイユ（Versailles）、ビクトリア（Victoria）、ワイルダー（Wilder）、ローズオブホーランド（Rose of holland）などがある。酸が強めですっぱいのでデザートや冷たい飲み物、料理のあしらいやソース、ゼリーやジャムに良い。

同種の植物

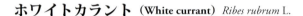

ホワイトカラント（White currant）*Ribes rubrum* L.

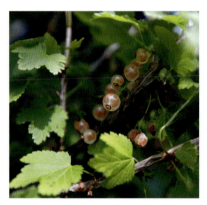

和名はシロフサスグリ。ヨーロッパ原産でユキノシタ科（スグリ科）スグリ属。正確にはホワイトカラントという種はなくレッドカラントの白実品種だが一般には分けてよばれている。品種名はホワイトダッチ（White dutch）などがある。甘いブドウのような香りでレッドカラントより香りは強くお菓子やジャムに最適。

ブラックカラント（Black currant）*Ribes nigrum* L.

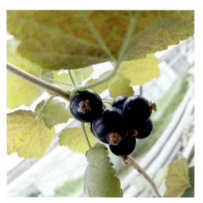 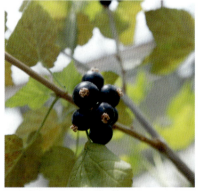

和名はクロフサスグリ。フランスではグロゼイユ・ノワール。通称カシスと呼ばれ、リキュールのクレーム・ド・カシスの原料として有名。ヨーロッパ原産でユキノシタ科（スグリ科）スグリ属。樹高1〜2m。品種名はボスクープジャイアント（Boskoop giant）、チャンピオン（Champion）、クランダール（Crandall）、ナップルス（Naples）などがある。少し癖のある味で酸も強め。シャーベットや果実酒、ジャムやソースにも良い。

同種の植物

グズベリー（Gooseberry）*Ribes grossularia* L.

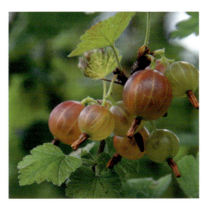

和名はセイヨウスグリ、マルスグリ、タマスグリ。大粒のヨーロッパ産をセイヨウスグリ（オオスグリ）、小粒のアメリカ産をアメリカスグリ（アメリカングズベリー）、野生種をマルスグリなどとよんでいる。フランスではグロゼイユ・ベルト。ユーラシア大陸、北アフリカ原産でユキノシタ科（スグリ科）スグリ属。樹高1m。果実が緑白色、暗赤紫色、大粒、小粒の種類がある。品種名はアメリカ産では緑白色のオレゴンチャンピオン（Oregon champion）、ダウニング（Downing）、暗赤紫色のピックスウェル（Pixwell）、グレンダール（Grendarle）、プアマン（Poorman）など。日本ではドイツ大玉、暗赤紫色のインダストリー（Industry）、ランカッシャーラッド（Lancashire lad）、メイデューク（May duke）、赤実大玉などがある。またアメリカスグリとヨーロッパスグリの交雑種で暗赤紫色のホートン（Houghton）などもある。日本の高温多湿の気候では病気に強いアメリカスグリが向いている。

ラズベリー（Raspberry）*Rubus idaeus* L.

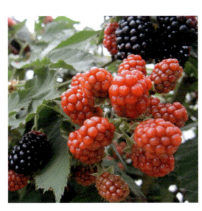 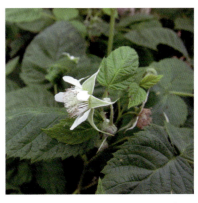

和名はヨーロッパキイチゴ、西洋キイチゴ。フランスではフランボワーズ。バラ科キイチゴ属。果実は熟すとへたの芯からはずれる。一季生りと秋にも実をつける二季生り性がある。トゲ無しの品種もある。果実の色によって赤ラズベリー、黒ラズベリー、紫ラズベリーの3群に分けられる。赤ラズベリーからは黄色種が分離されている。

465

✣ 同種の植物 ✣
ベリー Berry

ブラックベリー（**Blackberry**） *Rubus fluticosus* L.

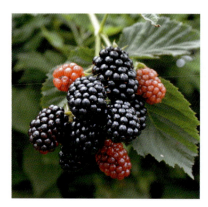
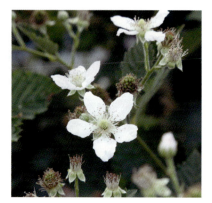

日本名はセイヨウヤブイチゴ。フランス語ではミュール・ソバージュ。バラ科キイチゴ属。イギリスではブラックベリーとラズベリーをまとめてブランブルと呼ぶ。棘無しの品種もある。「ブラックベリー」は、広義には他の種（クロミキイチゴ Rubus fluticosus 以外の種）を含む。花序は散房花序または総状花序で基部から先端に向かって順次開花する。品種名はダーロー（Darrow）、ベーリー（Bailey）、ヘドリック（Hedrick）、ブラックサテン（Black satin）、ソーンフリー（Thornfree）、マートンソーンレス（Merton thornless）などがある。日本には野生種がまったく無い。

ローガンベリー（**Logan berry**） *Rubus × loganobaccus* L.H.Bailey

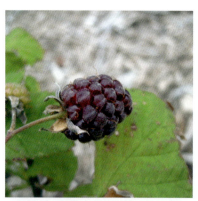
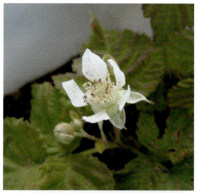

ラズベリーとブラックベリーの交配。半つる性で赤くて甘い実。1883 年カリフォルニアのローガン判事が開発。ラズベリーより強い香り。生食も良いが料理向き。

同種の植物

ワイルドストロベリー（Wild strawberry）*Fragaria vesca* L.

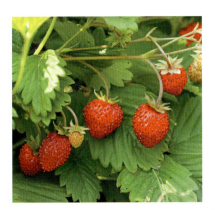 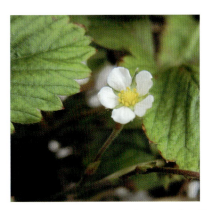

日本名はエゾヘビイチゴ、ヨーロッパクサイチゴ。フランスでは fraise des bois（フレーズ・デ・ボワ）。バラ科オランダイチゴ属。またランナーのあまり出ないアレキサンドリアがある。果実にビタミン、鉄分、カリウムを多く含む。イチゴを濃縮した味。葉はハーブティーに利用できる。

マルベリー（Mulberry）*Morus alba* L.

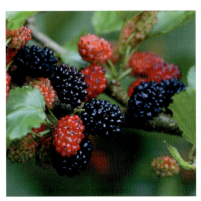 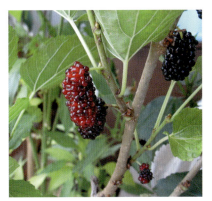

日本名は桑の実、仏語ではミュール。クワ科クワ属。生クリームをかけて食べたりアイスクリームやジャム、シャーベットに果実酒などに用いられる。

467

✜ 同種の植物 ✜
ベリー Berry

サスカツーンベリー（Saskatoonberry）
Amelanchier alnifolia Nutt.

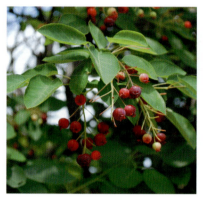

日本名はセイヨウザイフリボク。米国原産のバラ科ザイフリボク属。日本ではジューンベリー（Juneberry）とよばれる。春たくさんの花が咲き樹形が綺麗なので庭木のシンボルツリーに使われたりする。果実が熟す段階のグラデーションがとても綺麗。

チェッカーベリー（Checkerberry）
Gaultheria procumbens L.

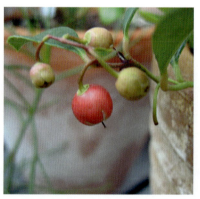

北米東北部原産でツツジ科シラタマノキ属。樹高10〜20cm。別名、オオミコウジ、ヒメコウジと呼ばれる。6〜7月にアセビに似た花を咲かせる。カーペット状に広がり、秋〜春に赤い実を長期間つける。サリチル酸メチルが含まれサロメチールの香りがする。

同種の植物

チョークベリー（Chokeberry）

Aronia melanocarpa (Michx.) Elliott

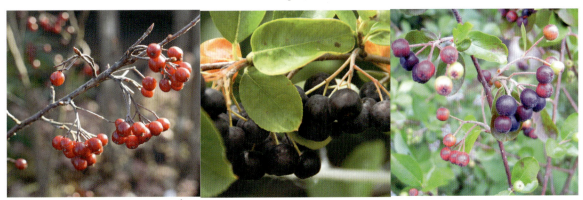

　北米原産でバラ科アロニア属アリア（Aria）亜属。英名はブラックチョークベリー（Black Chokeberry）。果実の色が赤、黒、紫色の3種あり加工利用されているのは改良された黒種。品種名はチョキベル、チョキブル、オータムマジックなどがある。ロシアでは「黒実のナナカマド」と呼ばれる。北米からヨーロッパに移りロシアには19世紀の初期に入ったといわれる。ロシア、北欧、東欧では古くからジャムやジュース、果実酒に利用されていた。日本には北海道に1976年に入ってきた。現在、道内の大滝村では村振興でアロニアを栽培しアイスクリーム、ジャムの販売を行っている。

✞ 同種の植物 ✞
バラ Rose

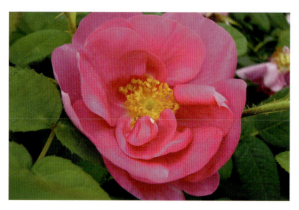

ガリカローズ（Garika Rose）*Rosa gallica*

オランダで主に育種され約1,000品種もあるといわれるバラ。ロサ・ガリカをもとに改良され、薬用植物として利用されていた。赤いバラの祖先ともされる。自生していたフランス南部のガリア地方に自生していたためガリカ種と呼ばれるようになったが、フレンチローズとも呼ばれる。博物学者プリニウスが記した「博物誌」にも「燃えるような赤いばら」として記されている。

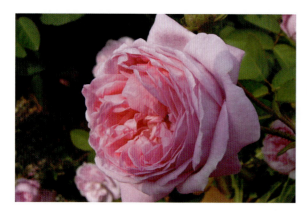

センテイフォリアローズ（Centifolia Rose）
Rosa centifolia

16～18世紀に発達した種でキャベージ・ローズともいわれ、センティは数の百、フォリアは花びらというラテン語に由来。世界的にも生産量が少なく、ロサ・ガリカ、ロサ・フェニキア、ロサ・モスカータ、ロサ・カニナの4種が改良された雑種で、まさにキャベツのような断面をしていることで知られる。日本ではセイヨウバラ、百弁バラと呼ばれ、甘く上品な香りでも有名。

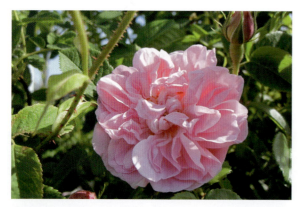

ダマスクローズ（Damask Rose）*Rosa damascena*

一般的にダマスクローズと呼ばれる香り高い品種であり、ロサ・ダマスセナがもとになった種。香料用に栽培されるサマー・ダマスクの他に、ロサ・ガリカとロサ・モスカータの交雑種に由来するオータム・ダマスク（ロサ・ビフェラ）などもある。

○バラの原種と種別：バラは南半球には存在しない植物。バラ属（Rosa）の野生種は、エチオピアからアラスカまで広く北半球の亜熱帯から寒帯にかけて分布。また現代の主要系統では4大系統に大別され、主な野生種は7種、また全体で150～200種あるといわれている。

○バラ

バラ科には約3,000種があり、その起源は紀元前2,000年頃までさかのぼるといわれる。またその種のもとは多くはアジアのもの。歴史的には、ヨーロッパでは、ギリシア・クレタ島の壁画にバラに似た植物があらわされ、すでに栽培されていたとみられ、紀元前10～8世紀のホメロスによる叙事詩「イリアス」（ギリシア）にはバラから採取される香油の記述がみられる。また日本においては7世紀から8世紀にあらわされた「万葉集」にもバラの歌が詠まれ、バラは古くから人に親しまれてきた植物といえる。

薬用、香料であったバラは、紀元前12世紀には古代ペルシアの宗教儀式に利用されるために栽培されていたといわれている。紀元前3～4世紀にはギリシアや小アジアでも栽培されており、1世紀には小アジアよりローマ人により輸入もされていた。また十字軍とともに13世紀には中近東からフランスへバラがもたらされ、南フランスのグラースに香料用のバラの産地が形成されるまでに至り、本格的なバラの栽培がはじまった。このように古い香料用のバラが基となって、香り高い様々なオールドローズの品種が生まれた。

主な野生種7種：

① ロサ・ガリカ（*R.gallica*）
　紀元前からヨーロッパで栽培され基礎となる野生種。ロサ・ダマスセナの原種。

② ロサ・キネンシス・スポンタネア（*R.chinensis vas. spontanea*）
　中国南部・四川省を中心に分布する栽培型のロサ・キネンシスの野生種。

③ ロサ・ギガンティア（*R.gigantea*）
　中国では「大花香水月季」と呼ばれ単生の花を持ちティーローズの香りの基となった種。

④ ロサ・ムルティフロラ（*R.multiflora*）
　日本にも自生する栽培バラの房咲性の基となる種。

⑤ ロサ・モスカータ（*R.moschata*）
　独特のムスク香を持ちムスクローズともいわれる。アジア、ヒマラヤ、地中海に分布。

⑥ ロサ・ルキアエ（*R.luciae*）
　葉に光沢のある匍匐性のバラ。本州、四国、九州、朝鮮半島、中国に分布。

⑦ ロサ・フェチダ（*R.foetida*）
　西アジアの乾燥地の種で、雌雄の稔性が低く、雑種起源の種。黒点病に弱い。

同種の植物

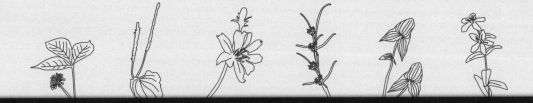

植物の化学成分

植物の化学成分

植物は何故様々な栄養物や機能性物質を作るのか？

植物は人類の食料の大部分をまかなう重要な栄養源で、3大栄養素である糖質、脂質、タンパク質、ビタミンや食物繊維を生産する。また、木材、繊維、油脂、天然ゴムなどのバイオマスの供給源や、種々の生理活性物質の供給源としても重要である。

では、植物は何故これらの多様な機能性成分を作るのであろうか。その最も大きな理由は、植物は地球上を自由に動き回れないことである。動物と異なり、自由に動き回って、外部から栄養を搾取することができない植物は、動かなくても吸収できる空気中の二酸化炭素と地中のミネラルと水だけで全ての栄養物を合成せざるを得ない。動物は自力で栄養物を作る代わりに、自由に動き回って、これらを搾取して生きているのである。

これに対して、植物も黙って指を加えていただけではない。微生物の栄養とされないように抗菌物質を、動物に接触されないように摂食忌避物質や有毒物質を、植物同士の生育に適した土地の陣地争いに勝ち抜くべく生育阻害物質を、また遺伝子に損傷を与える強い紫外線を防ぐための紫外線遮蔽物質、子孫の生息範囲を拡大するための昆虫や動物の誘引物質なども作ってきた。これらの物質は、その植物が自然淘汰における生き残りをかけて生産した物質であるといえる。

さらに、進化の過程で陸に上がった植物は、生成した老廃物を体外に廃棄するのが困難となり、体内に貯蔵する必要が生じた。主な老廃物の捨て場所は、細胞壁、液胞、地上部の枯死・落葉などである。

これらの目的で植物によって生産・蓄積された物質は、植物は生命の維持に必要なもの（一次代謝産物）と区別して、二次代謝産物と呼ばれる。一次代謝産物としては、糖質、脂質、アミノ酸、蛋白質、核酸などが上げられる。二次代謝産物は、生合成経路の違いから、アルカロイド、フェニルプロパノイド、テルペノイド、キノン類などに分類される。これらの多くの化合物は、オリゴ糖が結合した配糖体に変換され、水溶性化合物となって主として液胞中に貯蔵される。

なお、一次代謝産物は多種多様な生物に共通して認められるが、二次代謝産物の多くは特定の植物群の特定の部位にのみ存在する。

様々な植物化学物質（二次代謝物質）

アルカロイド

窒素を含む複雑な塩基性有機化合物の総称窒素の起源は、オルニチン、リジン、チロシン、フェニルアラニン、トリプトファンなどのアミノ酸であるものが多く、代謝経路は一般に極めて複雑である。モルヒネ、コカイン、キニーネ、カフェイン、エフェドリン、アトロピン、ベルベリンなど多数ある。環状構造を持つものが多く、大部分は植物の液胞内で酸と塩を形成している。少量で、毒作用や感覚異常など特殊な薬理作用を呈し、毒性を持つものが多い。アルカロイドは、動物の体内で同様にアミノ酸を経由して生成される生理活性アミンのアドレナリンやセロトニン、ヒスタミンなどと類似した構造を有する。これらの生理活性アミンは、生体内に存在する種々の受容体（レセプター）と結合することで、様々な生理作用を示すが、アルカロイドもこれらの受容体に結合することで、生理活性アミンと同様の作用を示したり、逆にその作用を阻害したりする。従って、用法・用量によって薬にも毒にもなる。

フェニルプロパノイド

ベンゼン環（フェニル基）と炭素原子3つからなる炭素鎖（プロパン）が結合したフェニルプロパン骨格（C6-C3）を有する化合物で、芳香族アミノ酸のフェニルアラニンもしくはチロシンのベンゼン環に由来する。中でも、ベンゼン環にヒドロキシル基が2個以上結合した構造を有する化合物群は「いわゆるポリフェノール」として一般にもよく知られている。芳香を有するものも多く、代表的な化合物としては、シナモンの香りのシンナムアルデヒドや、桜餅の香りのクマリンなどがある。炭素鎖長は異なるが、同様の生合成経路で生成される芳香族化合物としては、バニラの香りのバニリン、サロメチールの香りのサリチル酸メチルなどが知られている。フェニルプロパノイドはまた、種々の化合物と結合して、クロロゲン酸やフラボノイド、リグナン、タンニンへと変換される。

クロロゲン酸

クロロゲン酸は、コーヒー生豆中のフェニルプロパノイドであるカフェー酸にキナ酸がエステル結合した化合物で、コーヒーの褐色成分の原料物質の1つである。

フラボノイド

　フラボノイドは、フェニルクロマン構造（C6-C3-C6）を基本骨格とする芳香族化合物で、花の色素成分としても知られ、カルコン類は黄色、フラボン類は薄黄色、アントシアニジン類は赤・紫・青などの色を示す。また、紫外光を吸収する紫外線遮断剤として植物を紫外線による障害から防護している。チャノキ（ツバキ科）の渋味成分カテキンは、フラバノールの一種である。

リグナン

　フェニルプロパノイドが二分子結合したもので、代表的なものとして、ゴマリグナンのセサミンなどが知られている。

タンニン

　生皮のタンパク質を変性させて「皮」を「革」に変える、なめし作用を有する植物成分の総称である。革なめし作用の主体は、ポリフェノールで、蛋白質、特にコラーゲンと結合して生皮を安定な革に変性する。糖、キナ酸、没食子酸、エラグ酸などからなる加水分解型タンニン（ガロタンニン）とフラボノイド類重合体からなる縮合型タンニンに大別される。強い収れん性と渋みを呈するため、昆虫や鳥類、動物による食害に対する防御作用を有する。微生物感染は、細胞壁を酵素で破壊することにより開始されることが多いが、タンニンは種々の酵素阻害作用を有し微生物の攻撃に対抗する。この他、抗酸化作用や抗変異原作用も知られている。

テルペノイド

　イソプレノイドとも呼ばれる。イソプレン（C5）が構成単位となっている一群の天然有機化合物で、イソプレンの結合数の違いにより、モノテルペン（C10）、セスキテルペン（C15）、ジテルペン（C20）、トリテルペン（C30）、テトラテルペン（C40）などに分類される。
　モノテルペン、セスキテルペンは、揮発性が高い化合物が多く、精油成分としても知られているものが多い。トリテルペンの配糖体の多くは生薬の成分として重要なものが多い。テトラテルペンの代表的なものとしては橙色色素、プロビタミンAとしても知られるカロチノイドやトマトの赤色色素のリコペンがある。

サポニン

　トリテルペンの配糖体は、シャボンの語源と同じラテン語にちなんでサポニンと名付けられて、水溶液を振り混ぜると石鹸のように泡が立つ界面活性作用を有し、溶血性、魚毒性を示す他、薬効としては鎮咳、去痰作用を中心に、消炎、解熱、鎮静、排膿作用などが知られている。

ステロイド

　ステロイドは、ステロイド骨格を有する化合物の総称で、トリテルペノイド（C30）からのメチル基（C1）の脱落により生成し、炭素数は27〜29である。植物中ではステロール（ステロイドアルコール）、ステロイド系サポニン、強心配糖体、ステロイド系アルカロイドとして存在する。動物中のステロイドである、コレステロール、性ホルモン、副腎皮質ホルモン、胆汁酸などと類似した構造を有するため、種々の生理活性を示す。

キノン類

　キノンは、一般的にはベンゼン環から誘導され、2つのケトン構造を持つ環状の有機化合物の総称である。色素として利用されているものが多く、コチニール色素、アカネ色素などはキノン系の色素である。ビタミンKやセンナや大黄の瀉下成分もキノンの一種である。

青酸配糖体

　青酸（シアンガス）は、非常に強力な呼吸毒であるが、全植物の約10%がこの毒により、動物の食害から防護していると推定される。例えば、アマにはリナマリン、モモやアンズの核果の核（桃仁、杏仁）にはアミグダリン、オランダゲンゲ・ミヤコグサにはロタウストラリン、ダッタンソバ・ソルガムにはデューリンという青酸配糖体が含有されている。

辛味成分

　トウガラシのカプサイシン、サンショウのサンショオール、ショウガのショウガオール、ジンゲロールなどは共通の特徴として長い脂肪鎖を有している。また、カラシのシニグリンやワサビのアリルイソチオシアネート、ニンニクのアリシンなどは、いずれも分子内に硫黄原子を含む含硫化合物である。

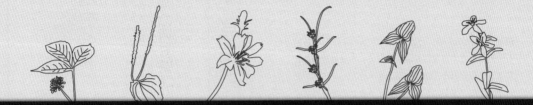

精油

精油系統一覧

精油（essential oil）とは植物の香気の主体となる特有の芳香をもつ揮発性の油状物質で、水蒸気蒸留などによって得られる。主成分は、モノテルペノイド、セスキテルペノイド、ジテルペノイドなどのテルペノイドや、フェニルプロパノイドなどの芳香族化合物である。動くことの出来ない植物にとって、揮発して周囲に拡散できる精油は、昆虫を忌避あるいは誘因したり、他の植物や微生物の生育を抑えたりする重要な働きを担っている。また揮発する際の気化熱によって植物の加熱を防ぐ働きもあるとされる。一般的に、精油成分の沸点は 150 〜 350℃程度であるが、可燃性なので火気厳禁である。また、α - テルピネンなど一部の成分は酸化されて強いアレルゲンとなることが知られており、冷暗所に保存し、1 年以内に使い切るなど、保存には十分注意する。

ハーブ系の精油	アンジェリカ オリガナム キャロットシード クラリセージ サントリナ スペアミント セージ セロリ タイム タラゴン	ディル バジル パセリ ヒソップ フェンネル ペパーミント マジョラム ヤロウ ローズマリー
柑橘系の精油	オレンジ グレープフルーツ タンジェリン ベルガモット マンダリン ライム レモン	
柑橘様の精油	シトロネラ バーベナ リツェアクベバ レモンバーム（メリッサ） レモングラス	
花精油	イモーテル カモミール ジャスミン スパイクラベンダー ゼラニウム タジェティーズ ネロリ	バイオレット バラ（ローズ） ボダイジュ花 ラバンジン ラベンダー
エキゾチックな精油	イランイラン サンダルウッド パチュリ パルマローザ ベチパー	
樹脂系の精油	アミリス 安息香 （ベンゾイン） エレミ ガルバナム カンファー グアヤックウッド	テレビン 乳香 （フランキンセンス） ファー 没薬（ミルラ）
スパイス系の精油	アニス カルダモン キャラウェイ クミン クローブ コリアンダー シナモン	ジンジャー スターアニス ナツメグ ピメント ブラックペッパー ローレル

クラスター解析によるデンドログラム（樹形図）： このウォード法を使用した階層クラスター解析によるデンドログラム（樹形図）では、作用が類似したもの同士が近接し、クラスターを階層的に形成していることが、より視覚的に理解できる。あくまでも「The Directory of Essential Oils」に記載されていた作用に基づく解析結果ではあるが、この表をじっくり眺めることで、精油の作用特性に対する理解を深めていただけるのではないかと思う。

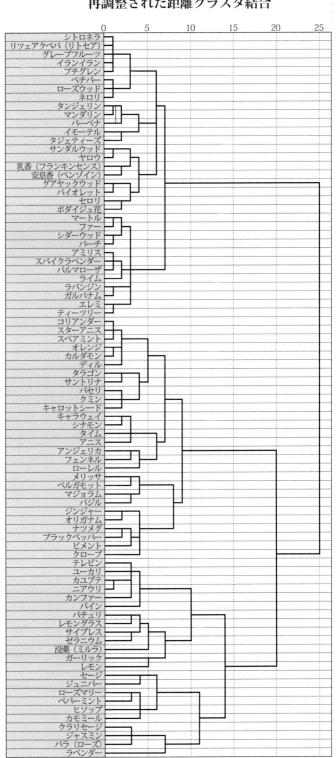

✛ 精油作用一覧 ✛

この精油一覧表は、Wanda Sellar 著の「The Directory of Essential Oils」ランダムハウス社（2001年）に収載されている80種以上の精油について、その作用を整理し、データを統計解析（クラスター分析）した結果に基づいて作成したものである。この表では、関連のある作用同士、るいは類似した作用を有する精油同士が近隣に配置され、○印の集まったブロックが形成されているため、精油の作用特性を把握しやすくなっている。なお、モノグラフ（ジャーマン、WHO、ESCOP）に掲載されている精油で、実験的に薬理作用が確認されているものには◎をつけた。

精油	酸性化の防止	疾患予防作用＝体力増強	頭脳明晰化作用	健康回復作用	肝臓・胆嚢の強壮	脾臓の強壮	食欲増進作用	胆汁分泌促進作用	興奮作用	駆風作用	健胃作用	鎮痙作用	憂鬱感改善・高揚作用	消臭作用	消化促進作用	鎮静作用	強壮作用	催淫作用	瀉下作用	通経作用	子宮強壮作用	分娩促進作用	催乳作用	浄血作用
シトロネラ							○						○	○										
リツェアクベバ（リトセア）													○											
グレープフルーツ					○												○							
イランイラン																○	○	○						
プチグレン												○				○	○							
ベチバー																	○	○						
ローズウッド				○												○	○	○						
ネロリ												○				○	○	○						
タンジェリン																○	○							
マンダリン												○				○	○							
バーベナ					○											○	○							
イモーテル				○	○			○																
タジェティーズ													○											
サンダルウッド																	○	○						
ヤロウ								○																
乳香（フランキンセンス）																○	○					○		
安息香（ベンゾイン）					○												○							
グアヤックウッド																	○	○						
バイオレット					○												○	○						
セロリ																○	○							
ボダイジュ花																○								
マートル									○															
ファー																								
シダーウッド																	○							
バーチ																								○
アミリス																								
スパイクラベンダー																								
パルマローザ																								
ライム		○															○							
ラバンジン																								
ガルバナム								○													○			
エレミ																								
ティーツリー																	○							
コリアンダー							○	○	○	○					○								○	
スターアニス							○	○																
スペアミント					○		○	○											○					
オレンジ							○	○				○				○	○							
カルダモン		○					○	○	○	○					○									
ディル							○	○							○					○	○			
タラゴン							○		○	○						○			○	○				
サントリナ					○															○				
パセリ										○						○	○			○				
クミン									○	○										○				
キャロットシード																								
キャラウェイ							○			○							○			○				
シナモン							○			○							○	○		○				
タイム										○							○			○				
アニス							○	◎		○										○			○	
アンジェリカ					○	○			○	○					○		○			○				
フェンネル					○		○	◎	○	○										○			○	
ローレル							○	○		○							○			○				
メリッサ										○			◎			○								
ベルガモット										○				○		○								
マジョラム			○							○							○			○				
バジル			○							○							○			○				
ジンジャー						○	○			○							○	○						
オリガナム							○			○										○				
ナツメグ							○			○										○				
ブラックペッパー							○			○							○	○						
ピメント										○							○	○						
クローブ					○		○			○							○				○			
テレビン										○														
ユーカリ							○			◎												○		
カユプテ							○																	
ニアウリ							○																	
カンファー							○													○				
パイン		○															○							
パチュリ								○	○								○	○						
レモングラス		○						○	○								○						○	
サイプレス																	○			○				
ゼラニウム										○							○			○				
没薬（ミルラ）								○		○			◎				○			○	○			
ガーリック		○						○									○							
レモン	○						○			○							○							○
セージ					○			○		○							○			○				
ジュニパー					○		○			○							○	○		○				
ローズマリー		○	○	○	○		○	○	◎	◎							○			○				
ペパーミント		○	○		○		○	◎	◎	◎				◎			○			○				
ヒソップ		○					○			○							○			○				
カモミール					○			○		○							○			○				
クラリセージ										○						○	○			○				
ジャスミン													◎			○	○	○			○			
バラ（ローズ）					○								◎			◎		○		○				○
ラベンダー								○		○			◎			◎				○				

精油

止血作用	皮膚硬化の防止	血管拡張作用	血糖値低下作用	乳汁分泌過多に	制汗作用	血管収縮作用	制淫作用	蛇毒中和作用	血液凝固抑制作用	アレルギー緩和作用	解毒作用	発汗作用	血圧降下作用	鼻閉改善作用	利尿作用	収斂作用	去痰作用	消毒・抗菌作用／胸部感染症に	殺虫作用	駆虫作用	抗ウィルス作用	殺真菌作用	イボ取りに／できもの、腫れものに	皮膚軟化作用	皮膚細胞成長促進作用	創傷治癒	消炎作用	解熱作用	鎮痛作用	リウマチ痛緩和作用	止痙作用	歯痛緩和作用	止痛緩和作用	血流改善作用	引赤作用	強心作用	血圧上昇作用	鎮咳作用

和精油一覧

匂いに対する好みは、人種によって異なる。この違いは、生育環境や学習などの後天的な影響によるところが大きい。これは、匂い刺激が、単に嗅細胞にある嗅覚受容体で感知されるだけでなく、その情報が脳において読み解かれ、様々な情動や行動を引き起こすことに起因する。ここでは、我々日本人に馴染みの深い「和の精油」を紹介する。

（学名）*Torreya nucifera*
（植物名）**カヤ**

イチイ／イヌガヤ科

抽 出 部 位 ：	果実
主 成 分 ：	リモネン、α-ピネン、δ-カジネン、β-ミルセン
備 考 ：	―

（学名）*Betula grossa*
（植物名）**ミズメザクラ**

カバノキ科

抽 出 部 位 ：	枝葉
主 成 分 ：	サリチル酸メチル
備 考 ：	アスピリンアレルギー、妊産婦には禁忌。

（学名）*Cinnamomum camphora*
（植物名）**クスノキ**

クスノキ科

抽 出 部 位 ：	木部
主 成 分 ：	カンファー、1,8-シオネール、リモネン
備 考 ：	―

（学名）*Lindera umbellata*
（植物名）**クロモジ**

クスノキ科

抽 出 部 位 ：	枝葉
主 成 分 ：	リナロール、酢酸ゲラニル、1,8-シネオール、α-ピネン、リモネン
備 考 ：	香りや効能はローズウッドに似ている。

（学名）*Cinnamomun sieboldii*
（植物名）**ニッケイ**

クスノキ科

抽 出 部 位 ：	根または根皮
主 成 分 ：	シンナムアルデヒド
備 考 ：	―

（学名） *Cinnamomum camphora var. nominale subvar. hosyo*
（植物名） **ホウショウ**
クスノキ科

抽 出 部 位 ：	木部
主 成 分 ：	リナロール
備 考 ：	別名、ホーウッド

（学名） *Sciadopitys verticillata*
（植物名） **コウヤマキ**
コウヤマキ科

抽 出 部 位 ：	枝葉
主 成 分 ：	α-ピネン、リモネン、ミルセン
備 考 ：	―

（学名） *Perilla frutescents*
（植物名） **シソ**
シソ科

抽 出 部 位 ：	葉
主 成 分 ：	ペリラアルデヒド、リモネン、α-ファルネセン、β-カリオフィレン
備 考 ：	生薬名は蘇葉。

（学名） *Mentha arvensis*
（植物名） **ハッカ**
シソ科

抽 出 部 位 ：	全草
主 成 分 ：	メントール、メントン
備 考 ：	―

（学名） *Alpinia speciosa（Alpinia zerumbet）*
（植物名） **ゲットウ**
ショウガ科

抽 出 部 位 ：	葉
主 成 分 ：	p-シメン、1,8-シネオール、テルピネン-4-オール、リモネン、γ-テルピネン、カンファー、α-ピネン
備 考 ：	沖縄県に自生。成分変異が大きい。

（学名） *Zingiber officinale*
（植物名） **ショウガ**
ショウガ科

抽 出 部 位 ：	根茎
主 成 分 ：	α-ジンギベレン、β-ジンギベレン、α-クルクメン、β-セスキフェランドレン
備 考 ：	生薬名は生姜（ショウキョウ）。

精油

（学名） *Alpinia uraiensis*

（植物名） **タイリンゲットウ**

ショウガ科

抽出部位 ： 葉
主 成 分 ： サビネン、γ-テルピネン、1,8-シネオール、4-トランスツヤノール、p-シメン、テルピネン-4-オール
備　　考 ： 大東島に自生する大型の品種。

（学名） *Cryptomeria japonica*

（植物名） **スギ**

スギ科

抽出部位 ： 木部
主 成 分 ： δ-カジネン、γ-ムーロレン、カジナジエン
備　　考 ： —

（学名） *Thujopsis dolabrata*

（植物名） **アスナロ**

ヒノキ科

抽出部位 ： 木部
主 成 分 ： ツヨプセン、セドロール、ヒノキチオール
備　　考 ： ヒバ、アテとも。

（学名） *Chamaecyparis obtusa*

（植物名） **ヒノキ**

ヒノキ科

抽出部位 ： 木部
主 成 分 ： α-ピネン、カジナジエン、α-カジノール、γ-カジネン
備　　考 ： —

（学名） *Thujopsis dolabrata var. hondai*

（植物名） **ヒノキアスナロ**

ヒノキ科

抽出部位 ： 木部
主 成 分 ： ツヨプセン、セドロール、ヒノキチオール
備　　考 ： 青森ヒバとも。

（学名） *Abies sachalinensis*

（植物名） **トドマツ**

マツ科

抽出部位 ： 枝葉
主 成 分 ： カンフェン、α-ピネン、リモネン、酢酸ボルニル
備　　考 ： —

（学名） *Pinus parviflora var. pentaphylla*
（植物名） **ヒメコマツ**

マツ科

抽 出 部 位 ：	木部
主 成 分 ：	ネロリドール、3-カレン、カジナジエン、α-ピネン
備 考 ：	―

（学名） *Abies firma*
（植物名） **モミ**

マツ科

抽 出 部 位 ：	枝葉
主 成 分 ：	α-ピネン、β-テルピネン、酢酸ボルニル、β-ピネン
備 考 ：	―

（学名） *Citrus unshu*
（植物名） **ウンシュウミカン**

ミカン科

抽 出 部 位 ：	果皮
主 成 分 ：	リモネン、α-ピネン、γ-テルピネン、ミルセン。
備 考 ：	温州ミカン。いわゆる普通のミカン。生薬名は陳皮。

（学名） *Citrus keraji var. kabuchii*
（植物名） **カーブチー**

ミカン科

抽 出 部 位 ：	果皮
主 成 分 ：	リモネン、γ-テルピネン、チモール
備 考 ：	沖縄県特産の柑橘類。

（学名） *Citrus sphaerocarpa*
（植物名） **カボス**

ミカン科

抽 出 部 位 ：	果皮
主 成 分 ：	リモネン、β-ミルセン、γ-テルピネン
備 考 ：	大分県特産の調味用柑橘類。

（学名） *Zanthoxylum piperitum*
（植物名） **サンショウ**

ミカン科

抽 出 部 位 ：	果皮
主 成 分 ：	リモネン、β-フェランドレン、ミルセン、シトロネラール、酢酸ゲラニル
備 考 ：	―

精油

（学名） *Citrus depressa*
（植物名） **シークワシャー**

ミカン科

抽出部位 ： 果皮
主 成 分 ： リモネン、γ - テルピネン、α - ピネン、p－シメン
備　　考 ： 沖縄県特産の柑橘類。

（学名） *Citrus sudachi*
（植物名） **スダチ**

ミカン科

抽出部位 ： 果皮
主 成 分 ： リモネン、β - フェランドレン、リナロール、γ - テルピネン、β - ミルセン、p - シメン
備　　考 ： 徳島県特産の酢ミカン。

（学名） *Citrus aurantium var. daidai*
（植物名） **ダイダイ**

ミカン科

抽出部位 ： 果皮
主 成 分 ： リモネン、γ - テルピネン、β ミルセン
備　　考 ： 生薬名は枳実、橙皮。

（学名） *Citrus natsudaidai*
（植物名） **ナツミカン**

ミカン科

抽出部位 ： 果皮
主 成 分 ： リモネン、γ - テルピネン、β - ミルセン
備　　考 ： 生薬名は枳実。アマナツは変種。

（学名） *Citrus grandbis（Citrus maxima）*
（植物名） **ブンタン**

ミカン科

抽出部位 ： 果皮
主 成 分 ： リモネン、γ - テルピネン、β - ミルセン、α - ピネン、ヌートカトン
備　　考 ： サボン、ボンタンともいう。グレープフルーツやハッサクと同じザボン区の柑橘類。

（学名） *Citrus junos*
（植物名） **ユズ**

ミカン科

抽出部位 ： 果皮
主 成 分 ： リモネン、γ - テルピネン、β - フェランドレン、ミルセン
備　　考 ： －

（学 名） *Magnolia salicifolia*

（植物名） **タムシバ**

モクレン科

抽 出 部 位 ： 枝葉
主 成 分 ： d-リモネン、p-シメン、カンファー、ネロリドール、1-8-シネオール、シトラール
備 考 ： 別名ニオイコブシ。

精油

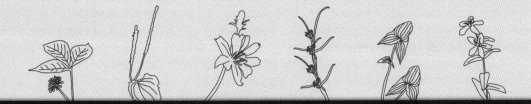

植物油

植物油の特性一覧

○植物油とは

　植物療法に利用されるもののひとつに植物油（植物オイル）がある。ある植物の成分を植物性脂肪油で抽出したものが、○○オイルとして、記載されている場合もあるが、本来、植物油とは、英語では vegetable oil と呼ばれるは植物に含まれる脂肪油（植物油）のことである。植物油は、植物から油脂を圧搾もしくは抽出によって採取した油脂を指す。油脂は、脂肪酸とグリセリンとがエステル結合した化合物で、中でも常温で液体のものを脂肪油という。植物性脂肪油の多くは、古くより食用あるいは燃料用として用いられてきた。脂肪酸は、二重結合の有無で、不飽和脂肪酸と飽和脂肪酸に、不飽和脂肪酸はさらに二重結合が一つの一価不飽和脂肪酸とかそれ以上の多価不飽和脂肪酸に分類される。多価不飽和脂肪酸は栄養上では必須脂肪酸に属するが、さらにオメガ6脂肪酸とオメガ3脂肪酸とに分類され、前者は炎症反応に関与する生理活性物質の産生に関わる。不飽和度が高くなるほど、酸化されやすくなるので、保存の際にはこれに留意する必要がある。飽和脂肪酸の比率が高く、常温で固体のものを脂肪、常温で液体のものを脂肪油という。未精製の植物油には様々な親油性化合物が溶解しており、医薬品、化粧品や殺虫剤に用いられるものもある。

　アロマセラピーでは、一部の植物油をキャリアオイルとして利用するが、植物油には毒性や刺激性を有し、食用や美容用に適さないものもある。使用する際は商品に表記されている用途、用法、消費期限に従って用いることが望ましい。また保管は直射日光の当たらない冷暗所での管理を基本とされたい。

（植物油名）コットンシードオイル（綿実油）

科　　名：アオイ科
植 物 名：コットン（綿）
抽出部位：種子
用　　途：食用
備　　考：古代ヒンズー教の書物にも記されるほど古くから使われてきた植物油で、オメガ6多価不飽和脂肪酸のリノール酸、次いで一価不飽和脂肪酸のオレイン酸、飽和脂肪酸を多く含む。安価なことからクリームはもとより、ベビークリーム、石けん、除光液、潤滑剤として広く利用されるが、アロマセラピーにはあまり利用されない。

（植物油名）バオバブシードオイル

科　　名：アオイ科
植 物 名：バオバブ
抽出部位：種子
用　　途：美容用
備　　考：古代アフリカでは医療用としても利用されてきた植物油で、一価不飽和脂肪酸のオレイン酸とオメガ6多価不飽和脂肪酸のリノール酸を含む。ビタミン類も豊富で肌に良いとされる。

（植物油名）カカオバター（カカオ脂、ココアバター、テオブローマ）

科　　名：アオギリ科
植 物 名：カカオ
抽出部位：種子
用　　途：食用及び美容用
備　　考：一価不飽和脂肪酸のオレイン酸を4割弱含むが飽和脂肪酸含量が高く、常温で固体である。融点が低く体温で溶け、保湿力・皮膚軟化力があり浸透性も高いため、マッサージオイルとしても利用される。ただし、皮膚アレルギーを起こすこともあるので注意が必要。

（植物油名）アルガンオイル（アルガニアスピノサ核油）

科　　名：アカテツ科
植 物 名：アルガン
抽出部位：仁
用　　途：食用及び美容用
備　　考：モロッコのサハラ砂漠でのみで育つ低木のアルガンから採取されるオイルでオリーブオイルの約 2 ～ 4 倍のビタミン E
　　　　　含有量を誇る。強力な抗酸化作用を持ち、一価不飽和脂肪酸であるオレイン酸、オメガ 6 多価不飽和脂肪酸のリノール
　　　　　酸を多く含む。

（植物油名）シアバター

科　　名：アカテツ科
植 物 名：シアノキ、シアバターノキ
抽出部位：種子
用　　途：美容用
備　　考：中央アフリカのサバンナに生息するシアの木の種子を低温圧搾したものだが、オレイン酸が豊富で肌の保湿効果がある。
　　　　　また融点の高いステアリン酸を含むので石けん作りにも利用される。紫外線吸収をするケイ皮酸エステルを含み、日焼
　　　　　け止めとして利用される。

（植物油名）イブニングプリムローズオイル（月見草油）

科　　名：アカバナ科
植 物 名：イブニングプリムローズ、メマツヨイグサ、月見草
抽出部位：種子
用　　途：食用及び美容用
備　　考：オメガ 6 多価不飽和脂肪酸で必須脂肪酸でもあるリノール酸を主成分とし、γ - リノレン酸も 1 割程度含む。皮膚障害
　　　　　防止作用や免疫力促進作用があるとされ、欧米では皮膚炎にも利用されるが、日本人ではオメガ 6 多価不飽和脂肪酸が
　　　　　不足することは少ない。粘性のある使用感のため他の植物油に 10 ～ 20％程度の割合でブレンドしマッサージなどに
　　　　　用いる。非常に酸化されやすいので取扱いや保存には特に注意を要する。

（植物油名）ヘンプシードオイル

科　　名：アサ科（クワ科）
植 物 名：ヘンプ、アサ（麻）
抽出部位：種子
用　　途：食用及び美容用
備　　考：多価不飽和脂肪酸が約 8 割を占め、オメガ 3 の α - リノレン酸とオメガ 6 の γ - リノレン酸の双方がバランス良く含有さ
　　　　　れるため、アトピー性皮膚炎の症状緩和や保湿とを目的として用いられる。また α - リノレン酸はうつ症状や月経前症候
　　　　　群の改善などに有効とされる。非常に酸化されやすいので取扱いや保存には特に注意を要する。

（植物油名）カメリーナオイル

科　　名：アブラナ科
植 物 名：カメリナ、アマナズナ、ゴールドオブプレジャー、フォールスフラックス
抽出部位：種子
用　　途：美容用
備　　考：古くより、燃料、食用油として利用される。小鳥のえさの原料ともされ、これを食べたカナリアの羽根がつややかになった
　　　　　ことにより美容効果が研究された。フラックスシードオイルと同様に、オメガ 3 多価不飽和脂肪酸に富み、化粧品にも
　　　　　利用される。

(植物油名) レイプシードオイル（ナタネ油）

科　　名：アブラナ科
植 物 名：レイプ、セイヨウナタネ（西洋菜種）
抽出部位：種子
用　　途：食用
備　　考：現在、ナタネ油の主な原料は西洋ナタネである。日本では古来、在来ナタネを栽培し、灯明の油用や食用として利用してきた。一価不飽和脂肪酸（エルカ酸、オレイン酸）を多く含んでいる。骨粗鬆症の予防に有効とされるビタミン K やビタミン E、コレステロールの吸収を抑える植物ステロールの含量も高い。なお、栄養学的に好ましくないエルカ酸（エルシン酸）や、有毒成分のグルコシノレートが共に低くオレイン酸含量が高い品種が選抜され、カノーラ（キャノーラ）と呼ばれている。

(植物油名) マスタードオイル

科　　名：アブラナ科
植 物 名：マスタード、シロカラシ（白芥子・白辛子）、ホワイトマスタード
抽出部位：種子
用　　途：食用及び美容用
備　　考：インド北部、ネパールなどで広く使われるもので、食用の他、石けんの基材にも利用され、アーユルヴェーダではマッサージオイルにも利用される。動物実験で心筋に脂肪沈着を誘発する一価不飽和脂肪酸のエルカ酸（エルシン酸）が、脂肪酸組成の約半分を占めるため、ヒトでのエルカ酸中毒は報告されていないが多量の摂取は控えるべきであろう。また、重篤なアレルギーや接触皮膚炎を生じる場合もあるので注意。

(植物油名) フラックスシードオイル、リンシードオイル（亜麻仁油）

科　　名：アマ科
植 物 名：フラックス、アマ（亜麻）
抽出部位：種子
用　　途：食用及び美容用
備　　考：栽培される最古の植物のひとつで、アトピー性皮膚炎などの炎症を抑える必須脂肪酸として期待されている、オメガ 3 多価不飽和脂肪酸の α - リノレン酸を約 5 割含む。高度の乾燥性を利用して、油彩画、ワニスになどに用いられ、冷圧搾油は食用にも供される。種子には青酸配糖体のリナマリンが含まれるため、多量の摂取は避ける。

(植物油名) ウィートジャームオイル（小麦胚芽油）

科　　名：イネ科
植 物 名：ウィート（小麦）
抽出部位：胚芽
用　　途：食用及び美容用
備　　考：オメガ 6 多価不飽和脂肪酸であるリノール酸を 5 割以上含むが、天然ビタミン E が豊富に含まれることから、酸化に対して安定で、老化防止や美容に役立つオイルとして広く利用されている。粘性があるため他の植物油に 10%の割合でブレンドし利用するが小麦アレルギーの人は注意が必要。

(植物油名) コーンオイル（コーン油、トウモロコシ胚芽油）

科　　名：イネ科
植 物 名：コーン、トウモロコシ
抽出部位：種子、胚芽
用　　途：食用
備　　考：オメガ 6 多価不飽和脂肪酸であるリノール酸と一価不飽和脂肪酸のオレイン酸を多く含む。抗酸化作用のビタミン E やコレステロールの吸収を抑える植物ステロールなども含み、食用油として広く利用される。化粧品で、閉塞剤、香料、ヘアコンディショニング剤、乳化剤として配合される。

（植物油名）ライスブランオイル（米胚芽油、米油）

科　　名：イネ科
植 物 名：イネ、コメ（米）
抽出部位：米胚芽・米糠
用　　途：食用及び美容用
備　　考：一価不飽和脂肪酸のオレイン酸、オメガ6多価不飽和脂肪酸のリノール酸を多く含み、強い抗酸化作用をもつビタミンE、トコトリエノールやγ-オリザノール、コレステロールの吸収を抑える植物ステロールなどを多く含む。さっぱりとした使用感とともに保湿力がある。

（植物油名）パンプキンシードオイル（カボチャ種子油）

科　　名：ウリ科
植 物 名：ペポカボチャまたは西洋カボチャ
抽出部位：種子
用　　途：食用及び美容用
備　　考：オメガ6多価不飽和脂肪酸のリノール酸、一価不飽和脂肪酸のオレイン酸を多く含み、ビタミンE、βカロテンも多い。

（植物油名）マンゴーオイル（マンゴーシードオイル）

科　　名：ウルシ科
植 物 名：マンゴー
抽出部位：胚乳
用　　途：美容用
備　　考：マンゴーの胚乳を搾った際にできる半固体部分の油脂であるが、固体の部分からはマンゴーバターが作られる。石けんの材料にもされるが、石けん素地を固くすることでも知られる。

（植物油名）ピスタチオオイル

科　　名：ウルシ科
植 物 名：ピスタチオ
抽出部位：種子
用　　途：食用
備　　考：ピスタチオは食用にもされるが、オイルもβ-カロテン、カリウム、ビタミンなどをはじめ栄養素を含み、リノール酸が豊富で栄養価も高いため食用利用される。

（植物油名）マルーラオイル

科　　名：ウルシ科
植 物 名：マルーラ
抽出部位：種子
用　　途：美容用
備　　考：アフリカに自生するマルーラの種子から抽出されるオイルで、その利用の歴史は紀元前迄さかのぼるといわれる。アフリカでは、果実、樹皮、種子（仁）、根、葉と、食用・薬・保存料として一般的に用いられてきた。果実はオレンジの約4倍のビタミンCや、髪や肌を保護するオレイン酸も豊富。

植物油

（植物油名）コクムバター

科　　名：オトギリソウ科
植 物 名：ガルシニア・インディカ
抽出部位：種子
用　　途：美容用
備　　考：インドの伝統療法では、細胞の再生を促す働きのあるとされる植物油。常温で固体なので、石けんの材料にも利用されるが、肌の軟化を促進するため、乾燥した唇や肌のケアーに用いられる。

（植物油名）タマヌオイル（カロフィラムオイル）

科　　名：オトギリソウ科
植 物 名：タマヌ、テリハボク（照葉木）
抽出部位：果実、種子
用　　途：美容用
備　　考：オメガ6多価不飽和脂肪酸のリノール酸、一価不飽和脂肪酸のオレイン酸を多く含む。粘性があり抗炎症、鎮痛、創傷治癒に作用するとされ、太平洋地域で伝統的に用いられてきた。

（植物油名）ヘーゼルナッツオイル

科　　名：カバノキ科
植 物 名：ヘーゼルナッツ
抽出部位：種子
用　　途：食用及び美容用
備　　考：ヨーロッパでは石器時代より食されていたほど食用としての歴史は古い。ローストしてから圧搾するので風味も良く、フランスでは菓子づくりにも利用される。高級オイルとしても知られるが、オレイン酸とビタミンＥが豊富で、生活習慣病にも有用であるともいわれるがナッツアレルギーの人には注意を要する。

（植物油名）サフラワーオイル（紅花油）

科　　名：キク科
植 物 名：サフラワー（紅花）
抽出部位：種子
用　　途：食用及び美容用
備　　考：3000年前のエジプトの墓から発見されるなど、古くからの利用が認められるサフラワーは染色にも使われてきたが、動脈硬化、関節炎など慢性の変性疾患などにも有用とされ、発汗・利尿作用もあり、湿疹、肌荒れにも利用される。オメガ6多価不飽和脂肪酸のリノール酸、一価不飽和脂肪酸のオレイン酸を多く含み、必須脂肪酸の補給食として有用である。

（植物油名）サンフラワーオイル（ヒマワリ油）

科　　名：キク科
植 物 名：サンフラワー、ヒマワリ
抽出部位：種子
用　　途：食用及び美容用
備　　考：太陽の象徴としてアステカ人に尊信されてきた植物。種子は食用ともされ、オメガ6多価不飽和脂肪酸のリノール酸、一価不飽和脂肪酸のオレイン酸を主成分とし、ビタミンＥも多く含む。民間伝承としてはアメリカの原住民がリュウマチ治療に、ロシアでは気管支炎、胸部疾患などに用いられてきた。ホメオパシー療法では緩下剤としても利用され、湿潤、柔軟性を持つためマッサージにも利用される。

（植物油名）アザミオイル

科　　名：キク科
植 物 名：マリアアザミ、マリアヒレアザミ、ミルクシスル
抽出部位：種子
用　　途：美容用
備　　考：マリアアザミの種から採取される抗酸化作用を持つ植物油。リノール酸が豊富なため角質層の水分の保持を助ける働き
　　　　　をし、皮膚炎症、肌荒れにも利用され、比較的変質しやすいもののスキンケアーに適している。

（植物油名）アボカドオイル

科　　名：クスノキ科
植 物 名：アボカド
抽出部位：果肉
用　　途：食用及び美容用
備　　考：一価不飽和脂肪酸のオレイン酸を主成分とし、レシチンも豊富に含む。粘度が高く、マッサージオイルとして使用する
　　　　　場合は他のオイルに 10 ～ 20%の割合でブレンドする。肌に浸透しやすく保湿力が高いのでしわや乾燥防止などに
　　　　　利用できる。

（植物油名）ヒッポファエオイル

科　　名：グミ科
植 物 名：ヒッポファエ
抽出部位：果実
用　　途：美容用
備　　考：グミ科の果実より抽出されるオイルであるが、寒暖差の激しい地域で育つ植物のためビタミン類が豊富で、ビタミン C、
　　　　　E も豊富に含まれ美白作用や抗老化に働きかける美容オイルとして利用される。

（植物油名）ウオールナッツオイル

科　　名：クルミ科
植 物 名：ウオールナッツ（オニグルミ、セイヨウグルミ）
抽出部位：仁
用　　途：食用
備　　考：クルミの仁から抽出される植物油で、フランスでは食品にもよく利用される。リノール酸を主とし、ビタミン E が豊富。
　　　　　むくみ解消やトラブル肌に利用され、また脳細胞の働きをよくするといわれている。

（植物油名）ピーカンナッツオイル

科　　名：クルミ科
植 物 名：ピーカン、ペカン
抽出部位：果実
用　　途：食用
備　　考：クルミ科の果実でもあり、ネイティブアメリカンが常用していたともいわれる。オレイン酸を 7 割以上含み、カリウム、鉄、
　　　　　マグネシウム、ビタミン類も含む。動脈硬化予防、悪玉コレステロール低下、血行促進、疲労回復に働くといわれている。

植物油

（植物油名） セサミオイル（ゴマ油）

科　　名：ゴマ科
植 物 名：セサミ、ゴマ（胡麻）
抽出部位：種子
用　　途：食用及び美容用
備　　考：紀元前 1800 年頃のパピルス文書にも記されている植物油。オメガ 6 多価不飽和脂肪酸のリノール酸、一価不飽和脂
　　　　　肪酸のオレイン酸を多く含むが、セサモール、セサモリノールなどの天然抗酸化物質を含み、酸化されにくいことでも
　　　　　知られる。インドでは通経剤として民間利用されてきた。貧血、二日酔い、老化などの防止にも利用される。キャリア
　　　　　オイルに 20%ほど混ぜマッサージオイルにも利用。

（植物油名） ザクロオイル

科　　名：ザクロ科（ミゾハギ科）
植 物 名：ザクロ
抽出部位：種子
用　　途：美容用
備　　考：ザクロの種子を圧搾し採取したものであり、老化、乾燥防止など肌トラブルの改善に働く植物油として知られる。プニ
　　　　　カ酸（保湿成分）という不飽和脂肪酸が 7 割程度含まれ、ビタミン、ポリフェノールも多いため特に老化防止の目的など
　　　　　にも利用される。

（植物油名） エゴマオイル

科　　名：シソ科
植 物 名：エゴマ
抽出部位：種子
用　　途：食用
備　　考：近年、その健康効果が見直されており、オメガ 3 多価不飽和脂肪酸のα‐リノレン酸を 6 割以上含む。フラボノイドの
　　　　　ルテオリンも含み、花粉症やアレルギーの改善にも利用されている。

（植物油名） ホホバオイル

科　　名：シモンジア科（ホホバ科）
植 物 名：ホホバ
抽出部位：種子
用　　途：美容用
備　　考：脂肪酸とアルコールが結びついたワックスエステルを多く含み、酸化されにくいため、広く石けんやクリームなどの材料
　　　　　に利用され、肌への浸透性も高く水分保湿を高めるため敏感肌の改善にも活用される。

（植物油名） ニームオイル

科　　名：センダン科
植 物 名：ニーム、ニームノキ、インドセンダン
抽出部位：仁
用　　途：美容用
備　　考：農業用の昆虫忌避剤としても利用される。インドでは約 4,000 年前からアーユルヴェーダなど民間療法によりニキビ、
　　　　　吹き出物にも利用され、植物や野菜の虫よけ、ペットのノミ対策などに希釈し用いられる。

（植物油名）クランベリーシードオイル

科　　名：ツツジ科
植 物 名：クランベリー
抽出部位：種子
用　　途：美容用
備　　考：クランベリーの種子から採取されるもので、理想的な含有率のリノール酸とα‐リノレン酸、さらに、抗酸化作用を持つ
　　　　　ビタミンEなども含まれているため、老化防止の目的で利用される。

（植物油名）カメリアオイル（椿油）

科　　名：ツバキ科
植 物 名：ツバキ、カメリア
抽出部位：種子
用　　途：美容用
備　　考：古くから整髪料として用いられ、紫外線に強く、酸化されにくく、オリーブオイルより皮脂に潤いを与える性質を持つ。頭皮、
　　　　　毛髪を保護する働きがあるとされる。

（植物油名）サザンカオイル

科　　名：ツバキ科
植 物 名：サザンカ
抽出部位：種子
用　　途：美容用
備　　考：耐寒性の常緑小高木でサザンカの種子より抽出される。ツバキ油とも似ており毛髪に潤いを与えヘアーケアーなどに
　　　　　利用され、皮膚への柔軟性を与えるエモリエント効果にも優れるといわれ美容目的でも利用される。

（植物油名）ティーオイル

科　　名：ツバキ科
植 物 名：山茶、ヤマツバキ、ヤブツバキ
抽出部位：実
用　　途：食用
備　　考：脂肪酸組成がオリーブオイルと似ていることでも知られ、オレイン酸を約8割含む。民間治療では抗高血圧、解熱など
　　　　　に利用される。また含有成分のカテキンは抗酸化作用が強い。

（植物油名）キャスターオイル（ヒマシ油）

科　　名：トウダイグサ科
植 物 名：トウゴマ、キャスター
抽出部位：種子
用　　途：美容用
備　　考：トウゴマの種子を低温圧搾し抽出したもので、古代エジプト人は照明用に用いた。また古くからアーユルヴェーダの治
　　　　　療で腰痛、胸膜痛などにも利用されていた。エジプト、インド、中国、日本では瀉下剤として利用され、日本薬局方に
　　　　　も収載されている。

植物油

（植物油名）ククイナッツオイル

科　　名：トウダイグサ科
植 物 名：ククイナッツ
抽出部位：果実
用　　途：美容用
備　　考：ククイナッツはハワイ州の州木で、オメガ6のリノール酸やオメガ3のα‐リノレン酸などの多価不飽和脂肪酸に富み、
　　　　　皮膚浸透性が高く、保湿や柔軟作用が強い。日焼けや乾燥肌、肌荒れにも利用される。ハワイでの民間療法では、新生
　　　　　児の皮膚の日光からの保護を目的に利用されていた。

（植物油名）グリーンナッツバージンオイル

科　　名：トウダイグサ科
植 物 名：インカインチ、サチャインチ
抽出部位：種子
用　　途：食用
備　　考：近年、採取されるようになった植物油で、アマゾンの熱帯雨林に分布するインカインチの実から低温圧搾される。α‐
　　　　　リノレン酸が豊富で、特に植物油のなかでもビタミンE含有量が高いことで知られ、血流改善による肩こり、冷えの改善、
　　　　　新陳代謝による美白、美肌用としても利用される。

（植物油名）モンゴンゴオイル

科　　名：トウダイグサ科
植 物 名：モンゴンゴ
抽出部位：種子
用　　途：美容用
備　　考：アフリカ南部に分布するトウダイグサ科のモンゴンゴの種子から採取される植物油。エレオステアリン酸を含むため高い
　　　　　保湿力を持ちシャンプーやスキンケアーの材料として利用される。アフリカでは乾期の乾燥肌の保護や天然の日焼け止め
　　　　　として長く民間利用されていた。

（植物油名）アプリコットカーネルオイル（杏仁油）

科　　名：バラ科
植 物 名：アプリコット、西洋アンズ
抽出部位：仁
用　　途：美容用
備　　考：スィートアーモンドオイルと似ているが一価不飽和脂肪酸のオレイン酸含有量が約7割と多く、オメガ6不飽和脂肪酸の
　　　　　リノール酸も3割弱含む。肌への浸透性も高く、乾燥肌、かゆみを伴う敏感肌にも適し、単独でマッサージオイルにも
　　　　　利用できる。最近ではフェイシャルトリートメントやマッサージばかりではなくヘアーケアにも利用される。

（植物油名）スイートアーモンドオイル

科　　名：バラ科
植 物 名：スイートアーモンド（甘扁桃）
抽出部位：仁
用　　途：食用及び美容用
備　　考：古代ローマ人にギリシアナッツと呼ばれ珍重され、後に南ヨーロッパに広められた。キャリアオイルにもよく使われる
　　　　　ものであるが、ピーチカーネルオイルやアプリコットカーネルオイルなどと化学成分が似ており、緩下や皮膚軟化、抗
　　　　　炎症、日焼けなどに、また乳児の臀部の炎症やスキンケアーなどにも利用される。

（植物油名）ストロベリーシードオイル

科　　名：バラ科
植 物 名：ストロベリー、イチゴ
抽出部位：種子
用　　途：美容用
備　　考：イチゴの種子を圧搾し抽出されるものであり、オメガ3多価不飽和脂肪酸のα-リノレン酸を多く含み、天然ビタミン
　　　　　Eのγ-トコフェロールも豊富に含む。トラブル肌、老化防止などの目的で用いられる。

（植物油名）チェリーカーネルオイル

科　　名：バラ科
植 物 名：サクランボ
抽出部位：仁
用　　途：美容用
備　　考：サクランボの種子から抽出された植物油で、一価不飽和脂肪酸のオレイン酸を主成分とし、抗酸化作用のあるビタミンE
　　　　　やβ-カロテンが豊富である。肌を柔軟にし、水分皮質を保つ働きがあり、マッサージオイルやヘアーケアーにも利用
　　　　　される。

（植物油名）プルーンシードオイル

科　　名：バラ科
植 物 名：セイヨウスモモ、プルーン
抽出部位：種子
用　　途：食用
備　　考：にきび予防、抗老化など皮膚を整える効果もあり、バラ科のプルーンの種子から抽出されるもの。ビタミンE、オレイン
　　　　　酸を豊富に含み主要成分はオリーブオイルに似ているともいわれ、食用の他、抗老化など、スキンケアー、ヘアーケアー
　　　　　にも利用される。

（植物油名）ピーチカーネルオイル（桃仁油）

科　　名：バラ科
植 物 名：モモ
抽出部位：仁
用　　途：美容用
備　　考：低温圧搾法により桃仁より抽出した美容用の植物油。主成分は一価不飽和脂肪酸のオレイン酸で、オメガ3多価不飽和
　　　　　脂肪酸のリノール酸も多く含む。抗酸化作用を有し、乾燥肌、敏感肌、老化肌に適した低刺激性オイル。

（植物油名）ラズベリーシードオイル

科　　名：バラ科
植 物 名：ラズベリー
抽出部位：種子
用　　途：美容用
備　　考：必須脂肪酸α-トコフェノール、ビタミンE、ビタミンA、またオメガ3とオメガ6の多価不飽和脂肪酸を約8割含有
　　　　　するオイルで、欧米では紫外線防止の素材として利用される。肌ストレスにも有用といわれている。

植
物
油

（植物油名）サルバター

科　　名：フタバガキ科
植 物 名：サルの木、シャラノキ、娑羅樹
抽出部位：種子
用　　途：食用及び美容用
備　　考：カカオバター、シアバターの代用品として利用される。飽和脂肪酸のステアリン酸と一価不飽和脂肪酸のオレイン酸を
　　　　　豊富に含み、湿潤性、保湿性に富むため、乾燥肌に用いて肌を軟化させる働きを持つ。

（植物油名）グレープシードオイル

科　　名：ブドウ科
植 物 名：グレープ
抽出部位：種子
用　　途：食用及び美容用
備　　考：ワイン造りの際、種子の再利用のためにフランスやチリなどで生産される。オメガ6多価不飽和脂肪酸のリノール酸を
　　　　　6割含み、ビタミンEはオリーブオイルの約2倍である。ポリフェノールも豊富で抗酸化作用が強く、老化防止、血流促進、
　　　　　メラニン生成の抑制、美肌に利用される。

（植物油名）キウイフルーツシードオイル

科　　名：マタタビ科
植 物 名：キウイ、キウイフルーツ
抽出部位：種子
用　　途：美容用
備　　考：オメガ3多価不飽和脂肪酸のα-リノレン酸が豊富で、スキンケアー用オイルとして利用されたり、クリームの基材と
　　　　　しても使われる。また、乾燥肌、老化、しわ防止などの目的で使用される。

（植物油名）パインナッツオイル（松の実油）

科　　名：マツ科
植 物 名：チョウセンゴヨウマツ（朝鮮五葉松）
抽出部位：種子
用　　途：食用
備　　考：食用として利用されているのは朝鮮五葉松の種子で、オメガ6多価不飽和脂肪酸のリノール酸を主成分とするが、ピノ
　　　　　レン酸（オクタデカトリエン酸）を含むことが大きな特色である。血中の中性脂肪、コレステロールの低下や、アトピー
　　　　　などアレルギー症状のかゆみ軽減などの目的でも利用される。アレルギー症状の抑制には直接塗布することにより利用
　　　　　されることもあるという。

（植物油名）ソイオイル（ダイズ油）

科　　名：マメ科
植 物 名：ダイズ、ソイ、ソヤ
抽出部位：種子
用　　途：食用及び美容用
備　　考：石けんとランプの灯火に伝統的に利用されてきたものであるが、オメガ6多価不飽和脂肪酸のリノール酸が大半を占め
　　　　　一価不飽和脂肪酸のオレイン酸も多い。レシチン、ビタミンA、ビタミンB、ビタミンE、植物ステロールを含有して
　　　　　いるため、血中コレステロール低下や動脈硬化予防にも活用されてきた。石けん、シャンプー、バスオイルと用途も広
　　　　　いが、人によってはアレルギーを起こす場合もあるため注意が必要。

（植物油名）ピーナッツオイル（落花生油）

科　　名：マメ科
植 物 名：ラッカセイ（落花生）
抽出部位：種子
用　　途：食用
備　　考：ゴマ油同様、料理の香りづけにも利用される食用オイル。一価不飽和脂肪酸のオレイン酸とオメガ6多価不飽和脂肪酸のリノール酸を多く含み、カルシウム、マグネシウム、ミネラル、ビタミンも豊富で循環器系にも有用。消化にもよく胃もたれを防ぐので中華料理にも利用されることが多い。アレルギーを引き起こすこともあるので、注意を要する。

（植物油名）ケープチェストナットオイル

科　　名：ミカン科
植 物 名：ケープチェストナット
抽出部位：種子
用　　途：美容用
備　　考：アフリカに自生するミカン科の半落葉樹で必須脂肪酸が豊富なことでも知られ、抗老化や紫外線ケアーに利用されるもの。皮膚疾患への伝統療法としても利用されてきたが、低粘性とその微香がフェイスクリームやマッサージオイルの基材として利用される。

（植物油名）ボラージオイル

科　　名：ムラサキ科
植 物 名：ボラージ、ボリジ、ルリヂシャ（瑠璃萵苣）
抽出部位：種子
用　　途：食用及び美容用
備　　考：ヨーロッパでワインの香りづけにも用いられた植物で、オメガ6多価不飽和脂肪酸のγ-リノレン酸含量が2割以上と月見草オイルよりも豊富なことで知られる。中世では、炎症やうつ状態の改善に利用された。また月経前症候群や、アトピー性皮膚炎等、アレルギー肌の緩和にも利用される。

（植物油名）オリーブオイル

科　　名：モクセイ科
植 物 名：オリーブ
抽出部位：果肉
用　　途：食用及び美容用
備　　考：一価不飽和脂肪酸のオレイン酸を7割以上含み、食用にも美容目的にも古代エジプト時代より愛用されてきた。粘性があり他のオイルに20%ほど混ぜて使用する。保湿性に優れ、乾燥肌に非常によく浸透し、しわの防止や、髪や爪の保護にも利用され、化粧品、石けん、シャンプー、整髪料など用途も広い。

（植物油名）オリーブスクワランオイル

科　　名：モクセイ科
植 物 名：オリーブ
抽出部位：果肉
用　　途：美容用
備　　考：オリーブの果実から絞りだされたオリーブオイルの中に微量に含まれるスクワレンを精製したもの。皮膚への浸透性に優れ、刺激性は低い。酸化されにくいため、他の植物油に比べて劣化しにくい。マッサージなどに利用される。

植物油

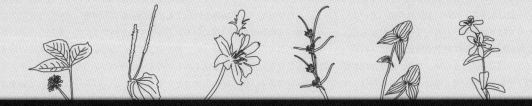

毒草

✦ 毒草一覧 ✦

　一般に、「天然」「自然」「ハーブ」というと「安全」「安心」というイメージを持つ方が多い、といわれているが、実際には、動物にとって有害な毒成分を含有する植物が数多く存在する。これは、植物の化学成分の項でも述べたように、植物の側からすると、至極当然のことである。植物もまた、動物と同じように、自然界の厳しい生存競争の中で外敵を防ぎながら種（しゅ）を保存して行かなければならないからである。その一方で、被子植物の約90%が、昆虫や鳥などによって花粉を拡散する動物媒であるといわれている。植物は、動物による食害を避けながら、同時に動物を利用しているのである。したがって、有毒植物といっても、植物全体に恒常的に毒成分を含んでいる植物ばかりでは無い。食べられたくない部位にのみ、さらには食べられたくない時期にのみ有毒物質や忌避物質を産生・蓄積し、逆に動物を誘引したい場所・時期には誘引物質を産生・蓄積している植物も多々ある。例えば、若い芽や種子に強い毒性があったり、あるいは未熟な果実では渋味や苦味、えぐ味、辛味、酸味が強いが、完熟すると甘美な香りと味を示すのもこのような理由であろう。したがって、広い意味では、渋味や苦味、えぐ味などを示す物質は、すべて有毒成分である。例えば、コンニャク芋や渋柿、いんげん豆などは、生のままでは食べられない。これらの毒成分は、水や酢、灰汁にさらしたり、乾燥したり、加熱調理したり、これらを組み合わせるなどすることで、除去・分解・無毒化することができる。例えば、生薬「附子（ブシ）」は有毒植物のハナトリカブト又はオクトリカブトの根茎であるが、加熱処理等して有毒成分を分解してから、薬用に用いる。干瓢（カンピョウ）はユウガオの果実を細長く帯状に剥いで乾燥したものを水で戻して食するが、希に毒成分の含量が強い品種のユウガオの果肉をスープの具として食し、中毒になった例も報告されている。私たちの祖先は、これらの有毒成分を「アク」「シブ」と呼び、アク抜き・シブ抜きをしてから食してきたのである。また、植物の選抜・改良によって、毒成分の少ない品種が育成された例も多い。例えば、ナス科のトマトやナスの原種はいずれも有毒なアルカロイドを含有する有毒植物である。同じくナス科のジャガイモでも、2009～2013年の五年間だけで119名の中毒患者が報告されている。単に「有毒植物かどうか」だけでなく、下ごしらえや調理の方法が適当かどうかにも気を配っていただきたい。野菜・山菜なら何でも生で食べられると思ってはいけない。

　次の表は、厚生労働省のホームページに掲載されている平成18年～27年の有毒植物による食中毒発生状況である。10年間で207件、患者数977名、死亡数8名である。最近では、スイセンをニラと誤ったことによる食中毒が多発している。多くの場合は、食用植物と間違えやすい植物があることが念頭にあれば、容易に見分けがつくので注意して欲しい。本書では、これらを中心に代表的な有毒植物をピックアップし概説した。

過去10年間の有毒植物による食中毒発生状況（平成18年〜27年）

植物名	間違えやすい植物の例（* 「自然毒のリスクプロファイル」より）	事件数	患者数	死亡数
* スイセン	ニラ、ノビル、タマネギ	37	149	0
* バイケイソウ	オオバギボウシ、ギョウジャニンニク	21	65	0
* チョウセンアサガオ	ゴボウ、オクラ、モロヘイヤ、アシタバ、ゴマ	21	55	0
* ジャガイモ	※親芋で発芽しなかったイモ、光に当たって皮がうすい黄緑〜緑色になったイモの表面の部分、芽が出てきたイモの芽及び付け根部分などは食べない。	21	411	0
* トリカブト	ニリンソウ、モミジガサ	12	25	2
* クワズイモ	サトイモ	11	49	0
* イヌサフラン	ギボウシ、ギョウジャニンニク、ジャガイモ、タマネギ	8	16	4
* コバイケイソウ	オオバギボウシ、ギョウジャニンニク	4	11	0
* アジサイ	※アジサイの葉や花が料理の飾りに使われる場合がありますので要注意	3	14	0
* ハシリドコロ	フキノトウ、ギボウシ	3	8	0
* テンナンショウ類	トウモロコシ、タラノキの芽	2	4	0
* グロリオサ	ヤマノイモ	2	2	2
* ジギタリス	コンフリー（現在、食用禁止）	2	2	0
* ドクゼリ	セリ	2	6	0
観賞用ヒョウタン	ヒョウタン	2	17	0
* スノーフレーク	ニラ	2	5	0
その他（* ベニバナインゲン、* タマスダレ 等）		44	105	0
不明		5	19	0
合計		207	977	8

（学名）*Ipomoea nil* (L.) *Roth*、*Pharbitis nil* (L.) *Choisy*

厚労省 ●
東京都

（植物名）　**アサガオ**

別　　　名　：　一
分　　　布　：　アジア原産。各地で栽培。
毒 性 成 分　：　【配糖体】ファルビチン
誤 食 部 位　：　種子
中 毒 症 状　：　腹痛、下痢など。
そ の 他　：　一

（学名）*Hydrangea macrophylla* (Thunb.) Ser. f. *macrophylla*

厚労省 ●
東京都

（植物名）　**アジサイ**

別　　　名　：　シチヘンゲ
分　　　布　：　日本原産。全国各地に植えられる。
毒 性 成 分　：　毒性成分は明らかではない。
誤 食 部 位　：　葉
中 毒 症 状　：　葉を食べて嘔吐、めまい、顔面紅潮を起こした例がある。
そ の 他　：　一

（学名）*Pieris japonica* (Thunb.) D.Don ex G.Don

厚労省 ●
東京都

（植物名）　**アセビ**

別　　　名　：　アシビ、アセボ
分　　　布　：　本州、四国、九州。庭などに植えられる。
毒 性 成 分　：　アセボトキシンなど
誤 食 部 位　：　葉、樹皮、花
中 毒 症 状　：　腹痛、嘔吐、下痢、神経麻痺、呼吸困難など。
そ の 他　：　一

（学名）*Hydrangea serrata* (Thunb.) Ser. var. *thunbergii* (Siebold) H.Ohba、*Hydrangea macrophylla* (Thunb.) Ser. var. *thunbergii* (Siebold) Makino

厚労省 ●
東京都

（植物名）　**アマチャ**

別　　　名　：　一
分　　　布　：　本州中部地方。栽培もされる。
毒 性 成 分　：　葉でシアン化合物の報告があるが、普通に入れた甘茶では検出されない。
誤 食 部 位　：　葉
中 毒 症 状　：　嘔吐、悪心。
そ の 他　：　一

（学名）*Ginkgo biloba* L.

厚労省 ●
東京都

（植物名）　**イチョウ**

別　　　名　：　ギンナン
分　　　布　：　中国原産。広く栽培。
毒 性 成 分　：　4'-メトキシピリドキシン
誤 食 部 位　：　一
中 毒 症 状　：　過量摂取により、嘔吐、下痢、呼吸困難、痙攣など。
そ の 他　：　一

毒草

（学名） *Colchicum autumnale* L.
（植物名） **イヌサフラン**

厚労省 ●
東京都 ●

別　　　名	：	コルチカム
分　　　布	：	ヨーロッパ中南部から北アフリカ原産。
毒性成分	：	【アルカロイド】コルヒチン colchicine
誤食部位	：	葉、球根（鱗茎）
中毒症状	：	嘔吐、下痢、皮膚の知覚減退、呼吸困難。重症の場合は死亡。
その他	：	【間違えやすい植物】葉：ギボウシ、ギョウジャニンニク、球根：ジャガイモ、タマネギ

（学名） *Armeniaca mume* (Siebold et Zucc.) de Vriese、 *Prunus mume* Siebold et Zucc.
（植物名） **ウメ**

厚労省
東京都 ●

別　　　名	：	青梅
分　　　布	：	中国南部原産。広く栽培。
毒性成分	：	【青酸配糖体】アミグダリン
誤食部位	：	未熟果実、種子
中毒症状	：	―
その他	：	―

（学名） *Gelsemium sempervirens* (L.) W.T.Aiton
（植物名） **カロライナジャスミン**

厚労省 ●
東京都 ●

別　　　名	：	ゲルセミウム、イエロージャスミン、イブニングトランペット、トランペットフラワー、 カロリナソケイ、ニセジャスミン
分　　　布	：	南米南東部からグァテマラ共和国。日本では園芸用。
毒性成分	：	【インドールアルカロイド】ゲルセミン gelsemine、ゲルセミシン gelsemicine、センペルビリン sempervirine など
誤食部位	：	花
中毒症状	：	脈拍増加、呼吸麻痺、中枢神経刺激作用、血圧降下、心機能障害など。
その他	：	【間違えやすい植物】ジャスミン（名前から）

（学名） *Gloriosa rothschildiana* O'Brien, *G. superba* L.
（植物名） **グロリオサ**

厚労省 ●
東京都 ●

別　　　名	：	ツルユリ、ユリグルマ、キツネユリ
分　　　布	：	アフリカ原産。
毒性成分	：	【アルカロイド】コルヒチン
誤食部位	：	球根（鱗茎）
中毒症状	：	口腔・咽頭灼熱感、発熱、嘔吐、下痢、背部疼痛など。臓器の機能不全などにより、死亡することもある。
その他	：	【間違えやすい植物】ヤマノイモ

（学名） *Alocasia odora* (Lodd.) Spach
（植物名） **クワズイモ**

厚労省 ●
東京都 ●

別　　　名	：	―
分　　　布	：	四国南部、九州南部〜琉球、中国（南部、台湾）、インドシナ、インドの暖帯から亜熱帯。
毒性成分	：	シュウ酸カルシウム
誤食部位	：	葉柄、根茎
中毒症状	：	悪心、嘔吐、下痢、麻痺、皮膚炎など。
その他	：	【間違えやすい植物】地上部がサトイモと似る。

（学名）	*Veratrum stamineum* Maxim.	厚労省 ●
（植物名）	**コバイケイソウ**	東京都 ●

別　　　名	：	―
分　　　布	：	中部地方以北、北海道の深山や亜高山の湿った草原。
毒性成分	：	プロトベラトリン protoveratrine、ジェルビン jervine、シクロパミン cyclopamine、ベラトラミン veratramine などのアルカロイド
誤食部位	：	葉など
中毒症状	：	吐き気、嘔吐、手足のしびれ、呼吸困難、脱力感、めまい、痙攣、血圧低下など。重症の場合は意識不明となり、死亡する。
その他	：	【間違えやすい植物】新芽がオオバギボウシやギョウジャニンニクと似る。

（学名）	*Symphytum officinale* L.	厚労省
（植物名）	**コンフリー**	東京都 ●

別　　　名	：	ヒレハリソウ、シンフィツム
分　　　布	：	コーカサス地方原産。家庭菜園などで栽培。
毒性成分	：	ピロリジジンアルカロイド
誤食部位	：	葉
中毒症状	：	過剰に摂食すると肝障害等を引き起こすとされる。
その他	：	―

（学名）	*Digitalis purpurea* L.	厚労省 ●
（植物名）	**ジギタリス**	東京都 ●

別　　　名	：	キツネノテブクロ
分　　　布	：	西〜南ヨーロッパ原産。観賞用に栽培、野生化。
毒性成分	：	強心配糖体：ジギトキシン digitoxin 、ギトキシン gitoxin
誤食部位	：	葉など
中毒症状	：	胃腸障害、嘔吐、下痢、不整脈、頭痛、めまい、重症になると心臓機能が停止して死亡することがある。
その他	：	【間違えやすい植物】葉がコンフリー（有毒）と似る。

（学名）	*Illicium anisatum* L.	厚労省
（植物名）	**シキミ**	東京都 ●

別　　　名	：	―
分　　　布	：	本州中部以南、四国、九州、中国。墓地などに植えられる。
毒性成分	：	アニサチン、イリシン、ハナノミンなど
誤食部位	：	果実など
中毒症状	：	嘔吐、下痢、めまい、痙攣、呼吸困難、血圧上昇など。
その他	：	【間違えやすい植物】ダイウイキョウと間違えることがある。

（学名）	*Solanum tuberosum* L.	厚労省 ●
（植物名）	**ジャガイモ**	東京都 ●

別　　　名	：	―
分　　　布	：	南米アンデス原産。
毒性成分	：	【ステロイドアルカロイド】α -chaconine、α -solanine
誤食部位	：	発芽部分、緑色の表皮部分
中毒症状	：	嘔吐、下痢、腹痛、目眩、動悸、耳鳴、意識障害, 痙攣、呼吸困難。ひどい時は死に至る。
その他	：	【間違えやすい植物】ミニトマトに似た果実ができるものもあるが、食べない方が良い。

毒草

（学名）*Rhododendron spp.*（ハクサンシャクナゲ *R. brachycarpum* D.Don ex G.Don など）
（植物名）**シャクナゲ類**
厚労省 ●
東京都

別　　　名 ： ―
分　　　布 ： 北海道〜九州。
毒性成分 ： グラヤノトキシン（ロドトキシン）類
誤食部位 ： 葉など
中毒症状 ： 嘔吐、下痢、痙攣。
その他 ： ―

（学名）*Narcissus spp.*（スイセン *N. tazetta* L. var. *chinensis* Roemer など）
（植物名）**スイセン類**
厚労省 ●
東京都 ●

別　　　名 ： ―
分　　　布 ： 地中海沿岸からアフリカ北部の原産。栽培、野生化。
毒性成分 ： 【アルカロイド】リコリン lycorine 、タゼチン tazettine
誤食部位 ： 葉、鱗茎
中毒症状 ： 悪心、嘔吐、下痢、流涎、発汗、頭痛、昏睡，低体温など。
その他 ： 【間違えやすい植物】葉はニラ、ノビルに似る。鱗茎はタマネギと間違えやすい。

（学名）*Leucojum aestivum* L.
（植物名）**スノーフレーク**
厚労省 ●
東京都

別　　　名 ： スズランズイセン、オオマツユキソウ
分　　　布 ： ヨーロッパ中南部原産。日本でも広く栽培。
毒性成分 ： 【アルカロイド】リコリン lycorine 、ガランタミン galanthamine 、タゼチン tazettine
誤食部位 ： 葉
中毒症状 ： 吐き気、嘔吐、頭痛など。
その他 ： 【間違えやすい植物】葉はニラに似るが幅が広い。臭いでも区別できる。

（学名）*Cycas revoluta* Thunb.
（植物名）**ソテツ**
厚労省
東京都 ●

別　　　名 ： ―
分　　　布 ： 九州南部や沖縄に自生。各地で栽培。
毒性成分 ： 【配糖体】サイカシン
誤食部位 ： 種子など
中毒症状 ： 嘔吐、めまい、呼吸困難など。
その他 ： ―

（学名）*Zephyranthes candida* (Lindl.) Herb.
（植物名）**タマスダレ**
厚労省 ●
東京都 ●

別　　　名 ： レイン・リリー
分　　　布 ： 南米ペルー原産。広く植えられる。
毒性成分 ： 【アルカロイド】リコリン lycorine
誤食部位 ： 葉
中毒症状 ： 吐き気、嘔吐、痙攣など。
その他 ： 【間違えやすい植物】葉がニラ、ノビルに似る。

（学名） *Datura spp.*（チョウセンアサガオ *D. metel* L．など）

（植物名） **チョウセンアサガオ類**

厚労省 ●
東京都 ●

別　　　名　：　キチガイナスビ、マンダラゲ
分　　　布　：　インド原産。日本全国に分布。
毒性成分　：　【トロパンアルカロイド】アトロピン atropine、スコポラミン scopolamine、ヒヨスチアミン l-hyoscyamine など
誤食部位　：　根、つぼみ、葉、種子
中毒症状　：　口渇、瞳孔散大、意識混濁、心拍促進、興奮、麻痺、頻脈など。
そ の 他　：　【間違えやすい植物】根：ゴボウ。つぼみ：オクラ。葉：モロヘイヤ、アシタバなど。種子：ゴマ。

（学名） *Brugmansia spp.*（*B. suaveolens*（Humb. et Bonpl. ex Willd.）Sweet など）

（植物名） **キダチチョウセンアサガオ類**

厚労省 ●
東京都 ●

別　　　名　：　エンジェルストランペット、ブルグマンシア
分　　　布　：　中南米原産。広く植えられている。
毒性成分　：　【トロパンアルカロイド】アトロピン atropine、スコポラミン scopolamine、ヒヨスチアミン l-hyoscyamine など
誤食部位　：　果実、つぼみなど
中毒症状　：　嘔吐、瞳孔散大、呼吸の乱れ、痙攣、呼吸困難など。
そ の 他　：　【間違えやすい植物】果実やつぼみがオクラと誤認される場合がある。

（学名） *Arisaema spp.*（マムシグサ *A. japonicum* Blume など）

（植物名） **テンナンショウ類**

厚労省 ●
東京都 ●

別　　　名　：　ヘビノダイハチ、ヤマゴンニャク
分　　　布　：　北海道から沖縄。
毒性成分　：　シュウ酸カルシウム calcium oxalate
誤食部位　：　果実、芽
中毒症状　：　口唇、口内のしびれ、腫れなどのほか、腎臓にシュウ酸カルシウムが沈着して腎機能を障害する。
そ の 他　：　【間違えやすい植物】未熟果実をトウモロコシと間違える。タラの芽と間違える。

（学名） *Coriaria japonica* A.Gray

（植物名） **ドクウツギ**

厚労省 ●
東京都 ●

別　　　名　：　－
分　　　布　：　北海道、本州近畿以東。
毒性成分　：　コリアミルチン、ツチン、コリアリン
誤食部位　：　果実、若芽など
中毒症状　：　嘔吐、痙攣、呼吸麻痺など。
そ の 他　：　－

（学名） *Cicuta virosa* L.

（植物名） **ドクゼリ**

厚労省 ●
東京都 ●

別　　　名　：　オオゼリ
分　　　布　：　北海道、本州、九州の湿地、小川など。
毒性成分　：　【ポリイン化合物】シクトキシン cicutoxin 、ビロール A virol A 、ビロール B virol B
誤食部位　：　葉、根茎
中毒症状　：　嘔吐、下痢、腹痛、目眩、動悸、耳鳴、意識障害、痙攣、呼吸困難など。
そ の 他　：　【間違えやすい植物】葉はセリ、根茎はワサビと間違えやすい。

毒草

（学 名）	*Conium maculatum* L.	厚労省 ●
（植物名）	**ドクニンジン**	東京都 ●

別　　　名 ： poison-hemlock
分　　　布 ： ヨーロッパ原産。日本全国に拡大しつつある。
毒性成分 ： 【アルカロイド】コニイン coniine、g- コニセイン g-coniceine など
誤食部位 ： 全草
中毒症状 ： 全草、果実に有毒成分を含み、食べると悪心、嘔吐、流涎、昏睡を起こす。
そ の 他 ： 【間違えやすい植物】シャク

（学 名）	*Aconitum spp.*（オクトリカブト *A. japonicum* Thunb. subsp. *subcuneatum* (Nakai) Kadota など）	厚労省 ●
（植物名）	**トリカブト類**	東京都 ●

別　　　名 ： カブトギク、カブトバナ、アコニツム
分　　　布 ： 北海道から九州の山地や高地など。
毒性成分 ： 【アコニチン系アルカロイド】アコニチン、メサコニチン、ヒパコニチンなど
誤食部位 ： 葉、茎など
中毒症状 ： 口唇や舌のしびれに始まり、次第に手足のしびれ、嘔吐、腹痛、下痢、不整脈、血圧低下などをおこし、
　　　　　　 けいれん、呼吸不全（呼吸中枢麻痺）に至って死亡することもある。致死量はアコニチン 2 〜 6 mg。
そ の 他 ： 【間違えやすい植物】ニリンソウ、モミジガサ

（学 名）	*Veratrum album* L. *subsp. oxysepalum* (Turcz.) Hultén	厚労省 ●
（植物名）	**バイケイソウ**	東京都 ●

別　　　名 ： げりめき（新潟）、さきそー・さぎそー（熊本）、さつぶし（栃木）、ししのはばき（岐阜）、ずっくい（岩手）、はえ
　　　　　　 どくそう、はえころし（長野）、はえのどく（長野、愛媛）、ばけけんそー（三重）、ゆりば（奈良）、どす（徳島）
分　　　布 ： 北海道、本州、四国、九州の低山から高山帯。
毒性成分 ： 【アルカロイド】プロトベラトリン protoveratrine、ジェルビン jervine、シクロパミン cyclopamine、
　　　　　　 ベラトラミン veratramine など
誤食部位 ： 葉など
中毒症状 ： 吐き気、嘔吐、手足のしびれ、呼吸困難、脱力感、めまい、痙攣、血圧低下など。
　　　　　　 重症の場合は意識不明となり、死亡する。
そ の 他 ： 【間違えやすい植物】オオバギボウシ、ギョウジャニンニク

（学 名）	*Scopolia japonica* Maxim.	厚労省 ●
（植物名）	**ハシリドコロ**	東京都 ●

別　　　名 ： オメキグサ、サワナス
分　　　布 ： 本州から四国、九州のやや湿り気のある林床や沢沿い、朝鮮半島。
毒性成分 ： 【アルカロイド】ヒヨスチアミン、スポコラミンなど
誤食部位 ： 葉、芽生えなど
中毒症状 ： 誤食すると、嘔吐や痙攣、昏睡などの中毒症状を発症する。
そ の 他 ： 【間違えやすい植物】芽生え：フキノトウ。葉：ギボウシ。

（学 名）	*Lycoris radiata* (L'Hér.) Herb.	厚労省 ●
（植物名）	**ヒガンバナ**	東京都 ●

別　　　名 ： マンジュシャゲ、シビトバナなど
分　　　布 ： 中国原産。日本全国の土手、道端など。
毒性成分 ： リコリン
誤食部位 ： 鱗茎、芽など
中毒症状 ： 吐き気、嘔吐、下痢、中枢神経の麻痺など。
そ の 他 ： −

（学 名） *Symplocarpus nipponicus* Makino 　厚労省 ●
（植物名） **ヒメザゼンソウ** 　東京都

別　　　名	：	一
分　　　布	：	北海道、本州、朝鮮に分布し、低山から山地の湿地や湿った林縁。
毒性成分	：	シュウ酸カルシウム
誤食部位	：	若い葉など
中毒症状	：	口のしびれ、悪心、嘔吐、下痢、麻痺、皮膚炎など。
そ の 他	：	【間違えやすい植物】オオバギボウシ。

（学 名） *Adonis ramosa* Franch. 　厚労省 ●
（植物名） **フクジュソウ** 　東京都 ●

別　　　名	：	一
分　　　布	：	北海道、東北、関東などの山地。庭などに栽培。
毒性成分	：	【強心配糖体】シマリン、アドニトキシン
誤食部位	：	全草、新芽
中毒症状	：	嘔吐、呼吸困難、心臓麻痺など。
そ の 他	：	一

（学 名） *Phaseolus coccineus* L. 　厚労省 ●
（植物名） **ベニバナインゲン** 　東京都 ●

別　　　名	：	ハナササゲ、ハナマメ、白花豆、スカーレット・ルナービーン（英国）、多花菜豆、荷包豆、龍爪豆（中国）など
分　　　布	：	中南米高地原産。北海道、東北から長野の涼しい地域で栽培される。
毒性成分	：	【タンパク質】レクチン
誤食部位	：	一
中毒症状	：	加熱不足で食べると吐き気、嘔吐、下痢、腹痛等の消化器症状。
そ の 他	：	一

（学 名） *Corchorus olitorius* L. 　厚労省 ●
（植物名） **モロヘイヤ** 　東京都 ●

別　　　名	：	シマツナソ、タイワンツナソ
分　　　布	：	北アフリカ原産。日本各地で栽培される。
毒性成分	：	【強心配糖体】ストロフェチジン
誤食部位	：	種子
中毒症状	：	牛で食欲不振、起立不能、下痢、死亡例がある。モロヘイヤの葉や健康茶からは毒成分は検出されていない。
そ の 他	：	一

（学 名） *Lagenaria siceraria* (Molina) Standl. var. *bispida* (Thunb.) H.Hara 　厚労省 ●
（植物名） **ユウガオ** 　東京都 ●

別　　　名	：	カンピョウ
分　　　布	：	北アフリカ原産とされる。栃木県南部が主産地。
毒性成分	：	【ククルビタシン類】ククルビタシンE（cucurbiacin E）など
誤食部位	：	果実
中毒症状	：	唇のしびれ、吐き気、嘔吐、腹痛、下痢。苦味の強いものは摂食しない方がよい。
そ の 他	：	一

毒草

（学名） *Phytolacca americana* L.

（植物名） **ヨウシュヤマゴボウ**

厚労省 ●
東京都 ●

別　　　名	：	アメリカヤマゴボウ
分　　　布	：	北アメリカ原産。帰化植物として国内に広く分布。
毒性成分	：	フィトラッカトキシン phytolaccatoxin：フィトラッカゲニン phytolaccagenin をアグリコンとする数種の配糖体（サポニン）の混合物。主成分はフィトラッカサポニン E phytolaccasaponin E
誤食部位	：	果実、根
中毒症状	：	果実と根に有毒成分を含み、食べると腹痛・嘔吐・下痢を起こし、ついで延髄に作用し、痙攣を起こして死亡する。皮膚に対しても刺激作用がある。
そ の 他	：	【間違えやすい植物】モリアザミ（別名ヤマゴボウ）、フジアザミ（別名ヤマゴボウ）。

（学名） *Rhododendron molle* (Blume) G.Don subsp. *japonicum* (A.Gray) K.Kron

（植物名） **レンゲツツジ**

厚労省
東京都 ●

別　　　名	：	―
分　　　布	：	本州、四国、九州。庭などに植えられる。
毒性成分	：	葉にアンドロメドトキシン、花にロドヤポニン、根にスパラソール。
誤食部位	：	花蜜、花、葉、根など。
中毒症状	：	嘔吐、痙攣など。
そ の 他	：	―

（学名） *Aleurites spp.* (アブラギリ *A. cordata* (Thunb.) R.Br. ex Steud. など)

（植物名） **アブラギリ類**

厚労省
東京都 ●

別　　　名	：	―
分　　　布	：	本州中部以西、四国、九州に自生。各地で栽培。
毒性成分	：	【脂肪油】エレオステアリン酸など
誤食部位	：	種子
中毒症状	：	吐き気、嘔吐、腹痛、下痢など。
そ の 他	：	―

（学名） *Convallaria majalis* L. var. *manshurica* Kom.

（植物名） **スズラン**

厚労省 ●
東京都 ●

別　　　名	：	―
分　　　布	：	北海道や東北地方の高山。各地で栽培。
毒性成分	：	コンバラトキシン
誤食部位	：	葉、花など
中毒症状	：	強心作用。
そ の 他	：	―

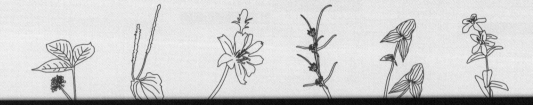

スパイス世界地図

スパイス地図

タラゴン
4. フランス	
13. ハンガリー	
52. アメリカ	
6. オランダ	
8. イタリア	
9. ドイツ	

セージ
21. トルコ	
3. スペイン	
8. イタリア	

オレガノ
19. ギリシャ	
8. イタリア	
3. スペイン	
58. ペルー	
52. アメリカ	
4. フランス	
28. モロッコ	
18. アルバニア	
35. インド	
60. チリ	

キャラウェイ
6. オランダ	
30. エジプト	
14. フィンランド	
51. カナダ	
35. インド	

パプリカ
13. ハンガリー	
3. スペイン	
2. ポルトガル	
52. アメリカ	
49. 韓国	
46. ニュージーランド	

サボリー
3. スペイン	
4. フランス	
52. アメリカ	
8. イタリア	
18. アルバニア	
28. モロッコ	

パセリ
9. ドイツ	
4. フランス	
3. スペイン	
5. ベルギー	
52. アメリカ	
8. イタリア	
13. ハンガリー	

カンゾウ
40. 中国	
3. スペイン	
4. フランス	
8. イタリア	
9. ドイツ	
1. イギリス	
33. ロシア	
25. シリア	
21. トルコ	
27. イラン	
26. イラク	

陳皮
40. 中国	
50. 日本	
3. スペイン	
28. モロッコ	

花椒
40. 中国	

コリアンダー
28. モロッコ	
51. カナダ	
35. インド	
17. ブルガリア	
15. ウクライナ	

ローズマリー
3. スペイン	
4. フランス	
30. エジプト	
29. チュニジア	
28. モロッコ	
52. アメリカ	

マジョラム
4. フランス	
19. ギリシャ	
13. ハンガリー	
52. アメリカ	
30. エジプト	
35. インド	
3. スペイン	

バジル
5. ベルギー	
4. フランス	
17. ブルガリア	
13. ハンガリー	
35. インド	
8. イタリア	
12. ポーランド	
3. スペイン	
52. アメリカ	

ローレル
21. トルコ	
22. キプロス	
4. フランス	
19. ギリシャ	
8. イタリア	
23. イスラエル	
28. モロッコ	
2. ポルトガル	
3. スペイン	

サフラン
3. スペイン	
27. イラン	
35. インド	
40. 中国	

クミン
27. イラン	
35. インド	
21. トルコ	
40. 中国	
28. モロッコ	

ピンクペッパー
32. 仏領レユニオン島	

レモングラス
35. インド	
41. タイ	
54. グアテマラ	
57. ハイチ	
40. 中国	
59. ブラジル	
31. マダガスカル	
42. ベトナム	

フェンネル
35. インド	
40. 中国	
30. エジプト	
21. トルコ	
61. アルゼンチン	
16. ルーマニア	
17. ブルガリア	
33. ロシア	
50. 日本	
52. アメリカ	

ディルシード
35. インド	
33. ロシア	
21. トルコ	
52. アメリカ	

ターメリック
35. インド	
40. 中国	
42. ベトナム	
39. ミャンマー	
44. インドネシア	
38. スリランカ	
41. タイ	
57. ハイチ	
43. マレーシア	
34. パキスタン	
58. ペルー	

フェヌグリーク
35. インド	
34. パキスタン	
36. ネパール	
37. バングラデシュ	
24. レバノン	
30. エジプト	
4. フランス	
61. アルゼンチン	
3. スペイン	
21. トルコ	
28. モロッコ	
40. 中国	

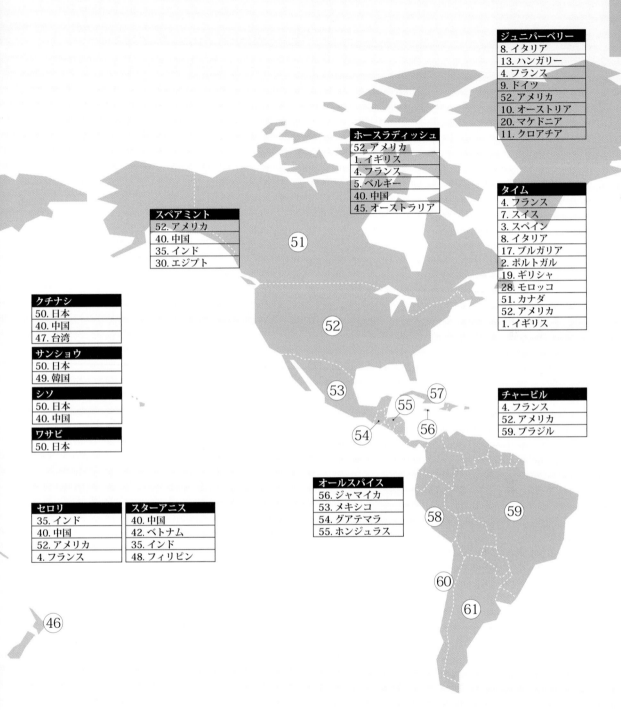

良質のスパイスの栽培・生産には、そのスパイスに適した地理的、化学的、生物的環境が整っていること、つまり適地適作であることが必須である。古来、西洋でも東洋でも貴重なスパイスの交易が行われてきた。ここでは、FAOSTAT（http://faostat3.fao.org/faostat-gateway/go/to/home/E）、財務省貿易統計品目別国別表（http://www.customs.go.jp/toukei/srch/index.htm）、the spice trader（http://www.thespicetrader.co.nz/）、スパイスの主な生産国（http://karaimonoya.web.fc2.com/seisankoku.html）などの情報を元に作成した、現代のスパイス地図を紹介する。

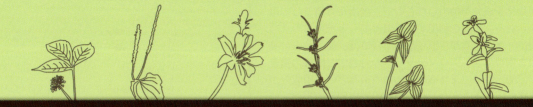

ハーブ活用術

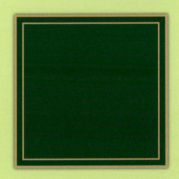

ハーブティーの基本　煎剤

煎剤とは？

　煎剤は、ティザーヌとも呼ばれ、いわゆるハーブティーや薬草茶のこと。薬用植物の栄養素や水溶性の植物化学成分を抽出したもので、内用や外用として用いられる。お湯を利用する「温浸剤」と水出しの「冷浸剤」とがあるが、温浸剤の場合には、鼻腔からの吸収も期待でき、アロマテラピーの芳香浴と同様の働きが認められる。また咽頭炎、口内炎などは有用成分が直接作用することなどから軽度の消化器系の炎症に対しては有用ともいえる。1日に3～4回に分けて内用することでその作用に期待するものであるが、植物によっては長期飲用の不可、既往症への影響などもあるため注意を要する。

ポットを利用する方法（温浸法）

＜材料＞二人分
- ドライハーブ　小さじ3
- お湯　540～600ml
- ポット
- カップ
- タイマー、砂時計など

　ドライハーブにお湯540～600mlを注いで、2～3分蒸らしてカップに注ぐもの。葉の場合は、短めに2分ほど、果実など実の場合は細かく潰し5分ほど抽出。複数人数の場合は紅茶の入れ方と同様、ポットの分を加味し、例えば2人ならば小さじ3を加える。出来れば、ポットやカップは茶葉の色、抽出されたハーブティーの色なども楽しんだり、抽出度合いの確認のため透明な茶器が好ましく、使用器具には金属製のものは避ける。また煎剤目的によっては、通常の2～3倍の茶葉を利用することもある。

※本質が劣化するためホールで購入した薬草は使用する分だけを潰して使う。
※冷浸剤には長時間抽出するものもあり雑菌が入らないように注意が必要である。

ティーポットを使用する方法

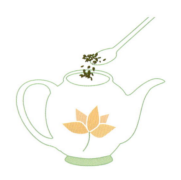

① ティーポットにドライハーブを加える。

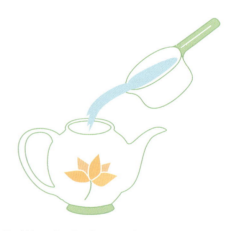

② 熱湯を注ぎ、蓋をして抽出する。

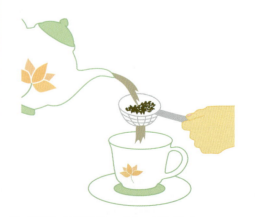

③ 茶漉しなどを使ってカップに注ぐ。

ハーブティーの温浸法と冷浸法

鍋を利用する方法（温浸法）

温浸法と同様に鍋を利用し行う方法。水を沸騰させ、火を止めてからドライハーブを加え、葉や花は2～3分ほど、実や種子や根は5分ほど蓋をして蒸らし、茶漉し等で濾す。

作り方

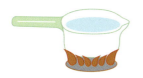

① 鍋に水を入れて火にかけ沸騰させる。

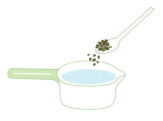

② 火を止めて、ハーブを入れる。

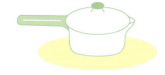

③ 蓋などをして抽出する。

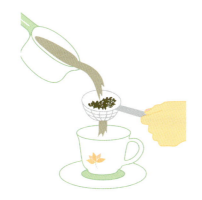

④ 茶漉しなどを使ってカップに注ぐ。

ポットなど（冷浸法）

ポットやガラス容器に薬草を入れ、冷やした水を加えるもの。容器に蓋をし、ハーブの種類により、10分から15分程抽出する。（緑茶で10分程。）程よく抽出されたら茶漉しで漉して、カップへ注ぐ。この方法では、高温で抽出しないため、カフェインやタンニンの抽出が抑えられる。

作り方

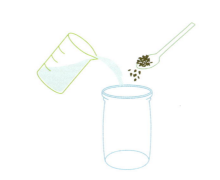

① 容器にハーブと冷たい水を入れる。

② 蓋をして10分ほど抽出する。

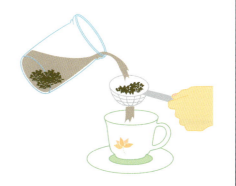

③ 茶漉しなどを使ってカップに注ぐ。

ハーブ活用術

薬茶の基本　フレッシュティーとドライティー

シングルでの飲み方

　ハーブティーの場合、そのほとんどが乾燥した茶葉（ドライハーブ）を利用するが、その基本はフレッシュティーとドライティーとがあり、フレッシュティーはドライティーの2～3倍の茶葉を使用する。

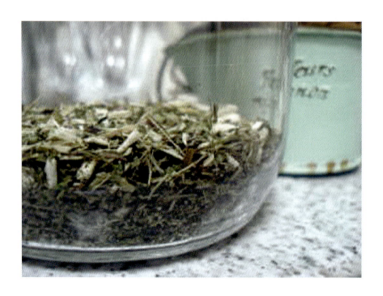

薬草のブレンド

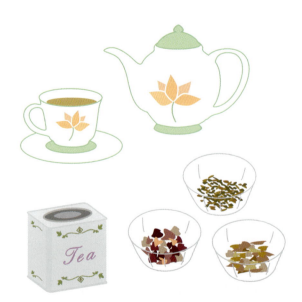

材料：(3人分)

紅茶　　ティースプーン　2
ハーブティー　ティースプーン　2
お湯　600ml

作り方

① あらかじめ茶器を温めておく。
② 温めたポットに茶葉を入れておく。
③ 汲みたての水でお湯を沸かしポットにそそぐ。
④ 温めておいたカップにティーを注ぎいただく。

※お茶を複数人数分入れる場合は、ポットの
　分を一杯分多く加えるのがこつ。

さまざまな薬草の利用とハーブティー

薬茶の作り方

○薬草の採取と保存について：開花期により作用が高くなるアマチャヅルやドクダミのように、薬草の採取時期は植物により異なるが、花を使う場合には七分咲きの頃、また蕾の時期、木部の場合は落葉後など、それぞれの適した時期に採取を行うことが重要。

また汚れを落とし、軽く洗って陰干しにて自然乾燥させること。60℃以上で乾燥させると薬効が低下することもあるので注意が必要。さらに保存期間は約半年から1年を目安に冷暗所で気密性の高い容器にて保存することが大切。

○**ミントティー（モロッコティー）**
　紅茶 小さじ1＋ミント ひとつまみ

○**ミントサイダー**
　ミント ひとつまみ＋サイダー 180ml

○**カモミールミントティー**
　カモミール 小さじ1＋ミント ひとつまみ

○**カモミールミルクティー**
　カモミール 小さじ1＋牛乳 180ml

○**カルダモンコーヒー**
　コーヒー 180ml
　　＋カルダモンパウダー 小さじ1/4

○**リラックスブレンド**
　リンデンフラワー 小さじ1
　　＋オレンジフラワー 小さじ1
　レモンバーム 小さじ1＋レモンバーベナ 小さじ1
　レモンバーム 小さじ1
　　＋フレッシュミント ひとつまみ
　ラベンダー 小さじ1＋ミルク 200ml

○**ブラッシュアップブレンド**
　マテ 小さじ1＋ミルク 200ml
　ルイボス 小さじ1＋オレンジフラワー 小さじ1

○**春のブレンド**
　エルダーフラワー 小さじ1＋ネトル 小さじ1
　　＋ハイビスカス 小さじ1＋ミント 小さじ1

○**夏のブレンド**
　ハイビスカス 小さじ1＋ローズヒップ 小さじ1
　　＋ミント 小さじ1

○**秋のブレンド**
　セントジョンズワート 小さじ1
　　＋レモンバーム 小さじ1

○冬のブレンド
　エキナセア 小さじ1＋レモンジュース 小さじ1

レシピの詳細；カフェシェソア
（http：//lecons.exblog.jp/）

煎剤にできる主な薬草（1）

通称名	和名	科名	使用部位	
ブルーマロウ	ウスベニアオイ	アオイ科	花、葉	
ハイビスカス	ローゼルソウ	アオイ科	萼（がく）、苞（ほう）	
アケビ	アケビ	アケビ科	蔓茎（開花期）	
クレソン（とくに葉）	オランダガラシ	アブラナ科	地上部	
ダイコン	ダイコン	アブラナ科	葉、根	
ナズナ	ナズナ	アブラナ科	全草（開花直後）	
ゲンマイ	イネ	イネ科	果実（えい果）	
ムギ	オオムギ	イネ科	芽、果実	
クマザサ	クマザサ	イネ科	葉、地下茎（若葉）	
ジュズダマ	ジュズダマ	イネ科	根・果実	
ササ	チマキザサ、オオバザサ	イネ科	葉・茎・花	
コーン	トウモロコシ	イネ科	花柱、柱頭	
ハトムギ	ハトムギ	イネ科	果実	
ヨシ	ヨシ	イネ科	根茎	
レモングラス	レモングラス	イネ科	地上部	
ネトル	イラクサ	イラクサ科	葉	
ウド	ウド	ウコギ科	根茎（果実）	
エゾウコギ	エゾウコギ	ウコギ科	根（葉・茎・花）	
オタネニンジン（特に葉）	オタネニンジン	ウコギ科	葉	
タラノキ	タラノキ	ウコギ科	根皮、葉、樹皮	
トチバニンジン	トチバニンジン	ウコギ科	根茎	
ウコギ	ヒメウコギ	ウコギ科	花・葉	
ヤマウコギ	ヤマウコギ	ウコギ科	根皮、茎皮	
ノキシノブ	ノキシノブ	ウラボシ科	全草	
アマチャヅル	アマチャヅル	ウリ科	葉（若芽）	
キュウリ（特に葉）	キュウリ	ウリ科	茎葉、果実	
オオバコ	オオバコ	オオバコ科	地上部	
セントジョーンズワート	セイヨウオトギリソウ	オトギリソウ科	地上部（開花期）	
カキ（若芽）	カキノキ	カキノキ科	葉	
ツリガネニンジン	ツリガネニンジン	キキョウ科	根（開花期）	
アーティチョーク	アーティチョーク	キク科	葉	
オケラ	オケラ	キク科	根茎、若芽、花	
カモミールジャーマン	カミツレ（ジャーマンカモミール）	キク科	花	
カワラヨモギ	カワラヨモギ	キク科	花穂・帯花全草	
キク	キク	キク科	頭状花	
キクイモ（若芽）トル	キクイモ	キク科	根茎	
ダンディーライオン	セイヨウタンポポ	キク科	地上部、根	
ヤロウ	セイヨウノコギリソウ	キク科	花、葉	

※「専ら医薬品として使用される成分本質 (原材料) リスト」（専ら医薬品）に含まれるものは食品として使用できないので注意が必要。

利用法	備考
喉の痛み、腫れなど粘膜保護。	
代謝促進に。	ビタミンCが豊富なローズヒップと合わせ相乗効果を期待する。
利尿など。	浮腫みや軽い腎臓疾患などにも。蔓茎は専ら医薬品。
鎮静など。	気道カタル。
風邪予防、胃酸過多、二日酔いなど。	
降圧、動脈硬化予防、緩下などに。	
整腸、脂質代謝など。	
利尿など。	
糖尿病改善、代謝促進など。	
浮腫みなど利尿、滋養、強壮など。	
糖尿病改善、代謝促進など。	（芯、ケイ酸を含まないチマキザサ、オオバザサなど）
利尿、腎臓疾患改善など。	
浮腫みなど利尿、美肌に。	
利尿、腎機能改善など。	
駆風、健胃、消化促進など。	
浄血に。	ドイツなどでは春先の春季療法に用いられる。
発汗、鎮痛など。	根茎は専ら医薬品。
免疫賦活など。	虚弱、消耗、疲労回復などに。
滋養、強壮など。	
糖尿病予防・改善、免疫賦活など。	根皮は専ら医薬品。
健胃、解熱、去痰など。	根茎は専ら医薬品。
滋養強壮など。	リウマチ、冷え症など血行促進にも。
健胃、強壮、疲労回復など。	
神経痛、リウマチなど鎮痛など。	
鎮静、利尿。	民間療法では利尿などで利用されている。
血流改善など。	
抗菌など。	口腔と咽頭粘膜の炎症などに。
軽度から中度の鬱改善に。	ハイペリシンが抗鬱作用を持つ。
血行改善、血圧降下など。	
鎮咳、去痰など。	
利尿、消化促進。	ナリシンによる解毒作用などで二日酔いなどにも。
利尿、健胃。	根茎は専ら医薬品。
鎮静、消炎。	入眠にはミルクティーで。
利胆、黄疸など。	
眼精疲労など。	
整腸、糖尿病改善、血糖改善など。	
代謝促進、強肝、催乳など。	根はタンポポコーヒーに。
健胃、利尿、風邪予防など。	止血、月経調整のハーブ。

ハーブ活用術

煎剤にできる主な薬草（2）

通称名	和名	科名	使用部位
ハハコグサ	ハハコグサ	キク科	全草（開花期）
フキノトウ	フキ	キク科	花茎
ヨメナ	ヨメナ	キク科	全草
ヨモギ	ヨモギ	キク科	葉（開花期）
リュウノウギク	リュウノウギク	キク科	地上部
シイタケ	シイタケ	キシメジ科	子実体
キブシ	キブシ	キブシ科	葉、小枝
クロモジ	クロモジ	クスノキ科	樹皮、枝葉、根皮
ゲッケイジュ	ゲッケイジュ	クスノキ科	葉、果実
レモンバーベナ	コウスイボク	クマツヅラ科	葉
ハマゴウ	ハマゴウ	クマツヅラ科	果実、茎、葉
クマヤナギ	クマヤナギ	クロウメモドキ科	葉・茎
クワ	マグワ	クワ科	根皮、葉・花・実
ホップ	セイヨウカラハナソウ	クワ科（アサ科）	果実
アイブライト	コゴメグサ	ゴマノハグサ科	葉、茎、根
キャットニップ	イヌハッカ	シソ科	全草
ウツボグサ	ウツボグサ	シソ科	全草
デッドネットル	オドリコソウ	シソ科	地上部
カキドオシ	カキドオシ	シソ科	全草（開花期）
セボリー	キダチハッカ	シソ科	全草
キランソウ	キランソウ	シソ科	全草（開花期）
レモンバーム	コウスイハッカ（レモンバーム）	シソ科	葉
シソ	シソ（チリメンジソ）	シソ科	地上部（果期）
セージ	セージ	シソ科	葉
タイム	タチジャコウソウ	シソ科	葉・茎
スィートマジョラム	マジョラム	シソ科	葉、茎
ローズマリー	マンネンロウ	シソ科	葉
ペニーロイヤルミント	メグサハッカ	シソ科	全草
バジル	メボウキ	シソ科	葉
ヒソップ	ヤナギハッカ	シソ科	葉
ラベンダー	ラベンダー	シソ科	花
ジンジャー	ショウガ	ショウガ科	根茎
ジンチョウゲ	ジンチョウゲ	ジンチョウゲ科	花（開花直後）
スイカズラ	スイカズラ	スイカズラ科	花、茎
スミレ	ニオイスミレ	スミレ科	根茎・地上部
アシタバ	アシタバ	セリ科	葉
アニス	アニス	セリ科	果実
ディル	イノンド	セリ科	葉・果実

利用法	備考
鎮咳、去痰、喉の炎症、利尿など。	
健胃、鎮咳、喉の痛みなど。	
強壮、健胃、整腸、風邪予防など。	
健胃、止瀉、貧血症などに。	
健胃、血流改善、神経痛、リウマチ改善など。	
免疫賦活。	
利尿、腎機能改善、肝機能改善。	
健胃、止瀉、肝機能改善など。	
鎮痛、鎮静、精神安定など。	
鎮静、緩和、消化促進など。	
滋養、強壮、解熱、頭痛など。	果実は専ら医薬品。
健胃、整腸、解熱など。	
糖尿病改善、利尿など。	根皮は専ら医薬品。
鎮静、健胃。	
強壮、収斂。	目の疲れなどに民間療法で用いられる。
PMS、月経促進。	
利尿、消炎。	口内炎、扁桃炎にも。全草が専ら医薬品。
消炎、血液浄化など。	
利尿など。	民間療法では古くから小児の虚弱体質に利用。
利尿、発汗、不眠改善。	
解熱、鎮咳、止瀉など。	
鎮静、鎮痙、抗菌、抗ウィルスなど。	
鎮咳、発汗、利尿、抗酸化など。	
月経調整、強壮などに。	制汗作用がある。
強壮、去痰など。	精油は抗菌に。
鎮静、入眠。	ナイトティーにも。
抗酸化、消化促進、陽性変力、血行促進など。	
消化改善など。	
消化不良、鼓脹など。	
鎮静、鎮咳など。	
鎮静、精神安定、入眠などに。	
発汗、利尿など。	
鎮静、歯痛など。	
解熱、浮腫みなど利尿。	
不眠改善、緩下など。	サラダ、酢の物、和え物、お浸し、天ぷら、ジャムなどにも。※
血行改善などに。	動脈硬化、高血圧などに。
消化促進、消臭など。	古代エジプトでは防腐剤としてミイラにも利用された。
鎮静、催乳、口臭予防など。	

※（サポニンを含有のため注意）

煎剤にできる主な薬草（3）

通称名	和名	科名	使用部位	
フェンネル	ウイキョウ	セリ科	葉・果実	
チャービル	ウイキョウゼリ	セリ科	地上部	
パセリ	オランダゼリ	セリ科	葉、根	
セロリ	オランダミツバ	セリ科	全草・果実	
トウキ	トウキ	セリ科	葉・茎・根	
ニンジン	ニンジン	セリ科	葉	
キャラウェイ	ヒメウイキョウ	セリ科	果実	
ボタンボウフウ	ボタンボウフウ	セリ科	葉、茎	
アンゼリカ	ヨーロッパトウキ	セリ科	根、葉、茎、果実	
ソバ	ソバ	タデ科	種子、茎葉	
ツルドクダミ	ツルドクダミ	タデ科	若芽、茎、葉	
イエロードックルート	ナガバギシギシ	タデ科	根、葉	
チャノキ	チャノキ	ツバキ科	葉・茎	
ツユクサ	ツユクサ	ツユクサ科	地上部（開花期）	
ツルナ	ツルナ	ツルナ科（ハマミズナ科）	全草	
アカメガシワ	アカメガシワ	トウダイグサ科	葉・樹皮	
スギナ	スギナ	トクサ科	全草	
ドクダミ	ドクダミ	ドクダミ科	全草	
トチュウ	トチュウ	トチュウ科	果実・葉・葉柄・木部	
アシュワガンダ	インドニンジン	ナス科	全草	
クコ	クコ	ナス科	果実、根皮、若い茎葉	
ハコベ	ハコベ	ナデシコ科	茎葉	
キササゲ	キササゲ	ノウゼンカズラ科	根皮、材、葉、果実	
ハス	ハス	ハス科	種子、葉、花	
ローズヒップ	イヌバラ	バラ科	偽果、果実	
ウメ	ウメ	バラ科	果実	
ウワミズザクラ	ウワミズザクラ	バラ科	花(蕾)、果実	
キンミズヒキ	キンミズヒキ	バラ科	全草（開花期）	
サクラ	サクラ（ソメイヨシノ）	バラ科	内皮、葉、花	
サンザシ	サンザシ	バラ科	果実、花、葉	
アグリモニー	セイヨウキンミズヒキ	バラ科	地上部	
レディースマントル	ハゴロモグサ(ノミノハゴロモグサ)	バラ科	地上部	
ハマナス	ハマナス	バラ科	花・花の蒸留液・偽果	
ローズ	バラ	バラ科	花（花弁）	
ビワ	ビワ	バラ科	果実、根、樹皮、葉、花、種子	
ワレモコウ	ワレモコウ	バラ科	根、根茎	
ゲンノショウコ	ゲンノショウコ	フウロソウ科	地上部（開花期）	
サルナシ	サルナシ	マタタビ科	若芽、果実、蔓、樹皮	

利用法	備考
健胃、去痰、消化促進に。	催乳にも。
血行改善、代謝促進など。	
利尿、リウマチなど鎮痛に。	
解毒、利尿など。	セロリシードは降圧、気管支炎など。
月経不順、血流改善など。	婦人科系疾患改善に。根は専ら医薬品。
抗酸化、免疫賦活など。	
駆風、健胃、消化促進など。	
動脈硬化予防、抗酸化、整腸、健胃、強壮、疲労回復など。	
強壮、利尿、血行促進。	更年期障害や冷え性などにも。
動脈硬化予防、高血圧予防など。	
整腸、強壮、強精、緩下など。	
抗菌、緩下など。	便秘や皮膚疾患にも利用される。
抗酸化、抗菌など。	
解熱、止瀉、利尿など。	お浸しなど食用にも。
健胃、胃酸過多など。	
健胃など。	胃の不調などに。
解熱、利尿、抗酸化など。	
緩下、動脈硬化予防など。	アトピー性皮膚炎の改善には外用に。
強壮、強精、動脈硬化予防など。	
鎮静など。	アーユルヴェーダでは抗老化のハーブとして知られている。
滋養、強壮、疲労回復、健胃など。	根皮は専ら医薬品。
歯周病・歯槽膿漏予防、催乳など。	
浮腫みなど利尿、健胃など。	果実は専ら医薬品。
緩下、浮腫みなどに利用、脳梗塞予防、動脈硬化予防など。	
ビタミンC補給、緩下、抗酸化など。	
抗菌、鎮痛、健胃など。	疲労回復、風邪予防、食欲増進などにも。
去痰、鎮咳など。	疲労回復などにも。
止瀉、湿疹、かぶれ、口内炎など。	
鎮咳、風邪予防など。	
健胃、整腸など。	
収斂など。	軽い口内炎や消化促進にも。
月経調整、止瀉、胃腸炎緩和など。	
疲労回復、緩下、暑気あたり、生理不順など。	
鎮静、緩和、止瀉など。	
強肝、強壮、止瀉、健胃など。	制ガン作用があるといわれるアミグダリンを含有。
健胃、止瀉など。	
止瀉、整腸など。	地上部が専ら医薬品。
滋養、強壮、疲労回復、整腸など。	

煎剤にできる主な薬草（4）

通称名	和名	科名	使用部位
マタタビ	マタタビ	マタタビ科	若芽、枝葉、根、虫癭のある果実
エビスグサ	エビスグサ	マメ科	種子
カワラケツメイ	カワラケツメイ	マメ科	芽、葉、果実
クズ	クズ	マメ科	根、藤茎、葉、花、種子、クズ澱粉
アルファルファ	ムラサキウマゴヤシ	マメ科	全草
カラスノエンドウ	ヤハズエンドウ	マメ科	全草（開花期）
カンゾウ		マメ科	根および根茎
コフキサルノコシカケ	コフキサルノコシカケ	マンネンタケ科	菌糸体
オレンジ	オレンジ	ミカン科	果皮
サンショウ	サンショウ	ミカン科	果実・果皮
オオハリソウ	オオハリソウ	ムラサキ科	葉・根（開花初期）
ボリジ	ルリヂシャ	ムラサキ科	葉・花
イカリソウ	イカリソウ	メギ科	葉・茎（開花後のもの）、花
キンモクセイ	キンモクセイ	モクセイ科	花
ネズミモチ	ネズミモチ	モクセイ科	葉、果実
ギョウジャニンニク（葉）	ギョウジャニンニク	ユリ科（ヒガンバナ科）	葉・茎・花・実
サルトリイバラ	サルトリイバラ	ユリ科（サルトリイバラ科）	根茎、葉、果実
アロエ	キダチアロエ	ユリ科（ススキノキ科）	葉
ノカンゾウ	ノカンゾウ	ユリ科（ススキノキ科）	蕾・花（半開）、根
ヤブカンゾウ	ヤブカンゾウ	ユリ科（ススキノキ科）	蕾・花（半開）
タマネギ	タマネギ	ユリ科（ヒガンバナ科）	皮、托葉・葉鞘
ノビル	ノビル	ユリ科（ヒガンバナ科）	鱗茎
センブリ	センブリ	リンドウ科	全草（開花期）

利用法	備考
滋養、強壮、冷え性など血行改善、浮腫みなど利尿。	
利尿、緩下など。	
緩下、利尿、強壮、健胃など。	
風邪予防、解熱、止瀉など。	根（カッコン）は専ら医薬品。
穏やかな利尿と緩やかな緩下。	もやしの葉のこと。
鎮咳、健胃。	咳止め、去痰などに。
鎮静、解毒。	
免疫賦活。	
食欲不振など。	
健胃、利尿、消化不良、食欲促進など。	
健胃、代謝促進、強壮など。	
鎮痛、柔軟、利尿。	
疲労回復、強壮、健胃に。	中国の民間療法では古くから強壮薬とされている。全草が専ら医薬品。
健胃、不眠、低血圧改善など。	
滋養、強壮、疲労回復、整腸など。	果実は専ら医薬品。
滋養、強壮、免疫賦活など。	
浮腫みなど利尿、腫れ物、出来物など。	
解毒、風邪予防など。	
根は利尿、蕾は解熱。膀胱炎、不眠症など。	
解熱、疲労回復、健胃など。	
動脈硬化予防。	染色にも。
血流改善、冷え性改善など。	
健胃、消化不良、食欲増進など。	全草が専ら医薬品。

蒸気吸入・芳香浴・フェイシャルスチーム

蒸気吸入

　薬草に含まれる揮発性の芳香成分を利用し、鼻や喉、気管支などのトラブルを軽減するために用いる方法。鼻腔や喉の粘膜などに薬草の芳香成分を直接作用させることにより、保湿や血流の改善などを促し炎症を軽減させたり、予防療法として用いるもの。またアロマテラピーの蒸気吸入とは違い、刺激も少なく穏やかな作用のため高齢者や小さな子のケアーにも利用できる。

芳香浴

　薬草の持つ揮発性の芳香成分で部屋や空間を香らせ、空気浄化を図ったり、香りそのものを楽しんだりするもの。芳香成分が鼻腔より脳、大脳辺縁系へ働きかけ、自律神経を調節したり、精神安定に作用するもの。また蒸気が空気中に拡散するため、加湿されたり、薬効成分によっては室内が除菌されたり働き掛けるものある。

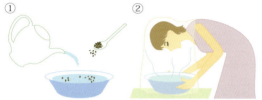
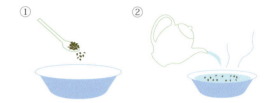

作り方＆方法
① 洗面器などに大さじ2〜3のハーブを加え、熱湯を注ぐ。
② バスタオルなどで頭を覆い、蒸気を逃さないようにし、ゆっくりと湯気を吸いこみながら深呼吸をする。

作り方＆方法
① 洗面器などに大さじ2〜3のハーブを加え、熱湯を注ぐ。
② 空間を香らせるのに適当な場所へ置く。

○蒸気吸入への効果的な薬草例：
　タイム、ラベンダー、カモミール、マロウ、ローズ、レモンバーム、レモンバーベナ

フェイシャルスチーム

　薬草には精油成分など揮発成分となる物質を含んでいるため、蒸気吸入と同様に蒸気の働きを利用したケアーとなる。肌への直接作用とともに、保湿や収斂を行うなど、薬草成分による潤いやスキンケアーを目的としたもの、また芳香浴と同様、揮発性の芳香成分が鼻腔からの吸入により大脳辺縁系へ作用し、心身を調整する働きを助けたりなどするものなどがある。

作り方＆方法
① 洗顔をした後、洗面器に大さじ2〜3杯ほどのハーブを入れて熱湯を注ぐ。
② 頭からバスタオルなどをかぶり、蒸気を逃さないよう10〜15分ほど顔にあてる。ただし敏感肌の方は5分程とする。

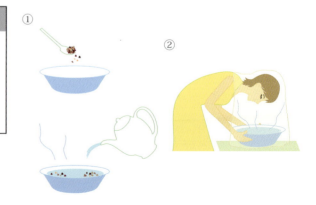

○フェイシャルスチームへの効果的な薬草例：
　ラベンダー、カモミール、マロウ、ローズ、レモンバーム、レモンバーベナなど。

温湿布・冷湿布

　湿布は薬草の水溶性の成分を皮膚吸収させることによっておこる作用を利用したもの。肩こりや筋肉痛など血行促進には温湿布、捻挫や打撲など急性の症状には冷湿布を用いる。また薬効成分を利用し美肌へ働きかける美容目的として用いることもある。

温湿布の作り方

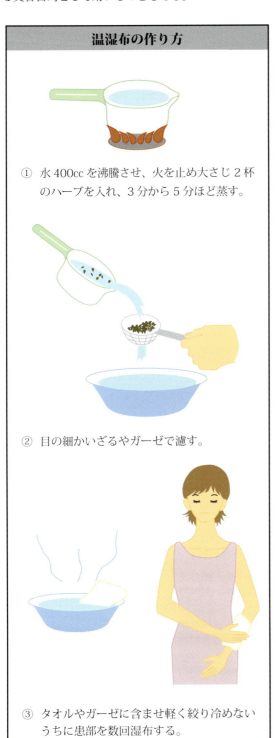

① 水400ccを沸騰させ、火を止め大さじ2杯のハーブを入れ、3分から5分ほど蒸す。

② 目の細かいざるやガーゼで濾す。

③ タオルやガーゼに含ませ軽く絞り冷めないうちに患部を数回湿布する。

冷湿布の作り方

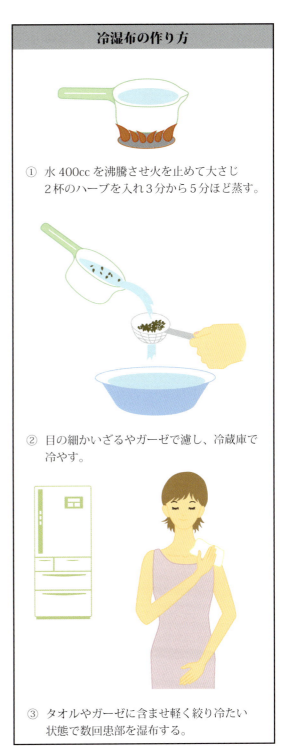

① 水400ccを沸騰させ火を止めて大さじ2杯のハーブを入れ3分から5分ほど蒸す。

② 目の細かいざるやガーゼで濾し、冷蔵庫で冷やす。

③ タオルやガーゼに含ませ軽く絞り冷たい状態で数回患部を湿布する。

アイパック・フェイスパック

アイパックの作り方

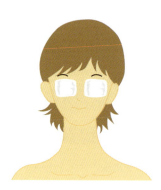

① 冷湿布の要領で冷やした抽出液にカット綿を浸し軽く絞ってまぶたにのせ湿布する。

② カット綿のうえから指で軽く押さえるなど圧迫する。

アイパックに利用したい薬草

ペパーミントやスペアミント、カモミールなどの消炎作用のあるハーブなど。

フェイスパックの作り方

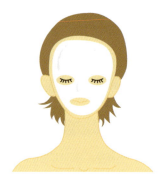

① 大さじ2のハーブを200mlのお湯で5分間抽出し茶こしなどで濾しボウルに注ぐ。

② 冷めた抽出液をフェイスパックシートに含ませ10分間パックする。

フェイスパックに利用したい薬草

マルベリー、ブルーマロウなどとともにクレイを利用する方法もある。

**クレイを利用した
フェイスパックのレシピ**

クレイ　大さじ2
ホホバオイル　5ml
精油　1滴（ゼラニウムなど）
精製水　15ml

クレイと精製水を乳鉢でよく混ぜ、さらにホホバオイルを加えて混ぜ、精油1滴を加え、よく混ぜる。洗顔後、目と口の周りを避けて塗布し、数分程置いてからぬるま湯で洗い流す。

ハーバルバス

ハーバルバス：薬草の水溶性成分を有効利用するもので、入浴により直接肌へ吸収させるもの。また鼻腔から吸入させ大脳辺縁系へ作用させ精神安定を図るものなどがあげられ、古来より行われる薬油や温泉とともに、成分を体内へ吸収しながら血行促進を促し、美肌にも期待できるものである。

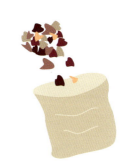

ハーブ活用術

全身浴

① 42℃くらいの熱めのお湯に肩まで3分間つかる。

② 一度、お湯を出てから3分間休憩する。

③ ①と②を交互に3回繰り返す。

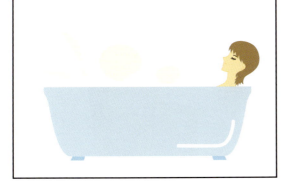

半身浴

① バスタブにみぞおちから下ほどまで40℃ほどのぬるめの湯をためる。

② 冷えないように、肩に乾いたタオルをかけて20分～40分ゆっくりとお湯につかる。

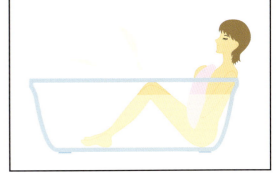

＜入浴剤＞

- 生葉ならば1カップ。乾燥葉なら1/2カップをハーブバッグなどに詰めて使用。
- 好みの香りや作用を期待したブレンドで、オートミールやスキムミルクをまぜる方法もある。
- 大さじ2～3のハーブを500mlのお湯で煮出し煎剤を利用するのも良い。

入浴へ利用する精油

血行を促すローズマリー、筋肉を温める効果のあるスイートマジョラム、リラックス効果のあるラベンダーなどを必ず植物油や生クリームで希釈、または自然塩などに混ぜるなどして、利用する。また肌への刺激があるため、バスタブには直接投入しないこと。

ハンドバス・フットバス

ハンドバス（手浴法）

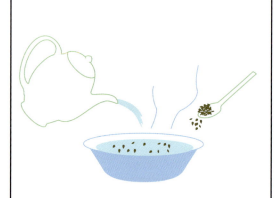

① 洗面ボールに40℃程度のお湯を張り、ドライハーブを加えて5分ほど浸出させる。

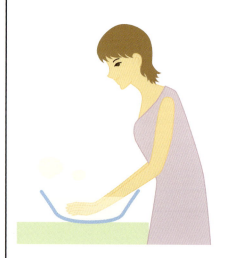

② 浸出させたものに手を浸し、冷めてきたらお湯を注ぎ足す。

フットバス（足浴法）

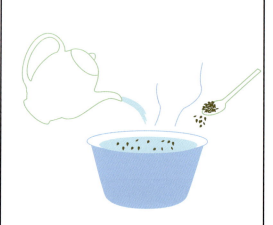

① タライやバケツに40℃程のお湯を張り、ドライハーブを加えて5分ほど浸出させる。

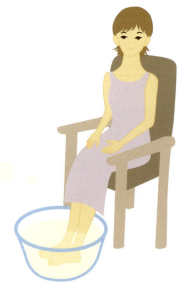

② 浸出させたものに足首から下を5分から15分ほど浸す。天然塩やショウガを加えても良い。

*バスソルトのつくり方：
　ドライハーブ大さじ1
　天然塩　300g
　お茶パックなどに入れて利用する。

ティンクチャー・ハーブビネガー

ティンクチャー

　薬草の水溶性成分と脂溶性成分の双方の利用を目的とし薬草をアルコールに漬けて抽出したものでティンクチャー（チンキ）と呼ばれるもの。外用と内用とに利用できる利点があり、保存期間も約1年間と長期保存できるのも利点といえる。

作り方

① 100mlのウォッカに10％のドライハーブを加え2週間抽出する。
② ペーパーフィルターなどで漉し、瓶に入れ冷暗所で保存する。
③ 約1年間利用できる。

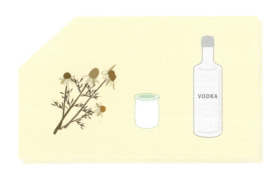

　植物療法でアルコールを使用する際はアルコール度数約40度で無味無臭のウォッカを利用する。また誤飲の恐れがあるので、ティンクチャーは無水エタノールではなくウォッカで作る方が望ましい。

ハーブビネガー

　薬草の成分を巣に抽出したもので、柔軟剤や掃除など広い用途で利用できる。アルカリ性を中和させるため、キッチンの水周りや風呂場、トイレなど水垢、石鹸かすなどの掃除にも使える。

作り方

① 200mlの酢に10％のドライハーブを加え2週間抽出させる。
② ペーパーフィルターなどで漉し、瓶に入れ冷暗所で保存する。
③ 約半年〜1年間利用できる。酢の消費期限に注意すること。

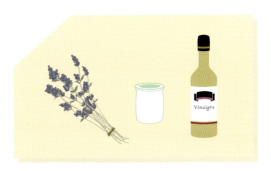

浴用剤に利用できる主な植物（1）

入浴剤のつくり方：
乾燥させた薬草を直接バスバッグに入れてバスタブへ投入するか、ミルで引き、パウダー状にしてバスタブへ加える。または、自然塩にまぜるなどしても良い。

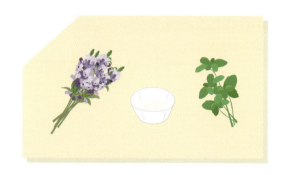

大さじ2をバスバッグに詰めて利用。

和名および通称名	科名	利用部位	使用方法
ウスベニアオイ（ブルーマロウ）	アオイ科	葉＜生・乾燥＞	手浴、全身浴
ウスベニタチアオイ（マシュマロウ）	アオイ科	葉＜生・乾燥＞	手浴、全身浴
ダイコン	アブラナ科	葉＜乾燥＞	全身浴
サフラン	アヤメ科	花＜乾燥＞	手浴、全身浴
ハトムギ	イネ科	果実＜乾燥＞	全身浴
レモングラス	イネ科	葉＜生・乾燥＞	手浴、足浴、全身浴
ヘチマ	ウリ科	果実（未熟果）＜生＞	全身浴
オオバコ	オオバコ科	全草＜乾燥＞	全身浴
オトギリソウ	オトギリソウ科	地上部（開花期）＜乾燥＞	全身浴
カキノキ	カキノキ科	葉＜生・乾燥＞	全身浴
カミツレ（ジャーマンカモミール）	キク科	頭花＜乾燥＞	手浴、足浴、全身浴
セイヨウノコギリソウ（ヤロウ）	キク科	葉、花（花期）＜乾燥＞	全身浴
タンポポ	キク科	全草＜乾燥＞	全身浴
トウキンセンカ（ポットマリーゴールド）	キク科	花＜生・乾燥＞	手浴、足浴、全身浴
ナツシロギク（フィーバーフュー）	キク科	葉、花＜乾燥＞	手浴、足浴、全身浴
ベニバナ	キク科	花（頭花）＜生・乾燥＞	手浴、足浴、全身浴
ヨモギ	キク科	全草＜生・乾燥＞	全身浴
リュウノウギク	キク科	全草（開花期）＜乾燥＞	全身浴
クスノキ	クスノキ科	枝＜生＞	全身浴
ゲッケイジュ	クスノキ科	葉＜生・乾燥＞	全身浴
テンダイウヤク	クスノキ科	葉＜乾燥＞	全身浴
ハマゴウ	クマツヅラ科（シソ科）	葉・果実＜乾燥＞	全身浴
マグワ	クワ科	葉・樹皮＜乾燥＞	全身浴
セキショウ	サトイモ科（ショウブ科）	根茎＜乾燥＞	全身浴
イブキジャコウソウ	シソ科	地上部（開花期）＜乾燥＞	全身浴
カキドオシ	シソ科	全草＜乾燥＞	全身浴

効能	備考
美肌、保湿	
美肌、保湿	
血行改善	
美肌	
鎮静、美肌	
疲労回復、精神安定	
美肌	
疲労回復、代謝促進、消炎	
創傷治癒、鎮静	
消炎	
消炎、鎮静、精神安定	
風邪予防、疲労回復、精神安定	
疲労回復、美肌	風邪予防などにも。
鎮静、美肌、疲労回復	
消炎、鎮静、精神安定	
疲労回復	
血行改善、消炎、鎮静	冷え性、湿疹、かぶれなどにも。
血行改善	リュウマチ、腰痛、神経痛など。
血行改善、消炎	ピネン、シネオールなどの精油を含み神経痛、肩こりなど。
消炎、疲労回復、美肌	
代謝促進、疲労回復	
鎮痛、消炎、鎮静	
疲労回復・代謝促進	
血行改善	肩こりなどに煮汁を煎じる。
収斂、血行改善	
代謝促進、疲労回復	リモネンなどの精油成分を含む。

浴用剤に利用できる主な植物（2）

和名および通称名	科名	利用部位	使用方法	
コウスイハッカ（レモンバーム）	シソ科	葉・枝＜生・乾燥＞	手浴、足浴、全身浴	
シソ（チリメンジソ）	シソ科	葉＜生＞	全身浴	
シロバナカワミドリ（アニスヒソップ）	シソ科	葉＜生・乾燥＞	全身浴	
セージ	シソ科	葉＜乾燥＞	全身浴	
タチジャコウソウ（タイム）	シソ科	葉＜乾燥＞	全身浴	
ハッカ	シソ科	地上部(開花期)＜生・乾燥＞	手浴、足浴、全身浴	
ハナハッカ（オレガノ）	シソ科	葉＜乾燥＞	全身浴	
ラベンダー	シソ科	花・地上部＜乾燥＞	手浴、足浴、全身浴	
ローズマリー	シソ科	葉＜生・乾燥＞	手浴、全身浴	
ジンチョウゲ	ジンチョウゲ科	花＜生＞	全身浴	
スイカズラ	スイカズラ科	葉・花・茎＜乾燥＞	全身浴	
セイヨウニワトコ（ニワトコ）	スイカズラ科	葉・花・木部＜乾燥＞	全身浴	
ハス	スイレン科(ハス科)	蕾（花期）＜生・乾燥＞	手浴、全身浴	
サンシキスミレ	スミレ科	花＜生＞	手浴、足浴、全身浴	
ウイキョウ	セリ科	果実＜乾燥＞	全身浴	
ニンジン	セリ科	葉＜乾燥＞	全身浴	
ハマゼリ（ハマニンジン）	セリ科	地上部（開花期）＜生＞	全身浴	
ハマボウフウ	セリ科	全草＜生・乾燥＞	手浴、足浴	
ヒメウイキョウ（キャラウェイ）	セリ科	果実、茎、葉＜乾燥＞	手浴、全身浴	
ボタンボウフウ	セリ科	葉、茎＜乾燥＞	全身浴	
ミツバ	セリ科	全草＜生＞	全身浴	
アカメガシワ	トウダイグサ科	葉＜乾燥＞	全身浴	
ドクダミ	ドクダミ科	葉、花（開花期）＜乾燥＞	全身浴	
カリン	バラ科	果実＜生・乾燥＞	全身浴	
セイヨウバラ(センティフォリア、ガリカなど)	バラ科	花＜生・乾燥＞	手浴、足浴、全身浴	
ソメイヨシノ	バラ科	若葉・花＜生＞	全身浴	
ノイバラ	バラ科	偽果＜乾燥＞	全身浴	
ハマナス	バラ科	花＜生・乾燥＞	全身浴	
ビワ	バラ科	葉＜乾燥＞	全身浴	
モモ	バラ科	葉＜乾燥＞	全身浴	
リンゴ	バラ科	果実（偽果）＜生＞	全身浴	

効能	備考
鎮静、消炎	
鎮痛、鎮静、消炎	肩こりなどにも。
疲労回復、精神安定	
血行改善	
疲労回復	
精神安定、疲労回復、鎮静	カタル改善にも。
精神安定、疲労回復	
鎮静、鎮痙、精神安定	
鎮静、収斂	
疲労回復	
鎮痛、消炎、精神安定	
消炎、鎮痛、鎮静	（煮汁を浴槽に入れる）。
疲労回復、消炎、美肌	
疲労回復	
鎮静	風邪などにも。
血行改善、保湿	
疲労回復	抗ストレスなどにも。
血行改善、	風邪、冷え性、保湿などにも。
疲労回復、精神安定	安眠など。
血行改善、疲労回復、滋養強壮	
疲労回復、安眠効果	
消炎、美肌	擦り傷などにも。
血行改善、消炎	
代謝促進、疲労回復	風邪予防などにも。
鎮静、美肌	
疲労回復、安眠	
疲労回復、美肌	
疲労回復、精神安定、美肌	
美肌	皮膚炎、あせも、湿疹などに。
血行改善	あせも、湿疹、かぶれなど（土用丑の日にたてる習慣がある）。
代謝促進、疲労回復、美肌	

ハーブ活用術

浴用剤に利用できる主な植物（3）

和名および通称名	科名	利用部位	使用方法	
ゲンノショウコ	フウロソウ科	地上部<乾燥>	全身浴	
ゼラニウム	フウロソウ科	葉・花<生・乾燥>	手浴、足浴、全身浴	
ユーカリ	フトモモ科	葉<乾燥>	全身浴	
クリ	ブナ科	葉・樹皮・殻斗<乾燥>	全身浴	
チョウセンゴミシ	マツブサ科	果実<生>	全身浴	
マツブサ	マツブサ科	蔓全体<乾燥>	全身浴	
エンジュ	マメ科	葉・蕾<乾燥>	全身浴	
ウンシュウミカン	ミカン科	成熟果皮<乾燥>	全身浴	
キンカン	ミカン科	果皮<生>	全身浴	
ダイダイ	ミカン科	果皮・果実<生>	全身浴	
ナツミカン	ミカン科	果皮<乾燥>	全身浴	
ユズ	ミカン科	果皮・果実<生・乾燥>	全身浴	
レモン	ミカン科	果皮・果実<生>	全身浴	
ヒレハリソウ（コンフリー）	ムラサキ科	葉、根<乾燥>	全身浴	
ボリジ	ムラサキ科	葉<生>	全身浴	
ナンテン	メギ科	葉<生・乾燥>	全身浴	
キンモクセイ	モクセイ科	花<生>	全身浴	
コブシ	モクレン科	蕾、小枝（開花期）<生>	全身浴	
シモクレン（モクレン）	モクレン科	蕾（開花期）<生>	全身浴	
ホオノキ	モクレン科	葉・花<乾燥>	全身浴	

効能	備考
血行改善	ヨモギと合わせる方法もある。
疲労回復、精神安定	
血行改善、消炎	
消炎、収斂	切り傷、擦り傷などにも。
疲労回復、血行改善、美肌	
血行改善、保湿効果	
創傷治癒、疲労回復	
血行改善、疲労回復、美肌	
血行改善、疲労回復、美肌	
血行改善、疲労回復、美肌	
血行改善、疲労回復、美肌	
血行改善、疲労回復、美肌	
血行改善、疲労回復、美肌	
疲労回復、美肌	
血行改善、美肌	筋肉痛、肩こりなど。
消炎（皮膚）	
疲労回復、精神安定、美肌	
疲労回復	
疲労回復、精神安定、美肌	カタル改善にも。
疲労回復、精神安定	

ハーブ活用術

ハーブローション

基本のローション

薬草の成分を抽出させたハーブティンクチャーに精油、グリセリン、ホホバオイル、精製水などを加えたもの。

乾燥肌用のレシピ

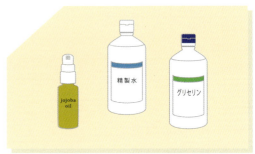

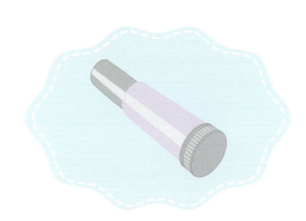

作り方

① ティンクチャー1mlに精油を規定量加え、精製水を90ml加え降り混ぜ使用する。

② 2～3か月で使い切る。

作り方

① ティンクチャー1mlに精油を加え、ホホバオイル3mlをさらに加え、全体をよく混ぜる。

② 精製水90mlを加えてよく振り混ぜ使用する。

③ 2～3か月で使い切ること。

④ グリセリンを加える場合は、全体量の11％以下とすること。11％以上になると逆に水分をため込まずに乾燥する。

注：ウォッカを利用しているのでアルコール度数は低いので、むしろアルコールにより殺菌効果を期待するもの。

おすすめの薬草例：
　ラベンダー、ヒース、ローズ、ローズマリーなど。

浸出油（インフューズドオイル）

ドライハーブをホホバオイルなど植物油につけて薬草の成分を抽出させたもので美容オイルやベビーオイル、ヘアーオイルなどとして利用できる。

冷浸法

2週間ほど植物油につけて乾燥した薬草の成分を抽出させたもの。

温浸法

温めた植物油に乾燥した薬草を加え煮出したもの。

作り方

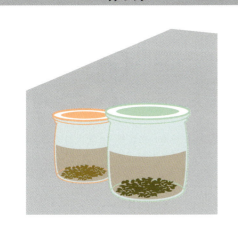

① 保存瓶にドライハーブ10％を入れ200mlのホホバオイルを加え、遮光瓶で2週間ほど抽出させる。オイルが劣化しやすいので、抽出期間は直射日光は避けること。

② 2週間経過したところでオイル用のペーパーフィルターで漉し、保存瓶に移し冷暗所で保存。

※残ったハーブは庭に撒くと肥料になる。

作り方

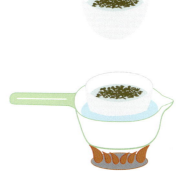

① ドライハーブ10％に200mlのホホバオイルを加え、湯煎しながら沸騰させないように10〜20分煮出す。

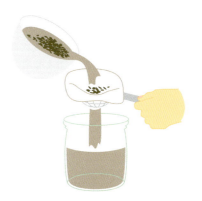

② 冷めたところでオイル用ペーパーフィルターなどで漉し保存瓶に移し冷暗所で保存する。

※植物油の保存期間は十分に注意されたい。保存状態にもよるもののオリーブオイルで半年間、ホホバオイルで約1年間ほどを目安としたい。

ハーブオイル・ハーブクリーム

ハーブオイル
抽出したインフューズドオイルやさらに精油を加えたもの。

ハーブクリーム
インフューズドオイルと蜜蝋で作るクリーム。

作り方

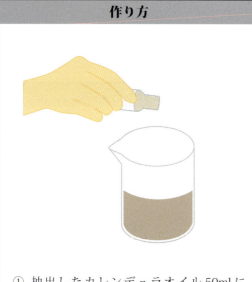

① 抽出したカレンデュラオイル50mlに規定量の精油を加える。

② よく振り混ぜ就寝前などに塗布し期間内に使用する。

※精油を加えない状態で、赤ちゃんのお尻ふきにも利用できる。精油を加える場合は、光毒性のものは外出前には使用しない。

作り方

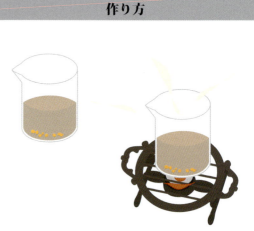

① 耐熱用ビーカーに蜜蝋4gを入れて20mlのホホバオイルを加え湯煎にかける。
② 完全に溶けたところで湯煎から外し容器に移し冷ます。

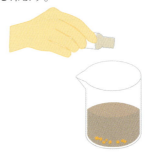

③ 容器の②をポマード状になるまで混ぜ精油を加える。
④ ③をさらに混ぜ込むことで空気を含ませ滑らかなクリームとする。

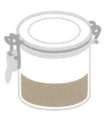

⑤ さらに冷やして固まらせ完全にさめたところで容器に蓋をし保存する。
※基本の蜜蝋とオイルの割合は1：5と覚える。

ゴマージュ・ハーブパック

ゴマージュ

いわゆるピーリング作用のあるハーブパウダーのこと。洗顔後に小さじ1ほどをくぼませた手に取り、水または精製水を加えペースト状にして顔や手などを軽くマッサージし使用する。

ハーブパック

ハーブパウダーそのものを硬めに水または精製水で伸ばし顔にのせ洗い流すタイプのパックにしたもの。またはクレイを加えたもの。

作り方

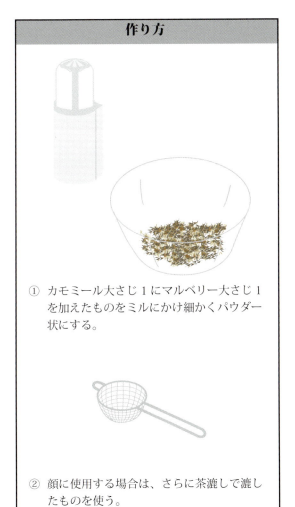

① カモミール大さじ1にマルベリー大さじ1を加えたものをミルにかけ細かくパウダー状にする。

② 顔に使用する場合は、さらに茶漉しで漉したものを使う。

作り方

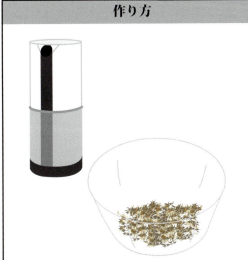

① カモミール大さじ1にマルベリー大さじ1を加えたものをミルにかけ細かくパウダー状にして、顔に使用する場合は、さらに茶漉しで漉したものを使う。

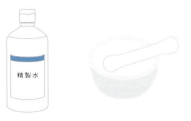

② 水か精製水を加え練って顔にのせ数分パックし洗い流す。

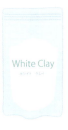

③ パック剤にさらにカオリンなどクレイを加えることも。

ハーブ活用術

緑の薬箱

応急手当てのために常備したいハーブや製剤など

揃えておきたいドライハーブ

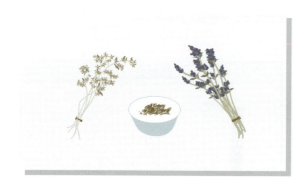

- ☐ ラベンダー
- ☐ ジャーマンカモミール
- ☐ エルダーフラワー
- ☐ マルベリー
- ☐ ペパーミント
- ☐ ハイビスカス
- ☐ ローズヒップ

上記の薬草のなかから暮らし方に即したものや常用したいものを選定。

常備したい精油など

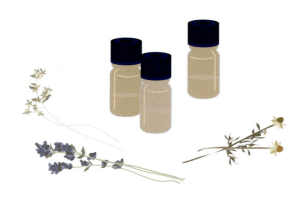

- ☐ ラベンダー
- ☐ ティーツリー
- ☐ ローズマリー
- ☐ ペパーミント
- ☐ ユーカリレモン
- ☐ フランキンセンス

などのなかから使いやすいものや常備したいものを数種類ほど揃えておく。

家庭にあると便利なもの

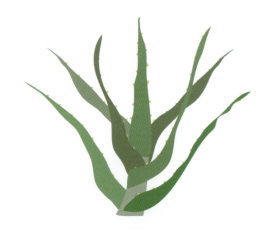

- ☐ アロエの木
- ☐ 生の根ショウガ
- ☐ 地元でとれる有機蜂蜜
- ☐ エキナセアのティンクチャー
- ☐ カレンデュラのティンクチャー
- ☐ セントジョンズワートのティンクチャー
- ☐ セントジョンズワートのハーブオイル
- ☐ カレンデュラの軟膏
- ☐ ジャーマンカモミールの軟膏

小さな切り傷や擦り傷

傷をきれいな水で洗い流した後、以下のいずれかの煎出液で消毒や手当をする。

- ☐ カレンデュラ
- ☐ セントジョンズワート
- ☐ アメリカマンサク
- ☐ ミルラノキ
- ☐ ラベンダー
- ☐ ペパーミント
- ☐ ティーツリー
- ☐ ユーカリ
- ☐ ゼラニウム
- ☐ コンフリー

虫刺され

腫れと痛みを軽減するために以下のハーブで応急処置をしておく。

- ☐ ラベンダー（精油）
- ☐ アメリカマンサクの芳香蒸留水
- ☐ すり潰したバジルの葉
- ☐ セージの浸出液
- ☐ ティーツリーの浸出油
- ☐ ユーカリの浸出油
- ☐ レモンバームの浸出油

花粉症

花粉の季節が始まる2か月くらい前からチョウセンニンジン、オウギ、ネトル、エキナセアなどの煎剤を摂取し、症状がはじまったらレモンバーム、カモミールなどの精油で芳香浴を行うなどしながら、軽い症状への対処法として行く。また以下のハーブは煎剤として用いながら症状を緩和させる。

- ☐ エキナセア
- ☐ エルダーフラワー
- ☐ ネトル
- ☐ ペパーミント
- ☐ カモミール
- ☐ イラクサ
- ☐ ヤロウ

頭痛

軽い頭痛にはペパーミント、ラベンダーまたはローズマリーの精油の吸入や湿布を利用する。またティンクチャーとして以下のハーブが利用できる。

- ☐ ラベンダー
- ☐ ジャーマンカモミール
- ☐ ペパーミント
- ☐ フィーバーフュー

歯痛

応急処置としては以下のハーブや精油を利用した方法を取り入れるものとするがなるべく早めに歯科医を訪れることが賢明。

- ☐ クローブ
- ☐ ヤロウ
- ☐ エキナセア
- ☐ ペパーミント

乗り物酔い

対処法としては地平線や水平線を眺めることともいわれているが、吐き気には砂糖漬けのジンジャーが有効とされ、ジンジャーティーを飲用することも気分を落ち着かせることにもつながる。他には、メドースイートやペパーミントのティーも有効といえる。

精油の濃度の計算式

肌に対する通常の利用は0.5〜1%の濃度とする。顔は鼻が近いのでさらに薄い濃度でもよい。

10ml × 0.01/0.05 ＝ 10m × 0.2 ＝ 2滴

（メーカーにより異なることもあるが
精油1滴が0.05mlのため）

ハーブ活用術

ホームケアーのための薬草たち

その他製剤や薬草や精油の使い方

うがい薬

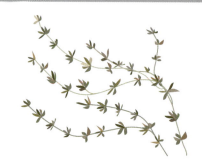

お湯　200ml
ドライハーブ　小さじ2

・小さじ1のドライハーブを200ccのお湯で浸出し、10分〜15分ほど放置して濃い目の煎剤を作りうがいをする。
・タイムやエキナセアなどを利用し作る。

ホットオレンジジュース

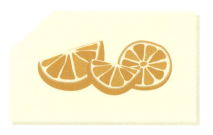

オレンジジュース　200ml
エルダーフラワー（ドライ）小さじ1

手鍋にオレンジジュースとエルダーフラワーを入れて、中火でふつふつとなるまで煮出す。沸騰直前までに出しなら火を止め、カップに注ぎ熱々をいただく。風邪のひき始めや直りかけにいただくとよい。夏は冷やして氷を入れても美味しい。好みで砂糖を加える。

消臭剤

重層　50g
ドライハーブ　5g
精油　数滴

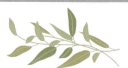

ビニール袋などに重層を入れドライハーブを加えよく混ぜる。混ぜたものをココットなどに入れ、空気浄化のあるユーカリなどの精油を加えシューズボックスに置いておくと除湿を助け、嫌な匂いを軽減してくれる。

エルダーフラワーのコーディアル

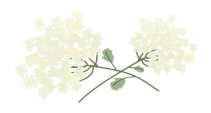

水　200ml
エルダーフラワー（ドライ）小さじ2
砂糖　大さじ2

水でエルダーフラワーを煮出し、砂糖を加えよく溶かす。さらに、3/2から半量になるように煮詰めてゆく。風邪用のシロップとしてカタル症状を軽減させる時に用いる。

ラベンダービネガー

酢　100ml
ドライラベンダー　大さじ1

瓶に酢100mlを入れ、さらにドライラベンダー大さじ1を加え、2週間抽出する。別の瓶に移し保存。洗濯の際に煎剤と一緒に5〜10mlほど加える。洗濯ものをやわらかくし嫌な匂いも消える。消費期限に従って約半年から1年ほど保存可能。

薬用酒と果実酒

薬草酒は薬草の水溶性成分を抽出するいわゆる浸剤とは違い薬草や果実の水溶性成分と脂溶性成分の双方を引き出し、その薬理作用を疲労、食欲不振、冷え性のような体調不良、滋養強壮などに利用するものである。

注意事項）セントジョンズワートには気管支拡張剤やHIV薬などある種の薬の作用を減薬させてしまうため、注意が必要となる。またコンフリーには発がん物質が含有されており、ジンチョウゲの茎根、イチイの種子、ザクロの果皮には有毒成分が含まれているなど、使用する薬草や果実によっては常飲に注意が必要となる。

○ポイントや注意点

・材料である乾燥した薬草などドライハーブはカビに注意しながら保存状態の良いもの、旬の素材を吟味することが重要である。また種子皮や種子の部分にも有効成分が含まれているため捨てずに漬け込むようにするものとし、生薬などの乾物はほこりをよく落とすか、原酒でさっと洗いながすようにする。また原酒はホワイトリカー、ワイン、ブランデー、ウォッカ、紹興酒など好みのものを利用する。またホワイトリカーの場合は、水分の多いものは３５度、乾燥材料は２５度を利用するものとするが、薬草酒、花酒には、無味無臭、無色なホワイトリカーが適しているといえ、材料の成分抽出にも３５〜４０度が最も適しているといえる。このためジン、ホワイトラム、ウォッカなどを用いることも有用であり、それぞれの特質と材料の持ち味との相乗効果により複雑さを味わえる薬草酒ともなる。糖分については、氷砂糖、グラニュー糖、蜂蜜、黒糖、その他、好みで使用するとよいが、これらの糖分は酒よりも比重が重く沈殿するので、材料の後でも先でもかわらないものの、甘さは少し控えめとし飲む際に甘味を加えて調整するようにすると糖分もさほど気にならない。またアルコール度数の低いものは早めに飲みきるようにすると良い。

基本の作業

容器の洗浄と乾燥

熱湯やアルコールで容器を洗浄し乾燥させておく。

材料・副材料の計量や下準備

材料を洗浄し、水切りをし、ヘタをとり、皮むき、カットなどをしておく。

原種の計量

漬け込む原酒の量を計量する。

漬け込み

材料が原酒からでないように丁寧に付け込みラベル・タグなどを作り貼る。

発酵や撹拌

時々、保存瓶を振って原酒を素材に行き渡らせ撹拌する。

濾過と保存

熟成期間を終了したら濾過し、別の保存瓶に移し冷暗所に保存しておく。

クレイ療法について

　クレイとは粉末粘土のこと。クレイ療法とは、クレイの持つ作用特性を利用し、自然治癒力を向上させる自然療法ともいえる。例えば、クレイそのものには、殺菌作用はないもののクレイの浸透圧作用により、吸着を起こし、細菌の活動の動きを断ち切るなどし、細菌の活動を鈍化させることでも知られてもいる。これにより、自己免疫機能を促進させることを助けるひとつの方法とも考えられる。またクレイは、種類や採取場所により、その生成過程も様々に異なるものの火山灰が風化し、ミネラル分を多量に含有する粘土質層が形成されたと考えられ、厳密には直接的な植物療法ではないものの、人の自然治癒力に働きかけ、より刺激の少ないセルフメディケーションの一環としてしばしば利用されている。

クレイ療法の注意点

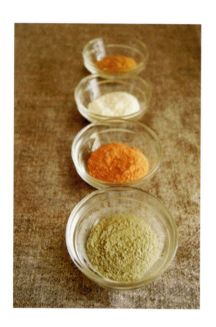

＜金属との接触＞

・ステンレスを含み金属の酸化を呼ぶため、利用や保存には注意を要する。
・また、避妊リングやペースメーカー等、体内に金属が設置されている場合は、クレイの内用やクレイバスなどに注意が必要。
・虫歯の治療のための金属にも十分な注意が必要なため口腔内での酸化が懸念される場合には利用を避けること。
・さらに自動循環式風呂釜（追いだきなど）の場合は金属部品の劣化が懸念されるため使用厳禁。

＜クレイの過熱＞

・熱変化を起こす物質のため40度以上に加熱しないことが前提。
・また変質も考慮しながら利用の際の過熱は一回のみとすること。
・さらに過熱の際は、極端な温度変化による変質を避けるため、人肌程度で行うこと。

＜利用後のクレイの処理について＞

・雑菌の繁殖を防ぐ上でも、クレイの再利用は行わず、利用後は、新聞紙などに包み捨てること。

＜クレイの保存＞

・クレイは湿気や匂いを吸収しやすくその働きが低下するため、保存の際には精油や香水等をそばに置かないよう注意を要する。
・金属容器、プラスチック容器での保存は、腐食する場合があるため、ガラス容器での保存とし、湿気防止として密閉することも重要。

＜利用の際の体調変化＞

・利用時には、まれに吐き気、痛み、発疹、かゆみ、腫れなどを引き起こす場合があるため、異変に際しては直ちに利用を中止する。
・異変が落ち着いた場合には、使用量、使用頻度を軽減しながら利用することも可能ではあるが十分な注意が必要。
・さらに、疲労感、眠気、だるさ、気分の落ち込みなど、感情の変化には休息と、充分な注意が必要。

＜パッチテスト＞

・アロマテラピーなどと同様に、肘の内側に塗布し5分ほど放置し、痒み、赤みなどのチェックを行い確認を必要とする。

ハーブ活用術

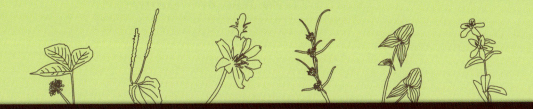

食と薬草

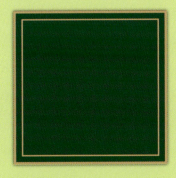

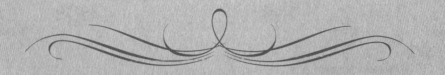

Herb Recipe Menu

スパイス・ブレンド —— 558
バジルペースト —— 561

● Spring ●

鯛とフェンネルのポルペッティーニ 玄米リゾット添え —— 562
春野菜と鶏肉とタイムの檸檬煮 —— 563
タイムとチャイブ、モスカールドパセリと黒胡椒のハーブチーズ —— 564
カモミールミルクのイースターパンケーキ —— 565
カモミールミルクのビスケット —— 566
春野菜と舞茸とタイムのオムレット —— 567
エリンギとバジルのタルティーヌ —— 568
薔薇のジャムのロシアンティー —— 569

● Summer ●

ピンクペッパーとタイムのビネガー —— 570
季節の野菜のピクルス —— 571
フランボワーズジャム —— 572
ラズベリーソーダ —— 572
フランボワーズミルクジャム —— 573
桃とフェタチーズのサラダのフランボワーズソース添え —— 574
桃とベルベーヌのコンフィチュール —— 575
桃とベルベーヌのパルフェ —— 575
自家製ツナとタイムのケークサレ —— 576
レモングラスとベルベーヌのワインソーダ —— 577

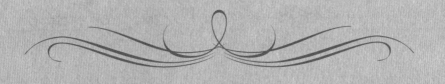

ピタパンのためのサルサソース	578
自家製パインソルベ	579
レモンバーベナのジンジャーシロップ	580

● *Autumn* ●

パーシモンとオレンジと豆のサラダ	581
秋野菜と茸と木の実のノンバターのタルトサレ	582
フェンネルとモスカールドパセリとサーモンのペースト	583
セロリとチキンのハーブパテ	584
押し麦と雑穀米のライスサラダ	585
バジルとチーズのハーブクッキー	586
ポテトのローズマリー風味ナッツ＆ドライフルーツ添え	587
ラフランスとフェンネルシードのコンフィチュール	588

● *Winter* ●

白身魚のバスク風煮込み ターメリックライス添え	589
ディルとスモークサーモンのマリネ	590
白身魚のプロバンス風クリーム煮	591
ノエルのためのグリューワイン	592
冬野菜と魚貝のブイヤベース	593
キャロブとベリーのマフィン	594
コーンとフェンネルのミルクスープ	595
フェンネルシードの小麦フランス	596
セロリシードブレッドのブルスケッタ	597
苺と胡桃とフェタチーズのショコラサラダ	598
スモークサーモンとフェンネルのガレット	599

食と薬草

スパイス・ブレンド

ハンバーグシーズニングスパイス

フライドチキンの下味やハンバーグに練りこむもので、ナツメグ、ドライオニオン、ジンジャーは有名。

フィヌゼルブ

オムレツやサラダなどでも知られるフランスのブレンドで、チャービル、チャイブ、フレンチタラゴン、イタリアンパセリの4つが基本といわれるが、各家庭によりオリジナルブレンドもあり、他に、オレガノ、サボリー、セージ、タイム、パセリ、バジル、ヒソップ、フェンネル、マジョラムなどを組み合わせることもある。

バーベキューシーズニングスパイス

オニオン、ガーリック、ジンジャー、ナツメグ、カイエンペッパー、ブラックペッパー、レッドペッパーなどバーベキューや肉類のソテーの下味に利用される。

キャトルエピス

仏語で「4」を表すブレンドのことで、エピスはスパイスを意味する。フランスの各家庭によって基本ブレンドは様々。オールスパイス、クローブ、シナモン、ドライジンジャー、ナツメグ、ブラックペッパー、ホワイトペッパー、レッドペッパーなど煮込み料理や、ソーセージ、レバー料理に利用するもの。

バジリコシーズニングスパイス

サラダ、ドレッシング、パスタ類などに、バジル、オレガノ、ブラックペッパーとともにつかわれる。

エルブド・ド・プロバンス

プロバンス地方で蒸し料理、肉料理の下味やマリネなどにも利用される代表的なブレンド。ローズマリー、サボリー、タイムが主となるが、オレガノ、セージ、タイム、バジル、ヒソップ、ベイリーフ、フェンネルなどをさらに加えることもある。

ハーブシーズニングスパイス

チキンソテー、ミートソース、グラタン、魚のムニエルなどに、オレガノ、セロリ、タイム、レッドペッパーなどをブレンドしたもの。ただしホワイトソースにはナツメグを加えるのが一般的。

ブーケガルニ

煮込み料理やスープに利用するもので、ハーブの葉や小枝を束ねて使用する場合とドライハーブ状に細かくし、袋に詰めて煮出すものとがある。主なものにベイリーフ、パセリ、タイムなどがあり、他にオレガノ、ガーリック、クローブ、コリアンダー、サボリー、サフラン、セージ、セロリ、バジル、フェンネル、マジョラム、ローズマリーを加える場合もある。

カレーパウダー

ヨーロッパタイプとインドタイプにより多種多様なブレンドがあるカレーパウダー。ガーリック、クミン、クローブ、コリアンダー、カイエンペッパー、カルダモン、キャラウェイ、セロリシード、シナモン、アジョワン、オニオン、オールスパイス、カレーリーフ、ベイリーフ、ケシ、ゴマ、ジンジャー、マスタード、ガランガル、ターメリック、パプリカ、サフラン、ナツメグ、フェンネル、フェヌグリーク、メース、レッドペッパー、ブラックペッパー、ホワイトペッパーなどよりブレンドされている。

チャットマサラ

フルーツやサラダにあわせる酸味のあるスパイス。クミン、アジョワン、コリアンダー、シナモン、ジンジャー、ナツメグ、チリ、アサフェティダ、ミント、ポメグラネート（乾燥したザクロの種）、ブラックペッパー、マンゴーパウダー、ブラックソルトなど。

ガラムマサラ

魚料理、肉料理、野菜料理用など各家庭ごとに独自のブレンドがあり、クミン、クローブ、キャラウェイ、ガーリック、カルダモン、コリアンダー、ターメリック、シナモン、ナツメグ、ジンジャー、ベーリーフ、フェンネル、カイエンペッパー、レッドペッパー、ブラックペッパーなどを組み合わせて利用する。

パンチフォロン

「パンチ」は、「5」を意味するインドやバングラデシュ（ベンガル地方）の代表的なミックススパイス。野菜や豆、魚料理に活用。クミン、ブラッククミン、フェヌグリーク、ニゲラ、フェンネル、マスタードなど。

タンドリーマサラ

タンドリーチキンなどに加える代表的なスパイスブレンド。ガーリック、クミン、コリアンダー、ジンジャー、パプリカ、ターメリック、アムチュール、レッドペッパー、ペパーミントなどから合わせる。

ピクリングスパイス

ディル、コリアンダー、マスタードシードなどの他に、クローブ、カルダモン、メース、ナツメグ、ベイリーフ、フェヌグリーク、キャラウェイ、フェンネル、レッドペッパー、ジンジャー、ブラックペッパー、シナモンなどを組み合わせる。

グリーンマサラ

グリーンカレーに利用するスパイスのことで、ガーリック、コリアンダー、ジンジャー、グリーンペッパーなどを混ぜ合わせたもの。

タビル

チュニジアの特有のミックススパイスのことで、タビルとはコリアンダーのこと。コリアンダーシード、ニンニク、キャラウェイ、チリパウダー、レッドペッパーをすり潰し、低温のオーブンで30分ほど乾燥させたもの。

食と薬草

スパイス・ブレンド

ダッカ

エジプトの食卓用のペーストでスパイスをブレンドして作る。クミン、コリアンダー、ブラックペッパー、タイム、ヘーゼルナッツなどをあわせたもの。またタイムの代わりにペパーミント、ヘーゼルナッツの代わりにエジプト豆を使うこともあり、パンにオリーブオイルとダッカを合わせ用いる。

柚子胡椒

和食の薬味や鍋料理に使われる日本の薬味で、ユズと青唐辛子を合わせ、元々は九州で使われていたもの。トウガラシのことを九州の一部地域では「胡椒」と呼ぶことにより柚子胡椒と呼ばれる。基本的に青唐辛子を使うが、赤唐辛子を使う場合もある。

五香粉

中国の代表的なスパイスブレンドで、陳皮、シナモン(厳密には中国産カシア)、クローブの3種を用い、残り2種は地方によって異なり、唐揚げや煮込み料理に使う。シナモン(カシア)、フェンネル、クローブ、陳皮、スターアニス、サンショウ、ホワイトペパー、ブラックペッパーなどをブレンドすることが多い。

花椒

粗塩大さじ2にサンショウパウダーを大さじ1合わせたもの。塩とサンショウパウダーを煎りながら、サンショウパウダーが少し色づく程度まで煎って、冷めたものをサラダなどの生野菜、素揚げした野菜、肉などにつけて食す。

七味唐辛子

日本で薬味として使われる代表的なもので、赤唐辛子、アサの実、カイシの実、サンショウ、陳皮、ゴマ、アオサ、ショウガ、シソ、ナタネなどより7種をブレンドする。

ハーブを利用したメニューは様あるが、特に冷凍保存のできるバジルペーストは様々な料理に利用できるもっともポピュラーなペーストとしても有名。ここでは、松の実の代わりに手に入りやすい胡桃を使用したレシピ。

バジルペースト

◇ 材料

フレッシュバジル	………………	30g
（半分の量をセロリの葉でも可）		
クルミ	………………	70g
オリーブオイル	………………	100cc
ニンニク	………………	ひとかけ
塩	………………	少々
コショウ	………………	少々

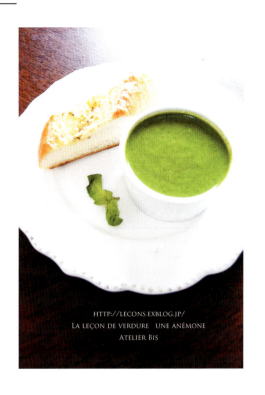

◇ 作り方

① ニンニクを荒みじんにする。
② 砕いたクルミと荒みじんのニンニクにオリーブオイル少々をくわえてミルにかける。
③ さらに手で細かく裂いたフレッシュバジルを加えミルで粉砕する。
④ 仕上げに塩、コショウを加える。
⑤ 粉チーズやパルミジャーノチーズは使用する際にオリーブオイルとともに加える。
⑥ 利用する際は好みの濃さはバージンオリーブオイルを加え調整する。
⑦ 冷蔵庫で3、4日ほど保存または冷凍保存。

Herb Recipe ＊ Spring（3,4,5 月）

鯛とフェンネルのポルペッティーニ 玄米リゾット添え

◇ 材料（4人分）

鯛	120g
フェンネル	4本（飾り用）
メスクラン（ベビーリーフ）	少々
タマネギ	1/2 個
パプリカ	2 個

A
フェンネルシード	小さじ 1
オレンジの皮（すりおろし）	1/2 個
パン粉	大さじ 2
ガーリックオイル	小さじ 1
塩・コショウ	少々
オリーブオイル	小さじ 1
ローリエパウダー	少々

玄米	1 カップ
ニンジン	1/2 本
水（またはだし）	800cc
卵	1 個
塩・コショウ	少々

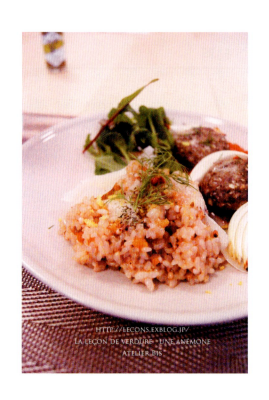

◇ 作り方

① 玄米は一晩水に浸けておく。
② タマネギとニンジンは粗みじんにしておく。
③ フードプロセッサーに鯛とAを加え攪拌する。
④ ③にさらに粗みじんにしたタマネギを加え数回パルスしまぜる。
⑤ ④のペーストでつみれを作る。
⑥ ⑤のつみれとパプリカを串にしてオーブンで 10 〜 15 分焼く。
⑦ 手鍋に玄米と水を加え粗みじんにしたニンジンを加える。
⑧ ⑦を 20 〜 30 分ほど（吸水により）煮て、仕上げに溶き卵、塩、コショウを加える。
⑨ 器にメスクランやフェンネルとともに⑥と⑧を形よく盛り付け食卓へ。

Herb Recipe ＊ Spring（3,4,5 月）

春野菜と鶏肉とタイムの檸檬煮

◇ 材料（4 人分）

ジャガイモ	4 個
ニンジン	1 本
タマネギ	1/2 個
鶏むね肉	2 枚
だし	800cc
レモン	1 個
塩	少々
コショウ	少々
タイム	10 本程度（4 本は飾り用）

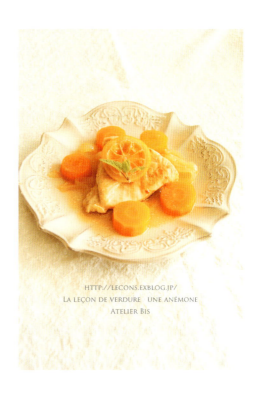

◇ 作り方

① ジャガイモ、ニンジン、タマネギは食べやすい大きさに、レモンはスライスしておく。
② 昆布出汁またはコンソメ出汁などは取っておく。
③ 鶏むね肉を開き, 食べやすい大きさに切っておく。
④ 鍋に①③とタイムを入れ、②の出汁を加え 15 〜 20 分程煮込む。
⑤ 塩、コショウで味を調整し、煮あがったら器に盛り付け食卓へ。

食と薬草

Herb Recipe ＊ Spring（3,4,5月）

タイムとチャイブ、モスカールドパセリと黒胡椒のハーブチーズ

◇ 材料（4人分）

クリームチーズ	50g
牛乳	大さじ2
タイム	3本
チャイブ	10本
モスカールドパセリ	3本
黒胡椒	少々
バゲットなどパン	1/2本

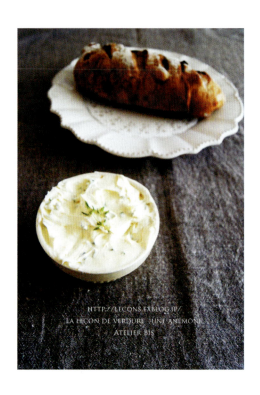

◇ 作り方

① クリームチーズは冷蔵庫より出して柔らかくしておく。
② タイム、チャイブ、モスカールドパセリは刻んでおく。
③ ミルに牛乳をくわえ、クリームチーズを少しずつ足しなめらかにしてゆく。
④ ③をボールに移し、混ぜながら刻んだタイム、チャイブ、モスカールドパセリ、黒胡椒を加え混ぜあわせる。
④ 斜めに切ったバゲットに塗って器に盛り食卓へ。

Herb Recipe ＊ Spring（3,4,5月）

カモミールミルクのイースターパンケーキ

◇ 材料（約10枚分）

薄力粉	70g
全粒粉	30g
卵	1個
カソナード	大さじ3
ベーキングパウダー	小さじ1/2
牛乳	250cc
菜種油	大さじ2
カモミールパウダー	大さじ1
バニラオイル	少々
グラニュー糖（振りかける分）	
菜種油（パンケーキを焼く際のもの）	
レモン	1個

食と薬草

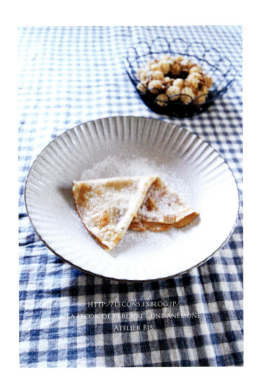

◇ 作り方

① ボウルに卵を割りほぐしバニラオイル少々を加え混ぜておく。
② 粉類はふるっておく。
③ ①にカソナード、牛乳、カモミールパウダーを少しずつ加え混ぜておく。
④ ③にさらに粉類をふるって加え、菜種油も少しずつ加えていく。
⑤ フライパンを熱して菜種油で、レードルの1/2程度の量を焼いてゆく。
⑥ ⑤の表面にぷつぷつと穴が開いてきたら裏返す。
⑦ 焼きあがった⑥にグラニュー糖を振りスライスしておいたレモンを添え器に盛り食卓へ。

Herb Recipe ＊ Spring（3,4,5月）

カモミールミルクのビスケット

◇ 材料

薄力粉 …………………… 180g
粉糖 ……………………… 60g
牛乳 ……………………… 50g
バター …………………… 50g
カモミールパウダー ……… 大さじ1

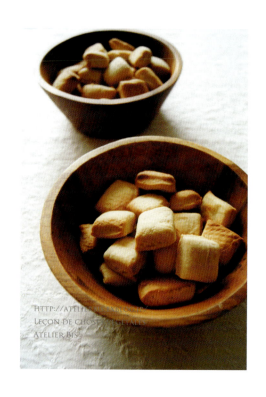

◇ 作り方

① バターと牛乳は常温にしておく。オーブンは230℃で予熱しておく。
② フードプロセッサーに薄力粉、粉糖、カモミールパウダーを入れて数回パルスする。
③ ②にバターをくわえてさらにパルスする。
④ ③にさらに牛乳を加えてパルスし、フードプロセッサーから取り出しひとまとめにする。
⑤ ④を冷蔵庫で1～2時間ねかす。
⑥ ⑤の生地をさらに型抜きし、180℃のオーブンで15～20分ほど焼く。
⑦ ⑥が焼きあがったらケーキクーラーなどで冷まし保存する。

Herb Recipe ＊ Spring（3,4,5 月）

春野菜と舞茸とタイムのオムレット

◇ 材料（18センチ程度の耐熱皿）

菜の花 …………………………… 1 束
タマネギ ………………………… 1/2 個
マイタケ ……… 1 パック（約 120g）
ブロッコリー …………………… 1/4 株
卵 ………………………………… 5 個
生クリーム ……………………… 200cc
タイム …………………………… 5 本
オリーブオイル ………………… 少々
チーズ（ピザ用チーズ可）……… 適量
塩 ………………………… 小さじ 1/2

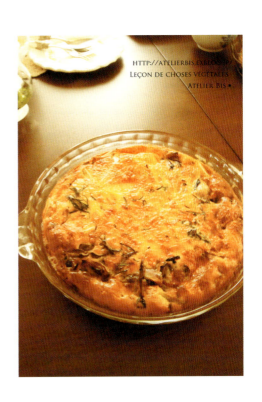

◇ 作り方

① 菜の花、タマネギ、マイタケ、ブロッコリーは食べやすい大きさに切り揃えておく。
② ①を塩、コショウ（分量外）し、フライパンで火が通るまで軽く炒めておく。
③ オーブンは 180℃に温めておく。
④ 耐熱皿にオリーブオイルを塗り、②の冷ました野菜を入れる。
⑤ 卵 5 個はわりほぐし、塩小さじ 1/2 を入れてまぜ、生クリームをくわえる。
⑥ ⑤に枝から外したタイムの葉を加える。
⑦ ④に⑥の卵液を加えチーズを振りかけオーブンで 30 〜 40 分程焼きあげる。
⑧ 熱々を食卓へ。
※ハーブはフェンネル、チャイブ、チャービル、タラゴンなどに変えても良い。

Herb Recipe ＊ Spring（3,4,5 月）

エリンギとバジルのタルティーヌ

◇ 材料（4人分）

フランスパン	……………	1/2 本
バジルシース	……………	少々
エリンギ	……………	2 本
プチトマト	……………	8 個
フレッシュバジル	……………	4 枚
ピザ用チーズ	……………	大さじ 4
オリーブオイル	……………	適宜
（エリンギを炒めるためのもの）		
バジルの葉	……………	少々

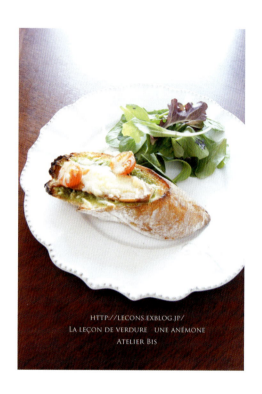

◇ 作り方

① フランスパンは 2cm ほどの厚さでななめに切っておく。
② 繊維にそって切ったエリンギの両面をフライパンで焼いておく。
③ フランスパンにバジルソースを塗る。
④ ③に焼いたエリンギ、1/2 に切ったプチトマト、チーズをのせる。
⑤ ④をオーブントースターで 3 分ほど焼く。
⑥ 焼きあがった⑤にバジルの葉をのせ器に盛り食卓へ

Herb Recipe ＊ Spring（3,4,5月）

薔薇のジャムのロシアンティー

◇ 材料

バラの花びら…16〜18g（小20個程度）
砂糖 ……………………………………250g
　（グラニュー糖、甜菜糖お好みで）
レモンの搾り汁　…………… 1個分
水　………………………… 300cc
紅茶　……………………… 400cc

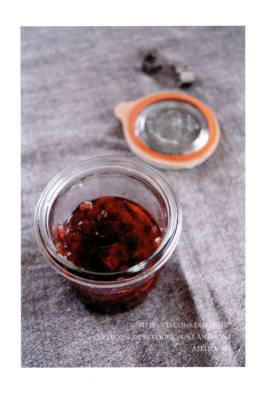

◇ 作り方

① バラの花びらは苦味防止に花弁の根元を切り落としておく。
② ①をさっと洗い水気を取っておく。
③ 手鍋に②と砂糖、水、レモンの搾り汁を加え弱火でゆっくりと30〜40分ほど煮込んでゆく。
④ 仕上げにバラのリキュールを加えても良い。
⑤ ④を冷まして瓶に詰め保存する。（保存便は熱湯消毒しておいたもの）
⑥ 紅茶に加えロシアンティーとしていただく。
⑦ ヨーグルトやアイスクリームにトッピングしても良い。

Herb Recipe ＊ Summer（6,7,8月）

ピンクペッパーとタイムのビネガー

◇ 材料

ワインビネガー	………………	100ml
タイム	………………	4〜6本
レモンバーベナ	………………	少々
ピンクペッパーやジュニパーベリー	……	3粒

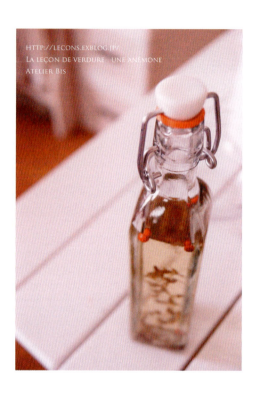

◇ 作り方

① 保存瓶を熱湯消毒しておき、水分を除き、さっと洗ったタイムとレモンバーベナを水けをふき入れる。
② ①にピンクペッパー、ジュニパーベリーを加える。
③ ②にワインビネガーを注ぎ1週間ほどでタイムとレモンバーベナは取りだす。
④ サラダのドレッシングやあげた魚のアクセントに使う。
※使用時は出汁やコンソメで薄めるか、はちみつを加えて利用する。

Herb Recipe ＊ Summer（6,7,8月）

季節の野菜のピクルス

◇ 材料（500mlの保存瓶）

キュウリ	……………………	2本
ニンジン	……………………	1本
ベビーコーン（生）	…………	5～6本
カリフラワー	………………	1/4個
オクラ	……………………	2本
ディルの花	…………………	1本

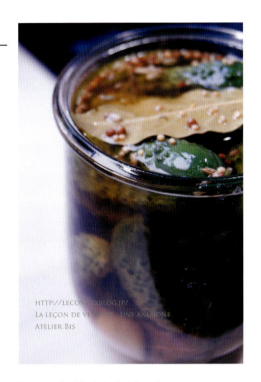

※A ピクルス液

酢（ワインビネガー）	………	100cc
水または昆布だし	…………	200cc
砂糖	………………………	大さじ3
（スウィートピクルスにしない場合は大さじ1）		
塩	…………………………	小さじ1/2
ニンニク	…………………	1片
赤唐辛子	…………………	1本
ローリエ	…………………	2枚
ハーブシード	………………	適宜

（セロリシード、フェンネルシード、マスタードシード他はお好みで）

◇ 準備

① キュウリは軽く塩で揉み、塩を落とさずに保存容器などに入れ冷蔵庫に一晩置く。
② 琺瑯かステンレスの鍋にピクルス液の材料を全て入れ、ひと煮立ちさせ火を止める。
③ ②を冷ましておく。
④ ニンジン、カリフラワーは食べやすい大きさに切っておく。
⑤ ④とベビーコーン、①のキュウリは、固めにさっと茹で冷まし水気を切っておく。
⑥ オクラは塩で揉んで繊毛を取り、さっと塩茹でして水気を切っておく。

◇ 作り方

① 保存瓶を熱湯消毒しておく。
② 準備の⑤⑥の茹でて冷ました野菜たちを水気を切り熱湯消毒した保存瓶に詰める。
③ ②にハーブシードやローリエを加え作り冷ましたピクルス液を静かに注ぐ。
④ ③の最後にディルの花を沈める。
⑤ 冷蔵庫で約1～2か月、脱気した場合は常温で約1年間保存可能。

Herb Recipe ＊ Summer（6,7,8月）

フランボワーズジャム

◇ 材料（直径 6cm × 8h の保存瓶）

　ラズベリー（フランボワーズ）　…100g
　砂糖　……………………………70 〜 80g
　　（甜菜糖、グラニュー糖など好みで）
　フランボワーズリキュール　………少々
　レモンの絞り汁　………………… 1/2 個

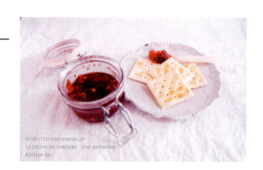

◇ 作り方

① 手鍋に洗って水気をきったラズベリーを入れ、砂糖を振りかけ半日程度置く。
② 出てきた水分に、レモンの絞り汁を加え、弱火で 20 〜 30 分ほど煮詰める。
③ 仕上げにフランボワーズリキュールを加えひと煮たちさせ火を止める。
④ 熱湯消毒しておいた保存瓶に詰め冷蔵庫で保存する。
⑤ ヨーグルトに、チーズに、サイダーなどに利用できる。

ラズベリーソーダ

◇ 材料（2 人分）

　フランボワーズジャム　……… 大さじ 1
　ソーダ水　………………………… 200cc
　ミント　…………………………… 少々

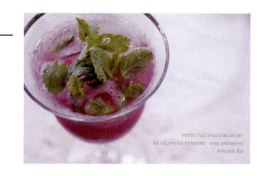

◇ 作り方

① グラスにフランボワーズジャムを入れる。
② ゆっくりとソーダ水を注ぐ。ミントを飾る。
③ 飲む際にかき混ぜていただく。

※残ったジャムはパンなどでいただく。

Herb Recipe ＊ Summer（6,7,8月）

フランボワーズミルクジャム

◇ 材料（4人分）

生クリーム ……………… 200ml
　（半量を牛乳にかえても可）
フランボワーズジャム ………… 大さじ1
三温糖 ……………………… 100g
　（砂糖、カソナード、甜菜糖に変えても可）
バニラビーンズ（またはバニラオイル）… 少々
水 …………… 大さじ4（なくとも可）
フランボワーズリキュール ………… 少々
　（なくとも可）

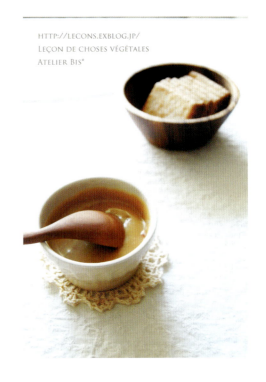

HTTP://LECONS.EXBLOG.JP/
LEÇON DE CHOSES VÉGÉTALES
ATELIER BIS＊

食と薬草

◇ 作り方

① フライパンに砂糖と砂糖の全体が湿るくらいの水を大さじ4程度加える。
② 砂糖が焦げないようゆっくりと熱する。
③ 泡状になりきつね色に変わったら生クリームとフランボワーズジャムを加える。
④ 3分ほど弱火で煮詰め仕上げにフランボワーズリキュールとバニラオイルをくわえ仕上げる。
⑤ クラッカーやパンのペーストなどに用いる。

Herb Recipe ＊ Summer（6,7,8月）

桃とフェタチーズのサラダのフランボワーズソース添え

◇ 材料（4人分）

　　メスクラン（ベビーリーフ）　……　適量
　　フェタチーズ　………………　100g
　　桃　………………………　2個
　　ブドウ　…………………　4粒
　　ドライベリー　……………　少々
　　メープルシロップ
　　レモンの搾り汁　……………　1個分

＊フランボワーズソース
　　ラズベリー（冷凍可）　……　1/2カップ
　　ラズベリービネガー　………　小さじ1
　　オリーブオイル　……………　大さじ2
　　砂糖　………………　大さじ2〜3
　　（メープルシロップまたははちみつなど）

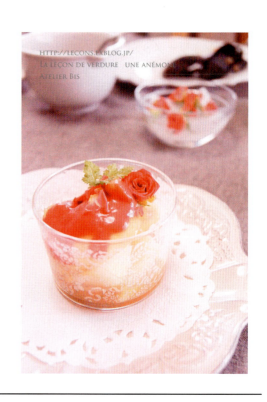

◇ 作り方

① 桃は皮をむき、一口大に切ってレモンの搾り汁1個分に浸けておく。
② フランボワーズソースの材料を合わせる。
③ 皿にメスクランとアスパラガス、①の桃、ブドウ、ドライベリーを盛り付ける。
④ 戴く時に②のソースを添える。

◇ フランボワーズソースの作り方

① ラズベリーをフードプロセッサーにかけてペースト状にする。
② ①にラズベリービネガーとオリーブオイルをくわえる。
③ 砂糖で②のまろみの調整をする。
④ いただく時にメスクランを添え食卓へ。

Herb Recipe ＊ Summer（6,7,8月）

桃とベルベーヌのコンフィチュール

◇ 材料

桃 ……………………………… 300g
ベルベーヌ（レモンバーベナ）… 2枝分
砂糖 …………………………… 200g

◇ 作り方

① 皮をむいた桃に分量の砂糖を振りかけ1~2時間ほど放置する。
② ①で出た水分にベルベーヌの葉を加えそのまま桃を煮詰めてゆく
③ 桃が透き通ってきたくらいのところでベルベーヌを取り出し、桃を崩しながら煮てゆく。
④ 水分がなくなったら出来上がり。瓶に詰め冷蔵庫で保存する。

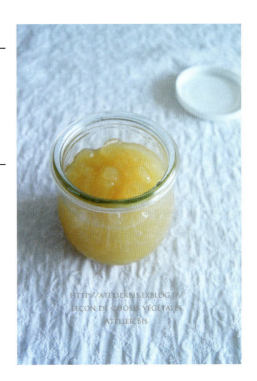

桃とベルベーヌのパルフェ

◇ 材料（4〜6人分）

桃のコンポート
　桃 ……………………………… 300g
　ベルベーヌ（レモンバーベナ）… 2枝分
　砂糖 …………………………… 300g
　水 ……………………………… 300ml

桃のパルフェ
　桃のコンポート ……………… 300g
　ピーチリキュール ……… 大さじ1
　生クリーム …………………… 200cc
　ミント ………………………… 少々

◇ 作り方

① 桃はベルベーヌとともにさっと煮詰めてコンポートにする。
② 生クリームを七分だてにして①をピュレにしたものとあわせる。
③ ②にピーチリキュールをくわえる。
④ ③を保存容器にいれ冷凍庫で半日ほど冷やし固める。
⑤ 固まった③に空気を入れるように混ぜ、ミントとともに器に盛りつけ食卓へ。
　※残ったコンポートのシロップは煮詰めてかき氷のシロップなどに使う。

Herb Recipe ＊ Summer(6,7,8月)

自家製ツナとタイムのケークサレ

◇ 材料（18×8×高さ6cmのパウンド型）

卵（L）	2個
牛乳	100ml
菜種油	50g
ガーリックオイル	10g
コンテチーズ（ピザ用チーズ可）	60g
薄力粉	100g
ベーキングパウダー	小さじ1
塩	ひとつまみ
ツナ	1缶
（またはタイムでオイル煮したもの1冊）	
ピーマン	2個
バジルやタイムなどフレッシュハーブ	少々
菜種油	少々（具を炒める）
塩	少々（具）

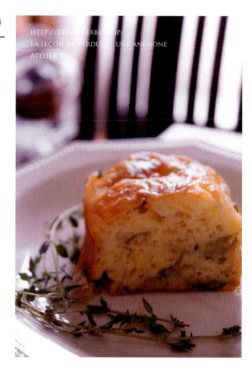

◇ 作り方

① ツナとピーマンを粗みじんに刻んでおき、バジルは小さくちぎり、タイムは枝から外しておく。
② コンテチーズはおろしておく。
③ ピーマンは軽く塩を加え炒めておく。
④ 卵と牛乳は室温に戻しておく。
⑤ 型にオーブンシートを敷き込み、オーブンは180℃に温めておく。
⑥ ボウルに卵を割りいれ、卵白をきるように混ぜ合わせながら牛乳を加え、ふんわりするまでよく混ぜる。
⑦ ⑥の卵液をふんわりと混ぜながら、菜種油とガーリックオイルを混ぜたものを糸のように細く少しずつ加えてゆく。
⑧ ⑦にさらにコンテチーズチーズをくわえよく混ぜる。
⑨ ⑧のチーズがまんべんなく混ざったら、炒めておいたピーマンとツナのほぐしたものを加え、スパチュラに持ち替えて混ぜ合わせる。
⑩ ⑨に薄力粉とベーキングパウダーのふるったものをくわえ、粉っぽさがなくなるくらいまでさっくりとあわせバジルとタイムの葉を加える。
⑪ オーブンシートを敷きこんだパウンド型に⑩の生地を流し込み、とんとんと軽く空気を抜き、表面をゴムべらで平らにならす。
⑫ 180℃のオーブンで40〜45分焼き、焼きあがったら型からはずし、ケーキクーラーにのせ、荒熱をとってから切り分け盛り付け食卓へ。

Herb Recipe ＊ Summer（6,7,8月）

レモングラスとベルベーヌのワインソーダ

◇ 材料（4人分）

白ワイン	……………………	500cc
レモングラス	……………………	5枚
レモンバーム	……………………	4～5本
レモンバーベナ	……………………	4～5枚
レモン（輪切り）	……………………	4枚
はちみつ	……………………	大さじ4
ソーダ水	……………………	800cc

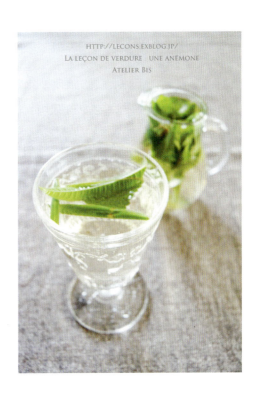

◇ 作り方

① 白ワインにレモングラス、レモンバーム、レモンバーベナを加える。
② ①を30分程抽出させ、ペーパーフィルターなどで濾しデキャンタに移す。
③ グラスに半分ほど②のワインを注ぎソーダ水を加え、レモンバームの葉を添えて食卓へ。

食と薬草

Herb Recipe ＊ Summer（6,7,8月）

ピタパンのためのサルサソース

◇ 材料（4〜6人分）

タマネギ ………………… 1/2 個	ピクルス ………………… 4 本
ピーマン ………………… 1 個	ワインビネガー（白） ………… 少々
パプリカ ………………… 1 個	トマトペースト ………… 大さじ 2
トマト …………………… 1 個	オリーブオイル ………… 大さじ 2
セロリ …………………… 1/2 本	レモンの搾り汁 ………… 大さじ 2
青唐辛子(ハラペーニョソース可) … 2 本	砂糖 ……………………… 大さじ 1/2
コリアンダー …………… 1/2 束	塩 ………………………… 少々
ニンニク ………………… 1 片	

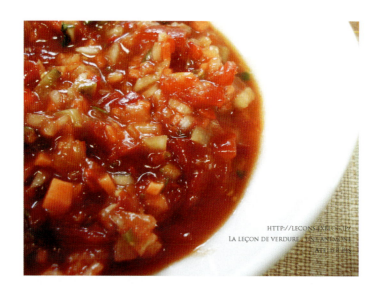

◇ 作り方

① ニンニクとタマネギ、ピーマン、パプリカ、トマト、セロリ、青唐辛子、コリアンダー、ピクルスのすべての材料をみじん切りにしてひと混ぜしておく。
② ①にワインビネガー、トマトペースト、オリーブオイル、レモンの搾り汁、砂糖、塩を加え、混ぜ合わせる。
③ ピタパンなどに詰めていただく。

Herb Recipe ＊ Summer（6,7,8月）

自家製パインソルベ

◇ 材料（4〜6人分）

パイン ……………………… 600g
生クリーム ………………… 200cc
ミント ……………………… 一掴み
ミックスベリー …………… 大さじ2

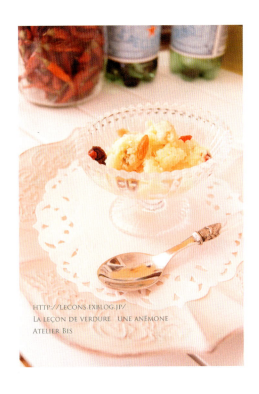

食と薬草

◇ 作り方

① パインを小さく切りフードプロセッサーでペースト状にして生クリームを加える。
② 冷凍庫で冷やし固める。
③ 固まったものにミックスベリーを混ぜミントを添え器に盛り食卓へ。

579

Herb Recipe ✳ Summer（6,7,8月）

ベルベーヌのジンジャーシロップ

◇ 材料

ショウガ …………………………… 300g
甜菜糖（または三温糖など）……… 250g
水 …………………………………… 500g
レモンの絞り汁 ……………………… 1個分
　（ノンワックスのもの）
ベルベーヌ（レモンバーベナ）…… 少々

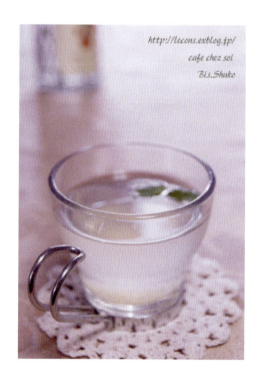

◇ 作り方

① ショウガを辛みがでないよう繊維を断ち切るようにスライスし、鍋に生姜と甜菜糖を交互に入れてゆく。
② そのまま一晩置く。
③ 水500ccをたしアクをとりながら弱火で30分ほど煮込む。
④ 25分程経過したところでレモンをくわえる。
⑤ 仕上げにレモンバーベナをくわえ沸騰させないよう火を止める。
⑥ あら熱をとり保存容器へ。
※さらに煮詰めたものはハーブコーディアルとして使うことができる。

Herb Recipe ＊ Autumn（9,10,11 月）

パーシモンとオレンジと豆のサラダ

◇ 材料（4人分）

柿	2個	レモンの絞り汁	小さじ2
オレンジ	1個	はちみつ	大さじ1
メスクラン（ベビーリーフ）	1袋	カッテージチーズ	少々
ミックスベリー（またはミックスビーンズ）	1袋	バージンオリーブオイル	大さじ2
		塩・コショウ	少々

食と薬草

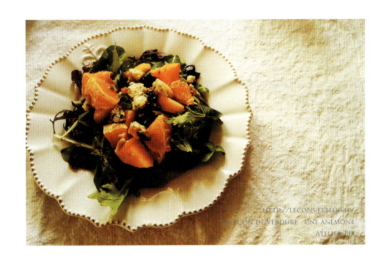

◇ 作り方

① 柿とオレンジは食べやすい大きさに切っておく。
② ①にオリーブオイルとレモン汁、はちみつ、塩、コショウを加え混ぜておく。
③ 器にメスクランを敷き、②をのせ、カッテージチーズとミックスベリーを散らす。
④ 形を整えて食卓へ。

Herb Recipe ＊ Autumn（9,10,11月）

秋野菜と茸と木の実のノンバタータルトサレ

◇ 材料（タルト型18センチ）

A; Pâte brisée（タルト生地）
- 小麦粉 …………………… 150g
- 全粒粉 …………………… 30g
- 菜種油 …………………… 50cc
- 牛乳 ……………… 30〜60cc
  （固い場合は調節してください）
- 塩 ………………… 小さじ1/3

B; appareil（フィリング）
- 卵 ………………………… 2個
- 牛乳 ……………………… 50cc
- 生クリーム ……………… 100cc

具材
- カボチャ ………………… 300g
- タマネギ ………………… 1/2個
- マイタケ ………………… 200g
- パプリカ ………………… 1個
- 栗 ………………………… 8個
- フェンネル ……………… 2本
- タイム …………………… 5本
- 塩・コショウ …………… 少々
- グリュイエールチーズ …… 80g
  （ピザ用チーズ可）
- ナツメグ ………………… 少々
- パルミジャーノチーズ…… 少々
  （ふりかけるためのもの）なくとも可

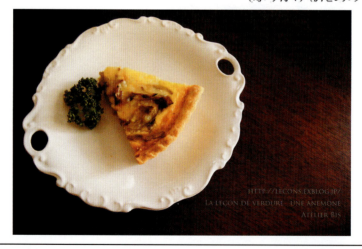

◇ 作り方

① タルト生地をまぜて捏ね冷蔵庫で冷やしておく。（できれば一昼夜）
② タイムやフェンネルは枝から外し、野菜と炒めるために準備しておく。
③ カボチャ、タマネギ、マイタケ、パプリカを食べやすい大きさに切って、栗とともに、塩・コショウで下味をつけ火の通る程度に炒め、タイムフェンネルを加え、香りの出るようさらに軽く炒めておく。
④ オーブンはタルト生地の下焼きのために180℃で余熱しておく。
⑤ 冷やしておいたタルト生地をのばし、焼型に合わせ整えフォークで穴をあけ180℃のオーブンで下焼きしておく。
⑥ 下焼きの終わったタルト型に炒めた③とチーズを敷き詰めBのよく混ぜたフィリングを流し込む。
⑦ 表面にパルミジャーノチーズを振りかけ、180℃で25〜40分焼く。
⑧ 串に刺して卵液がつかなければ焼き上がり。
⑨ ⑧を冷ましたものを型からはずし切り分け盛り付け食卓へ。

Herb Recipe ∗ Autumn (9,10,11月)

フェンネルとモスカールドパセリとサーモンのペースト

◇ 材料（直径 12 × 5h の保存容器約 1 個分）

スモークサーモン	120g
クリームチーズ	80g
生クリーム	100cc
ピンクペッパー	少々
レモンの搾り汁	小さじ 1
モスカールドパセリ	2 本
フェンネルパウダー	少々

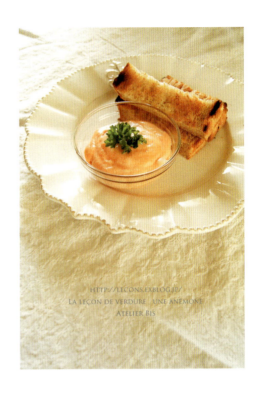

食と薬草

◇ 作り方

① スモークサーモンとクリームチーズをフードプロセッサーにかけて生クリームを注ぎなめらかにする。
② クリーム状になったスモークサーモンにレモンの搾り汁をくわえる。
③ モスカールドパセリをみじん切りにし、フェンネルパウダー少々とともにサーモンのペーストに加える。
④ ピンクペッパーとモスカールドパセリ（分量外の飾り）を添えパンとともに食卓へ。

Herb Recipe ＊ Autumn（9,10,11月）

セロリとチキンのハーブパテ

◇ 材料（4〜6人分）

鶏の胸肉 ……………………… 2枚
タマネギ ……………………… 1/2個
ホワイトマッシュルーム ………… 8個
セロリ ………………………… 1/2本
イタリアンパセリ ……………… 少々
生クリーム …………………… 200cc
塩、コショウ ………………… 少々
メスクラン（ベビーリーフ）……… 少々

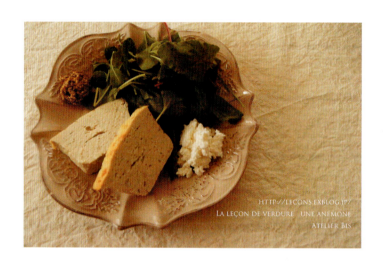

◇ 作り方

① タマネギ、ホワイトマッシュルーム、セロリと鶏肉は攪拌しやすいように切っておく。
② オーブンは180℃に温めておく。
③ ホワイトマッシュルームはフードプロセッサーでパルスし細かくしておく。
④ ③に①のタマネギ、セロリを加えてフードプロセッサーで攪拌し、切った鶏肉を加える。
⑤ ④がペースト状になったら生クリームと塩、コショウを加える。
⑥ ⑤に細かく刻んだイタリアンパセリをスパチュラ等で混ぜておく。
⑦ ⑥をパウンド型に詰め180℃で40〜50分程焼きあげる。
⑧ 焼きあがったら少し冷まし切り分け、カッテージチーズや粒マスタードを添え皿に盛り食卓へ。

Herb Recipe ＊ Autumn（9,10,11月）

押し麦と雑穀米のライスサラダ

◇ 材料

米	3合
水	540cc
雑穀米	30g
ミックスビーンズ	1袋
キュウリ	2本
セロリ	1/3本
セロリの葉	少々
バジル	5枚
フェンネル	2本
白ゴマ	大さじ1
寿司酢	100cc
オリーブオイル	少々

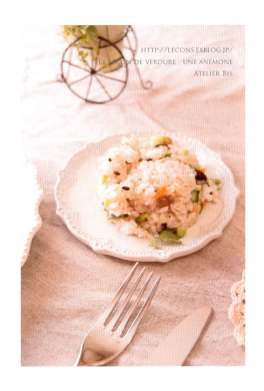

食と薬草

◇ 作り方

① キュウリとセロリはサイコロ状にしておく。
② セロリの葉は刻んでおく。
③ 米に雑穀米を加えて若干固めに炊く。
④ 炊き上がった米を冷まして、寿司酢を加えておく。
⑤ ④にキュウリ、セロリ、セロリの葉、白ゴマを加える。
⑥ いただく直前に⑤にちぎったバジルと刻んだフェンネルを加え、オリーブオイルを回しかけ、混ぜておく。
⑦ 器に盛って食卓へ。

Herb Recipe ＊ Autumn（9,10,11月）

バジルとチーズのハーブクッキー

◇ 材料

薄力粉　　　　…………………… 120g
粉糖　　　　　…………………… 10g
牛乳　　　　　…………………… 50cc
菜種油　　　　…………………… 30cc
粉チーズ　　　…………………… 20g
ドライバジル　…………………… 大さじ2

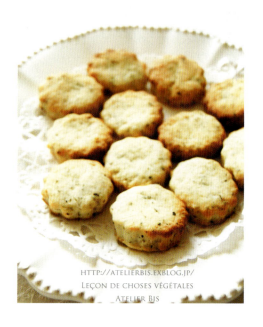

◇ 作り方

① 牛乳は常温にしておく。オーブンは230℃で予熱しておく。
② フードプロセッサーに薄力粉、粉糖、粉チーズ、ドライバジルを入れて数回パルスする。
③ ②に菜種油を加えさらにパルスし、さらさらと混ざり合ったら牛乳を加えパルスする。
④ ③がぽろぽろの状態になったらフードプロセッサーから取り出しひとまとめにする。
⑤ ④を1センチ程の厚さに麺棒で伸ばし、ラップなどに包み冷蔵庫で1時間ほど休ませる。
⑥ ⑤で休ませた生地を取り出し、2センチ角に切り分け、天板に並べ180℃のオーブンで20～25分ほど焼く。
⑦ ⑥が焼きあがったらケーキクーラーなどで冷まし保存する。

Herb Recipe ＊ Autumn（9,10,11月）

ポテトのローズマリー風味ナッツ＆ドライフルーツ添え

◇ 材料（4人分）

メークイン	……………	4〜5個
パプリカ	………………	2個
ローズマリー	……………………	3本
ナッツ&ドライフルーツミックス	…	大さじ3
塩	…………………………	少々
コショウ	………………………	少々
オリーブオイル		
（ローストするためのもの）		

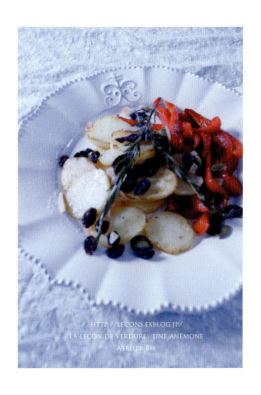

食と薬草

◇ 作り方

① ジャガイモを2〜3cmほどにスライスする。
② フライパンにオリーブオイルをひきローズマリーの香りを移し取り除いておく。
③ ②のオイルでジャガイモとパプリカを火の通るまで炒める。
④ 火が通ったら塩・コショウを加える。
⑤ 皿に盛り付けナッツ＆ドライフルーツを加え、取り除いておいたローズマリーを添えて食卓へ。

587

Herb Recipe ＊ Autumn（9,10,11 月）

ラフランスとフェンネルシードのコンフィチュール

◇ 材料

ラフランス ……… 400g（約 2 個ほど）
砂糖 ………………………………… 200g
（グラニュー糖、甜菜糖などお好みで）
フェンネルシード …………… 小さじ 1
レモンの搾り汁 ……………… 大さじ 1
コアントロー ………………… 小さじ 1

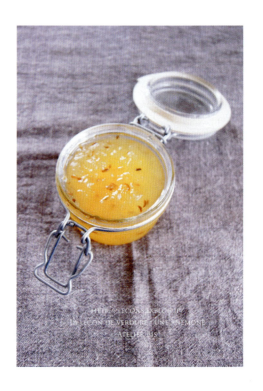

◇ 作り方

① ラフランスを 4 等分にして皮をむき 3 センチほどにスライスする。
② 鍋に①のラフランスを入れ分量の砂糖を上からのせて 6 時間ほど置く。
③ ②の鍋にでた水分で 15 〜 20 分ほど煮詰め、しんなりしたらレモンの搾り汁とコアントローをくわえる。
④ さらに 5 分ほど煮詰め冷まし熱湯消毒した瓶に詰める。

Herb Recipe ＊ Winter（12,1,2月）

白身魚のバスク風煮込み ターメリックライス添え

◇ 材料（4人分）

カジキマグロ	……………	4枚
パプリカ	……………	1個
タマネギ	……………	1個
メークイン	……………	4個
トマト	……………	4個
タイム	……………	4本
小麦粉	……………	少々
菜種油	……………	少々
エスペレット唐辛子	……………	少々
（パプリカパウダー可）		
チキンブイヨン	……………	600ml
塩	……………	少々
コショウ	……………	少々
＊米	……………	3合
水	…………	570〜600ml（好みで）
ターメリックパウダー	………	小さじ2

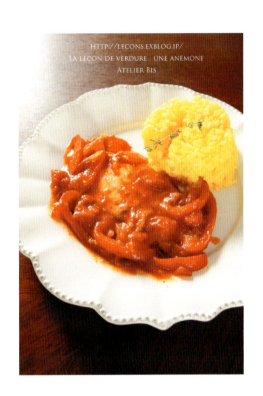

食と薬草

◇ 作り方

① ターメリックライスは分量の米と水にターメリックを加え炊いておく。
② チキンブイヨンを取っておく。
③ パプリカ、タマネギは食べやすい大きさに切っておく。
④ カジキマグロに塩・コショウをし、小麦粉をまぶし、菜種油をひいたフライパンでこんがりと焦げ目をつけておく。
⑤ 鍋に③と④、粗みじんにしたトマト、タイムを加え②のチキンブイヨンとともに15分〜20分程煮込み、塩、コショウで味を整える。
⑥ 器に⑤の煮あがったものにターメリックライスを添え食卓へ。

Herb Recipe ＊ Winter（12,1,2月）

ディルとスモークサーモンのマリネ

◇ 材料（4人分）

スモークサーモン（切り落とし可）…150g
ディル ……………………………… 1枝
タマネギ …………………………… 1個
キュウリ …………………………… 1本
レモン汁 …………………………… 1/2個
オリーブオイル …………… 大さじ1
ケイパー …………………… 大さじ1
塩………………………………………… 少々

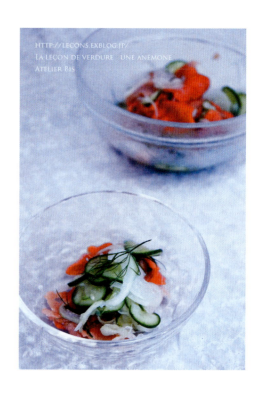

◇ 作り方

① タマネギとキュウリはスライスし塩もみをし水にさらしておく。
② ディルは枝から外しておく。
③ ボールにレモン汁とオリーブオイルをあわせ混ぜておく。
④ ③に水気を切ったタマネギ、キュウリのスライスとスモークサーモンを加え和える。
⑤ ④の仕上げにディルとケイパーを添え器に盛り付け食卓へ。

Herb Recipe ＊ Winter（12,1,2月）

白身魚のプロバンス風クリーム煮

◇ 材料（4人分）

白身魚（切り身） ………………… 4枚
キヌサヤまたはブロッコリー …… 少々
プロバンスブレンドハーブ ……… 少々
小麦粉
生クリーム ………………………… 200ml
白ワイン…………………………… 少々
塩、コショウ ……………………… 少々
菜種油 ……………………………… 少々

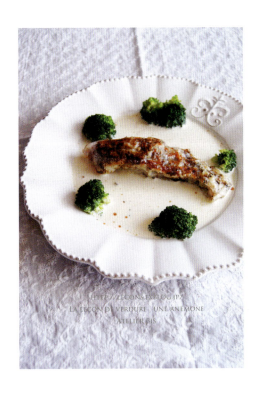

◇ 作り方

① 白身魚に塩、コショウをし、臭みを取っておく。
② ブロッコリーは茹でておく。
③ ①の白身魚にプロバンスブレンドハーブ、さらに小麦粉をまぶし、菜種油をひいたフライパンでこんがりと焼く。
④ ③に白ワインで香りづけし、生クリームを加えさっと火を通す。
⑤ ブロッコリーとともに器に盛り付け食卓へ。

Herb Recipe ＊ Winter（12,1,2月）

ノエルのためのグリューワイン

◇ 材料（2人分）

赤ワイン（甘口のもの）	………	300 cc
オレンジジュース	………	100 cc
オレンジスライス	………	2枚
リンゴ	………	1個
シナモンスティック	………	2本
クローブ	………	4粒
スターアニス	………	2個
レモンピール	………	小さじ1

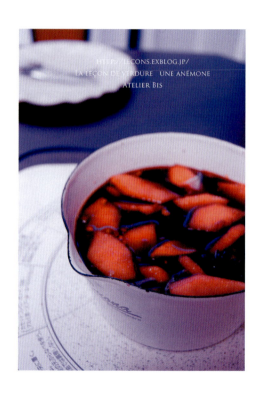

◇ 作り方

① 手鍋にワインを注ぎ入れ、オレンジジュースを加え、シナモンスティック、クローブ、スターアニス、レモンピール、リンゴを加えて沸騰しないように温める。
② 仕上げにオレンジスライスを加え火からおろす。
③ ②の漉したものにオレンジスライスを添えて、カップに注ぎ食卓へ。
④ 残ったリンゴはジャムにしてもよい。

Herb Recipe ＊ Winter（12,1,2 月）

冬野菜と魚貝のブイヤベース

◇ 材料（4人分）

イカ	1 杯
ホタテ	8 個
エビ	4 尾
ムール貝	4 個
アサリ	150g
タマネギ	1/2 個
セロリ	1/2 本
メークイン	4 個
インゲン	4 本
ニンニク	ひと片
白ワイン	200 cc
出汁	800 cc
ローリエ	2 枚
タイム	2 本
サフラン	8 本
塩・コショウ	少々

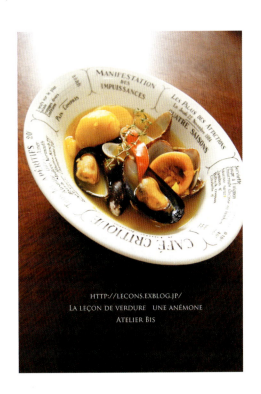

食と薬草

◇ 作り方

① サフランは分量外の水大さじ2に浸け水出ししておく。
② イカやホタテ、エビ、ムール貝、アサリは下処理をしておく。
③ タマネギは千切りにし、セロリもななめに切っておく。
④ メークインは皮をむき1/4にしておく。
⑤ インゲンは塩少々（分量外）とともに下茹でしておく。
⑥ ニンニクをオリーブオイルで炒めタマネギとメークインを加え炒め、表面が透き通ったら、さらに出汁を加え、メークインに火が通る程度に煮る。
⑦ ⑥に下処理した②のイカ、ホタテ、エビ、ムール貝、アサリを白ワインの半量で軽く炒めたものとローリエを加える。
⑧ 仕上げに小口切りにした⑤のインゲンを加え、さらに水出ししたサフランとタイムを加え、塩・コショウで味を整える。
⑨ 器に盛り付け食卓へ。

Herb Recipe ＊ Winter （12,1,2月）

キャロブとベリーのマフィン

◇ 材料（マフィン型6個分）

薄力粉 ……………………… 100g
ベーキングパウダー ………… 小さじ1
バター ……………………… 50g
卵 …………………………… 1個
牛乳 ………………………… 60ml
キャロブパウダー ………… 大さじ1
ベリー ……………………… 大さじ2

＊オーブンは230℃に予熱しておく。
＊バター、卵、牛乳は室温に戻す。
＊ベリーはラム酒（分量外）に漬けておく。
＊薄力粉とベーキングパウダー、キャロブパウダーは合わせてふるっておく。

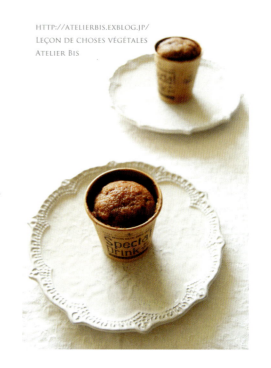

HTTP://ATELIERBIS.EXBLOG.JP/
LEÇON DE CHOSES VÉGÉTALES
ATELIER BIS

◇ 作り方

① ボウルにバターを入れ、ハンドミキサーでポマード状にして、粉糖を加えよく混ぜる。
② ①に溶いた卵を2～3に分けて加えてゆき、その都度しっかりと混ぜる。
③ ②にふるっておいた薄力粉とベーキングパウダー、キャロブパウダーの1/3と牛乳の半量をくわえよく混ぜる。
④ ③にさらに残った薄力粉とベーキングパウダー、キャロブパウダーを加え、ゴムベラに持ち替えて、残った牛乳をくわえながら粉気がなくなる感じまでさっくりと混ぜベリーをくわえる。
⑤ ④を型に流し込み、最初の10分は230℃で、残りは180℃のオーブンで10～15分焼きあげる。粗熱がとれたら型から外し、皿に盛り、食卓へ。

Herb Recipe ＊ Winter（12,1,2 月）

コーンとフェンネルのミルクスープ

◇ 材料（4 人分）

コーンの缶詰	1 個（約 430g）
牛乳	450 g
タマネギ	1/2 個
フェンネル	2 本
塩、コショウ	少々

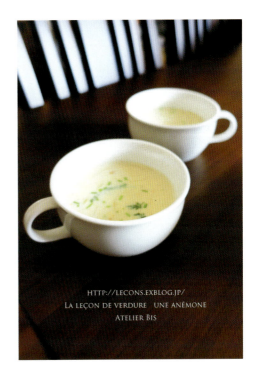

食と薬草

◇ 作り方

① タマネギはみじん切りにしておく。
② 手鍋でタマネギを炒め火を通し、コーンの缶詰と牛乳 400ml を加える。
③ 塩、コショウで味を整える。
④ 鍋を下す直前にみじん切りにしたフェンネルを加え、残りの牛乳 50ml を加える。
⑤ スープボウルなどに盛り付け食卓へ。

Herb Recipe ＊ Winter（12,1,2月）

フェンネルシードの小麦フランス

◇ 材料（4〜6人分）

強力粉 ……………………… 250 g
薄力粉 ……………………… 20 g
砂糖 ………………………… 10 g
塩 …………………………… 4 g
無塩バター ………………… 20 g
水 …………………………… 180 cc
ドライイースト …………… 3 g
フェンネルシード ………… 大さじ1

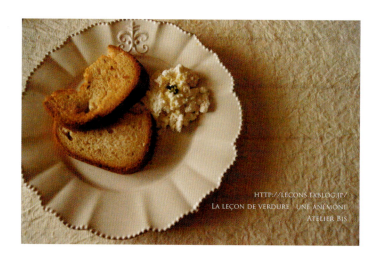

◇ 作り方

① フェンネルシードと粉類はよく混ぜておく。
② ホームベーカリーに水を投入、強力粉、薄力粉、無塩バター、塩、砂糖を加え、最後にドライイーストを加える。
③ 本体にセットして、食パンコースで焼きはじめる。
④ 焼きあがったらすぐに取り出し網などの上で冷ましておく。
⑤ 切り分けてパン皿などに盛り付け食卓へ。

Herb Recipe ＊ Winter（12,1,2月）

セロリシードブレッドのブルスケッタ

◇ 材料（4人分）

セロリシードパン
　強力粉 ……………………… 250g
　薄力粉 ……………………… 20g
　砂糖 ………………………… 10g
　塩 ……………………………   4g
　無塩バター ………………… 20g
　水 …………………………… 180cc
　ドライイースト ……………   3g
　セロリシード ……………… 大さじ1

ブルスケッタ
　バジルペースト …………… 少々
　ミニトマト ………………… 8個
　ニンニク …………………… 1片
　バージンオリーブオイル …… 100cc
　フレッシュバジル ………… 少々
　塩、コショウ……………… 少々

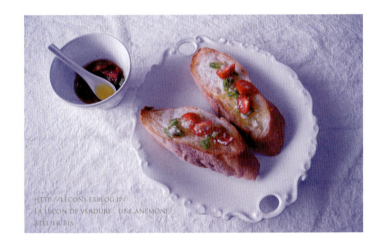

◇ 作り方

① パンを焼いておく。
② ニンニクをみじん切りにして塩、コショウ、バージンオリーブオイルと合わせておく。
③ ②に小さく切ったミニトマトを加える。
④ パンにバジルペーストを塗り、③とフレッシュバジルをのせる。
⑤ 取り分けてパン皿などに盛り付け食卓へ。

Herb Recipe ＊ Winter（12,1,2月）

苺と胡桃とフェタチーズのショコラサラダ

◇ 材料（4人分）

メスクラン（ベビーリーフ）	……	1袋
イチゴ	…………………	12個
フェタチーズ	…………	100g 1パック
クルミ	…………………	30〜40g
オリーブ	…………………	8個
スイートチョコレート	…………	25g
バルサミコ酢	…………………	125cc

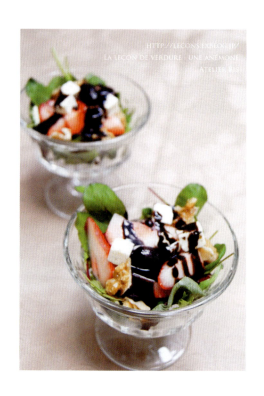

◇ 作り方

① メスクランはさっと洗って水けをきってく。
② イチゴはへたを取り1/4に切っておく。
③ クルミは少し砕いておく。
④ フライパンでバルサミコ酢とチョコレートを合わせ1/2ほどに煮詰めてソースを作る。
⑤ 器にメスクラン、イチゴ、フェタチーズ、クルミ、オリーブを盛り付け、少し冷ましたチョコレートソースをかけ食卓へ。
　注）チョコレートソースは冷めすぎると固まってしまうので注意する。

Herb Recipe ＊ Winter（12,1,2月）

スモークサーモンとフェンネルのガレット

◇ 材料（4〜6人分）

ガレット生地
 そば粉 ……………………… 200g
 （半量を小麦粉でも可）
 牛乳 ……………………… 500cc
 卵 ……………………… 1個
 塩 ……………………… 小さじ1/2

フィリング
 スモークサーモン ……………… 300g
 タマネギ ……………………… 1/2
 マイタケ ……… 1パック（約120g）
 鶉の卵 ……………………… 4個
 塩、コショウ ……………………… 少々
 グリュイエールチーズ ……… 80g
 （ピザ用チーズ可）

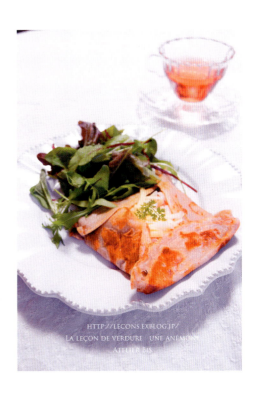

食と薬草

◇ 作り方

① ガレット生地は混ぜて最低1時間から1昼夜はねかせておく。
② 生地が重い場合は焼くたびに水をくわえ伸ばす。
③ タマネギとマイタケはしんなりするまで塩、コショウで炒めておく。
④ ガレット生地を焼き裏返したら、スモークサーモン、タマネギ、マイタケ、チーズ、鶉の卵をのせ蒸し焼きにする。
⑤ 中央に四隅を折り鶉の卵をのせ皿に盛り付け食卓へ。

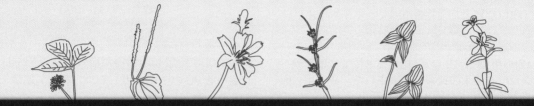

全国の薬草園・植物園

全国の薬草園・植物園

【北海道】

北海道大学北方生物圏
フィールド科学センター植物園

〒060-0003 北海道札幌市中央区北3条西8丁目
☎ 011-221-0066
http：//www.hokudai.ac.jp/fsc/bg/index.html

　1886年（明治19年）に札幌農学校で教鞭を執ったクラーク博士の提案で開園された。研究用に収集された約4,000種の植物が植栽され、園内の博物館では北海道の自然・歴史・文化にふれることもできる。エゾヤマザクラ、ハルニレなど北海道特有の植物もみられ、園内には北海道の開拓以前の原生林を再現されたエリアもある。

札幌市緑化植物園豊平公園緑のセンター

〒062-0905 北海道札幌市豊平区豊平5条13丁目
☎ 011-811-6568
http：//www.sapporo-park.or.jp/toyohira/

　約7.4haの園内は緑化植物園「緑のセンター」をはじめ、「見本花壇」「針葉樹見本園」「花木園」「野草園」などのエリアに区分されており、バードウォッチングが楽しめるなど市民の憩いの場ともなっている。

札幌市緑化植物園百合が原緑のセンター

〒002-8082 北海道札幌市北区百合が原公園210
☎ 011-772-3511
http：//www.sapporo-park.or.jp/yuri/about/faci/greencenter.html

　札幌ドーム約4.6個、東京ドーム約5.4個分の広さを持つと言われており総合公園としても親しまれている。札幌市の姉妹都市、アメリカ合衆国オレゴン州ポートランド市、ドイツバイエルン州ミュンヘン市、中国遼寧省瀋陽市の協力で作られたポートランドガーデン、ムンヒェナーガルテン、瀋芳園のほか、日本庭園もあり四季折々の庭が楽しめる。

札幌市緑化植物園平岡樹芸センター

〒004-0874 北海道札幌市清田区平岡4条3丁目
☎ 011-883-2891
http：//www.sapporo-park.or.jp/jyugei/

　2.9haの敷地の中に日本庭園や西洋風トピアリ広場をはじめ、3,000本のオンコ（イチイ）が植栽されており、ヤマモミジ、ノムラモミジ、シダレモミジなど8種700本以上のモミジが植栽され、秋には美しい紅葉が楽しめる。

えこりん村・銀河庭園

〒061-1421 北海道恵庭市牧場277-4
☎ 0123-34-7800
http：//www.ecorinvillage.com

　札幌ドーム約2つ分（10ha）の広大な敷地に、約1,000種類もの植物が植栽され季節毎に咲き変わる30のテーマガーデン。農業・環境・文化をテーマとしたコミュニティーとなっている。食の安心・安全にこだわったレストランもある。

北海道大学薬学部附属薬草園

〒060-0812 北海道札幌市北区北12条西6丁目
☎ 011-706-3773
http：//www.pharm.hokudai.ac.jp/garden.html

　敷地面積約6,272㎡、標本園約1,580㎡、樹木園約413㎡、栽培園約799㎡、実験園約1,476㎡、他で構成される薬草園。現有植物162科638属1,246種を有している。

北海道医療大学薬学部付属薬用植物園・
北方系生態観察園

〒061-0293 北海道石狩郡当別町金沢1757
☎ 0133-23-3792
http：//www.hoku-iryo-u.ac.jp/~yakusou/

　全国の国公私立薬科大学のなかでは最も北に位置する薬草園。標本園、栽培園を合わせて3,900㎡と敷地面積はそれ程広くはないが、温室内に熱帯、亜熱帯性の植物300種、標本園、栽培園には主に北方系の薬草320種、あわせて620種の薬用植物を保有。

旭川市北邦野草園（嵐山公園）

〒071-1200 北海道上川郡鷹栖町嵐山
☎ 0166-55-9779
http：//www.asahikawa-park.or.jp/facilities/park/yasouen.html

　1972年（昭和47年）5月に旭川営林局が市民の交流や散策、営林局職員の研修を目的に計画し、開設したことに始まる。面積は12.25ha、散策路は全長5.2km、30分、1時間、2時間などの散策コースがある。地質学的にも大変興味深い自然環境となっており、自生種を中心に北邦系の植物630種が収集され展示されている。

小樽市 _ 小樽市手宮緑化植物園

〒 047-0041 北海道小樽市手宮 3 丁目 12-1
☎ 0134-22-7773
http：//www.city.otaru.lg.jp/simin/sumai/
koenkasen/koen_iji/kouen_ryokuti.html

面積3.9haの小樽市手宮の高台にある植物園。小樽随一のサクラのスポットであり、春の時期には多くの花見客が訪れ、桜の本数は約700本あり、ソメイヨシノ、エゾヤマザクラ、チシマザクラなど保有。

香りの里ハーブガーデン

〒 099-5604 北海道紋別郡滝上町元町
☎ 0158-29-3400
http：//takinoue.com/?herbg

約 4 万㎡の園内には約 300 種のハーブがあり、薄荷とともに世界のハーブを見る・知る・触れることのできる癒しの空間となっている。6 月から 9 月にかけさわやかな香りと色とりどりのハーブが咲きそろい来場者を楽しませてくれる。

【青森県】

東北大学植物園八甲田山分園

〒 030-0111 青森県青森市大字荒川字南荒川山 1-1
☎ 017-738-0621
（開園期間以外の連絡先は
東北大学植物園☎ 022-795-6760）
http：//www.biology.tohoku.ac.jp/garden/hakkoda-hajime.htm

2004 年（平成16 年）に東北大学大学院理学研究科附属八甲田山植物実験所を改組して発足した植物園で、八甲田山中腹の酸ヶ湯温泉近くの標高 900mの高原に位置する。オオシラビソ（アオモリトドマツ）林やダケカンバ林の中に高山植物や湿原植物、火山環境に耐性のある植物などが多く生育し、小動物もしばしば見られる。植物生態学や花粉分析学など、日本の山岳環境の研究や教育の拠点となっている。開園期間は 6 月 1 日〜 10 月 31 日。

弘前城植物園

〒 036-8356 青森県弘前市大字下白銀町 1-1
☎ 0172-33-8733
（開園期間以外の連絡先は
東北大学植物園☎ 022-795-6760）
http：//www.hirosakipark.or.jp/plant/index.html

昭和 63 年 5 月に開園した弘前公園内三の丸にある植物園。面積は 76,500㎡、園内散策は約 40 分。自由広場には弁当持ち込みもできピクニックなどにも利用でき、雨天時には園内の無料休憩所や東屋等も利用できる。

八戸公園植物園

〒 031-0012 青森県八戸市大字十日市字天摩 33-2
☎ 0178-96-2932
http://www.city.hachinohe.aomori.jp/index.cfm/10,11892,32,1,html

八戸市を代表する総合公園として昭和 56 年に開園。緑の相談所を中心に 37haの公園のなかには多種多様な木々や草花を楽しめる「植物園ゾーン」をはじめ、ジェットコースターなど 8 機種の遊具のある「遊園地ゾーン」、また北限の猿や小動物とふれあえる「動物放牧ゾーン」「芝生広場ゾーン」「サクラの杜ゾーン」など 9 つのゾーンから構成されている。

【岩手県】

岩手大学農学部附属植物園

〒 020-8550 岩手県盛岡市上田三丁目 18 番 8 号
☎ 019-621-6103
http：//news7a1.atm.iwate-u.ac.jp/agr/botanic/botanic.htm

1902 年の盛岡高等農林学校の創立に伴い開園以来、盛岡市内でも稀少な高木樹林の緑地を形成し、なかでも横に広がり美姿の "山辺の松"、どっしりとそびえる "目時の杉・ひば" など、いずれも南部藩家老屋敷の頃からの見ごたえのある植栽も古くからのものであり、外国原産樹木の比率の高いことも特徴である。現在、面積約 49,500㎡ に 137 科、530 属、約 800 種以上の植栽種・自生種が生育。

御所湖広域公園 尾入野湿生植物園

〒 020-0055 岩手県盛岡市繋字堂ケ沢
☎ 019-692-4855
http：//www.koiwai.co.jp/shiteikanri/gosyo_park/facilities/oirino.html

約 2 万 5 千株のカキツバタなどがある湿生植物園。カキツバタは 5 月下旬〜 6 月上旬が見ごろで、4 月始めにはミズバショウの花が咲き、7 月下旬はスイレンも。また7月中旬〜下旬にはヘイケボタル、ゲンジボタルホタルなどホタルの観察もできる。

花と泉の公園

〒029-3103 岩手県一関市花泉町老松字下宮沢159-1
☎ 0191-82-4066
http：//www.hanatoizumi.jp/

200 種 2,000 鉢のベゴニアを展示した東北初の大型ベゴニア観賞温室と 280 種 3,000 本の品種数を誇るぼたん園をもつ公園で、観賞温室、レストラン、物産販売コーナー、花卉直売コーナー、加工体験室、大池など備え、レストランでは郷土料理なども楽しめる。

全国の薬草園・植物園

岩手県立花きセンター

〒029-4501 岩手県胆沢郡金ケ崎町六原頭無2-1
☎ 0197-43-2107（岩手県立農業大学校研修科）
http：//www2.pref.iwate.jp/~hp3005/

亜熱帯植物を鑑賞できる温室と色々な庭や花壇が整備され、身近に花とふれあえる場として広く県民に親しまれている。また、新しい品種や技術も展示され、花の生産者が研修できる場所としても活用されている。

【宮城県】

東北大学植物園

〒980-0862 宮城県仙台市青葉区川内12-2
☎ 022-795-6760
http：//www.biology.tohoku.ac.jp/garden/

1958年（昭和33年）に東北大学が研究と教育のために設立した自然植物園で約52万㎡におよぶ植物園内に自生する植物は、コケ植物58科156種・シダ植物12科44種・種子植物100科640種を数える。仙台地方の丘陵地の自然植生であるモミの美林も残されており1972年（昭和47）植物園としてはわが国で初めて天然記念物に指定された。

仙台市野草園

〒982-0843 宮城県仙台市太白区茂ヶ崎二丁目1-1
☎ 022-222-2324
http：//sendai-park.or.jp/web/info/yasouen/index.html

身近に見られる草木と親しみながら、植物についての知識を高め、自然を理解する場として構成されている。芝生広場やロックガーデンも広く市民に親しまれており、平成20年にオープンした野草館では、標本等の展示会や植物調べ方教室などのイベントも開催。東北地方の代表的な野生植物が高山、どんぐり山、海辺、薬草、アヤメ、ハギ等の区域に分け植栽展示されている。特に幅40m、高さ30mの萩の滝は見事である。

秋保大滝植物園

〒982-0244 宮城県仙台市太白区秋保町馬場字大滝5
☎ 022-399-2761
http：//sendai-park.or.jp/web/info/akiu/index.html

宮城県内の山地や山麓の草木を中心に約200種、15,000本の植物を植栽展示。シャクナゲやツツジ類が花咲く季節と紅葉の頃はひときわ鮮やか。園内には炭焼き小屋やすだれ滝もあり、四季折々の自然観察や散策の場としても親しまれている。隣接地には「日本の滝100選」に選ばれた秋保大滝も。

東北大学大学院薬学研究科・薬学部附属薬用植物園

〒980-0845 宮城県仙台市青葉区荒巻字青葉6-3
☎ 022-795-6799
http：//www.pharm.tohoku.ac.jp/~yakusoen/

初代薬用植物園長・故竹本常松教授が唱えた「全山の草木は、ことごとく薬草薬木」という理念に基づいて、狭義の薬用植物だけにとどまらず、あらゆる植物を収集。所在地域は市街地に近いにもかかわらず自然がよりよく保存され、動植物の生態系が多様なことでも知られる地域であるため、様々自然景観を生かした"自然薬用植物園"として知られる。

【秋田県】

能代火力発電所能代エナジアムパーク熱帯植物園

〒016-0807 秋田県能代市字大森山1-6
☎ 0185-52-2955
http：//www.tohoku-epco.co.jp/pr/noshiro/index.html

「太古の森」「エネルギーの森」「メッセージの森」などのテーマに分かれ、熱帯植物園も併設する火力発電所の排熱を利用した熱帯植物園として知られる。また古くから能代に伝わる祭り「ねぶながし」の山車の展示館などもあり地域文化にふれることもできる。

秋田市植物園

〒010-0824 秋田県秋田市仁別字マンタラメ地内
☎ 018-827-2221（太平山観光開発㈱）
018-866-2445（秋田市役所建設部公園課）
http：//www.city.akita.akita.jp/city/ur/pc/taiheizan/syokubutuen/default.htm

秋田市の山野に見られる樹木や、山野草が数多く展示される植物園で、ケヤキ、コナラ等秋田市の山間にみられるような樹木を集めた「樹木広場」をはじめ、「ミズバショウ群生地」「花木広場」「秋田の自然林」など4つの大きなエリアに分かれ市民にも親しまれている。

秋田国際ダリア園

〒010-1223 秋田県秋田市雄和妙法字糠塚21
☎ 018-886-2969
http：//yuwa1103medaka.web.fc2.com/dariablogindex.html

世界14カ国約700品種ものダリアが咲く国際ダリア園。毎年多くの新種が発表され、豪華な開花時には世界有数の景観も誇り、試験栽培された品種が全国各地でも生産・販売されていることでも知られる。見ごろは8月中旬〜11月。

田沢湖ハーブガーデン ハートハーブ

〒 014-1204 秋田県仙北市田沢湖田沢潟前 78
☎ 0187-43-2424
http：//www.heart-herb.co.jp/

田沢湖畔にある約 250 種のハーブが栽培・管理されている入園無料のハーブ園。ハーブティー、ガーデニングツールなどショップではハーブグッズも販売されている。

【山形県】

山形市野草園

〒 990-2406 山形県山形市神尾 832 番地の 3
☎ 023-634-4120
http：//www.yasouen.jp/

「自然と人間との共生」を図ることをねらいとして開園された野草園。蔵王連峰の山形県側に位置し、野草を中心に管理育成・植栽・展示を行っている。広さは 26ha を誇り、1,000 種以上の野草や樹木を楽しめる。

どんでん平ゆり園

〒 999-0602 山形県西置賜郡飯豊町大字萩生3341
☎ 0238-78-5587
http：//www.dondendaira.com/index.html

7ha の広大な敷地に多品種約 50 万本の百合が咲き競う東日本最大の百合専門園は地元有志が手づくりの公園として造成したのが始まり。見頃は例年、7 月上旬～中旬。

山形県立自然博物園

〒 990-0734 山形県西川町大字志津字姥ヶ岳159
☎ 0237-75-2010
http：//gassan-bunarin.jp/

月山の豊富な自然をもとに、自然環境から自然を学び、地球環境の維持、自然保護を目的に、姥ヶ岳の山麓、石跳川の沢沿いを中心に野外自然学習施設として開園された。245ha にも及ぶ広大な園内にはブナの原生林が広がり、樹齢 200 年にもなるブナの大木やミズナラ、カエデ、トチなどが林立する。開館期間は 5 月 1 日～ 10 月 31 日。

やまがた川西ダリヤ園

〒 999-0121 山形県東置賜郡川西町上小松5095-11
☎ 0238-42-2111
http：//www.town.kawanishi.yamagata.jp/dariya/index.html

4ha に 650 種、約 100,000 本のダリアが咲き競う日本最大規模の観光ダリア園。園内にはゆっくりと散策できる遊歩道がめぐらされ、毎年 9 月には「東北ダリア名花展」が行われるほか、開園期間中の 8 月から 11 月初旬まで様々なイベントも開催される。

【福島県】

国指定名勝松平氏庭園　御薬園

〒 965-0804 福島県会津若松市花春町 8-1
☎ 0242-27-2472
http：//www.tsurugajo.com/oyakuen/index.htm

室町時代に葦名盛久が霊泉の湧きだしたこの地に別荘を建てたのがはじまりといわれ、薬草園としての歴史も古く、会津特産の薬用ニンジンをはじめ約 400 種の薬草・薬木が栽培されている。

いわき市フラワーセンター

〒 970-8018 福島県いわき市平四ツ波字石森116番地
☎ 0246-22-5667
http：//www.jobankaihatsu.co.jp/flower-center/

園内には、約 5 万本、約 600 種の植物が植えられており、四季折々の花や緑を楽しむことができる。バラ園やアジサイ園、梅園の他、展示温室やイングリッシュガーデンなど、一年を通して様々な花々が楽しめる。

白河フラワーワールド

〒 961-0812 福島県白河市南湖59番地
☎ 0248-23-2100
http：//www.flower-world.net/shirakawa-fw-page.htm

名勝「南湖公園」に隣接した観光農園型の植物園。200 種 10 万本を誇るチューリップが主役。スイセン、アネモネ、ネモフィラなども春に咲き競い、ルピナス、ジャーマンアイリス、ポピー、ラークスパー、カスミソウなどが初夏を彩る。開園期間は 4 月中旬～ 6 月。

四季の里緑水苑

〒 963-0541 福島県郡山市喜久田町赤津14
☎ 024-959-6764
http：//www.ryokusuien.com/index.htm

秀峰安達太良山を背景に 10ha に及ぶ広大な池泉を中心とした桜の庭園。ソメイヨシノ、シダレ桜を主に、レンギョウ、水仙、玄海ツツジ等が花を添え、また、万葉集に詠われた安積山を望む。五百川河畔の桜と樹々の緑が共に豪華な庭園美をなしている。四月上旬から河津桜が咲き始め、下旬の山桜八重桜までの約一か月間楽しめる。

【茨城県】

森林総合研究所第1・第2樹木園

〒305-8687 茨城県つくば市松の里1
☎ 029-829-8134
http://www.ffpri.affrc.go.jp/facilities/jumokuen/index.html

森林・林業・木材産業に関する研究を行っている森林総合研究所には、第1樹木園（3.28ha）と第2樹木園（3.08ha）があり、樹木の形態や性質の観察、各種の研究材料として利用するための重要な施設となっている。また、森林・林業の理解を深める場となるよう、一般に公開（第1樹木園のみ）している。

筑波実験植物園

〒305-0005 茨城県つくば市天久保4-1-1
☎ 029-851-5159
http://www.tbg.kahaku.go.jp/index.php

国立科学博物館が植物の研究を進めるために設置した国内屈指の研究植物園。日本の各植生に生育する多様な植物をはじめ、世界の熱帯や乾燥地に生育する植物、私たちの生命を支える植物など約7,000種類を保存し、そのうち3,000種類を公開している。特に、絶滅危惧植物と日本固有の植物の研究と保全を推進し、その成果の一般的普及と、保存植物の国内外で多角的な利用に力を入れている。

茨城県植物園

〒311-0122 茨城県那珂市戸4589
☎ 029-295-2150
http://www.ibaraki-shokubutuen.jp/

昭和56年に植物の知識が学べる憩いの場として開園。約600種、約5万本の植物が楽しめ、県民の森、きのこ博士館、鳥獣センターなどを併設する。噴水のある小さな沈床園、回遊式庭園の岩石園、色々な動物をかたどった植物造形園、たくさんの種類を集めたカエデ園、バラ園、ツバキ園などのほか、気軽に休める広々とした芝生広場も人気。

茨城県フラワーパーク

〒315-0153 茨城県石岡市下青柳200
☎ 0299-42-4111
http://flowerpark.or.jp/

世界のバラ750品種30,000株をはじめ、ボタン園、シャガ園、アジサイ園、ヤマユリ園、ダリア園、フクジュソウ園など6つの専門園と大温室、展示温室などを備えている約30haの広大な花と緑の公園。

水戸市植物公園

〒310-0914 茨城県水戸市小吹町504
☎ 029-243-9311
http://www.mito-botanical-park.com/

昭和62年開園のテラスガーデン、観賞人温室、熱帯果樹温室、植物館、芝生園、ロックガーデン等からなる洋風庭園。熱帯から亜熱帯までの植物が見られる観賞大温室と熱帯果樹温室、周辺の自然にあわせ野草を植えたり、水面を多く取り入れ水の流れを作り出すなど、自然美と人工美の調和した景観が大きな特徴となっている植物公園。

茨城のハーブ園
ハーブハーモニーガーデン

〒303-0045 茨城県水海道市大塚戸町519番地
☎ 0297-27-3214
http://herbharmonygarden.com/index.html

8,000坪に7つのガーデンで構成された約800種のハーブが楽しめるハーブ園。花摘みガーデンやパン工房などもあり四季折々のハーブやバラが楽しめる。開園時間は11時〜16時、休園日は月・火曜日。

【栃木県】

日光植物園
（東京大学大学院理学系研究科附属）

〒321-1435 栃木県日光市花石町1842
☎ 0288-54-0206
http://www.bg.s.u-tokyo.ac.jp/nikko/

1902年（明治35年）に東京大学大学院理学系研究科附属植物園（通称・小石川植物園）の分園として、高山植物や寒冷地の植物研究と教育を主な目的として東照宮付近に開設されたもの。1911年（明治44年）に現在地へ移転。その後、旧田母沢御用邸の一部や近接地が加えられ現在の約32,361坪の広さとなった。自生のものも含め、シダ植物約130種、裸子植物約70種、被子植物約2,000種（双子葉類約1,750種、単子葉類約250種）が生育している。

とちぎ花センター

〒329-4308 栃木県下都賀郡岩舟町下津原1612
☎ 0282-55-5775
http://www.florence.jp/

花とのふれあいによる心豊かな人づくりを目的に栃木県が建設し、平成4年10月にオープンしたみかも山公園に隣接する植物園。1棟建てとしては、国内最大級の鑑賞大温室（とちはなちゃんドーム）や大花壇、バラ園など花とのふれあいを目的とした施設が整備されている。花育や園芸福祉な

ど植物の持つ効用を生かした取り組みや、花や植物を活用した体験教室を開催している。熱帯亜熱帯の植物をはじめ、たくさんの植物を見て、触れて、楽しめる施設である。

那須フラワーワールド

〒 329-3225
栃木県那須郡那須町大字豊原丙字那須道下 5341-1
☎ 0287-77-0400
http：//www.flower-world.net/nasu-fw-page.htm

雄大な那須連山を背景に広がる観光農園型の植物園で、春はチューリップ、ポピー、夏はバラ、ヘメロカリス、ブルーサルビア、ケイトウ、秋はコスモスなどが見ごろ。満開時には花の堀り売りを開催。開園期間は 5 月上旬〜 10 月下旬（降霜まで）。

あしかがフラワーパーク

〒 329-4216 栃木県足利市迫間町 607
☎ 0284-91-4939
http：//www.ashikaga.co.jp/index2.html

1997年開園、93,000㎡の広さの花のテーマパークで、ノダナガフジ、八重黒龍、白フジのトンネルなどがあり、栃木県天然記念物にも指定され、4 〜 5 月の見頃にはフジ祭りも開催される。冬季にはイルミネーション「光の花の庭」が開催され、夜景観光コンベンション・ビューローが認定する「関東三大イルミネーション」に指定されている。

栃木植物園 大柿花山

〒 328-0101 栃木県栃木市都賀町大柿 60
☎ 0282-92-0871
http：//www.cc9.ne.jp/~oogaki-hanayama/index.html

日光連山の裾野に広がる大柿里山の古城・深沢布袋ヶ岡城跡の自然景観を活かした植物園。「花とロマンのトレッキング」をテーマに、花々や野鳥など里山の自然をそのままに体験できる。また、山野草園には黄花カタクリの群落、イカリ草の品種コレクションや多くの薬用植物が植栽されている。

日光市上三依水生植物園

〒 321-2802 栃木県日光市上三依 682 番地
☎ 0288-79-0377
http：//www.yamasyokubutu.co.jp/index.html

早春のミズバショウの開花に始まり、サクラソウ、クリンソウ、ニッコウキスゲ、ヒマラヤの青いケシ、ベニコウホネ、シュウメイギクなど約 22,000㎡の園内に約 300 種、3 万本の植物が管理され、周辺に点在する野仏群の歴史散策も楽しめる。

【群馬県】

ぐんまフラワーパーク

〒 371-0246 群馬県前橋市柏倉町 2471-7
☎ 027-283-8189
http：//www.flower-park.jp/

総面積 18.4ha の敷地に、フラトピア大花壇（約 6000㎡）、温室エリア、庭園エリア、ガーデンエリア、キッズエリアに分かれている赤城山の裾野に広がる群馬県立の植物園。年 7 回の花まつりがあり、5 棟の温室で年間を通じ花が楽しめ、春はフラトピア大花壇で 20 万球のチューリップが見頃となる。冬期間は、日本夜景遺産にも認定された 100 万球のイルミネーションイベントも行われ県民の憩いの場ともなっている。

高崎市染料植物園

〒 370-0865 群馬県高崎市寺尾町 2302 番地 11
☎ 027-328-6808

伝統ある日本の染色文化やその魅力を多くの人々に伝えるために造られた植物染色の染料植物園。園内には染料植物の道をメインに、代表的な染料植物が数多く管理され、また園内の染色工芸館では染織品を展示、草や木から染められるさまざまな色を見ることができる。また染色体験や講習会も行われる。

碓氷川熱帯植物園

〒 379-0133 群馬県安中市原市 65
☎ 027-381-0747
http：//www.city.annaka.gunma.jp/clean_center/shokubutsuen.html

隣接する『碓氷川クリーンセンター』の余熱利用施設として開館。園内では温室内で約 70 種の熱帯植物が栽培されるなどめずらしい植物を見ることができ、環境問題についての意識を深めるための活動も行っている。

太田吉沢ゆりの里

〒 373-0019 群馬県太田市吉沢町 2168
☎ 0276-37-7050
http：//ota-yuri.com/index.html

養蚕の廃止や米作の減反等により荒廃が進んだ太田市の吉沢町の北西部の再生と活性化を図るため、太田市とゆり専門メーカーとの協力体制をとりながら平成 22 年に開園となったユリ園。約 8 万㎡の敷地に約 50 種 150 万輪の百合が初夏を彩る。開園期間はユリの開花時期、6 月上旬〜 7 月中旬のみ。

【埼玉県】

川口市グリーンセンター

〒333-0826 埼玉県川口市新井宿700
☎ 048-281-2319
http://greencenter.1110city.com/

1967年に開園した日本の都市公園100選に選定されている植物園。前身は「グリーンセンター川口市立花木植物園」。「都市農業振興」「緑地保全」「市民のレクリエーションの場の提供」を目的に約15haの園内において、大芝生広場・つつじ山・花壇・ロックガーデン・菖蒲園などの各施設に様々な植物が展示され、園内では販売も行われている。

国営武蔵丘陵森林公園

〒355-0802 埼玉県比企郡滑川町山田1920
☎ 0493-57-2111
http://www.shinrin-koen.go.jp/

国の明治100年記念事業の一環として、埼玉県比企郡滑川町と熊谷市にまたがる比企北丘陵にある国営公園。全長約17kmの自転車専用道路が整備されており、関東最大級のヤマユリの名所。

城西大学薬学部薬用植物園

〒350-0295 埼玉県坂戸市けやき台1-1
☎ 049-286-2233
http://www.josai.ac.jp/~yakuen89/

1973年に開園した学生に対する薬学教育の基礎の供覧、研究材料の栽培ならびに特に重要な薬用植物の試験栽培及び保存を目的とした植物園。5,000㎡に約850種の植物を植栽管理している。

日本薬科大学薬用植物園

〒362-0806 埼玉県北足立郡伊奈町小室10281
☎ 048-721-1155
http://www.nihonyakka.jp/d0000/d1000.html

漢方薬学科（漢方薬学コース）を設置している薬科大学として、漢方に使われる多数の生薬標本を漢方資料館に展示するとともに、植物生薬の基原植物を薬用植物園で植栽し、漢方を総合的に学習できるような環境を整えている。

應応義塾大学薬学部附属薬用植物園

〒336-0977 埼玉県さいたま市緑区上野田600番地
☎ 048-878-0469
http://www.pha.keio.ac.jp/guide/urawa_2.html

薬学教育における薬用植物の展示及び栽培、研究のために設置された薬用植物園。約3,500㎡に700種類以上の植物を栽培管理している。

生活の木 メディカルハーブ ガーデン 薬香草園

〒357-0041 埼玉県飯能市美杉台1-1
☎ 042-972-1787
http://www.treeoflife.co.jp/garden/yakukouso/

飯能市にあるハーブ・アロマテラピーの専門店「生活の木」が運営するメディカルハーブガーデン。蒸留実験の丘、ヒーリングガーデン、メディカルハーブハウス、スクール「ハーバルライフカレッジ」、アーユルヴェーダサロン「アーユシャ」など特色ある施設が整備されており、レストラン、ベーカリーなども併設されている。

【千葉県】

千葉県立中央博物館生態園

〒260-8682 千葉県千葉市中央区青葉町955-2
☎ 043-265-3111
http://www.chiba-muse.or.jp/NATURAL

「房総の自然と人間」を常設展示の全体テーマとする県立博物館の野外観察施設。本館では「房総の自然誌」、「房総の歴史」、「自然と人間のかかわり」などの展示室で千葉県の自然と歴史について学べる。生態園は本館に隣接し、房総の代表的な自然が再現され、動植物の生態に身近にふれることができる。

清水公園（花ファンタジア）

〒278-0043 千葉県野田市清水906
☎ 04-7125-3030
http://www.shimizu-kouen.com/index.html

1894年（明治27年）に醤油醸造業の茂木柏衛翁が開園し、昭和29年には野田市教育委員会により万葉植物教材園（現在は閉鎖）が開設され、フィールドアスレチック、キャンプ・バーベキュー場、ポニー牧場、アクアベンチャー、花ファンタジアなどの施設が設置され、「桜」は日本桜名所百選に選ばれるなど全国でも有数の桜の名所でもあり、つつじ、梅、牡丹、藤など約500種の花が四季折々楽しめ秋には美しい紅葉も堪能できる風光明媚な公園としても知られている。

東京大学大学院薬学系研究科・薬学部附属薬用植物園

〒262-0018 千葉県千葉市花見川区畑町1479
☎ 043-273-7413
http://www.f.u-tokyo.ac.jp/~oriharay/index.htm

検見川総合運動場に隣接する昭和48年に設置された植物園。「薬用植物の栽培と組織培養」「植物組織培養技術を利用した有用二次代謝産物の生産」「植物由来生物活性物質の化学と生合成」などを研究テーマとし、本郷の研究室では植物組織培養技術を利用した有用二次代謝産物の生産に関する研究なども行っている。

日本大学薬学部薬用植物園

〒274-8555 千葉県船橋市習志野台7-7-1
☎ 047-465-2111
http://mpgarden.pha.nihon-u.ac.jp/

　約12,000㎡に国内外の薬用植物約1,000種を栽植する薬用植物園。園内の標本園には、医薬用植物区、和漢植物区、民間薬植物区、香料染料植物区、漢方植物区、くらしの植物区、木本植物区、つる性植物区、水生植物区のほか、温室（熱帯植物区）が設置されている。また、隣接する雑木林などからも下総台地の自然を学ぶ教育の場となっている。

東邦大学薬学部付属薬用植物園

〒274-8510 千葉県船橋市三山2-2-1
☎ 047-472-0666
http://www.lab2.toho-u.ac.jp/phar/yakusou/

　千葉県船橋市にある薬学部に付属する薬用植物園。昭和2年に現在の薬学部の前身でもある帝国女子医学薬学専門学校の設立と同時に設置され、昭和42年に現在地へ移設された。習志野キャンパスには薬用植物見本園・ハーブ園・薬木園の三カ所と八千代市に圃場を併設し薬用植物の栽培保全を行っている。

城西国際大学薬草園

〒298-0216 千葉県夷隅郡大多喜町大多喜486
☎ 0470-82-2165
http://www.jiu.ac.jp/yakusouen/index.html

　千葉県が薬用植物に関する正しい知識の普及を目的とし、昭和62年に設立。その後、千葉県から大多喜町に移譲され、大多喜町より指定管理を受けた学校法人城西大学が城西国際大学薬学部として管理運営を行なっている。約16,000㎡の園内に約500種の薬用植物を集め、使用目的別に各植物区に区分し植栽管理されている。また一般市民にも広く無料開放されている。

千葉市都市緑化植物園

〒260-0808 千葉県千葉市中央区星久喜町278
☎ 043-264-9559
http://www.cga.or.jp/004023/

　約34,100㎡に生垣見本園、潅木見本園、湿性植物園、バラ園、園芸実習園、ハーブ園、花木見本園、郷土樹木園、シダ園、見本庭園など施設が設置され四季折々の植物を楽しむことができ、特に190種、1,400株を誇るバラ園では春秋のバラ展に多くの市民が訪れる。

九十九里ハーブガーデン

〒283-0104 千葉県山武郡九十九里町片貝4477
☎ 0475-76-6581
http://www.herb-cool.com/

　約150〜200種のハーブを栽培管理しながら、ハーブショップ、レストラン、テラス、広場、キャンプ場、ドッグラン、ハーブ畑などを併設する薬草園。子供や家族で楽しめる施設もあり、無農薬でのハーブ栽培を行っている。

【東京都】

東京大学大学院理学系研究科附属植物園（小石川植物園）

〒112-0001 東京都文京区白山3丁目7番1号
☎ 03-3814-0138
http://www.bg.s.u-tokyo.ac.jp/koishikawa/

　「小石川植物園」の名で知られる東京大学大学院理学系研究科附属植物園。貞享元年 (1684) に徳川幕府により設置された「小石川御薬園」が遠い前身で、面積は 161,588㎡（48,880坪）。台地、傾斜地、低地、泉水地などの地形を利用して様々な植物が植栽・管理されている。日本で最も古い植物園というだけでなく、世界有数の歴史を持つ植物園としても有名。

神代植物公園

〒182-0017 東京都調布市深大寺元町5-31-10
☎ 042-483-2300
http://www.tokyo-park.or.jp/park/format/index045.html

　東京の街路樹などを育てるための苗圃として設置されたもので、戦後、神代大緑地として公開された後、昭和36年に神代植物公園と名称を改め都内唯一の植物公園として開園した。約4,800種、10万本の樹木が管理され、ばら園、つつじ園、うめ園、はぎ園をはじめ、植物の種類ごとに約30ブロックに分けられ景観を楽しむことができる。

多摩森林科学園

〒193-0843 東京都八王子市廿里町1833-81
☎ 042-661-0200
http://www.ffpri.affrc.go.jp/tmk/index.html

　「サクラの品種研究」「都市近郊林の研究」「生物多様性の研究」「森林環境教育の研究」などを園のテーマとし、我が国のサクラ栽培品種の最大コレクションの場でもあり、貴重な遺伝資源を保持する場ともいえる。特に、江戸時代以前にもさかのぼる伝統的な栽培品種などについて、精度の高い DNA 解析や形態調査により、正確な識別と系統解析などを行っている。

環境省新宿御苑

〒160-0014 東京都新宿区内藤町11番地
☎03-3350-0151
http://www.env.go.jp/garden/shinjukugyoen/index.html

江戸時代の高遠藩主内藤家の屋敷跡地の一部に幾多の変遷を経て明治39年に誕生した庭園。当初は皇室庭園として造成されたが、戦後一般公開された。広さ58.3ha、周囲3.5kmの敷地には、広大な芝生に巨木が点在するイギリス風景式庭園、バラ花壇のあるフランス式整形庭園、池泉回遊式の情緒あふれる日本庭園、2012年にリニューアルした大温室などがある。温室では熱帯植物や絶滅危惧植物を展示。※酒類は持込禁止、遊具類は使用禁止。

東京都夢の島熱帯植物館

〒136-0081 東京都江東区夢の島2-1-2
☎03-3522-0281
http://www.yumenoshima.jp/

運河と水路に囲まれた面積43haの総合公園都立「夢の島公園」の中にある昭和63年開館の熱帯植物園。熱帯と亜熱帯（小笠原諸島を含む）の植物を集めたドーム型大温室を中心に、映像ホール、イベントホール、情報ギャラリーなどから構成され、季節により特別展示やイベントなども実施されている。

東京都立 向島百花園

〒131-0032 東京都墨田区東向島3-18-3
☎03-3611-8705
http://www.kensetsu.metro.tokyo.jp/
kouen/kouennai/park/mukojima.html

江戸時代に発祥をもつ国の名勝・史跡指定庭園。当代一流の文化人の協力を得て、当初は梅園として開園し、その後に詩歌にゆかり深い草本類を各地より集め植えた。春や秋の七草が鑑賞でき、特にハギのトンネルは名物。唯一現代に残る江戸時代の花園で、文化人たちの足跡は園内石碑等でたどれる。

板橋区立赤塚植物園

〒175-0092 東京都板橋区赤塚5-17-14
☎03-3975-9127
http://www.city.itabashi.tokyo.jp/c_kurashi/038/038376.html

赤塚の丘陵地を活用し1981年（昭和56年）に開園。約1haの園内に区の花であるニリンソウをはじめ約600種の樹木・草花・山野草を楽しむことができる。本園と万葉・薬用園から構成され、万葉・薬用園には万葉集に詠まれた植物や薬用植物も植えられており、近隣には美術館・郷土資料館・都立赤塚公園などもあり散策コースともなっている。

板橋区立熱帯環境植物館
（グリーンドームねったいかん）

〒175-0082 東京都板橋区高島平8-29-2
☎03-5920-1131
http://www.seibu-la.co.jp/nettaikan/

板橋清掃工場の余熱を利用した省エネルギー型の植物園として平成6年に開園。東南アジアの熱帯雨林を再現し、潮間帯植生、熱帯低地林、集落景観の3つの植生ゾーンに分かれた温室を中心に、熱帯のなかでも特に高山帯の雲霧林を再現した冷室、ミニ水族館なども併設され、海と山を楽しめる博物館型植物館。

渋谷区ふれあい植物センター

〒150-0011 東京都渋谷区東2-25-37
☎03-5468-1384
http://www.botanical-fureai.com/

グリーンガーデン（温室）、学習エリア、グリーンホール、ハーブガーデンに分かれた室内型施設で、バナナ、オガサワラタコノキ、バオバブ、観葉植物各種などの熱帯植物を中心に、食虫植物や多肉植物など、約500品種の植物を管理する渋谷清掃工場の還元施設。

星薬科大学薬用植物園

〒142-8501 東京都品川区荏原2-4-41
☎03-3786-1011
http://w01www01.hoshi.ac.jp/yakusoen_new/index.html

品川区荏原にある大学キャンパス内に付設された薬用植物園。約3,000㎡の広さに有用植物約800種が栽培され、園内は、樹木園、水生植物園、標本園、野草園、温室などに区分けされ、民間薬や漢方薬、医薬品の原料となる重要な植物なども見学できる。また有毒植物や染料、繊維、油糧、食用などに利用される植物も栽培され、温室内には熱帯産の薬用植物も集められ、学生の教材用としてばかりでなく広く一般にも利用されている。

東京薬科大学薬用植物園

〒192-0392 東京都八王子市堀之内1432-1
☎042-676-7306
http://www.toyaku.ac.jp/Plant/index_j.html

植物園は面積が41,000㎡あり、東京都で最も広い薬用植物園。園内では約500種の野生植物がみられ、栽培植物は約1,500種。薬用植物に関する教育と研究を目的とし設置された植物園であるが、現在では一般へも公開している。

明治薬科大学薬用植物園

〒204-8588 東京都清瀬市野塩 2-522-1
☎ 042-495-8913
http://www.my-pharm.ac.jp/~herb/

日本薬局方収載生薬の基原植物をはじめ、多種の植物を展示植栽している。約 920㎡の園内は標本園を中心として 3 つに区画されており、「明薬の森」と称し憩いの場として一般にも開放されている。

昭和薬科大学薬用植物園

〒194-8543 東京都町田市東玉川学園 3 丁目 3165
☎ 042-721-1585
http://www.shoyaku.ac.jp/about/facilities/garden.html

総面積 1 万 8,000㎡と薬科系大学でも全国有数の規模を誇る薬用植物園。園内では栽培可能な多数の草本薬用植物や薬木が植栽され、湿性・水生植物を観察できる池も設置されている。また温室では熱帯・亜熱帯の薬用植物、薬木を観察でき、2 階の研究室には生薬の標本類も多数、収蔵されている。

【神奈川県】

神奈川県立フラワーセンター大船植物園

〒247-0072 神奈川県鎌倉市岡本 1018
☎ 0467-46-2188
http://www.pref.kanagawa.jp/cnt/f598/

神奈川県鎌倉市にある総面積 57,888㎡の植物園。シャクヤク園、バラ園、ハナショウブ園、ツツジ、シャクナゲ園など季節の花が楽しめるさまざまなエリアに区分され、かながわの花の名所 100 選の 1 つにも選ばれている。

箱根町立箱根湿生花園

〒250-0631 神奈川県足柄下郡箱根町仙石原 817
☎ 0460-84-7293
http://www.hakone.or.jp/shissei

湿原をはじめとし川や湖沼などの水湿地に生育している植物を中心にした植物園。低地から高山まで日本各地の湿地帯の植物 200 種のほか、草原や林、高山植物約 1,100 種が集められ、珍しい海外の山草も含め、約 1,700 種の植物にふれることができ、低地から高山へ、初期の湿原から発達した湿原へと順に回れるよう園路にも配慮されている。12 月 1 日～ 3 月 19 日は冬期休園。

横浜市こども植物園

〒232-0066 神奈川県横浜市南区六ツ川 3-122
☎ 045-741-1015
http://park.hama-midorinokyokai.or.jp/park/kodomo-park/

昭和 54 年に国際児童年を記念し開園した広さ約 3.0ha の公園。園内には、バラ園、野草園、くだもの園、竹園、花木園、生垣園、薬草園などが整備され、ニュートンのリンゴの木、メンデルのブドウをはじめ珍しい植物も数多く集められている。また、園内 28 ヶ所に設置された植物クイズパネルにより楽しみながら植物について学ぶこともできる。

北里大学薬学部附属薬用植物園

〒252-0373 神奈川県相模原市南区北里 1-15-1
☎ 042-778-9307
http://3w.pharm.kitasato-u.ac.jp/bio-garden/

1965 年に福島県二本松市の大学実習所内に開設されたことに始まり、国内有数の薬用植物園となっている。なかでもコーヒーの 5 倍のカフェインを含むことで有名な南米産のガラナ (Paullinia cupana) は日本唯一のものであり、緑内障の治療薬で有名なピロカルピンの原料植物としてよく知られるヤボランジ (Pilocarpus microphyllus) など、日本薬局方収載生薬の基原植物の貴重なコレクションもみられる。

帝京大学薬用植物園

〒252-0176 神奈川県相模原市緑区寸沢嵐 1091-1
☎ 042-685-3770
http://www.teikyo-u.ac.jp/faculties/undergraduate/pharmacy_d/bio-garden.html

1977 年薬学部創立当初より薬用植物や多くの有用植物を植栽している。約 5,000㎡の植物園内には教育用見本園の他に温室、池などが設置され、良く知られている民間薬から漢方薬材料として使われる植物、また食品や医薬品原料となる植物を見ることができる。周辺ではホオノキなど日本薬局方収載生薬の自生状態の植物観察ができるなど、豊かな自然環境の中に位置している（薬学部キャンパスは 2012 年に東京都板橋区に移転した）。

藤沢市長久保公園都市緑化植物園

〒251-0044 神奈川県藤沢市辻堂太平台 2-13-35
☎ 0466-34-8422（植物園管理事務所）
http://f-machikyo.or.jp/naga01.htm

引地川沿いにある 3.4ha の広さの植物園。ハーブ園には、ミント、ラベンダーなど 120 種、約 1,200 株が植栽され、幅 22m、長さ 60m の花のプロムナードでは、春はマリーゴールド、夏はブルーサルビアなどそれぞれの四季にあわせた草花がみられる。また生垣見本園では 65 種類の樹木が迷路のように植栽され、樹木を学びながら遊ぶことのできるエリアにも工夫されており展示温室では約 250 鉢の熱帯の観葉植物などもみられる。

神奈川県立花と緑のふれあいセンター
花菜ガーデン
〒259-1215 神奈川県平塚市寺田縄496-1
☎ 0463-73-6170
http：//www.kana-garden.com/

　約9.2haの敷地には四季折々の花々が植栽されており、中でもバラは関東有数の品種数を誇る。また園内には畑や田んぼもあり、田植えや野菜の収穫体験なども実施。植物を観賞するだけでなく、農業や園芸を楽しみながら学べる施設。

松田山ハーブガーデン
〒258-0003 神奈川県足柄上郡松田町松田惣領2951
☎ 0465-85-1177
http：//www.seibu-la.co.jp/matsudayama-hg/

　約180種16,500本のハーブが植栽された、西平畑公園の中にあるハーブ園。園内には、ハーブ料理やハーブティーが楽しめるレストランやドライフラワーやアロマテラピーなど様々なクラフト体験が出来る工房、ハーブショップなどもあり、箱根連山・富士山・相模湾も一望できる。

【新潟県】

新潟県立植物園
〒956-0845 新潟県新潟市秋葉区金津186
☎ 0250-24-6465
http：//botanical.greenery-niigata.or.jp/

　新潟県内の植物・園芸に関する収集・展示、調査・研究、教育を目的に設立された。新潟市南東部に位置し、約20haの広大な園内に四季を彩る10万株を超える植物が植栽され、県民の憩いの場として親しまれている。植物園の所在する新潟市秋葉区は、国内でも有数の花き生産地として知られる地域。また新潟県は約3,000種類の植物が自生するなど豊かな自然があり、これらの特性を生かして、ツツジ属植物や絶滅危惧植物、ボタンやツバキの園芸品種などの収集と展示を行っている。3つの観賞温室のうち、国内最大級の熱帯植物ドームでは550種、約4,000株の珍しい植物を見ることができる。

新潟薬科大学薬用植物園
〒956-8603 新潟県新潟市秋葉区東島265番地1
☎ 0250-25-5000
http：//www.nupals.ac.jp/garden/

　約3,000㎡の園内に約300種の薬用資源が栽培されている。また20kmほど離れた阿賀野市にも約13,000㎡の五頭分園があり、約250種類の薬草や野草等が自然に近い形で維持されている。

新潟薬科大学五頭薬用植物園
〒959-2092 新潟県阿賀野市岡山町10-15
阿賀野市役所商工観光課
☎ 0250-62-2510
http：//www.nupals.ac.jp/garden/gozu/index.html

　昭和59年に開園した五頭山の麓にある植物園で新潟薬科大学薬用植物園の分園。遊歩道沿いの約300種の薬用植物に親しめ、近くには五頭温泉郷、キャンプ場など自然とふれあえる施設などもある。

雪国植物園
〒940-2024 新潟県長岡市宮本町3丁目
☎ 0258-46-0030
http：//www.niks.or.jp/syokubut/

　西部丘陵地帯に里山を大切にした植物園を造ろうという構想を支援するボランティア団体「平成令終会」により活動がはじまり、昭和59年から延べ3,000人の市民ボランティアが参加し造成された植物園。雪国の里山をそのまま利用し、外来植物、高山植物、園芸植物を一切加えることなく自然植生を重視し、日本海多雪地帯の植物生態系・里山の自然生態系保護を目的に造園されたもの。

湯沢高原 スキー場アルプの里
〒949-6101 新潟県南魚沼郡湯沢町大字湯沢490
☎ 025-784-3326
http：//www.yuzawakogen.com/green/nature.html

　アルプの里までを全長1,300m、世界最大級の166人乗りのロープウェイでつなぐ高山植物園。眼下に広がる大パノラマとともに約1,000種類もの高山植物と天然記念物が楽しめる。これまではアルピニストにしか味わえなかった山の大自然とのふれあいがファミリーでも気軽に体験できるものとなっている。

【富山県】

富山県中央植物園
〒939-2713 富山県富山市婦中町上轡田42
☎ 076-466-4187
http：//www.bgtym.org/

　日本一の花と緑の県を目指す富山県植物公園構想の中核ともなるシンボル施設でもあり、日本海側初の総合的な植物園。世界の植物ゾーン、日本の植物ゾーンからなる屋外展示園と熱帯雨林植物園、ラン温室、高山植物室、熱帯果樹室の他、植物の宝庫ともいわれる中国雲南省の植物を展示した雲南温室があり世界中の植物を楽しむことができる。

南砺市園芸植物園「フローラルパーク」

〒 939-1552 富山県南砺市柴田屋128
☎ 0763-22-8711
http://floralpark.city.nanto.toyama.jp/

「植物に関する文化情報の発信」をキーワードに、訪れる人が花や緑を身近に楽しめる植物園。木本性キク科植物や熱帯花木、季節の植物を集めた展示温室と、スプレーギクや食用菊などの育成を行う栽培温室などによって構成されている。屋外は紅葉のゾーン、どんぐりのゾーン、花木のゾーン、小鳥を呼ぶゾーンなどがあり、訪れる人々の憩いの空間となっている。また11月には南砺菊まつりが開催される。

富山大学薬学部附属薬用植物園

〒 930-0194 富山県富山市杉谷 2630 番地
☎ 076-434-2281
http://www.pha.u-toyama.ac.jp/plant/garden_1.html

約 2,000 種の薬用植物を保有する薬学部附属の植物園で全国の薬用植物園の中でもトップレベルの所有数を誇る。羊歯植物 16 科 27 属 34 種、種子植物 186 科 919 属 1,969 種（裸子植物 12 科 18 属 33 種、離弁花植物 113 科 464 属 1,021 種、合弁花植物 37 科 253 属 516 種、単子葉植物 24 科 184 属 399 種）。これらは標本見本区、水生植物区、樹木区、温室、パーム室などに栽培管理され、春・秋に催される一般公開の際は学外者の見学も可能。

氷見市海浜植物園

〒 935-0031 富山県氷見市柳田 3583
☎ 0766-91-0100
http://www1.cnh.ne.jp/kaihin/

「富山県植物公園構想」の専門植物園のひとつとして氷見市が整備した植物園で、日本各地の海浜植物を中心に植栽展示されている。万葉集にも詠まれた白砂青松の地「松田江の長浜」に位置しており、松田江浜の海浜植物の保護育成にも努めている。

富山県薬用植物指導センター

〒 930-0412 富山県中新川郡上市町広野 2732
☎ 076-472-0801
http://www.toyama-yakuji.com/center/

4.3 ha の敷地内に漢方処方用薬となる植物、富山県に自生する植物など生育環境にあわせ植栽管理している。ほかにハーブ園（約 130 種）、シャクヤク園（約 230 品種）、ボタン園（約 50 品種）と温室を整備し、広く学習の場として公開するとともに薬用資源の保存の場ともなっている。

【石川県】

北陸大学薬学部薬用植物園

〒 920-1181 石川県金沢市金川町ホ 3 番地
☎ 076-229-1165
http://www.hokuriku-u.ac.jp/about/campus/y_garden.html

昭和 50 年、本学の開学と同時に設置され、種々の薬用植物栽培機関から寄贈されたものを中心とし、本園で収集したものを加え、現在、14,832㎡ の敷地に 160 科、約 1,200 種の植物を植栽している。公開しているのは約 8,000㎡（136㎡の温室を含む）の見本園である。本園では、薬局方収載生薬の基原植物および北陸に特有の薬用植物の収集・栽培に力を注いでいる。本園は学生教育を念頭に置いた施設であるが、研究材料の栽培や一般市民への開放も行っている。

金沢大学医薬保健学域薬学類・創薬科学類附属薬用植物園

〒 920-1192 石川県金沢市角間町
☎ 076-234-4491
http://www.p.kanazawa-u.ac.jp/~yakusou/garden.html

総面積 39,000㎡ の園内は中央エリア、里山エリア、階段エリアで構成され、各環境に適した薬用植物が植栽されている。中央エリアの試験圃場ではシャクヤクなどの栽培研究を行っている。里山エリアには北陸に自生する植物、階段エリアには薬木を植栽している。いずれも生薬生産目的である。研究と並行して教育および地域貢献にも力を入れており、学生実習や毎月の薬草勉強会、地域での薬用植物の栽培普及活動も行っている。

【福井県】

越前町立福井総合植物園プラントピア

〒 916-0200 福井県丹生郡越前町朝日17-3-1
☎ 0778-34-1120
http://www.fukui-bot.jp/

1994 年に開園した丹生山地の地形と植生を生かした植物園。25ha の広大な丘陵地に自生、植栽あわせて 3,000 種以上の植物を管理。園内では自然のミズゴケ湿地が保存された「湿生植物園」、里山の二次林を観察できる「自然生態保護林」などの他にも、ロックガーデン、薬草園、分類見本園などテーマに沿った植栽区域が設置されている。

全国の薬草園・植物園

福井県総合グリーンセンター

〒910-0336 福井県坂井市丸岡町楽間15
☎ 0776-67-0002
http://www.pref.fukui.lg.jp/doc/green-c/index.html

都市の緑化推進や緑化意識の高揚、植栽知識の普及を図る目的として福井県の整備した植物園。タマネギの形に似た温室をはじめ、緑化木約1,000種、75,000本が植栽され多くの人々に親しまれ利用されている。

【山梨県】

シミック八ヶ岳薬用植物園

〒408-0041 山梨県北杜市小淵沢町上笹尾3332-3
☎ 0551-36-4200
http://www.geocities.jp/yatsugatake_garden/

八ヶ岳の麓、標高900mにある植物園。山梨県森林総合研究所の附属施設として、クリ、キノコや山菜などの特用林産物に関する栽培試験や研究を行いながら、栽培技術の研修の場としての役割も果たしている。バジルなどのハーブをはじめ、漢方など人間の暮らしに欠かせない食用・薬用の植物約300種が見られ、無料で見学できる。

昭和大学医薬資源園

〒403-0005 山梨県富士吉田市上吉田4562
☎ 0555-22-4403
http://www.showa-u.ac.jp/fujiyoshida/facilities/index.html

標高1,000m付近に位置する昭和大学富士吉田医薬資源園では108科610種にものぼる多種多様な薬用植物を栽培。特にダイオウ、エゾウコギ、モッコウ、ゲンチアナなど寒冷地特有の薬用植物の栽培研究などを行いながら、季節には公開講座なども実施している。

【長野県】

軽井沢町植物園

〒389-0113 長野県北佐久郡軽井沢町大字発地1166
☎ 0267-48-3337
http://www.town.karuizawa.nagano.jp/ctg/01614100/01614100.html

軽井沢高原に自生する植物を中心にした植物園。約20,000㎡の敷地に約145科、1,600種類の樹木や草花が集められている。園内には湧水や、湿地、傾斜地などもあり、地形を活かした様々な植物が植栽されている。町花であるサクラソウは、数万株を植栽している。

白馬五竜高山植物園

〒399-9211 長野県北安曇郡白馬村神城22184-10
☎ 0261-75-2101
http://www.hakubaescal.com/shokubutsuen/

スキー用ゴンドラにてアクセスする、北アルプスを一望する標高1,515mの高山植物園。開園期間は6月から10月で、コマクサやヒマラヤの青いケシなど寒冷地ならではの高山植物を自生地に近い植栽で観察することができる。

信州安曇野・池田町ハーブセンター

〒399-8602 長野県北安曇郡池田町大字会染6330-1
☎ 0261-62-6200
http://www.herbcenter.or.jp/

1990年頃からハーブによる村おこしを行ってきた安曇野の北部・池田町にあるハーブセンター。県道沿いの東側にハーブや熱帯植物にふれる温室があり、道の西側のショップではハーブやアロマなども直販している。ラベンダーとミントの香りがする「ハーブソフトクリーム」なども有名。冬季はハーブ温室のみ休業（12～3月）。

【岐阜県】

花フェスタ記念公園

〒509-0213 岐阜県可児市瀬田1584-1
☎ 0574-63-7373
http://www.hanafes.jp/hanafes/

1995年に開催された「花フェスタ'95ぎふ」の会場を岐阜県が再整備し、翌年に開園した県営の都市公園。ナゴヤドーム約17個分（80.7ha）の広大な敷地に、約7,000品種30,000株のバラが植栽されるバラ園の他、バラのテーマガーデンなど春から秋にかけてくり返し咲く「四季咲き」品種、原種、オールドローズのコレクションなども充実。

内藤記念くすり博物館薬用植物園

〒501-6195 岐阜県各務原市川島竹早町1
☎ 0586-89-2101
http://www.eisai.co.jp/museum/information/facility/garden.html

わが国初の薬に関する総合的な資料館として1971年に開園。約700種の薬草・薬木を育成しながら、薬に関する内蔵資料65,000点、収蔵図書62,000点のうち約2,000点を展示、薬学や医学の歴史、健康科学に関する知識の普及などに努めている。

岐阜薬科大学薬草園

〒502-0801 岐阜県岐阜市椿洞字東辻ヶ内935
☎ 058-237-3931
http://www.gifu-pu.ac.jp/yakusou/index.html

薬剤師教育および薬学研究のために設置された大学施設で、117 科約 700 種の植物を保有。市民ボランティアの協力により、一般公開を実施。ボランティアを対象とした月一回の講習会と、ボランティアが主催する草木染め講座、クラフト講座などが企画されている。

はままつフラワーパーク

〒431-1209 静岡県浜松市西区舘山寺町195 番地
☎ 053-487-0511
http：//e-flowerpark.com/

浜松市制施行 60 周年事業の一環として全国に先駆けて 1970 年に開園した総面積 30 万㎡の植物園。公益財団法人浜松市花みどり振興財団が運営。

はままつフルーツパーク時之栖

〒 431-2102 静岡県浜松市北区都田町 4263-1
☎ 053-428-5211
http：//www.tokinosumika.com/hamamatsufp/

面積約 43 万㎡（東京ドーム約 9 個分）の敷地に 160 種 4,300 本の果樹を栽培する農業公園。くだもの収穫体験やイチゴ狩りの他、温帯と熱帯の果樹が生育する様子を間近で観察することができる。

富士竹類植物園

〒 411-0932 静岡県駿東郡長泉町南一色 885
☎ 055-987-5498
http：//fujibamboogarden.com/light/top.htm

約 12,000 坪の敷地に世界の竹、ササ、約 500 種 10 万本を栽培する日本唯一のタケ類専門の植物園。西に富士山と愛鷹山、東に箱根の山々を一望できる位置にあり、種類の多さでは世界一。熱帯温室ではアフリカや南米の珍しい種類も栽培展示され、竹の資料館では竹の楽器やカゴなど生活用具、民芸品、茶道具、炭、竹笹の標本など竹に関する様々な展示がされ、竹笹の苗木（株掘り苗・鉢植え品・ポット苗など）の販売も行われている。

伊豆シャボテン公園

〒 413-0231 静岡県伊東市富戸 1317-13
☎ 0557-51-1111
http：//izushaboten.com/

1959 年に開園した動物とサボテンを中心とした公園施設。放し飼いのリスザル、クジャクやペリカンなど、鳥類や動物が飼育され、カピバラの展示場では冬季限定で カピバラの露天風呂が見学でき子供たちや家族に人気。また園内の温室には 1,500 種類のサボテンや多肉植物が集められている。

伊豆四季の花公園

〒 413-0231 静岡県伊東市富戸 841-1
☎ 0557-51-1128
http：//izushikinohana.com/

城ケ崎の海を望みながら 6 月は、230 種類もの日本原種のアジサイが観賞できる花の公園。「城ヶ崎あじさいまつり」などイベントも開催される。季節をを通して、20 ～ 40 種類の花々を鑑賞できる。ブーゲンビレア温室は一年中花が咲いている。喜望峰のあるみはらしの丘では、季節ごとに花が植え替えられ、冬に咲く菜の花は、黄色いじゅうたんのように咲き乱れる。

静岡県立大学薬草園

〒 422-8526 静岡県静岡市谷田 52-1
☎ 054-264-5880
http：//w3pharm.u-shizuoka-ken.ac.jp/~yakusou/Botany_home.htm

標本園 3,300㎡、栽培圃場 2,000㎡の敷地面積に、温室展示温室、栽培温室、研究温室を備え、県民や一般に広く生涯学習の場を提供している。栽培植物数約 800 種、羊歯植物 10 科 14 種、裸子植物 8 科 13 種、被子植物双子葉植物 114 科 620 種、被子植物単子葉植物 16 科 146 種にわたる植物は主に、前身でもある静岡薬科大学の薬用植物園から移植されたもの。

【愛知県】

名古屋市東山総合公園「東山動植物園」

〒 464-0804 愛知県名古屋市千種区東山元町 3-70
☎ 052-782-2111
http：//www.higashiyama.city.nagoya.jp/index_pc.php

動物園、植物園、遊園地、東山スカイタワーなどの設備をそろえる約 60ha の動植物園。植物園では約 7,000 種もの植物を展示している他、世界遺産にもなった岐阜県の白川郷から移築した合掌造りの家、温室なども併設している。植物案内は自然林を生かした展示で、万葉の散歩道、薬草の道、東海の森など、園内テーマに沿った約 1 キロの散策コースも楽しめる。

豊橋総合動植物公園「のんほいパーク」

〒 441-3147 愛知県豊橋市大岩町字大穴 1-238
☎ 0532-41-2185
http：//www.toyohaku.gr.jp/tzb/index.html

動物園・植物園・遊園地・自然史博物館の 4 つのゾーンで構成される施設で、愛称は「のんほいパーク」。植物園には約 2,500 種類の植物があり、植物園内のモネコーナーでは "睡蓮" の絵で有名な画家・クロード・モネの絵をイメージし、フランス・モネガーデンよりスイレン、シダレヤナギ、フジなどを譲り受けて展示している。

全国の薬草園・植物園

安城産業文化公園デンパーク

〒 446-0046 愛知県安城市赤松町梶 1
☎ 0566-92-7111
http://denpark.jp/

かつて「日本デンマーク」と呼ばれ全国の農業経営のモデルとなり、稲作、畑作、果樹、畜産などの多角形農業をすすめた安城市に作られた 131,000㎡の広さの公園。世界の農業先進国であるデンマークをコンセプトに植物約 3,300 種類 30 万株を管理し、自然と親しみ、花のある暮らしを提案している。

名古屋市立大学薬学部薬用植物園

〒 467-8603 愛知県名古屋市瑞穂区田辺通 3-1
☎ 052-836-3402
http://www.phar.nagoya-cu.ac.jp/hp/yse/guide-j.html

総面積 3,460㎡、草本植物約 300 種の栽植植物数、木本植物約 70 種に及ぶが、原則非公開であり、15 名以上のグループでの申し込みの場合のみ可能。

名古屋港ワイルドフラワーガーデン ブルーボネット

〒 455-0028 愛知県名古屋市港区潮見町 42 番地
☎ 052-613-1187
http://www.wfg-bluebonnet.com/

美しい緑や草花、水面の輝きを楽しみながら四季を感じることの出来る自然風庭園として 2002 年名古屋港に誕生。それぞれにこだわりを持った 22 の庭園が楽しめる。愛称であるブルーボネットは、アメリカ・テキサス州の州花。イギリスのトップガーデンデザイナーのイングリッシュガーデン、アメリカ環境デザインの第一人者ダレル・モリソン氏デザインのテキサスの庭なども見学できる。

【三重県】

波瀬植物園

〒 515-1725 三重県松阪市飯高町波瀬 772-1 番地
☎ 0598-47-0808
http://www.haze-garden.jp/index.html

松阪市飯高地内に生息する植物を集め自然に配した植物園。5 万個に及ぶ銘石としゃくなげ、樹齢 200 年の銘木林、どうだん、ばいけい草、みずばしょう、はぜゆり、杉苔など海抜 350m 付近に育つ樹木、山野草数百種を管理している。

【滋賀県】

草津市立水生植物公園みずの森

〒 525-0001 滋賀県草津市下物町 1091 番地
☎ 077-568-2332
http://www.seibu-la.co.jp/mizunomori/

「植物と人、水と人のふれあい」をテーマにした植物公園。隣接する琵琶湖のハスの群生地は開花期の 7 月から 8 月にかけて日本でも指折りのスケールともなる。数多くの水生植物の宝庫でもある琵琶湖の植物たちとともに、さまざまな水生植物と出会えるユニークなテーマ施設「ロータス館」を備え、スイレンのコレクションでは日本最多でもある。

米原市伊吹薬草の里文化センター

〒 521-0314 滋賀県米原市春照 37
☎ 0749-58-0105
http://joyibuki.info/culture.php

平安時代には近江の国、特に伊吹山産の薬草が宮中にも献上され、江戸時代に採薬使が再三来山したと記されている薬草の宝庫でもある「伊吹山」の麓に位置する文化センターで、生涯学習を楽しむ公民館施設や屋外イベント広場、コンサートホール、薬草を楽しむ癒しの空間としての「薬草園」や 7 種の薬草をたっぷり使用した「いぶき薬草湯」などを併設している。

【京都府】

京都府立植物園

〒 606-0823 京都府京都市左京区下鴨半木町
☎ 075-701-0141
http://www.pref.kyoto.jp/plant/

1924 年に開園した日本で最初の公立植物園。面積約 24ha の広大な園内に約 12,000 種類、約 12 万本の植物が管理されている。園内の南半分にはバラ園や沈床花壇による洋風庭園、熱帯植物や高山植物を集めた日本最大級の観覧温室が、北半分には自然林の「半木（なからぎ）の森」や自然に近い森を再現した植物生態園 などが配置されている。

宇治市植物公園

〒 611-0031 京都府宇治市広野町八軒屋谷 25-1
☎ 0774-39-9387
http://www.uji-citypark.jp/ucbpark/

総面積 10ha の起伏に富んだ敷地に、壁泉・カナール（水路）を軸線に日本一の立体花壇・紅や木の実が楽しめる秋のゾーン、花木や季節の花々

が楽しめる春のゾーン、巨椋池系花蓮を収集展示する夏のゾーンなどがあり、緑の休息所（温室）では年間を通じ熱帯・亜熱帯植物の花が回遊式に観賞できるようになっている。

京都薬科大学附属薬用植物園

〒 601-1405 京都府京都市伏見区日野林 39
☎ 075-572-7952
http://labo.kyoto-phu.ac.jp/mpgkpu/gmp-hpj.htm

約 13,016㎡ の敷地内には、草本生の薬用植物を展示植栽した見本園、薬用樹木を中心とする樹木園、熱帯、亜熱帯原産の植物を植栽した温室、標本室、講義室をそなえた管理棟などがある。薬用植物のみならず、有用植物も栽培しており、栽培植物は約 1,000 種を数える。一般公開は行っていないが、学生の実習や研究活動に利用されている。

日本新薬株式会社山科植物資料館

〒 607-8182 京都府京都市山科区大宅坂ノ辻町 39
☎ 075-581-0419
http://www.nippon-shinyaku.co.jp/herb/herb_top.html

1934 年に回虫駆除薬サントニンを含有するミブヨモギの栽培試験圃場として開設され、現在では薬用・有用植物を中心として約 3,000 種の植物を保有。サントニン原料植物、医薬原料植物、機能性食品原料植物などの有用植物を中心に収集され、絶滅危惧種に指定されている 45 種のほか、日本薬局方収載生薬の基原植物約 140 種を保持し、薬用植物、食用植物、工芸植物などが展示用に見本植栽されている。

武田薬品工業株式会社 京都薬用植物園

〒606-8134 京都府京都市左京区一乗寺竹ノ内町11
☎ 075-781-6111
https://www.takeda.co.jp/kyoto/

約 94,000㎡ の敷地に約 2,800 種の植物を保有しており、そのうち 2,128 種が薬用植物である。日本薬局方に収載されている生薬の基原植物を植栽する「中央標本園」や漢方処方ごとに、そこに含まれる生薬の基原植物を植栽する「漢方処方園」など 8 つのエリアに分けて植栽展示を行っており、「生きた薬草の博物館」となっている。また社会貢献活動として、薬用植物や絶滅危惧植物の保全活動に加えて、医療系学生に対して、薬用植物の利用部位を供覧し五感で体得できる教育支援や小学生を対象として、「植物の力」を継続的に学ばせる教育活動を行っている。

【大阪府】

大阪市立大学理学部附属植物園

〒 576-0004 大阪府交野市私市2000
☎ 072-891-2059
http://www.sci.osaka-cu.ac.jp/biol/botan/#

生駒山系の北西部標高 40 〜 120m に位置し、昭和 25 年に大阪市立大学理工学部附属の研究施設として発足。以降、植物学の基礎研究の対象として多くの植物の収集、なかでも日本産樹木の収集に力を注いでおり、野外で生育可能な約 450 種を植栽し、国内の代表的な 11 種類の樹林型（森の型）を復元している。この他、学問的に重要な外国産樹木や花木、草本類などの展示も行いながら、絶滅危惧植物の保護育成にも積極的に取り組んでいる。

大阪市立長居植物園

〒 546-0034 大阪府大阪市東住吉区長居公園 1-23
☎ 06-6696-7117
http://www.nagai-park.jp/n-syoku/

大阪・長居公園の東南の一角に総面積 24.2ha（園内の約 3 分の 1）を占め、大阪地方の特有の太古から現時に至るまでの森林を再現した「歴史の森」やバラ園、ボタン園をはじめとする鑑賞園、ハーブ園、果樹園など教材園、各種見本園など、自然から学ぶ豊かな情操を養うことを目的とし1974 年に開園。

大阪府立花の文化園

〒 586-0036 大阪府河内長野市高向2292-1
☎ 0721-63-8739
http://fululu.jp/

甲子園球場の約 3 倍、約 10ha もの広さの敷地に花をテーマにした施設が点在。日本有数の大きさを誇るピラミッド型の大温室では、ランをはじめ世界の様々な花が展示され、ぼたん園、ウメ園、バラ園、クリスマスローズガーデンなど四季折々の花を楽しむことができる。

咲くやこの花館

〒 538-0036 大阪府大阪市鶴見区緑地公園 2-163
☎ 06-6912-0055
http://www.sakuyakonohana.com/index.html

1990 年に開催された「国際花と緑の博覧会」における大阪市のパビリオンとして設置されたもの。「花の万博」のテーマでもある「自然と人間の共生」を継承し、熱帯から極地までの広範囲の植物が様々な手法で展示されている日本最大級の温室。館全域で、植物の名前、形態、植生、気候、地理、文化、有用性など広範囲な分野が学べ、約 2,600 種、15,000 株のさまざまな植物が一般公開されている。

摂南大学薬学部附属薬用植物園

〒573-0101 大阪府枚方市長尾峠町45-1
☎ 072-866-3136
http：//www.setsunan.ac.jp/~p-yakuso/index.htm

総面積約10,000平方メートルに日本薬局方収載の生薬、漢方用薬、民間薬などに用いられている薬用植物および香料、食料、染料などに用いる有用植物や有毒植物類を約1,500種類管理。薬樹園と標本園、温室からなり、絶滅危惧植物に指定のウマノスズクサ科、サトイモ科などの稀少植物は遺伝子資源保護の目的でも栽培。

大阪薬科大学薬用植物園

〒569-1094 大阪府高槻市奈佐原4-20-1
☎ 072-690-1093
http：//www.oups.ac.jp/gakujutsu/shisetu/garden/index.html

管理棟区域と見本園区域からなるエリアに約1,000種を超える植物を管理。また特にセリ科、マメ科、キンポウゲ科、シソ科植物等を植栽し、学生への教育および生薬学的研究に利用。他の薬用植物園等との共同研究も盛んで、研究者の交流も。日時限定で一般向けに見学会も開催。

大阪府営服部緑地
一服部緑地都市緑化植物園

〒561-0872 大阪府豊中市寺内1丁目13-2
☎ 06-6862-4945（服部緑地管理事務所）
http：//www.osaka-park.or.jp/hokubu/hattori/arboretum.htm

面積は約126.3haという甲子園球場33個分、東京ドーム27個分の広大な敷地に、円形花壇、こどもの楽園など10以上の池や施設が点在しており多くの来場者で賑わい、日本の都市公園100選、日本の歴史公園100選にも選出されている。

【兵庫県】

神戸市立森林植物園

〒651-1102 兵庫県神戸市北区山田町上谷上字長尾1-2
☎ 078-591-0253
http：//www.kobe-park.or.jp/shinrin/

総面積142.6haの広大な園内に約1,200種（うち約500種は外国産）の木本植物を中心に、北アメリカ産樹林区、ヨーロッパ産樹林区、アジア産樹林区、日本産樹林区（北日本区・照葉樹林区・日本針葉樹林区）と自然生態を生かし原産地別に植栽展示している。初夏にはシチダンカをはじめ25種5万本のアジサイが咲き、秋にはイロハモミジ、メタセコイアなど38種3千本もの紅葉が楽しめる。薬樹園では、海外も含めて50種類以上の樹木を植栽展示しており、薬用植物観察会も開催している。

兵庫県立フラワーセンター

〒679-0187 兵庫県加西市豊倉町飯森1282-1
☎ 0790-47-1182
http：//www.flower-center.pref.hyogo.jp/

46haにも及ぶ自然の松林に囲まれた花の公園。春はチューリップまつり、秋は菊花展覧会が開催される。大温室内の球根ベゴニア、ストレプトカーパス、食虫植物は国内でも有数のコレクションを誇っている。大温室や各花壇では約4,500種類の花々が楽しめる。

手柄山温室植物園

〒670-0972 兵庫県姫路市手柄93番地
手柄山中央公園内 ☎ 079-296-4300
http：//himeji-machishin.jp/ryokka/greenhouse/

姫路市の中央に位置する手柄山中央公園の南山に昭和55年に開園。大小2つの温室に、サボテン、洋ラン、ベゴニア、食虫植物を中心とした熱帯、亜熱帯、砂漠植物など約120科1,500種25,000株が展示され、年間十数回もの展示会が開催されている。植物園職員ブログ「山の上から花だより http：//tegara.exblog.jp」でも情報発信。

尼崎市都市緑化植物園

〒661-0011 兵庫県尼崎市東塚口町2-2-1
☎ 06-6426-4022
http：//www.amaryoku.or.jp/

約27,000㎡の園内には「緑の相談所」が開設。花と緑に関する園芸相談コーナーや図書コーナーが設置され、各種講習会や展示会が行われている。温室にはハイビスカスなどの熱帯花木をはじめ、パパイア、マンゴーなどの熱帯果樹やサボテン・多肉植物、食虫植物など約1,000種の植物を展示。園内には、ウコンやサトウキビなどが植栽された有用植物コーナーをはじめ、バラ圏、一年草花壇、芝生広場が設置。

兵庫県立淡路夢舞台温室
「奇跡の星の植物館」

〒656-2306 兵庫県淡路市夢舞台4番地
☎ 0799-74-1200
http：//www.kisekinohoshi.jp/

床面積6,700㎡という日本最大級の規模を誇る植物館。館内は自然の美しさ・巧妙さを五感で体感する『五感軸』と、花・緑と共生する生活空間、都市の緑化を提案する『共生軸』のふたつのテーマで構成され、"感動創造実験"をメインテーマとする、緑花と芸術とを融合させた新しいタイプの展示施設。年7回展示替えを行い、世界の花文化を伝える華やかなフラワーショーを開催。

六甲高山植物園

〒657-0101 兵庫県神戸市灘区六甲山町北六甲4512-150
☎ 078-891-1247
http：//www.rokkosan.com/hana/

1933年に植物学の第一人者・牧野富太郎博士の指導を受け開園した高山植物園。六甲山頂近くの海抜865mにある高山植物を中心とした植物園で、北海道南部と類似する気候や環境を生かし、世界の寒冷地植物、六甲山自生植物など約1,500種が栽培されている。

神戸薬科大学薬用植物園

〒658-8558 兵庫県神戸市東灘区本山北町4-19-1
☎ 078-441-7514
http：//www.kobepharma-u.ac.jp/~yakusyok/

日本薬局方収載植物見本園、薬用植物見本園、栽培園、薬用樹木園などに区分けされ、六甲山系の斜面を利用し配置された薬用植物園。キハダ・トチュウなどの薬用樹木も自然の植栽を生かし、遊歩道を歩きながら見学が可能。平成4年に設置された温室には地中冷却装置を配した冷室も完備され、熱帯・亜熱帯の植物以外にも、高山・寒冷地に生息する植物の栽培管理も行っている。

西宮市北山緑化植物園

〒662-0091 兵庫県西宮市北山町1番1号
☎ 0798-72-9391（植物園事務所）
http：//www.nishi.or.jp/homepage/kitayama/

総面積9ha、1982年開園の都市緑化植物園。園内には花壇、樹木の見本園、薬草園の他に、緑の情報を発信する「緑の相談所」、約150種類850株の植物を展示する「展示温室」、日本庭園と数寄屋造りの「北山山荘」、西宮市のオリジナル植物を研究開発する「植物生産研究センター」、友好都市中国紹興市の名園「蘭亭」の施設を模した「小蘭亭」、「北山墨華亭」などの施設がある。

たじま高原植物園

〒667-1347 兵庫県美方郡香美町村岡区和池709
☎ 0796-96-1187
http：//www.tajima-garden.jp/

氷ノ山後山那岐山国定公園に指定され、兵庫県観光百選にも選ばれたエリアに平成9に設置された植物園。日量5,000tの湧水と樹齢1,000年以上の大カツラの保護をテーマに開園された植物園で総面積は17ha。特に南の地方の北限の植物、北の地方の南限の植物、高山植物の低限、低地植物の高限、さらに湿地が多いという日本でも有数の植生豊かな環境での自然植物園となっている。樹木、草花の自生植物約2,000種類、それに類する300種類ほどの植物が見学できる。

武庫川女子大学薬用植物園

〒663-8179 兵庫県西宮市甲子園九番町11-68
☎ 0798-45-9942
http：//ph.mukogawa-u.ac.jp/~botanic/

563㎡と小さいながら日本薬局方収載生薬の基原植物や民間薬として使用される薬草など約250種を管理している。温室、冷室も備えられ、温度変化に弱く、栽培の難しい山野草類なども栽培。さらにキャンパス内には、山地でしかみることができない貴重な薬木など、珍しい樹木も多く植えられている。実習棟の標本室では約600種の生薬標本のほか、多くの腊葉（さくよう）標本を保存管理している。

神戸布引ハーブ園／ロープウェイ

〒650-0002 兵庫県神戸市中央区北野町1-4-3
☎ 078-271-1160
http：//www.kobeherb.com/

ロープウェイで約10分の空中散歩。神戸の絶景とともに約200種75,000株のハーブや花が四季を通じて楽しめる日本最大級のハーブ園。園内には、12のテーマガーデンやレストラン、カフェ、ハーブの足湯などくつろぎのひとときととももハーブを五感で楽しめる。

丹波私立薬草薬樹公園

〒669-3157 兵庫県丹波市山南町和田338-1
☎ 0795-76-2121
http：//www.yakuso.gr.jp/kouen.html

園内では約300種の薬樹草を植栽しており、それぞれの特徴により、実・香・美容・ハーブ・花等のゾーンを備える全国でも珍しい公園。山南地域で伝統的に栽培されてきた薬草をはじめ、漢方で使用されてきた薬草を一堂に集め、公園と四季それぞれの景観で漢方・薬草にふれることができる。

【奈良県】

春日大社神苑　萬葉植物園

〒630-8212 奈良県奈良市春日野町160
☎ 0742-22-7788
http：//www.kasugataisha.or.jp/h_s_tearoom/manyou-s/index.html

萬葉集に詠まれた約300種の植物を植栽する事を目的とした昭和7年開園の国内最古の萬葉植物園。約3ha（9,000坪）の園内は、萬葉園、五穀の里、椿園、藤の園に大きく分けられ、中央には万葉時代の庭園を思わせる造りの池などもある。春日大社の社紋が藤の花であることから『藤の園』が造られ、20品種約200本もの藤の木が植栽されている。

全国の薬草園・植物園

花の郷 滝谷花しょうぶ園

〒 633-0313 奈良県宇陀市室生滝谷 348 番地
☎ 0745-92-3187
http：//www.takidani.net/index.html

かつて多くの参拝客が通り大師の道と言われていた三本松長瀬の大師堂と室生寺を結ぶ道沿いに広がる植物園。約 1 万坪の園内に約 600 種約 100 万本のハナショウブが咲き、6 月から 7 月に見頃をむかえるなか、桜、シバザクラ、テッセン、ハマナス、スイレン、アジサイ、コスモスなども栽培され、夏期にはブルーベリー摘みやジャム作り体験も楽しめる。

ワールドメイプルパーク奈良 カエデの郷「ひらら」

〒 633-2226 奈良県宇陀市菟田野古市場 135
☎ 0745-82-2457
http：//udakaedenosato.main.jp/

旧菟田野町時代に約 1,200 種と約 3,000 本の世界的にも比類ない収集量を誇る世界のカエデを個人より寄贈を受け、市内の廃校になった校庭などを利用し植栽管理している。この貴重なカエデをもとにカエデの郷づくりが進められており、活力ある高原文化のまちづくりの実現を目指している。

森野旧薬園

〒 633-2161 奈良県宇陀市大宇陀上新 1880
http：//www.morino-kuzu.com/kyuyaku/

森野家が運営する薬草園。享保年間に自宅の裏山に開かれた「小石川植物園」と並ぶ日本最古の薬草園で約 250 種類の薬草木が四季折々に楽しまる。薬草約 250 種をはじめ、その他観賞用植物として、ハナノキ、ウメ、モクゲンジ、フヨウなど 20 種ほどの植物を管理している。

21世紀の森・紀伊半島森林植物公園

〒 637-1441 奈良県吉野郡十津川村小川 112-1
☎ 0746-63-0200（十津川村観光協会）
http：//totsukawa.info/

村の花でもあるシャクナゲ 1 万本を世界中から集めた植物公園。また園内は紀伊半島に自生する樹木や植物を収集した樹木見本園のある古ル野地区から修験道南奥駈道約 4km で結ばれた玉置山地区まで自然林を含む約 200ha の広さを誇り、毎年 4 月下旬から 5 月下旬の時期には園内の様々なシャクナゲが見頃を迎え、多くの観光客で賑わう。

【和歌山県】

和歌山県植物公園緑花センター

〒 649-6211 和歌山県岩出市東坂本 672
☎ 0736-62-4029
http：//www.w-botanicalgarden.jp/

1979 年に開園した岩出市郊外にある植物公園。センター内には、四季の花々の花壇、熱帯・亜熱帯の観葉植物を観察できる温室、薬草園、ハス池やアスレチックを備えたわんぱく広場などの施設、和歌山県内の特産品を販売する「紀州ふるさとの店」も併設されている。大阪府南部や和歌山県北部から遠足で訪れる子供たちも多い。四季折々の花々とともに、家族そろって楽しめる施設でもある。

【鳥取県】

とっとり花回廊

〒 683-0217 鳥取県西伯郡南部町鶴田 110
☎ 0859-48-3030
http：//www.tottorihanakairou.or.jp/

50ha（151,515 坪）の鳥取県立のフラワーパーク。日本最大級でオランダの植物園（キューケンホフ園）とは姉妹園関係。全長 1km の屋根付き回廊など季節や天候に左右されず一年中花を楽しめる施設として親しまれている。

別所川渓流植物園 （マウンテンストリームきしもと）

〒 689-4101 鳥取県西伯郡伯耆町小林 518-1
☎ 0859-39-8111
http：//www.houki-town.jp/new2/5/1/8/

平成 12 年に開園した植物園で、総面積 3 万 1 千㎡の園内に、宿根草、花木、樹木など景観植物約 400 種、4 万 2 千本以上が植栽され、コニファーなどが並ぶ散策の小道、親水ゾーンといった多彩なスペースで構成されている。12 月～ 2 月は休園。

【島根県】

島根県立万葉公園

〒 698-0041 島根県益田市高津町イ 2402-1
☎ 0856-22-2133
http：//www.ohata.jp/manyou/

柿本人麻呂にゆかりの深い益田市に浜山公園、石見海浜公園に続き県内で 3 番目の県立都市公園として昭和 57 年に開園。園内の万葉植物園では万葉集に読まれた植物が歌を紹介する歌板とともに展示され、人麻呂展望広場では人麻呂や地域にゆかりのある歌の中から三十五首を歌碑として配置するなど、万葉のロマンを伝えなが

ら石見神楽などの郷土芸能にも接する場として一般に親しまれている。

グリーンステラ

〒 690-1404 島根県松江市八束町波入 2485-1
☎ 0852-76-3288
http：//www.daikonshima.or.jp/tourist_info/flower_facilities

大根島のほぼ中央に位置する大塚山山頂、大塚山公園内にある展示温室で、松江市が特許を持つ開花調整技術を利用して開花させたボタンの花を一年中楽しむことができる。大根島は約 20 万年前に火山活動により誕生。土壌は火山灰質のいわゆる「黒ボク土」であり、ボタン栽培にも適している。大根島での牡丹栽培は、約 300 年前に遠州（静岡県）より薬用として持ち込まれたのが始まりと伝えられる。現在、大根島は 350 品種以上、年間約 85 万本を出荷する日本一のボタン産地となっている。

中国牡丹園

〒 690-1405 島根県松江市八束町入江 1077-1
☎ 0852-76-3639（開園期間）、
0852-55-5232（開園期間以外）
http：//www.daikonshima.or.jp/tourist_info/flower_facilities

中国随一の牡丹（曹州牡丹）産地である、山東省菏沢（ホーヅー）市との技術交流により中国種ボタン 112 品種、10,000 株を導入し、平成 6 年に開園した牡丹品種見本園。緑の花を咲かせる「豆緑」や花弁の色が白と紅に分かれる「二喬」など、貴重品種を数多く栽培。日本品種のボタンも植栽されており、日中のボタンの競演が楽しめる。開園期間は牡丹の開花する 4 月中旬〜5 月初旬のみ。

【岡山県】

岡山県半田山植物園

〒 700-0004 岡山県岡山市北区法界院 3-1
☎ 086-252-4183
http：//www.okayama-park.or.jp/facility/handayama

岡山市街を一望できる半田山の丘陵地に憩いの場として 1964 年に開園。11 万㎡の園内に 3,200 種、15 万本の植物が栽培され四季を通じて咲くように工夫されている。また頂上付近には貴重な文化財でもある一本松古墳、中腹には明治時代に作られた配水池などもある。

RSK バラ園

〒 701-0164 岡山県岡山市北区撫川 1592-1
☎ 086-293-2121
http：//www.rsk-baraen.co.jp/

同心円型花壇約 3 万㎡に約 400 品種 15,000 株のバラが栽培される大規模なバラ園。4,000㎡の回遊式庭園に約 150 種 15,000 株のハナショウブが咲く「ハナショウブ園」、紅梅、白梅、しだれ梅など約 15 品種 150 本の梅林「梅園」、ボタン園なども併設され、子供のためのアスレチック、バーベキューガーデンなど家族で楽しめる施設ともなっている。また園内の一部にドッグランも併設されている。

重井薬用植物園

〒 710-0007 岡山県倉敷市浅原 20
☎ 086-423-2396
http：//www.shigei.or.jp/herbgarden/

倉敷にある医療法人の施設のひとつ。園内には岡山県内の野生植物を中心に、昆虫の食餌植物などを多種類植栽し、栽培・自生を含めておよそ 140 科 800 種の植物が生育、岡山県内の植物園での種類数としてはトップクラスである。特に環境省レッドリスト、岡山県版レッドデータブックいずれかに絶滅危惧種として取り上げられているヤチシャジン、オグラセンノウ、オキナグサ、キビヒトリシズカ、キビノミノボロスゲなど希少植物の栽培・保護に力を入れている。見学は予約制。

蒜山ハーブガーデン ハービル

〒 717-0604 岡山県真庭市蒜山西茅部1480-64
☎ 0867-66-4533
http：//ww81.tiki.ne.jp/~herbill/herbill-home.html

1998 年に総面積 3ha の敷地に約 1 万株の西日本最大級のラベンダー畑、約 200 種のハーブガーデン、地元の山菜や山野草の山の幸公園、約 3 千株のガクアジサイが咲き誇る紫陽花園など、ハーブや植物に関する施設として開園。体験交流施設としての香りの館やショップやレストランも併設されている。開園は 4 月から 11 月末まで。

【広島県】

広島市植物公園

〒 731-5156 広島県広島市佐伯区倉重三丁目495
☎ 082-922-3600
http：//www.hiroshima-bot.jp/

1976 年に自然観察の機会を提供するとともに植物に関する知識の普及と自然保護の推進をはかる社会教育の場として開園。18.3ha の園内に大温室をはじめサボテン温室、展示温室、熱帯スイレン温室、ベゴニア温室、フクシア温室、栽培温室、展示資料館、芝生広場、カスケード、花の進化園、樹林観察園などが併設され、約 10,270 品種203,860 本の植物が栽培管理されている。

全国の薬草園・植物園

中冨記念くすり博物館・薬木薬草園
〒841-0004 佐賀県鳥栖市神辺町288-1
☎ 0942-84-3334
http://www.hisamitsu.co.jp/syakai/kusuri/index.htm

　久光製薬㈱の創業145周年記念として設立された博物館で、くすりに関することを専門に学ぶことのできる施設。施設が所在する鳥栖市は、江戸時代中期に薬作りと売薬が発祥した地域で、その配置売薬業は「田代売薬」の名で知られ、全国に得意を持っていた。郷土の歴史、薬文化を学べるだけでなく、広さ2,400㎡の薬木薬草園を附属。園内は「四季の道」、「彩りの丘」、「香りの庭」、温室「燦々（さんさん）の部屋」の4つのエリアに分かれ、一年を通して約400種類の薬用植物を鑑賞できる。通路はスロープであるため、車イス、ベビーカーの入園も可能。春には40本の桜、秋にはさまざまな果実に、紅葉を楽しむことができる。入館料300円（高大生200円・小中生100円）に入園料も含む。

金立公園薬用植物園
〒849-0906 佐賀県佐賀市金立町金立1197-166
☎ 0952-98-0696
http://www2.saganet.ne.jp/jyofuku/

　秦始皇帝の命により不老不死薬を探した徐福に関する資料や薬用植物・漢方薬に関する資料を集めた徐福長寿館に併設される面積3.5ヘクタールの薬用植物園。草原、丘陵、谷、池の自然環境にあわせ、始皇帝の森、薬草園"蓬莱"、不老長寿の森、徐福の広場、徐福長寿館の庭などの園内施設に約500種5万本にわたる薬用植物が植栽されている。

玄海エネルギーパーク　観賞用温室
〒847-1441 佐賀県東松浦郡玄海町今村字浅湖4112-1
☎ 0955-52-6409
http://www.kyuden.co.jp/genkai_onshitsu_index.html

　「風景とともにくつろぐ温室」がコンセプトの観賞用温室は、「熱帯温室」「ディスプレイ温室」「レストガーデン」「オーキッドルーム」という4つのエリアで構成され、四季を通じてくろげる空間をとなっており、外庭は、地元玄海町の原風景として棚田をイメージしたもの。

【長崎県】

長崎県亜熱帯植物園
〒851-0506 長崎県長崎市脇岬町833
☎ 095-894-2050
http://anettai.org/

　長崎半島の最西南端・野母崎に位置し、園内には約1,200種、45,000本の亜熱帯植物が展示され、大温室、ハイビスカス温室、フラワーガーデン温室なども併設され、ガーデニング講座、フラワーフェスタなど年間通じ催事も行われている。

西海国立公園九十九島動植物園 森きらら
〒857-1231 長崎県佐世保市船越町2172番地
☎ 0956-28-0011
hhttp://www.city.sasebo.lg.jp/kankou/doubut

　西海国立公園内にある本土最西端の動植物園。園内には、ゾウやキリンをはじめ264点を超える動物を展示。ペンギン館では、日本最大の天井水槽（約80㎡）や日本初の極浅水槽（深さ約5cm）があり、さまざまな視点でペンギンも観察できる。亜熱帯植物をはじめ21,000点の植物を展示。自慢のバラ園は、春と秋の開花シーズンに満開のバラを楽しむことができる。

長崎大学大学院医歯薬学総合研究科附属薬用植物園
〒852-8131 長崎県長崎市文教町1-14
☎ 092-819-2462
http://www.ph.nagasaki-u.ac.jp/history/plantgarden/

　1969年に薬学部附属教育研究施設として長崎大学文教キャンパス内に開園。2000年には園内の一角にシーボルト記念植物園がさらに開設され、2002年には大学院医歯薬学総合研究科附属薬用植物園となり現在に至っている。2,016㎡の園内に457種の植物が植栽され、シーボルト記念植物園では、シーボルトが日本からオランダに持ち帰ったとされる500種の植物のうち、アケビ、イロハモミジ、ケヤキ、ツタ、フジの5種が交流先であるライデン大学附属植物園から株分けされ植栽されている。

【熊本県】

熊本市動植物園
〒862-0911 熊本県熊本市東区健軍5-14-2
☎ 096-368-4416
http://www.ezooko.jp/

　江津湖のほとりにある総面積24.5haの園内で約120種・800頭の動物と約800種・5万点の植物が広く一般に親しまれている。日本庭園や樹木見本園など四季折々の花と大温室での洋ランや熱帯・亜熱帯植物など年間を通じ花と緑にふれあえる。

熊本大学薬学部附属薬用資源エコフロンティアセンター

〒862-0973 熊本県熊本市中央区大江本町5-1
☎ 096-371-4381
http://www.pharm.kumamoto-u.ac.jp/yakusoen/garden.html

薬学部の前身である官立熊本薬学専門学校の薬草園（熊薬薬草園）として1927年に開園。細川藩ゆかりの歴史的薬木類としてモクゲンジ、テンダイウヤク、サンシュユ、サンザシ、ニンジンボク等も栽植している。栽培園及び樹木園は敷地面積が約7,000㎡で約1,000種あまりが管理され、詳しくは熊薬ホームページ内の「今月の薬用植物」に紹介されている。

崇城大学薬草植物園

〒880-0082 熊本県熊本市池田4丁目22-1
☎ 096-326-3111
http://www.ph.sojo-u.ac.jp/laboratory/botanicalgarden.html

2006年開設。約28,000㎡の園内で、温室ではマイハギやカギクルマバナルコユリ、ウーロン茶の香り付けに利用されるノーミーセン（納糯米）やミーセントウ（糯米藤）などと、八角茴香、雲南茴香、大茴香など熱帯樹木も多数栽植し、園内では特にニホンムラサキ、カノコソウやヤハズハハコの栽培（成分）研究、野蚕の飼育法の研究などに力を入れている。

【大分県】

南立石緑化植物園

〒874-0827 大分県別府市大字南立石字向原1880-1
☎ 0977-24-1643
http://www.city.beppu.oita.jp/06sisetu/annai/10kurasi/10-06syokubutu.html

自然の雑木林が残っている中を600mに渡る人工の小川が流れ、九州に自生している植物が収集され、一般公開されている。

阿蘇くじゅう国立公園内くじゅう花公園

〒878-0201 大分県竹田市久住町大字久住4050
☎ 0974-76-1422
http://www.hanakoen.com/

標高850mにある面積約22万㎡の花の公園。広い園内ではチューリップ、ラベンダー、コスモスなど季節に応じた花々が楽しめ、日本百名山に数えられる久住山を借景とする美しい自然が満喫できる。またアジサイや地域に自生するミヤマキリシマなども楽しめ、雄大な自然とともにアサギマダラなどの蝶や野鳥なども観察できる。

【宮崎県】

延岡植物園

〒882-0071 宮崎県延岡市天下町1235-1
☎ 0982-39-0977
（月・金曜を除く 10：00 ～ 15：00）
http://www.city.nobeoka.miyazaki.jp/
kanko/nobeoka/shokubutsuen.html

二次林と古墳群、畑作地帯に囲まれた面積8.7haの植物園。園内にはアスレチック、遊具広場、芝生広場、遊歩道、展望台も併設され、四季折々の花や花木が楽しめる花壇や花畑、みかん園、ハナショウブ園、苗圃などがあり、春にはフラワーフェスタ、秋にはみかん狩りを実施している。また花とみどりの供給センターとして年間20万本の花苗を生産している。

青島亜熱帯植物園

〒889-2162 宮崎県宮崎市青島2丁目12-1
☎ 0985-65-1042
http://mppf.or.jp/aoshima/index.shtml

国の特別天然記念物に指定されている「青島」の西対岸に学術研究、自然教育の場として設置された総面積2.26haの亜熱帯植物園。パラボラチョ、サンゴシドウ、ジャカランダ、ブーゲンビリアなどが管理され、熱帯果樹園、熱帯植物観賞大温室、熱帯果樹室、ヤシ林などもある。

【鹿児島県】

フラワーパークかごしま

〒891-0513 鹿児島県指宿市山川岡児ヶ水1611
☎ 0993-35-3333
http://www.fp-k.org/

「花・風・光のシンフォニー」をテーマに、世界各地の植物が楽しめる植物公園。36.5haの広大な敷地で、おもに亜熱帯植物が植栽されており、他にも開聞岳を背景にした花広場や鹿児島湾を一望できる展望回廊、ウインドスルー形式の屋内庭園などがあり、温室では東南アジアや中南米原産の熱帯植物も楽しめる。

（一財）奄美文化財団奄美アイランド植物園

〒894-1204 鹿児島県奄美市住用町山間811-1
☎ 0997-69-2248
http://www3.ocn.ne.jp/~amamicf/index.html

めずらしいサボテン・多肉植物が植栽されるサボテン園をはじめ、博物館やミニ動物園もあり家族で楽しめる。また隣接した場所には、日本で二番目に大きいマングローブも探索する事ができる。

仙巌園　附　花倉御仮屋庭園
<small>せんがんえん　つけたり　けくら　おかり　や　ていえん</small>

〒 892-0871 鹿児島県 鹿児島市吉野町9700-1
☎ 099-247-1551
http://www.senganen.jp/

　通称は、名勝 仙巌園（磯庭園）。50,000㎡の敷地面積をほこる園内には、史跡・自然が豊富にあり、自由に散策しながら楽しむことができる。南国鹿児島ならではの植物も見どころの一つ。

【沖縄県】

東南植物楽園

〒 904-2143 沖縄県沖縄市字知花 2146
☎ 098-939-2555
http://www.southeast-botanical.jp/

　45,000 坪の敷地内に、ハス、ヤシ、竜血樹など特殊樹を含め約 1,300 種 30,000 本以上の熱帯、亜熱帯系の貴重な植物を屋外展示している。季節ごとにライブイベントやイルミネーション、最大 1,500 人規模のガーデンパーティーなど、多種のイベントも開催でき園内でのガーデンウエディングにも対応している。

宮古島市熱帯植物園

〒 906-0011 沖縄県宮古島市平良字東仲宗根添
☎ 0980-73-2690
http://www3.city.miyakojima.lg.jp/shokubutsuen/

　ハワイ、台湾、東南アジアの各種植物園と提携し数多くの樹苗を導入しながら、沖縄各島に原生する植物を集め植栽し開設された植物園。約 1,600 種の樹木、約 4,000 本が生育しており沖縄県内最大の人口熱帯植物園。

ネオパークオキナワ

〒 905-0012 沖縄県名護市字名護 4607-41
☎ 0980-52-6348
http://www.neopark.co.jp/

　沖縄の豊かな気候と風土を生かし、中南米・オセアニア・アフリカといった熱帯地方の動植物など自然環境を生かした植栽をおこなっている。2005 年には大正時代に運行していた「沖縄軽便鉄道」（おきなわけいびんてつどう）も再現し運転士が動植物の解説も行っている。

ビオスの丘

〒 904-1114 沖縄県うるま市石川嘉手苅 961-30
☎ 098-965-3400
http://www.bios-hill.co.jp/

　沖縄本島の中部・うるま市石川に位置し、ギリシア語で「生命」という意味を持つ植物園。約 7 万 5 千坪の広大な敷地面積を誇り、四季折々の沖縄の生態系にふれられるビオトープの植物園。散策路での森林浴や水牛車や船に乗って時間を過ごすこともできる。

やんばる憩いの森

〒 905-0004 沖縄県名護市中山 1024-1
☎ 0980-54-8515
http://www.yanbaru-ikoi.com/

　沖縄唯一ヘゴの原生林のある植物園。約 3,000 坪の総面積にヒカゲヘゴ 3,000 本の原生林やシマオオタニワタリなど沖縄特有の植物やさまざまな種類のランなど亜熱帯の花々、約 150 種程度の植物が自然のままに観察できる。御菓子御殿名護店を併設。

熱帯・亜熱帯都市緑化植物園

〒 905-0206 沖縄県国頭郡本部町字石川 424
☎ 0980-48-3782
http://oki-park.jp/kaiyohaku/inst/47/

　9ha の敷地に緑の相談所としての植物管理センターなどもあり、園内の花や見どころを紹介してくれる。園内の施設や植物についてツアーガイドをしてくれる植物園ガイドもおり、併設されたグラウンド・ゴルフ場は無料開放されている。また毎月さまざまなテーマでクラフト作りが楽しめるワークショップや講習会なども行われており、幅広い来場者に親しまれている。

○ 2015 年 3 月現在

全国の薬草園・植物園

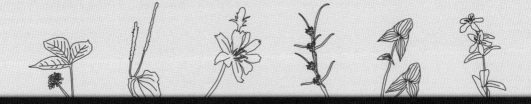

索引

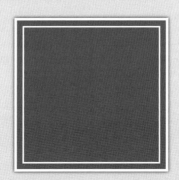

和名索引

【ア】

アーティチョーク ▶101, 524
アーマラキー ▶266
アイ ▶246
アイギョクシ ▶156
アイギョクシイタビ ▶156
アイスランドゴケ ▶53
アイスランドモス ▶53
アイダホワイトパイン ▶352
アイヌネギ ▶437
アイビー ▶47
アイビーリーフ ▶47
アイブライト ▶165, 526
アイリス ▶28
アオアズキ（青小豆）▶378
アオキ ▶392
アオキバ ▶392
アオギリ ▶7
アオタゴ ▶404
アオダモ ▶404
アオツヅラフジ ▶258
アオトドマツ ▶347
アオノリュウゼツラン ▶442
アオマムシグサ ▶174
アオモジ ▶145
アオワニ ▶28
アガー ▶262
アカアズキ ▶378
アカキナノキ ▶11
アカグサ（赤草）▶263
アカクローバー ▶376
アカコナスビ ▶281
アカゴマ ▶26
アカザ ▶9
アカシア ▶355
アガスターシェ ▶182
アカツキ ▶378
アカツブキ ▶378
アカツメクサ ▶376
アカトドマツ ▶347
アカナス（赤茄子）▶277
アカニレ ▶288
アカネ ▶15
アカネカズラ（茜蔓）▶15
アカネグサ ▶162
アカネナ（赤根菜）▶8
アカバナムショケギク ▶118
アガベ ▶442
アカマイ ▶38
アカマグサ ▶104
アカマツ ▶351
アカミズ ▶42
アカムショケギク ▶118

アカメイモ（赤芽芋）▶176
アカメガシワ ▶265, 528, 540
アカヤジオウ ▶168
アカンサス ▶122
アギ ▶232
アキアオイ（秋葵）▶2
アキウコン ▶211
アキカラマツ ▶140
アキグミ ▶149
アキザキシクラメン ▶171
アキサンゴ ▶392
アキノキリンソウ ▶116
アキノギンリョウソウ ▶31
アキノノゲシ ▶109
アキボコリ ▶114
アキレラ ▶85
アクアインカー ▶289
アグリモニー ▶295, 528
アケビ ▶17, 524
アケビガキ ▶314
アケビカズラ ▶17
アケボノセンノウ ▶283
アケミ ▶17
アコニット ▶130
アサ ▶155
アサイー ▶410
アサイヤシ ▶410
アサガオ ▶325, 507
アサクラザンショウ ▶391
アサシラゲ ▶284
アサツキ ▶436
アサドリ ▶149
アサバヒヨドリ ▶103
アサヒザサ ▶39
アサフェティダ ▶232
アサマブドウ ▶463
アサマベリー ▶463
アザミ ▶100
アザミゲシ ▶158
アザミ類 ▶100
アサラバッカ ▶51
アサルム ▶51
アシ ▶38
アシクダシ ▶311
アジサイ ▶420, 506, 507
アシタグサ ▶225
アシタバ ▶225, 506, 511, 526
アシビ ▶255, 507
アジマメ（味豆）▶364
アシミナ ▶314
アシミナ・トリロバ ▶314
アジュガ ▶183
アジュワイン ▶239
アシュワガンダ ▶281, 528
アジョワン ▶239

アズキ ▶378
アスチルベ ▶419
アステカタバコ ▶278
アズテック ▶146
アスナロ ▶483
アスパラガス ▶141
アスパラガス（野生）▶424
アスピドスペルマ・ケブラコブランコ ▶125
アズマカンアオイ ▶52
アスマティカ ▶74
アセビ ▶255, 507
アセボ ▶255, 507
アゼムシロ ▶83
アセロラ ▶129
アセンヤク ▶16
アセンヤクノキ（阿仙薬木）▶371
アダーズタン ▶425
アダトダ・バシカ ▶123
アタリソウ ▶195
アダン ▶243
アツキ ▶378
アッサイパーム ▶410
アッシュ ▶404
アツバギボウシ ▶431
アップルミント ▶454
アツモリソウ ▶439
アテ ▶483
アドゥルサ ▶123
アドハトダ ▶123
アナットー ▶339
アナトー ▶339
アナナス ▶290
アナミルタ ▶258
アナミルタ・コックルス ▶258
アニス ▶238, 478, 479, 480, 526
アニスバジル ▶458
アニスヒソップ ▶182, 540
アブタキ ▶143
アフチ ▶241
アブラエ ▶198
アブラギク ▶100
アブラギリ ▶514
アブラナ ▶20
アブラヤシ ▶502
アフリカゴムノキ ▶372
アフリカプルーン ▶306
アフリカンプラム ▶306
アフリカンプルーン ▶306
アフリカンルー ▶294
アプリコット ▶498
アプリコットゼラニウム ▶450
アベマキ ▶338
アベルモスチュス・モスチャトゥス ▶2

アヘン ▶161
アボカド ▶145, 495
アマ ▶26, 492
アマクサ ▶57
アマチャ ▶420, 507
アマチャヅル ▶57, 523, 524
アマヅラ ▶330
アマズル ▶330
アマドウガラシ（甘唐辛子）▶273, 274
アマドコロ ▶432
アマナ ▶423
アマナツ ▶486
アマニ ▶26
アマニガナスビ ▶280
アマノジャク ▶9
アマハステビア ▶117
アマミコウスイボク ▶146
アマランサス ▶323
アマランス ▶323
アマランタス ▶323
アミガサユリ（編笠百合）▶426
アミリス ▶478, 479, 480
アムチュール ▶61
アムラ ▶266
アメリカアサ ▶125
アメリカアリタソウ ▶10
アメリカイワナシ ▶254
アメリカウルシ ▶61
アメリカカタクリ ▶425
アメリカカンショウ ▶45
アメリカカンボク ▶218
アメリカキオン ▶111
アメリカキササゲ ▶288
アメリカクガイソウ ▶168
アメリカグリ ▶336
アメリカクロザクラ ▶299
アメリカザゼンソウ ▶177
アメリカサンショウ ▶390
アメリカザンショウ ▶390
アメリカショウマ ▶132
アメリカシロネ ▶189
アメリカスグリ ▶465
アメリカトネリコ ▶403
アメリカドルステニア ▶155
アメリカニワトコ ▶217
アメリカニンジン ▶49
アメリカネリ ▶2
アメリカノリノキ ▶420
アメリカバイケイソウ ▶433
アメリカハッカクレン ▶401
アメリカハナガワ ▶155
アメリカハリブキ ▶47
アメリカヒトツバタゴ ▶402
アメリカボウフウ ▶236

アメリカマンサク ▶379, 549
アメリカミヤオソウ ▶401
アメリカヤマゴボウ ▶416, 514
アメリカヤマナラシ ▶414
アメリカヤマボウシ ▶392
アメリカルイヨウボタン ▶400
アメリカン・ヘレボーレ ▶433
アメリカン・マンドレイク
　▶401
アメリカンアロエ ▶442
アメリカンエルダー ▶217
アメリカンエルダーフラワー
　▶217
アメリカングズベリー ▶465
アメリカンクレインズビル
　▶327
アメリカンジンセン ▶49
アメリカンチェストナッツ
　▶336
アメリカンホワイトオーク
　▶337
アヤフアスカ ▶129
アヤメ ▶28
アヤメグサ ▶177
アラビアアカシア ▶377
アラビアコーヒーノキ ▶12
アラビアゴムノキ ▶372
アラビアゴムモドキ ▶377
アラビアチャノキ ▶286
アラマンダ・カタルティカ
　▶124
アラムルート ▶419
アララギ ▶30
アリアケカズラ ▶124
アリタソウ ▶9
アリノミ ▶308
アルカネット ▶396
アルカンナ ▶396
アルジュナ ▶181
アルジュナミロバラン ▶181
アルストニア ▶124
アルテア ▶3
アルニカ ▶89
アルパインレディースマントル
　▶296
アルパインローズ ▶255
アルバノウマノスズクサ ▶50
アルピニア ▶210
アルファルファ ▶366, 530
アルペンローゼ ▶255
アルボルピタエ ▶320
アルム・マクラートゥム ▶176
アルモンドマッシュルーム ▶295
アレキサンドリアセンナ ▶372
アレクサンドリアセンナ ▶372
アレトリス・ファリノーサ ▶422
アロウルート ▶141

アロエ ▶524
アロマティカ ▶198
アワ ▶40
アワコガネギク ▶100
アワダケ ▶39
アワダチソウ ▶116
アワバナ ▶69
アワミカン ▶385
アングスティフォリア系 ▶460
アンゴスツラ ▶386
アンジェリカ ▶224, 478, 479,
　480
アンズ ▶298, 450
アンゼリカ ▶224, 528
アンソクコウジュ ▶63
アンソクコウノキ ▶63
アンデスポテト ▶115
アンドログラフィス ▶123
アンニンゴ ▶305
アンブレット ▶2
アンマロク ▶266
アンミ ▶222
アンモニアクム ▶231
アンモニー ▶231
アンランジュ（安蘭樹）▶308

【イ】

イースタンレッドシダー ▶319
イエズスパーク ▶11
イエツイモ ▶176
イエルバサンタ ▶291
イエルバマンサ ▶268
イエローグレナディラ ▶270
イエローゲンチアナ ▶443
イエロージャスミン ▶347, 507
イエロースウィートクローバー
　▶366
イエロースターワート ▶108
イエロードック ▶250, 251
イエロードックルート ▶528
イカリソウ ▶400, 530
イキクサ ▶339
イギリスナラ ▶338
イグサ ▶30
イシブドウ ▶329
イシモチ ▶114
イシャイラズ ▶327
イセボウフウ ▶234
イタイタグサ（痛痛草）▶42
イタジイ ▶337
イタズリ ▶244
イタチグサ ▶403
イタドリ ▶244
イタビ ▶156
イタブ ▶156
イタリアニンジンボク ▶147
イチイ ▶30, 482, 551

イチゴ ▶499
イチゴノキ ▶252
イチジク ▶156
イチジクサボテン ▶178
イチヤクソウ ▶32
イチョウ ▶32, 507
イチョウシノブ ▶341
イチリョウ（一両）▶14
イチロベゴロシ ▶267
イトウリ ▶58
イドグサ ▶421
イトスギ ▶318
イトネギ ▶436
イトハユリ ▶427
イトヒメハギ ▶321
イナゴマメ ▶358
イヌウド ▶225
イヌエ ▶197
イヌエビ ▶330
イヌカズラ ▶260
イヌグワ ▶392
イヌコウジュ ▶194
イヌゴマ ▶204
イヌサフラン ▶430, 506
イヌザンショウ ▶391
イヌショウマ ▶132
イヌツヅラ ▶260
イヌツヅラフジ ▶260
イヌハッカ ▶194, 526
イヌバラ ▶309, 528
イヌビワ ▶156
イヌブドウ ▶330
イヌホオズキ ▶280
イヌヨモギ ▶22
イヌラ ▶108
イネ ▶38, 493, 524
イノコズチモドキ ▶323
イノモトソウ ▶41
イノンド ▶222, 526
イバラバス ▶219
イバラフキ ▶219
イブキジャコウソウ ▶205, 453,
　538
イブキトラノオ ▶243
イブニングトランペット ▶347,
　507
イブニングプリムローズ ▶17
イペ・ロコソ ▶289
イペカック ▶10
イボクサ ▶159
イボタ ▶406
イボタノキ ▶406
イボツヅラフジ ▶260
イモーテル ▶107, 478, 479, 480
イモノキ ▶266
イヤミグサ ▶444
イラクサ ▶524, 549

イランイラン ▶314, 478, 479,
　480
イランイランノキ ▶314
イリアス ▶471
イワイノキ ▶334
イワカシワ ▶54
イワクサ ▶54
イワグスリ ▶440
イワジャコウソウ ▶205
イワタカナ ▶43
イワタバコ ▶43
イワヂシャ ▶43
イワネグサ（岩根草）▶164
イワノカワ ▶54
イワブキ ▶421
イワベンケイ ▶340
イワムシロ ▶296
イワレンゲ ▶340
インカインチ ▶498
インカベリー ▶278
インキグサ ▶161
インクベリー ▶416
イングリッシュオーク ▶338
イングリッシュホーソン ▶301
イングリッシュラベンダー
　▶186
インゲン（隠元）▶369
インゲンマメ ▶369
インディアン・ペニーワート
　▶228
インディアングズベリー ▶266
インディアンクレス ▶289
インディアンサルサパリラ ▶73
インディアンタバコ ▶83
インディアンデート ▶375
インディアンバレリアンルート
　▶69
インディアンフランキンセンス
　▶79
インディアンヘンプ ▶125
インディアンホウレンソウ
　▶262
インディアンマロー ▶2
インディアンレタス ▶109
インドオオバコ（P. ovata）▶65
インドサルサ ▶73
インドサルサパリラ ▶73
インドシチク ▶34
インドジャボク ▶126
インドスグリ ▶266
インドセンダン ▶240, 496
インドセンブリ ▶445
インドニンジン ▶528
インドボダイジュ ▶157
インドマツリ ▶30
インドミルラ ▶80
インドミント ▶198

631

インドモッコウ ▶113
インドヤラッパ ▶325
インドロベリア ▶74
インモータル ▶72
インヨウカク ▶400

【ウ】

ヴァージニアクガイソウ ▶168
ヴァージニアシロネ ▶189
ヴァージニアタツナミ ▶203
ウィート ▶492
ウイキョウ ▶528, 540
ウイキョウ（フェンネルシード）
　▶233
ウイキョウゼリ ▶226, 528
ウィザニア・ウィタニア ▶281
ヴィスナーガ ▶222
ウィッチヘーゼル ▶379
ウィローハーブ ▶16
ウィンターグリーン ▶254
ウインタースウィート ▶445
ウインターセイボリー ▶202
ウィンターパースレーン ▶221
ウーリーグラス ▶37
ウーンドワート ▶204
ウォータークレス ▶24
ウォーターヒアシンス ▶391
ウォーターヒソップ ▶63
ウォーターヘンプ ▶103
ウォールジャーマンダー ▶204
ウォールナッツ ▶495
ウォールフラワー ▶22
ウォルナッツ ▶150
ウォルナッツ（セイヨウグルミ）
　▶151
ウキクサ ▶44
ウグイスカグラ ▶216
ウグイスノキ ▶216
ウケラ ▶95
ウコギ ▶46, 524
ウコン ▶211
ウサギギク（兎菊）▶88, 89
ウザラ ▶75
ウサル ▶41
ウシイヤグサ ▶140
ウシクワズ ▶134
ウジコロシ・ウジクサ ▶368
ウシノハコベレ（牛の歯毀れ）
　▶134
ウシノヒタイ ▶246
ウシブドウ ▶354
ウシムギ ▶36, 37
ウショウ（烏樟）▶145
ウズ ▶130
ウスゲサイシン ▶51
ウスネア ▶179
ウスバサイシン ▶52

ウスベニアオイ ▶5, 524, 538
ウスベニタチアオイ ▶3, 538
ウスベニフキ（薄紅蕗）▶111
ウチワサボテン ▶178
ウツギ ▶419
ウッドアップル ▶386
ウッドセージ ▶204
ウッドベトニー ▶204
ウッドラフ ▶12
ウッドローズマリー ▶457
ウツボグサ ▶199, 526
ウツリギボウシ ▶431
ウド ▶44, 524
ウドタラシ ▶225
ウドモドキ ▶44
ウノハナ ▶419
ウノハナギボウシ ▶431
ウバタマ ▶178
ウバタマ（烏羽玉）▶27
ウバユリ ▶424
ウベ ▶18
ウマウド ▶225
ウマグリ ▶270
ウマクワズ ▶255
ウマクワズ（馬食わず）▶134
ウマゴヤシ ▶108
ウマゼリ ▶223, 224
ウマツツジ ▶255
ウマノアシガタ ▶140
ウマノスズカケ（馬鈴懸）▶50
ウマノスズクサ ▶50
ウマノダイコン ▶18
ウマノハオトシ ▶134
ウマフブキ ▶87, 88
ウマムギ ▶36, 37
ウマワサビ ▶18
ウミクロウメモドキ ▶149
ウメ ▶297, 507, 528
ウヤク ▶144
ウラシマソウ ▶175
ウラジロガシ ▶338
ウラボシ ▶54
ウラルカンゾウ ▶363
ウリズンマメ ▶370
ウルシ ▶62
ウルシノキ ▶62
ウルチマイ（粳米）▶38
ウルティカ・ディオイカ ▶42
ウルフベリー ▶277
ウワウルシ ▶252
ウワバミソウ ▶42
ウワミズザクラ ▶305, 528
ウンカロアボ ▶328
ウンコウ（芸香）▶388
ウンシュウミカン ▶385, 485,
　542
ウンナンコウトウスギ ▶31

【エ】

エイザンユリ ▶426
エイランタイ ▶53
エウリュアレ ▶219
エールコスト ▶118
エキナケア ▶102
エキナセア ▶102, 523, 548, 549,
　550
エキネシア ▶102
エクリプタ ▶102
エゴノキ ▶63
エゴマ ▶198, 496
エジプトイボタノキ ▶393
エスコルチア ▶160
エストラゴン ▶92
エゾイチゴ ▶311
エゾウコギ ▶45, 524
エゾエンゴサク ▶159
エゾゴカ ▶45
エゾシラビソ ▶347
エゾシロネ ▶189
エゾタイセイ ▶23
エゾチチコグサ ▶87
エゾツルキンバイ ▶305
エゾネギ ▶437
エゾノギシギシ ▶251
エゾノチチコグサ ▶87
エゾノハハコグサ ▶104
エゾヘビイチゴ ▶303, 467
エゾミソハギ ▶394
エゾミソハギ
　（パープルルースストライフ）▶394
エゾヤマハギ ▶365
エゾヨモギギク ▶119
エダウチオオバコ ▶65
エニシダ ▶359
エノキタケ ▶251
エバー ▶462
エピガエア・レペンス ▶254
エビカズラ ▶330
エビカズラ（古名）▶330
エビクサ ▶243
エビスグサ ▶373, 374, 530
エビスグスリ ▶341, 373, 374
エビスバナ ▶425
エビズル ▶330
エビヅル ▶330
エフェドラ ▶344
エフェドラ、クサマオウ ▶344
エフェドラ・ネバデンシス ▶344
エリオディクティオン ▶291
エリカ ▶253
エリキャンペーン ▶108
エリシマム ▶22
エリスリナ・インディカ ▶360
エリマキアザミ ▶232

エリンギウム ▶232
エリンゴ ▶232
エリンジウム ▶232
エルゴット ▶291
エルサレムセージ ▶198
エルダー ▶217
エルダーフラワー ▶217, 548,
　549, 550
エルブ・ド・プロヴァンス
　▶452
エレウテロジンセン ▶45
エレミ ▶478, 479, 480
エンゴサク ▶160
エンジェルストランペット
　▶511
エンジュ ▶375, 542
エンバク ▶33
エンピツビャクシン ▶319
エンベリア ▶416
エンベリア・リベス ▶416
エンメイギク（延命菊）▶96

【オ】

オウエン ▶114
オウカシ ▶60
オウカボ ▶6
オウギ ▶356
オウゴン ▶202
オウシュウアカマツ ▶352
オウシュウカラマツ ▶350
オウシュウキンポウゲ ▶136
オウシュウサイシン ▶51
オウシュウシラカンバ ▶77
オウシュウナナカマド ▶313
オウシュウナラ ▶338
オウシュウモミ ▶348
オウシュウヤドリギ ▶412
オウシュウヨモギ ▶93, 94, 119
オウチ ▶241
オウバク ▶387
オウベイポプラ ▶413
オウレン ▶135
オウレンサ ▶135
オオアザミ ▶114
オオアワ ▶40
オオアワダチソウ ▶116
オオイタドリ ▶245
オオウメガサソウ ▶31
オオエゾデンダ ▶54
オオカミナスビ ▶273
オーギョーチ ▶156
オークモス ▶53
オオグルマ ▶108
オオケタデ ▶246
オオシ ▶247, 248
オオシウド ▶224
オオジシバリ ▶109

オーシャ ▶235
オオスグリ ▶465
オオスベリヒユ ▶220
オオゼリ ▶223, 229, 511
オオツヅラフジ ▶259
オーツムギ ▶33
オオツルコケモモ ▶257
オーデコロンミント ▶454
オート ▶33
オートムギ ▶33
オオニラ ▶435
オオニンニク ▶435
オオバ ▶112, 197
オオバギボウシ ▶431, 506, 509,
　512, 513
オオバゲッキツ ▶386
オオバコ ▶63, 64, 65, 524, 538
オオバコエンドロ ▶232
オオバザサ ▶524
オオバジャノヒゲ ▶431
オオハシリドコロ ▶273
オオバナオケラ ▶95
オオバナサルスベリ ▶393
オオバナソケイ ▶405
オオバナノセンダングサ ▶96
オオバボダイジュ ▶207
オオハリソウ ▶398, 530
オオバリンドウ ▶444
オオビル ▶435
オオヒレアザミ ▶114
オオブカトウキ（大深当帰）
　▶223
オオブタクサ ▶86
オオベギボウシ ▶431
オオベンケイソウ ▶339
オオマツユキソウ ▶316, 510
オオマツヨイグサ ▶17
オオミコウジ ▶468
オオミサンザシ ▶302
オオミシマサイコ ▶227
オオミツデカエデ ▶72
オオミツルコケモモ ▶462
オオムギ ▶36, 37, 524
オオユキノハナ ▶315
オーリチ ▶8
オールスパイス ▶334
オールドローズ ▶471
オカゼリ ▶229
オカトトキ ▶84
オカトラノオ ▶171
オカヒジキ ▶10
オガルカヤ ▶35
オキソコカス節 ▶462
オキナグサ ▶138
オキナヨモギ ▶90
オキナワイノコヅチ ▶322

オギョウ ▶112
オクスリップ ▶172
オクトリカブト ▶130, 506
オクヌギ ▶338
オクミシマサイコ ▶227
オクラ ▶2, 506, 511
オグルマ ▶108
オグルミ ▶150
オケラ ▶95, 524
オコティロ ▶328
オコリオトシ ▶140
オシダ ▶66
オシャ ▶235
オシャクジダケ ▶67
オスイゴティー ▶193, 194
オタネニンジン ▶48, 524
オタフクトウガラシ ▶273, 274
オトギリ ▶68
オトギリソウ ▶68, 538
オトギリソウ（日本種）▶67
オトコグルミ ▶150
オトコヨモギ ▶93
オトメアゼナ ▶63
オトメイヌゴマ ▶204
オドリコソウ ▶186, 526
オナモミ ▶122
オニウコギ ▶46
オニオオバコ ▶64
オニオン ▶434
オニグルミ ▶150, 495
オニサルビア ▶202
オニシバリ ▶215
オニゼキショウ（鬼石菖）▶177
オニタビラコ（鬼田平子）▶109
オニドコロ ▶417
オニナスビ ▶279
オニナベナ ▶349
オニノダケ ▶225
オニノヤガラ ▶441
オニバス ▶219
オニマタタビ ▶345
オニマツ ▶352
オニユリ ▶427
オノニス・スピノサ ▶368
オハギナ ▶94
オハグロバナ ▶50
オバナ（尾花）▶37
オピウムポピー ▶161
オピウムレタス ▶109
オヒナグサ ▶434
オホニラ ▶435
オミナエシ ▶69
オミナメシ ▶69
オメキグサ ▶279, 512
オモイグサ ▶293
オモダカ ▶71
オモト ▶429

オヤマボクチ ▶117
オランダイチゴ ▶303
オランダガラシ ▶24, 524
オランダキジカクシ ▶141
オランダゲンゲ ▶376
オランダシャクヤク ▶342
オランダセキチク（阿蘭陀石竹）
　▶282
オランダゼリ ▶19, 237, 528
オランダセンニチ ▶85
オランダソウ ▶341
オランダナデシコ ▶282
オランダハッカ ▶192
オランダビユ ▶359
オランダミツバ ▶19, 227, 237,
　528
オランダワレモコウ ▶312
オリーブ ▶406, 501
オリエンタルアーボルバイティ
　▶319
オリガナム ▶478, 479, 480
オリバナム ▶79
オルキス・マスキュラ ▶441
オレーフ ▶406
オレガノ ▶197, 540
オレゴングレープ ▶399
オレンジ ▶479, 480, 530
オレンジタイム ▶453
オレンジバルサムタイム ▶452
オレンジピール ▶384
オロシャギク（お露西亜菊）
　▶110
オワリケツメイ ▶358
オンコ ▶30
オンナカズラ ▶235
オンナグサ ▶235
オンバコ ▶63, 64, 65

【カ】

ガーデニア ▶13
ガーデンクレス ▶24
ガーデンサボリー ▶202
ガーデンソレル ▶250
ガーデンタイム ▶205
ガーデンチャービル ▶226
ガーデンバーネット ▶312
ガーデンハックルベリー ▶280
ガーデンマリーゴールド ▶96
ガーデンミルラ ▶235
ガーデンミント ▶192
カート ▶286
カーネーション ▶282
カーブチー ▶383, 485
カーブル ▶326
カーリーカブガムウィード
　▶105
ガーリック ▶435, 479, 480

ガーリックマスタード ▶18
カイ（槐花）▶375
カイエンヌペッパー ▶273, 274
カイガンショウ ▶352
カイジュ（槐樹）▶375
カイソウ ▶425
カイトウヒ ▶360
カイニンソウ ▶329
カイバカズラ ▶370
ガウクルア ▶371
カウスリップ ▶173
カウチグラス ▶36
カウベリー ▶257
カエルッパ ▶64
カオリグサ ▶103
ガガイモ ▶74
カカオ ▶6, 490
カカオノキ ▶6
カガチ ▶278
カガミグサ ▶44, 76
カキ ▶75
カギカズラ ▶16
カキドオシ ▶184, 526, 538
カキノキ ▶75, 524, 538
カキの葉 ▶75
カクコウ ▶289
カグラソウ ▶124
カザグルマ ▶133, 134
カシ ▶181
カシア ▶142
カシオシミ ▶254
カシグルミ ▶151
カシス ▶422, 464, 503
カジノキ ▶155
カシュー ▶61
カシュウ ▶245
カシューナッツ ▶61
カシューナットノキ ▶61
ガジュツ ▶212
ガジュマル ▶156
カショウ ▶391
ガショウソウ ▶131
カスカスガヤ ▶41
カスカラ ▶153
カスカラサグラダ ▶153
カスター ▶266
カスタードアップル ▶314
ガストロディア ▶441
カゾ ▶155
カタカゴ ▶425
カタクリ ▶425
カタコ ▶425
カタコユリ ▶425
カタシ ▶260
カタシログサ（片白草）▶269
カタナマメ ▶358

633

カタバミ ▶76
カタバミオウレン ▶136
カチュールスガンディ ▶213
カッコウ ▶199
カッコウソウ ▶204
カッコウチョロギ（香草白蚕）
　▶204
カッコン ▶370
カッサバ ▶266
カッシア ▶285
カッシア・アウリキュラータ
　▶373
カッシア・アラタ ▶372
カップオブゴールド ▶160
カテキュ ▶371
カデバグレ ▶396
カドデタケ ▶380
カナダカンアオイ ▶51
カナダサイシン ▶51
カナダツガ ▶354
カナダバルサムノキ ▶348
カナダヒドラスチス ▶137
カナダフリーベイン ▶103
カナデンシス ▶162
カナムグラ ▶158
カニクサ ▶328
カニナバラ ▶309
カニワザクラ ▶305
カネラ ▶76
カネラ・ウインテラーナ ▶76
カノコソウ ▶69, 70
カバ ▶163
ガバオ ▶459
カバカバ ▶163
カバノアナタケ ▶179
カバユリ ▶424
カピタートゥス
　（ペルシアン・ヒソップ）▶453
カブ ▶20
カフェライムリーフ ▶382
カブトギク ▶140, 512
カブトバナ ▶512
カブラ ▶20
かへ ▶31
カベイラクサ ▶42
カホクザンショウ ▶390
カボス ▶385, 485
カボチャ ▶56
ガマ ▶78
カマエリリウム・ルテウム ▶424
カマクラサイコ ▶227
ガマズミ ▶218
カミエビ ▶258
カミダスキ ▶315
カミツレ ▶524, 538
カミツレ
　（ジャーマンカモミール）▶110

カミツレモドキ ▶87
カミナリササゲ ▶288
カミノヤガラ ▶441
カミメボウキ ▶196
カミルレ ▶110
ガムググル ▶80
カムシバ ▶408
ガムプラント ▶105
カメムシソウ ▶230
カメリア ▶497
カモアオイ ▶51
カモウリ ▶54
カモガヤ ▶36
カモジグサ ▶36
カモマイル ▶110
カモミール ▶110, 478, 479, 480,
　523, 532, 534, 547
カモミール・ジャーマン ▶110
カモミール・ローマン ▶98
カモミールジャーマン ▶524
カヤ ▶31, 482
カユプテ ▶333, 479, 480
カライモ ▶325
カラウメ（唐梅）▶445
カラウリ ▶56
カラオモダカ ▶71
カラクサケマン ▶160
カラグワ ▶158
カラシナ ▶19
カラシニンニク ▶18
カラスウリ ▶60
カラスオウギ（烏扇）▶27
カラスザンショウ ▶389
カラスナンバン ▶277
カラスノエンドウ ▶378, 530
カラスノサンショウ ▶389
カラスノマクラ ▶60
カラスビシャク ▶176
カラスムギ ▶33
カラダイオウ ▶250
カラダケ ▶39
カラタチ ▶385
カラタネオガタマ ▶406
カラトリカブト ▶129
ガラナ ▶395
カラナ（唐菜）▶8
カラナシ ▶308
カラハジカミ ▶389
カラバルマメ ▶369
カラホウ ▶408
カラボケ ▶300
カラミンサ ▶183
カラミント ▶183, 194
カラムス ▶177
カラムスコン ▶177
カラモモ ▶298
ガランガル ▶209

ガランガル（小ガランガル）
　▶209
ガリカ ▶540
ガリカローズ ▶470
カリフォルニアスパイクナード
　▶44
カリフォルニアライラック
　▶152
カリフォルニアン・ポピー
　▶160
カリロク ▶181
カリン ▶308, 540
カルーナ ▶253
カルカヤ ▶35
ガルシニア・インディカ ▶494
ガルシニア・カンボジア ▶67
カルダモン ▶212, 478, 479, 480
ガルバナム ▶232, 478, 479, 480
カルム ▶228
カルンバ ▶259
カレープラント ▶106
カレーリーフ ▶386
カレーリーフノキ ▶386
ガレガソウ ▶361
カレンデュラ ▶96, 548, 549
カロウ ▶60
カロム ▶239
カロライナキソケイ ▶347
カロライナジャスミン ▶347,
　507
カロリナソケイ ▶507
カワワ ▶162, 163
カワショウブ ▶177
カワゼリ ▶223
カワタデ ▶246
カワナ ▶236
カワホネ ▶220
カワミドリ ▶182
カワヤナギ ▶415
カワラケツメイ ▶358, 530
カワラタケ ▶180
カワラナデシコ ▶282
カワラニンジン ▶92
カワラハハコ ▶86
カワラフジノキ ▶361
カワラホオズキ ▶277
カワラマツバ ▶13
カワラヨモギ ▶92, 524
カワリハラタケ ▶295
カンアオイ ▶52
カンイチゴ ▶310
カンカオウトウ（甘果桜桃）
　▶298
カンキリソウ ▶184
カングヒ ▶2
ガンジツソウ（元日草）▶131
カンショ（甘薯）▶325

カンショウ ▶291
カンショウ（甘松）▶69
カンショウコウ ▶69
カンソウ ▶43
カンゾウ ▶362, 433, 515, 530
カンテン ▶262
カンテンイタビ ▶156
カントウ ▶104, 121
カントウカ ▶121
カントウカンアオイ ▶53
カントウの葉 ▶121
カントウマムシグサ ▶175
カントウヨウ ▶121
カントンキンセンソウ ▶360
カントンレモン ▶383
カンネ ▶370
カンネカズラ ▶370
ガンビール ▶16
ガンビールノキ ▶16
カンピョウ ▶506, 513
カンファー ▶450, 478, 479, 480
カンフェン ▶483
カンヨウカンショウ（寛葉甘松）
　▶69
カンラ ▶224
カンラン（橄欖）▶80

【キ】

キーオブヘブン ▶173
キイチゴ ▶311, 463
キウイ ▶345, 500
キウイフルーツ ▶345
キウイベリー ▶345
キウリ ▶56
キオン ▶114
キガラシ ▶19
キカラスウリ ▶60
キキョウ ▶84
キク ▶99, 524
キクイモ ▶106, 524
キクカ ▶99
キクザキリュウキンカ ▶136
キクタニギク ▶100
キクニガナ ▶100
キクバオウレン ▶135
キクラゲ ▶84
キケンソウ ▶114
キササゲ ▶288, 528
ギシギシ ▶250
キシマメ ▶358
キズタ ▶47
キタイス ▶87, 88
キタキス ▶87, 88
キダチアジサイ ▶420
キダチアロエ ▶28, 524
キダチチョウセンアサガオ
　▶511

キダチトウガラシ ▶274
キダチハッカ ▶526
キダチハッカ（木立薄荷）、
　ヤマキダチハッカ（山木立薄荷）
　▶202
キダチヒャクリコウ ▶205
キダチヨモギ（木立蓬）▶90
キダチルリソウ ▶397
キダチロカイ ▶28
キダチワタ ▶4
キチガイナスビ ▶275, 511
キチコウ ▶84
キッコウソウ ▶32
キヅタ ▶47
キツネアザミ ▶107
キツネザサ ▶358
キツネノカミソリ ▶316
キツネノタバコ ▶108
キツネノテブクロ ▶509
キツネノテブクロ（狐の手袋）
　▶167
キツネノホオズキ ▶281
キツネノボタン ▶140
キツネノマクラ ▶60
キツネノマゴ ▶124
キツネユリ ▶507
キドニーティー ▶197
キナノキ ▶11
キナンクム ▶75
キナ皮 ▶11
ギニアグレイン ▶209
ギニアショウガ ▶209
ギニアペパー ▶209
キヌア ▶8
キヌワタ ▶4
キネリ ▶420
キノ ▶370
キノア ▶8
キノス ▶385
キノモリウム ▶67
キハダ ▶387
キハチス ▶5
キバナアザミ ▶98
キバナアラセイトウ ▶22
キバナオウギ ▶356
キバナオランダセンニチ ▶85
キバナカタクリ ▶425
キバナカワラマツバ ▶13
キバナキツネノテブクロ ▶167
キバナジギタリス ▶167
キバナシュスラン ▶439
キバナスズシロ ▶22
キバナノクリンザクラ ▶173
キバナバラモンジン ▶113
キバナフジ ▶365
キバナムギナデシコ ▶113
キバナリンドウ ▶443

キハマスゲ ▶79
キビ ▶38
キフジ ▶375
キブシ ▶124, 526
ギボウシ ▶506, 507, 512
キミカゲソウ（君影草）▶431
キミガヨラン ▶441, 442
キミノトケイソウ ▶270
ギムネマ ▶72
ギムネマ・シルベスタ ▶72
キャスター ▶497
キャッサバ ▶266
キャッツ・ウィスカー ▶197
キャッツクロー ▶16
キャットニップ ▶194, 526
キャットフットフラワー ▶87
キャットミント ▶194
キャベージ・ローズ ▶470
キャベツ ▶19
キャベッジローズ ▶308
キャラウェイ ▶228, 478, 479,
　480, 515, 528, 540
キャロット ▶231
キャロブ ▶358
キャンディリーフ ▶117
キャンドルウィック ▶166
キャンドルツリー ▶372
キャンドルブッシュ ▶372
ギュウシ（牛至）▶197
キュウシュウサイコ ▶227
キュウリ ▶56, 524
キュバンオレガノ ▶198
キュラソーアロエ ▶29
キョウオウ ▶210
キョウカツ ▶236
ギョウジャニンニク ▶437, 506,
　507, 509, 512, 530
キョウチクトウ ▶128
キョウバク ▶244
ギョウリュウモドキ ▶253
キョクチトモシリソウ ▶21
ギョボク ▶326
キヨマサニンジン（清正人参）
　▶227
ギョリュウバイ ▶332
キラヤ ▶313
キランソウ ▶182, 526
ギリイモ ▶204
ギリシアセージ ▶448
キリンケツトウ ▶410
キリンケツヤシ ▶410
キリンソウ ▶340
キレバサンザシ ▶302
キワダ ▶387
キンエイカ ▶160
ギンオグルマ ▶113
キンカン ▶382, 542

キンギンカ ▶216
キンギンナスビ ▶279
キングサリ ▶365
キングズクローバー ▶366
キンクネンボ ▶384
ギンコ ▶32
ギンコウバイ ▶334
ギンコウボク ▶334
キンゴジカ ▶6
キンシツ ▶45
キンセンカ ▶96
キンタロウグサ ▶220
ギンナン ▶507
ギンバイカ ▶334
キンバイザサ ▶129
ギンバボダイジュ ▶207
キンフカン（金不換）▶49
キンポウゲ（金鳳花）▶140
キンマ ▶163
キンミズヒキ ▶295, 528
キンモクセイ ▶406, 530, 542
ギンモミ ▶348
ギンヨウボダイジュ ▶208
ギンヨウ菩提樹 ▶336
ギンリョウソウ ▶31
ギンリョウソウモドキ ▶31
キンレンカ（金蓮花）▶289

【ク】

グアー ▶359
グアールガム ▶359
グアシャトンガ ▶29
グアバ ▶334
グアヤク ▶293
グアヤックウッド ▶478, 479,
　480
クイーンアンズレース ▶231
クイーンコーラルベッド ▶258
クィーンズデライト ▶267
グイミ ▶149
グースグラス ▶13
クエイキング・アスペン ▶413
クエブラチョ ▶125
クガイ ▶91
クカイソウ ▶168
クガイソウ ▶168
クキョウニン ▶298
クキョサイ（苦苣菜）▶117
ククイナッツ ▶498
クコ ▶277, 528
クコシ ▶277
クコヨウ ▶277
クサエンジュ ▶374
クサギ ▶146
クサギナ ▶146
クサギリ ▶146
クサケツメイ ▶373, 374

クササンゴ ▶242
クサスギカズラ ▶423
クサセンナ ▶374
クサソテツ ▶43
クサニワトコ ▶217
クサノオウ ▶159
クサパンヤ ▶74
クサボケ ▶300
クサホルト ▶264
クサレダマ ▶172
クジン ▶374
クス ▶142
クズ ▶370, 530
クズウコン ▶141
クズカズラ ▶370
クスタブ ▶143
クスノキ ▶142, 482, 538
クスノハガシワ ▶266
クスパリア ▶386
クズフジ ▶370
グズベリー ▶465
クスリウコン ▶212
クスリグサ ▶135, 445
クセキ ▶243
クゾ ▶370
クソカズラ ▶15
クソニンジン ▶91
クダモノトケイソウ ▶269
クチナシ ▶13, 517
グッグル ▶80
クニジウム ▶229
クヌギ ▶337
クハタンキョウ ▶297
グビジンソウ ▶161
クベバ ▶163
クヘントウ（苦扁桃）▶297
クボク ▶285
クマコケモモ ▶252
クマザサ ▶40, 524
クマダラ ▶48
クマツヅラ ▶147
クマニンニク ▶437
クマフジ ▶152
クマヤナギ ▶152, 526
クマワラビ ▶67
クミスクチン ▶197
クミン ▶231, 478, 479, 480, 515
クラーレノキ ▶258
クラスタマメ ▶359
グラスリーブドカラムス ▶177
クラチャイ・ダム ▶213
クラックウィロー ▶414
グラベルルート ▶104
クラメリア ▶150
クララ ▶374
クラリセージ ▶202, 478, 479,
　480

635

グランドアイビー ▶184
クランプバーク ▶218
クランベリー ▶257, 462, 497
クリ ▶336, 542
グリークオレガノ ▶448
グリークセージ ▶448
クリーバー ▶13
クリーピングタイム ▶453
グリーンティー ▶261
グリーンブーケバジル ▶458
グリーンブルーベリー ▶462
クリオネ ▶204
クリガシワ ▶338
クリガシワアベマキ ▶338
クリサンセマム ▶99
クリスタルティ ▶254
クリスマスローズ ▶137
クリトムム・マリティムム
　▶230
クリムソンクローバー ▶375
グリンデーリア ▶105
グリンデリア・ロブスタ ▶105
クルクマ ▶211
クルマバソウ ▶12
クルミ ▶151
グレイターガランガル ▶209
グレーターセランディン ▶159
グレーターペリウィンクル
　▶128
グレートチャービル ▶235
グレートバレーガムウィード
　▶105
グレープ ▶330, 500
クレープガーデニア ▶128
グレープシード ▶331
クレープジャスミン ▶128
グレープフルーツ ▶384, 479,
　480, 486
グレープフルーツミント ▶454
クレオソートブッシュ ▶294
グレコマ ▶184
クレソン ▶24, 524
クレタケ ▶39
クレタブリオニー ▶55
クレノアイ〔呉藍〕▶97
クレノハジカミ ▶214
クレマティス・ウィタルバ
　▶134
クレンシ ▶241
クレンピ ▶241
クロイチゴ ▶310
クロウメモドキ ▶152
グローシープリビット ▶405
クローバー ▶376
クローブ ▶335, 478, 479, 480,
　549
クローブピンク ▶282

クロガネカズラ ▶152
クログルミ ▶151
クロコショウ ▶164
クロショウガ ▶213
クロショウマ ▶133
クロスグリ ▶422, 503
グロゼイユ・ノワール ▶464
グロゼイユ・ベルト ▶465
グロゼイユ・ルージュ ▶463
クロダイズ（黒大豆）▶362
クロタネソウ ▶138
クロヅル ▶288
クロニガハッカ ▶183
クロフサスグリ ▶464
クロフサスグリ（黒房酸塊）
　▶422
クロブドウ ▶330
クロマツ ▶353
クロマメ ▶362
クロマメノキ ▶463
クロミキイチゴ ▶311, 466
クロミグワ ▶158
クロミノウグイスカグラ ▶216
クロモジ ▶145, 482, 526
グロリオサ ▶506, 507
クロリンダゼラニウム ▶450
クワ ▶158, 526
クワイ ▶71
クワガタソウ ▶166
クワズイモ ▶506, 507
クワズノクリ ▶271
クワッシア ▶285
クワモドキ ▶86

【ケ】

ケアノッス・アメリカヌス
　▶152
ケイ ▶142
ケイガイ ▶195
ケイセイバナ ▶316
ケイトウ ▶323
ケイパー ▶326
ケイランサス ▶22
ケイリンサイシン ▶52
ゲイロッパ ▶64
ケーパー ▶326
ケープアロエ ▶28
ケープジャスミン ▶13
ケープチェストナット ▶501
ケール ▶19
ケシ ▶161
ケシアザミ ▶117
ケジギタリス ▶166
ケジャ ▶109
ケシノミ ▶161
ゲス ▶385
ゲズ ▶385

ゲッカコウ（月下香）▶441
ゲッカビジン ▶178
ゲッケイジュ ▶144, 526, 538
ゲッケイヨウ ▶144
ケッケツ ▶410
ケツジツ ▶219
ゲットウ ▶210, 483
ケッパー ▶326
ケツマ ▶305
ケツメイシ ▶373, 374
ケナシウルシ ▶61
ケナシサルトリイバラ ▶429
ケナシジャコウソウモドキ
　▶166
ケナシテイカカズラ ▶128
ゲニスタ・ティンクトリア
　▶361
ケミヤマコウゾリナ ▶107
ゲラニオール ▶451
ゲルセミウム ▶347
ゲルダーローズ ▶218
ケルプ ▶170
ケンギュウカ（牽牛花）▶325
ケンゴカ（牽牛花）▶325
ケンゴシ ▶325
ゲンジン ▶165
ゲンチアナ ▶443
ゲンチアナルテア ▶443
ゲンチアン ▶443
ケンチュール ▶209
ゲンノショウコ ▶327, 528, 542
ケンプフェリア ▶213
ケンプフェリアガランガル
　▶213
ケンペリア ▶213
ケンポナシ ▶152
ゲンマイ ▶524

【コ】

コアカザ ▶9
コアマチャ ▶420
コイチジク ▶156
ゴイッシングサ（御一新草）
　▶103
コウオウソウ ▶118
コウカ ▶97, 355
コウカッコウ ▶199
コウキシタン ▶370
コウキセッコク ▶440
コウケイテン ▶340
コウスイガヤ ▶35
コウスイハッカ ▶189, 526, 540
コウスイボク ▶146, 526
コウゾ ▶155
コウノキ ▶180
コウブ ▶79
コウブシ ▶79

コウフン ▶346
コウベナズナ ▶24
コウボウ ▶35
コウボウチャ ▶358
コウボク ▶408
コウホネ ▶220
コウホン ▶230
コウマノスズクサ ▶50
コウメ ▶304
コウヤカミツレ ▶87
コウヤマキ ▶483
コウヨウ ▶328
コウライコショウ ▶273, 274
コウライザサ（高麗笹）▶39
コウリャン ▶40
コウリョウキョウ ▶209
コエンドロ ▶230
コオウレン ▶167
ゴーツルー ▶361
コオニタビラコ ▶109
コーヒーノキ ▶12
ゴーヤ ▶59
コーラナッツ ▶6
コーラノキ ▶6
ゴールテリア ▶254
ゴールデン・チェーン ▶365
ゴールデンエルム ▶145
ゴールデンキャンドル ▶372
ゴールデンシール ▶137
ゴールデンセージ ▶448
ゴールデントランペット ▶124
ゴールデンマーガレット ▶87
ゴールデンレモンタイム ▶452
ゴールデンロッド ▶116
ゴールドスレッド ▶135
ゴールドブッシュ ▶372
コーン ▶41, 492, 524
コーンサラダ ▶70
コーンフラワー ▶98
コーンポピー ▶161
コーンミント ▶191
コガネウリ ▶277
コガネバナ ▶202
コガネヤナギ ▶202, 203
コカノキ ▶162
コガノキ ▶143
ゴガミ ▶74
コキア ▶7
ゴギョウ ▶112
コクサギ ▶387
ゴクラカンタ ▶123
コクリコ（雛罌粟）▶161
コクレアリア・オフィシナリス
　▶21
コクワ ▶345
コケモモ ▶257
ココア ▶6

コゴミ ▶43
コゴメ ▶43
コゴメグサ ▶165, 526
コゴメビユ ▶283
ココヤシ ▶502
ゴザイカズラ ▶17
ゴサイッパ ▶265
ゴサイバ ▶265
コサブロー ▶45
コシアブラ ▶45
コシカギク ▶110
コシャク ▶226
ゴシュユ ▶389
ゴショイチゴ ▶310
コショウ ▶164
コショウソウ ▶24
コショウナ ▶24
コショウハッカ ▶190, 192
コショウボク ▶62
コシルラーナ ▶241
コスタス ▶113
コストマリー ▶118
ゴセイカユプテ ▶333
コダチクリスマスローズ ▶136
コタニワタリ ▶53
コタラヒム ▶287
コタラヒムブツ ▶287
コチョウノキ ▶72
コックルス ▶258
ゴツコラ ▶228
コットン ▶4
コットン ▶4
コットンラベンダー ▶112
ゴトゥコーラ ▶228
コトリトマラズ ▶399
コナカブトゴケ ▶438
コニイン ▶512
コノテガシワ ▶319
コバイケイソウ ▶433, 506, 509
コパイバ ▶359
コハコベ ▶284
コハズ ▶264
コバノトネリコ ▶404
コフキサルノコシカケ ▶380, 530
コブシ ▶407, 542
コブシハジカミ ▶407
コブミカン ▶382
ゴボウ ▶87, 506, 511
コボケ ▶300
ゴマ ▶170, 496, 506
コマウツギ ▶267
コマツナギ ▶364
コマノアシガタ ▶140
コマントウ（胡蔓藤）▶346
ゴミシ ▶353
コミフォラ ▶80
コミラ ▶437

コムギ ▶40
コメ ▶38
コメバナ ▶103
コモン・ジャーマンダー ▶204
コモン・スピードウェル ▶169
コモンアッシュ ▶404
コモンウィロー ▶414
コモンカラミント ▶183
コモンスピードウェル ▶166
コモンセージ ▶201, 448, 449
コモンタイム ▶205, 452, 453
コモンバーベナ ▶147
コモンマーレイン ▶166
コモンマロウ ▶5
コモンマロー ▶5
コモンヤロウ ▶85
コモンラベンダー ▶186
コモンルー ▶388
ゴヨウアケビ ▶17
コラ ▶6
コラノキ ▶6
コラ子 ▶6
コリアンダー ▶478, 479, 480, 515
コリアンダー ▶230
コリアンミント ▶182
コリダリス ▶160
コリック・ルート ▶422
コリンソニア・カナデンシス ▶183
コルジセプス ▶291
コルツフット ▶121
コルヒクム ▶430
コレウス ▶183, 198
コレウス・フォルスクリ ▶198
コレン（胡連）▶167
コロ（葫芦）▶56, 57, 58
コロシント
コロシントウリ ▶56
コロハ ▶376
コロンボ ▶259
コンカーツリー ▶270
コンゴウザクラ ▶305
コンシツ ▶45
コンスランゴ ▶74
コンズランゴ ▶74
ゴンゼツ ▶45
コントライエルヴァ ▶155
コンニャク ▶174
コンフリー ▶398, 506, 509, 542, 549, 551
ゴンフレナ ▶324
コンベ ▶127
コンペイトウグサ ▶140

【サ】

サージ ▶149

サイカイジュ ▶361
サイカシ ▶361
サイカチ ▶361
サイキ ▶224
サイコ ▶227
サイシン（ウスゲサイシン） ▶51
サイシン（ウスバサイシン） ▶52
サイシン（ケイリンサイシン） ▶52
サイトウ ▶369
サイハイラン ▶439
サイプレス ▶318, 479, 480
サイモリ ▶265
サイモリバ ▶265
サイヨウシャジン ▶82
サイリウム ▶63, 65
サイワイタケ ▶380
サオトメイチゴ ▶311
サキシマボタンヅル ▶133
サクナ ▶237
サクラ ▶298, 528
サクラソウ ▶172, 173
サクラバカンボク ▶218
サクラマンテマ ▶283
サクランボ（桜坊）▶298
サクリュウカ ▶149
ザクロ ▶173, 174, 496, 551
ササ ▶524
ササクサ ▶37
ササクレヒトヨタケ ▶300
ササヤギグサ ▶161
ササユリ ▶426
ササリンドウ ▶444
サザンウッド ▶90
サザンカ ▶497
サザンニトルツリー ▶288
サジ ▶149
サジオモダカ（広義）▶71
サスカツーンベリー ▶468
サソウ ▶79
サチャインチ ▶498
サツキイチゴ ▶311
サツキユリ ▶426
サッコウフジ ▶358
サッサフラス ▶145
サツマイモ ▶325
サツマニンジン ▶283
サトイモ ▶176, 506, 507
ザトウエビ ▶329
サトウダイコン（砂糖大根）▶8
サトウニンジン ▶236
サドオケラ（佐渡朮）▶94
サトトネリコ ▶404
サトニラ ▶435
サナギタケ ▶291

サニクラ・エウロパエア ▶239
サニクル ▶239
サネカズラ ▶350
サネブトナツメ ▶154
サパンウッド ▶357
サビタ ▶420
サビナ ▶319
サビナビャクシン ▶319
サビネン ▶483
サフラワー ▶97, 494
サフラン ▶26, 515, 538
サフロン ▶26
サポナリア ▶283
サボリー（セイボリー、 セイヴォリー）▶515
サボン ▶486
サボンソウ ▶283
サマー・パースレイン ▶220
サマーサボリー ▶202
サマーセイボリー ▶202
サマーセボリー ▶202
サムファイル ▶230
サユリ ▶426
サラシア ▶287
サラシア・レティキュラータ ▶287
サラシナショウマ ▶133
サラダバーネット ▶312
サルオガセ ▶179
サルカケミカン ▶389
サルサパリラ ▶429
サルトリイバラ ▶432, 530
サルナシ ▶345, 528
サルの木 ▶500
サルパン ▶360
サルビア・コルンバリア ▶201
サルビア・ミルテオリザ ▶201
サレップラン ▶441
サワアララギ ▶104
サワウルシ ▶264
サワギキョウ ▶84
サワナス ▶279, 512
サワヒヨドリ ▶104
サワラ ▶317
サンカク ▶317
サンカクバオウレン ▶135
サンカクマメ ▶370
サンギナリア ▶162
サンギナリア・カナデンシス ▶162
サンキョウ ▶209
サンキライ ▶429, 432
サンクル ▶239
サンゴノキ ▶392
サンザシ ▶300, 528
サンシキスミレ ▶221, 540
サンシクヨウソウ ▶400

637

サンジコ▶423
サンシシ▶13
サンシチニンジン▶49
サンシツ（山漆）▶49
サンシュユ▶392
サンショウ▶391, 485, 517, 530
サンショグサ▶386
サンズコン▶375
サンソウ▶154
サンダイガサ▶430
サンダルウッド▶321, 478, 479, 480
サンダルシタン▶370
サンディーエバーラスティング▶106
サンディーエバーラスティングフラワー▶106
サンディエバーラスティング▶107
サンドマメ▶369
サントリソウ▶98, 100
サントリナ▶112, 478, 479, 480
サントリナ・グレー▶112
サンフラワー▶106, 494
サンユウカ▶128
サンラン（山蘭）▶103

【シ】

シイ▶265
シークワーサー▶382
シイクワシャー▶382, 486
シーケール▶21
ジイソブ・ヘクサヅル・ヘクサニンジン▶82
シーダー▶450
シイタケ▶122, 526
シイタケマッシュルーム▶122
シーフェンネル▶230
シープスソレル▶250
シーベリー▶149
シーホーリー▶232
シェアバターノキ▶150
ジェイコブスラダー▶292
シェルゲットウ▶210
ジェルビン▶509
ジオウ▶168
シオデ▶432
シオデカズラ（牛尾菜蔓）▶432
シオノミ▶62
シオヤキソウ▶327
シオン▶94
シガ▶44
シカクマメ▶370
シカラク▶58
ジギス（ソースタイム）▶453
ジギタリス▶167, 506
シキミ▶180, 509

シキンラン・ロエオ・ボートリリー・オイスタープラント▶261
ジクミ▶143
シコウカ▶393
シゴカ▶45
ジゴクノカマノフタ▶182
シコクムギ▶34
ジコッピ▶277
シコン▶397
シサンドラ▶353
シシ▶317
シシイモ▶106
シシウド▶225
シジツ▶288
シシングハーストローズマリー▶456
シソ▶483, 517, 526, 540
シソ（チリメンジソ）▶197
シダーウッド▶479, 480
シタマガリ▶316
シダラ▶143
シダレカンバ▶77
シタン▶370
シチク▶34
シチヘンゲ▶420, 507
シッサス・クアドラングラリス▶330
シツリシ▶294
シテイチ▶242
シトウ▶361
シドミ▶300
シトロネラ▶478, 479, 480
シトロネラグラス▶35
シナエンジュ▶375
シナオウレン▶135
シナキハダ▶387
シナサルナシ▶345
ジナシ▶300
シナセンニチソウ▶133
シナノキ▶206, 207
シナボタンヅル▶133
シナモン▶143, 478, 479, 480
シナモンゼラニウム▶450
シナヨモギ▶92
シナ花▶92
ジネンジョ（自然薯）▶417
シノグロッスム・オフィシナーレ▶396
シバグリ▶336
シバムギ▶36
シビトバナ▶316, 512
ジプシーフラワー▶396
ジプシーワート▶188
シプリペディウム・プベスケンス▶440
シブレット・チャイブス▶437
シベナガムラサキ▶397

シベリアジンセン▶45
シベリアモミ▶349
シベリヤモミ▶349
シマイチビ▶2
シマカンギク▶99
シマツナソ▶513
シマニシキソウ▶263
シマハスノハカズラ▶260
シマホオズキ▶278
シモクレン▶407, 542
ジャーマンアイリス▶27
ジャーマンカモミール▶524, 538, 548, 549
ジャーマンダーニガクサ▶204
シャーレイポピー▶161
ジャイアントヒソップ▶182
ジャイアントヒマラヤルバーブ▶247, 248
ジャイアントフェンネル▶232
ジャイアントロベリア▶83
ジャガイモ▶281, 506, 507, 509
ジャガタライモ▶281
シャク▶226, 512
シャクシグサ▶176
シャクチリソバ▶244
シャクナゲ▶255
シャクヤク▶341
ジャコウセキチク（麝香石竹）▶282
ジャコウソウ▶50
ジャコウナデシコ（麝香撫子）▶282
ジャショウ▶229
ジャショウシ▶229
ジャスミン▶405, 478, 479, 480, 507
ジャスミン▶405
シャゼンソウ▶64
シャタバリ▶424
シャタバリー▶424
ジャタマンシ▶69
ジャックインザプルピット▶175
ジャノヒゲ▶427
ジャバチャ▶197
ジャパニーズアスンドロメダ▶255
ジャパニーズアッシュ▶404
ジャパニーズシルバーベリー▶149
ジャパニーズターメリック▶212
ジャパニーズバーベリー▶399
ジャパニーズビーチ▶404
ジャパニーズマロウタス▶265
シャペウデコウロ▶71
シャボンソウ▶283

シャボンノキ▶313
ジャマイカドッグウッド▶369
ジャマイカニガキ▶285
ジャマイカペッパー▶334
ジャマイカン・ドックウッド▶369
ジャマイカンカッシア▶285
シャミセンヅル▶328
シャミッソーアルニカ▶88
シャムツゲ▶13
シャラノキ▶500
ジャワウコン▶212
ジャワシトロネラソウ▶36
ジャワティー▶197
ジャワナガゴショウ▶163
シャンツァイ（香菜）▶230
ジャンブル▶335
ジャンボラン▶335
ジュウゴヤソウ▶94
ジュウニヒトエ▶182
ジュウヤク▶268
ジューンベリー▶468
シュクシャ▶210
シュクシャミツ▶210
ジュジュベ▶154
ジュズダマ▶34, 524
シュッコンカスミソウ▶282
シュッコンソバ（宿根蕎麦）▶244
シュッコンパンヤ▶73
シュッコンルーピン▶365
ジュニパー▶479, 480
ジュニパーベリー▶318, 517
ジュバイ▶418
シュラン▶439
シュロ▶411
シュロウソウ（棕櫚草）▶433
シュロソウ▶433
ジュンサイ▶219
ショウガ▶214, 483, 526
ショウガツノキ▶422
ショウガノキ▶145
ジョウザン▶419
シヨウシャジン▶82
ショウズ▶378
ショウズク（小豆蔲）▶212
ショウノウノキ▶142
ショウブ▶177
ショウボクヒ▶337
ショウマ▶133
ショウモクコウ▶50
ショウヨウカンジュウ（小葉貫衆）▶43
ショウリク▶416
ショウリョウバナ▶393
ジョーパイ▶104
ショクキ（蜀葵）▶3

ショクヨウガヤツリ ▶79
ショクヨウギク ▶99
ショクヨウダイオウ ▶249
ショクヨウタンポポ ▶120
ジョチュウギク ▶118
ジョミ ▶218
ジラ ▶222
シラガグサ ▶138
シラカバ ▶77
シラカンバ ▶77
シラクチカズラ ▶345
シラクチヅル ▶345
シラミコロシ ▶286
シラン ▶439
シルクツリー ▶355
シルバーウィード ▶305
シルバージャーマンダー ▶204
シルバータイム ▶452
シルバーバーチ ▶77
シルバーパイン ▶352
シルバーポジータイム ▶452
シレネ・ペンデュラ ▶283
シロアカザ ▶9
シロカミツレ ▶87
シロカミルレ ▶87
シロガラシ ▶25
シログルミ ▶150
シログワ ▶158
シロコヤマモモ ▶418
シロザ ▶9
シロタエギク ▶113
シロツブ ▶357
シロツメクサ（白詰草）▶376
シロニンジン ▶236
シロネ ▶188
シロバナカワミドリ ▶182, 540
シロバナタンポポ ▶120
シロバナチョウセンアサガオ
　▶276
シロバナハイショウ ▶69
シロバナヒツジグサ（白花未
　草）▶220
シロバナムショケギク ▶118
シロバナヨウシュチョウセンア
　サガオ ▶276
シロバナワタ ▶4
シロフサスグリ ▶464
シロブドウセンニンソウ ▶134
ジロボウエンゴサク ▶162
シロミセンニンコク ▶323
シロミナンテン ▶401
シンキンソウ ▶315
ジンコウ ▶215
ジンジャー ▶478, 479, 480, 526,
　549
シンジュ ▶284
シンセイケシ ▶161

ジンチョウゲ ▶215, 526, 540,
551

【ス】

スイートアイリス ▶27
スイートアニー ▶91
スイートウッドラフ ▶12
スイートオレンジ ▶384
スイートシスリー ▶235
スイートスーマック ▶61
スイートチェストナッツ ▶336
スイートチャービル ▶235
スイートハーブ ▶146
スイートハーブメキシカン
　▶146
スイートバイオレット ▶221
スイートバジル ▶458, 459
スイートバジル ▶195
スイートフェンネル ▶233
スイートフラッグ ▶177
スイートベイ ▶144
スイートマジョラム ▶196, 526,
　535
スイートマリーゴールド・メキ
　シカンタラゴン・▶117
スイートミモザゼラニウム
　▶450
スイートロケット ▶23
スイカ ▶56
スイカズラ ▶216, 526, 540
ズイコウ ▶215
ズイジン ▶306
スイセン ▶317, 506
スイバ ▶250
スイバナ ▶216
スイモノグサ ▶76
スウィートクローバー ▶366
スープミント ▶198
スーマック ▶62
スエツムハナ（末摘花）▶97
スオウ ▶357
スカーレット・ルナービーン
　▶513
スカルキャップ ▶203
スカンクキャベジ ▶177
スカンポ ▶244
スカンポ（酸模）▶250
スギ ▶318, 483
スギナ ▶268, 528
スクォーバイン ▶14
スクナヒコグスリ ▶440
スクナヒコノクスネ ▶440
スグリ ▶422
スクリューパイン ▶243
スクワレン ▶501
スコーバイン ▶14
スコッチブルーム ▶359

スコッツパイン ▶352
スコッツヘザー ▶253
スズカケノキ ▶220
ススキ ▶37
スズシロ ▶25
スズナ ▶20
スズフリバナ ▶264
スズメカルカヤ ▶35
スズメノキンチャク ▶22
スズメノハカマ ▶76
スズメノヒシャク ▶176
ススヤアカバナ ▶17
スズラン ▶431, 514
スズランスイセン ▶316
スズランズイセン ▶510
スターアニス ▶180, 478, 479,
　480, 517
スターグラス ▶422
スターフラワー ▶396
スダジイ ▶337
スダチ ▶385, 486
ズダヤクシュ ▶421
スチリンギア ▶267
スティッキングネトル ▶42
ステビア ▶117
ストエカスラベンダー ▶186
ストエカス系 ▶461
ストーンルート ▶183
ストックローズ ▶3
ストリキニーネノキ ▶346
ストロファンツス ▶127
ストロファンツスノキ ▶127
ストロファントス ▶127
ストロベリー ▶499
ストロベリーキャンドル ▶375
ストロベリーノキ ▶252
スナジグミ ▶149
スナチグミ ▶149
スノーティー ▶395
スノードロップ ▶315
スノーフレーク ▶316, 506, 510
スパイクナード ▶69
スパイクラベンダー ▶186, 478,
　479, 480
スパイニー・レストハロー
　▶368
スパイニーバンブー ▶34
スパニッシュセージ ▶201, 448
スパニッシュソースタイム
　▶205, 206
スパニッシュマジョラム ▶453
スピードウェル ▶166, 169
スピゲリア ▶346
スピノサスモモ ▶307
スピランテス ▶85
スピルリナ ▶438
スプーンワート ▶21

スプレッディングドッグベイン
　▶125
スペアミント ▶192, 454, 478,
　479, 480, 517, 534
スペインカンゾウ ▶362
スペインジャコウソウ ▶205
スベリヒユ ▶220
スマ ▶324
スマック ▶62
スミレ ▶526
スモールスパイクナード ▶45
スモールフラワードウィローハーブ
　▶17
スモトリグサ ▶64
スモモ ▶307
スリッパーエルム ▶121, 288
スリッパリーエルム ▶288
スリナムカッシア ▶285
ズルカマラ ▶280
スルナムカッシア ▶285
スルボ ▶430
スロ ▶411
スローベリー ▶307
スロノキ ▶411
スワンギ ▶382

【セ】

セイコウ ▶93
セイタカコゴメハギ ▶366
セイタカサクラソウ ▶172
セイタカミロバラン ▶181
セイボリー ▶202
セイヨウアカネ ▶15
セイヨウアカマツ ▶352
セイヨウアサツキ ▶437
セイヨウアジサイ ▶420
セイヨウアブラナ（B. napus）
　▶20
セイヨウイソノキ ▶152
セイヨウイチイ ▶30
セイヨウイラクサ ▶42
セイヨウウイキョウ（西洋茴香）
　▶238
セイヨウウマノミツバ ▶239
セイヨウウンラン ▶165
セイヨウエゾヤナギ ▶415
セイヨウエビラハギ ▶366
セイヨウオオバコ ▶64
セイヨウオキナグサ ▶139
セイヨウオシダ ▶66
セイヨウオトギリ ▶68
セイヨウオトギリソウ ▶524
セイヨウオニシバリ ▶215
セイヨウカキドオシ ▶184
セイヨウカノコソウ ▶70
セイヨウカボチャ ▶56
セイヨウカラシナ ▶19

639

セイヨウカラハナソウ▶526
セイヨウカラハナソウ
（西洋唐花草）▶157
セイヨウカリン▶302
セイヨウカワラニンジン
（西洋河原人参）▶90
セイヨウカワラマツバ▶13
セイヨウカンアオイ▶51
セイヨウカンボク▶218
セイヨウキヅタ▶47
セイヨウキョウチクトウ▶126
セイヨウキランソウ▶183
セイヨウキンミズヒキ
▶295, 528
セイヨウクサレダマ▶172
セイヨウグリ▶336
セイヨウグルミ▶495
セイヨウグルミ（西洋胡桃）
▶151
セイヨウクロタネソウ▶138
セイヨウグンバイヅル▶166
セイヨウグンバイナズナ▶24
セイヨウゴマノハグサ▶165
セイヨウコリヤナギ▶415
セイヨウザイフリボク▶468
セイヨウサクラソウ▶173
セイヨウサンザシ▶301
セイヨウシナノキ▶206, 207
セイヨウシャクヤク▶342
セイヨウジュウニヒトエ▶183
セイヨウシロヤナギ▶414
セイヨウスイレン▶220
セイヨウスグリ▶465
セイヨウスノキ▶256
セイヨウスモモ▶307, 499
セイヨウタンポポ▶120, 524
セイヨウツゲ▶252
セイヨウトウガラシ▶273, 274
セイヨウトウキ▶224
セイヨウトチノキ▶270
セイヨウトネリコ▶403, 404
セイヨウトリカブト▶130
セイヨウナシ▶308
セイヨウナツユキソウ▶303
セイヨウナナカマド▶313
セイヨウニワトコ▶217, 540
セイヨウニンジンボク▶147
セイヨウニンニク▶435
セイヨウネギ（西洋葱）▶434
セイヨウネズ▶318
セイヨウノコギリソウ▶85,
524, 538
セイヨウハゴロモグサ▶296
セイヨウハシバミ▶78
セイヨウハシリドコロ
▶273, 279
セイヨウハッカ▶190

セイヨウハナダイコン▶23
セイヨウバラ▶540
セイヨウバラ（センテフォリア
ローズ）▶309
セイヨウハルリンドウ▶443
セイヨウヒイラギ▶408
セイヨウヒイラギモチ▶408
セイヨウヒノキ▶318
セイヨウフウチョウボク▶326
セイヨウフキ▶111
セイヨウボダイジュ（西洋菩提樹）
▶206
セイヨウマツタケ▶295
セイヨウミザクラ▶298
セイヨウミゾカクシ▶83
セイヨウメギ（西洋目木）▶399
セイヨウヤドリギ▶412
セイヨウヤブイチゴ▶310, 466
セイヨウヤマハッカ
（西洋山薄荷）▶189
セイヨウヤマホロシ▶280
セイヨウリンゴ▶304
セイヨウワサビ▶18
セイロンニッケイ▶143
セイロンホウレンソウ▶262
セイロンマツリ▶30
セージ▶201, 448, 478, 479, 480,
515, 526, 540. 549
セーボリー▶202
セキコク▶440
セキショウ▶177, 538
セキショウコン▶177
セサミ▶170, 496
セシュアンペッパー▶390
セッケンノキ▶63
セッケンボク▶313
セッコク▶440
セッチャ（雪茶）▶395
ゼドアリー▶212
ゼニアオイ▶5
セネガ▶320
セネガスネークルート▶320
セボリー▶526
セメンシナ▶92, 450, 478, 479,
480, 542, 549
ゼラニウムルート▶326
セランディン▶159
セリ▶236, 506, 511
セルピルムソウ▶205
セルフィーユ▶226
セルフヒール▶199
セルリー▶227
セレニケレウス・グランディフ
ロルス▶178
セレリィ▶227
セロリ▶227, 478, 479, 480, 517,
528

センカクトロロアオイ▶2
センキュウ▶235
センギュウ▶235
ゼンコ▶241
センゴクマメ（千石豆）▶364
センゴシツ▶323
センジュラン▶441, 442
センシンレン（穿心蓮）▶123
センソウ（茜草）▶15
センタウリア▶443
センタウリー▶443
センタウリウム▶443
センタウリウムソウ▶443
センダン▶241
センダン（栴檀）▶321
センチュリープラント▶442
センティフォリア▶540
センティフォリアローズ▶470
センテッドゼラニウム▶328,
451
センテッドソロモンシール
▶432
センテラ▶228
セントウレア▶98
セントーリ▶443
セントジョーンズワート▶68,
523, 524, 548, 549, 551
センナ▶372
センニチギク（千日菊）▶85
センニチコウ▶324
センニチソウ▶324
センニチモドキ▶85
センニンソウ▶134
センノキ（栓の木）▶47
センブク▶13
センブリ▶445, 530
センボウ▶129
センボンワケギ▶436
ゼンマイ▶241
センリョウ▶242
センレンシ▶241

【ソ】

ソイ▶500
ソウカ▶210
ソウキセイ▶412
ソウシシ▶354
ソウジュツ▶94
ソウトメバナ▶15
ソウハクヒ▶158
ソウパルメット（ソーパルメット）
▶411
ソウパルメットベリー▶411
ソウブ▶177
ソープバーク▶313
ソープワート▶283
ソーマ▶324

ソクズ▶217
ゾクズイシ▶264
ソケイ（オオバナソケイ）▶405
ソテツ▶242, 510
ソトメバナ▶15
ソバ▶244, 528
ソバウリ▶56
ソバナ▶81
ソバミツ▶244
ソバムギ▶244
ソフォラ・トンキンエンシス
▶375
ソフトコンフリー▶398
ソボク▶357
ソメイヨシノ▶298, 528, 540
ソメモノムラサキセンダイハギ
▶398
ソヤ▶500
ソリチャ▶152
ソルガム▶40
ソレル▶250
ソレルノキ▶4
ソロモンシール▶428
ソロモンズシール▶428
ソロモンズシール
（アマドコロ属植物全般）▶428

【タ】

ターニップレープ▶20
ターネラ・ディフューザ▶270
ターメリック▶211, 515
ダイウイキョウ▶180, 509
ダイオウ▶247, 248
ダイコウリョウキョウ▶209
ダイコン▶25, 538, 524
ダイコンソウ▶304
ダイコンナ▶304
ダイズ▶362, 500
タイスイートバジル▶459
ダイダイ▶381, 486, 542
タイツリオウギ▶356
タイバジル▶195
タイホーリーバジル（ガバオ）
▶196
タイマ（大麻）▶155
タイマソウ（大麻草）▶155
タイマツバナ▶193, 194
タイム▶452, 478, 479, 480, 517,
526, 532, 540, 550
タイムリーヴドサンドワート
▶282
タイモ▶176
ダイモンジソウ▶421
ダイヤーズカモマイル▶87
ダイヤーズグリーンウッド・
ヒトツバエニシダ▶361
ダイヤーズブルーム▶361

タイリクオドリコソウ▶185
タイリンゲットウ▶483
ダイリンチュウ▶178
タイワンアカマツ▶351
タイワンクロヅル▶288
タイワンサッコウフジ▶358
タイワンツナソ▶513
タイワンニシキソウ▶263
タイワンフウ▶379
タウエグミ▶149
タウコギ▶96
タウチザクラ▶407
ダウニーヘンプネトル▶184
タカサゴイチビ▶2
タカサブロウ▶102
タカトウダイ▶264
タカトオグサ▶140
タカトグサ▶140
タガラシ▶21
タカワラビ▶243
タキヂシャ▶43
タキナ▶431
タクシャ▶71
タケニグサ▶161
タジェッツクジャクソウ▶118
タジェット▶118
タジェティーズ▶478, 479, 480
ダスティーミラー▶113
タスマニアンブルーガム▶331
タゼリ▶236
タタラビソウ▶102
タチアオイ▶3, 185
タチアワユキセンダングサ▶96
タチエンレイソウ▶429
タチキジムシロ▶306
タチジャコウソウ▶205, 526, 540
タチスベリヒユ▶220
タチハキ▶358
タチビャクブ▶322
タチマチグサ▶327
タツナミソウ▶203
タデ▶246
タデアイ（蓼藍）▶246
タテハキ▶358
タニマノヒメユリ（谷間の姫百合）▶431
タヌキモ▶251
タネツケバナ▶21
タネナシ▶44
タヒーボ▶289
タピオカノキ▶266
タヒボ（タベブイア・アベラネダエ）▶289
タビラコ▶109
タフアリ▶289
タベブイアアベラネダ▶289

タマガラ▶143
タマゴトケイ▶270
タマサキツヅラフジ▶259
タマザキツヅラフジ▶259
タマスグリ▶465
ダマスクローズ▶470
タマズサ▶60
タマスダレ▶506, 510
タマツナギ▶360
タマツバキ▶405
タマヌ▶494
タマネギ▶434, 506, 507, 510, 530
タマノカンアオイ▶53
タマリンド▶375
ダミアナ▶270
タムシグサ▶159
タムシバ▶408, 487
タモ▶404
タモノキ▶404
タユヤ▶55
タヨウハウチワマメ▶365
タラゴン▶92, 478, 479, 480, 515
タラノキ▶44, 506, 511, 524
ダリア▶101
ダルス▶252
ダルマチアンアイリス▶27
タワラグミ▶149
タンキリマメ▶371
ダンコウ▶321
タンジー▶119
タンジェリン▶384, 479, 480
ダンシェン▶82
タンジン▶201
ダンディーライオン▶524
ダンディライオン▶120
タンポポ▶538

【チ】
チーア▶201
チーゼル▶349
チェイランサス▶22
チェストツリー▶147
チェストナッツ▶336
チェストベリー▶147
チェッカーベリー▶254, 468
チェリーパイ▶397
チェリモヤ▶313
チガヤ▶37
チグサ▶74
チクセツニンジン▶49
チクマハッカ▶194
チコリ▶100
チシオイチゲ▶162
チシマザサ▶39
チシャノキ▶63
チダケサシ▶419

チチウリノキ（乳瓜木）▶292
チチグサ▶109
チックウィード▶284
チックウィドー▶284
チドメグサ▶234
チドリソウ（千鳥草）▶136
チバナ▶37
チマキグサ▶41
チマキザサ▶39, 524
チムス▶205
チモ▶423
チャ▶261
チャ・デ・ブグレ▶396
チャーガ▶179
チャービル▶226, 517, 528
チャイニーズ・シナモン▶142
チャイニーズアスパラガス▶423
チャイニーズキューカンバー▶60
チャイニーズクレマチス▶133
チャイニーズゴールドスレッド▶135
チャイニーズコルクツリー▶387
チャイニーズノットウィード▶245
チャイニーズパゴタツリー▶241
チャイニーズパラソルツリー▶7
チャイニーズピオニー▶341
チャイニーズペッパー▶145, 390
チャイニーズホーソーン▶302
チャイニーズホーソン▶300
チャイニーズマザーワート▶187, 188
チャイニーズヤム▶417
チャイニーズルバーブ▶247, 248
チャイブ▶437
チャット▶286
チャデブグレ▶396
チャノキ▶261, 528
チャパラール▶294
チャパラル▶294
チャヒキ▶33
チャヒキグサ▶33
チャボトケイソウ▶269
チャンパギク▶161
チュウゴクサンショウ▶390
チューファ▶79
チューベローズ▶441
チュバブ▶163
チョウコウ▶335
チョウジ▶335

チョウジカズラ▶128
チョウジノキ▶335
チョウジャノキ▶72
チョウセンアサガオ▶275, 506, 511
チョウセンアザミ（朝鮮薊）▶101
チョウセンゴミシ▶353, 542
チョウセンゴヨウ▶351
チョウセンゴヨウマツ▶500
チョウセンテイカカズラ▶128
チョウセンニンジン▶48
チョウセンノビル▶435
チョウセンマツ▶351
チョウセンムギ▶34
チョウセンモダマ▶375
チョウセンヤマナラシ▶413
チョウセンリンドウ▶444
チョウチンバナ▶82
チョウトウコウ▶16
チョウメイギク（長命菊）▶96
チョウメイソウ（長命草）▶237
チョークベリー▶469
チョーミーグサ▶237
チョレイ▶179
チョレイマイタケ▶179
チョロ▶204
チョロギ▶204
チョロキタ▶204
チリ▶273, 274
チリペッパー▶273, 274
チリメンジソ▶526, 540
チリメンハッカ▶192
チレッタセンブリ▶445
チレッタソウ▶445
チンネベリセンナ▶372

【ツ】
ツイタチソウ（朔日草）▶131
ツウソウ▶17
ツーヤ▶320
ツガレ▶161
ツキクサ▶261
ツギクサ▶268
ツキデ▶393
ツキヌヌマハコベ▶221
ツキヌキヒヨドリ▶104
ツキミソウ（月見草）▶17
ツクシサイコ▶227
ツクリタケ▶295
ツケナ▶20
ツタ▶330
ツタカズラ▶330
ツチアケビ▶440
ツチタラ▶44
ツヅラゴ▶280
ツヅラフジ▶259

641

ツノマタゴケ▶53
ツバキ▶260, 497
ツバナ▶37
ツブ▶395
ツブテ▶162
ツブナリ▶395
ツボクサ▶228
ツボサンゴ▶419
ツボミオオバコ▶65
ツマクレナイ▶262
ツマクレナイノキ▶393
ツメクサ▶376
ツメクサダオシ▶324
ツメトギ▶268
ツヤナシヤブソテツ▶66
ツユクサ▶261, 528
ツリージャーマンダー▶204
ツリーピオニー▶342
ツリーモス▶53
ツリガネソウ▶82
ツリガネニンジン▶82, 524
ツリフネソウ▶262
ツルアズキ▶378
ツルアマチャ▶57
ツルアリドオシ▶14
ツルキキョウ▶128
ツルコケモモ▶462
ツルシノブ▶328
ツルドクダミ▶245, 528
ツルナ▶21, 262, 528
ツルナス▶280
ツルニガナ▶109
ツルニチニチソウ▶128
ツルニンジン▶82
ツルビャクブ▶322
ツルボ▶430
ツルムラサキ▶262
ツルユリ▶507
ツルレイシ（蔓荔枝）▶59
ツワ▶104
ツワヒラクサ▶108
ツワブキ▶104

【テ】

ティー▶261
ティーセル▶349, 350
ティーツリー▶332, 333, 479,
　480, 548, 549
ティートリー▶333
テイカカズラ▶128
デイグ▶361
ディクタムナス・アルブス▶
　386
デイコ▶361
デイゴ▶361
デイジー▶96
ティムス・ジギス▶206

ティモール▶453
デイリリー▶433
ディル▶222, 478, 479, 480, 515,
　526
テガシワ▶46
テッセン▶133
テッセンウマノスズクサ▶50
テツドウグサ（鉄道草）▶103
デッドネットル▶186, 526
デビルズクラブ▶47
デビルズクロウ▶169
テラツバキ▶405
デリス▶368
テリハボク▶494
デルフィニューム▶134
テルペノイド▶478
テレスティス▶294
テレビン▶478, 479, 480
テン▶300
テンカ（テンカ）▶60
テンガイバナ▶316
テングウチワ▶47
テングノハウチワ▶46
デンゴ▶361
テンサイ▶8
テンジクボダイジュ▶157
テンジクボタン▶101
テンジクマモリ▶274
デンシチニンジン（田七人参）
　▶49
テンシボタン▶101
テンジョウマモリ▶274
デンタータ▶460
テンダイウヤク▶144, 538
テンチャ（甜茶）▶312
デンドロビウム▶440
テンナンショウ▶511
テンマ▶441
テンモンドウ▶423

【ト】

ドイツアヤメ▶27
ドイツカミツレ▶110
ドイツサルサパリラ▶79
ドイツスズラン▶424
ドイツトウヒ▶350
トウアズキ▶354
トウイノコヅチ▶322
トウイモ（唐芋）▶325
トゥースエイクツリー▶390
トゥースエックツリー▶390
トウオウレン▶135
トウオオバコ▶64
トウオガタマ▶406
トウガ▶54
トウガキ▶156
トウガラシ▶273, 274, 275

トウガン▶54
トウキ▶528
トウキ（カラトウキ）▶225
トウキ（ニホントウキ）▶223
トウキササゲ（C. bungei）
　▶288
トウキビ▶41
トウギボウシ▶431
トウキンセンカ▶96, 538
トウグワ▶54
トウゲシバ▶314
トウゴマ▶266, 497
トウシ▶277
トウシキミ▶180
トウシャジン▶81
トウジン▶82
トウシンソウ▶30
トウジンマメ▶355
トウズ▶358
トウセンダン▶241
トウダイグサ▶264
トウチュウカソウ（冬虫夏草）
　▶291
トウツルキンバイ▶305
トウナス▶56
トウナベナ▶349
トウナンテン▶399
トウネズミモチ▶405
トウホクカンゾウ▶362
トウムギ▶34
トウモロコシ▶41, 492, 506, 511,
　524
トウヨウフウ▶379
トウリ▶58
トウリョクジュ（冬緑樹）▶254
トウリンドウ▶444
トゥルー・ユニコーンルート
　▶422
トゥルーラベンダー▶460
トゥルーローズゼラニウム
　▶328
トウワタ▶72
トーチジンジャー▶213
トードフラックス▶165
トーメンティル▶306
トールイエロースウィートクロ
　ーバー▶366
トールメリロート▶366
トガリバメギ▶399
トキワアケビ▶18
トキワグミ▶149
トキワセンダン▶241
ドウツギ▶267, 511
ドクカツ▶44
トクサ▶268
ドクゼリ▶229, 506, 511
ドクゼリモドキ▶222

ドクダミ▶268, 523, 528, 540,
ドクニンジン▶230, 512
トケイソウ▶269
トゲウド▶44
トゲオギノツメ▶123
トゲチク▶34
トゲハニガナ▶109
トゲバンレイシ▶313
トゲフウチョウボク▶326
トコロ▶417
トコン▶10
トショウジツ▶318
トスカーナブルーローズマリー
　▶456
ドダー▶324
トチ▶271
トチグリ▶271
トチナ▶69
トチノキ▶271
トチバニンジン▶49, 524
トチュウ▶271, 528
ドツウソウ▶440
ドッカ▶44
ドッカツ▶44
ドッグローズ▶309
トッツキ▶122
トドキ▶82
トドマツ▶483
トネリコ▶404
トバ▶368
トビツキグサ▶239
トビラノキ▶272
ドブクリョウ（土茯苓）▶429
トベラ▶272
トマト▶277, 506
トモシリソウ▶21
ドライランドブルーベリー
　▶462
トラガント▶356
トラガントゴムノキ▶356
トラノオ▶168
トランペットフラワー▶507
トリアシ▶419
トリアシショウマ▶419
トリアンドラ▶150
トリカブト▶506, 512
トリカラーセージ▶449
トリコロールセージ▶449
トリノアシ▶41
トリノアシガヤ▶36
トリビュラス▶294
トルーバルサム▶367
トルーバルサムノキ▶367
トルメンチル▶306
トレイリングアルブツス▶254
ドレマ・アンモニアクム▶231
トロ▶2

トロロ ▶2
トロロアオイ ▶2
トロロアオイモドキ ▶2
トロロカズラ ▶350
トンカ、トンカビーン ▶360
トンカット・アリ ▶285
トンキンニッケイ ▶142
トンブリ ▶7
トンボグサ ▶220
トンボソウ（蜻蛉草）▶140

【ナ】

ナイトブルーミングセレウス
　▶178
ナイモウオウギ ▶356
ナガイモ ▶417
ナガエカサ ▶285
ナガエノモウセンゴケ ▶402
ナガエミカン ▶386
ナガジイ ▶337
ナガジラミ ▶236
ナガドコロ ▶417
ナガバカワヤナギ ▶415
ナガバギシギシ（イエロードッ
　クルート）▶250, 528
ナガバシュロソウ ▶433
ナガバモミジイチゴ（長葉紅葉苺）
　▶311
ナガボヤナギタデ ▶246
ナガラシ ▶19
ナギイカダ ▶432
ナギナタコウジュ ▶184
ナシ ▶308
ナス ▶280, 506
ナスタチウム ▶289
ナズナ ▶20, 524
ナスビ ▶280
ナタツカ ▶305
ナタネナ ▶20
ナタマメ ▶358
ナツウメ ▶346
ナツガレソウ ▶199
ナツカン ▶384
ナツグミ ▶149
ナツシロギク ▶119, 538
ナツズイセン ▶316
ナツダイダイ ▶384
ナツヅタ・アマヅタ・モミジヅタ
　▶330
ナツトウダイ ▶265
ナツボウズ ▶215
ナツボダイジュ ▶207, 208
ナツボダイジュ ▶206, 207
ナツミカン ▶384, 486, 542
ナツメ ▶154
ナツメグ ▶285, 478, 479, 480,
ナデシコ ▶282

ナノハナ ▶20
ナベナ ▶350
ナメコ ▶251
ナメススキ ▶251
ナメタケ ▶251
ナメラサンキライ ▶429
ナメリカズラ ▶350
ナモミ ▶122
ナルコユリ ▶137, 428
ナルド ▶69
ナワシロイチゴ ▶311
ナワシログミ ▶149
ナンキョウ ▶209
ナンキン ▶56
ナンキンウメ（南京梅）▶445
ナンキンマメ ▶355
ナンテン ▶401, 542
ナンテンジツ（南天実）▶401
ナンテンショウ ▶506
ナンバン ▶41
ナンバンアズキ・テンジクササゲ
　▶354
ナンバンガキ ▶156
ナンバンカラスウリ ▶59
ナンバンキカラスウリ ▶59
ナンバンギセル ▶293
ナンバンコショウ ▶273, 274
ナンマンジャコウソウ ▶205
ナンヨウザンショウ（南洋山椒）
　▶386

【ニ】

ニアウリ ▶333, 479, 480
ニーム ▶240, 496
ニームノキ ▶240
ニオイアヤメ ▶28
ニオイアラセイトウ ▶22
ニオイイリス ▶28
ニオイキンリュウカ ▶127
ニオイコブシ ▶408, 487
ニオイスイレン ▶220
ニオイスミレ ▶221, 526
ニオイセッコク ▶440
ニオイテンジクアオイ ▶328
ニオイニンドウ ▶216
ニオイヒツジグサ ▶220
ニオイヒバ ▶320
ニオイマンジュギク ▶117
ニオイムラサキ ▶397
ニオイレセダ ▶402
ニガウリ ▶59
ニガキ ▶285
ニガキモドキ ▶284
ニガクサ ▶445
ニガクサ（苦草）▶204
ニガナ ▶108
ニガハッカ ▶189

ニガヨモギ ▶91
ニクズク ▶285
ニクズクカ ▶285
ニゲラ ▶138
ニシキギ ▶286
ニシキソウ ▶263
ニシキハリナスビ ▶279
ニジョウオオムギ ▶37
ニセアカシア ▶371
ニセゴシュユ ▶389
ニセジャスミン ▶507
ニセモリノカサ（アガリクス）
　▶295
ニチニチソウ ▶125
ニチリンソウ ▶106
ニッカーナット ▶357
ニッケイ ▶482
ニッコウラン（日光蘭）▶433
ニベ ▶420
ニホンカボチャ ▶56
ニホンサクラソウ ▶172
ニホンズイセン ▶317
ニホンテンナンショウ ▶174
ニホンハッカ ▶191
ニボンモドキ ▶410
ニホンロクテイソウ（日本鹿蹄草）
　▶32
ニュウコウ ▶79
ニュージャージーティー ▶152
ニラ ▶437, 506, 510
ニラニガクサ ▶204
ニラネギ ▶434
ニリンソウ ▶131, 506, 512
ニワウメ ▶304
ニワウルシ ▶284
ニワトコ ▶540
ニワヤナギ ▶247
ニンジン ▶231, 528, 540
ニンジンボク ▶148
ニンドウ（忍冬）▶216
ニンニク ▶435
ニンファエア・オドラタ ▶220
ニンポウキンカン ▶382

【ヌ】

ヌカズキ ▶278
ヌスビトノアシ ▶441
ヌナハ ▶219
ヌナワ ▶219
ヌバタマ（射干玉）▶27
ヌマスノキ ▶256
ヌメゴマ ▶26
ヌルデ ▶62

【ネ】

ネイハキンカン ▶382
ネギ ▶435

ネギハタザオ ▶18
ネコノヒゲ ▶197
ネコンクソ ▶17
ネジキ ▶254
ネジリイモ ▶204
ネズ ▶319
ネズサシ ▶319
ネズミサシ ▶318, 319
ネズミモチ ▶405, 530
ネズミユリ ▶424
ネズミヨモギ ▶92
ネズモチ ▶405
ネトル ▶42, 43, 523, 524, 549
ネトルルート ▶42
ネナシカズラ ▶324
ネバリオグルマ ▶105
ネブカ ▶435
ネブノキ ▶355
ネマガリタケ ▶39
ネムチャ ▶358
ネムノキ ▶355
ネムロトドマツ ▶347
ネリ ▶2
ネロリ ▶478, 479, 480

【ノ】

ノアザミ ▶100
ノイバラ ▶309, 540
ノウゼンハレン ▶289
ノウルシ ▶264
ノカンゾウ ▶434, 530
ノキアヤメ ▶177
ノキシノブ ▶54, 524
ノグルマ ▶108
ノグワ ▶158
ノゲシ ▶117
ノコギリソウ ▶85
ノコギリパルメット ▶411
ノコギリヤシ ▶411
ノコギリヤシ（鋸椰子）▶411
ノコラフク（野胡蘿葡）▶231
ノシ ▶94
ノダイコン ▶304
ノダケ ▶224
ノダフジ ▶378
ノヂシャ ▶70
ノトプテリギウム・インキスム
　▶236
ノニ ▶14
ノニンジン ▶92
ノハラナスビ ▶279
ノビル ▶435, 506, 510, 530,
ノブドウ ▶329
ノボケ ▶300
ノボリフジ（昇藤）▶365
ノボロギク ▶114

ノマメ ▶358
ノミノツヅリ ▶282
ノミノハゴロモグサ ▶296, 528
ノミヨケソウ ▶103
ノラニンジン ▶231
ノリウツギ ▶420
ノリノキ ▶420
ノンベエグサ ▶220

【ハ】

ハアザミ ▶122
バージニアシダー ▶319
バージニアシロネ ▶189
バージニアスネークルート ▶50
パースニップ ▶236
パースリーピエール ▶296
バースルート ▶429
パースレイン ▶220
パースワート ▶50
バーチ ▶77, 479, 480
ハーツイーズ ▶221
ハートシーズ ▶221
ハートストング ▶53
バードック ▶87, 88
バードック ▶88
バードックルート ▶87, 88
パートリッジベリー ▶14
バーネット ▶312
バーバスカム ▶166
パープルウィロー ▶415
パープルコーンフラワー ▶102
パープルジャイアントヒソップ ▶182
ハーブロバート ▶327
バーベイン ▶147
バーベナ ▶147, 478, 479, 480,
バーベナ・ハスタータ ▶146
バーベリー ▶399
ハーマラ ▶294
パーム ▶502
バーモニー ▶166
パーリーエバーラスティング ▶86
バイオレット ▶478, 479, 480,
バイオレットウィロー ▶415
ハイキランソウ ▶183
バイケイソウ ▶506, 512
ハイゾウソウ ▶397
バイテックス ▶147
ハイデルベリー ▶256
ハイドランゲア ▶420
ハイドランジア ▶420
ハイドランジア・パニキュラータ ▶420
ハイドランジャ ▶420
パイナップル ▶290
パイナップルウィード ▶110

パイナップルセージ ▶449
パイナップルミント ▶455
ハイネズ ▶318
バイパースビューグロス ▶397
ハイビスカス ▶4, 523, 524, 548,
ハイブッシュブルーベリー ▶462, 463
バイブルリーフ ▶118
バイマックル ▶382
ハイマロウ ▶5
バイモ ▶426
ハイランドクリームタイム ▶452
パイルワート ▶136
パイン ▶479, 480
パインナッツ（松の実）▶351
パウ・ダルコ ▶289
ハウスリーク ▶340
パウダルコ ▶289
ハウチワマメ ▶365
バウンシングベッド ▶283
ハウンズタン ▶396
ハエドクソウ ▶290
ハエトリグサ ▶290
ハカタユリ ▶426
ハカマウラボシ ▶54
バキン ▶231
ハクガイ（白芥）▶25
ハクシジン ▶319
ハクジュ ▶7
ハクセン ▶386
バクダイカイ ▶7
パクチー ▶230
バクトウ ▶427
ハクトウオウ（白頭翁）▶139
ハクトウスギ ▶31
ハグナ ▶94
バグベイン ▶133
ハクベラ ▶284
バクモントウ ▶427
ハクリ ▶439
ハゲキテン ▶14
ハコネシダ ▶341
ハコネソウ ▶341
バコパモニエラ ▶63
ハコベ ▶284, 528
ハコベラ ▶284
ハコボレ ▶316
ハゴロモカンラン（羽衣甘藍）▶19
ハゴロモグサ ▶528
ハゴロモソウ ▶85
ハジウルシ ▶62
ハジカミ ▶391
バシクルモン ▶125
バショウ ▶290
バジリコ ▶195, 458

ハシリドコロ ▶273, 279, 506, 512,
バジル ▶195, 458, 478, 479, 480, 515, 526
ハス ▶219, 528, 540
ハズ ▶263
ハス（種子）▶219
ハスカップ ▶216
パスクフラワー ▶139
ハズノキ ▶263
ハスノハカズラ ▶260
ハゼノキ ▶62
パセリ ▶237, 478, 479, 480, 515, 528
パタ・デ・バカ ▶357
バターナッツ ▶150
バターノキ ▶150
バターバー ▶111
バダウルコ ▶324
ハダカタラノキ ▶45
ハダカホオズキ ▶281
バタグルミ ▶150
ハタケシメジ ▶208
ハタヨモギ ▶94
ハチク ▶39
ハチジョウソウ ▶225
ハチス ▶5, 219
パチュリ ▶199, 478, 479, 480,
パチョリ ▶199
ハッカ ▶191, 540
ハッカク ▶180
バッカク ▶291
ハッカクウィキョウ ▶180
バッカクキン ▶291
ハッカグサ ▶342
ハッカクレイシ ▶124
バッカツ ▶432
バックフィート ▶244
ハツグリ ▶439
ハッサク ▶486
ハッショウマメ ▶367
パッションフラワー ▶269
パッションフルーツ ▶269
ハッポウソウ ▶134
ハトウガラシ（葉唐辛子）▶85
ハトムギ ▶34, 524, 538
ハナアオイ（花葵）▶3
ハナイカダ ▶393
ハナオクラ ▶2
ハナガツミ ▶41
ハナゴマ ▶289
ハナサカアマドコロ ▶428
ハナササゲ ▶368, 513
ハナスゲ ▶423
ハナスズシロ ▶23
ハナソウカ ▶210
ハナダイコン ▶23

ハナトウイソウ ▶269
ハナトリカブト ▶129, 506
バナナ ▶291
バナナツリー ▶406
バナナノキ ▶406
ハナノキ ▶180
ハナバ ▶393
ハナハッカ ▶197, 540
ハナビシソウ ▶160
ハナマメ ▶368, 513
ハナミズキ（花水木）▶392
ハナモツヤクノキ ▶357
ハナワラビ ▶292
ハニーサックル ▶216
パニクラータ ▶123
バニラ ▶441
ハネコリ ▶426
ハネセンナ ▶372
パパイア ▶292
パパイヤ ▶292
ハハカ ▶305
ハハキギ ▶7
ハハクリ ▶426
ハハコグサ ▶112, 526
バビショウ ▶351
バノイア ▶324
ハブソウ ▶374
ハブテコブラ ▶246
パフュームツリー ▶314
パプリカ ▶273, 515
ハマアカザ ▶262
ハマウイキョウ ▶230
ハマオネ ▶234
ハマオモト ▶315
ハマガラシ ▶22
ハマゴウ ▶148, 526, 538
ハマジャ ▶262
ハマスゲ ▶79
ハマゼリ ▶540
ハマタイセイ ▶23
ハマチャ ▶358
ハマツバキ ▶148
ハマナ ▶21, 262
ハマナシ ▶309, 310
ハマナス ▶309, 310, 528, 540,
ハマニンジン ▶540
ハマヒゴタイサイコ ▶232
ハマビシ ▶294
ハマボウ ▶148
ハマボウフウ ▶234, 540
ハマメリス ▶379
ハマユウ（浜木綿）▶315
ハマヨモギ ▶92
パミグラネット ▶173
ハミズハナミズ ▶316
ハミソウ ▶374
パメグラネット ▶173

ハヤザキオオバギボウシ ▶431
バラ ▶309, 450, 470, 471, 478,
　479, 480, 528
パラース ▶357
パラクレス ▶85
パラダイスグレイン ▶209
ハリウコギ ▶45
バリエラ ▶258
ハリエンジュ ▶371
ハリギリ ▶47, 361
ハリブキ ▶48
ハリモクシュク ▶368
ハルアザミ ▶100
ハルウコン ▶210
バルーンバイン ▶394
バルーンフラワー ▶84
ハルオミナエシ ▶69
ハルグミ ▶149
ハルコガネバナ ▶392
パルサティラ ▶139
バルサムオブペルー ▶367
バルサムギク ▶118
バルサムファー ▶348
バルサムポプラ ▶413
バルサムモミ ▶348
バルトニア ▶214
ハルノノゲシ ▶117
バルバドスアロエ ▶29
バルバドスサクラ ▶129
バルバドスチェリー ▶129
ハルマラ ▶294
パルマローザ ▶35, 478, 479,
　480,
パルマロサグラス ▶35
バルモニー ▶166
ハルンガナ ▶67
バレイショ ▶281
バレイラ（世界薬用植物百科事典）
　▶258
バレリアン ▶70
ハロンガ ▶67
バンウコン ▶213
バンカ ▶277
ハンゲ ▶176
ハンゲショウ ▶269
パンジー ▶221
バンジロウ ▶334
ハンタイカイ ▶7
パンプキンシード ▶57
バンヤンジュ ▶156
バンレイシ ▶314

【ヒ】

ピーカン ▶495
ヒース ▶253
ビーチ ▶77
ピーチ ▶297

ビート ▶8
ピーナッツ ▶355
ビーバーム ▶189, 193, 194
ピーマン ▶273, 274
ヒイラギサイコ ▶232
ヒイラギナンテン ▶399
ヒイラギメギ ▶399, 401
ヒエンソウ ▶136
ヒオウギ ▶27
ビオラ ▶221
ヒカゲツルニンジン ▶82
ヒカゲノカズラ ▶315
ヒカゲノツルニンジン ▶82
ヒカゲミズ ▶42
ヒガシコオウレン ▶167
ヒガンバナ ▶316, 512
ヒキオコシ ▶185
ヒグルマ ▶106
ビゲウム ▶306
ヒゴオミナエシ ▶114
ヒゴタイサイコ ▶232
ヒシ ▶317
ビジウム ▶306
ヒジキ ▶343
ビジューム ▶306
ビショウリク ▶416
ビジョカズラ ▶350
ビショップスウィード ▶222
ビストート ▶243
ヒソップ ▶185, 478, 479, 480,
　526
ビターアーモンド ▶297
ビターキャンディータフト ▶23
ビタースイート ▶280
ビターレタス ▶109
ビタエ ▶293
ヒダリネジ ▶204
ヒチゴサシ ▶18
ヒツジシダ ▶243
ヒッチョウカ ▶163
ヒッツキグサ ▶295
ヒッポファエ ▶149, 495
ヒトシベサンザシ ▶302
ヒトツバ ▶54
ヒトツバエニシダ ▶361
ヒトツバハギ ▶265
ヒトモジ ▶435
ヒドラスチス ▶137
ヒナギク ▶96
ヒナクサ ▶36
ヒナゲシ ▶161
ヒナタイノコヅチ ▶323
ビナンカズラ（美男葛）▶350
ビネガーツリー ▶62
ヒネソウジュツ ▶94
ヒノキ ▶317, 483
ヒノキアスナロ ▶483

ヒバ ▶483
ヒバマタ ▶320
ピプシッセワ ▶31
ビブルヌム ▶218
ヒマ（蓖麻）▶266
ヒマラヤシーダー ▶349
ヒマラヤスギ ▶349
ヒマラヤソバ ▶244
ヒマラヤハッカクレン ▶401
ヒマラヤンメイアップル ▶401
ヒマワリ ▶106, 494
ヒメイソツツジ ▶254
ヒメイラクサ ▶43
ヒメウイキョウ ▶528, 540
ヒメウイキョウ
　（キャラウェイシード）▶228
ヒメウコギ ▶46, 524
ヒメウズ ▶140
ヒメウスノキ ▶256
ヒメエゾチチコグサ ▶87
ヒメエゾネギ ▶437
ヒメガマ ▶78
ヒメカモジグサ ▶36
ヒメキンギョソウ ▶165
ヒメコウジ ▶254, 468
ヒメゴボウ ▶88
ヒメコマツ ▶485
ヒメコラノキ ▶6
ヒメザゼンソウ ▶513
ヒメスイバ ▶250
ヒメタケ（姫竹）▶39
ヒメタチバナ ▶382
ヒメチチコグサ ▶104
ヒメツルコケモモ ▶462
ヒメツルニチニチソウ ▶128
ヒメビワ ▶156
ヒメフウロ ▶327
ヒメボウキ ▶195
ヒメマツタケ ▶295
ヒメムカシヨモギ ▶103
ヒメムラサキカブトゴケ ▶438
ヒメリュウキンカ（姫立金花）
　▶136
ピメント ▶478, 479, 480
ピメントノキ ▶334
ビャクジュツ ▶95
ビャクダン ▶321
ビャクブ ▶322
ビャクボウコン ▶37
ヒャクミコショウ（百味胡椒）
　▶334
ヒャクリコウ ▶205
ヒュウガトウキ ▶226
ビューキュー ▶380
ビューグル ▶183
ヒューケラ ▶419
ヒョウタン ▶58, 506

ヒヨコグサ ▶284
ヒヨス ▶277
ヒヨドリジョウゴ ▶280
ヒヨドリバナ ▶103
ヒラマメ ▶365
ピラミッドアジサイ ▶420
ヒラミレモン（平実檸檬）▶382
ヒル ▶435
ヒルガオ ▶324
ピルベアリングスパーゲ ▶263
ビルベリー ▶256
ヒルムシロ ▶326
ヒレアザミ ▶98
ヒレハリソウ ▶398, 509, 542
ビロウドマメ ▶367
ビロードアオイ ▶3
ビロードモウズイカ ▶166
ヒロハオキナグサ ▶139
ヒロハハコヤナギ ▶413
ヒロハミシマサイコ ▶227
ビワ ▶303, 528, 540
ビンカマイナー ▶128
ビンカミノール ▶128
ピンクペッパー ▶62, 515
ピンクルート ▶346
ピンピネラ サキシフレイジ
　▶240
ピンピネラ マヨール ▶240
ビンボウカズラ ▶329
ビンロウ ▶410
ビンロウジュ ▶410
ビンロウヤシ ▶410

【フ】

ファー ▶478, 479, 480
ファーニードル ▶350
ファーンリーフゼラニウム
　▶451
フィーバーバーク ▶124, 538,
　549
フィーバーフュー ▶119
フィグワート ▶165
フィソスチグマ ▶369
フィゾスチグマ・ベネノスム
　▶369
フィランツス ▶266
フウ ▶312, 379
ブークー ▶380
ブーケガルニ ▶452
フウセンアサガオ ▶325
フウセンカズラ ▶394
フウチョウボク ▶326
フーディア・ゴードニー ▶73
フウリンカ ▶283
フェイシャルスチーム ▶532
フェニルプロパノイド ▶478
フェヌグリーク ▶376, 515

645

プエラリア・ミリフィカ▶371
フェンネル▶233, 478, 479, 480,
515, 528
フェンネルヒソップ▶182
フォーサイシア▶403
フォールスユニコンルート
▶424
フォックスグローブ▶167
フォルスコールサヤバナ▶198
フォルスコリ▶198
フキ▶112, 526
フキグサ（葺草）▶177
フキタンポポ▶121
フキノトウ▶112, 506, 512, 526,
フクジュソウ▶131, 513
フクジンソウ▶113
ブクシンボク▶351
ブクスス・センペルウィレンス
▶252
フクベ▶57
フサスグリ▶463
フシ▶317
フジ▶378, 506
ブシ▶130
フジアザミ▶514
フジイロマンダラゲ▶276
フジウツギ▶328
フシグロ▶283
フシノキ▶62
フジバカマ▶103
フジマメ▶364
ブタクサ▶86
ブタクサモドキ▶86
フタバアオイ▶51
フタモジ▶437
フダンザンショウ▶390
プチグレン▶479, 480
ブチュ▶380
ブック▶380
ブッコノキ▶380
ブッソウゲ▶4
ブッチャーズブルーム▶432
ブッドレア▶328
フデクサ▶138
プテロストエカス▶461
ブドウ（ヨーロッパブドウ）
▶330
ブドウ（葡萄）▶331
ブドウホオズキ▶278
フナバラソウ▶75
フミトリー▶160
フユイチゴ▶310
フユカボチャ▶56
フユザンショウ▶390
フユズタ▶47
フユヅタ▶47
フユノハナワラビ▶292

ノユボダイジュ▶207
フユムシナツクサタケ▶291
ブラージュ▶396
ブラウンマスタード▶19
ブラジルニンジン▶324
プラタナス▶220
ブラックウォルナッツ▶151
ブラックカラント▶422, 464,
503
ブラッククミン▶138
ブラックコホシュ▶132
ブラックジンジャー▶213
ブラックスシード▶26
ブラックソーン▶307
ブラックソーンベリー▶307
ブラックチェリー▶299
ブラックチョークベリー▶469
ブラックペッパー▶164, 478,
479, 480,
ブラックペパーミント▶455
ブラックベリー▶310, 311, 466
ブラックベリールート▶310
ブラックホアハウンド▶183
ブラックホー▶218
ブラックホーハウンド▶183
ブラックラズベリー▶311
ブラックルート▶168
ブラッドルート▶162
プラム▶307
フラワーオブフラワーズ▶314
フラワリングクインス▶300
フランキンセンス▶79
ブランクアーサイン▶122
フラングラ▶152
フランスカイガンショウ▶352
プランテーン▶63, 64, 65
ブランブル▶310, 466
フランボワーズ▶465
ブリオニア▶55
プリックリーアッシュ▶390
フリティラリア・バルブ▶426
プリニウス▶470
プリムラ▶172, 173
プリムローズ▶172, 173
プリムローズルート▶173
フリンジ・ツリー▶402
ブルーウィード▶397
ブルーキモ▶170
ブルーコホシュ▶400
フルーツセージ▶449
ブルーバーベイン▶146
ブルーフラッグ▶28, 177
ブルーベリー▶256, 462
ブルーマロウ▶5, 524, 534, 538,
プルーリジールート▶73
プルーン▶307, 499
プルスレーン▶220

プルピエ▶220
ブルプレア▶102
ブルラッシュ▶78
ブレイジングスター▶424
ブレークストーンパセリ▶296
フレーズ・デ・ボワ▶467
ブレストシスル▶98
フレンチタイム▶452
フレンチタラゴン▶92
フレンチパセリ▶226
フレンチビーン▶369
フレンチマリーゴールド▶118
フレンチライラック▶361
フレンチラベンダー▶186
フレンチローズ▶470
フロアーリングアッシュ▶404
プロヴァンズローズ▶308
ブロードリーフセージ▶449
プロストラータスローズマリー
▶456
ブロッコリー▶20
フロミス・フルティコサ▶198
プロムロウズ▶172, 173
プロモナリア・オッフィキナリ
ス▶397
フワンナン▶202
ブンタン▶486
ブンドウ（文豆）▶378
フンリョクトウキ（粉緑当帰）
▶234

【へ】

ベアースフッド▶136
ベアーズフット▶136
ベアーズブリーチ▶122
ベアーベリー▶252
ベアベリー▶252
ベアラウフ▶437
ヘアリーバジル▶195
ヘアリーマウンテンミント
▶199
ヘイゼル▶78
ヘイフラワー▶33
ベイベリー▶418
ベイリーフ▶144
ヘーゼルナッツ▶494
ペーパーバーク▶333
ペカン▶150, 495
ヘキスイカク▶330
ペグアセンヤクノキ▶371
ヘクソカズラ▶15
ペグノキ▶371
ベコツツジ▶255
ヘザー▶253
ヘシ▶317
ベスルート▶429
ヘソクリ▶176

ベチバー▶41, 478, 479, 480,
ベチベル▶41
ベチベルソウ▶41
ヘチマ▶58, 538
ベッコウソウ▶32
ペッパー▶164
ベトニー▶204
ヘドラウメカー▶334
ヘナ▶393
ペニーロイヤル▶192
ペニーロイヤルミント▶192,
455, 526
ベニカズラ（紅蔓）▶15
ベニコウジ▶339
ベニコウジカビ▶339
ベニシダ▶66
ベニノキ▶339
ベニバナ▶97, 538
ベニバナイチヤクソウ▶32
ベニバナインゲン▶368, 506,
513
ベニバナセンブリ▶443
ベニバナツメクサ▶375
ベニラン▶439
ベネディクトソウ▶98
ベネデンブルー▶457
ペパーミント▶190, 455, 478,
479, 480, 534, 548, 549
ヘパティカ▶137
ヘビイチゴ▶306
ヘビノコシカケ▶175
ヘビノダイハチ▶174, 511
ヘビムギ▶36
ヘブス▶176
ペポカボチャ▶57, 493
ヘボッチョ▶60
ヘメロカリス、キスゲ▶433
ペヨーテ▶178
ヘラオオバコ▶64
ベラトラム・ビリデ▶433
ベラドンナ▶273
ペラルゴニウム・インクイナン
ス▶451
ペラルゴニウム・ゾナーレ
▶451
ベリー▶462, 468
ペリウィンクル▶128
ヘリオトロープ▶397
ペリトリーオブザウォール▶42
ヘリトリザサ▶40
ペリラアルデヒド▶483
ペルーコカノキ▶162
ペルーバルサムノキ▶367
ベルガモット▶193, 479, 480
ベルガモット
ベルコーザカンバ▶77
ペルシャグルミ▶151

ペルシャジョチュウギク ▶118
ベルノキ ▶380
ベルベーヌ ▶146
ヘレボラス ▶137
ベレリカミロバラン ▶181
ベレリックミロバラン ▶181
ヘロニアス ▶424
ヘロニアス・ディオイカ ▶424
ベロニカ ▶166, 169
ベロニカ・オフィキナリス ▶166
ベロニカ・ベクカブンガ ▶169
ヘンカクボク ▶306
ベンガルボダイジュ ▶156
ヘンショクアヤメ ▶28
ヘンズ（扁豆）▶364
ベンゾイン ▶63
ヘンナ ▶393
ヘンプ（大麻）▶155
ヘンプアグリモニー ▶103
ヘンプシード ▶155
ペンペングサ ▶20
ヘンルーダ ▶388

【ホ】

ボアドローズ ▶141
ホアハウンド ▶189
ホウキギ ▶7
ホウキグサ ▶7
ボウコン ▶37
ボウシュウボク ▶146
ホウショウ ▶142, 483
ボウスイホンダワラ ▶343
ホウセンカ ▶262
ボウタン ▶342
ボウフウ ▶239
ボウボウ ▶314
ホウライアオカズラ ▶72
ホウライシダ ▶340
ホウライジュリ ▶426
ホウレンソウ ▶8
ホオ ▶407
ホオウ ▶78
ホーウッド ▶483
ホオガシワ ▶407
ホオガシワノキ ▶407
ポークウィード ▶416
ポークルート ▶416
ホオコグサ ▶112
ホオズキ ▶278
ホースチェストナッツ ▶270
ホースチェスナッツ ▶270
ホーステール ▶268
ホースラディッシュ ▶18, 517
ホーソン ▶301, 302
ホーソンベリー ▶301
ホオノキ ▶407, 542

ポーポー ▶314
ホーラパー ▶195, 459
ホーリーシスル ▶98
ホーリーバジル ▶196
ボーンセット ▶104
ホクシャジン ▶234
ボクソク ▶337
ボクトソウ ▶102
ボグビーン ▶394
ホクベイフウロソウ ▶327
ボケ ▶300
ホコガタハナガサ ▶146
ホコツシ（補骨脂）▶359
ホシダマ ▶122
ホシイトスギ ▶318
ホソバ ▶108
ホソバウンラン ▶165
ホソバオオバコ ▶63, 65
ホソバオケラ ▶94
ホソバガマ ▶78
ホソバタイセイ（ウォード）▶23
ホソバニンジン ▶91
ホソバビャクゴウ（細葉百合）▶427
ホソバメハジキ ▶187, 188
ホソミエビスグサ ▶374
ボダイジュ ▶206, 207, 478, 479, 480
ホタルグサ ▶261, 268
ホタルブクロ ▶82
ボタン ▶342
ボタンボウフウ ▶237, 528, 540
ポッキリヤナギ ▶414
ボックス ▶252
ポットマリーゴールド ▶96, 538
ホップ ▶157, 526
ホテイアオイ ▶391
ホテイソウ ▶391
ポテンティラ・アンセリナ ▶305
ホトケノザ（古名）▶109
ポドヒルム ▶401
ポドフィルム ▶401
ホネヌキ ▶262
ポピー ▶161
ポピーシード ▶161
ポプラ ▶412, 413, 414
ポポー ▶314
ホホバ ▶496
ホミカ ▶346
ポミグラニット ▶173
ポメグラネート ▶173
ホメロス ▶471
ホヤ ▶412
ホヨ ▶412
ボラーゴ ▶396

ボラージ ▶501
ポリアンサス ▶441
ホリーホック ▶3
ポリガラ・ブルガリス ▶321
ポリゴナツム・ビフロルム ▶428
ボリジ ▶396, 501, 530, 542,
ボリビアキナノキ ▶11
ポリポラス ▶180
ボルド ▶409
ボルドー ▶409
ボルドーモニミア ▶409
ポルトガースピンク ▶457
ホルトソウ ▶264
ボルドリーフ ▶409
ボレイハッカ ▶192
ポレモニウム・レプタンス ▶292
ホロシ ▶280
ポロネギ ▶434
ホワイトアッシュ ▶403
ホワイトウイロー ▶414
ホワイトオーク ▶337
ホワイトカラント ▶464
ホワイトターメリック ▶212
ホワイトデットネットル ▶186
ホワイトデッドネトル ▶185, 186
ホワイトネトル ▶186
ホワイトブナ ▶337
ホワイトブリオニー ▶55
ホワイトホアハウンド ▶189
ホワイトマスタード ▶25
ホワイトマルベリー ▶158
ホワイトレースフラワー ▶222
ホワジャオ ▶390
ホンアンズ ▶298
ホンオニク ▶293
ホンゴシュユ ▶389
ホンシャクナゲ ▶255
ホンタデ ▶246
ホンダワラ ▶343
ボンタン ▶486
ボンハギ ▶393
ボンバナ ▶393, 419, 427
ホンヒ ▶317

【マ】

マー ▶80
マーシュ ▶70
マーシュカッドウィード ▶112
マーシュマロウ ▶3
マーシュローズマリー ▶254
マートル ▶334, 479, 480
マーラブ ▶299
マーラブ（ブラックチェリーの種子）▶299

マーレイン ▶166
マイタケ ▶179
マイヅルテンナンショウ ▶174
マウスイヤー・ホークウィード ▶107
マウタンピオニー ▶342
マウンテンブルーベリー ▶462
マウンテンバーム ▶183
マウンテンミント ▶199
マオウ（麻黄）▶344
マカ ▶24
マカダミア ▶502
マカラスムギ ▶33
マガリバナ ▶23
マキノカズラ ▶128
マキン ▶231
マクサ（テングサ）▶262
マクズ ▶370
マクリ ▶329
マクリモ ▶329
マグワ ▶158, 526, 538
マグワート ▶93, 94, 119
マゲイ ▶442
マコモ ▶41
マザーワート ▶187, 188
マサキ ▶287
マジックカーペットタイム ▶453
マシュマロウ ▶538
マシュマロー ▶3
マジョラム ▶196, 478, 479, 480, 515, 526
マスタード ▶25
マスターワート ▶234
マスチックタイム ▶453
マスチックノキ ▶61
マスティクス ▶61
マスティックスノキ ▶61
マダー ▶15
マダガスカルベリウインクル ▶125
マタタビ ▶346, 530
マタデ ▶246
マチコ ▶162
マチン（馬銭）▶346
マツカサアザミ ▶232
マツカゼソウ ▶381
マックル… ▶382
マッコウノキ ▶180
マッシュルーム ▶295
マツバウド ▶141
マツブサ ▶354, 542
マツホド ▶180
マツユキソウ ▶315
マツラニッケイ ▶143
マテ ▶409, 523

マティコ ▶162
マテチャ ▶409
マトリカリア ▶119
マトリグサ ▶374
マハレブ・チェリー ▶299
ママコノキ ▶393
マムシアルム ▶176
マムシグサ ▶174, 175
マメグンバイナズナ ▶24
マメチャ ▶358
マメブシ ▶124
マユミ ▶287
マヨナラ ▶196
マラッカノキ ▶266
マラバールナッツ ▶123
マリアアザミ ▶114, 495
マリアヒレアザミ ▶114, 495
マリンブルーローズマリー
　　▶457
マルーラ ▶493
マルゴサノキ ▶240
マルスグリ ▶465
マルバカワヂシャ ▶169
マルバシクラメン ▶171
マルバダイオウ ▶249
マルバタバコ ▶278
マルバノニンジン ▶81
マルバノヒゴタイサイコ ▶232
マルバハンノキ ▶76
マルベリー ▶158, 467, 534, 547,
　　548
マルミキンカン ▶382
マルミノギンリョウソウ ▶31
マルメロ ▶302
マレイン ▶166
マレーシアニンジン ▶285
マロウ ▶5, 532
マロニエ ▶270
マンケイシ ▶148
マンゴー ▶61, 493
マンゴージンジャー ▶210
マンサク ▶379
マンサン ▶82
マンシュウサイコ ▶227
マンジュウシバ ▶432
マンシュウミシマサイコ ▶227
マンジュギク ▶118
マンジュシャゲ ▶316, 512
マンジュマイ（万寿瓜） ▶292
マンダラゲ ▶275, 511
マンダリン ▶479, 480
マンダリンオレンジ ▶384
マンダリンライム ▶383
マンドラゴラ ▶278
マンドレーク ▶278
マンナシオジ ▶404
マンナトネリコ ▶404

マンネンタケ ▶380
マンネンロウ ▶200, 526

【ミ】

ミカン ▶385
ミンシグサ ▶327
ミサンザシ ▶302
ミシマサイコ ▶227
ミズ ▶42
ミズガラシ ▶21, 24
ミズクリ ▶317
ミズゼリ ▶236
ミズナ（水菜）▶42
ミズバナ ▶393
ミズハンゲ ▶394
ミズヒキ ▶245
ミズヒキグサ ▶245
ミズブキ ▶219
ミスミソウ ▶137
ミズメザクラ ▶482
ミスルトゥ ▶412
ミスルトー ▶412
ミズレモン（水檸檬）▶270
ミゾカクシ ▶83
ミゾクサ ▶368
ミゾソバ ▶246
ミソナオシ ▶368
ミソハギ ▶393
ミチヤナギ ▶247
ミツガシワ ▶394
ミツデウラボシ ▶54
ミツバ ▶231, 540
ミツバアケビ ▶18
ミツバオウレン ▶136
ミツバグサ ▶238
ミツバショウマ ▶132
ミツバゼリ ▶231
ミツバテンナンショウ ▶175
ミツバナ ▶216
ミツババナ ▶72
ミツマタ ▶215
ミツモウカ ▶329
ミドリハッカ ▶192
ミドリハナヤサイ ▶20
ミニョネット ▶402
ミバショウ（実芭蕉）▶291
ミブヨモギ ▶93
ミミガタテンナンショウ ▶175
ミミキノコ ▶84
ミミセンナ ▶373
ミミダレグサ ▶421
ミモザ ▶355
ミモチスギナ ▶268
ミヤコダラ ▶47
ミヤマシキミ ▶389
ミュール ▶467
ミュール・ソバージュ ▶466

ミョウガ ▶213
ミラ ▶437
ミルクシスル ▶114, 495
ミルクワート ▶321
ミルテ ▶334
ミルナ ▶10
ミルラ ▶80
ミルラノキ ▶80, 549
ミルリス・オドラタ ▶235
ミレット ▶38
ミロバランノキ ▶181
ミント ▶450, 454, 523
ミントウジン ▶229
ミントマリーゴールド ▶117

【ム】

ムイラプアマ ▶343
ムギ ▶36, 37, 524
ムギクワイ ▶423
ムクゲ ▶5
ムクナ ▶367
ムクナマメ ▶367
ムクロ ▶395
ムクロジ ▶395
ムシゴケ ▶395
ムシトリスミレ ▶251
ムスクローズ ▶471
ムスビジョウ ▶60
ムツバアカネ（六葉茜）▶15
ムベ ▶18
ムベウリ ▶60
ムメ ▶297
ムラサキ ▶397
ムラサキイペ ▶289
ムラサキウマゴヤシ ▶366, 530
ムラサキオモト ▶261
ムラサキケマン ▶160
ムラサキセンダイハギ ▶357
ムラサキツメクサ ▶376
ムラサキツリフネ ▶262
ムラサキナツフジ ▶358
ムラサキニガナ ▶109
ムラサキバレンギク ▶102
ムラサキヒヨドリバナ ▶104
ムラサキフトモモ ▶335
ムラサキマサキ ▶286
ムロ ▶319

【メ】

メイアップル ▶401
メイサ（槇?）▶308
メイジソウ（明治草）▶103
メイチャン ▶145
メイデンヘアツリー ▶32
メイデンヘアファーン ▶340
メイポップ ▶269
メース ▶285

メールファーン ▶66
メーンラックバジル ▶195
メガ ▶213
メギ ▶399
メキシカンポピー ▶158
メキシカンリピア ▶146
メキシコヒナゲシ ▶158
メグサハッカ ▶192, 526
メグスリノキ ▶72
メグスリバナ ▶124
メグロ ▶72
メッチ ▶376
メド ▶365
メドゥスイート ▶303
メドウフォーム ▶503
メドースイート ▶303, 549
メドキ ▶85
メドギ ▶365
メドクサ ▶365
メドハギ ▶365
メナモミ ▶114
メハジキ ▶188
メハナヤサイ ▶20
メボウキ ▶187, 195, 526
メマツタケ ▶295
メマツヨイグサ ▶17
メラレウカ ▶333
メリッサ ▶189, 479, 480
メリッサソウ ▶189
メリロート ▶366
メリロット ▶366
メレグエタペパー ▶209
メレゲッタコショウ ▶209
メンツェリア ▶214
メンツェリア・コルディフォリ
　　ア ▶214
メントン ▶483
メンマ ▶66
メンラック ▶459
メンラックバジル ▶195

【モ】

モウカジュ（蒙花樹）▶215
モウコモメンヅル ▶356
モウズイカ ▶166
モーニンググローリー ▶325
モクゲ ▶5
モクセイソウ ▶402
モクゾク ▶268
モクツウ ▶17
モクトン ▶17
モクベッシ ▶59
モクレン ▶407, 542
モクレンゲ ▶407
モケ ▶300
モスカールドパセリ ▶19, 237

モスキートプラント ▶184
モダマ ▶360
モチグサ ▶93, 94, 119
モチナモミ ▶114
モッカ（木瓜）▶292
モッコウ ▶113
モツヤク（没薬）▶80
モトタカサブロウ ▶102
モナルダ ▶193, 194
モミ ▶348, 350, 485
モミジイチゴ ▶311
モミジガサ ▶506, 512
モミジバキセワタ ▶187
モミジバダイオウ ▶248
モモ ▶297, 499, 540
モリアザミ ▶514
モリシマアカシア ▶354
モリンガ ▶446
モリンガ・オレイフェラ ▶446
モリンダキンセンカ ▶14
モレイラ ▶142
モロカンローズ ▶308
モロコシ ▶40
モロノキ ▶319
モロヘイヤ ▶506, 511, 513
モンゴンゴ ▶498
モンジュラン（文殊蘭）▶315
モンソニア ▶327
モンティコーラマツ ▶352
モンパイノコヅチ ▶322

【ヤ】

ヤーコン ▶115
ヤーチャオ ▶32
ヤーバサンタ ▶291
ヤーバマンサ ▶268
ヤイトバナ ▶15
ヤエクチナシ ▶13
ヤエサンユウカ ▶128
ヤエナリ ▶378
ヤエムグラ ▶13
ヤエヤマアオキ ▶14
ヤオヤボウフウ ▶234
ヤキバザサ ▶40
ヤキモチカズラ ▶260
ヤクソウ ▶445
ヤクチ ▶209
ヤクモソウ ▶187, 188
ヤクモソウ ▶195
ヤクヨウガレーガ ▶361
ヤクヨウサフラン ▶26
ヤクヨウサルビア ▶449
ヤクヨウサルビア（薬用サルビア）
　▶201
ヤクヨウダイオウ ▶247
ヤクヨウダイオウ ▶248
ヤクヨウトモシリソウ ▶21

ヤクヨウハナガサノキ ▶14
ヤクヨウヒメムラサキ ▶397
ヤクヨウベロニカ ▶166
ヤクヨウホオノキ ▶408
ヤグルマカッコウ ▶193
ヤグルマギク ▶98
ヤグルマソウ ▶98
ヤグルマハッカ ▶194
ヤコブコウリンギク ▶113
ヤコブサワギク ▶113
ヤコブスラダー ▶292
ヤコブボロギク ▶113
ヤサイショウマ ▶133
ヤシャビシャク ▶421
ヤスリグサ ▶268
ヤセイヤマノイモ ▶418
ヤツガシラ ▶176
ヤツデ ▶46
ヤツブサ ▶274
ヤツメラン ▶54
ヤドリギ ▶412
ヤナギソウ ▶243
ヤナギタデ ▶246
ヤナギタンポポ ▶107
ヤナギトウワタ ▶73
ヤナギハッカ ▶185, 526
ヤナギバドクゼリ ▶229
ヤナギラン ▶16
ヤネバンダイソウ ▶340
ヤハズエンドウ ▶378, 530
ヤハズツノマタ ▶220
ヤハズニシキギ ▶286
ヤバネオオムギ ▶37
ヤブカラシ ▶329
ヤブガラシ ▶329
ヤブカンゾウ ▶530
ヤブケマン ▶160
ヤブコウジ ▶416
ヤブコンニャク ▶175
ヤブジラミ ▶239
ヤブソテツ ▶66
ヤブツバキ ▶260, 497
ヤブニッケイ ▶143
ヤブニンジン ▶236
ヤブボロギク ▶113
ヤブラン ▶427
ヤボランジ ▶388
ヤボランジョウ ▶388
ヤマアジサイ ▶420
ヤマアララギ ▶407
ヤマウコギ ▶46, 524
ヤマウサギギク ▶88, 89
ヤマウド ▶224
ヤマギク ▶99
ヤマギリ ▶47
ヤマクジラ ▶44
ヤマグミ ▶392

ヤマグワ ▶158, 392
ヤマゴボウ ▶117, 416, 514
ヤマゴンニャク ▶174, 511
ヤマザクラ ▶299
ヤマジソ ▶194
ヤマシャクジョウ ▶440
ヤマシャクヤク ▶341
ヤマゼリ ▶223
ヤマダイオウ ▶243
ヤマツバキ ▶497
ヤマツルニンジン ▶82
ヤマトナデシコ ▶282
ヤマトリカブト ▶130
ヤマナシ ▶308
ヤマニシキギ ▶287
ヤマネグサ（山根草）▶164
ヤマノイモ ▶417, 506, 507
ヤマノカミノシャクジョウ
　▶440
ヤマハギ ▶365
ヤマバス ▶220
ヤマハハコ ▶86
ヤマハンノキ ▶76
ヤマヒヒラギ ▶202
ヤマビル ▶437
ヤマブキ ▶112, 304
ヤマブドウ ▶330
ヤマボウシ ▶392
ヤマホウレンソウ ▶8
ヤマホオズキ ▶393
ヤマモクレン ▶407
ヤマモモ ▶418
ヤマユリ ▶426
ヤムイモ ▶418
ヤラッパ ▶325
ヤロウ ▶85, 478, 479, 480, 524,
　538, 549
ヤロー ▶85

【ユ】

ユウガオ ▶58, 513
ユーカリ ▶331
ユーカリ・シトリオドラ ▶331
ユーカリノキ ▶331, 450, 479,
　480, 542, 549, 550
ユーカリプタス ▶331
ユーカリラディアータ ▶332
ユウレイタケ ▶31
ユウレイバナ ▶316
ユカン（油柑）▶266
ユキチャ ▶395
ユキノシタ ▶421
ユキモヨウ ▶421
ユキワリソウ ▶137, 279
ユズ ▶383, 486, 542
ユスラウメ ▶305
ユズリハ ▶422

ユズルハ ▶422
ユソウボク ▶293
ユッカ ▶441, 442
ユニペルス・サビナ ▶319
ユノス ▶383
ユリ ▶426, 427
ユリグルマ ▶507
ユリワサビ ▶23

【ヨ】

ヨウシュアキノキリンソウ
　▶116
ヨウシュイブキジャコウソウ
　▶205
ヨウシュオオバコ ▶64
ヨウシュカノコソウ ▶70
ヨウシュカワラマツバ ▶13
ヨウシュカンボク ▶218
ヨウシュクサノオウ ▶159
ヨウシュジンチョウゲ ▶215
ヨウシュチョウセンアサガオ
　▶276
ヨウシュツルキンバイ ▶305
ヨウシュネナシカズラ ▶324
ヨウシュハクセン ▶386
ヨウシュハッカ ▶191
ヨウシュハナシノブ ▶292
ヨウシュフクジュソウ ▶131
ヨウシュメハジキ ▶187
ヨウシュヤマゴボウ ▶416, 514
ヨウナシ ▶308
ヨウニュウ（羊乳）▶82
ヨウバイ ▶418
ヨーロッパアカマツ ▶352
ヨーロッパイチイ（欧羅巴一位）
　▶30
ヨーロッパウマノミツバ ▶239
ヨーロッパキイチゴ ▶311, 465
ヨーロッパクサイチゴ ▶303,
　467
ヨーロッパグリ ▶336
ヨーロッパシラカンバ ▶77
ヨーロッパダケカンバ ▶77
ヨーロッパトウキ ▶224, 238,
　528
ヨーロッパナナカマド ▶313
ヨーロッパハナシノブ ▶292
ヨーロッパハンノキ ▶76
ヨーロッパヒカゲミズ ▶42
ヨーロッパフキ ▶111
ヨーロッパブドウ ▶331
ヨーロッパモミ ▶348
ヨーロッパヤマナラシ ▶413
ヨーロピアンエルダー ▶217
ヨーロピアンオーク ▶338
ヨーロピアンピオニー ▶342
ヨーロピアンペニーロイヤル ▶192

649

ヨクイニン ▶34
ヨクベイ ▶34
ヨシ ▶38
ヨシノザクラ ▶298
ヨシノユリ ▶426
ヨシュアノキ ▶442
ヨゾズメ ▶218
ヨゾズミ ▶218
ヨドボケ ▶300
ヨヒラ ▶420
ヨヒンベ ▶15
ヨヒンベノキ ▶15
ヨボシバナ ▶425
ヨメナ ▶94, 526
ヨモギ ▶91, 93, 119, 526, 538
ヨモギギク ▶119
ヨロイグサ ▶224
ヨロイドオシ ▶399

【ラ】

ラークスパー ▶136
ラージリーフドライム ▶206,
　207
ラーチ ▶350
ライオンゴロシ ▶169
ライコウトウ（雷公藤）▶288
ライジンソウ（雷神草）▶42
ライデンボク ▶288
ライブウォート ▶137
ライム ▶206, 207, 381, 479, 480
ライムツリー ▶207
ラヴィッジ ▶234
ラウオルフィア ▶126
ラカニシキギ ▶287
ラカンカ ▶59
ラクツカリュームソウ ▶109
ラクトゥカリュムソ ▶109
ラシャカキグサ ▶349
ラズベリー ▶311, 465, 499
ラタニア ▶150
ラタニアルーツ ▶150
ラタニー ▶150
ラッカショウ ▶355
ラッカセイ ▶355, 501
ラッキョウ ▶435
ラバンジン ▶187, 478, 479, 480,
ラバンディン系 ▶460
ラビッジ ▶234
ラビットアイブルーベリー
　▶462
ラフマ ▶125
ラベンサラ ▶144
ラベンダー ▶186, 460, 461, 478,
　479, 480, 523, 526, 532, 535,
　540, 544, 548, 549, 550
ラミウム ▶186
ラミウム・マクラツム ▶186

ラムズイヤー ▶203
ラムズタング ▶203
ラムズテール ▶203
ラムズレタス ▶70
ラムソムズ ▶437
ラムソン ▶437
ラングワート ▶397
ランソウ（蘭草）▶103
ランヨウアオイ ▶50

【リ】

リーキ ▶434
リーク ▶434
リキウム ▶277
リキュウソウ（利休草）▶322
リグスティクム・シネンセ
　▶230
リクチメン ▶4
リグナム ▶293
リコリス ▶362, 363
リコリスルート ▶362
リシマキア ▶171
リツェアクベバ ▶145
リツェアクベバ（リトセア）
　▶479, 480
リナカンサス ▶124
リナム ▶26
リナリア ▶165
リベリアコーヒーノキ ▶12
リュウガン ▶394
リュウキ ▶280
リュウキュウイモ（琉球薯）
　▶325
リュウキュウトロロアオイ ▶2
リュウキュウバショウ（琉球芭蕉）
　▶290
リュウノウギク ▶99, 526, 538
リュウノヒゲ ▶427
リョウキョウ ▶209
リョクトウ ▶378
リョクヨウカンラン（緑葉甘藍）
　▶19
リリーオブザバレー ▶424
リンゴ ▶304, 450, 540
リンシード ▶26
リンデン ▶206, 207
リンデンウッド ▶206, 207
リンデンフラワー ▶206, 207
リンデンブロッサム ▶206, 207
リンデンリーフ ▶206, 207
リンドウ（広義）▶444

【ル】

ルイボス ▶355, 523
ルー ▶388
ルーサン ▶366
ルースストライフ ▶393

ルウダソウケアリタソウ ▶9
ルッコラ ▶22
ルバーブ ▶249
ルバーブルート ▶247, 248
ルピナス ▶365
ルブス・オッキデンタリス ▶
　311
ルリジサ ▶396
ルリジシャ ▶396
ルリヂシャ ▶396, 501, 530
ルリトラノオ ▶169
ルリハコベ ▶171
ルリヒエンソウ ▶134

【レ】

レイシ ▶380
レイシマッシュルーム ▶380
レイシュンカ ▶161
レイン・リリー ▶510
レースフラワー ▶222
レオヌルスソウ ▶187
レクチン ▶513
レタスオピウム ▶109
レッサーガランガル ▶209
レッジャーバーク ▶11
レッドカフント ▶463, 464
レッドキャンピオン ▶283
レッドクローバー ▶376
レッドサンダルウッド ▶370
レッドセージ ▶449
レッドバーク ▶11
レッドパーム ▶502
レッドマグノリア ▶407
レッドラスベリー ▶311
レッドルートセージ ▶201
レディーズベッドストロー ▶13
レディースマントル ▶296, 528
レディズスリッパー ▶439
レディスベッドストロー ▶13
レフォール ▶18
レプトスペルマム ▶332
レモン ▶383, 479, 480, 542,
レモンガヤ ▶35
レモングラス ▶35, 478, 479, 480,
　515, 524, 538
レモンゼラニウム ▶450, 451
レモンソウ ▶35
レモンソウ（檸檬草）▶35
レモンタイム ▶205, 453
レモンバーベナ ▶146, 526, 532
レモンバーム ▶189, 526, 532,
　540, 549
レモンバーム（メリッサ）▶478
レモンバジル ▶195, 459
レモンユーカリ ▶331
レンギョウ ▶403
レンギョウウツギ ▶403

レンゲツツジ ▶255, 514
レンズマメ ▶365
レンテンローズ ▶137

【ロ】

ロヴァージュ ▶239
ロウクワット ▶303
ロウトウ ▶277
ロウノキ ▶62
ロウバイ ▶445
ローガンベリー ▶466
ローズ ▶309, 528, 532, 544,
ローズウッド ▶141, 479, 480,
　482,
ローズゼラニウム ▶328, 451
ローズヒップ ▶309, 523, 528,
　548,
ローズマリー ▶200, 456, 478,
　479, 480, 515, 526, 535, 540,
　544, 548
ローズマリー〈精油〉▶200
ローズマリーレックス ▶456
ローズルート ▶340
ローゼル ▶4
ローゼルソウ ▶4, 524
ローブッシュブルーベリー
　▶462
ローマカミツレ（ローマンカモ
　ミール）▶98
ローマンカミツレ（羅馬加密列）
　▶98
ローマンカモマイル ▶98
ローリエ ▶144
ローレル ▶144, 478, 479, 480,
　515
ロクロギ ▶63
ロケット ▶22
ロサ・カニナ ▶309
ロサ・ガリカ ▶470, 471
ロサ・ギガンティア ▶471
ロサ・キネンシス ▶471
ロサ・キネンシス・スポンタネア
　▶471
ロサ・ダマスセナ ▶470, 471
ロサ・フェチダ ▶471
ロサ・ムルティフロラ ▶471
ロサ・モスカータ ▶471
ロサ・ルキアエ ▶471
ロジン ▶352
ロゼリソウ ▶4
ロゼル ▶4
ロッカクソウ ▶32, 373, 374
ロッカクレイシ ▶380
ロディオラロゼア ▶340
ロドデンドロン・フェルギネウム
　▶255
ロニセラ ▶216

ロブスターコーヒーノキ▶12
ロベージ▶234
ロベッジ▶234
ロベリア▶83
ロベリアソウ▶83
ロマティウム▶235
ロマティウム・ディセクツム
　▶235
ロンガン▶394

【ワ】

ワートルベリー▶256
ワーフー▶286
ワームウッド▶91
ワイルドインディゴ▶357
ワイルドオーツ▶33
ワイルドガーリック▶437
ワイルドカモマイル▶119
ワイルドカモミール▶110
ワイルドキャロット▶231
ワイルドシナモン▶76
ワイルドジンジャー▶51
ワイルドストロベリー▶303,
　467
ワイルドセロリシード▶239
ワイルドタイム▶205
ワイルドチェリー▶299
ワイルドパッションフラワー
　▶269

ワイルドブラックチェリー
　▶299
ワイルドベルガモット▶193,
　194
ワイルドマジョラム▶197
ワイルドヤム▶418
ワイルドレタス▶109
ワイルドローズマリー▶254
ワカバキャベツヤシ▶410
ワサビ▶22, 511, 517
ワサビダイコン▶18
ワサビノキ▶446
ワジュロ（和棕櫚）▶411
ワスレグサ▶316
ワセイチゴ▶311
ワタ▶4
ワタクヌギ▶338
ワタゲゴボウ▶88
ワタスギギク▶112
ワタチョロギ▶203
ワタフジウツギ▶329
ワタマキ▶338
ワダン▶108
ワックスゴード▶54
ワックスマートル▶418
ワトル▶355
ワニナシ（鰐梨）▶145
ワニンジン▶49
ワハッカ▶191

ワラビ▶164
ワラビナ（蕨菜）▶164
ワルナスビ▶279
ワレモコウ▶312, 528
亜米利加酢の木▶256
瓜呂▶60
黄蓮▶135
温州ミカン▶485
花旗参▶49
括樓▶60
滑ゴマ▶26
樺穴茸▶179
樺孔茸▶179
甘ソバ▶244
熊ネギ▶437
桑の実▶467
胡麻▶496
勾玉の実▶61
香附子（コウフシ）▶79
高麗人参▶48
黒ウコン▶213
腰果▶61
紫ウコン▶212
釈迦頭（シャカトウ）▶314
樹草蓮▶439
松紅梅（ショウコウバイ）▶332
沼酢の木▶256
真正ラベンダー▶186
西洋アンズ▶498

西洋カボチャ▶493
西洋キイチゴ▶465
西洋参▶49
青森ヒバ▶483
仙人草▶134
仙人凍▶134
多伽羅▶128
台湾金線蓮▶439
大ガランガル▶209
中国パセリ▶230
鉄蕉（テッショウ）▶242
塘蒿▶227
軟黄金▶291
猫の爪▶16
普通ソバ▶244
鳳尾蕉（ホウビショウ）▶242
没薬樹▶80
本山石松▶439
魔女の草▶277
万年青▶429
洋乳香▶61
涼粉草▶134
和ソバ▶244
扁豆▶365
疳取草（カントリソウ）▶184
眩草（クララグサ）▶374
鹹草▶225

学名索引

Abelmoschus esculentus (L.) Moench ▶2
Abelmoschus manihot (L.) Medik. ▶2
Abelmoschus moschatus Medik. ▶2
Abies alba Mill. ▶348, 349, 350
Abies balsamea (L.) Mill. ▶348
Abies firma Siebold et Zucc. ▶348
Abies sachalinensis (F.Schmidt) Mast. var. *nemorensis* Mayr ▶347
Abies sachalinensis (Fr.Schmidt) Mast. ▶348, 349, 350
Abies sachalinensis (Fr.Schmidt) Mast. var. *mayriana* Miyabe et Kudô ▶347
Abies sachalinensis (Fr.Schmidt) Mast. var. *sachalinensis* ▶347
Abies sibirica Ledeb. ▶327, 348, 349, 350
Abrus precatorius L. ▶354
Abutilon indicum (L.) Sweet subsp. *indicum* ▶2
Acacia arabica (Lam.) Willd. ▶377
Acacia catechu (L.f.) Willd. ▶371
Acacia mearnsii De Wild. ▶354
Acacia mollissima auct. non Willd. ▶354
Acacia nilotica (L.) Willd. ex Delile ▶377
Acacia senegal (L.) Willd. ▶372
Acacia spp. ▶355
Acanthopanax sciadophylloides Franch. et Sav. ▶45
Acanthopanax senticosus (Rupr. et Maxim.) Harms. ▶45
Acanthopanax sieboldianus Makino ▶46
Acanthopanax spinosus (L.f.) Miq. ▶46
Acanthus mollis L. ▶122
Acer maximowiczianum Miq. ▶72
Acer nikoense Maxim. ▶72
Acetosa pratensis Mill. ▶250
Achillea alpina L. ▶85
Achillea borealis Bong. ▶85
Achillea lanulosa Nutt. ▶85
Achillea magna auct. ▶85
Achillea millefolium ssp. borealis (Bong.) Breitung. ▶85
Achillea millefolium L. ▶85
Achillea millefolium ssp. lanulosa (Nutt.) Piper ▶85
Achillea millefolium var. occidentale DC ▶85
Achillea sibirica (Ledeb.) Regel ▶85
Achyranthes bidentata Blume ▶322, 323
Achyranthes bidentata Blume var. *tomentosa* (Honda) H.Hara ▶323
Achyranthes bidentata Blume var. *bidentata* ▶322, 323
Achyranthes bidentata Blume var. *fauriei* (H.Lév. et Vaniot) ▶323
Achyranthes fauriei H.Lév. et Vaniot ▶323
Achyranthes fauriei Leveillé et Vaniot ▶323

Acmella oleracea (L.) R.K.Jansen ▶85
Aconitum carmichaeli Debx. ▶129, 130
Aconitum chinense Siebold ex Paxton ▶129
Aconitum deflexum Nakai ▶130
Aconitum deflexum Nakai var. *hakonense* (Nakai) Tamura ▶130
Aconitum japonicum auct. non Thunb. ▶130
Aconitum japonicum Thunb. subsp. *japonicum* ▶130
Aconitum japonicum Thunb. subsp. *subcuneatum* (Nakai) Kadota ▶130, 512
Aconitum japonicum Thunb. var. *kitakamiense* Saiki et Hosoi ▶130
Aconitum japonicum Thunb. var. *montanum* Nakai ▶130
Aconitum napellus L. ▶130
Aconitum spp. ▶512
Aconitum subcuneatum Nakai ▶130
Aconitum zuccarinii Nakai ▶130
Acorus asiaticus Nakai ▶177
Acorus calamus L. ▶177
Acorus calamus L. var. *angustatus* Besser ▶177
Acorus gramineus Sol. ex Aiton ▶177
Acorus gramineus Sol. ex Aiton var. *japonicus* M.Hotta ▶177
Actaea biternata (Siebold et Zucc.) Prantl ▶132
Actaea gyrostachya Wender ▶132
Actaea monogyna Walt. ▶132
Actaea orthostachya Wender ▶132
Actaea racemosa L. ▶132
Actaea simplex (DC.) Wormsk. ex Prantl ▶133
Actinidia arguta (Siebold et Zucc.) Planch. ex Miq. ▶345
Actinidia chinensis Planch. var. *deliciosa* (A.Cheval.) A.Cheval. ▶345
Actinidia chinensis Planch. var. *hispida* C.F.Liang ▶345
Actinidia polygama (Siebold et Zucc.) Planch. ex Maxim. ▶346
Actinidia tetramera auct. non Maxim. ▶345
Adenophora remotiflora (Siebold et Zucc.) Miq. ▶81
Adenophora stricta Miq. ▶81, 82
Adenophora stricta Miquel ▶81, 82
Adenophora tetraphylla (Thunb.) Fisch. ▶82
Adenophora triphylla (Thunb.) A.D.C. subsp. *aperticampanulata* Kitam. ▶82
Adenophora triphylla (Thunb.) A.D.C. var. *japonica* (Regel) H.Hara ▶82
Adhatoda vasica Nees ▶123
Adiantum capillus-veneris L. ▶340
Adiantum capillus-veneris L. f. *lanyuanum* W.C.Shieh ▶I
Adiantum monochlamys D.C.Eaton ▶341
Adonis amurensis auct. non Regel et Radde ▶131
Adonis ramosa Franch. ▶131, 513

Adonis vernalis L. ▶131
Aeginetia indica L. ▶293
Aeginetia indica L. var. *sekimotoana* (Makino) Makino ▶293
Aegle marmelos (L.) Corrêa ▶380
Aesculus castanea Gilib. ▶270
Aesculus hippocastanum L. ▶270
Aesculus procera Salisb. ▶270
Aesculus turbinata Blume ▶271
Aframomum melegueta K.Schum. ▶209
Agaricus bisporus (J. E. Lange) Imbach ▶295
Agaricus subrufescens Peck ▶295
Agastache foeniculum (Pursh) Kuntze ▶182
Agastache rugosa (Fisch. et C.A.Mey.) Kuntze ▶182, 184
Agastache rugosa (Fisch. et C.A.Mey.) Kuntze f. *hypoleuca* (Kudô) H.Hara ▶182
Agathosma betulina (P. J. Bergius) Pillans ▶380
Agave americana L. ▶442
Agnus-castus vulgaris Carr. ▶147
Agrimonia eupatoria L. ▶295
Agrimonia eupatoria L. ▶295
Agrimonia japonica (Miq.) Koidz. ▶295
Agrimonia pilosa Lcdcb. ▶295
Agrimonia pilosa Ledeb. subsp. *japonica* (Miq.) H.Hara ▶295
Agrimonia pilosa Ledeb. var. *japonica* (Miq.) Nakai ▶295
Agrimonia procera Wallroth ▶295
Agropyron repens (L.) P.Beauv. ▶36
Agropyron tsukushiense (Honda) Ohwi ▶36
Ailanthus altissima (Mill.) Swingle ▶284
Ajuga decumbens Thunb. ▶182
Ajuga nipponensis Makino ▶182
Ajuga reptans L. ▶183
Akebia × *pentaphylla* (Makino) Makino ▶17
Akebia quinata (Houtt.) Decne. ▶17
Akebia quinata (Houtt.) Decne. f. *polyphylla* (Nakai) Hiyama ▶17
Akebia trifoliata (Thunb.) Koidz. var. *litoralis* Konta et Katsuy. ▶18
Akebia trifoliata Koidzumi ▶18
Albizia julibrissin Durazz. ▶355
Alcea ficifolia L. ▶3
Alcea rosea L. ▶3
Alchemilla alpina L. ▶296
Alchemilla arvensis (L.) Scop. ▶296
Alchemilla vulgaris L. agg. ▶296
Aletris farinosa L. ▶422
Aleurites cordata (Thunb.) R.Br. ex Steud. ▶514
Aleurites spp. ▶514
Alisma canaliculatum A.Braun et C.D.Bouché ▶70
Alisma orientale JuzepczukAlisma orientale (Sam.) Juz. ▶71
Alisma plantago-aquatica L. ▶71

Alisma plantago-aquatica L. subsp. *orientale* (Sam.) Sam. ▶**71**

Alisma plantago-aquatica L. var. *orientale* Sam. ▶**71**

Allamanda cathartica L. ▶**124**

Allamanda cathartica L. var. *hendersonii* (Bull. ex Dombr.) L.H.Bailey et Raffill ▶**124**

Alliaria petiolata (M.Bieb.) Cavara et Grande ▶**18**

Allium ampeloprasum L. ▶**434**

Allium bouddhae Debeaux ▶**435**

Allium cepa L. ▶**434**

Allium chinense G.Don ▶**435**

Allium esculentum Salisb. ▶**434**

Allium fistulosum L. ▶**435**

Allium fistulosum L. var. *bouddhae* Prokh. ▶**435**

Allium grayi Regel ▶**435**

Allium latissimum Prokh. ▶**437**

Allium macrostemon Bunge ▶**435**

Allium microdictyon Prokh. ▶**437**

Allium nipponicum Franch. et Sav. ▶**435**

Allium ochotense Prokh. ▶**437**

Allium porrum cepa Rehb. ▶**434**

Allium sativum L. ▶**435**

Allium sativum L. 'Nipponicum' ▶**435**

Allium schoenoprasum L. var. *bellum* Kitam. ▶**437**

Allium schoenoprasum L. var. *foliosum* Regel ▶**436**

Allium schoenoprasum L. var. *schoenoprasum* ▶**437**

Allium tuberosum Rottler ex Spreng. ▶**437**

Allium ursinum L. ▶**437**

Allium victorialis L. ▶**437**

Allium victorialis L. subsp. *platyphyllum* Hultén ▶**437**

Allium victorialis L. var. *asiaticum* Nakai ▶**437**

Alnus glutinosa (L.) Gaertn. ▶**76**

Alnus hirsuta (Spach) Turcz ex Rupr. var. *microphylla* (Nakai) Tatew. f. *glabrescens* Tatew. ▶**76**

Alnus hirsuta (Spach) Turcz. ex Rupr. ▶**76**

Alnus hirsuta (Spach) Turcz. ex Rupr. f. *sibirica* (Spach) H.Ohba ▶**76**

Alnus sibirica (Spach) Fisch. ex Kom. ▶**76**

Alnus tinctoria Sarg. ▶**76**

Alocasia odora (Lodd.) Spach ▶**507**

Aloe arborescens Mill. ▶**28, 29**

Aloe chinensis Bak. ▶**29**

Aloe elongata Murray ▶**29**

Aloe ferox Mill. ▶**28**

Aloe horrida Haw. ▶**28**

Aloe indica Royle ▶**29**

Aloe officinalis Forsk. ▶**29**

Aloe perfoliata L. ▶**29**

Aloe perfoliata Thunberg. ▶**28**

Aloe pseudoferox Salm. Dyck ▶**28**

Aloe rubescens DC ▶**29**

Aloe socotrina Masson. ▶**28**

Aloe supralaevis Haw. ▶**28**

Aloe vera (L.) Burm.f. ▶**29**

Aloe vera L. var. *chinensis* Berger ▶**29**

Aloe vera L. var. *littoralis* König ex Bak. ▶**29**

Aloe vulgaris Lam. ▶**29**

Aloysia triphylla (L'Hér.) Britton ▶**146**

Alpinia cardamomum Roxb. ▶**212**

Alpinia galanga (L.) Willd. ▶**209**

Alpinia officinarum Hance ▶**209**

Alpinia oxyphylla Miq. ▶**209**

Alpinia schumanniana Valeton ▶**210**

Alpinia speciosa (J.C.Wendl.) K.Schum. ▶**210**

Alpinia zerumbet (Pers.) B.L.Burtt et R.M.Sm. ▶**210**

Alstonia constricta F. Muell. ▶**124**

Althaea officinalis L. ▶**3**

Althaea rosea (L.) Cav. ▶**3**

Amana edulis (Miq.) Honda ▶**423**

Amaranthus hypochondriacus L. ▶**323**

Amaranthus leucocarpus S.Watson ▶**323**

Ambrina ambrosioides (L.) Spach ▶**9**

Ambrina ambrosioides (L.) Spach var. *pubescens* (Makino) Makino ex Kitag. ▶**9**

Ambrina anthelmintica (L.) Spach ▶**10**

Ambrosia artemisiifolia L. ▶**86**

Ambrosia artemisiifolia L. var. *elatior* (L.) Descourt. ▶**86**

Ambrosia elatior L. ▶**86**

Ambrosia psilostachya DC. ▶**86**

Ambrosia trifida L. ▶**86**

Ambrosia trifida L. f. *integrifolia* (Muhl. ex Willd.) Fernald ▶**86**

Amelanchier alnifolia Nutt. ▶**468**

Ammi majus L. ▶**222**

Ammi visnaga (L.) Lam. ▶**222**

Ammi visnaga auct. non (L.) Lam. ▶**222**

Amomum cardamomum L. ▶**212**

Amomum cardamomum Lour. ▶**212**

Amomum repens Sonn. ▶**212**

Amomum tsao-ko Crev. Et. Lem. ▶**210**

Amomum xanthioides Wall. ▶**210**

Amomum zingiber L. ▶**214**

Amorphophallus konjac K.Koch ▶**174**

Amorphophallus rivieri Durieu ex Carrière ▶**174**

Ampelopsis brevipedunculata (Maxim.) Trautv. ▶**329**

Ampelopsis brevipedunculata (Maxim.) Trautv. var. *heterophylla* (Thunb.) H.Hara ▶**329**

Ampelopsis glandulosa (Wall.) Momiy. var. *heterophylla* (Thunb.) Momiy. ▶**329**

Ampelopsis heterophylla (Thunb.) Siebold et Zucc. ▶**329**

Ampelopsis heterophylla (Thunb.) Siebold et Zucc. var. *brevipedunculata* (Maxim.) C.L.Li ▶**329**

Amygdalus commnis L. var. *amara* (Duhamel) DC. ▶**297**

Amygdalus persica L. ▶**297**

Anacardium occidentale L. ▶**61**

Anagallis arvensis L. ▶**171**

Anagallis coerulea Schreb. ▶**171**

Anamirta cocculus (L.) Wight et Arn. ▶**258**

Ananas ananas (L.) Voss ▶**290**

Ananas comosus (L.) Merr. ▶**290**

Ananas comosus (L.) Merr. var. *sativus*

(J.H.Schult.) Mez ▶**290**

Anaphalis margaritacea (L.) Benth. et Hook. f. subsp. *angustior* (Miq.) Kitam. ▶**86**

Anaphalis margaritacea (L.) Benth. et Hook.f. subsp. *margaritacea* ▶**86**

Anaphalis margaritacea (L.) Benth. et Hook.f. subsp. *yedoensis* (Franch. et Sav.) Kitam. ▶**86**

Anaphalis margaritacea (L.) Benth. et Hook.f. var. *angustior* (Miq.) Nakai ▶**86**

Anaphalis margaritacea (L.) Benth. et Hook.f. var. *yedoensis* (Franch. et Sav.) Ohwi ▶**86**

Anaphalis yedoensis (Franch. et Sav.) Maxim. ▶**86**

Anchusa officinalis L. ▶**396**

Andrographis paniculata (Burm.f.) Wall. ex Nees ▶**123**

Andropogon citratus DC. ex Nees ▶**35**

Andropogon nardus L. ▶**35**

Anemarrhena asphodeloides Bunge ▶**423**

Anemone cernua Thunb. ▶**138**

Anemone flaccida F.Schmidt ▶**131**

Anemone hepatica L ▶**137**

Anemone hepatica L. var. *japonica* (Nakai) Ohwi ▶**137**

Anemone laevigata (A.Gray) Koidz. ▶**131**

Anemone pulsatilla L. ▶**139**

Anemonoides flaccida (F.Schmidt) Holub ▶**131**

Anemopsis california (Nutt.) Hook. & Arn. ▶**268**

Anethum graveolens L. ▶**222**

Angelica acutiloba (Siebold et Zucc.) Kitag. ▶**223**

Angelica archangelica L. ▶**224**

Angelica dahurica (Hoffm.) Benth. et Hook. f. ex Franch. et Sav. ▶**224**

Angelica dahurica Bentham et Hooker filius ex Franchet et Savatier ▶**224**

Angelica decursiva (Miq.) Franch. et Sav. ▶**224**

Angelica furcijuga Kitag. ▶**226**

Angelica gigas Nakai ▶**223, 225**

Angelica keiskei (Miq.) Koidz. ▶**225**

Angelica polymorpha Maxim. var. *sinensis* ▶**225**

Angelica polymorpha Maxim. ▶**225**

Angelica pubescens Maxim. ▶**225**

Angelica sinensis (Oliv.) Diels ▶**225**

Angelica tenuisecta (Makino) Makino var. *furcijuga* (Kitag.) H.Ohba ▶**226**

Aniba rosaeodora Ducke ▶**141**

Anisum officinarum Moench ▶**238**

Anisum vulgare Gaertn. ▶**238**

Annona cherimola Mill. ▶**313**

Annona muricata L. ▶**313, 314**

Anoectochilus formosanus Hayata ▶**439**

Antennaria dioica (L.) Gaertn. ▶**87**

Antennaria hyperborea D. Don ▶**87**

Antennaria insularis Greene ▶**87**

Antenoron filiforme (Thunb.) Roberty et Vautier ▶**245**

Antenoron filiforme (Thunb.) Roberty et Vautier f. *smaragdinum* (Nakai ex F.Maek.) H.Hara ▶**245**

Antenoron filiforme (Thunb.) Roberty et Vautier f. *smaragdinum* (Nakai ex F.Maek.) H.Hara ▶**245**

Anthemis cotula L. ▶**87**

653

Anthemis nobilis L. ▶98

Anthemis tinctoria L. ▶87

Anthriscus aemula auct. non (Woronow) Schischk. ▶226

Anthriscus cerefolium Hoffm. ▶226

Anthriscus sylvestris (L.) Hoffm. subsp. *aemula* (Woronow) Kitam ▶226

Anthriscus sylvestris (L.) Hoffm. subsp. *nemorosa* auct. non (M.Bieb.) Koso-Pol. ▶226

Anthriscus sylvestris (L) Hoffm. subsp. *sylvestris* ▶226

Aperula citriodora (Siebold et Zucc.) Blume ▶145

Aphanes arvensis L. ▶296

Apium ammi Crantz ▶222

Apium anisum (L.) Crantz ▶238

Apium graveolens L. ▶227

Apium graveolens L. var. *dulce* (Mill.) Pers. (狭義) ▶227

Apium petroselinum L. ▶237

Apocynum basikurumon (H.Hara) H.Hara ▶125

Apocynum cannabinum L. ▶125, 155

Apocynum venetum L. ▶125

Aquilaria agallocha (Lour.) Roxb. ▶215

Aquilegia adoxoides (DC.) Ohwi ▶140

Arachis hypogaea L. ▶355

Aralia californica S.Watson ▶44

Aralia cordata Thunb. ▶44

Aralia cordata Thunb. f. *biternata* Nakai ▶44

Aralia elata (Miq.) Seem. ▶44

Aralia mandshurica Maxim. ▶44

Aralia nudicaulis L. ▶45

Aralia quinquefolia Dec. & Planch. ▶49

Aralia racemosa L. ▶45

Aralia taiwaniana Y.C.Liu et F.Y.Lu ▶44

Arbutus unedo L. ▶252

Arbutus uva-ursi L. ▶252

Archangelica officinalis (Moench) Hoffm. ▶224

Arctium lappa L. ▶87

Arctium lappa L., Arctium minus (Hill) Bernhardi ▶88

Arctium lappa L., Arctium tomentosum Miller ▶88

Arctium minus (Hill) Bernhardi, Arctium tomentosum Miller ▶87

Arctium minus (Hill) Bernh ▶88

Arctium tomentosum Mill. ▶88

Arctostaphylos adenotricha (Fernald & J.F.Macbr.) Á.Löve ▶252

Arctostaphylos media Greene ▶252

Arctostaphylos officinalis Wimm. ▶252

Arctostaphylos procumbens Patzke ▶252

Arctostaphylos uva-ursi (L.) Spreng. ▶252

Ardisia japonica (Thunb.) Blume ▶416

Areca catechu L. ▶410

Arenaria serpyllifolia L. ▶282

Arenaria serpyllifolia L. var. *tenuior* auct. non Mert. et W.D.J.Koch ▶282

Argemone mexicana L. ▶158

Arisaema heterophyllum ▶174

Arisaema japonicum Blume ▶174, 511

Arisaema limbatum Nakai et F.Maek. ▶175

Arisaema limbatum Nakai et F.Maek.

var. *conspicuum* Seriz. ▶175

Arisaema serratum (Thunb.) Schott ▶175

Arisaema serratum auct. non (Thunb.) Schott ▶174

Arisaema spp. ▶511

Arisaema takesimense Nakai ▶174

Arisaema ternatipartitum Makino ▶175

Arisaema thunbergii Blume subsp. *urashima* (H.Hara) H.Ohashi et J.Murata ▶175

Arisaema undulatifolium Nakai var. *ionostemma* (Nakai et F.Maek.) H.Ohashi et J.Murata ▶175

Arisaema urashima H.Hara ▶175

Arisaema urashima H.Hara var. *giganteum* Konta ▶175

Arisaema yakusimense Nakai ▶174

Aristolochia clematitis L. ▶50

Aristolochia debilis Siebold et Zucc. ▶50

Aristolochia serpentaria L. ▶50

Armeniaca mume (Siebold et Zucc.) de Vriese ▶297, 507

Armeniaca vulgaris Lam. ▶298

Armeniaca vulgaris Lam. var. *ansu* (Maxim.) T.T.Yü et L.T.Lu ▶298

Armoracia armoracia (L.) Britton ▶18

Armoracia lapathifolia Gilib. ▶18

Armoracia rusticana P.Gaertn. ▶18

Arnica charmissonis Less. subsp. *foliosa* (Nutt.) Maguiere ▶89

Arnica charmissonis Less. subsp. *foliosa* (Nutt.) Maguiere ▶88

Arnica montana L. ▶88, 89

Aronia melanocarpa (Michx.) Elliott ▶469

Arsenjevia flaccida (F.Schmidt) Starodub. ▶131

Artemisia abrotanum L. ▶90

Artemisia absinthium L. ▶91

Artemisia absinthium L. var. *insipida* Stechmann ▶91

Artemisia annua L. ▶91

Artemisia apiacea Hance ▶92

Artemisia capillaris Thunb. ▶92

Artemisia carvifolia Buch.-Ham. ▶92

Artemisia carvifolia Buch.-Ham. var. *apiacea* (Hance) Pamp. ▶92

Artemisia cina O.Berg et C.F.Schmidt ▶92

Artemisia dracunculus L. ▶92

Artemisia indica Willd. var. *maximowiczii* (Nakai) H.Hara ▶93

Artemisia japonica Thunb. ▶93

Artemisia maritima L. ▶93

Artemisia princeps Pamp. ▶93

Artemisia procera Willd. ▶90

Artemisia selengensis Turcz. ex Besser ▶94

Artemisia tilesii Ledeb. var. *aleutica* (Hultén) S.L. Welsh ▶94

Artemisia unalaskensis Rydb. ▶94

Artemisia vulgaris L. ▶93, 94

Artemisia vulgaris L. var. *glabra* Ledeb. ▶94

Artemisia vulgaris L. var. *indica* (Willd.) Maxim. ▶93

Artemisia vulgaris L. var. *kamtschatica* Besser ▶94

Artemisia vulgaris L. var. *latiloba* Ledeb. ▶94

Artemisia vulgaris L. var. *selengensis*

(Turcz. ex Besser) Maxim. ▶94

Artemisia vulgaris L. var. *vulgaris* ▶94

Arthrospira platensis Gomont ▶438

Arum maculatum L. ▶176

Asarum blumei Duch. ▶50

Asarum canadense L. ▶51

Asarum caulescens Maxim. ▶51

Asarum europaeum L. ▶51

Asarum heterotropoides F.Schmidt var. *mandshuricum* (Maxim.) Kitag. ▶52

Asarum heterotropoides F.Schmidt var. *seoulense* (Nakai) Kitag. ▶51

Asarum kooyanum Makino var. *nipponicum* (F.Maek.) Kitam. ▶52

Asarum mandshuricum (Maxim.) M.Y.Kim et S.K.So f. *seoulense* (Nakai) M.Y.Kim et S.K.So ▶51

Asarum mandshuricum (Maxim.) M.Y.Kim. et S.K.Soa ▶52

Asarum nipponicum F.Maek. var. *nipponicum* ▶52

Asarum sieboldii Miq ▶52

Asarum sieboldii Miq. f. *seoulense* (Nakai) C.Y.Cheng et C.S.Yang ▶51

Asarum sieboldii Miq. var. *cineoliferum* Y.Fujita ▶52

Asarum tamaense Makino ▶52, 53

Asclepias asperula (Dene.) Woodson ▶72

Asclepias curassavica L. ▶72

Asclepias tuberosa L. ▶73

Asiasarum heterotropoides F. Maekawa var. *mandshuricum* F. MaekawAsarum heterotropoides auct. non F.Schmidt ▶52

Asiasarum sieboldii (Miq.) F.Maek. ▶52

Asiasarum sieboldii F. Maekawa ▶52

Asimina triloba (L.) Dunal ▶314

Aspalathus linearis (Burm.f.) R.Dahlgren ▶355

Asparagus cochinchinensis (Lour.) Merr. ▶423

Asparagus cochinchinensis (Lour.) Merr. var. *lucidus* (Lindl.) Hatus. ▶423

Asparagus lucidus Lindl. ▶423

Asparagus officinalis L. ▶141

Asparagus officinalis L. subsp. *officinalis* ▶141

Asparagus racemosus Willd. ▶424

Asperula odorata L. ▶12

Aspidosperma quebracho-blanco Schltdl. ▶125

Asplenium japonicum (Kom.) Akasawa ▶53

Asplenium komarovii Akasawa ▶53

Asplenium scolopendrium L. ▶53

Aster fauriei H.Lév. et Vaniot ▶94

Aster tataricus L.f. ▶94

Aster tataricus L.f. var. *hortensis* Nakai ▶94

Aster yomena (Kitam.) Honda ▶94

Asterias lutea Borckh. ▶443

Astilbe congesta (H.Boissieu) Nakai ▶419

Astilbe microphylla Knoll ▶419

Astilbe odontophylla Miq. ▶419

Astilbe thunbergii (Siebold et Zucc.) Miq. var. *congesta* H.Boissieu ▶419

Astragalus abscendens, Astragalus blachycalyx, Astragalus tragacanthus ▶356

Astragalus gummifer Labill. ▶356

Astragalus membranaceus (Fisch. ex Link) Bunge ▶356

Astragalus membranaceus Bunge ▶356

Astragalus mongholicus Bunge ▶356

Astragalus mongholicus Bunge var. *dahuricus* (DC.) Podlech ▶356

Atractylis japonica (Koidz. ex Kitam.) Kitag. ▶95

Atractylis lancea Thunb. ▶94

Atractylis ovata Thunb. ▶95

Atractylodes japonica Koidz. ex Kitam. ▶95

Atractylodes japonica Koidzumi ex Kitamura ▶95

Atractylodes lancea (Thunb.) DC. ▶94

Atractylodes macrocephala Koidz. ▶95

Atractylodes macrocephala Koidzumi ▶95

Atractylodes ovata (Thunb.) DC. ▶95

Atractylodes ovata (Thunb.) DC. var. *ternata* (Kom.) Kom. ▶95

Atractylodes ovata auct. non (Thunb.) DC. ▶95

Atractylodes macrocephala Koidz. ▶95

Atriplex hortensis L. ▶8

Atropa bella-donna L. ▶273

Aucuba japonica Thunb. f. *brachyphylla* (Honda) H.Hara ▶392

Aucuba japonica Thunb. var. *japonica* ▶392

Auricularia auricula-judae (Bull.) J. Schrot. ▶84

Avena byzantina K. Koch ▶33

Avena fatua L. ▶33

Avena sativa L. ▶33

Avenabyzantina K. Koch ▶33

Azadirachta indica A.Juss. ▶240

Azukia angularis (Willd.) Ohwi ▶378

Azukia radiata (L.) Ohwi ▶378

Bacopa monnieri (L.) Wettst. ▶63

Ballota nigra L. ▶183

Balsamodendron mukul Hook. ex Stocks ▶80

Balsamodendron roxburghii Stocks non Arn ▶80

Bambusa arundinacea (Retz.) Willd. ▶34

Bambusa blumeana Schult. et Schult.f. ▶34

Bambusa stenostachya Hack. ▶34

Banisteriopsis caapi (Spruce ex Griseb.) C. V. Morton ▶129

Baptisia australis R. Br. ▶357

Barnardia borealijaponica (M.Kikuchi) Speta ▶430

Barnardia japonica (Thunb.) Schult. et Schult.f. ▶430

Barnardia sinensis (Lour.) Speta ▶430

Barosma betulina Bartl. (syn. Agathosma betulina (Berg) Pill.) ▶380

Basella alba L. ▶262

Bassia scoparia (L.) A.J.Scott ▶7

Bauhinia forficata Link ▶357

Belamcanda chinensis (L.) DC. ▶27

Bellis perennis L. ▶96

Benincasa cerifera Savi ▶54

Benincasa hispida (Thunb.) Cogn. ▶54

Benthamidia florida (L.) Spach ▶392

Benthamidia japonica (Siebold et Zucc.) H.Hara ▶392

Berberis aquifolium Pursh ▶399

Berberis japonica (Thunb.) R.Br. ▶399

Berberis nervosa Pursh, Berberis repens Lindl. ▶399

Berberis thunbergii DC. ▶399

Berberis vulgaris L. ▶399

Berchemia floribunda auct. non (Wall.) Brongn. ▶152

Berchemia racemosa Siebold et Zucc. ▶152

Beta vulgaris L. ▶8

Beta vulgaris L. var. *altissima* Döll ▶8

Beta vulgaris L. var. *rapa* Dumort. ▶8

Beta vulgaris L. var. *rapa* Dumort. ▶8

Betula japonica (Miq.) Siebold ex H.J.P.Winkl. ▶77

Betula mandshurica (Regel) Nakai var. *japonica* (Miq.) Rehder ▶77

Betula mandshurica auct. non (Regel) Nakai ▶77

Betula pendula Roth ▶77

Betula pendula Roth (Betula verrucosa Ehrhart) ▶77

Betula pendula Roth f. *dalecarlica* (L. f.) C.K. Schneid. ▶77

Betula platyphylla Sukaczev ▶77

Betula platyphylla Sukaczev var. *pluricostata* (Koidz.) Tatew. ▶77

Betula platyphylla Sukaczev var. *cuneifolia* (Nakai) H.Hara ▶77

Betula platyphylla Sukaczev var. *japonica* (Miq.) H.Hara ▶77

Betula pubescens Ehrhart ▶77

Betula tauschii (Regel) Koidz. ▶77

Betula verrucosa Ehrhart ▶77

Bidens alba (L.) DC. ▶96

Bidens pilosa L. var. *radiata* Sch. Bip. ▶96

Bidens tripartita L. ▶96

Bignonia sempervirens L. ▶347

Biota orientalis (L.) Endl. ▶319

Bistorta alopecuroides auct. non (Turcz. ex Besser) Kom. ▶243

Bistorta lapidosa Kitag. ▶243

Bistorta officinalis Delarbre subsp. *japonica* (H.Hara) Yonek. ▶243

Bistorta vulgaris auct. non Hill ▶243

Bixa orellana L. ▶339

Bladhia japonica Thunb. ▶416

Bletilla striata (Thunb.) Rchb.f. ▶439

Boenninghausenia albiflora (Hook.) Rchb. ex Meisn. ▶381

Boenninghausenia albiflora (Hook.) Rchb. ex Meisn. var. *japonica* (Nakai ex Makino et Nemoto) Suzuki ▶381

Boenninghausenia japonica Nakai ex Makino et Nemoto ▶381

Bonpl. et Kunth ▶395

Borago officinalis L. ▶396

Bortrophis actaeoides Raf. ▶132

Bortrophis serpentaria Raf. ▶132

Boswellia carteri Birdw. ▶79

Boswellia glabra Roxb. ▶79

Boswellia thurifera (Colebr.) Roxb. ▶79

Botrychium ternatum (Thunb.) Sw. ▶292

Brahea serrulata (Michx.) H. Wendl. ▶411

Brasenia peltata Pursh ▶219

Brasenia schreberi J.F.Gmel. ▶219

Brassica alba (L.) Rabenh. ▶25

Brassica alba Rabenh. ▶25

Brassica campestris L. ▶20

Brassica campestris L. subsp. *rapa* (L.) Hook.f. et Anders. ▶20

Brassica campestris L. var. *chinoleifera* Vieh. ▶20

Brassica hirta Moench ▶25

Brassica juncea (L.) Czern. ▶19

Brassica oleracea L. var. *acephala* DC. ▶19

Brassica oleracea L. var. *capitata* L. ▶19

Brassica oleracea L. var. *italica* Plenck ▶20

Brassica rapa L. var. *chinoleifera* (Vieh.) Kitam. ▶20

Brassica rapa L. var. *glabra* (Sinsk.) Kitam. ▶20

Brassica rapa L. var. *nippoleifera* (Makino) Kitam. ▶20

Brassica rapa L. var. *oleifera* DC. ▶20

Brassica rapa L. var. *rapa* ▶20

Brauneria purpurea (L.) Britton ▶102

Brauneria purpurea (L.) Britton ▶102

Bromelia comosa L. ▶290

Broussonetia × *kazinoki* Siebold ▶155

Broussonetia kazinoki Siebold sensu Kitam. x B. papyrifera (L.) L'Hér. ex Vent. ▶155

Brucea amarissima (Lour.) Desv. ex Gomez ▶284

Brucea javanica sensu Merr. ▶284

Brugmansia spp. ▶511

Brugmansia suaveolens (Humb. et Bonpl. ex Willd.) Sweet ▶511

Bryonia alba L. ▶55

Bryonia cretica L. ssp. dioica (Jacquin) Tutin ▶55

Bryonia alba L. ▶55

Buceras foenum-graecum (L.) All. ▶376

Buddleja insignis auct. non Carrière ▶328

Buddleja japonica Hemsl. ▶328

Buddleja officinalis Maxim. ▶329

Bupleurum chinense D.C. ▶227

Bupleurum chinense DC. var. *komarovianum* (Lincz.) T.N.Liou et Y.H.Huang ▶227

Bupleurum chinense DC. var. *octoradiatum* sensu Kitag. ▶227

Bupleurum falcatum auct. non L. ▶227

Bupleurum falcatum L. var. *komarovii* Koso-Pol. ▶227

Bupleurum falcatum L. var. *scorzonerifolium* (Willd.) Ledeb ▶227

Bupleurum falcatum L. var. *scorzonerifolium* auct. non (Willd.) Ledeb. ▶227

Bupleurum komarovianum Lincz. ▶227

Bupleurum scorzonerifolium auct. non Willd. ▶227

Bupleurum scorzonerifolium Willd. ▶227

Bupleurum stenophyllum (Nakai) Kitag. ▶227

Bursa bursa-pastoris (L.) Britton ▶20

Bursa gracilis Gren. ▶20

Butea monosperma (Lam.) Kuntze ▶357

Buxus sempervirens L. ▶252

Caesalpinia bonduc (L.) Roxb. ▶357

Caesalpinia sappan L. ▶357

Calamintha nepetoides Jord. ▶183

Calamintha officinalis Moench. ▶189

Calendula officinalis L. ▶96

Calendula officinalis L. var. *prolifera* hort. ▶96

Callerya reticulata (Benth.) Schot ▶358

Calluna vulgaris (L.) Hull ▶253

Calystegia japonica Choisy ▶324

Calystegia pubescens Lindl. ▶324

Calystegia pubescens Lindl. f. *major* (Makino) Yonek. ▶324

655

Camellia japonica L. ▶260

Camellia japonica L. f. *grosseserrata* Uyeki ▶260

Camellia japonica L. f. *lancifolia* H.Hara ▶260

Camellia japonica L. f. *parviflora* Makino ▶260

Camellia japonica L. subsp. *hozanensis* (Hayata) Kitam. ▶260

Camellia japonica L. var. *hortensis* (Makino) Makino ▶260

Camellia japonica L. var. *hozanensis* (Hayata) Yamam. ▶260

Camellia sinensis (L.) Kuntze ▶261

Camellia sinensis (L.) Kuntze f. *macrophylla* (Siebold ex Miq.) Kitam. ▶261

Camellia sinensis (L.) Kuntze f. *parvifolia* (Miq.) Sealy ▶261

Campanula gentianoides Lam. ▶84

Campanula glauca Thunb. ▶84

Campanula grandiflora Jacq. ▶84

Campanula punctata Lam. var. *punctata* ▶82

Camphora camphora (L.) Karst. ▶142

Cananga odorata (Lam.) Hook.f. et Thomson ▶314

Canarium album (Lour.) Raeusch. ▶80

Canavalia gladiata (Jacq.) DC. ▶358

Canella winterana (L.) Gaertn. ▶76

Cannabis lupulus (L.) Scop. ▶157

Cannabis sativa L. ▶155

Capparis spinosa L. ▶326

Capsella bursa-pastoris (L.) Medik. ▶20

Capsella bursa-pastoris (L.) Medik. var. *triangularis* Grunner ▶20

Capsella rubella Reut. ▶20

Capsicum annuum L. ▶273, 274

Capsicum annuum L. Fasciculatum group ▶274

Capsicum annuum L. Grossum group ▶273, 274

Capsicum anomalum Franch. et Sav. ▶281

Capsicum frutescens L. ▶273, 274

Cardamine autumnalis Koidz. ▶21

Cardamine flexuosa With. ▶21

Cardamine scutata Thunb. ▶21

Cardamine scutata Thunb. subsp. *flexuosa* (With.) H.Hara ▶21

Cardiocrinum cordatum (Thunb.) Makino ▶424

Cardiospermum halicacabum L. ▶394

Carduus marianus L. ▶114

Carex arenaria L. ▶79

Carica papaya L. ▶292

Carthamus maculatum Lam. ▶114

Carthamus tinctorius L. ▶97

Carthamus tinctorius L. var. *spinosus* Kitam. ▶97

Carum anisum (L.) Baill. ▶238

Carum carvi L. ▶228

Carum velenovskyi Rohlena ▶228

Carya illinoinensis (wangenh.) K. Koch ▶150

Caryophyllus aromaticus L. ▶335

Casearia sylvestris Sw. ▶29

Cassia acutifolia Del. ▶372

Cassia alata L. ▶372

Cassia angustifolia Vahl ▶372

Cassia auriculata L. ▶373

Cassia mimosoides auct. non L. ▶358

Cassia mimosoides L. subsp. *nomame* (Makino) H.Ohashi ▶358

Cassia nomame (Makino) Honda ▶358

Cassia obtusifolia L. ▶373

Cassia occidentalis L. ▶374

Cassia senna L. ▶372

Cassia tora auct. non L. ▶373

Cassia tora L. ▶374

Cassia torosa auct. non Cav. ▶374

Castanea crenata Siebold et Zucc. ▶336

Castanea crenata Siebold et Zucc. var. *kusakuri* (Blume) Nakai ▶336

Castanea dentata (Marshall) Borkh. ▶336

Castanea dentata (Marshall) Burkh. (Fagaceae) ▶270

Castanea sativa Mill. ▶336

Castanea vesca Gaertn. ▶336

Castanea vulgaris Lam. ▶336

Castanopsis cuspidata (Thunb.) Schottky f. *lanceolata* Sugim. ▶337

Castanopsis cuspidata (Thunb.) Schottky var. *sieboldii* (Makino) Nakai ▶337

Castanopsis cuspidata (Thunb.) Schottky subsp. *sieboldii* (Makino) Sugim. ▶337

Castanopsis cuspidata auct. non (Thunb.) Schottky ▶337

Castanopsis sieboldii (Makino) Hatus. ex T.Yamaz. et Mashiba ▶337

Catalpa bignonioides Walter ▶288

Catalpa ovata G.Don ▶288

Catha edulis (Vahl) Endl. ▶286

Catharanthus roseus (L.) G.Don ▶125

Caulophyllum thalictroides Michx. ▶400

Cayaponia tayuya Cogn. ▶55

Cayratia japonica (Thunb.) Gagnep. ▶329

Ceanothus americanus L. ▶152

Cedrus deodara (Roxb.) G.Don ▶349

Celosia argentea L. f. *cristata* (L.) Schinz ▶323

Celosia argentea L. var. *cristata* (L.) Benth. ▶323

Celosia cristata L. ▶323

Celtis australis ▶288

Centaurea benedicta (L.) L. ▶98

Centaurea cyanus L. ▶98

Centaurea segetum Hill ▶98

Centaurium erythraea Rafn ▶443

Centaurium minus Moench ▶443

Centaurium umbellatum Gilbert ▶443

Centella asiatica (L.) Urb. ▶228

Centella coriacea Nannfd. ▶228

Cephaelis acuminata Karsten ▶10

Cephaelis ipecacuanha (Brotero) A.Rich. ▶10

Cerasus × *yedoensis* (Matsum.) A.V.Vassil. ▶298

Cerasus avium (L.) Moench ▶298

Cerasus jamasakura (Siebold ex Koidz.) H.Ohba ▶299

Cerasus japonica (Thunb.) Loisel. ▶304

Cerasus mahaleb Mill. ▶299

Cerasus serotina (Ehrh.) Loisel. ▶299

Cerasus serrulata auct. non (Lindl.) Loudon ▶299

Cerasus tomentosa (Thunb.) Wall. ▶305

Cerasus x yedoensis (Matsum.) A.V.Vassil. 'somei-yoshino' ▶298

Ceratonia siliqua L. ▶358

Cetraria islandica (L.) Ach. ▶53

Cetraria islandica (L.) Acharius s.l. ▶53

Chaenomeles japonica (Thunb.) Lindl. ex Spach ▶300

Chaenomeles lagenaria Koidz. ▶300

Chaenomeles sinensis (Thouin) Koehne ▶308

Chaenomeles sinensis Koehne ▶308

Chaenomeles speciosa (Sweet) Nakai ▶300

Chamaecrista nomame (Makino) H.Ohashi ▶358

Chamaecyparis obtusa (Siebold et Zucc.) Endl. ▶317

Chamaecyparis pisifera (Siebold et Zucc.) Endl. ▶317

Chamaelirium luteum (L.) Gray ▶424

Chamaemelum nobile (L.) All. ▶98

Chamaenerion angustifolium (L.) Scop. ▶16

Chamaerops serrulata Michx. ▶411

Chamaesyce hirta (L.) Millsp. ▶263

Chamaesyce humifusa (Willd. ex Schltdl.) Prokh. ▶263

Chamaesyce humifusa (Willd. ex Schltdl.) Prokh. var. *glabra* H.Hara ▶263

Chamaesyce humifusa (Willd. ex Schltdl.) Prokh. var. *pilosa* (Thell.) H.Hara ▶263

Chamaesyce pilulifera auct. non (L.) Small ▶263

Chamerion angustifolium (L.) Holub ▶16

Chamomilla recutita (L.) Rauschert ▶110

Chamomilla suaveolens (Pursh) Rydb. ▶110

Changium smyrnioides H. Wolff ▶229

Cheilotheca humilis (D.Don) H.Keng ▶31

Cheiranthus cheiri L. ▶22

Chelidonium asiaticum (H.Hara) Krahulc. ▶159

Chelidonium majus L. ▶159

Chelidonium majus L. subsp. *asiaticum* H.Hara ▶159

Chelidonium majus L. subsp. *majus* ▶159

Chelone glabra L. ▶166

Chengiopanax sciadophylloides (Franch. et Sav.) C.B.Shang et J.Y.Huang ▶45

Chenopodium album L. ▶9

Chenopodium album L. var. *centrorubrum* Makino ▶9

Chenopodium ambrosioides L. ▶9

Chenopodium ambrosioides L. var. *anthelminticum* (L.) A.Gray ▶10

Chenopodium ambrosioides L. var. *pubescens* (Makino) Makino ▶9

Chenopodium centrorubrum (Makino) Nakai ▶9

Chenopodium ficifolium Sm. ▶9

Chenopodium quinoa Willd. ▶8

Chenopodium serotinum auct. non L. ▶9

Chimaphila umbellata (L.) W.P.C.Barton ▶31

Chimonanthus praecox (L.) Link ▶445

Chionanthus virginicus L. ▶402

Chloranthus glaber (Thunb.) Makino ▶242

Chondrodendron tomentosum Ruiz et Pavón ▶258

Chondrus crispus Stackh. ▶220

Christophoriana canadensis racemosa Gouan ▶132

Chrysanthemum boreale (Makino) Makino ▶100

Chrysanthemum boreale (Makino) Makino var. *okiense* (Kitam.) Okuyama ▶99

Chrysanthemum cinerariifolium (Trevir.) Vis. ▶118

Chrysanthemum coccineum Willd. ▶118

Chrysanthemum indicum L. ▶99

Chrysanthemum japonicola Makino ▶99

Chrysanthemum L. / Dendranthema x morifolium (Ramat.) Tzelev ▶99

Chrysanthemum makinoi Matsum. et Nakai ▶99

Chrysanthemum morifolium Ramat. ▶99

Chrysanthemum okiense Kitam. ▶99

Chrysanthemum parthenium (L.) Bernh. ▶119, 120

Chrysanthemum seticuspe (Maxim.) Hand.-Mazz. ▶100

Chrysanthemum seticuspe (Maxim.) Hand.-Mazz. var. *boreale* (Makino) Hand.-Mazz. ▶100

Chrysanthemum vulgare (L.) Bernh. ▶119

Chrysanthemum vulgare (L.) Bernh. var. *boreale* (Fisch. ex DC.) Makino ▶119

Chrysanthemum vulgare (L.) Bernhardi ▶119

Chrysanthemum vulgare auct. non (L.) Bernh. ▶119

Chrysocyathus ramosus (Franch.) Holub ▶131

Chrysocyathus vernalis (L.) Holub ▶131

Chrysopogon zizanioides (L.) Roberty ▶41

Cibotium barometz (L.) J.Sm. ▶243

Cichorium intybus L. ▶100

Cichorium intybus L. var. *intybus* ▶100

Cichorium intybus L. var. *sylvestre* Visiani ▶100

Cicuta virosa L. ▶229, 511

Cicuta virosa L. var. *nipponica* (Franch.) Makino ▶229

Cimicifuga biternata (Siebold et Zucc.) Miq. ▶132

Cimicifuga japonica auct. non (Thunb.) Spreng. ▶132

Cimicifuga racemosa (L.) Nutt. ▶132

Cimicifuga racemosa (Torr) Bart. ▶132

Cimicifuga serpentaria Pursh ▶132

Cimicifuga simplex (DC.) Wormsk. ex Turcz. ▶133

Cimicifuga simplex (DC.) Wormsk. ex Turcz. var. *simplex* ▶133

Cinchona calisaya Wedd. ▶11

Cinchona ledgeriana (Howard) Moens ex Trimen ▶11

Cinchona officinalis L. ▶11

Cinchona pubescens Vahl ▶11

Cinchona succirubra Pavon ex. Klotzsch ▶11

Cinnamomum aromaticum Nees ▶142

Cinnamomum camphora (L.) J.Presl ▶142

Cinnamomum cassia (L.) D.Don ▶142

Cinnamomum cassia Blume ▶142

Cinnamomum japonicum Siebold ex Naka ▶143

Cinnamomum japonicum Siebold ex Nakai f. *tenuifolium* (Makino) Sugim. ▶143

Cinnamomum pedunculatum Nees ▶143

Cinnamomum tenuifolium Sugim. ▶143

Cinnamomum verum J. S. Presl ▶143

Cinnamomum yabunikkei H.Ohba ▶143

Cinnamomum zeylanicum Nees ▶143

Cirsium japonicum Fisch. ex DC. ▶100

Cirsium maculatum Scop. ▶114

Cirsium pugnax Sommier & Levier ▶98

Cissus quadrangularis L. ▶330

Cistanche deserticola Ma ▶293

Citrullus battich Forssk. ▶56

Citrullus colocynthis (L.) Schrad. ▶56

Citrullus lanatus (Thunb.) Matsum. et Nakai ▶56

Citrullus vulgaris Schrad. ex Ecklon et Zeyher ▶56

Citrus aurantiifolia (Christm.) Swingle ▶381

Citrus aurantium L. ▶381

Citrus aurantium L. subspecies aurantium ▶381

Citrus aurantium L. var. *sinensis* L. ▶384

Citrus depressa Hayata ▶382

Citrus hystrix DC. ▶382

Citrus japonica Thunb. ▶382

Citrus junos (Makino) Siebold ex Tanaka ▶383

Citrus keraji var. *kabuchii* hort. ex Tanaka ▶383

Citrus limon (L.) Osbeck ▶383

Citrus limonia Osbeck. ▶383

Citrus natsudaidai Hayata ▶384

Citrus paradisi Macfad. ▶384

Citrus reticulata Blanco ▶384

Citrus sinensis (L.) Osbeck ▶384

Citrus sphaerocarpa Y.Nakaj. ex H.Ohba ▶385

Citrus sudachi Hort. ex Shirai ▶385

Citrus trifoliata L. ▶385

Citrus unshiu (Swingle) Marcow. ▶385

Claviceps purpurea (Fr.) Tul. ▶291

Claytonia perfoliata Donn ex Willd. ▶221

Clematis chinensis Osbeck ▶133

Clematis florida Thunb. ▶133

Clematis florida Thunb. ▶134

Clematis maximowicziana Franch. et Sav. ▶134

Clematis paniculata Thunb. ▶134

Clematis paniculata Thunb. ▶134

Clematis patens C.Morren et Decne. ▶134

Clematis terniflora DC. ▶134

Clematis vitalba L. ▶134

Clerodendranthus spicatus (Thunb.) C.Y.Wu ▶197

Clerodendranthus stamineus (Benth.) Kudô ▶197

Clerodendrum trichotomum Thunb. ▶146

Cnicus benedictus L. ▶98

Cnicus benedictus L. ▶98

Cnidium monnieri (L.) Cusson ▶229

Cnidium officinale Makino ▶235

Cocculus orbiculatus auct. non (L.) DC. ▶258

Cocculus trilobus (Thunb.) DC. ▶258

Cochlearia armoracia L. ▶18

Cochlearia oblongifolia DC. ▶21

Cochlearia officinalis L. ▶21

Codonopsis lanceolata (Siebold et Zucc.) Trautv. ▶82

Codonopsis pilosula (Franch.) Nannf. ▶82

Codonopsis sylvestris Kom. ▶82

Coffea arabica L. ▶12

Coffea arabica L. ▶12

Coffea canephora Pierre ex Fröhner ▶12

Coffea canephora Pierre ex Frhner ▶12

Coffea liberica Bull ex Hiern ▶12

Coffea liberica Bull ex Hiern, Coffea canephora Pierre ex Frhner, Coffea arabica L. 等の同属植物 ▶12

Coix lacryma-jobi L. subsp. *ma-yuen* (Roman.) T.Koyama ▶34

Coix lacryma-jobi L. var. *frumentacea* Makino ▶34

Coix lacryma-jobi L. var. *ma-yuen* (Roman.) Stapf ▶34

Coix ma-yuen Roman. ▶34

Cola acuminata (Brenan) Schott et Endl. ▶6

Cola nitida (Vent.) A.Cheval. ▶6

Colchicum autumnale L. ▶429, 507

Collinsonia canadensis L. ▶183

Colocasia esculenta (L.) Schott ▶176

Colocynthis vulgaris Schrad. ▶56

Commelina communis L. ▶261

Commiphora erythraea Engl. ▶80

Commiphora molmol Engl. (syn. Balsamodendron myrrha Nees ▶80

Commiphora mukul Engl. ▶80

Commiphora myrrha Holm ▶80

Commiphora roxburghii (Stocks) Engl. ▶80

Commiphora schimperi Engl. ▶80

Commiphora spp. ▶80

Commiphora wightii (Arn.) Bhandari ▶80

Conandron ramondioides Siebold et Zucc. ▶43

Conioselinum anthriscoides (H.Boissieu) ▶230

Conioselinum sinomedicum Pimenov et Kljuykov ▶230

Conium maculatum L. ▶230, 512

Consolida ajacis (L.) Nieuwl. ▶136

Consolida ambigua auct. non (L.) P.W.Ball et Heywood ▶136

Consolida regalis Gray ▶134

Convallaria keiskei Miq. ▶431

Convallaria majalis auct. non L. ▶431

Convallaria majalis L. ▶424, 431

Convallaria majalis L. var. *manshurica* Kom. ▶431, 514

Conyza canadensis (L.) Cronquist ▶103

Copaifera officinalis L. ▶359

Coprinus comatus (O. F. Müll.) Pers. ▶300

Coptis chinensis Franch. ▶135

Coptis deltoidea C.Y. Cheng et Hsiao ▶135

Coptis japonica (Thunb.) Makino ▶135

Coptis trifolia (L.) Salisb. ▶136

Corchorus olitorius L. ▶513

Cordia salicifolia ▶396

Cordyceps militaris (Vuill.) Fr. ▶291

Cordyceps sinensis ▶291

Coriandrum sativum L. ▶230

Coriandrum sativum L. var. *macrocarpum* de Candolle ▶230

Coriandrum sativum L. var. *vullgare* ▶230

Coriaria japonica A.Gray ▶267, 511

Cornus florida L. ▶392

Cornus kousa Buerger ex Hance subsp. *kousa* ▶392

Cornus officinalis Siebold et Zucc. ▶392

Corydalis ambigua auct. non Cham. et Schltdl. ▶159

Corydalis ambigua Cham. et Schltdl. var. *angustifolia* Yatabe ▶159

Corydalis decumbens (Thunb.) Pers. ▶162

Corydalis fumariifolia Maxim. subsp. *azurea* Lidén et Zetterlund ▶159

Corydalis incisa (Thunb.) Pers. ▶160

Corydalis yanhusuo (Y. H. Chou et C. C. Hsu) W. T. Wang ex Z. Y. Wu ▶160

Corylus avellana L. ▶78

Corynanthe yohimbi Schumann ▶15

Corypha repens Bartr. ▶411

Crambe maritima L. ▶21

Crataegus apiifolia Medik. non Michx. ▶302

Crataegus cuneata Siebold et Zucc. ▶300

Crataegus laevigata (Poir.) DC. ▶301

Crataegus laevigata (Poiret) de Candolle ▶300, 302

Crataegus monogyna Jacq. (Lindm) ▶302

Crataegus monogyna Jaq. ▶302

Crataegus monogyna Jaquin emend. Lindman ▶301, 302

Crataegus oxyacantha L. ▶301

Crataegus oxyacantha L. ssp. *monogyna* Lev. ▶302

Crataegus pinnatifida Bunge var. *major* N.E.Br. ▶302

Crateva adansonii DC. subsp. *formosensis* Jacobs ▶326

Crateva falcata auct. non (Lour.) DC. ▶326

Crateva formosensis (Jacobs) B.S.Sun ▶326

Crateva religiosa auct. non G.Forst. ▶326

Cremastra appendiculata (D.Don) Makino ▶439

Cremastra variabilis (Blume) Nakai ▶439

Crinum asiaticum L. ▶315

Crinum maritimum Siebold ex Nakai ▶315

Crithmum maritimum L. ▶230

Crocus officinalis Martyn ▶26

Crocus sativus L. ▶26

Croton tiglium L. ▶263

Crypsinus hastatus (Thunb.) Copel. ▶54

Crypsinus hastatus (Thunb.) Copel. ▶54

Cryptocarya agathophylla van der Werff ▶144

Cryptomeria japonica (L.f.) D.Don ▶318

Cryptotaenia canadensis (L.) DC. subsp. *japonica* (Hassk.) Hand.-Mazz. ▶231

Cryptotaenia canadensis (L.) DC. var. *japonica* (Hassk.) Makino ▶231

Cryptotaenia canadensis auct. non (L.) DC. ▶231

Cryptotaenia japonica Hassk. ▶231

Cucumis colocynthis L. ▶56

Cucumis sativus L. ▶56

Cucurbita aurantia Willd. ▶57

Cucurbita courgero Ser. ▶57

Cucurbita esculenta Gray ▶57

Cucurbita fastuosa Salisb. ▶57

Cucurbita maxima Duchesne ex Lam. ▶56

Cucurbita maxima Duchesne var. *turbaniformis* Alef. ▶56

Cucurbita melopepo L. ▶57

Cucurbita moschata (Duchesne ex Lam.) Duchesne ▶56

Cucurbita ovifera L. ▶57

Cucurbita pepo L. ▶57

Cucurbita subverrucosus Willd. ▶57

Cucurbita verrucosus L. ▶57

Cullen corylifolius (L.) Medik. ▶359

Cuminum cyminum L. ▶231

Cupressus sempervirens L. ▶318

Curculigo orchioides Gaertn. ▶129

Curcuma amada Roxb. ▶210

Curcuma aromatica Salisb. ▶210

Curcuma aromatica Salisbury ▶211

Curcuma domestica Valeton ▶211

Curcuma longa L. ▶211

Curcuma phaeocaulis Valeton ▶212

Curcuma rotunda L. ▶211

Curcuma xanthorrhiza D.Dietr. ▶212

Curcuma xanthorrhiza Naves ▶211

Curcuma xanthorrhiza Roxburgh ▶212

Curcuma zedoaria (Christmann) Roscoe ▶212

Curcuma zedoaria auct. non (Christm.) Roscoe ▶212

Cuscuta chinensis Lam. ▶324

Cuscuta epithymum (L.) Murray ▶324

Cuscuta japonica Choisy ▶324

Cyamopsis tetragonoloba (L.) Taub. ▶359

Cyathula officinalis K.C.Kuan ▶323

Cycas revoluta Thunb. ▶242, 510

Cyclamen purpurascens Mill. ▶171

Cyclobalanopsis salicina (Blume) Oerst. ▶338

Cyclobalanopsis salicina (Blume) Oerst. f. *angustata* (Nakai) Honda ▶338

Cyclobalanopsis stenophylla (Blume) Schottky ▶338

Cydonia japonica (Thunb.) Pers. ▶300

Cydonia oblonga Mill. ▶302

Cymbidium kanran Makino var. *purpureohiemale* (Hayata) S.S.Ying ▶80

Cymbopogon citratus (DC.) Stapf ▶35

Cymbopogon goeringii (Steud.) A.Camus ▶35

Cymbopogon martini (Roxb.) Will.Watson ▶35

Cymbopogon nardus (L.) Rendle ▶35

Cymbopogon tortilis (J.Presl) A.Camus
  subsp. *goeringii* (Steud.) T.Koyama ▶35

Cymbopogon tortilis (J.Presl) A.Camus var. *goeringii* (Steud.) Hand.-Mazz. ▶35

Cymbopogon winterianus Jowitt ▶36

Cynanchum atratum Bunge ▶75

Cynara cardunculus L. ▶101

Cynara scolymus L. ▶101

Cynoglossum clandestinum Desfontaines ▶396

Cynoglossum officinale L. ▶396

Cynomorium coccineum L. ▶67

Cynoxylon florida (L.) Raf. ex Jackson ▶392

Cyperus esculentus L. ▶79

Cyperus esculentus L. var. *sativus* Boeck. ▶79

Cyperus rotundus L. ▶79

Cypripedium macranthos Sw. ▶439

Cypripedium macranthos Sw. var. *speciosum* (Rolfe) Koidz. ▶439

Cypripedium pubescens Willd. ▶440

Cyrtomium fortunei J.Sm. var. *fortunei* ▶66

Cyrtosia septentrionalis (Rchb.f.) Garay ▶440

Cytisus scoparius (L.) Link ▶359

Cyttarium arenarium Peterm ▶107

Dactylis glomerata L. ▶36

Daemonorops draco (Willd.) Blume ▶410

Dahlia pinnata Cav. ▶101

Daphne mezereum L. ▶215

Daphne odora Thunb. ▶215

Daphne pseudomezereum A.Gray ▶215

Daphniphyllum himalaense (Benth.) Müll.Arg.
  subsp. *macropodum* (Miq.) T.C.Huang ▶422

Daphniphyllum macropodum Miq. ▶422

Daphniphyllum membranaceum Hayata ▶422

Datura metel L. ▶511

Datura metel L. ▶275

Datura spp. ▶511

Datura stramonium L. ▶276

Datura stramonium L. (広義) ▶276

Datura stramonium L. f. *stramonium* ▶276

Datura stramonium L. f. *tatura* (L.) B.Boivin ▶276

Datura tatura L. ▶276

Daucus carota L. ▶231

Daucus carota L. var. *sativus* Hoffm. ▶231

Daucus visnaga L. ▶222

Delphinium ajacis L. ▶136

Delphinium consolida L. ▶134

Dendranthema boreale (Makino) Y.Ling ex Kitam. ▶100

Dendranthema indicum (L.) Des Moulins ▶99

Dendranthema japonicum (Maxim.) Kitam. ▶99

Dendranthema okiense (Kitam.) Kitam. ▶99

Dendranthema seticuspe (Maxim.) Kitam. f. *boreale* (Makino) Kitam. ▶100

Dendrobenthamia japonica (Siebold et Zucc.) Hutch. ▶392

Dendrobium moniliforme (L.) Sw. ▶440

Dendrobium nobile Lindl. ▶440

Dendrobium officinale K.Kimura et Migo ▶440

Derris elliptica (Wall.) Benth. ▶368

Desmodium caudatum (Thunb.) DC. ▶368

Desmodium gangeticum (L.) DC. ▶360

Desmodium styracifolium (Osbeck) Merr. ▶360

Deutzia crenata Siebold et Zucc. ▶419

Deutzia scabra Thunb. var. *crenata* (Siebold et Zucc.) Makino ▶419

Dianthus caryophyllus L. ▶282

Dianthus longicalyx Miq. ▶282

Dianthus superbus auct. non L. ▶282

Dianthus superbus L. subsp. *longicalycinus* (Maxim.) Kitam. ▶282

Dianthus superbus L. var. *longicalycinus* (Maxim.) F.N.Williams ▶282

Dichroa febrifuga Lour. ▶419

Dictamnus albus L. subsp. *albus* ▶386

Dictamnus albus L. subsp. *dasycarpus* (Turcz.) Winter ▶386

Dictamnus albus L. var. *dasycarpus* (Turcz.) T.N.Liou et Y.H.Chang ▶386

Dictamnus dasycarpus Turcz. ▶386

Digenea simplex C. Agardh ▶329

Digitalis lanata Ehrh. ▶166

Digitalis lutea L. ▶167

Digitalis purpurea L. ▶167, 509

Dimocarpus longan Lour. ▶394

Dioscorea batatas Decne. ▶417

Dioscorea japonica Thunb. ▶417

Dioscorea polystachya Turcz. ▶417

Dioscorea tokoro Makino ▶417

Dioscorea villosa L. ▶418

Diospyros kaki Thunb. ▶75

Dipsacus asper Wall. ex C. B. Clarke ▶350

Dipsacus asper Wall. ex C.B.Clarke ▶349

Dipsacus asperoides C.Y.Cheng et T.M.Ai ▶349

Dipsacus fullonum L. ▶349

Dipsacus japonicus Miq. ▶350

Dipteryx odorata Willd. ▶360

Dolichos lablab L. ▶364

Dolichos lablab L. ▶364

Dorema ammoniacum D.Don ▶231

Doronicum arnica Desf. ▶89

Doronicum montanum Lam. ▶89

Dorstenia contrajerva L. ▶155

Draba nemorosa L. ▶22

Draba nemorosa L. var. *hebecarpa* Lindblom ▶22

Drimia maritima (L.) Stearn ▶425

Drosera intermedia Hayne ▶402

Drosera longifolia L. p.p. ▶402

Drosera ramentacea Burch ex Harv. et Sound. ▶402

Drosera rotundifolia L. ▶402

Drynaria fortunei (Kunze ex Mett.) J.Sm. ▶54

Drynaria roosii Nakaike ▶54

Dryopteris crassirhizoma Nakai ▶66

Dryopteris erythrosora (D.C.Eaton) Kuntze ▶66

Dryopteris filix-mas (L.) Schott. ▶66

Dryopteris lacera (Thunb.) Kuntze ▶67

Duchesnea chrysantha (Zoll. et Moritzi) Miq. ▶306

Duchesnea formosana Odash. ▶306

Dysphania ambrosioides (L.) Mosyakin et Clemants ▶9

Dysphania anthelmintica (L.) Mosyakin et Clemants ▶10

Dysphania chilensis (Schrad.) Mosyakin et Clemants ▶9

Echinacea pallida (Nutt.) Nutt. ▶102

Echinacea purpurea (L.) Moench ▶102

Echinacea purpurea (L.) Moench var. *arkansana* Steyerm. ▶102

Echinodorus macrophyllus Michell ▶71

Echium vulgare L. ▶397

Eclipta prostrata auct. non (L.) L. ▶102

Eclipta thermalis Bunge ▶102

Edgeworthia chrysantha Lindl. ▶215

Edgeworthia papyrifera Siebold et Zucc. ▶215

Edgeworthia tomentosa (Thunb.) Nakai ▶215

Eichhornia crassipes (Mart.) Solms ▶391

Elaeagnus multiflora Thunb. ▶149

Elaeagnus multiflora Thunb. f. *orbiculata* (Makino) Araki ▶149

Elaeagnus multiflora Thunb. var. *crispa* (Maxim.) Servett. ▶149

Elaeagnus pungens Thunb. ▶149

Elaeagnus pungens Thunb. f. *angustifolia* (Araki) Sugim. ▶149

Elaeagnus pungens Thunb. f. *megaphylla* (Araki) Sugim. ▶149

Elaeagnus umbellata Thunb. var. *subcoriacea* (Nakai et Masam.) Masam. ▶149

Elaeagnus umbellata Thunb. var. *umbellata* ▶149

Elatostema involucratum Franch. et Sav. ▶42

Elatostema japonicum Wedd. var. *majus* (Maxim.) H.Nakai et H.Ohashi ▶42

Elatostema umbellatum Blume var. *majus* Maxim. ▶42

Elettaria cardamomum Maton ▶212

Eleutherococcus pentaphyllus Nakai ▶46

Eleutherococcus sciadophylloides (Franch. et Sav.) H.Ohashi ▶45

Eleutherococcus sciadophylloides (Franch. et Sav.) H.Ohashi f. *albovariegatus* (Sugaya) H.Ohashi ▶45

Eleutherococcus senticosus (Rupr. et Maxim.) Maxim. ▶45

Eleutherococcus sieboldianus (Makino) Koidz. ▶46

Eleutherococcus spinosus (L.f.) S.Y.Hu ▶46

Elsholtzia ciliata (Thunb.) Hyl. ▶184

Elsholtzia cristata Willd. ▶184

Elsholtzia patrinii (Lepech.) Garcke ▶184

Elymus repens (L.) Gould ▶36

Elymus tsukushiensis Honda var. *transiens* (Hack.) Osada ▶36

Elytrigia repens (L.) Desv. ex B.D.Jackson ▶36

Embelia ribes Burm.f. ▶416

Entada phaseoloides (L.) Merr. subsp. *tonkinensis* (Gagnep.) H.Ohashi ▶360

Entada phaseoloides auct. non (L.) Merr. ▶360

Entada tonkinensis Gagnep. ▶360

Ephedra nevadensis S.Watson ▶344

Ephedra shennungiana Tang ▶344

Ephedra sinica Stapf ▶344

Epigaea repens L. ▶254

Epilobium angustifolium L. ▶16

Epilobium parviflorum Schreb. ▶17

Epimedium grandiflorum C.Morren var. *thunbergianum* (Miq.) Nakai f. *violaceum* (C.Morren) Stearn ▶400

Epimedium grandiflorum C.Morren var. *thunbergianum* (Miq.) Nakai ▶400

Epiphyllum oxypetalum (DC.) Haw. ▶178

Equisetum arvense L. ▶268

Equisetum arvense L. f. *campestre* (Schultz) Klinge ▶268

Equisetum calderi B. Boivin ▶268

Equisetum hyemale L. ▶268

Equisetum hyemale L. var. *ramosum* Honda ▶268

Erigeron canadensis L. ▶103

Eriobotrya japonica (Thunb.) Lindl. ▶303

Eriodictyon californicum (Hook. & Arn.) Torr. ▶291

Eruca sativa Mill. ▶22

Eruca vesicaria (L.) Cav. subsp. *sativa* (Mill.) Thell. ▶22

Ervatamia divaricata (L.) Burkill ▶128

Eryngium foetidum L. ▶232

Eryngium giganteum M.Bieb. ▶232

Eryngium maritimum L. ▶232

Erysimum cheiri (L.) Crantz ▶22

Erythraea centaurium (L.) Persoon ▶443

Erythrina boninensis Tuyama ▶361

Erythrina indica Lam. ▶360

Erythrina variegata L. ▶361

Erythrina variegata L. var. *orientalis* (L.) Merr. ▶361

Erythronium americanum Ker Gawl. ▶425

Erythronium japonicum Decne. ▶425

Erythroxylum coca Lam. ▶162

Eschscholzia california Cham. ▶160

Etlingera elatior (Jack) R.M.Sm. ▶213

Eucalyptus bicostata ▶331

Eucalyptus citriodora Hook. ▶331

Eucalyptus fructicetorum F. Von Mueller ▶331

Eucalyptus fruticetorum ▶331

Eucalyptus globulus Labill. ▶331

Eucalyptus globulus Labillardiere ▶331

Eucalyptus odorata ▶331

Eucalyptus polybractea ▶331

Eucalyptus polybractea R. T. Baker ▶331

Eucalyptus radiata DC. ▶332

Eucalyptus smithii R. T. Baker ▶331

Eucommia ulmoides Oliv. ▶271

Eugenia caryophyllata Thunberg ▶335

Eugenia cumini (L.) Druce ▶335

Eugenia jambolana Lam. ▶335

Eukalyptus smithii ▶331

Euodia hirsutifolia Hayata ▶389

Euodia ruticarpa (Juss.) Benth. ▶389

Euodia ruticarpa Hook. f. et Thomson ▶389

Euonymus alatus (Thunb.) Siebold var. *nakamurae* (Makino) F.Maek. ex H.Hara ▶286

Euonymus alatus (Thunb.) Siebold f. *alatus* ▶286

Euonymus atropurpureus Jacq. ▶286

Euonymus hamiltonianus auct. non Wall. ▶287

Euonymus hamiltonianus Wall. subsp. *sieboldianus* (Blume) H.Hara ▶287

Euonymus japonicus Thunb. ▶287

Euonymus japonicus Thunb. f. *macrophyllus* (Regel) Beissner ▶287

Euonymus japonicus Thunb. f. *microphyllus* (Jaeger) Beissner ▶287

Euonymus japonicus Thunb. f. *obovatus* (Nakai) Sugim. ▶287

Euonymus japonicus Thunb. f. *subinteger* (Sugim.) Sugim. ▶287

Euonymus japonicus Thunb. var. *longifolius* Nakai ▶287

Euonymus japonicus Thunb. var. *macrophyllus* Regel ▶287

Euonymus kawachianus Nakai ▶287

Euonymus sieboldianus Blume ▶287

Euonymus sieboldianus Blume f. *calocarpus* (Koehne) Sugim. ▶287

Euonymus sieboldianus Blume var. *yedoensis* (Koehne) H.Hara ▶287

Eupatorium cannabinum L. ▶103

Eupatorium chinense auct. non L. ▶103

Eupatorium fortunei Turcz. ▶103

Eupatorium japonicum auct. non Thunb. ▶103

Eupatorium japonicum Thunb. ▶103

Eupatorium lindleyanum DC. ▶104

Eupatorium lindleyanum DC. f. *trisectifolium* (Makino) Hiyama ▶104

Eupatorium makinoi T.Kawahara et Yahara ▶103

Eupatorium perfoliatum L. ▶104

Eupatorium purpureum L. ▶104

Euphorbia adenochlora C.Morren et Decne. ▶264

Euphorbia hakutosanensis Hurus. ▶264

Euphorbia helioscopia L. ▶264

Euphorbia hirta L. ▶263

Euphorbia humifusa Willd. ex Schltdl. ▶263

Euphorbia lasiocaula Boiss. ▶264

Euphorbia lathyris L. ▶264

Euphorbia pekinensis auct. non Rupr. ▶264

Euphorbia pekinensis Rupr. var. *subulatifolia* (Hurus.) T.B.Lee ▶264

Euphorbia pilulifera auct. non L. ▶263

Euphorbia pseudochamaesyce Fisch. ▶263

Euphorbia sieboldiana C.Morren et Decne. ▶265

Euphorbia sieboldiana C.Morren et Decne. var. *idzuensis* (Hurus.) Hurus., comb. nud. ▶265

Euphoria longana Lam. ▶394

Euphoria longana Lamarck ▶394

Euphrasia officinalis L. p. p. ▶165

Euryale ferox Salisb. ▶219

Eurycoma longifolia Jack ▶285

Euterpe oleracea Mart. ▶410

Eutrema japonicum (Miq.) Koidz. ▶22

Eutrema japonicum (Miq.) Koidz. var. *sachalinense* (Miyabe et T.Miyake) Nemoto ▶22

Eutrema tenue (Miq.) Makino ▶23

Eutrema wasabi Maxim. ▶22

Evernia furfuracea (L.) W. Mann. / *Evernia prunastri* (L.) Achar. ▶53

Fagara ailanthoides (Siebold et Zucc.) Engl. ▶389

Fagara mantchurica (Benn.) Honda ▶391

Fagara mantchurica (Benn.) Honda f. *Fagara mantchurica* (Benn.) Honda f. *microphylla* (Honda) H.Haraangustifolia (Honda) H.Hara ▶391

Fagara mantchurica (Benn.) Honda f. *grandifolia* (Nakai) H.Hara ▶391

Fagara mantchurica (Benn.) Honda f. *microphylla* (Honda) H.Hara ▶391

Fagopyrum cymosum (Trevir.) Meisn. ▶244

Fagopyrum dibotrys (D.Don) H.Hara ▶244

Fagopyrum esculentum Moench ▶244

Fagopyrum sagittatum Gilib. ▶244

Fallopia japonica (Houtt.) Ronse Decr. var. *compacta* (Hook.f.) J.P.Bailey ▶244

Fallopia japonica (Houtt.) Ronse Decr. var. *japonica* ▶244

Fallopia multiflora (Thunb.) Haraldson ▶245

Fallopia sachalinensis (F.Schmidt) Ronse Decr. ▶245

Farfugium japonicum (L.) Kitam. ▶104

Farfugium tussilagineum (Burm.f.) Kitam. ▶104

Fatsia japonica (Thunb.) Decne. et Planch. ▶46

Feronia limonia (L.) Swingle ▶386

Ferula assa-foetida L. ▶232

Ferula gummosa Boiss. ▶232

Ficaria verna Huds. ▶136

Ficus awkeotsang Makino ▶156

Ficus bengalensis L. ▶156

Ficus carica L. ▶156

Ficus erecta Thunb. var. *erecta* ▶156

Ficus pumila L. var. *awkeotsang* (Makino) Corner ▶156

Ficus religiosa L. ▶157

Filaginella uliginosa (L.) Opiz ▶104

Filipendula ulmaria (L.) Maxim. ▶303

Firmiana platanifolia (L.f.) Marsili ▶7

Firmiana platanifolia (L.f) Marsili f. *tomentosa* (Thunb.) H.Hara ▶7

Firmiana simplex (L.) W.F.Wight ▶7

Flammulina velutipes (Curt. : Fr.) Sing. ▶251

Flueggea suffruticosa (Pall.) Baill. ▶265

Foeniculum vulgare Mill. ▶233

Foeniculum vulgare Miller var. *vulgare* (Miller) Thellung ▶233

Foenum-graecum offi cinale Moench ▶376

Foenum-graecum sativum Med. ▶376

Folliculigera graveolens Pasq. ▶376

Forsythia suspensa (Thunb.) Vahl ▶403

Fortunella japonica (Thunb.) Swingle ▶382

Fouquieria splendens Engelm. ▶328

Fragaria vesca L. ▶303, 467

Fragaria viridis Duchesne ▶303

Frangula alnus Miller ▶152

Frangula purshiana (DC.) A. Gray ▶153

Fraxinus americana L. ▶403

Fraxinus americana L. var. *biltmoreana* (Beadle) J. Wright ex Fernald ▶403

Fraxinus americana L. var. *juglandifolia* (Lam.) Rehder ▶403

Fraxinus americana L. var. *microcarpa* A. Gray ▶403

Fraxinus biltmoreana Beadle ▶403

Fraxinus excelsior L. ▶404

Fraxinus japonica Blume ex K.Koch ▶404

Fraxinus lanuginosa Koidz. f. *serrata* (Nakai) Murata ▶404

Fraxinus lanuginosa Koidz. var. *serrata* (Nakai) H.Hara ▶404

Fraxinus ornus L. ▶404

Fraxinus sieboldiana Blume var. *serrata* Nakai ▶404

Fritillaria thunbergii Miq. ▶426

Fritillaria verticillata Willd. var. *thunbergii* (Miq.) Baker ▶426

Fucus distichus L. subsp. *Evanescens* (C. Agardh) H. T. Powell ▶320

Fumaria officinalis L. ▶160

Galanthus elwesii Hook.f. ▶315

Galanthus nivalis L. ▶315

Galarhoeas helioscopius (L.) Haw. ▶264

Galarhoeas lathyris (L.) Haw. ▶264

Galarhoeus adenochlorus (C.Morren et Decne.) H.Hara ▶264

Galarhoeus lasiocaulus (Boiss.) Hurus. ▶264

Galarhoeus sieboldianus (C.Morren et Decne.) H.Hara ▶265

Galega officinalis L. ▶361

Galeola septentrionalis Rchb.f. ▶440

Galeopsis ochroleuca Lamarck ▶184

Galeopsis segetum Neck. ▶184

Galipea officinalis J.Hancock ▶386

Galium aparine auct. non L. ▶13

Galium aparine L. f. *strigosum* (Thunb.) Maxim. ▶13

Galium odoratum (L.) Scop. ▶12

Galium pauciflorum Bunge ▶13

Galium spurium L. f. *strigosum* (Thunb.) Kitag. ▶13

Galium spurium L. f. *vaillantii* (DC.) R.J.Moore ▶13

Galium spurium L. var. *echinospermon* (Wallr.) Desp. ▶13

Galium vaillantii DC. ▶13

Galium verum L. ▶13

Ganoderma applanatum (Pers.) Pat. ▶380

Ganoderma lucidum Karst ▶380

Garcinia cambogia (en:Gambooge) ▶67

Gardenia jasminoides Ellis ▶13

Gardenia jasminoides Ellis f. *grandiflora* (Lour.) Makino ▶13

Gardenia jasminoides Ellis var. *grandiflora* (Lour.) Nakai ▶13

Gastrodia elata Blume ▶441

Gaultheria procumbens L. ▶254, 468

Gelidium elegans Kuetzing ▶262

Gelsemium elegans (Gardner & Champ.) Benth. ▶346

Gelsemium sempervirens (L.) W.T.Aiton ▶347, 507

Genista tinctoria L. ▶361

Gentiana buergeri Miq. ▶444

Gentiana fortunei Hook. ▶444

Gentiana lutea L. ▶443

Gentiana macrophylla Pall. ▶444

Gentiana scabra Bunge ▶444

Gentiana scabra Bunge var. *scabra* ▶444

Geranium macrorrhizum L. ▶326

Geranium maculatum L. ▶327

Geranium nepalense auct. non Sweet ▶327

Geranium nepalense Sweet f. *glabratum* (H.Hara) H.Hara ▶327

Geranium nepalense Sweet f. *roseum* H.Hara ▶327

Geranium nepalense Sweet subsp. *thunbergii* (Siebold ex Lindl. et Paxton) H.Hara ▶327

Geranium nepalense Sweet var. *thunbergii* (Siebold ex Lindl. et Paxton) Kudô ▶327

Geranium robertianum L. ▶327

Geranium thunbergii Siebold et Zuccarini ▶327

Geranium thunbergii Siebold ex Lindl. et Paxton ▶327

Geum japonicum Thunb. ▶304

Ginkgo biloba L. ▶32, 507

Ginseng quinquefolium Wool, Panax ▶49

Glechoma grandis (A.Gray) Kuprian. ▶184

Glechoma hederacea L. subsp. *hederacea* ▶184

Glechoma hederacea L. var. *grandis* (A.Gray) Kudô ▶184

Gleditsia japonica Miq. ▶361

Glehnia littoralis F.Schmidt ex Miq. ▶234

Gloriosa rothschildiana O'Brien ▶507

Gloriosa superba L. ▶507

Glycine max (L.) Merr. subsp. *max* ▶362

Glycine max (L.) Merrill ▶362

Glycyrrhiza glabra L. ▶362

Glycyrrhiza uralensis Fisch. ex DC. ▶362, 363

Glycyrrhiza uralensis Fischer ▶362, 363

Gnaphalium adscendens Thunb. ▶107

Gnaphalium affine D.Don ▶112

Gnaphalium arenarium L. ▶107

Gnaphalium aureum Gilib. ▶107

Gnaphalium buchtormense Sch.Bip. ▶107

Gnaphalium dioicum L. ▶87

Gnaphalium elichrysum Pall. ▶107

Gnaphalium glutinosum Ten. ▶106

Gnaphalium glutinosum var. *glutinosum* ▶106

Gnaphalium graveolens Henning ▶107

Gnaphalium ignescens L. ▶107

Gnaphalium italicum Roth ▶106

Gnaphalium luteoalbum L. subsp. *affine* (D.Don) Koster ▶112

Gnaphalium mandshuricum Kirp. ▶104

Gnaphalium prostratum Patrin ex DC. ▶107

Gnaphalium tranzschelii auct. non Kirp. ▶104

Gnaphalium uliginosum L. ▶104

Gomphrena globrosa L. ▶324

Gossypium arboreum L. ▶4

Gossypium arboreum L. var. *indicum* (Lam.) Roberty ▶4

Gossypium arboreum L. var. *obtusifolium* (Roxb.) Roberty ▶4

Gossypium hirsutum L. ▶4

Gossypium nanking Meyen ▶4

Granadilla incarnata Medik. ▶269

Grifola frondosa (Dicks.) Gray ▶179

Grindelia camporum Greene ▶105

Grindelia camporum Greene var. *parviflora* Steyerm. ▶105

Grindelia paludosa Greene ▶105

Grindelia procera Greene ▶105

Grindelia robusta Nutt. ▶105

Grindelia squarrosa (Pursh) Dunal ▶105

Guaiacum officinale L. ▶293

Guaiacum sanctum L ▶293

Guarea rusbyi Rusby ▶241

Gymnema affine Decne. ▶72

Gymnema alternifolium (Lour.) Merr. ▶72

Gymnema sylvestre (Retz.) Schult. ▶72

Gynochthodes officinalis (F.C.How) Razafim. et B.Bremer ▶14

Gynostemma pentaphyllum (Thunb.) Makino ▶57

Gypsophila paniculata L. ▶282

Gypsophila paniculata L. var. *paniculata* ▶282

Hamamelis japonica Siebold et Zucc. ▶379

Hamamelis macrophylla Pursh ▶379

Hamamelis virginiana L. ▶379

Hamamelis virginiana L. var. *parvifolia* Nutt. ▶379

Handroanthus impetiginosus (Mart. ex DC.) Mattos ▶289

Harpagophytum burcherllii Decne ▶169

Harpagophytum procumbens DC. ex Meisn. ▶169

Harungana madagascariensis Lamarck ex Poiret ▶67

Harungana madagascariensis Poir. ▶67

Hebanthe eriantha (Poir.) Pedersen ▶324

Hedeoma pulegioides Pers. ▶184

Hedera helix L. ▶47

Hedera rhombea (Miq.) Bean ▶47

Hedera tobleri Nakai ▶47

Helianthus annuus L. ▶106

Helianthus tuberosus L. ▶106

Helichrysum angustifolium var. numidicum (Pomel) Maire ▶106

Helichrysum arenarium (L) Moench ▶107

Helichrysum arenarium subsp. *arenarium* ▶107

Helichrysum arenarium var. arenarium ▶107

Helichrysum italicum (Roth) G. Don ▶106

Helichrysum italicum var. serotinum (Boiss.) O.Bolòs & Vigo ▶106

Helichrysum numidicum Pomel ▶106

Helichrysum rupestre subsp. *glutinosum* (Ten.) Nyman ▶106

Helichrysum stoechas subsp. *numidicum* (Pomel) Batt. ▶106

Heliotropium arborescens L. ▶397

Heliotropium corymbosum Ruiz et Pav. ▶397

Heliotropium peruvianum L. ▶397

Helleborus foetidus L. ▶136

Helleborus niger L. ▶137

Helwingia japonica (Thunb.) F.Dietr. ▶393

Hemerocallis × hybrida hort. ▶433

Hemerocallis disticha Donn ex Ker Gawl. ▶434

Hemerocallis fulva L. var. *disticha* (Donn ex Ker Gawl) M.Hotta ▶434

Hemerocallis fulva L. var. *longituba* auct. non (Miq.) Maxim. ▶434

Hemerocallis longituba auct. non Miq. ▶434

Hemidesmus indicus (L.) R.Br. ▶73

Hemidesmus indicus (L.) R.Br. ex Schult. ▶73

Hemisteptia lyrata (Bunge) Fisch. et C.A.Mey. ▶107

Hepatica acuta (Pursh) Britton ▶137

Hepatica nobilis Gars. ▶137

Hepatica nobilis Schreb. var. *japonica* Nakai ▶137

Hepatica triloba Chaix. ▶137

Herniaria glabra L. ▶283

Herniaria hirsuta L. ▶283

Hesperis matronalis L. ▶23

Heterotropa blumei (Duch.) F.Maek. ▶50

Heterotropa muramatsui (Makino) F.Maek. var. *tamaensis* (Makino) F.Maek. ▶53

Heterotropa nipponica (F.Maek.) F.Maek. ▶52

Heterotropa tamaensis (Makino) F.Maek. ▶53

Heuchera sanguinea Engelm. ▶419

Hibiscus abelmoschus L. ▶2

Hibiscus esculentus L. ▶2

Hibiscus manihot L. ▶2

Hibiscus sabdariffa L. ▶4

Hibiscus sabdariffa L. var. *sabdariffa* ruber ▶4

Hibiscus syriacus L. ▶5

Hieracium umbellatum L. ▶107

Hieracium umbellatum L. var. *japonicum* H.Hara ▶107

Hippocastanum vulgare Gaertner ▶270

Hippophae rhamnoides L. ▶149

Hoodia gordonii Sweet ▶73

Hordeum distichon L. ▶37

Hordeum vulgare L. ▶36

Hordeum vulgare L. var. *distichon* (L.) Alefeld ▶37

Hordeum vulgare L. var. *distichon* (L.) Alefeld ▶36

Hosta crassifolia Araki ▶431

Hosta elata Hyl. ▶431

Hosta montana F.Maek. ▶431

Hosta montana F.Maek. f. *macrophylla* W.G.Schmid ▶431

Hosta montana F.Maek. f. *ovatolancifolia* (Araki) W.G.Schmid ▶431

Hosta sieboldiana (Lodd.) Engl. ▶431

Hosta sieboldiana (Lodd.) Engl. var. *gigantea* (L.H.Bailey) Kitam. ▶431

Houpoea obovata (Thunb.) N.H.Xia and C.Y.Wu ▶407

Houpoea officinalis (Rehder et E.H.Wilson) N.H.Xia and C.Y.Wu ▶408

Houttuynia cordata Thunb. ▶268

Hovenia dulcis Thunb. ▶152

Hovenia dulcis Thunb. f. *latifolia* (Nakai ex Y.Kimura) H.Hara ▶152

Humulopsis scandens (Lour.) Grudzinsk. ▶158

Humulus japonicus Siebold et Zucc. ▶158

Humulus lupulus L. var. *brachystachyus* Zapalowicz ▶157

Humulus lupulus L. ▶157

Humulus lupulus L. var. *lupuloides* ▶157

Humulus lupulus L. var. *lupulus* ▶157

Humulus lupulus L. var. *neomexicanus* Nelson et Cockerell ▶157

Humulus neomexicanus (Nelson et Cockerell) Rydberg ▶157

Humulus scandens (Lour.) Merr. ▶158

Humulus volubilis Salisb. ▶157

Humulus vulgaris Gilib. ▶157

Huperzia serrata (Thunb.) Trevis. ▶314

Hydrangea arborescens L. ▶420

Hydrangea macrophylla (Thunb.) Ser. f. *macrophylla* ▶507

Hydrangea macrophylla (Thunb.) Ser. f. *macrophylla* ▶420

Hydrangea macrophylla (Thunb.) Ser. var. *thunbergii* (Siebold) Makino ▶420, 507

Hydrangea macrophylla Seringe var. *thunbergii* Makino ▶420

Hydrangea paniculata Siebold ▶420

Hydrangea serrata (Thunb.) Ser. var. *thunbergii* (Siebold) H.Ohba ▶420, 507

Hydrastis canadensis L. ▶137

Hydrocotyle asiatica L. ▶228

Hydrocotyle lunata Lam. ▶228

Hydrocotyle sibthorpioides Lam. ▶234

Hygrophila spinosa T.Anderson ▶123

Hylotelephium spectabile (Boreau) H.Ohba ▶339

Hyoscyamus bohemicus F.W.Schmidt ▶277

Hyoscyamus niger L. ▶277

Hyoscyamus niger L. var. *agrestis* (Kit. ex Schult.) W.D.J.Koch ▶277

Hypericum erectum Thunb ▶67

Hypericum erectum Thunb. f. *angustifolium* (Y.Kimura) Y.Kimura ▶67

Hypericum erectum Thunb. f. *debile* R.Keller ▶67

Hypericum erectum Thunb. f. *lutchuense* (Koidz.) Y.Kimura ▶67

Hypericum erectum Thunb. f. *papillosum* (Y.Kimura) Y.Kimura ▶67

Hypericum erectum Thunb. var. *erectum* f. *erectum* ▶67

Hypericum officinale Gater ex. Steud. ▶68

Hypericum officinarum Crantz ▶68

Hypericum penthorodes Koidz. ▶67

Hypericum perforatum L. ▶68

Hypericum perforatum L. subsp. *perforatum* ▶68

Hypericum vulgare Lam. ▶68

Hyssopus officinalis L. ▶185

Iberis amara L. ▶23

Idesia polycarpa Morr. et de Vos ▶353

Ilex aquifolium L. ▶408

Ilex paraguariensis A.St.Hil. ▶409

Illicium anisatum L. ▶180, 509

Illicium japonicum Siebold ex Masam. ▶180

Illicium religiosum Siebold et Zucc. ▶180

Illicium verum Hook.f. ▶180

Impatiens balsamina L. ▶262

Impatiens textorii Miq. ▶262

Impatiens textorii Miq. f. *minuscula* Hayashi ▶262

Imperata cylindrica (L.) Raeusch. ▶37

Imperata cylindrica (L.) Raeusch. subsp. *koenigii* (Retz.) Masam. et Yanagihara ▶37

Imperata cylindrica Buauvois. ▶37

Imperata koenigii (Retz.) P.Beauv. ▶37

Imperatoria ostruthium L. ▶234

Incarvillea sinensis Lam. ▶289

Indigofera pseudotinctoria Matsum. ▶364

Inonotus obliquus (Ach. ex Pers.) Pilát. ▶179

Inula britannica L. subsp. *japonica* (Thunb.) Kitam. ▶108

Inula britannica L. var. *chinensis* (Rupr.) Regel ▶108

Inula britannica L. var. *japonica* (Thunb.) Franch. et Sav. ▶108

Inula helenium L. ▶108

Inula japonica Thunb. ▶108

Ipomoea batatas (L.) Poir. ▶325

Ipomoea batatas (L.) Poir. var. *edulis* (Thunb.) Kuntze ▶325

Ipomoea nil (L.) *Roth* ▶507

Ipomoea nil (L.) Roth ▶325

Ipomoea purga (Wender.) Hayne ▶325

Iris domestica (L.) Goldblatt et Mabb. ▶27

Iris florentina L. ▶27, 28

Iris germanica L. ▶27

Iris germanica L. 'Florentina' ▶28

Iris orientalis auct. non Thunb. ▶28

Iris pallida Lamarck var. *dalmatica* ▶27, 28

Iris versicolor L. ▶28

Isatis japonica auct. non Miq. ▶23

Isatis oblongata DC. var. *yezoensis* (Ohwi) Y.L.Chang ▶23

Isatis tinctoria L. ▶23

Isatis yezoensis Ohwi ▶23

Isodon japonicus (Burm.f.) H.Hara ▶185

Ixeridium dentatum (Thunb.) Tzvelev subsp. *dentatum* ▶108

Ixeris debilis (Thunb.) A.Gray ▶109

Ixeris debilis (Thunb.) A.Gray subsp. *liukiuensis* Kitam. ▶109

Ixeris dentata (Thunb.) Nakai ▶108

Ixeris japonica (Burm.f.) Nakai ▶109

Jacobaea nemorensis (L.) Moench ▶114

Jacobaea vulgaris Gaertn. ▶113

Jambosa caryophyllus (Thunb.) Nied. ▶335

Japonasarum caulescens (Maxim.) Nakai ▶51

Jasminum grandiflorum L. ▶405

Jasminum officinale L. ▶405

Jasminum officinale L. f. *grandiflorum* (L.) Kobuski ▶405

Jateorhiza columba Miers ▶259

Jateorhiza palmata (Lam.) Miers ▶259

Juglans cinerea L. ▶150

661

Juglans mandshurica Maxim. subsp. *sieboldiana* (Makino) Kitam. ▶150
Juglans mandshurica Maxim. var. *sachalinensis* (Komatsu) Kitam. ▶150
Juglans nigra L. ▶151
Juglans regia L. ▶151
Juglans regia L. var. *kamaonica* C.DC. ▶151
Juglans regia L. var. *orientis* (Dode) Kitam. ▶151
Juglans sieboldiana Maxim. ▶150
Juncus decipiens (Buchenau) Nakai ▶30
Juncus effusus auct. non L. ▶30
Juncus effusus L. var. *decipiens* Buchenau ▶30
Juniperus communis L. ▶318
Juniperus communis L. var. *communis* ▶318
Juniperus conferta Parl. ▶318
Juniperus rigida Siebold et Zucc. ▶319
Juniperus sabina L. ▶319
Juniperus virginiana L. ▶319
Justicia adhatoda L. ▶123
Justicia latebrosa Russ. ▶123
Justicia paniculata Burm. f. ▶123
Justicia procumbens L. var. *leucantha* Honda f. *japonica* (Thunb.) H.Hara ▶124
Justicia procumbens L. var. *procumbens* ▶124
Justicia stricta Lam. ex Steud. ▶123
Kadsura chinensis Turcz. ▶353
Kadsura japonica (L.) Dunal ▶350
Kaempferia galanga L. ▶213
Kaempferia parviflora Wall. ▶213
Kalimeris incisa (Fisch.) DC. var. *yomena* Kitam. ▶94
Kalimeris yomena (Kitam.) Kitam. ▶94
Kalopanax pictus (Thunb.) Nakai ▶47
Kalopanax pictus (Thunb.) Nakai var. *lutchuensis* auct. non (Nakai) Nemoto ▶47
Kalopanax septemlobus (Thunb.) Koidz. ▶47
Kerria japonica (L.) DC. ▶304
Kochia littorea (Makino) Makino ▶7
Kochia scoparia (L.) Schrad. ▶7
Kochia scoparia (L.) Schrad. f. *littorea* (Makino) Kitam. ▶7
Krameria triandra Ruiz & Pav. ▶150
Lablab purpurea (L.) Sweet ▶364
Laburnum anagyroides Medik. ▶365
Laburnum vulgare J.Presl ▶365
Lactuca indica L. ▶109
Lactuca indica L. var. *laciniata* (Houtt.) H.Hara ▶109
Lactuca indica L. var. *laciniata* (Houtt.) H.Hara f. *indivisa* (Maxim.) H.Hara ▶109
Lactuca virosa L. ▶109
Lagenaria siceraria (Molina) Standl. 'Gourda' ▶58
Lagenaria siceraria (Molina) Standl. var. *depressa* (Ser.) H.Hara ▶57, 513
Lagenaria siceraria (Molina) Standl. var. *hispida* (Thunb.) H.Hara ▶58
Lagenaria siceraria (Molina) Standl. var. *siceraria* ▶58
Lagerstroemia speciosa (L.) Pers. ▶393
Laminaria cloustonii (Edmondston) Lejolis ▶170
Laminaria hyper-borea (Gunn.) Foslie ▶170

Lamium album L. ▶185
Lamium album L. var. *album* ▶185
Lamium album L. var. *barbatum* (Siebold et Zucc.) Franch. et Sav. ▶186
Lamium barbatum Siebold et Zucc. ▶186
Lamium maculatum L. ▶186
Languas galanga (L.) Stuntz ▶209
Laphangium affine (D.Don) Tzvelev ▶112
Lappa major Gaertn. ▶87
Lapsana apogonoides Maxim. ▶109
Lapsanastrum apogonoides (Maxim.) J.H.Pak et K.Bremer ▶109
Larix decidua Mill. ▶350
Larrea tridentata Coville ▶294
Laurus camphora L. ▶142
Laurus cinnamomum L. ▶143
Laurus nobilis L. ▶144
Lavandula × *intermedia* Emeric ex Loisel.'Super' ▶460
Lavandula × *intermedia* Emeric ex Loisel. ▶187
Lavandula angustifolia Mill. ▶186, 460
Lavandula dentata L. ▶460
Lavandula intermedia Loisel ▶187
Lavandula officinalis Chaix. ▶186
Lavandula pinnata Lundmark ▶461
Lavandula spica Loisel. ▶186
Lavandula stoechas L. ▶461
Lavandula vera DC. ▶186
Lavandula vera DC. ▶186
Lavandula vulgaris Lam. ▶186
Lawsonia inermis L. ▶393
Ledebouriella divaricata (Turcz.) M.Hiroe ▶239
Ledebouriella seseloides auct. non (Hoffm.) H.Wolff ▶239
Ledum decumbens (Aiton) Lodd. ex Steud. ▶254
Ledum palustre L. subsp. *palustre* var. *decumbens* Aiton ▶254
Lens culinaris Medik. ▶365
Lentiula edodes (Berk.) Pegler ▶122
Leonurus artemisia (Lour.) S.Y.Hu ▶188
Leonurus cardiaca L. ▶187
Leonurus heterophyllus Sweet ▶188
Leonurus japonicus Houtt. ▶188
Leonurus rtemisia (Lour.) S.Y.Hu ▶188
Leonurus sibiricus auct. non L. ▶188
Lepidium meyenii Walp. ▶24
Lepidium sativum L. ▶24
Lepidium virginicum L. ▶24
Lepidotheca suaveolens (Pursh) Nutt. ▶110
Lepisorus thunbergianus (Kaulf.) Ching ▶54
Leptospermum scoparium J.R. et G.Forst. ▶332, 333
Lespedeza bicolor Turcz. ▶365
Lespedeza bicolor Turcz. f. *acutifolia* auct. non Matsum. ▶365
Lespedeza cuneata (Dum.Cours.) G.Don ▶365
Lespedeza juncea (L.f.) Pers. subsp. *sericea* (Miq.) Steenis ▶365
Lespedeza juncea (L.f.) Pers. var. *sericea* (Miq.) Forbes et Hemsl. ▶365
Leucanthemum parthenium (L.) Gren & Gordon ▶119, 120
Leucojum aestivum L. ▶316, 510
Levisticum officinale W.D.J.Koch ▶234
Lichene islandicus L. ▶53
Ligularia tussilaginea (Burm.f.) Makino ▶104

Ligusticum officinale (Makino) Kitag. ▶235
Ligusticum porteri J.M.Coult. & Rose ▶235
Ligusticum sinense Oliv. ▶230
Ligustrum ibota Siebold f. *microphyllum* Nakai ▶406
Ligustrum ibota Siebold var. *microphyllum* (Nakai) Nakai ex H.Hara ▶406
Ligustrum japonicum Thunb. ▶405
Ligustrum lucidum Aiton ▶405
Ligustrum obtusifolium Siebold et Zucc. ▶406
Ligustrum obtusifolium Siebold et Zucc. subsp. *microphyllum* (Nakai) P.S.Green ▶406
Lilium auratum Lindl. ▶426
Lilium brownii F. E. Brown var. *colchesteri* Wilson ▶426, 427
Lilium brownii N.E.Br. ex Miellez var. *viridulum* Baker ▶426, 427
Lilium cordatum (Thunb.) Koidz. ▶424
Lilium japonicum Houtt. ▶427
Lilium japonicum Houtt. ▶426
Lilium lancifolium Thunb. ▶427
Lilium pumilum De Candolle ▶427
Lilium pumilum Redouté ▶427
Lilium tenuifolium Fisch. ex Hook. ▶427
Lilium tigrinum Ker Gawl. ▶427
Linaria vulgaris Mill. ▶165
Lindera aggregata (Sims) Kosterm. ▶144
Lindera aggregata (Sims) Kosterm. f. *playfairii* (Hemsl.) J.C.Liao ▶144
Lindera citriodora (Siebold et Zucc.) Hemsl. ▶145
Lindera strychnifolia (Siebold et Zucc. ex Blume) Fern.-Vill. ▶144
Lindera strychnifolia Fernandez- Villar ▶144
Lindera umbellata Thunb. ▶145
Linum humile Mill. ▶26
Linum usitatissimum L. ▶26
Linum usitatissimum L. var. *humile* (Mill.) Pers. ▶26
Lippia citriodora (Lam.) Kunth ▶146
Liquidambar formosana Hance ▶379
Liquiritae officinalis Moench ▶362
Liriope graminifolia auct. non Baker ▶427
Liriope muscari (Decne.) L.H.Bailey ▶427
Liriope platyphylla F.T.Wang et Tang ▶427
Liriope tawadae Ohwi ▶427
Lithospermum erythrorhizon Siebold et Zucc. ▶397
Lithospermum officinale L. subsp. *erythrorhizon* (Siebold et Zucc.) Hand.-Mazz. ▶397
Litsea citriodora (Siebold et Zucc.) Hatus. ▶145
Litsea cubeba (Lour.) Pers. ▶145
Lobaria pulmonaria (L.) Hoffm. ▶438
Lobelia chinensis Lour. ▶83
Lobelia deckenii Hemsl ▶83
Lobelia inflata L. ▶83
Lobelia sessilifolia Lamb. ▶84
Lochnera rosea (L.) Rchb. ▶125
Lomatium dissectum (Nutt. ex Torr. & A.Gray) Mathias & Constance ▶235
Lonicera caerulea auct. non L. ▶216
Lonicera caerulea L. subsp. *edulis* (Regel) Hultén var. *emphyllocalyx* (Maxim.) Nakai ▶216
Lonicera gracilipes Miq. ▶216
Lonicera gracilipes Miq. var. *glabra* Miq. ▶216
Lonicera japonica Thunb. ▶216
Lonicera periclymenum L. ▶216

Lophatherum gracile Brongn. ▶37

Lophophora williamsii J.M.Coult. ▶178

Luffa aegyptiiaca Mill. ▶58

Luffa cylindrica M.Roem. ▶58

Lupinus polyphyllus Lindl. ▶365

Lupulus communis Gaertn. ▶157

Lupulus humulus Mill. ▶157

Lupulus scandens Lam. ▶157

Lussa amarissima O. Ktze ▶55

Lychnis saponaria Jessen ▶283

Lycium chinense Mill. ▶277

Lycium rhombifolium (Moench) Dippel ex Dosch et Scriba ▶277

Lycopersicon esculentum Mill. ▶277

Lycopodium clavatum L. ▶315

Lycopodium clavatum L. var. *aristatum* (Humb. et Bonpl. ex Willd.) Spring ▶315

Lycopodium clavatum L. var. *asiaticum* Ching ▶315

Lycopodium japonicum Thunb. ▶315

Lycopodium serratum Thunb. ▶314

Lycopus asper Greene ▶188

Lycopus europaeus L. ▶188, 189

Lycopus lucidus Turcz. ex Benth. ▶188

Lycopus virginicus L. ▶189

Lycoris × squamigera Maxim. ▶316

Lycoris radiata (L'Hér.) Herb. ▶512

Lycoris radiata (L'Hér.) Herb. ▶316

Lycoris sanguinea Maxim. var. *sanguinea* ▶316

Lygodium japonicum (Thunb.) Sw. ▶328

Lyonia elliptica (Siebold et Zucc.) Okuyama ▶254

Lyonia neziki Nakai et H.Hara ▶254

Lyonia ovalifolia (Wall.) Drude subsp. *neziki* (Nakai et H.Hara) H.Hara ▶254

Lyonia ovalifolia (Wall.) Drude var. *elliptica* (Siebold et Zucc.) Hand.-Mazz. ▶254

Lyophyllum decastes Sing. ▶208

Lysimachia clethroides Duby ▶171

Lysimachia davurica Ledeb. ▶172

Lysimachia vulgaris L. subsp. *davurica* (Ledeb.) Tatew. ▶172

Lysimachia vulgaris L. var. *davurica* (Ledeb.) R.Knuth ▶172

Lysimachia vulgaris L. var. *vulgaris* ▶172

Lythrum anceps (Koehne) Makino ▶393

Lythrum salicaria L. ▶394

Lythrum salicaria L. subsp. *anceps* (Koehne) H.Hara ▶393

Lythrum salicaria L. var. *anceps* Koehne ▶393

Macleaya cordata (Willd.) R.Br. ▶161

Macrocarpium officinale (Siebold et Zucc.) Nakai ▶392

Macropiper excelsum (G.Forst.) Miq. ▶162

Macropiper latifolium Miq. ▶163

Macropiper methysticum (G. Forst.) Hook. et Arnott ▶163

Macrotis racemosa Sweet ▶132

Macrotis serpentaria Raf. ▶132

Macrotrys actaeiodes Raf. ▶132

Magnolia figo (Lour.) DC. ▶406

Magnolia hypoleuca Diels, non Sieb. et Zucc ▶408

Magnolia hypoleuca Siebold et Zucc. ▶407

Magnolia hypoleuca Siebold et Zuccarini ▶408

Magnolia kobus DC. ▶407

Magnolia liliiflora Desr. ▶407

Magnolia obovata Thunb. ▶407, 408

Magnolia officinalis Rehder et E.H.Wilson ▶408

Magnolia praecocissima Koidz. ▶407

Magnolia quinquepeta (Buc'hoz) Dandy ▶407

Magnolia salicifolia (Siebld et Zucc.) Maxim. ▶408

Magnolia salicifolia (Siebld *et Zucc.)* Maxim. ▶407

Mahonia japonica (Thunb.) DC. ▶399

Mahonia nervosa Nutt. ▶399

Mairania uva-ursi Desv. ▶252

Majorana hortensis Moench ▶196

Mallotus japonicus (L.f.) Müll.Arg. ▶265

Mallotus philippensis (Lam.) Müll.Arg. ▶266

Malpighia glabra L. ▶129

Malus domestica Borkh. ▶304

Malus pumila Mill. ▶304

Malva mauritiana L. ▶5

Malva neglecta Wallr. ▶5

Malva neglecta Wallr. （英名Common Mallow) ▶5

Malva rotundifolia auct. non L. ▶5

Malva sylvestris L. ▶5

Malva sylvestris L. subsp. *mauritiana* (L.) Thell. ▶5

Mandragora officinarum L. ▶278

Mangifera indica L. ▶61

Manihot esculenta Crantz ▶266

Maranta arundinacea L. ▶141

Mariana mariana (L) Hill. ▶114

Marrubium vulgare L. ▶189

Marsdenia cundurango Reichenbach fil. ▶74

Matricaria chamomilla L. ▶110

Matricaria discoidea DC. ▶110

Matricaria eximia Hort. ▶119, 120

Matricaria matricarioides (Less.) Ced.Porter ex Britton ▶110

Matricaria parthenium L. ▶119, 120

Matricaria recutita L. ▶110

Matricaria suaveolens (Pursh) Buchenau ▶110

Matteuccia struthiopteris (L.) Tod. ▶43

Maximowiczia amurensis Rupr. ▶353

Maximowiczia chinensis Rupr. ▶353

Maximowiczia sinensis Rupr. ▶353

Maximowitschia japonica A. Gray ▶353

Medicago sativa L. ▶366

Melaleuca alternifolia Cheel ▶333

Melaleuca cajuputi Powell subsp. *cumingiana* (Turcz.) Barlow ▶333

Melaleuca leucadendron auct. non L. ▶333

Melaleuca leucodendra L. ▶333

Melaleuca viridiflora Sol. ex Gaertn. ▶333

Melandrium firmum (Siebold et Zucc.) Rohrb. ▶283

Melia azadirachta L. ▶240

Melia azedarach L. ▶241

Melia azedarach L. var. *japonica* (G.Don) Makino ▶241

Melia azedarach L. var. *subtripinnata* Miq. ▶241

Melia azedarach L. var. *toosendan* (Siebold et Zucc.) Makino ▶241

Melia indica (A. Juss.) Brand. ▶240

Melia indica Brand ▶240

Melia toosendan Siebold et Zucc. ▶241

Melilotus altissimus Thuill. ▶366

Melilotus altissimus Thuillier ▶366

Melilotus officinalis (L.) Pall. ▶366

Melissa graveolens Host ▶189

Melissa officinalis L. ▶189

Menispermum cocculus, Menispermum lacunosum, *Cocculus suberosus, Cocculus lacunosus, Anamirta paniculata* ▶258

Mentha × *piperita* L. ▶454, 455

Mentha × piperita L. ▶190

Mentha aquatica L. var. *crispa* (L) Benth. [aquatica × spicata] ▶190

Mentha arvensis L. ▶191

Mentha arvensis L. ▶191

Mentha arvensis L. subsp. *piperascens* (Malinv. ex Holmes) H.Hara ▶191

Mentha arvensis L. var. *formosana* Kitam. ▶191

Mentha arvensis L. var. *piperaescens* Holmes ex Christy ▶191

Mentha arvensis L. var. *piperascens* Malinv. ex Holmes ▶191

Mentha balsamea Willd. ▶190

Mentha cordifolia auct. ▶192

Mentha crispa L. [aquatica × spicata] ▶190

Mentha dumetorum Schult. [aquatica × spicata] ▶190

Mentha haplocalyx Briq. ▶191

Mentha haplocalyx Briq. var. nipponensis ▶191

Mentha longifolia auct. non (L.) Huds. ▶192

Mentha piperita (L.) Huds. ▶190

Mentha piperita Stokes ▶190

Mentha pulegium L. ▶192, 455

Mentha spicata L. ▶192, 454

Mentha spicata L. var. longifolia L. ▶192

Mentha spicata L. var. spicata ▶192

Mentha suaveolens Ehrh. ▶454

Mentha suaveolens Ehrh. var. *variegate* ▶455

Mentha sylvestris L. ▶192

Mentha viridis (L.) L. ▶192

Mentha viridis L. ▶192

Mentha x piperita L. ▶190

Mentzelia cordifolia Dombey ex Urb. & Gilg ▶214

Mentzelia scabra Kunth. ▶214

Menyanthes trifoliata L. ▶394

Menyanthes trifoliata L. var. *minor* Raf. ▶394

Mespilus elegans Poir. ▶302

Mespilus monogyna All. ▶302

Mespilus monogyna Ehrh. ▶302

Metaplexis japonica (Thunb.) Makino ▶74

Michelia figo (Lour.) Spreng. ▶406

Microcerasus glandulosa (Thunb.) M.Roem. var. *japonica* (Thunb.) G.V.Eremin et Yushev ▶304

Microcerasus japonica (Thunb.) M.Roem. ▶304

Microcerasus tomentosa (Thunb.) G.V.Eremin et Yushev ▶305

Millettia reticulata Benth. ▶358

Miscanthus sinensis Andersson ▶37

Mitchella repens L. subsp. *undulata* (Siebold et Zucc.) H.Hara ▶14

Mitchella repens L. var. *undulata* (Siebold et Zucc.) Makino ▶14

Mitchella undulata Siebold et Zucc. ▶14

Mitchella undulata Siebold et Zucc. f. *minor* (Masam.) Sugim. ex J.Yokoy. ▶14

Mitchella undulata Siebold et Zucc. var. *minor* Masam. ▶14

Momordica balsamina Blanco ▶59

Momordica charantia L. ▶59

Momordica chinensis Spreng. ▶59

Momordica cochinchinensis (Lour.) Spreng. ▶59

Momordica elegans Salisb. ▶59
Momordica grosvenorii Swingle ▶59
Momordica indica L. ▶59
Monarda didyma L. ▶193
Monarda fistulosa L. ▶194
Monascus purpureus Went ▶339
Monotropa uniflora L. ▶31
Monotropastrum globosum Andres ex H.Hara ▶31
Monotropastrum humile (D.Don) H.Hara ▶31
Monsonia ovata Cav. ▶327
Montia perfoliata (Donn ex Willd.) Howell ▶221
Morella cerifera (L.) Small ▶418
Morella rubra Lour. ▶418
Morinda citrifolia L. ▶14
Morinda officinalis F.C.How ▶14
Moringa oleifera Lam. ▶446
Morus alba L. ▶158, 467
Morus nigra L. ▶158
Mosla japonica (Benth. ex Oliv.) Maxim. ▶194
Mosla lanceolata (Benth.) Maxim. ▶194
Mosla punctulata (J.F.Gmel.) Nakai ▶194
Mosla scabra (Thunb.) C.Y.Wu et H.W.Li ▶194
Mucuna pruriens (L.) DC. var. *utilis* (Wall. ex Wight) Baker ex Burck ▶367
Murraya koenigii (L.) Spreng. ▶386
Musa basjoo Siebold ex Iinuma ▶290
Musa spp.（Musa acuminata Colla や Musa balbisiana Colla を原種とする）▶291
Myrcia sphaerocarpa DC. ▶334
Myrica cerifera L. ▶418
Myrica rubra Siebold et Zucc. ▶418
Myrica rubra Siebold et Zuccarini ▶418
Myristica aromatica Lam. ▶285
Myristica fragrans Houtt. ▶285
Myristica moschata Thunb. ▶285
Myristica officinalis L. f. ▶285
Myristica officinalis Mart. ▶285
Myroxylon balsamum (L.) Harms var. *pereira* (Royle) Harms ▶367
Myroxylon balsamum (L.) var. *balsamum* Harms (syn. Myroxylon balsamum var. genuinum (Baill.) Harms) ▶367
Myrrhis odorata (L.) Scop. ▶235
Myrtus caryophyllus Spreng. ▶335
Myrtus communis L. ▶334
Nandina domestica Thunb. ▶401
Narcissus spp. ▶510
Narcissus tazetta L. var. *chinensis* M.Roem. ▶317, 510
Nardosmia japonica Siebold & Zucc. ▶112
Nardostachys grandiflora DC. ▶69
Nardostachys jatamansi (D.Don) DC. ▶69
Nasturtium armoracia (L.) Fr. ▶18
Nasturtium officinale R.Br. ▶24
Nauclea rhynchophylla Miq. ▶16
Nelumbo komarovii Grossh. ▶219
Nelumbo nucifera Gaertn. ▶219
Nepeta cataria L. ▶194
Nepeta japonica Maxim. ▶195
Nepeta tenuifolia Benth. ▶195

Nereocystis luetkeana (K.Mertens) Postels & Ruprecht (褐藻類) ▶170
Nerium oleander L. ▶126
Nicotiana rustica L. ▶278
Nigella damascena L. ▶138
Nigella sativa L. ▶138
Nom. utiq. rejic. ▶215, 301
Notopterygium incisum Ting ex H. T. Chang ▶236
Nuphar japonica DC. ▶220
Nymphaea alba L. ▶220
Nymphaea odorata Aiton ▶220
Ocimum 'Green Bouquet' ▶458
Ocimum americanum L. ▶195, 459
Ocimum basilicum L. ▶195, 458
Ocimum basilicum L. var. *thyrsiflorum* ▶459
Ocimum sanctum L. ▶196
Ocimum tenuiflorum L. ▶196, 459
Oenanthe decumbens sensu Koso-Pol. excl. basion. ▶236
Oenanthe javanica (Blume) DC. ▶236
Oenanthe stolonifera Wall. ex DC. ▶236
Oenothera biennis L. ▶17
Oenothera communis Léveillé ▶17
Oenothera graveolens Gilib. ▶17
Ohwia caudata (Thunb.) H.Ohashi ▶368
Olea europaea L. s. l. ▶406
Onagra biennis Scop. ▶17
Onagra vulgaris Spach. ▶17
Ononis campestris G.Koch ▶368
Ononis campestris W.D.J. Koch & Ziz ▶368
Ononis spinosa L. ▶368
Operculina turpethum (L.) Silva Manso ▶325
Ophelia japonica (Schult.) Griseb. ▶445
Ophiopogon japonicus (Thunb.) Ker Gawl. ▶427
Ophiopogon planiscapus Nakai ▶431
Ophioxylon obversum Miq. ▶126
Ophioxylon sautiferum Salisb. ▶126
Ophioxylon serpentinum L. ▶126
Oplopanax horridus (Sm.) Miq. ▶47
Oplopanax horridus (Sm.) Miq. var. *japonicus* (Nakai) H.Hara ▶48
Oplopanax japonicus (Nakai) Nakai ▶48
Opuntia ficus-indica (L.) Mill. ▶178
Opuntia ficus-indica (L.) Mill. var. *saboten* Makino ▶178
Orchis mascula (L.) L. ▶441
Origanum majorana L. ▶196
Origanum vulgare L. ▶197
Origanum vulgare L. var. *formosanum* Hayata ▶197
Orixa japonica Thunb. ▶387
Orixa japonica Thunb. f. *glabrifolia* Sugim. ▶387
Orixa japonica Thunb. f. *velutina* Hayashi ▶387
Orostachys erubescens (Maxim.) Ohwi var. *polycephala* (Makino) Ohwi ▶176
Orostachys polycephala (Makino) H.Hara ▶176
Orthodon leucanthum sensu Masam. ▶194
Orthodon punctatum (Maxim.) Kudô ▶194
Orthodon punctulatum (J.F.Gmel.) Ohwi ▶194
Orthosiphon aristatus (Blume) Miq. ▶197
Orthosiphon spicatus (Thunberg) Baker ▶197
Orthosiphon stamineus Bentham ▶197
Oryza sativa L. ▶38

Osmanthus aurantiacus (Makino) Nakai ▶406
Osmanthus fragrans Lour. var. *aurantiacus* Makino ▶406
Osmanthus fragrans Lour. var. *aurantiacus* Makino f. *aurantiacus* (Makino) P.S.Green ▶406
Osmanus officinalis L. "Sissinng Hurst Blue" ▶456
Osmorhiza aristata (Thunb.) Rydb. ▶236
Osmunda japonica Thunb. ▶241
Osmunda japonica Thunb. f. *divisa* (Makino) Tagawa ▶241
Osmunda japonica Thunb. var. *divisa* (Makino) Nakai ▶241
Ourouparia rhynchophylla Matsum ▶16
Oxalis corniculata L. ▶76
Oxycoccus macrocarpus (Ait.) Pursh ▶257
Oxycoccus painstris var. *macrocarpus* ▶257
Oxymyrsine pungens Bubani ▶432
P.gratum × *P.limoneum* ▶450
Pachydendron ferox Humb. & Bonpl. ▶28
Pachydendron supralaeve Ha ▶28
Packera aurea (L.) Á.Löve & D.Löve ▶111
Padus grayana (Maxim.) C.K.Schneid. ▶305
Paederia foetida L. ▶15
Paederia scandens (Lour.) Merr. ▶15
Paeonia albiflora Pall. var. *trichocarpa* Bunge ▶341
Paeonia albiflora Pallas. ▶341
Paeonia edulis Salisb. ▶341
Paeonia japonica (Makino) Miyabe et Takeda ▶341
Paeonia lactiflora Pall. ▶341
Paeonia mascula (L.) Miller s. l. ▶342
Paeonia officinalis L. ▶342
Paeonia officinalis L. emend. Willdenow s.l. ▶342
Paeonia officinalis Thunb. ▶341
Paeonia suffruticosa Andrews ▶342
Paeonia suffruticosa Andrews (Paeonia moutan Sims) ▶342
Palmaria palmata (L.) F. Weber et D. Mohr. ▶252
Panax ginseng C.A.Mey. ▶48
Panax japonicus (T.Nees) C.A.Mey. ▶49
Panax notoginseng (Burkill) F.H.Chen ex C.Chow et W.G.Huang ▶49
Panax pseudoginseng Wall. subsp. *japonicus* (C.A.Mey.) H.Hara ▶49
Panax pseudoginseng Wall. var. *japonicus* (C.A.Mey.) Hoo et C.J.Tseng ▶49
Panax pseudoginseng Wall. vsr. *notoginseng* (Burkill) Hoo et C.J.Tseng ▶49
Panax quinquefolius L. ▶49
Panax schin-seng T.Nees ▶48
Pandanus odoratissimus L.f. ▶243
Pandanus odoratissimus L.f. var. *sinensis* (Warb.) Kaneh. ▶243
Pandanus tectorius Perkins. ▶243
Pandanus tectorius Perkins. var. *liukiuensis* Warb. ▶243
Pandanus tectorius Perkins. var. *liukiuensis* Warb. ▶243
Pandanus tectorius Perkins. var. *utinensis* Masam. ▶243
Panicum miliaceum L. ▶38
Papaver rhoeas L. ▶161
Papaver somniferum L. ▶161
Papaya carica Gaertn. ▶292
Paraderris elliptica (Wall.) Adema ▶368
Parietaria diffusa Mert. et W.D.J.Koch ▶42

Parietaria judaica L. ▶42

Parthenocissus tricuspidata (Siebold et Zucc.) Planch. ▶330

Passiflora edulis Sims ▶269

Passiflora incarnata L. ▶269

Passiflora kerii Spreng. ▶269

Passiflora laurifolia L. ▶270

Pastinaca sativa L. ▶236

Patrinia scabiosifolia Fisch. ex Trevir. ▶69

Paullinia cupana Humb. ▶395

Pausinystalia johimbe (K.Schum.) Pierre ▶15

Peganum harmala L. ▶294

Pelargonium 'Clorinda' ▶450

Pelargonium 'Sweet Mimosa' ▶450

Pelargonium crispum (P.J. Bergius) L'Hér. ▶451

Pelargonium denticulatum Jacq. *'Farn Leaf'* ▶451

Pelargonium graveolens (Thunb.) L'Hér. ▶328, 451

Pelargonium scabrum (L.) L'Hér. ▶450

Pelargonium sidoides DC. ▶328

Pepo melopepo Moench. ▶57

Pepo verrucosus Moench. ▶57

Pepo vulgaris Moench. ▶57

Pergularia extensa N.E.Br. ▶74

Perilla frutescens (L.) Britton var. *japonica* (Hassk.) H.Hara ▶198

Perilla frutescens (L.) Britton var. *acuta* (Thunb.) Kudô ▶197

Perilla frutescens (L.) Britton var. *crispa* (Benth.) W.Deane ▶197

Perilla frutescens (L.) Britton var. *frutescens* ▶198

Perilla frutescens Britton var. *crispa* Decaisne ▶197

Persea americana Mill. ▶145

Persicaria cochinchinensis (Lour.) Kitag. ▶246

Persicaria filiformis (Thunb.) Nakai ex W.T.Lee ▶245

Persicaria hydropiper (L.) Delarbre ▶246

Persicaria hydropiper (L.) Delarbre var. *filiformis* Araki ▶246

Persicaria orientalis (L.) Spach ▶246

Persicaria pilosa (Roxb.) Kitag. ▶246

Persicaria thunbergii (Siebold et Zucc.) H.Gross ▶246

Persicaria thunbergii (Siebold et Zucc.) H.Gross f. *inermis* (Honda) Sugim. ▶246

Persicaria thunbergii (Siebold et Zucc.) H.Gross subsp. *hastatotriloba* (Meisn.) Sugim. ▶246

Persicaria thunbergii (Siebold et Zucc.) H.Gross subsp. *hastatotriloba* (Meisn.) Sugim. ▶246

Persicaria thunbergii (Siebold et Zucc.) H.Gross subsp. *hastatotriloba* (Meisn.) Sugim. ▶246

Persicaria tinctoria (Aiton) Spach ▶246

Petasites hybridus (L.) Ph. Gartn. ▶111

Petasites japonicus (Siebold et Zucc.) Maxim. ▶112

Petasites officinalis Moench ▶111

Petasites vulgaris Hill ▶111

Petroselinum crispum (Mill.) Fuss ▶237

Petroselinum crispum (Mill.) Fuss var. *japonicum* (Thunb.) H.Hara ▶237

Petroselinum crispum (Mill.) Mansf. ▶237

Petroselinum crispum (Miller) Nymann ex A. W. Hill ▶237

Petroselinum hortense Hoffm. ▶237

Petroselinum petroselinum (L.) H. Karst. ▶237

Petroselinum vulgare Lag. ▶237

Peucedanum decursivum (Miq.) Maxim. ▶224

Peucedanum japonicum Thunb. ▶237

Peumus boldus Molina ▶409

Pharbitis nil (L.) Choisy ▶507

Pharbitis nil (L.) Choisy ▶325

Pharbitis nil (L.) Choisy ▶325

Pharbitis nil Choisy ▶325

Phaseolus angularis (Willd.) W.F.Wight f. *angularis* ▶378

Phaseolus coccineus L. ▶368, 513

Phaseolus multiflorus Willd. ▶368

Phaseolus radiatus L. ▶378

Phaseolus vulgaris L. ▶369

Phaseolus vulgaris L. var. *humilis* Alef. ▶369

Phedimus aizoon (L.) 't Hart var. *floribundus* (Nakai) H.Ohba ▶340

Phellodendron amurense Rupr. ▶387

Phellodendron amurense Rupr. var. *sachalinense* F.Schmidt ▶387

Phellodendron amurense Rupr. var. *suberosum* (H.Hara) H.Hara ▶387

Phellodendron chinense C.K.Schneid. ▶387

Phellodendron insulare Nakai ▶387

Phellodendron sachalinense (F.Schmidt) Sarg. ▶387

Phellopterus littoralis Benth. ▶234

Phlomis fruticosa L. ▶198

Phragmites australis (Cav.) Trin. ex Steud. ▶38

Phragmites communis Trin. ▶38

Phryma asiatica (H.Hara) O.Deg. et I.DPhryma leptostachya L.eg. ▶290

Phryma leptostachya L. ▶290

Phryma leptostachya L. ▶290

Phryma leptostachya L. subsp. *asiatica* (H.Hara) Kitam. ▶290

Phyla dulcis (Trev.) Moldenke ▶146

Phyllanthus emblica L. ▶266

Phyllitis japonica Kom. ▶53

Phyllitis scolopendrium (L.) Newm. ▶53

Phyllostachys nigra (Lodd. ex Loud.) Munro var. *henonis* (Bean ex Mitford) Stapf ex Rendle ▶39

Phyllostachys nigra Munro var. *henonis* Stapf ex Rendle ▶39

Phymatopteris hastata (Thunb.) Pic.Serm. ▶54

Physalis alkekengi L. var. *franchetii* (Mast.) Makino ▶278

Physalis angulata L. var. *glabripes* (Pojark.) Grubov ▶278

Physalis glabripes Pojark. ▶278

Physalis peruviana L. ▶278

Physalis somnifera L. ▶281

Physcia islandica DC ▶53

Physostigma venenosum Balf. ▶369

Phytolacca acinosa Roxb. ▶416

Phytolacca americana L. ▶416, 514

Phytolacca esculenta Van Houtte ▶416

Phytolacca octandra L. ▶416

Phytolacca pekinensis Hance ▶416

Picea abies (L.) Karst. ▶350

Picea abies (L.) Karsten ▶348

Picea abies (L.) Karsten ▶349

Picea abies (L.) Karsten ▶347

Picea excelsa (Lam.arck) Link ▶350

Picea excelsa (Lamarck) Link ▶348

Picrasma excelsa Planch. ▶285

Picrasma quassioides (D.Don) Benn. ▶285

Picrasma quassioides (D.Don) Benn. f.

dasycarpa (Kitag.) Kitag. ▶285

Picrasma quassioides (D.Don) Benn. f. *glabrescens* (Pamp.) Kitag. ▶285

Picrasma quassioides (D.Don) Benn. f. *glabrescens* (Pamp.) Kitag. ▶285

Picrorhiza kurroa Benth. ▶167

Picrorhiza kurroa Royle ex Benth. ▶167

Picrorhiza kurrooa Royle ▶167

Picrorhiza scrophulariiflora Pennell ▶167

Pieris elliptica (Siebold et Zucc.) K.Koch ▶254

Pieris japonica (Thunb.) D.Don ex G.Don ▶507

Pieris japonica (Thunb.) D.Don ex G.Don ▶255

Pieris japonica (Thunb.) D.Don ex G.Don subsp. *japonica* ▶255

Pieris ovalifolia auct. non (Wall.) Drude ▶254

Pilocarpus jaborandi Holmes ▶388

Pilocarpus microphyllus ▶388

Pilocarpus pennatifolius ▶388

Pilocarpus racemosus ▶388

Pimenta dioica (L.) Merr. ▶334

Pimpinella anisum cultum Alef. ▶238

Pimpinella anisum L. ▶238

Pimpinella aromatica Bieb. ▶238

Pimpinella diversifolia DC. ▶238

Pimpinella major (L.) Hudson s.l ▶238

Pimpinella saxifraga L. s.l. ▶238, 240

Pimpinella saxifraga L. s.l., Pimpinella major* (L.) Hudson s.l ▶238

Pinellia koreana K.H.Tae et J.H.Kim ▶176

Pinellia ternata (Thunb.) Breitenb. ▶176

Pinguicula macroceras Pall. ex Link ▶251

Pinguicula vulgaris L. ▶251

Pinguicula vulgaris L. subsp. *macroceras* (Pall. ex Link) Calder et P.Taylor ▶251

Pinus australis Michaux filius ▶351

Pinus densiflora Siebold et Zucc. ▶351

Pinus densiflora Siebold et Zucc. f. *subtrifoliata* Hurus. ▶351

Pinus koraiensis Siebold et Zucc. ▶351

Pinus massoniana Lamb. ▶351

Pinus monticola Dougl. ex D.Don ▶352

Pinus mugo ssp. *pumilio* (Haenke) Franco ▶352

Pinus nigra Arnold ▶352

Pinus palustris Miller ▶351

Pinus pinaster Aiton ▶351, 352

Pinus pinaster Soland ▶352

Pinus spp. ▶352

Pinus sylvestris L. ▶352

Pinus thunbergiana Franco ▶353

Pinus thunbergii Parl. ▶353

Piper aduncum L. ▶162

Piper betle L. ▶163

Piper cubeba L.f. ▶163

Piper methysticum G.Forst. ▶163

Piper nigrum L. ▶164

Piscidia piscipula (L.) Sarg. ▶369

Pistacia lentiscus L. ▶61

Pittosporum tobira (Thunb.) W.T.Aiton ▶272

Plantago afra L. ▶65

Plantago altissima auct. non L. ▶64
Plantago arenaria Waldstein et Kit. ▶63, 65
Plantago asiatica L. ▶64
Plantago asiatica L. f. *ochranthera* M.Mizush. ▶64
Plantago asiatica L. f. *polystachya* (Makino) Nakai ▶64
Plantago asiatica L. f. *polystachya* (Makino) Nakai ▶64
Plantago indica L. ▶65
Plantago isphagula Roxburgh ▶65
Plantago lanceolata L. ▶64
Plantago lanceolata L. f. *composita* Farw. ▶64
Plantago lanceolata L. var. *mediterranea* Pilg. ▶64
Plantago major L. ▶64
Plantago ovata Forssk. ▶65
Plantago ovata Forssk.Q1114 ▶65
Plantago psyllium L. ▶65
Plantago virginica L. ▶65
Plantago virginica L. var. *viridescens* Fernald ▶65
Platanus orientalis L. ▶220
Platycladus orientalis (L.) Franco ▶319
Platycodon autumnalis Decne. ▶84
Platycodon chinensis Lindl ▶84
Platycodon grandiflorum (Jacq.) A.DC. ▶84
Platycodon sinensis Lem. ▶84
Plectranthus amboinicus (Lour.) Spreng. ▶198
Plectranthus barbatus Andrews ▶198
Plectranthus glaucocalyx Maxim. var. *japonicus* Maxim. ▶185
Plectranthus japonicus (Burm.f.) Koidz. ▶185
Pleopeltis thunbergiana Kaulf. ▶54
Pleuropterus multiflorus (Thunb.) Turcz. ex Nakai ▶245
Plumbago zeylanica L. ▶30
Podophyllum hexandrum Royle ▶401
Podophyllum peltatum L. ▶401
Pogostemon cablin (Blanco) Benth. ▶199
Polemonium caeruleum L. subsp. *caeruleum* ▶292
Polemonium reptans L. ▶292
Polianthes tuberosa L. ▶441
Polycarpa maximowiczii Morr. et de Vos ▶353
Polygala rosea Steud. ▶320
Polygala senega L. ▶320
Polygala senega L. var. *latifolia* Torr. & A. Gray ▶320
Polygala senegum L. ▶320
Polygala tenuifolia Willd. ▶321
Polygala vulgaris L. ▶321
Polygonatum biflorum Elliott ▶428
Polygonatum falcatum A.Gray ▶428
Polygonatum falcatum A.Gray var. *tenuiflorum* (Koidz.) Ohwi ▶428
Polygonatum kiotense N.Yonez. ▶428
Polygonatum multiflorum All. ▶428
Polygonatum odoratum (Mill.) Druce ▶432
Polygonatum odoratum (Mill.) Druce var. *japonicum* sensu H.Hara ▶432
Polygonatum planifilum Kitag. et Hid.Takah. ▶432
Polygonatum quelpaertense Ohwi ▶432
Polygonatum tenuiflorum Koidz. ▶428
Polygonum aviculare L. subsp. *aviculare* ▶247
Polygonum aviculare L. var. *vegetum* Ledeb. ▶247

Polygonum bistorta auct. non L. ▶243
Polygonum bistorta L. subsp. *japonicum* (H.Hara) T.Shimizu ▶243
Polygonum compactum Hook.f. ▶244
Polygonum cuspidatum Siebold et Zucc. ▶244
Polygonum cuspidatum Siebold et Zucc. f. *compactum* (Hook.f.) Makino ▶244
Polygonum cuspidatum Siebold et Zucc. var. *compactum* (Hook.f.) L.H.Bailey ▶244
Polygonum cymosum Trevir. ▶244
Polygonum fagopyrum L. ▶244
Polygonum filiforme Thunb. ▶245
Polygonum filiforme Thunb. var. *smaragdinum* (Nakai ex F.Maek.) Ohwi ▶245
Polygonum hastatotrilobum Meisn. ▶246
Polygonum heterophyllum Lindm. ▶247
Polygonum heterophyllum Lindm. ▶247
Polygonum hydropiper L. ▶246
Polygonum monspeliense Pers. ▶247
Polygonum multiflorum Thunb. ▶245
Polygonum multiflorum Thunberg ▶245
Polygonum orientale L. ▶246
Polygonum sachalinense F.Schmidt ▶245
Polygonum thunbergii Siebold et Zucc. ▶246
Polygonum thunbergii Siebold et Zucc. var. hastatotrilobum (Meisn.) Maxim. ex Franch. et Sav. ▶246
Polygonum tinctorium Aiton ▶246
Polygonum virginianum L. var. filiforme (Thunb.) Nakai ▶245
Polymnia sonchifolia Poeppig ▶115
Polypodium vulgare L. ▶54
Polyporus umbellatus Fries ▶179
Poncirus trifoliata (L.) Raf. ▶385
Populus spp. ▶412
Populus tacamahaca Mill. ▶413
Populus tremula ▶413
Populus tremula L. ▶413
Populus tremula L. var. *tremula* ▶413
Populus tremuloides ▶413
Populus tremuloides Michx. ▶414
Porphyroscias decursiva Miq. ▶224
Portulaca oleracea L. ▶220
Porvium sativum Rehb. ▶435
Potamogeton distinctus A.Benn. ▶326
Potentilla anserina L. ▶305
Potentilla anserina L. subsp. *anserina* ▶305
Potentilla erecta (L.) Raeüsch. ▶306
Potentilla hebiichigo Yonek. et H.Ohashi ▶306
Potentilla tormentilla Necker ▶306
Primula elatior (L.) Hill ▶172
Primula elatior (L.) Hill ▶173
Primula patens (Turcz.) Turcz. ex Trautv. ▶172
Primula sieboldii E.Morren ▶172
Primula sieboldii E.Morren var. *patens* (Turcz.) Kitag. ▶172
Primula veris L. ▶172
Primula veris L. ▶173
Primula veris L. subsp. *veris* ▶173
Prinsepia uniflora Batalin ▶306

Prunella asiatica Nakai ▶199
Prunella japonica auct. non Makino ▶199
Prunella vulgaris auct. non L. ▶199
Prunella vulgaris L. subsp. *asiatica* (Nakai) H.Hara ▶199
Prunella vulgaris L. subsp. *asiatica* (Nakai) H.Hara var. lilacina Nakai f. asiatica (Nakai) H.Hara ▶199
Prunella vulgaris L. var. *lilacina* Nakai ▶199
Prunella vulgaris Linné var. *lilacina* Nakai ▶199
Prunus africana (Hook.f.) Kalkman ▶306
Prunus ansu (Maxim.) Kom. ▶298
Prunus ansu (Maxim.) Kom. ▶298
Prunus armeniaca L. ▶298
Prunus avium L. ▶298
Prunus densifolia Koehne ▶299
Prunus domestica L. ▶307
Prunus grayana Maxim. ▶305
Prunus jamasakura Siebold ex Koidz. ▶299
Prunus japonica Thunb. ▶304
Prunus mume Siebold et Zucc. ▶297, 507
Prunus padus L. var. *japonica* Miq. ▶305
Prunus persica (L.) Batsch ▶297
Prunus persica Batsch ▶297
Prunus pseudocerasus Lindl. var. *jamasakura* Makino ▶299
Prunus salicina Lindl. ▶307
Prunus serotina Ehrh. ▶299
Prunus serrulata auct. non Lindl. ▶299
Prunus serrulata Lindl. f. *spontanea* (Maxim.) C.S.Chang ▶299
Prunus spinosa L. ▶307
Prunus tomentosa Thunb. ▶305
Prunus x yedoensis Matsum. ▶298
Pseudocydonia sinensis (Thouin) C.K.Schneid. ▶308
Pseudognaphalium affine (D.Don) Anderb. ▶112
Pseudognaphalium luteoalbum (L.) Hilliard et B.L.Burtt subsp. *affine* (D.Don) Hilliard et B.L.Burtt ▶112
Pseudolysimachion subsessile (Miq.) Holub ▶169
Psidium aromaticum L ▶334
Psidium cujavillus Burm. f. ▶334
Psidium guajava L. ▶334
Psidium pomiferum L. ▶334
Psidium pumilum Vahl ▶334
Psidium pyriferum L. ▶334
Psophocarpus palustris Desv. ▶370
Psophocarpus tetragonolobus (L.) DC. ▶370
Psoralea corylifolia L. ▶359
Ptarmica alpina (L.) DC. ▶85
Ptarmica sibirica Ledeb. ▶85
Pteridium aquilinum (L.) Kuhn ▶164
Pteridium aquilinum (L.) Kuhn var. *japonicum* Nakai ▶164
Pteridium aquilinum (L.) Kuhn var. *japonicum* Nakai ▶164
Pteridium japonicum (Nakai) Tardieu et C.Chr. ▶164
Pteridium latiusculum auct. non (Desv.) Hieron. ex Fr. ▶164
Pteris multifida Poir. ▶41
Pterocarpus marsupium Roxb. ▶370
Pterocarpus santalinus L.f. ▶370
Pterocypsela indica (L.) C.Shih ▶109

Pterocypsela laciniata (Houtt.) C.Shih ▶109

Pterophyllus salisburiensis Nelson ▶32

Ptychopetalum olacoides Benth. ▶343

Ptychopetalum uncinatum Anselmino ▶343

Pueraria hirsuta (Thunb.) Matsum. ▶370

Pueraria lobata (Willd.) Ohwi ▶370

Pueraria mirifica Airy Shaw & Suvat. ▶371

Pueraria montana (Lour.) Merr. var. *lobata* (Willd.) Maesen et S.M.Almeida ▶370

Pulmonaria officinalis L. ▶397

Pulsatilla cernua (Thunb.) Berchtold et J.Presl ▶138

Pulsatilla chinensis (Bunge) Regel ▶139

Pulsatilla pratensis (L.) Mill. ▶139

Pulsatilla pratensis (L.) Mill. ▶139

Pulsatilla vulgaris Mill. ▶139

Punica granatum L. ▶173

Punica nana L. ▶173

Pycnanthemum pilosum Nutt. ▶199

Pygeum africanum Hook. f. ▶306

Pyrethrum cinerariifolium Trevir. ▶118

Pyrethrum coccineum (Willd.) Vorosch. ▶118

Pyrethrum parthenium (L.) Sm. ▶119, 120

Pyrola asarifolia Michx. subsp. *incarnata* (DC.) A.E.Murray ▶32

Pyrola asarifolia Michx. var. *incarnata* (DC.) Fernald ▶32

Pyrola asarifolia Michx. var. *purpurea* (Bunge) Fernald ▶32

Pyrola incarnata (DC.) Fisch. ex Freyn ▶32

Pyrola japonica Klenze ex Alefeld ▶32

Pyrrosia lingua (Thunb.) Farw. ▶54

Pyrus aucuparia (L.) Gaertn. ▶313

Pyrus aucuparia (L.) Gaertn. ▶313

Pyrus communis L. ▶308

Pyrus communis L. var. *sativa* (DC.) DC. ▶308

Pyrus pyrifolia (Burm.f.) Nakai ▶308

Pyrus pyrifolia (Burm.f.) Nakai var. *culta* (Makino) Nakai ▶308

Quassia amara L. ▶285

Quercus acutissima Carruth. ▶337

Quercus alba L. ▶337

Quercus robur L. ▶338

Quercus robur L. f. *fastigiata* (Lam.) O. Schwarz ▶338

Quercus salicina Blume ▶338

Quercus salicina Blume f. *angustata* (Nakai) H.Ohba ▶338

Quercus salicina Blume var. *stenophylla* (Blume) Hatus. ▶338

Quercus serrata auct. non Thunb. ▶338

Quercus serrata Thunb. var. *variabilis* (Blume) Matsum. ▶338

Quercus variabilis Blume ▶338

Quillaja saponaria Molina ▶313

Radicula armoracia (L.) B.L. Rob. ▶18

Ranunculus ficaria L. ▶136

Ranunculus hakkodensis Nakai var. *glaber* (H.Boissieu) Ohwi et Okuyama ▶140

Ranunculus japonicus Thunb. ▶140

Ranunculus silerifolius H.Lév. ▶140

Ranunculus silerifolius H.Lév. var. *glaber* (H.Boissieu) Tamura ▶140

Ranunculus vernyi Franch. et Sav. var. *glaber* (H.Boissieu) Nakai ▶140

Raphanus acanthiformis Morel ex Sisley ▶25

Raphanus sativus L. ▶25

Raphanus sativus L. var. *longipinnatus* L.H.Bailey ▶25

rataegus monogyna Jaquin emend. Lindman ▶300

Rauvolfia obversa (Miq.) Baill. ▶126

Rauvolfia serpentina (L.) Benth. ex Kurz ▶126

Rauvolfia trifoliata (Gaertn.) Baill. ▶126

Rehmannia glutinosa (Gaertn.) Libosch. ex Fisch. et C.A.Mey. ▶168

Rehmannia glutinosa Liboschitz var. *purpurea* Makino ▶168

Reseda odorata L. ▶402

Reynoutria japonica Houtt. ▶244

Reynoutria japonica Houtt. f. *compacta* (Hook.f.) Nemoto ▶244

Reynoutria japonica Houtt. var. *compacta* (Hook.f.) Hiyama ▶244

Reynoutria sachalinensis (F.Schmidt) Nakai ▶245

Rhamnus frangula L. ▶152

Rhamnus japonica Maxim. ▶152

Rhamnus purshiana DC. ▶153

Rhamnus ziziphus L. ▶154

Rheum officinale Baill. ▶247, 248

Rheum palmatum L. ▶247, 248

Rheum rhabarbarum L. ▶248, 249, 250

Rheum rhabarbatum L. ▶247

Rheum rhaponticum auct. non L. ▶250

Rheum undulatum L. ▶250

Rhinacanthus nasutus (L.) Kurz ▶124

Rhodiola elongata (Ledeb.) Fisch. et C.A.Mey. ▶340

Rhodiola rosea L. ▶340

Rhodiola sachalinensis Boriss. ▶340

Rhodiola tachiroei (Franch. et Sav.) Nakai ▶340

Rhodococcum minus (Lodd.) Avrorin ▶257

Rhodococcum vitis-idaea (L.) Avrorin ▶257

Rhododendron brachycarpum D.Don ex G.Don ▶510

Rhododendron ferrugineum L. ▶255

Rhododendron japonicum (A.Gray) Suringar ▶255

Rhododendron japonoheptamerum Kitam. var. *hondoense* (Nakai) Kitam. ▶255

Rhododendron metternichii Siebold et Zucc. var. *hondoense* Nakai ▶255

Rhododendron molle (Blume) G.Don var. *glabrius* Miq. ▶255

Rhododendron molle (Blume) G.Don subsp. *japonicum* (A.Gray) K.Kron ▶255

Rhododendron spp. ▶510

Rhododendron subarcticum Harmaja ▶254

Rhododendron tomentosum (Stokes) Harmaja subsp. *subarcticum* (Harmaja) G.D.Wallace ▶254

Rhoeo spathacea (Sw.) Stearn ▶261

Rhus aromatica Aiton ▶61

Rhus chinensis Mill. ▶62

Rhus glabra L. ▶61

Rhus javanica L. ▶62

Rhus semialata Murray ▶62

Rhus spp. ▶62

Rhus succedanea L. ▶62

Rhus succedanea L. var. *japonica* Engl. ▶62

Rhus vernicifera DC. ▶62

Rhus verniciflua Stokes ▶62

Rhynchosia volubilis Lour. ▶371

Ribes ambiguum Maxim. ▶421

Ribes formosanum Hayata var. *sinanense* (F.Maek.) Kitam. ▶422

Ribes grossularia L. ▶465

Ribes nigrum L. ▶422, 464

Ribes rubrum L. ▶463, 464

Ribes sinanense F.Maek. ▶422

Ricinus communis L. ▶266

Ricinus speciosus Burm. ▶266

Ricinus viridis Willd. ▶266

Robinia pseudoacacia L. ▶371

Rohdea japonica (Thunb.) Roth ▶429

Rorippa armoracia (L.) Hitchc. ▶18

Rorippa nasturtium-aquaticum (L.) Hayek ▶24

Rosa × centifolia L. ▶308

Rosa × centifolia L. ▶309

Rosa canina L.N1167 ▶309

Rosa centifolia L. ▶309, 470

Rosa damascena ▶470

Rosa gallica L. ▶309, 470

Rosa multiflora Thunb.N1167 ▶309

Rosa polyantha Siebold et Zucc. ▶309

Rosa rugosa Thunb. ▶310

Rosmanus officinalis L. *"Benenden"* ▶457

Rosmanus officinalis L. *"Portuguese Pink"* ▶457

Rosmanus officinalis L. *"Rex"* ▶456

Rosmanus officinalis L. *"Tuscan Blue"* ▶456

Rosmanus officinalis L. *"Wood"* ▶457

Rosmanus officinalis L. *"Prostratus"* ▶456

Rosmarinus officinalis L. ▶200

Rosmarius officinalis L. *"Marine Blue"* ▶457

Rostellularia procumbens (L.) Nees ▶124

Roza chinensis vas. spontanea ▶471

Roza foetida ▶471

Roza gallica ▶471

Roza gigantea ▶471

Roza luciae ▶471

Roza moschata ▶471

Roza multiflora ▶471

Rubia akane Nakai ▶15

Rubia argyi (H.Lév. et Vaniot) H.Hara ex Lauener et D.K.Ferguson ▶15

Rubia cordifolia L. var. *mungista* Miq. ▶15

Rubia tinctoria L. ▶15

Rubia tinctoria L., orth. var. ▶15

Rubia tinctorum L. ▶15

Rubus × *loganobaccus* L.H.Bailey ▶466

Rubus buergeri Miq. ▶310

Rubus chingii Hu ▶310

Rubus fruticosus L. ▶310, 466

Rubus idaeus L. ▶465

Rubus idaeus L. subsp. *idaeus* ▶311

Rubus occidentalis L. ▶311

Rubus officinalis Koidz. ▶310

Rubus palmatus Thunb. ▶311

Rubus palmatus Thunb. var. *coptophyllus* (A.Gray) Kuntze ex Koidz. f. *coptophyllus*

667

(A.Gray) Kuntze ex Matsum. ▶311

Rubus parvifolius L. ▶311

Rubus suavissimus S.K.Lee ▶312

Rubus tanakae auct. non Kuntze ▶310

Rudbeckia purpurea L. ▶102

Rumex acetosa L. ▶250

Rumex acetosella L. ▶250

Rumex angiocarpus auct. non Murb. ▶250

Rumex crispus L. ▶250

Rumex crispus L. subsp. *fauriei* (Rech.f.)
　　Mosyakin et W.L.Wagner ▶250

Rumex obtusifolius L. ▶251

Ruscus aculeatus L. ▶432

Ruscus flexuosus Mill. ▶432

Ruscus laxus Sm. ▶432

Ruscus parasiticus Gueldenst. ▶432

Ruscus ponticus Woronow ▶432

Ruta graveolens L. ▶388

Sabal serrulata (Michx.) Nichols ▶411

Sabal serrulata (Michx.) Nuttall. ex Schult. ▶411

Sabina virginiana (L.) Antoine ▶319

Sagittaria sagittifolia L. subsp. *leucopetala*
　　(Miq.) Hartog ▶71

Sagittaria trifolia L. 'Caerulea' ▶71

Sagittaria trifolia L. subsp. *leucopetala*
　　(Miq.) Q.F.Fang ▶71

Salacia chinensis L. ▶287

Salacia oblonga Wall. ex Wight et Arn. ▶287

Salacia prinoides (Willd.) DC. ▶287

Salacia reticulata Wight ▶287

Salisburia adiantifolia Smith ▶32

Salisburia macrophylla C. Koch ▶32

Salix alba L. ▶414, 415

Salix daphnoides Vill. ▶414, 415

Salix fragilis L. ▶414, 415

Salix gilgiana Seemen ▶415

Salix miyabeana Seemen subsp. *gilgiana*
　　(Seemen) H.Ohashi ▶415

Salix miyabeana Seemen subsp. *gymnolepis*
　　(H.Lév. et Vaniot) H.Ohashi et Yonek. ▶415

Salix purpurea L. ▶414, 415

Salsola komarovii Iljin ▶10

Salsola soda auct. non L. ▶10

Salvia columbariae Benth. ▶201

Salvia dorisiana Standl. ▶449

Salvia elegans Vahl. 'Scarlet Pineapple' ▶449

Salvia fruticosa Mill. ▶448

Salvia lavandulifolia Vahl. ▶448

Salvia miltiorrhiza Bunge ▶201

Salvia officinalis L. ▶201, 448

Salvia officinalis L. 'Bload Leaf' ▶449

Salvia officinalis L.'Icterina' ▶448

Salvia officinalis L.'Tricolor' ▶449

Salvia sclarea L. ▶202

Sambucus arborescens Gilib. ▶217

Sambucus canadensis L. ▶217

Sambucus chinensis Lindl. ▶217

Sambucus javanica Blume subsp. *chinensis*
　　(Lindl.) Fukuoka ▶217

Sambucus medullina Gilib. ▶217

Sambucus nigra L. ▶217

Sambucus vulgaris Lam. ▶217

Sanguinaria canadensis L. ▶162

Sanguisorba minor Scop. ▶312

Sanguisorba officinalis L. ▶312

Sanguisorba officinalis L. var. *carnea*
　　(Fisch. ex Link) Regel ex Maxim. ▶312

Sanicula europaea L. ▶239

Santalum album L. ▶321

Santolina chamaecyparissus L. ▶112

Sapindus boninensis Tuyama ▶395

Sapindus mukorossi Gaertn. ▶395

Sapindus saponaria auct. non L. ▶395

Saponaria officinalis L. ▶283

Saposhnikovia divaricata (Turcz.) Schischk. ▶239

Saposhnikovia seseloides auct. non (Hoffm.) Kitag. ▶239

Sarcandra glabra (Thunb.) Nakai ▶242

Sargassum fulvellum (Turner) C.Agardh ▶343

Sargassum fusiforme (Harvey) Setchell ▶343

Sarothmus scoparius (L.) Wimm. ex W.D.J.Koch ▶359

Sasa kurilensis (Rupr.) Makino et Shibata ▶39

Sasa kurilensis (Rupr.) Makino et Shibata f.
　　pseudokurilensis (Nakai) Sad.Suzuki ▶39

Sasa palmata (Lat.-Marl. ex Burb.) E.G.Camus ▶39

Sasa palmata (Lat.-Marl. ex Burb.) E.G.Camus
　　f. *australis* (Makino) Sad.Suzuki ▶39

Sasa veitchii (Carrière) Rehder ▶40

Sassafras officinale (L.) Nees et Th.Nees ▶145

Satureja hortensis L. ▶202

Satureja montana L. ▶202

Saururus chinensis (Lour.) Baill. ▶269

Saussurea lappa Clarke ▶113

Saussurea lyrata (Bunge) Franch. ▶107

Saxifraga fortunei Hook.f. ▶421

Saxifraga fortunei Hook.f. var. *crassa* Nakai ▶421

Saxifraga fortunei Hook.f. var. *incisolobata*
　　(Engl. et Irmsch.) Nakai ▶421

Saxifraga mutabilis Koidz. ▶421

Saxifraga sarmentosa L. ▶421

Saxifraga stolonifera Curtis ▶421

Sceptridium ternatum (Thunb.) Lyon ▶292

Schinus molle L. ▶62

Schisandra chinensis (Turcz.) Baill. ▶353

Schisandra chinensis var. typica Nakai ▶353

Schisandra nigra Maxim. ▶354

Schisandra repanda (Siebold et Zucc.) Radlk. ▶354

Schizandra japonica Sieb. et Zucc. ▶353

Schizonepeta tenuifolia (Benth.) Briq. ▶195

Schizonepeta tenuifolia Briquet ▶195

Scilla borealijaponica M.Kikuchi ▶430

Scilla scilloides (Lindl.) Druce ▶430

Scilla sinensis (Lour.) Merr. ▶430

Scopolia carniolica Jacquin ▶279

Scopolia japonica Maxim. ▶279, 512

Scorzonera hispanica L. ▶113

Scrophularia ningpoensis Hemsl. ▶165

Scutellaria baicalensis Georgi ▶202

Scutellaria grandifl ora Adams ▶202

Scutellaria lanceolaria Miq. ▶202

Scutellaria lateriflora L. ▶203

Scutellaria macrantha Fisch.R1307 ▶202

Securinega suffruticosa (Pall.) Rehder ▶265

Securinega suffruticosa (Pall.) Rehder f.
　　japonica (Miq.) Hurus. ▶265

Sedum aizoon L. subsp. *kamtschaticum*
　　auct. non (Fisch.) Fröd. ▶340

Sedum aizoon L. var. *floribundum* Nakai ▶340

Sedum kamtschaticum auct. non Fisch. ▶340

Sedum rosea (L.) Scop. ▶340

Sedum spectabile Boreau ▶339

Selenicereus grandiflorus (L.) Britton & Rose ▶178

Selinum ammoides E.H.L. Krause ▶222

Selinum anisum (L.) E.H.L. Krause ▶238

Selinum petroselinum (L.) E.H.L. Krause ▶237

Selinum visnaga E.H.L. Krause ▶222

Selliguea hastata (Thunb.) Fraser-Jenk. ▶54

Semiaquilegia adoxoides (DC.) Makino ▶140

Sempervivum tectorum L. ▶340

Senecio bicolor (Willd.) Tod. subsp.
　　cineraria (DC.) Chater ▶113

Senecio cineraria DC. ▶113

Senecio jacobaea L. ▶113

Senecio nemorensis L. ▶114

Senecio nemorensis L. subsp. *fuchsii*
　　(C.C.Gmel.) Durand ▶114

Senecio ovatus Willd. ▶114

Senecio vulgaris L. ▶114

Senega officinalis Spach ▶320

Senegalia catechu (L.f.) P.J.H.Hurter et Mabb. ▶371

Senegalia senegal (L.) Britton ▶372

Senna alata (L.) Roxb. ▶372

Senna alexandrina Mill. ▶372

Senna angustifolia (Vahl) Batka ▶372

Senna auriculata Roxb. ▶373

Senna nomame (Makino) T.C.Chen ▶358

Senna obtusifolia (L.) H.S.Irwin et Barneby ▶373

Senna occidentalis (L.) Link ▶374

Senna tora (L.) Roxb. ▶373

Senna tora (L.) Roxb. ▶374

Serenoa repens (W.Bartram) Small ▶411

Serenoa serrulata Hook. ▶411

Serenoa serrulata Roem. et Schult. ▶411

Serenoa serrulatum (Michx.) Benth et Hook ▶411

Serenoa serrulatum Schult. ▶410

Seriphidium cinum (O.Berg et C.F.Schmidt)
　　Poljak. ▶92

Seriphidium maritimum (L.) Poljak. ▶93

Sesamum indicum L. ▶170

Setaria italica (L.) P.Beauv. ▶40

Sida rhombifolia L. ▶6

Sigesbeckia orientalis L. subsp. *pubescens*

(Makino) Kitam. ex H.Koyama ▶114

Sigesbeckia pubescens (Makino) Makino ▶114

Silene dioica (L.) Clairv. ▶283

Silene firma Siebold et Zucc. ▶283

Siler divaricatum (Turcz.) Benth. et Hook.f. ▶239

Silybum maculatum Moench. ▶114

Silybum marianum (L.) Gaertn. ▶114

Sinapis alba L. ▶25

Sinomenium acutum (Thunb.) Rehder et E.H.Wilson ▶259, 260

Sison anisum Spreng. ▶238

Sium visnaga Stokes ▶222

Skimmia japonica Thunb. var. *japonica* ▶389

Smallanthus sonchifolius (Poeppig) H.Rob. ▶115

Smilax aristolochiaefolii Miller ▶429

Smilax aristolochiifolia ▶429

Smilax china L. ▶432

Smilax china L. var. *taiheiensis* (Hayata) T.Koyama ▶432

Smilax febrifuga Knuth ▶429

Smilax glabra Roxb. ▶429

Smilax maximowiczii Koidz. ▶432

Smilax officinalis ▶429

Smilax oldhamii auct. non Miq. ▶432

Smilax regelii Kill,. et C. V. Morton Smilax feb ▶429

Smilax regelii Kill,. et C. V. Morton ▶429

Smilax riparia A.DC. ▶432

Smilax riparia A.DC. f. *ovatorotunda* (Hayata) T.Koyama ▶432

Smilax riparia A.DC. subsp. *ussuriensis* (Regel) Kitag. ▶432

Smilax riparia A.DC. var. *ussuriensis* (Regel) H.Hara et T.Koyama ▶432

Smilax riparia A.DC. var. *ussuriensis* (Regel) H.Hara et T.Koyama f. *maximowiczii* (Koidz.) T.Koyama ▶432

Smilax species ▶429

Solanum aculeatissimum auct. non Jacq. ▶279

Solanum capsicoides All. ▶279

Solanum carolinense L. ▶279

Solanum ciliatum Lam. ▶279

Solanum dulcamara L. ▶280

Solanum lyratum Thunb. ▶280

Solanum lyratum Thunb. f. *leucanthum* (Nakai) Sugim. ▶280

Solanum lyratum Thunb. var. *maruyamanum* Honda ▶280

Solanum melongena L. ▶280

Solanum nigrum L. ▶280

Solanum surattense auct. non Burm.f. ▶279

Solanum tuberosum L. ▶281, 509

Solanum xanthocarpum auct. non Schrad. et Wendl. ▶279

Solidago gigantea Aiton var. *leiophylla* Fernald ▶116

Solidago gigantea Willdenow (Solidago

canadensis L. ▶116

Solidago japonica Kitam. ▶116

Solidago pacifica Juz. ▶116

Solidago serotina Aiton ▶116

Solidago virgaurea L. subsp. *asiatica* (Nakai ex H.Hara) Kitam. ex H.Hara ▶116

Solidago virgaurea L. subsp. *Virgaurea* ▶116

Sonchus oleraceus L. ▶117

Sophora flavescens Aiton ▶374

Sophora flavescens Aiton var. *angustifolia* (Siebold et Zucc.) Kitag. ▶374

Sophora japonica L. ▶375

Sophora tonkinensis Gagnep. ▶375

Sorbus aucuparia L. s. l. ▶313

Sorghum bicolor (L.) Moench Nervosum group ▶40

Sorghum nervosum Besser ▶40

Sphaerostemma japonicum A. Gray ▶353

Spigelia marilandica (L.) L. ▶346

Spilanthes acumella L. var. *oleracea* (L.) C.B.Clarke ▶85

Spilanthes oleracea L. ▶85

Spinacia oleracea L. ▶8

Spiraea ulmaria L. ▶303

Spirodela polyrhiza (L.) Schleid. ▶44

Stachys affinis auct. non Bunge ▶204

Stachys lanata Jacq. ▶203

Stachys officinalis (L.) Trevis. ▶204

Stachys palustris L. ▶204

Stachys sieboldii Miq. ▶204

Stachyurus praecox Siebold et Zucc. ▶124

Stauntonia hexaphylla (Thunb.) Decne. ▶18

Stellaria media (L.) Vill. ▶284

Stemona japonica (Blume) Miq. ▶322

Stemona ovata Nakai ex Kishida et Matsuno ▶322

Stemona sessilifolia (Miq.) Miq. ▶322

Stephania cephalantha Hayata ▶259

Stephania japonica (Thunb.) Miers ▶260

Stephania japonica (Thunb.) Miers var. *australis* Hatus. ▶260

Stephania japonica (Thunb.) Miers var. *hispidula* Yamam. ▶260

Stephania longa Lour. ▶260

Stephania tetrandra S.Moore ▶260

Sterculia lychnophora Hance ▶7

Stevia rebaudiana (Bertoni) Bertoni ▶117

Stillingia sylvatica L. ▶267

Stizolobium hassjoo Piper et Tracy ▶367

Stizolobium pruriens (L.) Medik. var. *hassjoo* (Piper et Tracy) Makino ▶367

Stoechas citrina Gueldenst. ▶107

Strophanthus gratus (Wall. et Hook. ex Benth.) Baill. ▶127

Strychnos nux-vomica L. ▶346

Styphonolobium japonicum (L.) Schott ▶375

Styrax benzoin Dryand. ▶63

Styrax japonica Siebold et Zucc. ▶63

Subspecies Viola vulgaris (Koch) Oborny ▶221

Swertia chirayita (Roxb.) H.Karst. ▶445

Swertia japonica (Schult.) Makino ▶445

Swertia lutea Vest ▶443

Symphytum asperum Lepech. ▶398

Symphytum officinale L. ▶398, 509

Symphytum x uplandicum Nyman ▶398

Symplocarpus foetidus (L.) Salisb. ex W. P.C.Barton ▶177

Symplocarpus nipponicus Makino ▶513

Synurus pungens (Franch. et Sav.) Kitam. ▶117

Syzygium aromaticum (L.) Merr. et L.M.Perry ▶335

Syzygium cumini (L.) Skeels ▶335

Syzygium jambolana (Lam.) de Candolle ▶335

Tabebuia avellanedae Lorentz ex Griseb. ▶289

Tabernaemontana divaricata (L.) R.Br. ex Roem. et Schult. ▶128

Tagetes lucida Cav. ▶117

Tagetes patula L. ▶118

Tamarindus indica L. ▶375

Tanacetum balsamita L. ▶118

Tanacetum boreale Fisch. ex DC. ▶119

Tanacetum cinerariifolium (Trevir.) Sch. Bip. ▶118

Tanacetum coccineum (Willd.) Grierson ▶118

Tanacetum parthenium (L.) Sch.Bip. ▶119

Tanacetum vulgare auct. non L. ▶119

Tanacetum vulgare L. ▶119

Tanacetum vulgare L. var. *boreale* (Fisch. ex DC.) Trautv. et C.A.Mey. ▶119

Taraxacum albidum Dahlst. ▶120

Taraxacum albidum Dahlst. ▶120

Taraxacum officinale Weber ex F.H.Wigg. ▶120

Taxus baccata L. ▶30

Taxus biternata Spjut ▶30

Taxus caespitosa Nakai var. *angustifolia* Spjut ▶30

Taxus caespitosa Nakai var. *angustifolia* Spjut ▶30

Taxus cuspidata Siebold et Zucc. ▶30

Taxus yunnanensis W.C.Cheng & L.K.Fu ▶31

Tels foenum-graecum (L.) Kuntze ▶376

Terminalia arjuna (Roxb. ex DC.) Wight & Arn. ▶181

Terminalia bellirica (Gaertn.) Roxb. ▶181

Terminalia chebula Retz. ▶181

Terminalia chebula Retz. var. *tomentella* Kurt. ▶181

Tetradium ruticarpum (Juss.) T. G. Hartley ▶389

Tetragonia expansa Murray ▶262

Tetragonia tetragonoides (Pall.) Kuntze ▶262

Teucrium chamaedrys L. ▶204

Teucrium scorodonia L. ▶204

Thalictrum kemense Fr. var. *hypoleucum* (Siebold et Zucc.) Kitag. ▶140

Thalictrum minus auct. non L. ▶140

Thalictrum minus L. subsp. *thunbergii* (DC.) Vorosch. ▶140

Thalictrum minus L. var. *hypoleucum* (Siebold et Zucc.) Miq. ▶140

Thalictrum thunbergii DC. ▶140

669

Thamnolia vermicularis Ach. ▶**395**

Thea sinensis L. ▶**261**

Theobroma cacao L. ▶**6**

Thlaspi bursa-pastoris L. ▶**20**

Thuja occidentalis L. ▶**320**

Thuja orientalis L. ▶**319**

Thymus 'Highland Cream' ▶**452**

Thymus × citriodorus (Pers.) Schreb. ▶**205**

Thymus japonicus (H.Hara) Kitag. ▶**205**

Thymus mastichina (L.) L. ▶**453**

Thymus melissa E.H.L. Krause ▶**189**

Thymus quinquecostatus Celak. ▶**205**

Thymus serphyllum L. "Magic Carpet" ▶**453**

Thymus serpyllum L. ▶**205**

Thymus serpyllum L. *ssp. quinquecostatus* ▶**453**

Thymus serpyllum L. subsp. *quinquecostatus* (Celak.) Kitam. ▶**205**

Thymus vulgaris cv. L. ▶**452**

Thymus vulgaris L. ▶**205, 452**

Thymus vulgaris L. "Silver Posie" ▶**452**

Thymus vulgaris L. "Fragrantissimus" ▶**452**

Thymus x citriodorus ▶**453**

Thymus x citrodorus 'Aureus' ▶**452**

Thymus zygis L. ▶**205, 206**

Thymus × citriodorus (Pers.) Schreb. ▶**205**

Tiarella polyphylla D.Don ▶**421**

Tilia × vulgaris Hayne ▶**206**

Tilia argentea DC. ▶**208**

Tilia cordata Mill. ▶**207**

Tilia miqueliana Maxim. ▶**207**

Tilia platyphyllos Scop. ▶**207**

Tilia platyphyllos Scop.oli ▶**207**

Tilia tomentosa Moench ▶**208**

Tinospora crispa (L.) Hook. f. et Thomson ▶**260**

Tithymalus sieboldianus (C.Morren et Decne.) H.Hara f. *idzuensis* (Hurus.) Sugim. ▶**265**

Toddalia asiatica (L.) Lam. ▶**389**

Torilis anthriscus (L.) C.C.Gmel. ▶**239**

Torilis japonica (Houtt.) DC. ▶**239**

Torreya nucifera (L.) Siebold et Zucc. ▶**31**

Tovara filiformis (Thunb.) Nakai ▶**245**

Toxicodendron succedaneum (L.) Kuntze ▶**62**

Toxicodendron vernicifluum (Stokes) F.A.Barkley ▶**62**

Trachelospermum asiaticum (Siebold et Zucc.) Nakai ▶**128**

Trachelospermum asiaticum (Siebold et Zucc.) Nakai var. *glabrum* Nakai ▶**128**

Trachelospermum asiaticum (Siebold et Zucc.) Nakai var. *intermedium* Nakai ▶**128**

Trachomitum venetum (L.) Woodson var. *basikurumon* H.Hara ▶**125**

Trachycarpus fortunei (Hook.) H.Wendl. ▶**410**

Trachyspermum ammi Sprague ▶**239**

Tradescantia spathacea Sw. ▶**261**

Tragium anisum Link ▶**238**

Trametes versicolor (L. : Fr.) Quél. ▶**180**

Trapa bicornis Osbeck var. *iinumae* (Nakano) Nakano ▶**317**

Trapa bicornis Osbeck var. *iwasakii* (Nakano) Nakano ▶**317**

Trapa bispinosa Roxb. var. makinoi Nakano ▶**317**

Trapa japonica Flerow ▶**317**

Trapa japonica Flerow var. makinoi (Nakano) Ohba, comb. nud. ▶**317**

Trapa japonica Flerow var. tuberculifera (V.Vassil.) Tzvelev ▶**317**

Trapa natans L. var. bispinosa Makino, excl. basion. ▶**317**

Tribulus lanuginosus L. ▶**294**

Tribulus terrestris L. ▶**294**

Trichosanthes cucumeroides (Ser.) Maxim. ex Franch. et Sav. ▶**60**

Trichosanthes cucumeroides (Ser.) Maxim. ex Franch. et Sav. var. *globosa* Honda ▶**60**

Trichosanthes cucumeroides (Ser.) Maxim. ex Franch. et Sav. var. *stenocarpa* Honda ▶**60**

Trichosanthes japonica (Miq.) Regel ▶**60**

Trichosanthes kirilowii Maxim. var. *japonica* (Miq.) Kitam. ▶**60**

Trifolium incarnatum L. ▶**375**

Trifolium pratense L. ▶**376**

Trifolium repens L. ▶**376**

Trigonella foenum-graecum L. ▶**376**

Trigonella foenum-graecum L. subsp. culta (Alef.) Gams ▶**376**

Trigonella graeca St Lag. and T. jemenensis (Serp.) Sinsk. ▶**376**

Trillium erectum L. ▶**429**

Tripterygium wilfordii Hook.f. ▶**288**

Trisanthus cochinchinensis Lour. ▶**228**

Triticum aestivum L. ▶**40**

Tropaeolum majus L. ▶**289**

Tsuga canadensis (L.) Carrière ▶**354**

Tubocapsicum anomalum (Franch. et Sav.) Makino ▶**281**

Tulipa edulis (Miq.) Baker ▶**423**

Turnera diffusa Willd. ▶**270**

Tussilago farfara L. ▶**121**

Tussilago hybrida L. ▶**111**

Tussilago petasites L ▶**111**

Tylophora asthmatica Wight & Arn. ▶**74**

Typha angustata Bory et Chaub. ▶**78**

Typha angustifolia auct. non L. ▶**78**

Typha angustifolia L. ▶**78**

Typha australis Schumach. et Thonn. ▶**78**

Typha domingensis Pers. ▶**78**

Typha latifolia L. ▶**78**

Ulmus rubra Muhl. ▶**288**

Uncaria gambier Roxb. ▶**16**

Uncaria rhynchophylla (Miq.) Jacks ▶**16**

Uncaria rhynchophylla (Miq.) Miq. ▶**16**

Uncaria rhynchophylla Miq. ▶**16**

Uraspermum aristatum (Thunb.) Kuntze ▶**236**

Urginea maritima (L.) Baker ▶**425**

Urtica dioica L. ▶**42, 43**

Urtica urens L. ▶**42, 43**

Usnea barbata (L.) Wiggers emend. Mot. ▶**179**

Usnea florida (L.) Fries ▶**179**

Usnea hirta (L.) Hoffmann および Usnea plicata (L.) Fries ▶**179**

Usnea spp. ▶**179**

Utricularia australis auct. non R.Br. ▶**251**

Utricularia japonica Makino ▶**251**

Utricularia vulgaris L. var. *japonica* (Makino) Tamura ▶**251**

Uva-ursi buxifolia S.F.Gray ▶**252**

Uva-ursi procumbens Moench. ▶**252**

Uva-Ursi uva-ursi (L.) Britton. ▶**252**

Vaccinium corymbosum L. ▶**256**

Vaccinium macrocarpon Ait. ▶**257, 462**

Vaccinium minus (Lodd.) Vorosch. ▶**257**

Vaccinium myrtillus L. ▶**256**

Vaccinium myrtillus L. subsp. *oreophilum* (Rydb.) Á. Löve & D. Löve & Kapoor ▶**256**

Vaccinium oreophilum Rydb. ▶**256**

Vaccinium oxycoccos L. ▶**257**

Vaccinium uliginosum L. ▶**463**

Vaccinium vitis-idaea L. ▶**257**

Vaccinium vitis-idaea L. subsp. *minus* (Lodd.) Hultén ▶**257**

Vaccinium vitis-idaea L. var. *minus* Lodd. ▶**257**

Vaccinium spp. ▶**462**

Vachellia nilotica (L.) P.J.H.Hurter et Mabb. ▶**377**

Valeriana alternifolia Ledeb. ▶**70**

Valeriana excelsa Poir. ▶**70**

Valeriana fauriei Briq. ▶**69**

Valeriana fauriei Briq. f. *coreana* (Briq.) H.Hara ▶**69**

Valeriana officinalis L. ▶**70**

Valeriana sylvestris Grosch. ▶**70**

Valerianella locusta (L.) Laterr. ▶**70**

Valerianella olitoria (L.) Pollich ▶**70**

Vanilla fragrans (Salisb.) Ames ▶**441**

Vanilla mexicana Mill. ▶**441**

Vanilla planifolia Andrews ▶**441**

Veratrum album L. subsp. *oxysepalum* (Turcz.) Hultén ▶**512**

Veratrum maackii Regel ▶**433**

Veratrum maackii Regel var. *reymondianum* (O.Loes.) H.Hara ▶**433**

Veratrum stamineum Maxim. ▶**433, 509**

Veratrum viride Aiton ▶**433**

Verbascum densiflorum Bertoloni ▶**166**

Verbascum phlomoides L. ▶**166**

Verbascum thapsus L. ▶**166**

Verbena hastata L. ▶**146**

Verbena officinalis L. ▶**147**

Veronica baccabunga L. ▶**169**

Veronica officinalis L. ▶**166**

Veronica sibirica auct. non L. ▶**168**

Veronica subsessilis (Miq.) Carrière ▶**169**

Veronicastrum japonicum (Nakai) T.Yamaz. var. *japonicum* ▶168

Veronicastrum sibiricum (L.) Pennell subsp. *japonicum* (Nakai) T.Yamaz. ▶168

Veronicastrum sibiricum auct. non (L.) Pennell ▶168

Veronicastrum virginicum (L.) Farw. ▶168

Vetiveria zizanioides (L.) Nash ▶41

Viburnum bushii Ashe ▶218

Viburnum dilatatum Thunb. ▶218

Viburnum opulus L. var. *opulus* ▶218

Viburnum prunifolium L. ▶218

Viburnum prunifolium var. *globosum* Nash. ▶218

Viburnum prunifolium var. *bushii* (Ashe) Palmer and Steyermark ▶218

Viburnum pyrifolium Poiret ▶218

Vicia angustifolia L. ▶378

Vicia angustifolia L. var. *segetalis* (Thuill.) W.D.J.Koch ▶378

Vicia sativa L. ▶378

Vicia sativa L. subsp. *nigra* (L.) Ehrh. ▶378

Vicia sativa L. var. angustifolia (L.) Wahlenb. ▶378

Vicia sativa L. var. nigra L. ▶378

Vicia segetalis Thuill. ▶378

Vigna angularis (Willd.) Ohwi et H.Ohashi var. *angularis* ▶378

Vigna radiata (L.) Wilczek ▶378

Vinca major L. ▶128

Vinca minor L. ▶128

Vinca rosea L. ▶125

Vincetoxicum atratum (Bunge) C.Morren et Decne. ▶75

Viola arvensis Murray ▶221

Viola odorata L. ▶221

Viola tricolor L. ▶221

Viscum album L. ▶412

Viscum album L. subsp. *album* ▶412

Visnaga daucoides Gaertn. ▶222

Vitex agunus-castus L. ▶147

Vitex cannabifolia Siebold et Zucc. ▶148

Vitex negundo L. var. *cannabifolia* (Siebold et Zucc.) Hand.-Mazz. ▶148

Vitex rotundifolia L.f. ▶148

Vitex trifolila L. subsp. *litoralis* Steenis ▶148

Vitex trifolila L. var. *simplicifolia* Cham. ▶148

Vitex verticillata Lam. ▶147

Vitis amurensis Rupr. var. *coignetiae* (Pulliat ex Planch.) Nakai ▶330

Vitis coignetiae Pulliat ex Planch. ▶330

Vitis ficifolia Bunge ▶330

Vitis ficifolia Bunge var. *ganebu* Hatus. ▶330

Vitis ficifolia Bunge var. *lobata* (Regel) Nakai ▶330

Vitis heyneana Roem. et Schult. subsp. *ficifolia* (Bunge) C.L.Li ▶330

Vitis lanata auct. non Roxb. ▶330

Vitis spp. (Vitis vinifera L.) ▶330

Vitis thunbergii Siebold et Zucc. ▶330

Vitis vinifera L. ▶331

Wasabia japonica (Miq.) Matsum. ▶22

Wasabia tenuis (Miq.) Matsum. ▶23

Wisteria floribunda (Willd.) DC. ▶378

Withania somnifera (L.) Dunal ▶281

Wolfiporia cocos Ryvarden et Gilbertson (Poria cocos Wolf) ▶180

Xanthium japonicum Widder ▶122

Xanthium sibiricum Patrin ex Widder ▶122

Xanthium strumarium auct. non L. ▶122

Xanthium strumarium L. subsp. *sibiricum* (Patrin ex Widder) Greuter ▶122

Xanthoxalis corniculata (L.) Small ▶76

Xysmalobium undulatum (L.) W.T.Aiton ▶75

Xysmalobium undulatum R.Br. ▶75

Yucca aloifolia L. ▶441, 442

Yucca brevifolia Engelm. ▶442

Yucca gloriosa L. var. *recurvifolia* (Salisb.) Engelm. ▶442

Yucca recurvifolia Salisb. ▶442

Yulania liliiflora (Desr.) D.L.Fu ▶407

Yulania salicifolia (Siebld et Zucc.) D.L.Fu ▶408

Zanthoxylum ailanthoides Siebold et Zucc. ▶389

Zanthoxylum americanum Mill. ▶390

Zanthoxylum armatum DC. var. *subtrifoliatum* (Franch.) Kitam. ▶390

Zanthoxylum bungeanum Maxim. ▶390

Zanthoxylum clava-herculis L. ▶390

Zanthoxylum piperitum (L.) DC. ▶391

Zanthoxylum piperitum (L.) DC. f. *corticosum* Kusaka ▶391

Zanthoxylum planispinum Siebold et Zucc. ▶390

Zanthoxylum schinifolium Siebold et Zucc. ▶391

Zanthoxylum schinifolium Siebold et Zucc. f. *angustifolium* (Honda) H.Hara ex Ohwi et Kitag. ▶391

Zanthoxylum schinifolium Siebold et Zucc. f. *microphyllum* (Honda) W.T.Lee ▶391

Zea mays L. ▶41

Zephyranthes candida (Lindl.) Herb. ▶510

Zingiber blancoi Massk. ▶214

Zingiber mioga (Thunb.) Roscoe ▶213

Zingiber officinale (Willd.) Roscoe ▶214

Zizania latifolia (Griseb.) Turcz. ex Stapf ▶41

Ziziphus jujuba Mill. subsp. *spinosa* (Bunge) J.Y.Peng ▶154

Ziziphus jujuba Mill. var. *inermis* (Bunge) Rehder ▶154

Ziziphus jujuba Mill. var. *spinosa* (Bunge) Hu ex H.F.Chow ▶154

Zizyphus mauritiana Lam. ▶154

Zizyphus sativa Gaertn. ▶154

Zizyphus vulgaris Lam. ▶154

Zizyphus vulgaris Lam. var. *inermis* Bunge ▶154

Zizyphus zizyphi Karst. ▶154

薬効別索引

【感染症への作用】

パチョリ ▶199

感染症への作用

アイスランドモス ▶53
アメリカマンサク ▶379
インドセンダン ▶240
オウシュウナラ ▶338
キバナオウギ ▶356
コウスイハッカ ▶189
コガネバナ ▶202
コショウハッカ ▶190
ショウズク（小豆蔲）▶212
セイヨウオトギリ ▶68
セージ ▶201
チョウジノキ ▶335
トウキンセンカ ▶96
ニガウリ ▶59
ムラサキバレンギク ▶102
ユーカリノキ ▶331
レンギョウ ▶403

寄生虫、原生生物、虫

アンドログラフィス ▶123
インドセンダン ▶240
オカゼリ ▶229
ザクロ ▶173
シナキハダ ▶387
セイヨウカボチャ ▶56
トウアズキ ▶354
トウオウレン ▶135
トウセンダン ▶241
ニガキモドキ ▶284
パチョリ ▶199
バンジロウ ▶334
ポドフィルム ▶401
マクリ ▶329
ムラサキバレンギク ▶102
ヤブジラミ ▶239
ユーカリノキ ▶331
ローズマリー ▶200

原生生物、微生物

ゴセイカユプテ ▶333

微生物

アイスランドモス ▶53
アニス ▶238
アメリカマンサク ▶379
アルニカ ▶89
アンドログラフィス ▶123
イカリソウ ▶400
イノンド ▶222
インドセンダン ▶240
インドモッコウ ▶113
ウツボグサ ▶199
ウド ▶44
エゾウコギ ▶45

オウレン ▶135
オオグルマ ▶108
オオツルコケモモ ▶257
オオバコ ▶64
オカゼリ ▶229
カバ ▶163
カミツレ（ジャーマンカモミール）▶110
カミメボウキ ▶196
カンゾウ ▶362
キササゲ ▶288
キハダ ▶387
クマコケモモ ▶252
ゲンチアナ ▶442
ゲンノショウコ ▶327
コウボク ▶408
コガネバナ ▶202
コショウハッカ ▶190
ゴセイカユプテ ▶333
コロハ ▶376
ザクロ ▶173
サルオガセ ▶179
シナキハダ ▶387
ショウズク（小豆蔲）▶212
シロガラシ ▶25
セイヨウオトギリ ▶68
セイヨウメギ（西洋目木）▶399
セイヨウヤマホロシ ▶280
セイヨウワサビ ▶18
セイロンニッケイ ▶143
セージ ▶201
ダイコン ▶25
タチジャコウソウ ▶205
タマネギ ▶433
タンジン ▶201
チャボトケイソウ ▶269
チョウジノキ ▶335
トウオウレン ▶135
トウキンセンカ ▶96
トウセンダン ▶241
トウリンドウ ▶443
ドクゼリモドキ ▶222
トンキンニッケイ ▶142
ナンテン ▶401
ニアウリ ▶333
ニガキモドキ ▶284
ニンニク ▶434
ネバリオグルマ ▶105
パチョリ ▶199
バンジロウ ▶334
ヒドラスチス ▶137
ヒメウイキョウ（キャラウェイシード）▶228
ビャクダン ▶321
ヒロハオキナグサ ▶139
ベニバナ ▶97
ホップ ▶157

ポプラ ▶411
ミロバランノキ ▶181
ムラサキ ▶397
ムラサキバレンギク ▶102
ヤブジラミ ▶239
ユーカリノキ ▶331
ヨウシュイブキジャコウソウ ▶205
ラベンダー ▶186
リョウキョウ ▶209
ローズマリー ▶200

【眼への作用】

サフラン ▶26
チョウセンゴミシ ▶353
ビルベリー ▶256

【血液系への作用】

凝血

アメリカニンジン ▶49
エゾウコギ ▶45
グッグル ▶80
コガネバナ ▶202
サフラン ▶26
ジオウ ▶168
シャクヤク ▶341
セイヨウシロヤナギ ▶413
セイヨウメギ（西洋目木）▶399
タマネギ ▶433
トウキ（カラトウキ）▶225
ナツメ ▶154
ニンニク ▶434
パイナップル ▶290
ベニバナ ▶97
モツヤク（没薬）▶80

出血

アカネ ▶15
ウツボグサ ▶199
エンジュ ▶375
ガマ ▶78
ソテツ ▶242
チガヤ ▶37
ニュウコウ ▶79
バンジロウ ▶334
ヒメガマ ▶78
ホソバガマ ▶78
メハジキ ▶188

造血

コガネバナ ▶202
ツルドクダミ ▶245
トウキ（カラトウキ）▶225
ヒカゲツルニンジン ▶82

【呼吸器系への作用】

気管支

アニス ▶238

クスノキ ▶142
セイヨウニワトコ ▶217
タチジャコウソウ ▶205
トウシキミ ▶180

気道

アサ ▶155
アニス ▶238
アンズ ▶298
イカリソウ ▶400
イトヒメハギ ▶321
ウスベニタチアオイ ▶3
ウマノスズクサ ▶50
オオグルマ ▶108
オグルマ ▶108
カラスビシャク ▶176
カンゾウ ▶362
キカラスウリ ▶60
キキョウ ▶84
キバナノクリンザクラ ▶173
クサスギカズラ ▶422
クマコケモモ ▶252
ケシ ▶161
サボンソウ ▶283
シオン ▶94
セイヨウキヅタ ▶47
セネガ ▶320
ソテツ ▶242
ソメイヨシノ ▶298
タチジャコウソウ ▶205
トウアズキ ▶354
トウシキミ ▶180
ナンテン ▶401
ニオイアヤメ ▶28
ハチク ▶39
バンジロウ ▶334
ビロードモウズイカ ▶166
マムシグサ ▶174
マムシグサ ▶174
モウセンゴケ ▶402
モモ ▶297
ヤマザクラ ▶299
ユーカリノキ ▶331
ロベリアソウ ▶83

呼吸中枢

クスノキ ▶142

【呼吸器系への作用／消化器系への作用】

気道

サボンソウ ▶283

痙攣

セイロンニッケイ ▶143

【細胞・組織の異常への作用】

コガネバナ ▶202
セイヨウネズ ▶318

細胞増殖
アイスランドモス ▶53
アルニカ ▶89
アンズ ▶298
カギカズラ ▶16
コガネバナ ▶202
サフラン ▶26
サボンソウ ▶283
ジオウ ▶168
セイヨウヤドリギ ▶411
チョウセンゴミシ ▶353
ニチニチソウ ▶125
ノコギリヤシ（鋸椰子）▶410
ヒレハリソウ ▶398
フキタンポポ ▶121
ムラサキツメクサ ▶376
ムラサキバレンギク ▶102
ヨウシュクサノオウ ▶159
ローズマリー ▶200

創傷
インドセンダン ▶240
カミツレ（ジャーマンカモミール）▶110
セイヨウエビラハギ ▶366
セイヨウオトギリ ▶68
ツボクサ ▶228
トウキンセンカ ▶96
トウゴマ ▶266
ポプラ ▶411
ムラサキ ▶397
ムラサキバレンギク ▶102

打撲 ▶
マロニエ ▶270

痙攣
アニス ▶238
アフリカプルーン ▶306
アメリカカンボク ▶218
アンゼリカ ▶224
イノンド ▶222
オニノヤガラ ▶440
カギカズラ ▶16
カバ ▶163
カミツレ（ジャーマンカモミール）▶110
カミメボウキ ▶196
カラクサケマン ▶160
カンゾウ ▶362
クズ ▶370
クスノキ ▶142
クミスクチン ▶197
ゲンチアナ ▶442
コウスイハッカ ▶189
コウホン ▶230
コショウハッカ ▶190
シナキハダ ▶387
シャクヤク ▶341
ショウガ ▶214
ショウズク（小豆蔲）▶212
セイヨウオトギリ ▶68

セイヨウカノコソウ ▶70
セイヨウキヅタ ▶47
セイヨウフキ ▶111
セイヨウメギ（西洋目木）▶399
セイロンニッケイ ▶143
センキュウ ▶235
タチジャコウソウ ▶205
タマネギ ▶433
チョウジノキ ▶335
トウキ（カラトウキ）▶225
トウキ（ニホントウキ）▶223
トウシキミ ▶180
ドクゼリモドキ ▶222
ニンニク ▶434
ノコギリヤシ（鋸椰子）▶410
ヒドラスチス ▶137
ヒナタイノコヅチ ▶323
ヒメウイキョウ
　（キャラウェイシード）▶228
ビャクダン ▶321
マムシグサ ▶174
マムシグサ ▶174
ミロバランノキ ▶181
モウセンゴケ ▶402
ユーカリノキ ▶331
ヨウシュクサノオウ ▶159
ラベンダー ▶186
リョウキョウ ▶209
ローズマリー ▶200
ロベージ ▶234

【循環器系への作用】
アルニカ ▶89
インドセンダン ▶240
キバナオウギ ▶356
チャボトケイソウ ▶269
トウキ（カラトウキ）▶225
ドクゼリモドキ ▶222
ベニバナ ▶97
ミロバランノキ ▶181

血圧
アルニカ ▶89
イノンド ▶222
インドジャボク ▶126
インドセンダン ▶240
ウツボグサ ▶199
カロライナジャスミン ▶347
キバナオウギ ▶356
クコ ▶277
サキシマボタンヅル ▶133
ジオウ ▶168
シナキハダ ▶387
セイヨウサンザシ ▶301
ナズナ ▶20
ニンニク ▶434
ベニバナ ▶97
マグワ ▶158

ヨウシュクサノオウ ▶159
ローズマリー ▶200

血管
アーティチョーク ▶101
アメリカマンサク ▶379
サフラン ▶26
セイヨウエビラハギ ▶366
セイヨウヤドリギ ▶411
ソテツ ▶242
トウガラシ ▶273
ビルベリー ▶256
マロニエ ▶270

心臓
アコニット ▶130
アルニカ ▶89
カイソウ ▶424
カラトリカブト ▶129
キバナオウギ ▶356
クスノキ ▶142
ゲンジン ▶165
コラノキ ▶6
ジギタリス ▶167
ショウガ ▶214
スズラン ▶430
セイヨウサンザシ ▶301
セイヨウメギ（西洋目木）▶399
チャボトケイソウ ▶269
ツルドクダミ ▶245
ドイツスズラン ▶423
ドクゼリモドキ ▶222
ナズナ ▶20
ニオイキンリュウカ ▶127
ハシリドコロ ▶279
フクジュソウ ▶131
ベラドンナ ▶273
マテチャ ▶409
ミロバランノキ ▶181
ヤマトリカブト ▶130
ヨウシュフクジュソウ ▶131
ローズマリー ▶200

【循環器系への作用／神経系への作用】
血圧
ナズナ ▶20

【消化器系への作用】
悪心・嘔吐
ショウガ ▶214
胃
アンゼリカ ▶224
インドモッコウ ▶113
オオバナオケラ ▶95
オグルマ ▶108
オケラ ▶95
カワミドリ ▶182
キハダ ▶387
ゲンチアナ ▶442

ゲンノショウコ ▶327
コウキセッコク ▶439
ゴシュユ ▶389
コロンボ ▶259
ショウブ ▶177
センブリ ▶444
トウリンドウ ▶443
ニオイアヤメ ▶28
ニガキ ▶285
ホソバオケラ ▶94
マチン（馬銭）▶346
ライオンゴロシ ▶169

下痢
アンドログラフィス ▶123
インドモッコウ ▶113
オウレン ▶135
オシダ ▶66
カワミドリ ▶182
ケシ ▶161
ゲンノショウコ ▶327
サジオモダカ（広義）▶71
シナキハダ ▶387
セイヨウメギ（西洋目木）▶399
ツボミオオバコ ▶65
トウオウレン ▶135
バンジロウ ▶334

解毒
アーティチョーク ▶101
アンドログラフィス ▶123
インドセンダン ▶240
ウマノスズクサ ▶50
オオアザミ ▶114
カンゾウ ▶362
コガネバナ ▶202
サラシナショウマ ▶133
ジオウ ▶168
シュロソウ ▶432
ソテツ ▶242
チョウセンゴミシ ▶353
チョウセンニンジン ▶48
ツルドクダミ ▶245
トウキ（カラトウキ）▶225
トチュウ ▶271
ハクセン ▶386
ハマビシ ▶294
ベニバナ ▶97
ミシマサイコ ▶227
ミズカクシ ▶83
ヤボランジ ▶388
ローズマリー ▶200

消化
アーティチョーク ▶101
アルニカ ▶89
アンゼリカ ▶224
ウコン ▶211
カレープラント ▶106
キクニガナ ▶100

キナノキ▶11
クスリウコン▶212
ゲンチアナ▶442
コガネヤナギ▶203
コショウハッカ▶190
コンズランゴ▶74
ショウガ▶214
ショウズク（小豆蔲）▶212
セイヨウタンポポ▶120
ダイコン▶25
デイゴ▶361
ニガハッカ▶189
ハマスゲ▶79
ヒガシコオウレン▶167
ミツガシワ▶394
ライオンゴロシ▶169

食欲
コロハ▶376
セイヨウタンポポ▶120
ライオンゴロシ▶169

腸管
アーティチョーク▶101
アメリカマンサク▶379
イノンド▶222
インドモッコウ▶113
ウコン▶211
オオグルマ▶108
カンショウコウ▶69
キハダ▶387
コウスイハッカ▶189
コショウハッカ▶190
ショウガ▶214
セイヨウサンザシ▶301
セイロンニッケイ▶143
ツボミオオバコ▶65
ツルドクダミ▶245
トウシキミ▶180
トウセンダン▶241
ニュウコウ▶79
ニンニク▶434
マグワ▶158
モモ▶297
ローズマリー▶200

潰瘍
インドセンダン▶240
ウコン▶211
カミメボウキ▶196
カンゾウ▶362
キキョウ▶84
ジオウ▶168
シナキハダ▶387
ショウズク（小豆蔲）▶212
セイヨウタンポポ▶120
セイヨウニワトコ▶217
セイロンニッケイ▶143
チョウセンゴミシ▶353
チョウセンニンジン▶48

ツボクサ▶228
ミシマサイコ▶227
モツヤク（没薬）▶80
ラベンダー▶186
ローズマリー▶200

便秘
アオツヅラフジ▶258
アサ▶155
アマ▶26
アレクサンドリアセンナ▶372
イタドリ▶244
エニシダ▶359
カスカラサグラダ▶153
キダチアロエ▶28
クラーレノキ▶258
クロウメモドキ▶152
ゲンジン▶165
シュロソウ▶432
セイヨウイソノキ▶152
チョウセンニンジン▶48
ツボミオオバコ▶65
ツルドクダミ▶245
トウガン▶54
トウゴマ▶266
ネナシカズラ▶324
ポドフィルム▶401
マグワ▶158
マンドラゴラ▶278
マンナシオジ▶404
モミジバダイオウ▶248
ヤラッパ▶325
ロベリアソウ▶83

嘔吐
トコン▶10
マンドラゴラ▶278
ロベリアソウ▶83

【消化器系への作用／感染症への作用】

潰瘍
セイロンニッケイ▶143

【神経・精神系への作用】

クスノキ▶142
コガネバナ▶202
コラノキ▶6
チョウセンゴミシ▶353
チョウセンニンジン▶48
マテチャ▶409

シグナル
セイヨウオトギリ▶68
セイヨウニンジンボク▶147

汗
ウド▶44
オオバナオケラ▶95
オケラ▶95
クララ▶374
サラシナショウマ▶133

セイヨウシナノキ▶206
セイヨウニワトコ▶217
セージ▶201
ホソバオケラ▶94
ヤボランジ▶388
ロベリアソウ▶83

記憶・学習
アメリカニンジン▶49
イチョウ▶32
サフラン▶26
チョウセンニンジン▶48

記憶・学習／情動
ローズマリー▶200

興奮
アコニット▶130
イトヒメハギ▶321
インドジャボク▶126
ウド▶44
オトコヨモギ▶93
オニノヤガラ▶440
カラトリカブト▶129
カロライナジャスミン▶347
カンショウコウ▶69
コウスイハッカ▶189
コガネヤナギ▶203
コノテガシワ▶319
サフラン▶26
シャクヤク▶341
ショウブ▶177
セイヨウカノコソウ▶70
セイヨウサンザシ▶301
セイヨウヤドリギ▶411
センキュウ▶235
センブリ▶444
タンジン▶201
チャボトケイソウ▶269
チョウジノキ▶335
チョウセンゴミシ▶353
トウキ（ニホントウキ）▶223
トウセンダン▶241
ナツメ▶154
ハクセン▶386
ハナスゲ▶422
ハマゴウ▶148
ヒヨス▶277
ベニバナ▶97
ボタン▶342
ホップ▶157
マムシグサ▶174
マンドラゴラ▶278
ミシマサイコ▶227
ヤマザクラ▶299
ヨロイグサ▶224
ラベンダー▶186

興奮／抑うつ
エゾウコギ▶45
チョウセンニンジン▶48

ムラサキウマゴヤシ▶366

情動
イカリソウ▶400
インドセンダン▶240
カバ▶163
コウスイハッカ▶189
コウボク▶408
ハマビシ▶294
ヨヒンベ▶15

睡眠
イカリソウ▶400
セイヨウカノコソウ▶70
ナツメ▶154
ホップ▶157

睡眠／興奮
チョウセンゴミシ▶353

損傷
アメリカニンジン▶49
カバ▶163
トウガラシ▶273
ムラサキウマゴヤシ▶366

痛み
アオツヅラフジ▶258
アケビ▶17
アコニット▶130
アメリカマンサク▶379
アルニカ▶89
アンズ▶298
イノンド▶222
インドセンダン▶240
ウコン▶211
ウド▶44
ウマノスズクサ▶50
オニノヤガラ▶440
カギカズラ▶16
カバ▶163
カミメボウキ▶196
カラトリカブト▶129
カロライナジャスミン▶347
カワミドリ▶182
キカラスウリ▶60
クズ▶370
ケシ▶161
コウキセッコク▶439
コウホネ▶220
コウホン▶230
ゴシュユ▶389
コショウハッカ▶190
サキシマボタンヅル▶133
シマハスノハカズラ▶260
シャクヤク▶341
ショウズク（小豆蔲）▶212
セイヨウシロヤナギ▶413
セイヨウタンポポ▶120
セイヨウヤドリギ▶411
センキュウ▶235
ソテツ▶242

タンジン ▶201
チャボトケイソウ ▶269
チョウジノキ ▶335
デイゴ ▶361
トウアズキ ▶354
トウキ（ニホントウキ）▶223
トウセンダン ▶241
ナツメ ▶154
ニュウコウ ▶79
ハゲキテン ▶14
ハマゴウ ▶148
ハマスゲ ▶79
バンジロウ ▶334
ヒナタイノコヅチ ▶323
ベニバナ ▶97
ボタン ▶342
ホップ ▶157
マムシグサ ▶174
マムシグサ ▶174
マンドラゴラ ▶278
ミシマサイコ ▶227
モツヤク（没薬）▶80
モモ ▶297
ヤマトリカブト ▶130
ヨロイグサ ▶224
ライオンゴロシ ▶169
レンギョウ ▶403

発熱
アオツヅラフジ ▶258
アカネ ▶15
アンズ ▶298
アンドログラフィス ▶123
ウツボグサ ▶199
ウド ▶44
ウマノスズクサ ▶50
カミメボウキ ▶196
キカラスウリ ▶60
コウキセッコク ▶439
サラシナショウマ ▶133
シャクヤク ▶341
セイヨウシロヤナギ ▶413
センブリ ▶444
トウアズキ ▶354
ハチク ▶39
ハナスゲ ▶422
ハマゴウ ▶148
バンジロウ ▶334
フジバカマ ▶103
ベニバナ ▶97
ボタン ▶342
ミシマサイコ ▶227
モツヤク（没薬）▶80

疲労
チョウセンゴミシ ▶353
チョウセンニンジン ▶48

抑うつ
イチョウ ▶32

セイヨウオトギリ ▶68

【神経・精神系への作用】
痛み
アルニカ ▶89
セイヨウサンザシ ▶301

【腎・泌尿器系への作用】
腎臓
ローズマリー ▶200
前立腺
セイヨウカボチャ ▶56
ノコギリヤシ（鋸椰子）▶410
尿
アオツヅラフジ ▶258
アカネ ▶15
アケビ ▶17
アコニット ▶130
アサ ▶155
イタドリ ▶244
イチイ ▶30
イノンド ▶222
インゲンマメ ▶369
インディアンサルサパリラ ▶73
ウツボグサ ▶199
ウド ▶44
エニシダ ▶359
オウシュウシラカンバ ▶77
オオバナオケラ ▶95
オケラ ▶95
オランダキジカクシ ▶141
カラトリカブト ▶129
キカラスウリ ▶60
キササゲ ▶288
キハダ ▶387
クサスギカズラ ▶422
クミスクチン ▶197
クラーレノキ ▶258
クロウメモドキ ▶152
ゲンジン ▶165
ゲンノショウコ ▶327
コウホネ ▶220
コガネヤナギ ▶203
コケモモ ▶257
ゴシュユ ▶389
ゴショイチゴ ▶310
ゴボウ ▶87
コラノキ ▶6
サジオモダカ（広義）▶71
シオン ▶94
ジギタリス ▶167
スギナ ▶268
セイヨウイラクサ ▶42
セイヨウカボチャ ▶56
セイヨウサンザシ ▶301
セイヨウタンポポ ▶120
セイヨウネズ ▶318

タマネギ ▶433
チガヤ ▶37
トウアズキ ▶354
トウガン ▶54
ナギイカダ ▶431
ニオイアヤメ ▶28
ニオイキンリュウカ ▶127
ノコギリヤシ（鋸椰子）▶410
ハチク ▶39
ハナスゲ ▶422
ハマビシ ▶294
ハリモクシュク ▶368
ヒガシコオウレン ▶167
ヒナタイノコヅチ ▶323
フクジュソウ ▶131
フジバカマ ▶103
ホソバオケラ ▶94
ホンシャクナゲ ▶255
マグワ ▶158
マテチャ ▶409
ミズカクシ ▶83
メハジキ ▶188
モモ ▶297
ヤマゴボウ ▶415
ヤマトリカブト ▶130
レンギョウ ▶403
ローズマリー ▶200

【腎・泌尿器系への作用】
尿／痙攣
クミスクチン ▶197

【代謝・栄養系への作用】
ローゼルソウ ▶4
エネルギー
アカネ ▶15
アラビアチャノキ ▶286
イカリソウ ▶400
イチョウ ▶32
イトヒメハギ ▶321
インディアンサルサパリラ ▶73
インドモッコウ ▶113
エゾウコギ ▶45
オニノヤガラ ▶440
クコ ▶277
クサスギカズラ ▶422
クスノキ ▶142
クラーレノキ ▶258
ゲンノショウコ ▶327
コウホネ ▶220
ゴショイチゴ ▶310
コノテガシワ ▶319
スズラン ▶430
センキュウ ▶235
ソテツ ▶242
タンジン ▶201
チョウセンゴミシ ▶353

チョウセンニンジン ▶48
ツルドクダミ ▶245
ドイツスズラン ▶423
トウキ（ニホントウキ）▶223
トチュウ ▶271
ニュウコウ ▶79
ハゲキテン ▶14
ヒカゲツルニンジン ▶82
フジバカマ ▶103
ホンシャクナゲ ▶255
マグワ ▶158
ミツガシワ ▶394
ムイラプアマ ▶343
ムラサキバレンギク ▶102
メハジキ ▶188
ヨウシュフクジュソウ ▶131
ヨヒンベ ▶15
ローゼルソウ ▶4

シグナル
ザクロ ▶173
セイヨウオトギリ ▶68
異物
ニガウリ ▶59
吸収
ローズマリー ▶200
脂質
アーティチョーク ▶101
カミメボウキ ▶196
キキョウ ▶84
グッグル ▶80
コロハ ▶376
ダイズ ▶362
タマネギ ▶433
ツボミオオバコ ▶65
ニガウリ ▶59
ニンニク ▶434
マテチャ ▶409
糖質
アサ ▶155
アメリカニンジン ▶49
インドセンダン ▶240
カミメボウキ ▶196
コガネバナ ▶202
コロハ ▶376
ジオウ ▶168
セイヨウタンポポ ▶120
セネガ ▶320
チョウセンニンジン ▶48
ツボミオオバコ ▶65
トウオウレン ▶135
ナツメ ▶154
ニガウリ ▶59
ニンニク ▶434
ヒガシコオウレン ▶167
マテチャ ▶409
モツヤク（没薬）▶80
ユーカリノキ ▶331

【代謝・栄養系への作用／循環器系への作用】

脂質／血圧
タマネギ ▶433

【内分泌系への作用】

アフリカプルーン ▶306
アメリカニンジン ▶49
クマコケモモ ▶252
セイヨウヤドリギ ▶411
ノコギリヤシ（鋸椰子）▶410
モモ ▶297

甲状腺
ムラサキツメクサ ▶376

骨
ヒレハリソウ ▶398
ローズマリー ▶200

生殖系
アカネ ▶15
アニス ▶238
アメリカショウマ ▶132
アルニカ ▶89
イカリソウ ▶400
インドセンダン ▶240
エニシダ ▶359
キカラスウリ ▶60
クコ ▶277
コウホン ▶230
セイヨウカボチャ ▶56
セイヨウニンジンボク ▶147
セイヨウメギ（西洋目木）
▶399
チャボトケイソウ ▶269
チョウセンニンジン ▶48
トウキ（ニホントウキ）▶223
トチュウ ▶271
ナズナ ▶20
ノコギリヤシ（鋸椰子）▶410
ヒドラスチス ▶137
ビルベリー ▶256
フジバカマ ▶103
ボタン ▶342
ホップ ▶157
ホンシャクナゲ ▶255
ムラサキツメクサ ▶376
メハジキ ▶188
ラベンダー ▶186
ローズマリー ▶200

【物理化学的な作用】

アーティチョーク ▶101
アイスランドモス ▶53
アメリカニンジン ▶49
アメリカマンサク ▶379
アルニカ ▶89
インドセンダン ▶240
ウスベニタチアオイ ▶3

オオアザミ ▶114
オオツルコケモモ ▶257
カンゾウ ▶362
コウボク ▶408
コガネバナ ▶202
ゴショイチゴ ▶310
コショウハッカ ▶190
コロハ ▶376
サビナビャクシン ▶319
サフラン ▶26
セイヨウサンザシ ▶301
チョウジノキ ▶335
チョウセンゴミシ ▶353
ニュウコウ ▶79
ハゲキテン ▶14
バンジロウ ▶334
ビルベリー ▶256
ホップ ▶157
ミロバランノキ ▶181
ムラサキウマゴヤシ ▶366
ラベンダー ▶186
ローズマリー ▶200

収斂
アメリカマンサク ▶379
アラビアコーヒーノキ ▶12
ウツボグサ ▶199
オウシュウナラ ▶338
オオバコ ▶64
カシグルミ ▶151
ゲンノショウコ ▶327
コガネヤナギ ▶203
コケモモ ▶257
スピノサスモモ ▶307
セイヨウキンミズヒキ ▶295
セイヨウハゴロモグサ ▶296
セイヨウバラ
（センテフォリアローズ）▶309
セイヨウヤブイチゴ ▶310
セイヨウヤマホロシ ▶280
セージ ▶201
タチキジムシロ ▶306
トウツルキンバイ ▶305
ミチヤナギ ▶247
ムラサキフトモモ ▶335
モツヤク（没薬）▶80
モミジバダイオウ ▶248
ラタニア ▶150

【末梢循環系への作用】

クスノキ ▶142
コロハ ▶376
シロガラシ ▶25
セイヨウワサビ ▶18
トウガラシ ▶273
ヘイフラワー ▶33
モミ ▶348
ローズマリー ▶200

【免疫系・炎症系への作用】

アイスランドモス ▶53
アケビ ▶17
アニス ▶238
アフリカプルーン ▶306
アメリカショウマ ▶132
アメリカニンジン ▶49
アメリカマンサク ▶379
アルニカ ▶89
アンドログラフィス ▶123
イヌサフラン ▶429
イノンド ▶222
インドセンダン ▶240
ウコン ▶211
ウスベニタチアオイ ▶3
ウツボグサ ▶199
ウマノスズクサ ▶50
エゾウコギ ▶45
オオアザミ ▶114
オオグルマ ▶108
オカゼリ ▶229
カギカズラ ▶16
カミツレ
（ジャーマンカモミール）▶110
カミメボウキ ▶196
カンゾウ ▶362
キキョウ ▶84
キハダ ▶387
キバナオウギ ▶356
クズ ▶370
グッグル ▶80
クマコケモモ ▶252
ゲンジン ▶165
ゲンノショウコ ▶327
コウボク ▶408
コウホン ▶230
コガネバナ ▶202
ゴボウ ▶87
コロハ ▶376
サフラン ▶26
ジオウ ▶168
シナキハダ ▶387
シマハスノハカズラ ▶260
シャクヤク ▶341
ショウガ ▶214
ショウズク（小豆蔲）▶212
スオウ ▶357
セイヨウオトギリ ▶68
セイヨウカボチャ ▶56
セイヨウサンザシ ▶301
セイヨウシロヤナギ ▶413
セイヨウタンポポ ▶120
セイヨウニワトコ ▶217
セイヨウメギ（西洋目木）▶399
セイヨウヤドリギ ▶411
セイヨウヤマホロシ ▶280

センブリ ▶444
ソメイヨシノ ▶298
タマネギ ▶433
チャボトケイソウ ▶269
チョウジノキ ▶335
チョウセンゴミシ ▶353
チョウセンニンジン ▶48
ツルドクダミ ▶245
デイゴ ▶361
トウキ（ニホントウキ）▶223
トウキンセンカ ▶96
トウゴマ ▶266
トウリンドウ ▶443
ナギイカダ ▶431
ナツメ ▶154
ナンテン ▶401
ニガウリ ▶59
ニンニク ▶434
ノコギリヤシ（鋸椰子）▶410
ハクセン ▶386
ハゲキテン ▶14
パチョリ ▶199
ハナスゲ ▶422
ハマビシ ▶294
バンジロウ ▶334
ヒガシコオウレン ▶167
ヒドラスチス ▶137
ヒメイラクサ ▶43
ビルベリー ▶256
ヒレハリソウ ▶398
ビロードモウズイカ ▶166
フキタンポポ ▶121
ベニバナ ▶97
ボタン ▶342
マムシグサ ▶174
マムシグサ ▶174
マロニエ ▶270
ミシマサイコ ▶227
ミロバランノキ ▶181
ムラサキ ▶397
ムラサキウマゴヤシ ▶366
ムラサキツメクサ ▶376
ムラサキバレンギク ▶102
モツヤク（没薬）▶80
モモ ▶297
ヤブジラミ ▶239
ヤマザクラ ▶299
ヨウシュクサノオウ ▶159
ヨロイグサ ▶224
ライオンゴロシ ▶169
リョウキョウ ▶209
レンギョウ ▶403
ローズマリー ▶200

【免疫系・炎症系への作用／神経・精神系への作用】

痛み
セイヨウシロヤナギ ▶413

禁忌別索引

【ライフステージ】

高齢者
クミスクチン ▶197

授乳中
アーティチョーク ▶101
アカネグサ ▶162
アナミルタ・コックルス ▶258
アニス ▶238
アフリカプルーン ▶306
アメリカショウマ ▶132
アメリカボウフウ ▶236
アルカネット ▶396
アルニカ ▶89
アレクサンドリアセンナ ▶372
アンズ ▶298
アンドログラフィス ▶123
イノンド ▶222
インドセンダン ▶240
ウスベニタチアオイ ▶3
エゾウコギ ▶45
エンピツビャクシン ▶319
オオアザミ ▶114
ガジュツ ▶212
カスカラサグラダ ▶153
カバ ▶163
カミメボウキ ▶196
カラダイオウ ▶250
トウキ（カラトウキ）▶225
ガラナ ▶395
カラバルマメ ▶369
カンゾウ ▶362
キダチアロエ ▶28
キャベッジローズ ▶308
クマコケモモ ▶252
クロウメモドキ ▶152
クロミグワ ▶158
ゲンチアナ ▶443
コガネバナ ▶202
コケモモ ▶257
サフラン ▶26
ジュウニヒトエ ▶182
スチリンギア ▶267
セイヨウカノコソウ ▶70
セイヨウカボチャ ▶56
セイヨウシロヤナギ ▶414
セイヨウニンジンボク ▶147
セイヨウフキ ▶111
セイロンニッケイ ▶143
タチジャコウソウ ▶205
タヌキモ ▶251
チャパラール ▶294
チャボトケイソウ ▶269

トゲハニガナ ▶109
トンカ、トンカビーン ▶360
ニオイスイレン ▶220
ニガウリ ▶59
ニガキモドキ ▶284
ニガヨモギ ▶91
ノコギリヤシ（鋸椰子）▶411
パイナップル ▶290
ハタヨモギ ▶94
ヘキスイカク ▶330
ヒッチョウカ ▶163
ヒマラヤスギ ▶349
ヒメイラクサ ▶43
コレウス・フォルスクリ ▶198
フキタンポポ ▶121
マテチャ ▶409
ミシマサイコ ▶227
ムラサキウマゴヤシ ▶366
ムラサキウマゴヤシ ▶366
ムラサキツメクサ ▶376
ムラサキヒヨドリバナ ▶104
ムラサキマサキ ▶286
メレゲッタコショウ ▶209
モツヤク(没薬) ▶80
モミジバダイオウ ▶248
ヨウシュハッカ ▶191
ヨヒンベ ▶15
ライオンゴロシ ▶169
ルリヂシャ ▶396

小児
アギ ▶232
アニス ▶238
アフリカプルーン ▶306
アメリカショウマ ▶132
アレクサンドリアセンナ ▶372
アンズ ▶298
インドセンダン ▶240
アギ ▶232
ウスベニタチアオイ ▶3
オランダガラシ ▶24
カギカズラ ▶16
カスカラサグラダ ▶153
カナダツガ ▶354
トウキ（カラトウキ）▶225
キダチアロエ ▶28
クマコケモモ ▶252
クロウメモドキ ▶152
ゲンチアナ ▶443
コガネバナ ▶202
コケモモ ▶257
サフラン ▶26

ショクヨウダイオウ ▶249
シロガラシ ▶25
セイヨウカノコソウ ▶70
セイヨウカボチャ ▶56
セイヨウシロヤナギ ▶414
セイヨウワサビ ▶18
チャボトケイソウ ▶269
チョウセンニンジン ▶48
オオツルコケモモ ▶257
トウゴマ ▶266
ニガウリ ▶59
ニガキモドキ ▶284
ノコギリヤシ（鋸椰子）▶411
ヒメイラクサ ▶43
ホコガタハナガサ ▶146
マテチャ ▶409
ミシマサイコ ▶227
ムラサキツメクサ ▶376
モミジバダイオウ ▶248
ユーカリノキ ▶331
ヨウシュクサノオウ ▶159
ヨヒンベ ▶15

乳幼児の顔面
クスノキ ▶142
コショウハッカ ▶190
ニアウリ ▶333
ユーカリノキ ▶331

妊娠初期
クソニンジン ▶91
クダモノトケイソウ ▶269
ラベンサラ ▶144
ローマカミツレ（ローマンカモミール）▶98
ワタ ▶4

妊娠初期・中期
ワタ ▶4

妊娠中
アオノリュウゼツラン ▶442
アカネ ▶15
アカネグサ ▶162
アケビ ▶17
アサガオ ▶325
アドハトダ ▶123
アナミルタ・コックルス ▶258
アニス ▶238
アフリカプルーン ▶306
アボカド ▶145
アマチャヅル ▶57
アメリカサンショウ ▶390
アメリカショウマ ▶132
バージニアシロネ ▶189
アメリカボウフウ ▶236

アラビアチャノキ ▶286
アリタソウ ▶9
アルカネット ▶396
アルニカ ▶89
アレクサンドリアセンナ ▶372
アンズ ▶298
アンゼリカ ▶224
アンドログラフィス ▶123
イチゴノキ ▶252
イヌサフラン ▶430
イヌザンショウ ▶391
イヌハッカ ▶194
イノンド ▶222
イブキジャコウソウ ▶205
インドジャボク ▶126
インドセンダン ▶240
インモータル ▶72
ヴァージニアクガイソウ ▶168
ウイキョウ（フェンネルシード）▶233
ウキクサ ▶44
ウスベニタチアオイ ▶3
エゾウコギ ▶45
エゾノギシギシ ▶251
エゾヨモギギク ▶119
エンジュ ▶375
エンピツビャクシン ▶319
エンベリア・リベス ▶416
オウシュウサイシン ▶51
オオアザミ ▶114
オオグルマ ▶108
オオバナソケイ ▶405
オコティロ ▶328
オシダ ▶66
オシャ ▶235
オニサルビア ▶202
オランダシャクヤク ▶342
オランダビユ ▶359
カギカズラ ▶16
ガジュツ ▶212
カスカラサグラダ ▶153
カッコウソウ ▶204
カナダツガ ▶354
カバ ▶163
ガマ ▶78
カミメボウキ ▶196
カラスウリ ▶60
カラダイオウ ▶250
トウキ（カラトウキ）▶225
ガラナ ▶395
カラバルマメ ▶369
カラミント ▶183
カワラナデシコ ▶282

677

カンゾウ ▶362
キキョウ ▶84
キダチアロエ ▶28
キナノキ ▶11
キノア ▶8
キハダ ▶387
キバナノクリンザクラ ▶173
キャベッジローズ ▶308
キョウオウ ▶210
クスノキ ▶142
グッグル ▶80
クマコケモモ ▶252
クマツヅラ ▶147
クラーレノキ ▶258
クロウメモドキ ▶152
クロミグワ ▶158
クワッシア ▶285
ゲッケイジュ ▶144
ゲンチアナ ▶443
コガネバナ ▶202
コケモモ ▶257
コロハ ▶376
サフラン ▶26
サントリソウ ▶98
ジオウ ▶168
シナキハダ ▶387
シャクヤク ▶341
ジャマイカドッグウッド ▶369
ジャマイカニガキ ▶285
ジュウニヒトエ ▶182
ショウガ ▶214
ジョウザン ▶419
ショウブ ▶177
シロバナムシヨケギク ▶118
スオウ ▶357
スチリンギア ▶267
セージ ▶201
セイヨウアカネ ▶15
セイヨウカノコソウ ▶70
セイヨウカボチャ ▶56
セイヨウシロヤナギ ▶414
セイヨウネズ ▶318
セイヨウノコギリソウ ▶85
セイヨウハゴロモグサ ▶296
セイヨウフキ ▶111
セイヨウメギ（西洋目木）
　▶399
セイロンニッケイ ▶143
セイロンマツリ ▶30
センゴシツ ▶323
センブリ ▶445
ダイダイ ▶381
タチエンレイソウ ▶429
タチジャコウソウ ▶205
タヌキモ ▶251
タラゴン ▶92
タンジン ▶201

チャパラール ▶294
チャボトケイソウ ▶269
チョウセンニンジン ▶48
ツルアリドオシ ▶14
テッセンウマノスズクサ
　▶50
トウオウレン ▶135
トウキンセンカ ▶96
トウゴマ ▶266
ドクゼリモドキ ▶222
トコン ▶10
トルーバルサムノキ ▶367
トンカ、トンカビーン ▶360
ナガエカサ ▶285
ナガバギシギシ
　（イエロードックルート）
　▶250
ナズナ ▶20
ナツシロギク ▶119
ニオイスイレン ▶220
ニオイテンジクアオイ ▶328
ニオイヒバ ▶320
ニガウリ ▶59
ニガキモドキ ▶284
ニガハッカ ▶189
ニガヨモギ ▶91
マムシグサ ▶174
ニワウメ ▶304
ネズミサシ ▶319
ネムノキ ▶355
ノコギリヤシ（鋸椰子）▶411
パイナップル ▶290
ハコネシダ ▶341
ハズ ▶263
パセリ ▶237
ハダカタラノキ ▶45
バタグルミ ▶150
ハタヨモギ ▶94
ハナハッカ ▶197
ハナビシソウ ▶160
ヒイラギメギ ▶399
ヘキスイカク ▶330
ヒッチョウカ ▶163
ヒトツバエニシダ ▶361
ヒドラスチス ▶137
ヒナタイノコヅチ ▶323
ヒマラヤスギ ▶349
ヒマラヤハッカクレン ▶401
ヒメイラクサ ▶43
ヒメガマ ▶78
ヒレハリソウ ▶398
セネガ ▶320
フウセンアサガオ ▶325
フウセンカズラ ▶394
コレウス・フォルスクリ
　▶198
フキタンポポ ▶121

ブッコノキ ▶380
ブラックチェリー ▶299
ブリオニア ▶55
ベニバナ ▶97
セイタカミロバラン ▶181
ヘンルーダ ▶388
ホコガタハナガサ ▶146
ホソバガマ ▶78
ボタン ▶342
ポドフィルム ▶401
マサキ ▶287
マジョラム ▶196
マテチャ ▶409
マムシグサ ▶174
ローズマリー ▶200
ミシマサイコ ▶227
ミツバオウレン ▶136
ミロバランノキ ▶181
ミントウジン ▶229
ムラサキイペ ▶289
ムラサキウマゴヤシ ▶366
ムラサキウマゴヤシ ▶366
ムラサキツメクサ ▶376
ムラサキバレンギク ▶102
ムラサキヒヨドリバナ ▶104
ムラサキマサキ ▶286
メグサハッカ ▶192
メハジキ ▶188
メボウキ ▶195
メレゲッタコショウ ▶209
モツヤク（没薬）▶80
モミジバキセワタ ▶187
モミジバダイオウ ▶248
モモ ▶297
ヤグルマハッカ ▶194
ヤナギトウワタ ▶73
ヤナギハッカ ▶185
ヤマゴボウ ▶416
ヨーロッパキイチゴ ▶311
ヨウシュクサノオウ ▶159
ヨウシュハッカ ▶191
ヨウシュヤマゴボウ ▶416
ヨヒンベ ▶15
ヨモギギク ▶119
ライオンゴロシ ▶169
ラベンダー ▶186
ブルーコホシュ ▶400
ルリヂシャ ▶396
レモングラス ▶35
レモンタイム ▶205
ロベージ ▶234
ロベリアソウ ▶83
ロマティウム・ディセクツム
　▶235
ワタスギギク ▶112

妊娠中の悪阻
　ショウガ ▶214

【栄養】
　ビタミン A, D, E, K 欠乏症
　　コロハ ▶376
　高カリウム血症
　　クミスクチン ▶197
　脂肪吸収不全
　　コロハ ▶376
　低カリウム血症
　　カンゾウ ▶362

【感染症】
　エイズ
　　ムラサキバレンギク ▶102
　慢性の進行性感染症
　　セイヨウヤドリギ ▶412

【肝臓】
　肝機能不全
　　コショウハッカ ▶190
　　セイヨウカノコソウ ▶70
　　ユーカリノキ ▶331
　肝硬変
　　カキドオシ ▶184
　　カンゾウ ▶362
　重症肝障害
　　コショウハッカ ▶190

【眼】
　緑内障
　　エフェドラ、クサマオウ
　　　▶344
　　ハシリドコロ ▶279
　　ヒヨス ▶277
　　ベラドンナ ▶273

【血液】
　血液凝固系の障害
　　セイヨウシロヤナギ ▶414
　血液凝固系の障害
　　ニンニク ▶435
　出血性疾患
　　トウキ（カラトウキ）▶225
　　サフラン ▶26
　　センキュウ ▶235
　　ベニバナ ▶97
　貧血（重度）
　　オミナエシ ▶69

【呼吸器】
　気管支炎・喘息
　　クスノキ ▶142
　　ローズマリー ▶200
　　ミロバランノキ ▶181
　　モミ ▶348
　　ヨーロッパアカマツ ▶352

結核
　セイヨウヤドリギ▶412
　ムラサキバレンギク▶102

【甲状腺】

甲状腺疾患
　エフェドラ、クサマオウ
　　▶344

【循環器】

狭窄症
　アレクサンドリアセンナ
　　▶372
　カスカラサグラダ▶153
　モミジバダイオウ▶248

高血圧
　エゾウコギ▶45
　オウシュウナラ▶338
　ガラナ▶395
　カンゾウ▶362
　ゲンチアナ▶443
　アラビアコーヒーノキ▶12
　コラノキ▶6
　エフェドラ、クサマオウ
　　▶344
　セイヨウカンボク▶218
　タチジャコウソウ▶205
　チョウセンニンジン▶48
　ヒメコラノキ▶6
　ホコガタハナガサ▶146
　マテチャ▶409
　ローズマリー▶200
　ヤナギハッカ▶185
重度の高血圧
　ローズマリー▶200

【循環器・代謝】

インスリンとの併用
　カギカズラ▶16

【循環器・代謝／消化管】

インスリン調節が困難な糖尿病
や腸閉塞
　ツボミオオバコ▶65

【消化管】

アトニー
　アレクサンドリアセンナ
　　▶372
　カスカラサグラダ▶153
　モミジバダイオウ▶248
クローン病
　カスカラサグラダ▶153
　キダチアロエ▶28
　クロウメモドキ▶152
　ショクヨウダイオウ▶249
　モミジバダイオウ▶248

せん痛
　カスカラサグラダ▶153
　モミジバダイオウ▶248
胃・十二指腸潰瘍
　アイスランドモス▶53
胃や腸の潰瘍
　オランダガラシ▶24
　セイヨウワサビ▶18
胃や腸の潰瘍・炎症、過敏性
腸症候群
　モミジバダイオウ▶248
胃酸過多
　ゲンチアナ▶443
　ニガヨモギ▶91
胃腸が冷えやすい人
　アカネ▶15
胃潰瘍
　イトヒメハギ▶321
　ゲンチアナ▶443
　コラノキ▶6
　セイロンニッケイ▶143
　センブリ▶445
　ヒメコラノキ▶6
　ライオンゴロシ▶169
炎症性結腸疾患
　アレクサンドリアセンナ
　　▶372
下痢
　アサ▶155
　オオアザミ▶114
　オオイタドリ▶245
　オオグルマ▶108
　トウキ（カラトウキ）▶225
　キノモリウム▶67
　ジオウ▶168
　タチエンレイソウ▶429
　ナットウダイ▶265
　ノウルシ▶264
　ノコギリヤシ（鋸椰子）
　　▶411
　バタグルミ▶150
　ヒナタイノコヅチ▶323
　ベニバナインゲン▶368
　ミツガシワ▶394
　ミロバランノキ▶181
　ヨウシュヤマゴボウ▶416
急性腸炎
　キダチアロエ▶28
原因船胃の腹痛
　アレクサンドリアセンナ
　　▶372
十二指腸潰瘍
　アイスランドモス▶53
　ゲンチアナ▶443
　コラノキ▶6
　セイロンニッケイ▶143
　ヒメコラノキ▶6

　ライオンゴロシ▶169
消化管の炎症
　コロハ▶376
　ユーカリノキ▶331
消化管の炎症、潰瘍
　アギ▶232
　アンゼリカ▶224
　イトヒメハギ▶321
　インドジャボク▶126
　アイスランドモス▶53
　オランダガラシ▶24
　カスカラサグラダ▶153
　ガラナ▶395
　キダチアロエ▶28
　ゲンチアナ▶443
　コラノキ▶6
　セイヨウワサビ▶18
　セイロンニッケイ▶143
　センブリ▶445
　ヒメコラノキ▶6
　ベニバナ▶97
　モミジバダイオウ▶248
　ライオンゴロシ▶169
消化管の狭窄，腸閉塞
　ツボミオオバコ▶65
消化管や胆嚢の炎症
　コショウハッカ▶190
消化性潰瘍
　アギ▶232
　インドジャボク▶126
　ベニバナ▶97
食道あるいは消化管の狭窄
　ツボミオオバコ▶65
虫垂炎
　アレクサンドリアセンナ
　　▶372
　カスカラサグラダ▶153
　キダチアロエ▶28
　クロウメモドキ▶152
　ショクヨウダイオウ▶249
　トウゴマ▶266
　モミジバダイオウ▶248
腸管狭窄症
　モミジバダイオウ▶248
腸障害
　アマ▶26
　オオアザミ▶114
　トウガラシ▶273
腸閉塞
　アレクサンドリアセンナ
　　▶372
　ツボミオオバコ▶65
　カスカラサグラダ▶153
　キダチアロエ▶28
　クロウメモドキ▶152
　ショクヨウダイオウ▶249
　セイヨウタンポポ▶120

　トウゴマ▶266
　マクサ(テングサ)▶262
　マンナシオジ▶404
　モミジバダイオウ▶248
潰瘍性大腸炎
　インドジャボク▶126
　カスカラサグラダ▶153
　キダチアロエ▶28
　モミジバダイオウ▶248
吐き気
　アヤメ▶28
　オオグルマ▶108
　オオバリンドウ▶444
　カスカラサグラダ▶153
　ツリフネソウ▶262
　ノコギリヤシ（鋸椰子）
　　▶411
　ヒトツバエニシダ▶361
　モミジバダイオウ▶248
慢性便秘
　アレクサンドリアセンナ
　　▶372
　カスカラサグラダ▶153
　モミジバダイオウ▶248
未診断の腹部症状
　アレクサンドリアセンナ
　　▶372
　モミジバダイオウ▶248
嘔吐など未診断の腹部症状
　モミジバダイオウ▶248
腹腔の病気
　コロハ▶376
閉塞
　アマ▶26
　アレクサンドリアセンナ
　　▶372
　ウコン▶211
　ツボミオオバコ▶65
　カスカラサグラダ▶153
　カレープラント▶106
　カレープラント▶106
　キダチアロエ▶28
　グアー▶359
　クスリウコン▶212
　クロウメモドキ▶152
　コショウハッカ▶190
　ショクヨウダイオウ▶249
　セイヨウタンポポ▶120
　トウゴマ▶266
　マクサ(テングサ)▶262
　マンナシオジ▶404
　モミジバダイオウ▶248

【消化器】

痔核
　カスカラサグラダ▶153
　モミジバダイオウ▶248

679

【心臓】

冠動脈血栓症
エフェドラ、クサマオウ
▶344

【心臓・腎臓】

心臓あるいは腎臓の不全による
浮腫
オウシュウシラカンバ▶77
クロスグリ▶422
セイヨウイラクサ▶42
心臓病
ガラナ▶395
エフェドラ、クサマオウ
▶344
マテチャ▶409
浮腫
ヨウシュアキノキリンソウ
▶116
オウシュウシラカンバ▶77
オランダキジカクシ▶141
クミスクチン▶197
スギナ▶268
セイヨウイラクサ▶42
パセリ▶237
ハリモクシュク▶368
ヒヨス▶277
ベラドンナ▶273
ロベージ▶234

【腎臓】

腎炎
オランダガラシ▶24
オランダキジカクシ▶141
カスカラサグラダ▶153
クマコケモモ▶252
シロガラシ▶25
セイヨウワサビ▶18
モミジバダイオウ▶248
腎機能障害
ロベージ▶234
腎機能低下
クミスクチン▶197
腎臓の疾患
イチゴノキ▶252
セイヨウネズ▶318
パセリ▶237
腎臓結石の既往歴がある場合
アメリカザゼンソウ▶177
ショクヨウダイオウ▶249
慢性腎不全
カンゾウ▶362

【生殖器】

月経過多
ガジュツ▶212

トウキ（カラトウキ）▶225
キョウオウ▶210
センキュウ▶235
トウキ（ニホントウキ）
▶223
ヒナタイノコヅチ▶323
ベニバナ▶97
頻発月経
ハマスゲ▶79

【全身】

むかつきを伴う偏頭痛・関節炎の
症状がある時
ダイダイ▶381
褐色細胞腫
エフェドラ、クサマオウ
▶344
起源不明の発熱
セイロンニッケイ▶143
水分・電解質欠乏を伴う重症
脱水症
アレクサンドリアセンナ
▶372
モミジバダイオウ▶248
衰弱の激しい者
センブリ▶445
多発性硬化症
ムラサキバレンギク▶102
白血病
ムラサキバレンギク▶102
発作性疾患
カキドオシ▶184
病変
ローズマリー▶200
冷え性
センブリ▶445
疼痛
カスカラサグラダ▶153
モミジバダイオウ▶248
膠原病
ムラサキバレンギク▶102

【胆嚢・胆管】

胆管閉塞
ウコン▶211
カレープラント▶106
カレープラント▶106
クスリウコン▶212
コショウハッカ▶190
セイヨウタンポポ▶120
胆汁うっ滞
カンゾウ▶362
コロハ▶376
胆石
アーティチョーク▶101
アメリカカンボク▶218
ウコン▶211

カレープラント▶106
カレープラント▶106
キクニガナ▶100
クスリウコン▶212
コショウハッカ▶190
セイヨウタンポポ▶120
ダイコン▶25
ボルドモニミア▶409
ライオンゴロシ▶169
胆石の既往症のある者
ダイコン▶25
胆道閉鎖
アーティチョーク▶101
トウゴマ▶266
胆嚢炎
コショウハッカ▶190
セイヨウタンポポ▶120
ユーカリノキ▶331

【糖尿病】

糖尿病
ツボミオオバコ▶65
ガラナ▶395
クロミグワ▶158
エフェドラ、クサマオウ
▶344
ビルベリー▶256
糖尿病のインスリン治療を受け
ている者
ビルベリー▶256
糖尿病のコントロール不良
ツボミオオバコ▶65

【内分泌】

ホルモン関連疾患
ムラサキツメクサ▶376

【脳・中枢】

てんかん
インドジャボク▶126
エンピツビャクシン▶319
クスノキ▶142
セイヨウオトギリ▶68
ヒマラヤスギ▶349
ヨウシュハッカ▶191
脳循環障害
エフェドラ、クサマオウ
▶344
脳動脈硬化
アラビアコーヒーノキ▶12
癲癇
ガラナ▶395
タンジン▶201

【泌尿器】

急性膀胱炎
セイヨウタンポポ▶120

膀胱疾患
セイヨウタンポポ▶120

【泌尿器・生殖器】

前立腺肥大
エフェドラ、クサマオウ
▶344

【皮膚】

火傷、創傷
クスノキ▶142
ローズマリー▶200
皮疹
ローズマリー▶200
皮膚移植患者
カギカズラ▶16
皮膚損傷
オウシュウナラ▶338
クスノキ▶142
ローズマリー▶200
鼻領域
クスノキ▶142
コショウハッカ▶190
ニアウリ▶333

【免疫】

アレルギー・過敏症
アーティチョーク▶101
アニス▶238
アフリカプルーン▶306
アメリカカンボク▶218
アメリカニンジン▶49
アルニカ▶89
アンドログラフィス▶123
イチョウ▶32
インドジャボク▶126
ウイキョウ
（フェンネルシード）▶233
ウコン▶211
アイスランドモス▶53
エゾウコギ▶45
ツボミオオバコ▶65
オオアザミ▶114
カベイラクサ▶42
カミツレ（ジャーマンカモミール）
▶110
ガラナ▶395
キクニガナ▶100
キナノキ▶11
キバナノクリンザクラ▶173
キビ▶38
クルマバソウ▶12
コウボク▶408
コショウハッカ▶190
ゴセイカユプテ▶333
コロハ▶376
ザクロ▶173

サッサフラス ▶145
サントリソウ ▶98
シナキハダ ▶387
ショウズク（小豆蔲）▶212
スギ ▶318
セイヨウオトギリ ▶68
セイヨウカボチャ ▶56
セイヨウシロヤナギ ▶414
セイヨウタンポポ ▶120
セイヨウナツユキソウ ▶303
セイヨウノコギリソウ ▶85
セイヨウヤドリギ ▶412
セイロンニッケイ ▶143
タマネギ ▶434
チョウジノキ ▶335
ツボクサ ▶228
トウガラシ ▶273
トウゴマ ▶266
ヒメコウジ ▶254
トンキンニッケイ ▶142
ナンキンマメ ▶355
ニンニク ▶435
パイナップル ▶290
ハマビシ ▶294
バンジロウ ▶334
ホップ ▶157
ポプラ ▶412
マイタケ ▶179
マロニエ ▶270
ローズマリー ▶200
ミロバランノキ ▶181
ムラサキツメクサ ▶376

ムラサキバレンギク ▶102
ライオンゴロシ ▶169
ラベンダー ▶186
ルリヂシャ ▶396

胸腺を摘出した場合
カギカズラ ▶16

自己免疫疾患
キバナオウギ ▶356
ムラサキウマゴヤシ ▶366
ムラサキバレンギク ▶102

臓器移植患者
カギカズラ ▶16

蛋白質過敏症
セイヨウヤドリギ ▶412

【薬物】

アスピリン
キバナノクリンザクラ ▶173
ヒメコウジ ▶254

アルコール飲料との併用
セイヨウカノコソウ ▶70

アレルギー・過敏症
イチョウ ▶32

ホルモン療法との併用
カギカズラ ▶16

モノアミンオキシダーゼ（MAO）阻害薬との併用
エフェドラ、クサマオウ ▶344

気管支拡張剤との併用
セイヨウオトギリ ▶68

強心剤との併用
セイヨウオトギリ ▶68

経口避妊剤との併用
セイヨウオトギリ ▶68

抗HIV剤との併用
セイヨウオトギリ ▶68

抗てんかん薬との併用
セイヨウオトギリ ▶68

抗凝固薬との併用
ナツシロギク ▶119

抗不整脈薬との併用
セイヨウオトギリ ▶68
ニオイアラセイトウ ▶22

睡眠導入剤との併用
セイヨウカノコソウ ▶70

石油製品の服用
トコン ▶10

中枢神経抑制薬との併用
トコン ▶10

免疫抑制剤との併用
キバナオウギ ▶356
セイヨウオトギリ ▶68

【薬物／呼吸器】

強酸性あるいはアルカリ性の腐食性毒物の服用や気道防衛反射の低下
トコン ▶10

【用量・期間】

過剰摂取
アオノリュウゼツラン ▶442

アサ ▶155
アメリカザゼンソウ ▶177
アリタソウ ▶9
オオバリンドウ ▶444
ゲッカビジン ▶178
コショウハッカ ▶190
スイバ ▶250
セイヨウカノコソウ ▶70
ツキヌキヒヨドリ ▶104
ダリア ▶101
ヒヨドリバナ ▶103
マテチャ ▶409
ミツガシワ ▶394

長期使用
アラビアアカシア ▶377
エゾウコギ ▶45
オウシュウサイシン ▶51
コロハ ▶376
ショクヨウダイオウ ▶249
シロガラシ ▶25
セイヨウカノコソウ ▶70
セイヨウネズ ▶318
ダルス ▶252
ツノマタゴケ ▶53
ニオイヒバ ▶320
ヒバマタ ▶320
フキタンポポ ▶121
ホクベイフウロソウ ▶327
ムラサキヒヨドリバナ ▶104
ルリヂシャ ▶396

681

「専ら医薬品として使用される成分本質（原材料）リスト」収載種

kawakawa ▶162
アラビアチャノキ ▶286
アルニカ ▶89
アロエ ▶28
イチイ ▶30
イヌサフラン ▶430
イリス ▶27, 28
イリス ▶28
イレイセン ▶133
インチンコウ ▶92
インドサルサ ▶73
インドジャボク属 ▶126
インヨウカク ▶400
ウィザニア ▶281
ウマノスズクサ属 ▶50
ウヤク ▶144
ウワウルシ ▶252
エイジツ ▶309
エニシダ ▶359
エンゴサク ▶160
エンジュ ▶375
オウカコウ ▶91
オウカシ ▶60
オウカボ ▶6
オウギ ▶356
オウゴン ▶202
オウバク ▶387
オウヒ ▶299
オウレン ▶135
オシダ ▶66
オノニス ▶368
オモト ▶429
オンジ ▶321
カイソウ〈海葱〉属 ▶425
カイトウヒ ▶360
カクコウ ▶289
カゴソウ ▶199
カシ ▶181
カシュウ ▶245
カスカラサグラダ ▶153
カッコウ ▶199
カッコン ▶370
カッシア・アウリキュラータ ▶373
カバ ▶163
カラバル豆 ▶369
カロコン ▶60
カロライナジャスミン ▶347
カワミドリ ▶182
カワラタケ ▶180
カンショウコウ ▶69
カントウカ ▶121
キササゲ ▶288
キナ ▶11
キョウカツ ▶236
キョウニン ▶298
キンリュウカ属 ▶247
グアシャトンガ ▶29
クジン ▶374

クスノハガシワ ▶266
グラビオラ ▶313
クロウメモドキ属 ▶152
ケイガイ ▶195
ケシ ▶161
ケファエリス属 ▶10
ケンゴシ ▶325
ゲンジン ▶165
ゲンチアナ ▶443
ゲンノショウコ ▶327
コウブシ ▶79
コウフン ▶346
コウボク ▶408
コウホン ▶230
ゴールデンシール ▶137
コケモモヨウ ▶257
ゴシツ ▶323
ゴシュユ ▶389
コジョウコン ▶244
ゴボウシ ▶87
ゴミシ ▶353
コロシントウリ ▶56
コロンボ ▶259
コンズランゴ ▶74
コンミフォラ属 ▶80
サイコ ▶227
サイシン ▶52
サビナ ▶319
サルカケミカン ▶389
サワギキョウ ▶84
サンキライ ▶432
サンズコン ▶375
ジオウ ▶168
シオン ▶94
ジギタリス属 ▶167
シキミ ▶180
ジコッピ ▶277
シコン ▶397
シッサス・クアドラングラリス ▶330
シツリシ ▶294
シマハスノハカズラ ▶260
シャクヤク ▶341
ジャショウ ▶229
シュクシャ ▶210
ショウブコン ▶177
ショウボクヒ ▶337
ショウマ ▶133
ショウリク ▶416
シンイ ▶408
ジンコウ ▶215
スイサイ ▶394
スカルキャップ ▶203
スズラン ▶431
セイコウ ▶92
セイヨウトチノキ ▶270
セイヨウヤドリギ ▶412
セキサン ▶316
セキショウコン ▶177

セキナンヨウ ▶255
セネガ ▶320
センキュウ ▶235
ゼンコ ▶224
センコツ ▶220
センソウ〈茜草〉▶15
センダン ▶241
センナ ▶372
センブクカ ▶108
センブリ ▶445
ソウカ ▶210
ソウシシ ▶354
ソウジシ ▶122
ソウジュツ ▶94
ソウハクヒ ▶158
ソテツ ▶242
ソボク ▶357
ダイオウ ▶247
ダイフクヒ ▶410
タクシャ ▶71
ダミアナ ▶270
タユヤ ▶55
タンジン ▶201
チクジョ ▶39
チクセツニンジン ▶49
チモ ▶423
チョウセンアサガオ属 ▶275
チョウトウコウ ▶16
チョレイ ▶179
デンドロビウム属 ▶440
テンナンショウ ▶174
テンマ ▶441
テンモンドウ ▶423
トウガシ ▶54
トウキ ▶223
トウジン ▶82
トウシンソウ ▶30
トウセンダン ▶241
トウニン ▶297
ドクカツ ▶44
トシシ ▶324
トチュウ ▶271
ドモッコウ ▶108
トリカブト属 ▶130
ナンテンジツ ▶401
ニガキ ▶285
ニチニチソウ ▶125
バイケイソウ属 ▶433
バイモ ▶426
ハクシジン ▶319
ハクセンピ ▶386
ハクトウオウ ▶138
ハクトウスギ ▶31
バクモンドウ ▶427
ハゲキテン ▶14
ハシリドコロ属 ▶279
ハズ ▶263
ハルマラ ▶294

ハンゲ ▶176
ヒマシ油 ▶266
ビャクシ ▶224
ビャクジュツ ▶95
ビャクダン ▶321
ビャクブ ▶322
ヒュウガトウキ ▶226
ヒヨス属 ▶277
フクジュソウ属 ▶131
ブクシンボク ▶351
フクボンシ ▶310
ブクリョウ ▶180
フジコブ ▶378
フタバアオイ ▶51
フラングラ皮 ▶152
ヘパティカ・ノビリス ▶137
ヘラオモダカ ▶70
ベラドンナ属 ▶273
ボウイ ▶259
ボウコン ▶37
ホウセンカ ▶262
ホウビソウ ▶41
ボウフウ ▶239
ホオウ ▶78
ホオズキ属 ▶278
ボスウェリア属 ▶79
ボタンピ ▶342
ポテンティラ・アンセリナ ▶305
ポドフィルム属 ▶401
マオウ ▶344
マクリ ▶329
マシニン ▶155
マチン属 ▶346
マルバタバコ ▶278
マンケイシ ▶148
マンドラゴラ属 ▶278
ミゾカクシ ▶83
ミツモウカ ▶329
ムイラプアマ ▶343
モクゾク ▶268
モクツウ ▶17
モッコウ ▶113
ヤクチ ▶209
ヤクモソウ ▶188
ヤボランジ ▶388
ヤラッパ ▶325
ユキノハナ属 ▶315
ヨヒンベ ▶15
ラタニア ▶150
ランソウ ▶103
リュウタン ▶444
リョウキョウ ▶209
レンギョウ ▶403
ロコン ▶38
ロベリアソウ ▶83

「医薬品的効能効果を標ぼうしない限り医薬品と判断しない成分本質（原材料）リスト」収載種

アイギョクシ ▶156	ウコギ ▶46	ガルシニアカンボジア ▶375	ケイシ ▶142
アイスランド苔 ▶53	ウコン ▶211	ガレガソウ ▶361	ケール ▶19
アイブライト ▶165	ウショウ ▶145	カロニン ▶60	ケシ ▶161
アオギリ ▶7	ウスベニアオイ ▶5	カワラタケ ▶180	ゲッカビジン ▶178
アオダモ ▶404	ウチワサボテン属 ▶178	カンキョウニン ▶298	ゲッケイジュ ▶144
アカザ ▶9	ウド ▶44	カンゾウ〈甘草〉 ▶362	ゲットウ ▶210
アカショウマ ▶133	ウベ ▶18	カンラン ▶80	ケルプ ▶170
アカツメクサ ▶376	ウマノアシガタ ▶140	キイチゴ ▶311	ゲンチアナ ▶443
アカニレ ▶288	ウメ ▶297	キキョウ ▶84	コウジュ ▶184
アカバナムシヨケギク ▶118	ウメガサソウ ▶31	キグ ▶152	コウホネ ▶220
アカメガシワ ▶265	ウラジロガシ ▶338	キクイモ ▶106	コオウレン ▶167
アガリクス ▶295	ウワミズザクラ ▶305	キクカ ▶99	コーヒーノキ ▶12
アキノキリンソウ ▶116	エストラゴン ▶92	キクニガナ ▶100	コーラ ▶6
アケビ ▶17	エゾウコギ ▶45	キクラゲ ▶84	コケモモ ▶257
アサ ▶155	エゾチチコグサ ▶87	キダチアロエ ▶28	コゴメグサ ▶165
アサガオ ▶325	エゾヘビイチゴ ▶303	キダチハッカ ▶202	コショウ ▶164
アサツキ ▶436	エニシダ ▶359	キノア ▶8	コズイシ ▶230
アシ ▶38	エノキタケ ▶251	キバナアザミ ▶98	コフキサルノコシカケ ▶380
アジサイ ▶420	エビスグサ ▶373	キバナシュスラン ▶439	ゴボウ ▶87
アシタバ ▶225	エンジュ ▶375	ギムネマ ▶72	ゴマ ▶170
アズキ ▶378	エンバク ▶33	キャッサバ ▶266	コムギ ▶40
アセロラ ▶129	エンベリア ▶416	キャッツクロー ▶16	コロハ ▶376
アセンヤク ▶16	エンメイソウ ▶185	キュウセツチャ ▶242	コンフリー ▶398
アニス ▶238	オウギ ▶356	ギョウジャニンニク ▶437	サージ ▶149
アマ ▶26	オウゴン ▶202	キランソウ ▶182	サイカチ ▶361
アマチャ ▶420	オウセイ ▶428	キリンケツ ▶410	サイコ ▶227
アマチャヅル ▶57	オウバク ▶387	キリンソウ ▶340	サイハイラン ▶439
アマナ ▶423	オウレン ▶135	キンカン ▶382	サクラソウ ▶172
アメリカサンショウ ▶390	オオバコ ▶64	キンギンカ ▶216	ザクロ ▶173
アメリカニンジン ▶49	オオヒレアザミ ▶114	キンシンサイ ▶434	サトウダイコン ▶8
アラビアゴム ▶372	オオムギ ▶36	キンセンソウ ▶245	サフラン ▶26
アリタソウ ▶9	オカヒジキ ▶10	キンマ ▶163	サボンソウ ▶283
アルテア ▶3	オタネニンジン ▶48	キンミズヒキ ▶295	サラシア・レティキュラータ ▶287
アルファルファ ▶366	オトギリソウ ▶67	キンモクセイ ▶406	サルナシ ▶345
アロエ ▶28	オドリコソウ ▶186	キンレンカ ▶289	サルビア ▶201
アンゼリカ ▶224	オニサルビア ▶202	グアバ ▶334	サンキライ ▶429
アンソクコウノキ ▶63	オニバス ▶219	グアヤクノキ ▶293	サンザシ ▶300
イグサ ▶30	オミナエシ ▶69	クガイ ▶91	サンシキスミレ ▶221
イクリニン ▶304	オリーブ ▶406	クコ ▶277	サンシシ ▶13
イズイ ▶432	オレンジ ▶384	クサボケ ▶300	サンシチニンジン ▶49
イタドリ ▶244	カイソウ〈海草〉 ▶425	クズ ▶370	サンシュユ ▶392
イチイ ▶30	ガイハク ▶435	クスノキ ▶142	サンショウ ▶391
イチジク ▶156	ガウクルア ▶371	クマザサ ▶40	サンソウニン ▶154
イチヤクソウ ▶32	カガミグサ ▶76	クマツヅラ ▶147	サンナ ▶213
イチョウ ▶32	カキ〈柿〉 ▶75	クマヤナギ ▶152	サンペンズ ▶358
イナゴマメ ▶358	カシグルミ ▶151	クミスクチン ▶197	サンヤク ▶417
イヌナズナ ▶22	カシス ▶422	クミン ▶231	シイタケ ▶122
イヌハッカ ▶194	ガジュツ ▶212	クラチャイ ▶213	シオデ属 ▶432
イヌホオズキ ▶280	カニクサ ▶328	グラビオラ ▶313	シコウカ ▶393
イネ ▶38	カノコソウ ▶69	クランベリー ▶257	シシウド ▶225
イブキジャコウソウ ▶205	カバノアナタケ ▶179	グルテン ▶40	シソ ▶198
イボツヅラフジ ▶260	ガマ ▶78	クルマバソウ ▶12	シダレカンバ ▶77
イレイセン ▶133	カミツレ ▶110	グレープフルーツ ▶384	シナノキ ▶206
イワタバコ ▶43	ガムググル ▶80	クローブ ▶335	シバムギ ▶36
イワベンケイ ▶340	カラスノエンドウ ▶378	クログルミ ▶151	ジフ ▶7
インゲンマメ ▶369	カラスムギ ▶33	クロスグリ ▶422	シマタコノキ ▶243
インドボダイジュ ▶157	カラタチ ▶385	クワ ▶158	シャクヤク ▶341
ウイキョウ ▶233	ガラナ ▶395	クワガタソウ ▶166	シャジン〈沙参〉 ▶82

683

ジャスミン ▶405	タラノキ ▶44	バショウ ▶290	マルバハッカ ▶189
シャタバリ ▶424	タンジン ▶201	ハス ▶219	マンゴー ▶61
ジャワナガコショウ ▶163	タンチクヨウ ▶37	パセリ ▶237	マンゴージンジャー ▶210
ジュウヤク ▶268	チシマザサ ▶39	ハッカ ▶191	ミソハギ ▶393
シュロ ▶411	チャ ▶261	ハッショウマメ ▶367	ミチヤナギ ▶247
ショウキョウ ▶214	チャボトケイソウ ▶269	ハトムギ ▶34	ムイラプアマ ▶343
ショウズク ▶212	チョウセンアザミ ▶101	バナバ ▶393	ムカンシ ▶395
ショウノウ ▶142	チョウトウコウ ▶16	ハナビシソウ ▶160	ムラサキフトモモ ▶335
ショウラン ▶23	チンピ ▶385	ハネセンナ ▶372	メグサハッカ ▶192
シラカンバ ▶77	ツチアケビ ▶440	パパイヤ ▶292	メグスリノキ ▶72
シラン ▶439	ツノマタゴケ ▶53	ハハコグサ ▶112	メナモミ ▶114
シロコヤマモモ ▶418	ツボクサ ▶228	ハブソウ ▶374	メボウキ ▶195
シンキンソウ ▶315	ツユクサ ▶261	ハマナス ▶310	メマツヨイグサ ▶17
スイバ ▶250	ツルドクダミ ▶245	ハマボウフウ ▶234	メリッサ ▶189
スギナ ▶268	ツルナ ▶262	バラ ▶309	メンジツ油 ▶4
スグリ ▶422	ツルニンジン ▶82	ハンゲショウ ▶269	モクテンリョウ ▶346
スピルリナ ▶438	ツルムラサキ ▶262	ヒイラギメギ ▶399	モッカ ▶308
スペアミント ▶192	テングサ ▶262	ヒジツ ▶31	モモ ▶297
スマ ▶324	テンチャ ▶312	ヒシノミ ▶317	モリアザミ ▶416
セイタカミロバラン ▶181	テンモンドウ ▶423	ヒソップ ▶185	モリシマアカシア ▶354
セイヨウアカネ ▶15	トウガシ ▶54	ヒナギク ▶96	ヤーコン ▶115
セイヨウイラクサ ▶42	トウガラシ ▶273	ヒナゲシ ▶161	ヤエヤマアオキ ▶14
セイヨウエビラハギ ▶366	トウキ ▶223	ヒノキ ▶317	ヤグルマギク ▶98
セイヨウオオバコ ▶64	トウキンセンカ ▶96	ヒバマタ ▶320	ヤグルマハッカ ▶194
セイヨウキイチゴ ▶310	トウモロコシ ▶41	ヒマワリ ▶106	ヤシャビシャク ▶421
セイヨウキンミズヒキ ▶295	ドウレン ▶159	ヒメウイキョウ ▶222	ヤナギラン ▶16
セイヨウサンザシ ▶301	トーメンティル ▶306	ヒメツルニチニチソウ ▶128	ヤハズツノマタ ▶220
セイヨウシナノキ ▶206	トチノキ ▶271	ヒョウタン ▶58	ヤマハハコ ▶86
セイヨウシロヤナギ ▶414	トチュウ ▶271	ヒヨドリジョウゴ ▶280	ヤマブキ ▶304
セイヨウスモモ ▶307	トマト ▶277	ヒルガオ ▶324	ヤマブドウ ▶330
セイヨウタンポポ ▶120	トロロアオイ ▶2	ビルベリー ▶256	ヤマモモ ▶418
セイヨウトネリコ ▶404	ナガエカサ ▶285	ビワ ▶303	ユウガオ ▶58
セイヨウナツユキソウ ▶303	ナギイカダ ▶432	ビンロウジ ▶410	ユーカリ ▶331
セイヨウニワトコ ▶217	ナズナ ▶20	フキタンポポ ▶121	ユキチャ ▶395
セイヨウニンジンボク ▶147	ナタネ油 ▶20	フクベ ▶57	ユズ ▶383
セイヨウネズ ▶318	ナツシロギク ▶119	フジ ▶378	ユズリハ ▶422
セイヨウノコギリソウ ▶85	ナツミカン ▶384	フランスカイガンショウ ▶352	ユッカ ▶442
セイヨウヒイラギ ▶408	ナベナ ▶350	ブリオニア ▶55	ユリ ▶427
セイヨウマツタケ ▶295	ニオイスミレ ▶221	ブルーベリー ▶256	ヨウテイ ▶250
セイヨウミザクラ ▶298	ニガウリ ▶59	ヘチマ ▶58	ヨモギ ▶93
セキイ ▶54	ニクジュヨウ ▶293	ベニバナ ▶97	ヨモギギク ▶119
セキショウ ▶177	ニクズク ▶285	ヘラオオバコ ▶64	ライフクシ ▶25
セッコツボク ▶217	ニシキギ ▶286	ヘリクリサム・イタリカム ▶106	ラカンカ ▶59
ゼニアオイ ▶5	ニョテイ ▶405	ベルノキ ▶380	ラッカセイ ▶355
セロリ ▶227	ニラ ▶437	ヘンズ ▶364	ラベンサラ ▶144
センキュウ ▶235	ニンジン ▶231	ヘンルーダ ▶388	ラベンダー ▶186
センダン ▶241	ニンジンボク ▶148	ボウシュウボク ▶146	リュウガン ▶394
センボウ ▶129	ニンニク ▶435	ホウセンカ ▶262	ルイボス ▶355
センリョウ ▶242	ヌルデ ▶62	ボケ ▶300	ルリハコベ ▶171
ソクハクヨウ ▶319	ネギ ▶435	ホコッシ ▶359	ルリヒエンソウ ▶134
ソバ ▶244	ネムノキ ▶355	ボスウェリア・セラータ ▶79	レモン ▶383
ダイオウ ▶247	ノアザミ ▶100	ボダイジュ ▶207	レモングラス ▶35
ダイコンソウ ▶304	ノゲシ ▶117	ボタン ▶342	レモンタイム ▶205
ダイズ ▶362	ノコギリヤシ ▶411	ボタンボウフウ ▶237	レンギョウ ▶403
タイソウ ▶154	ノブドウ ▶329	ホップ ▶157	レンセンソウ ▶184
ダイダイ ▶381	パイナップル ▶290	マイタケ ▶179	ローズヒップ ▶309
タウコギ ▶96	ハイビスカス ▶4	マカ ▶24	ローズマリー ▶200
タカサブロウ ▶102	ハカマウラボシ ▶54	マコモ ▶41	ローマカミツレ ▶98
タチアオイ ▶3	ハクトウヒ ▶31	マヨラナ ▶197	ロベージ ▶234
タチジャコウソウ ▶205	バシカン ▶220	マリアアザミ ▶114	ワレモコウ ▶312

日本薬局方生薬索引

アカメガシワ（赤芽柏）▶265
アセンヤク（阿仙薬）▶371
アヘン（阿片）▶161
アマチャ（甘茶）▶420
アラビアゴム▶372
アロエ（ロカイ（蘆薈））▶28
アンソッコウ（安息香）▶63
イレイセン（威霊仙）▶133
インチンコウ（茵蔯蒿）▶92
インヨウカク（淫羊霍）▶400
ウイキョウ（茴香）▶233
ウコン（鬱金）▶211
ウヤク（烏薬）▶144
ウワウルシ▶252
エイジツ（営実）▶309
エンゴサク（延胡索）▶160
オウギ（黄耆）▶356
オウゴン（黄芩）▶202
オウセイ（黄精）▶428
オウバク（黄柏）▶387
オウヒ（桜皮）▶299
オウレン（黄連）▶135
オリブ油▶406
オンジ（遠志）▶321
ガイヨウ（艾葉）▶93
カカオ脂▶6
カゴソウ（夏枯草）▶199
カシュウ（何首烏）▶245
ガジュツ（莪朮）▶212
カッコウ（藿香）▶199
カッコン（葛根）▶370
カノコソウ（吉草根）▶69
カンキョウ（乾姜）▶214
カンゾウ（甘草）▶363
カンテン（寒天）▶262
キキョウ（桔梗）▶84
キクカ（菊花、キッカ）▶99
キササゲ（木大角豆）▶288
キジツ（枳実）▶381
キョウカツ（羌活）▶236

キョウニン（杏仁）▶298
クコシ（枸杞子）▶277
クジン（苦参）▶374
ケイガイ（荊芥穂）▶195
ケイヒ（桂皮）▶142
ケツメイシ（決明子）▶373
ケンゴシ（牽牛子）▶325
ゲンチアナ▶443
ゲンノショウコ▶327
コウイ（膠飴）▶41
コウカ（紅花）▶97
コウブシ（香附子）▶79
コウベイ（粳米）▶38
コウボク（厚朴）▶407
コウボク（厚朴）▶408
ゴシツ（牛膝）▶323
ゴシュユ（呉茱萸）▶389
ゴボウシ（牛蒡子）▶87
ゴマ（胡麻）▶170
ゴミシ（五味子）▶353
コロンボ▶259
コンズランゴ▶74
サイコ（柴胡）▶227
サイシン（細辛）▶52
サイシン（細辛）▶52
サフラン▶26
サンザシ（山査子）▶300
サンシシ（山梔子）▶13
サンシュユ（山茱萸）▶392
サンショウ（山椒）▶391
サンソウニン（酸棗仁）▶154
サンヤク（山薬）▶417
ジオウ（地黄）▶168
シゴカ（刺五加）▶45
シコン（紫根）▶397
シツリシ（蒺藜子）▶294
シャクヤク（芍薬）▶341
ジャショウシ（蛇床子）▶229
シャゼンシ（車前子）▶64
ジュウヤク（十薬（重薬））▶268

シュクシャ（縮砂）▶210
ショウマ（升麻）▶133
シンイ（辛夷）▶407
セネガ▶320
センキュウ（川芎）▶235
ゼンコ（前胡）▶224
センコウ（川骨）▶220
センナ▶372
センブリ（当薬）▶445
ソウジュツ（蒼朮）▶94
ソウハクヒ（桑白皮）▶158
ソボク（蘇木）▶357
ソヨウ（蘇葉）▶197
ダイオウ（大黄）▶247
ダイオウ（大黄）▶248
ダイズ油▶362
タイソウ（大棗）▶154
タクシャ（沢瀉）▶71
タンジン（丹参）▶201
チクセツニンジン（竹節人参）▶49
チモ（知母）▶423
チョウトウコウ（釣藤鈎・釣藤鈎）▶16
チョレイ（猪苓）▶179
チンピ（陳皮）▶385
ツバキ油（椿油）▶260
テンマ（天麻）▶441
テンモンドウ（天門冬）▶423
トウガシ（冬瓜子）▶54
トウガラシ（蕃椒）▶273
トウキ（当帰）▶223
トウジン（党参）▶82
トウニン（桃仁）▶297
ドクカツ（独活）▶44
トコン（吐根）▶10
トチュウ（杜仲）▶271
トラガント▶356
ナタネ油（菜種油）▶20
ニガキ（苦木）▶285
ニクジュヨウ（肉蓯蓉，肉蓉）▶293
ニクズク（肉豆蔲）▶285

ニンドウ（忍冬）▶216
バイモ（貝母）▶426
バクガ（麦芽）▶36
バクモンドウ（麦門冬）▶427
ハッカ（薄荷）▶191
ハマボウフウ（浜防風）▶234
ハンゲ（半夏）▶176
ヒマシ油（ヒマシ油）▶266
ビャクゴウ（百合）▶427
ビャクシ（白芷）▶224
ビャクジュツ（白朮）▶95
ビワヨウ（枇杷葉）▶303
ビンロウジ（檳榔子）▶410
ブクリョウ（茯苓）▶180
ブシ（附子）▶130
ベラドンナコン（ベラドンナ根）▶273
ヘンズ（扁豆）▶364
ボウイ（防已）▶259
ボウコン（茅根）▶37
ボウフウ（防風）▶239
ボクソク（樸樕）▶337
ボタンピ（牡丹皮）▶342
ホミカ▶346
マオウ（麻黄）▶344
マクリ（海人草）▶329
マシニン（麻子仁）▶155
モクツウ（木通）▶17
モッコウ（木香）▶113
ヤクモソウ（益母草）▶188
ユーカリ油▶331
ヨクイニン（薏苡仁）▶34
ラッカセイ油▶355
リュウガンニク（竜眼肉）▶394
リュウタン（竜胆）▶444
リュウタン（竜胆）▶444
リョウキョウ（良姜）▶209
レンギョウ（連翹）▶403
レンセンソウ（連銭草）▶184
レンニク（蓮肉）▶219
ロートコン（莨菪根）▶279

日本薬局方外生薬規格索引

ウバイ（烏梅）▶297
ウラジロガシ▶338
エンメイソウ（延命草）▶185
カイカ（槐花）▶375
ガイハク（薤白）▶435
カシ（訶子）▶181
カミツレ▶110
カロニン（楼仁）▶60
キンギンカ（金銀花）▶216
クコヨウ（枸杞葉）▶277
ケイシ（桂枝）▶142

ゲンジン（玄参）▶165
コウホン（藁本，唐藁本）▶230
サンシチニンジン（三七人参，参三七，田七，田三七）▶49
サンズコン（山豆根）▶375
シオン（紫苑 紫菀）▶94
シテイ（柿蒂）▶75
シャジン（沙参）▶81
シャジン（沙参）▶82
ショウバク（小麦）▶40
ショクショウ（蜀椒 花椒 カショウ）▶390
ジンギョウ（秦艽）▶444

ジンコウ（沈香）▶215
セイヒ（青皮）▶385
セキショウコン（石菖根）▶177
センレンシ（川楝子）▶241
ダイフクヒ（大腹皮）▶410
タラコンピ（タラ根皮）▶44
チクジョ（竹茹）▶39
チャヨウ（茶葉、細茶）▶261
テンナンショウ（天南星）▶174
テンナンショウ（天南星）▶174
トウシンソウ（灯心草 燈心草）▶30

トウドクカツ（唐独活 トウドッカツ）▶225
ナンテンジツ（南天実 天竺子）▶401
ハトムギ▶34
ヒシノミ（菱実）▶317
ホップ▶157
マンケイシ（蔓荊子）▶148
メリロート（セイヨウエビラハギ）▶366
モッカ（木瓜）▶308
ヨウバイヒ（楊梅皮）▶418
ワキョウカツ（和羌活 和羌活）▶44
ワコウホン（和藁本）▶236

685

その他生薬名索引

阿育魏実（アイクギジツ）▶239
赤升麻（アカショウマ）▶419
阿魏（アギ）▶232
鴉胆子（アタンシ）／鴉胆子根／鴉胆子葉
　▶284
甘茶（アマチャ）▶420
安息香（アンソクコウ）▶63
庵摩勒（アンマロク）▶266
桜葉（アンヨウ）／藍桜根皮▶331
郁李仁（イクリニン）／郁李根／
　郁李仁（イクリニン）／郁李根▶304
枝一位葉（イチイヨウ）／紫杉（シサン）▶30
一味薬（イチミヤク）／一味薬根▶364
一葉萩（イチヨウシュウ）▶265
一枝黄花（いっしこうか）▶116
白芥（ビャクガイ）／
　白芥子（ビャクガイシ）▶25
イリス根▶27, 28
威霊仙（イレイセン）▶133
陰地蕨（インジケツ）▶292
茵蔯蒿（インチンコウ）／
　綿茵蔯（メンインチン）▶92
インドジャボク／ラウオルフィア根／
　蛇根木（ジャコンボク）▶126
印度菩提樹皮▶157
淫羊藿（インヨウカク）▶400
茴香（ウイキョウ）▶233
鬱金（ウコン）／姜黄（キョウオウ）▶211
母烏頭（ウズ）／
　子附子：母川烏頭（センウズ）▶129
塊芋頭（ウトウ）▶176
烏梅（ウバイ）／梅根／梅梗／梅葉／
　白梅花／梅核仁▶297
烏薬（ウヤク）／烏薬根／烏薬子▶144
烏激苺（ウレンバイ）▶329
永久花（エイキュウカ）▶106, 107
冰草根▶131
越橘（エツキツ）▶256
越橘葉（エツキヨウ）／
　苔桃葉（コケモモヨウ）／越橘果▶257
煙鍋草（エンカソウ）▶140
延胡索（エンゴサク）▶160
茎燕麦草（エンバクソウ）／
　野麦子（ヤバクシ）▶33
塩麩子（えんふし）／塩麩根／塩麩白皮／
　塩麩葉／塩麩木花／五倍子苗／塩麩子／
　塩麩根／塩麩白皮／塩麩葉／塩麩木花／
　五倍子苗▶62
延命草（エンメイソウ）▶185
襄荷（オウイク）／襄荷根▶330
黄苑（オウエン）▶114
黄瓜（オウカ）／胡瓜（コカ）／黄瓜根／
　黄瓜藤／黄瓜葉▶56
王花（オウカ）／土瓜（ドカ）／王瓜根／
　土瓜根／王瓜子▶60

黄花蒿（オウカコウ）／青蒿（セイコウ）▶91
黄花母（オウカボ）▶6
黄葵（オウキ）▶2
黄耆（オウギ）▶356
黄芩（オウゴン）／黄芩子▶202
鴨児芹（オウジキン）▶231
黄蜀葵花（オウショクキカ）／黄蜀葵根／
　黄蜀葵茎／黄蜀葵葉／黄蜀葵子▶2
黄水枝（オウスイシ）／
　喘息薬種（ズダヤクシュ）▶421
黄精（オウセイ）▶428
鴨跖草（オウセキソウ）▶261
桜草根（オウソウコン）▶172
罌粟（オウゾク）／罌粟殻（オウゾクカク）／
　罌粟嫩苗／阿片▶161
黄柏（オウバク）▶387
黄柏（オウバク）／黄波羅果（オウハラカ）
　▶387
桜皮（オウヒ）▶298, 299
黄連（オウレン）▶135
オウレン（黄連）▶135
黄蓮花（オウレンカ）▶172
亜麻（アマ）／亜麻子（アマシ）／
　亜麻仁（アマニン）▶26
甘草（カンゾウ）／甘草頭／甘草梢▶363
細辛（サイシン）▶52
阿仙薬（アセンヤク）／
　孩児茶（ガイジチャ）▶16
藜蘆（リロ）▶433
オリーブ油▶406
遠志（オンジ）／小草（ショウソウ）▶321
榲桲（オンボツ）▶302
瓦韋（ガイ）▶54
槐花（カイカ）／槐根／槐白皮／槐葉／
　槐角／槐膠▶375
海金砂草（カイキンシャソウ）／
　海金沙根／海金砂▶328
芥子（ガイシ）／芥菜（ガイサイ）▶19
孩児茶（がいじちゃ）▶371
海松子（カイショウシ）▶351
海葱（かいそう）▶425
海藻（カイソウ）▶343
灰藋（カイチョウ）▶9
海桐（カイトウ）▶272
海桐皮（カイトウヒ）▶360, 361
薤白（ガイハク）▶435
艾葉（ガイヨウ）▶93, 94
艾葉（ガイヨウ）▶6
カカオ脂▶238
鵝脚板（ガキャクバン）▶394
仮苦瓜（カクカ）▶289
角蒿（カクコウ）▶239
鶴虱（カクシツ）／鶴虱（カクシツ）▶437
鱗茖葱（カクソウ）▶194
仮荊芥（カケイガイ）▶232

仮荒茜（カゲンセン）▶199
夏枯草（カゴソウ）▶181
訶子（カシ）／訶黎勒（カリロク）／
　訶子葉／未熟蔵青果／訶子核▶280
茄子（カシ）／茄根／茄葉／茄花／
　茄蒂（カテイ）▶245
何首烏（カシュウ）／夜交藤（ヤコウトウ）／
　何首烏根▶212
莪朮（ガジュツ）／蓬莪朮（ホウガジュツ）／
　山姜黄（サンキョウオウ）▶390
花椒（カショウ）▶226
峨参（ガジン）▶42
苛草（カソウ）／蕁麻（ジンマ）▶421
華中虎耳草（カチュウコジソウ）▶199
藿香（カッコウ）▶182
藿香（カッコウ）／藿香根／藿香露▶370
葛根（カッコン）／藤葛蔓（カツマン）／
　葛葉（カツヨウ）／葛花（カツカ）／
　葛穀（カッコク）／葛粉（カップン）▶162
夏天無（カテンム）▶77
樺木皮（カボクヒ）▶31
榧実（カヤ）▶395
ガラナ了▶60
栝楼（カロウ）／栝楼皮／栝楼葉／
　栝楼仁（カロニン／カロウニン）／
　栝楼根（カロコン／カロウコン）／
　天花粉（テンカフン）▶227
旱芹（カンキン）▶416
鹹酸漿（カンサンキョウ）▶61
干漆（かんしつ）▶62
乾漆（カンシツ）／漆樹根／漆樹皮／
　漆樹木心／生漆／漆樹子▶43
根貫衆（カンジュウ）▶241, 407
含笑花（ガンショウカ）▶69
甘松香（カンショウコウ）▶381
岩椒草（ガンショウソウ）▶225
鹹草（カンソウ）▶362
甘草（カンゾウ）▶434
萱草根（カンゾウコン）／
　金針菜（キンシンサイ）▶95
関蒼朮（カンソウジュツ）・
　蒼朮（ソウジュツ）・白朮（ビャクジュツ）／
　白朮（ビャクジュツ）／関蒼朮（カンソウジュツ）・
　蒼朮（ソウジュツ）・白朮（ビャクジュツ）▶262
寒天（カンテン）▶121
款冬花（カントウカ）▶360
広東金銭草（カントンキンセンソウ）／
　粘人花（ネンジンカ）▶310
寒苺葉（カンバイヨウ）／寒苺根▶68
貫葉連翹（カンヨウレンギョウ）▶19
甘藍（カンラン）▶80
橄欖（カンラン）▶289
旱蓮花（カンレンカ）▶84
桔梗（キキョウ）／桔梗根（キキョウコン）／
　根桔梗蘆頭（キキョウロトウ）▶99

菊花（キクカ／キッカ）▶99
菊花（キクカ／キッカ）／野菊（ヤギク）▶100
菊苣（キクキョ）▶152
枳椇子（きぐし）▶114
豨薟（キケン）／豨薟（キケン）▶384
未熟枳実（キジツ）／枳殻（キコク）▶381
未熟枳実（キジツ）／橙皮（トウヒ）／
　オレンジフラワー／ネロリ▶103
祁州一枝蒿（キシュウイッシコウ）▶286
鬼箭羽（キセンウ）▶70
吉草根（キッソウコウン）／
　纈草（ケツソウ）▶385
橘皮（キッピ）／陳皮（チンピ）▶370
キノ▶250
牛耳大黄（ギュウジダイオウ）／
　牛耳大黄葉▶251
牛耳大黄（ギュウジダイオウ）▶242
九節茶（キュウセツチャ）▶196
九層塔（キュウソウトウ）▶149
牛奶子（ギュウダイシ）▶437
茎韮白（キュウハク）／韮菜／韮根／韮子
　▶432
牛尾菜（ギュウビサイ）▶210
姜黄（きょうおう）／鬱金（ウコン）▶236
羌活（キョウカツ）▶126
夾竹桃葉（きょうちくとうよう）▶298
杏仁（キョウニン）／杏樹根／杏樹枝／
　杏葉／杏花／杏子／杏仁（キョウニン）／
　杏樹根／杏樹枝／杏葉／杏花／杏子▶244
蕎麦（キョウバク）／蕎麦（キョウバク）／
　蕎麦秸（キョウバクカツ）▶218
茎莢蒾（キョウメイ）／莢蒾子▶41
玉蜀黍（ギョクショクショ）／玉蜀黍／
　玉蜀黍葉／玉米軸（ギョクベイジク）／
　玉米鬚（ギョクベイシュ）／
　南蛮毛（ナンバンモウ）▶432
玉竹（ギョクチク）／萎蕤（イズイ）▶268
魚醒草（ギョセイソウ）／十薬（ジュウヤク）
　▶313
キラヤヒ▶382
金柑（キンカン）／円金柑▶216
金銀花（キンギンカ）▶216
金銀花（キンギンカ）／
　茎忍冬藤（ニンドウトウ）▶11
金鶏勒（キンケイロク）／キナ皮▶11, 287
銀柴胡（ギンサイコ）▶96
金盞菊（キンサンキク）▶245
金線草（キンセンソウ）／金線草根／
　金線草（キンセンソウ）▶442
金辺竜舌蘭（キンペンリュウゼツラン）▶59
苦瓜（クカ）／苦瓜根／苦瓜藤／苦瓜葉／
　苦瓜花／苦瓜子▶280
苦茄（クカ）／白毛藤（ハクモウトウ）▶385
枸橘（クキツ）／枳根皮／枳茹／枸橘刺／
　枳実／枳殻／枸橘核▶43
苦苣苔（クキョタイ）▶324
狗狗秧（ククオウ）▶277

枸杞子（クコシ）／地骨皮（ジコッピ）／
　茎枸杞葉（ククヨウ）▶58
苦葫盧（ククロ）▶117
苦菜（クサイ）／苦菜花子／苦菜根▶118
孔雀草（クジャクソウ）▶163
蒟醤（クショウ）／蒟醤葉▶374
苦参（クジン）／苦参実▶243
狗脊（クセキ）／
　金毛狗脊（キンモウクセキ）▶282
瞿麦（クバク）／瞿麦子（クバクシ）▶297
苦扁桃（クヘントウ）／苦扁桃仁／苦巴旦
　杏仁（クハタンキョウニン）▶285
苦木（クボク／ニガキ）／苦樹皮▶241
苦楝皮（クレンピ）／苦楝子▶195
荊芥（ケイガイ）／荊芥根▶15
鶏屎藤（ケイシトウ）▶164
若蕨（ケツ）／根蕨根▶144
月桂子（ゲッケイシ）／月桂葉▶410
血竭（ケッケツ）▶305
塊蕨麻（ケツマ）▶373
決明子（ケツメイシ）▶325, 374
牽牛子（ケンゴシ）▶219
芡実（ケンジツ）／花芡実茎／芡実根／
　芡実葉▶243
拳参（ケンジン）▶165
玄参（ゲンジン）▶443
ゲンチアナ▶97
紅花（コウカ）／紅花苗／紅花子▶16
紅筴子（コウカイシ）／
　紅筴子（コウカイシ）▶192
香花菜（コウカサイ）▶287
合歓皮（ゴウカンヒ）▶355
合歓皮（ゴウカンヒ）／合歓花▶423
光慈姑（コウジコ）▶106
向日葵子（コウジツキシ）／向日葵根／
　向日葵茎髄／向日葵葉／向日葵花／
　向日葵花托／向日葵殻▶184
香薷（コウジュ）／
　半辺蘇（ハンペンソ）▶291
香蕉（コウショウ）／
　根甘蕉根（カンショウ）▶391
香椒子（コウショウシ）／
　花椒（カショウ）▶422
交譲木（コウジョウボク）▶122
香薷（コウシン）▶246
荭草（コウソウ）▶79
根香附子（コウブシ）／
　茎沙草（サソウ）▶346
鉤吻（コウフン）／冶葛（ヤカツ）／
　大茶薬根▶38
粳米（コウベイ）▶78
香蒲（コウホ）▶35
香茅（コウボウ）／香茅根▶189
香蜂草▶407
コウボク▶408
厚朴（コウボク）／厚朴花／厚朴子▶360
茎紅母鶏草（コウボケイソウ）▶230

藁本（こうほん）▶125
羅布麻／紅麻（コウマ）▶328
香葉（コウヨウ）▶283
硬葉婁菜（コウヨウジョロウサイ）▶167
胡黄連（コオウレン）▶46
五加皮（ごかひ）▶45, 162
五加皮（ゴカヒ）／五加葉▶46
コカヨウ▶170
黒脂麻（コクシマ）／白脂麻／麻秸（マカツ）／
　胡麻葉／胡麻花／黒脂麻（コクシマ）／白脂麻／
　麻秸（マカツ）／胡麻葉／胡麻花▶362
黒大豆（コクダイズ）／香豉（コウシ）／
　黒大豆葉／黒大豆花／黒大豆皮▶58
瓠子（コシ）／葫芦（コロ）／瓠子／
　蒲種殻（ホシュカク）▶365
茎胡枝子（コシシ）▶421
虎耳草（コジソウ）▶322
牛膝（ゴシツ）▶323, 389
呉茱萸（ゴシュユ）▶164
胡椒（コショウ）▶244
虎杖（コジョウ）／虎杖葉▶190
胡椒薄荷（コショウハッカ）▶190, 230
胡荽（コズイ）／胡荽子（コズイシ）▶149
胡頽子（こたいし）／胡頽子根／胡頽子葉
　▶54
骨砕補（コツサイホ）▶7
梧桐子（ゴトウシ）／梧桐根／梧桐白皮／
　梧桐葉／梧桐花▶151
胡桃仁（コトウニン）／胡桃根／胡桃樹皮／
　若胡桃枝／胡桃葉／胡桃花／胡桃青皮／
　胡桃殻／分心木（ブンシンボク）／胡桃油▶88
牛蒡子（ゴボウシ）／悪実（アクジツ）／
　大力子（ダイリキシ）／鼠粘子（ソネンシ）
　▶87, 88, 353
五味子（ゴミシ）▶6
コラ子▶6, 231
胡羅蔔（コラフク）／胡羅蔔子▶430
コルヒクムシ／コルヒクムコン▶57
壺盧（コロ）／壺盧子▶376
胡廬巴（コロハ）▶259
コロンボ▶66
昏鶏頭（コンケイトウ）／
　小貫衆（ショウカンジュウ）▶74
コンズランゴ▶398
コンソリダ根／シンフィツム根▶358
昆明鶏血藤（コンメイケイケットウ）▶253
彩萼石楠（サイガクセキナン）▶227
柴胡（サイコ）／北柴胡（ホクサイコ）／
　硬柴胡（コウサイコ）▶76
酢漿草（サクショウソウ）▶217
蒴藋（サクチョウ）▶149
醋柳果（サクリュウカ）▶26
サフラン／蔵紅花（ゾウコウカ）▶283
サポナリア根▶67
鎖陽（サヨウ）▶287
桫拉木（サラッボク）▶441
沙列布（サレップ）▶159

687

山延胡索（サンエンゴサク）／延胡索 ▶305
山桜桃（サンオウトウ）／山桜桃核／
　山桜桃（サンオウトウ）／山桜桃核／
　郁李仁（イクリニン）▶82
山海螺（サンカイラ）▶375
酸角（サンカク）▶22
山愈菜（さんゆさい）／
　山葵根（さんきこん）▶84
山梗菜（サンコウサイ）▶302
山楂（サンサ）▶300
山楂（サンザ）／山楂子（サンザシ）▶435
山蒜（サンサン）▶318
杉脂（サンシ）▶439
山慈姑（サンジコ）▶49
三七（サンシチ）／
　三七人参（サンシチニンジン）▶392
山茱萸（サンシュユ）▶391
山椒（サンショウ）▶278
酸漿（サンショウ）／
　酸漿根／挂金灯（ケイキントウ）▶376
三消草（サンショウソウ）／
　酢漿草（サクショウソウ）▶221
三色菫（サンショクキン）▶375
山豆根（サンズコン）▶154
酸棗仁（サンソウニン）▶260
山茶花（サンチャカ）▶213
山奈（サンナ）▶269
三白草（サンパクソウ）／三白草根▶358
山扁豆（サンペンズ）／山扁豆子／
　水皂角（スイソウカク）／水皂角子▶250
酸模（サンモ）／酸模葉（サンモヨウ）
　▶417
根山薬（サンヤク）／薯蕷（ショヨ）／
　山薬藤／零余子／風車児▶417
山薬（サンヤク）▶107
山柳菊（サンリュウギク）▶168
斬竜剣（ザンリュウケン）▶109
山萵苣（サンワキョ）／白竜頭▶168
根地黄（ジオウ）／乾地黄（カンジオウ）／
　鮮地黄（センジオウ）／熟地黄（ジュクジオウ）／
　地黄葉／地黄花／地黄実▶94
紫苑（シオン）▶58
糸瓜（シカ）／糸瓜根／糸瓜藤／糸瓜花／
　糸瓜蒂／糸瓜皮／糸瓜絡／糸瓜子／
　天蘿蘿水▶371
刺槐花（シカイカ）▶160
紫花魚灯草（シカギョトウソウ）▶167
ジギタリス▶330
地錦（ジキン）▶416
紫金牛（シキンギュウ）／紫金牛根▶263
地錦草（ジキンソウ）▶71
慈姑（ジコ）▶393
指甲花葉（シコウカヨウ）▶47
刺楸樹皮（シシュウジュヒ）／
　鳥不宿（チョウフシュク）／
　海桐皮（カイトウヒ）／刺楸樹根▶205
地椒（ジショウ）▶397

紫草（シソウ）／紫根（シコン）▶197
紫蘇葉（シソヨウ）／蘇葉／紫蘇梗／
　紫蘇包／紫蘇子／蘇子▶214
生姜（ショウキョウ）／
　乾生姜（カンショウキョウ）／
　乾姜（カンキョウ）乾姜／姜皮／姜葉▶384
甜橙（テントウ）▶104
湿鼠麹草（シツソウキクソウ）▶294
未熟蒺藜子（シツリシ）／刺蒺藜（シシツリ）／
　蒺藜根／茎蒺藜苗／蒺藜花▶75
柿蒂（シテイ）／柿根／柿木皮／柿葉／柿花／
　柿子／柿餅／柿霜／柿皮／柿漆▶92
シナカ▶171
四念癀（シネンコウ）▶288
梓白皮（シハクヒ）／梓木／梓葉／
　梓実（シジツ）▶393
紫薇（シビ）▶7
地膚子（ジフシ）／地膚苗▶314
釈迦頭（しゃかとう）▶124
爵床（シャクショウ）▶205
麝香草（ジャコウソウ）／
　百里香（ヒャクリコウ）▶229
蛇床子（ジャショウシ）▶210
砂仁（シャジン）▶64
車前（シャゼン）／車前草（シャゼンソウ）／
　車前子（シャゼンシ）▶146
臭梧桐（シュウゴトウ）／臭梧桐花／
　臭梧桐根／臭梧桐子▶387
臭山羊（シュウサンヨウ）／
　枝和常山（ワジョウザン）▶388
臭草（シュウソウ）／芸香（ウンコウ）
　▶399
十大功労葉（ジュウダイコウロウヨウ）／
　茨黄連（シオウレン）／功労木／功労子
　▶319
臭柏（シュウハク）▶411
棕櫚子（シュロシ）▶411
棕櫚葉（シュロヨウ）／棕櫚実（シュロジツ）／
　棕櫚花（シュロカ）／棕櫚皮（シュロヒ）／
　棕櫚根（シュロコン）▶219
蓴（ジュン）／蕈（ヌナワ）／
　蓴菜・蕈菜（ジュンサイ）▶102
ショウカギク／シスイカ▶104
秤杆升麻（ショウカンショウマ）／
　尖佩蘭（センハイラン）▶103
秤杆草（ショウカンソウ）▶436
鱗小蒜（ショウサン）▶419
常山（ジョウザン）／蜀漆（ショクシツ）
　▶351
松節（ショウセツ）▶354
松藤（ショウトウ）▶399
小蘗（ショウバク）▶40
小麦（ショウバク）／浮小麦（フショウバク）／
　小麦苗／小麦麩（ショウバクフ）▶309
薔薇花（ショウビカ）／薔薇根／薔薇枝／
　薔薇葉／営実（エイジツ）▶141
小百部（ショウビャクブ）／

石刁柏（セキチョウハク）▶177
白菖／菖蒲根（ショウブコン）／
　カラムスコン▶142
樟木（ショウボク）／香樟根／樟樹皮／
　樟樹葉／樟樹了／樟脳（ショウノウ）▶133
升麻（ショウマ）／野升麻（ヤショウマ）▶282
小無心菜▶53
小葉鳳凰尾巴草（ショウヨウホウオウビハソウ）
　▶416
商陸（ショウリク）▶67
小連翹（ショウレンギョウ）▶389
食茱萸（ショクシュユ）▶76
色赤楊（ショクセキヨウ）▶118
除虫菊（ジョチュウギク）▶405
女貞子（ジョテイシ）／女貞根▶38
黍米（ショベイ）／黍根／黍葉▶222
蒟蒻子（ジラシ）・土茴香（ドウイキョウ）
　▶44
刺老鴉（シロウア）▶407
辛夷（シンイ）▶407, 408, 445
秦艽（ジンギョウ）▶315
伸筋草（シンキンソウ）／
　石松子（セキショウシ）▶215
沈香（ジンコウ）▶185
神香草（シンコウソウ）▶390
秦椒（シンショウ）▶404
秦皮（シンピ）▶236, 404
水芹（スイキン）／芹花（キンカ）▶215
瑞香花（ズイコウカ）▶391
水葫芦（スイコロ）▶13
水梔（スイシ）▶31
水晶蘭（スイショウラン）▶306
蕤仁（ズイジン）／蕤核（ズイカク）▶317
水仙／鱗水仙根▶114
スイヒケイ・ニュウケイ▶246
水麻（スイマチョウ）▶415
水楊根（スイヨウコン）／水楊木白皮／
　水楊樹葉▶304
水楊梅（スイヨウバイ）／水楊梅根▶54
水竜骨（スイリュウコツ）▶28
豆豉草（ズシソウ）▶424
鈴蘭根（スズランコン）▶117, 432
ステビア葉▶56
西瓜（セイカ）▶92
青蒿（セイコウ）▶338
青杠碗（セイコウワン）▶15
茜根（セイコン）▶20
薺菜（セイサイ）▶368
青酒缸（セイシュコウ）▶323
青葙（セイショウ）／青葙花／青葙子▶15
茜草根（セイソウコン）▶269
セイバレン／ジケイソウ▶24
西洋菜乾（セイヨウサイカン）▶49
西洋参（セイヨウジン）／
　広東人参（カントンニンジン）▶147
セイヨウボケイ／荊瀝（ケイレキ）▶295
仙鶴草（セカクソウ）／

竜芽草根（リュウガソウコン）▶54
石韋（セキイ）▶316
石蒜（セキサン）▶42
赤車使者（セキシャシシャ）▶177
根石菖（せきしょう）／石菖蒲／石菖蒲花
▶378
赤小豆（セキショウズ）／赤小豆葉／赤小
豆花／赤小豆芽▶194
石薺薴（セキセイネイ）▶228
積雪草（セキセツソウ）▶255
石南葉（セキナンヨウ）▶173
石榴皮（せきりゅうひ）／
石榴根皮（せきりゅうこんぴ）▶173
石榴皮（せきりゅうひ）／
石榴根（せきりゅうこん）／石榴葉／
石榴花／酸石榴／甜石榴▶440
石斛（セッコク）▶440
石斛（セッコク）▶217
接骨木（セッコツボク）▶395
雪茶（セッチャ）▶426
浙貝母（セツバイモ）▶320
セネガ▶303
旋果蚊草子（せんかぶんそうし）▶235
川芎（センキュウ）▶264
千金子（センキンシ）／
ゾクズイシ（続随子）▶260
千金藤（センキントウ）▶393
千屈菜（センクツサイ）▶394
千屈菜（センクツサイ）▶224
前胡（ゼンコ）▶323
川牛膝（センゴシツ）▶220
川骨（センコツ）＋V955▶123
穿心蓮（センシンレン）▶314
千層塔（センソウトウ）▶109
剪刀股（セントウコ）▶324
千日紅（センニチコウ）▶108
旋覆花（センプクカ）／
旋覆花（センプクカ）▶129
仙茅（センボウ）▶260
千里找根（センリカコン）▶241
川棟子（センレンシ）／
苦棟皮（クレンピ）／棟葉／棟花▶158
桑椹（ソウイン）／桑白皮（ソウハクヒ）／
桑葉（ソウヨウ）▶228
蔵茴香（ゾウウイキョウ）▶210
草果（ソウカ）／草果仁／草果子▶112
鼠麴草（ソウキクソウ）▶412
枝桑寄生（ソウキセイ）▶361
皂莢（ソウキョウ）／和皂莢（ワソウキョウ）／
種子：皂角子（ソウカクシ）▶354
相思子（ソウシシ）／想思子根▶122
蒼耳子（ソウジシ）▶94
蒼朮（ソウジュツ）▶204
草石蚕（ソウセキサン）▶419
漏疏（ソウソ）▶435
鱗葱白（ソウハク）▶349
続断（ゾクダン）▶350

続断（ゾクダン）▶319
側柏葉（ソクハクヨウ）／柏根白皮／
柏子仁／柏脂／側柏葉（ソクハクヨウ）／
柏子仁▶40
粟米（ゾクベイ）／粟芽（ゾクガ）／粟糖
▶405
素馨花（ソケイ）▶242, 405
蘇鉄実（ソテジツ）／
鳳尾蕉（ホウビショウヨウ）▶357
ソボク（蘇木）▶152
ソリシ（鼠李子）▶247
根大黄（ダイオウ）・薬用大黄・南大黄／
大黄茎▶248, 431
大魚鰾花（ダイギョヒョウカ）▶100
大薊（ダイケイ）▶264
大戟（ダイゲキ）▶435
大蒜（タイサン）▶70
大箭（ダイセン）▶154
大棗（タイソウ）／棗樹根／棗樹皮／
棗葉／棗核▶210
大草蔻（ダイソウク）▶36
大麦（ダイバク）／麦芽（バクガ）／
大麦苗（ダイバクビョウ）▶37, 123
大駁骨（ダイバッコツ）／
大駁骨（ダイバッコツ）▶263
大飛揚草（ダイヒヨウソウ）▶372
対葉豆（タイヨウトウ）▶209
大良姜（ダイリョウキョウ）／
紅豆蔲（コウズク）▶264
沢漆（タクシツ）▶71
沢瀉（タクシャ）▶188
茎沢蘭（タクラン）／根地筍（チジュン）
▶275
ダツラシ／曼荼羅子（マンダラシ）／
ダツラ葉／曼陀羅葉（マンダラヨウ）／
曼荼羅根（マンダラコン）／
洋金花（ヨウキンカ／
曼荼羅花（マンダラカ）▶201, 276
丹参（タンジン）▶37
淡竹葉（タンチクヨウ）▶40
淡竹葉（タンチクヨウ）／淡竹茹▶120
蒲公英根（蒲公英（タンポポ）▶221
紫花地丁（チカジチョウ）▶49
竹節三七（チクセツサンシチ）▶423
知母（チモ）▶396
チャデブグレ／チャ・デ・ブグレ／
カフェドブグレ／カフェドマト▶261
茶葉・細茶／茶樹根／茶子▶312
地楡（チユ）▶406
虫白蠟（チュウハクロウ）／イボタ蠟▶287
調経草（チョウケイソウ）▶335
丁子（チョウジ）／丁香（チョウコウ）／
丁香根／丁香根皮／丁香枝／母丁香／
丁字油／丁香油▶125
長春花（チョウシュンカ）▶145
釣樟根皮（チョウショウコンヒ）／枕木▶16
釣藤鈎（チョウトウコウ）▶227

長白柴胡（チョウハクサイコ）▶155
楮実子（ちょじつし）▶340
猪鬃草（チョソウソウ）▶284
樗白皮（チョハクヒ）▶179
猪苓（チョレイ）▶171
珍珠菜（チンシュサイ）／
珍珠菜根（チンシュサイコン）▶124
通条樹（つうじょうじゅ）▶107
泥胡菜（デイコサイ）▶304
棣棠花（テイトウカ）▶326
釘耙七（テイハシチ）▶22
葶藶子（テイレキシ）▶24
蒂藶子（テイレキシ）▶133
鉄線蓮（テッセンレン）▶140
天葵（テンキ）／天葵子／千年耗子屎種子
（センネンコウシシシュシ）▶244
天蕎麦根（テンキョウバクコン）／
天蕎麦根（テンキョウバクコン）▶234
天胡荽（テンコズイ）▶8
甜菜根（テンサイコン）▶277
天仙子（テンセンシ）／
莨菪子（ロウトウシ）／莨菪根／
菲沃斯葉（ヒヨスヨウ）▶174
天南星（テンナンショウ）▶174
日本天南星（テンナンショウ）▶441
根天麻（テンマ）／茎天麻茎葉／
天麻子▶85
天文草（てんもんそう）▶423
塊天門冬（てんもんどう）▶312
甜葉懸鈎子（テンヨウケンコウシ）▶85
一枝蒿（イッシコウ）▶54
冬瓜（トウガ）／冬瓜子（トウガシ）▶223
当帰（トウキ）▶225, 383
橙子（トウシ）／橙子皮（トウヒシ）▶82
党参（トウジン）▶30
灯心草（トウシンソウ）／灯心草根▶358
刀豆（トウズ）▶291
冬虫夏草（トウチュウカソウ）▶57, 291
桃南瓜（トウナンカ）▶297
桃仁（トウニン）／桃根／桃茎白皮／桃枝／
桃葉／桃花／桃子／碧桃子／桃膠▶383
檸檬（ドウモウ）▶383, 445
当薬（トウヤク）▶255
闍羊花（ドウヨウカ）／
羊躑躅根（ヨウテキチョクコン）／
六軸子（ロクジクシ）▶392
桃葉珊瑚（トウヨウサンゴ）▶278
灯籠草（トウロウソウ）▶61
都咸子（トカンシ）▶229
毒芹根（ドクキンコン）▶9
土荊芥（ドケイガイ）▶197
土香薷（ドコウジュ）▶10
吐根（トコン）▶52
土細辛（ドサイシン）▶53, 324
菟絲（トシ）／菟糸子（トシシ）▶318
杜松子（トショウシ）／
杜松実（トショウジツ）▶271, 319

689

杜仲（トチュウ）▶440
土通草（ドツウソウ）▶44
独活（ドッカツ）／九眼独活／和独活／
　　土当帰▶225
独活（ドッカツ）▶225
土当帰（ドトウキ）▶142
肉桂（ニッケイ）／桂枝（ケイシ）／
　　肉桂油▶427
土麦冬（ドバクトウ）▶345
根と獼猴梨（ビコウリ）▶429
土茯苓（ドブクリョウ）▶20
蕪青（ブセイ）／蕪青花／蕪青子▶108
土木香（ドモッコウ）▶393
葉上珠（ヨウジョウシュ）／葉上珠根▶376
紅車軸草（コウシャジクソウ）▶178
曇花（ドンカ）▶432
ナギイカダ▶56
南瓜（ナンカ）／南瓜花／南瓜根／南瓜藤／
　　南瓜髭／南瓜葉／南瓜花／南瓢／南瓜蒂／
　　南瓜仁／盤陽草（バンヨウソウ）▶350
南五味子（ナンゴミシ）▶81
南沙参（ナンシャジン）▶82, 401
南天実（ナンテンジツ）／南天竹子／
　　南天竹根／南天竹梗／南天竹葉▶293
肉蓯蓉（ニクジュヨウ）▶285
肉豆蔲（ニクズク）▶143
桂皮▶48
人参（ニンジン）▶39
竹茹（チクジョ）／淡竹根／淡竹筎／攔淡竹殻／
　　淡竹葉／淡竹心／竹瀝／仙人杖▶234
当帰▶79
乳香（ニュウコウ）▶212
小豆蔲（ショウズク）／豆蔲／草豆蔲▶380
梅寄生（バイキセイ）▶196
馬郁蘭（バイクラン）▶69
敗醬（ハイショウ）／
　　敗醬根（ハイショウコン）▶103
佩蘭（ハイラン）▶32
白果（ハクカ）／白果根／白果皮／
　　白果葉▶30
白花丹（ハクカタン）▶134
白花藤（ハクカトウ）／
　　鉄脚威霊仙葉（テッキャクイレイセンヨウ）／
　　威霊仙▶77
白樺皮（ハクカヒ）▶333
白千層（はくせんそう）▶386
白鮮皮（ハクセンピ）▶198
白蘇（ハクソ）／白蘇梗／白蘇子▶138
白頭翁（ハクトウオウ）▶139
白頭翁（ハクトウオウ）／白頭翁茎葉／白
　　頭翁花▶369
白飯豆（ハクハンズ）▶75
白薇（ハクビ）▶182
白毛夏枯草（ハクモウカゴソウ）▶280
白毛藤（ハクモウトウ）／白毛藤根／
　　鬼目（キモク）▶427
麦門冬（バクモンドウ）▶413, 431

白楊樹皮（ハクヨウジュヒ）／白楊根／
　　白楊枝／白楊葉▶81
薄葉薺苨（ハクヨウセイデイ）▶161
博落回（ハクラクカイ）▶14
菠菜（ハサイ）／葉蕨（ハリョウ）／
　　菠菜▶220
馬歯莧（バシケン）／馬歯莧子▶290
根芭蕉根（バショウコン）／芭蕉葉／
　　芭蕉花／芭蕉子／芭蕉油▶263
巴豆（ハズ）／巴豆根／巴豆葉／巴豆殻／
　　巴豆油▶18
八月札（ハチガツサツ）／
　　木通根（モクツウコン）／木通／
　　預知子（ヨチシ）▶420
八仙花（ハチセンカ）▶13
八仙草（ハチセンソウ）▶191
薄荷（ハッカ）／薄荷（ハッカ）▶291
麦角（バッカク）▶180
八角茴香（ハッカクウィキョウ）／大茴香
　　（ダイウイキョウ）▶124
白鶴霊芝（ハッカクレイシ）▶432
根抜葵（バッカツ）／抜葵葉▶159
白屈菜（はっくつさい）／地黄連（ジオウレン）／
　　土黄連（ドオウレン）▶50
馬兜鈴（バトウレイ）／
　　青木香（セイモッコウ）▶357
ハナモツヤク▶147
馬鞭草（バベンソウ）▶368
針苜宿（ハリモクシュク）▶24
蛮哥（バンカ）▶277
蕃茄（バンカ）▶262
番杏（バンキョウ）▶176
半夏（ハンゲ）▶372
番瀉葉（バンシャヨウ）▶325
塊番薯（バンショ）／茎番薯藤／
　　紅苕母子（コウチョウボシ）▶334
番石榴乾（バンセキリュウカン）／
　　番石榴／番石榴皮／番石榴葉▶7
胖大海（ハンダイカイ）▶83
半辺蓮（ハンペンレン）▶292
番木瓜（バンモクカ）／番木瓜葉▶23
板藍根（バンランコン）／大青葉（タイセイヨウ）／
　　青黛（セイタイ）▶23, 284
繁縷（ハンロウ）▶136
飛燕草（ヒエンソウ）▶417
塊草薢（ヒカイ）▶345
獼猴桃（ビコウトウ）／獼猴桃根／
　　獼猴桃枝葉／獼猴桃藤中汁▶340
費葉（ヒサイ）▶317
菱実（ヒシジツ）▶157
啤酒花（ヒシュカ）▶416
美商陸（ビショウリク）▶220
羊草（ヒツジグサ）▶145
華澄茄（ヒッチョウカ）▶163
畢澄茄（ヒッチョウカ）▶266
蓖麻子（ヒマシ）／蓖麻脂／蓖麻子油／

蓖麻根／蓖麻葉▶439
白及（ビャクキュウ）▶426
百合（ビャクゴウ）▶224, 426, 427
白芷（ビャクシ）／
　　和白芷（ワビャクシ）▶341
白芍薬（びゃくしゃくやく）▶95
根白朮（ビャクジュツ）▶215
白瑞香皮（ビャクズイコウヒ）▶321
白檀（ビャクダン）／檀香（ダンコウ）／
　　檀香泥（ダンコウデイ）／檀香油▶322
百部（ビャクブ）▶259, 322
白薬子（ビャクヤクシ）▶327
ビョウキャクイン（猫脚印）▶197
猫鬚草（ビョウシュソウ）▶389
飛竜掌血（ヒリュウショウケツ）／
　　飛竜掌血葉▶303
枇杷（ビワヨウ）／枇杷根／枇杷木白皮／
　　枇杷葉／枇杷花／枇杷核▶410
大腹皮（ビンロウ）／檳榔（ビンロウ）／
　　檳榔子（ビンロウジ）▶72
武靴藤（ブカトウ）▶131
福寿草根（ふくじゅそうこん）▶351
茯神木（ブクシンボク）▶310
覆盆子（フクボンシ）▶180
茯苓（ブクリョウ）▶130
母附子（ブシ）／子烏頭（ウズ）▶130, 378
フジキ／フジコブ▶51
双葉細辛（フタバサイシン）▶330
葡萄（ブドウ）／葡萄根／葡萄葉▶44
浮萍（フヒョウ）▶420
粉団花（フンダンカ）／粉団花根▶273
ベアラドンナ／ベラドンナコン▶304
苹果（ヘイカ）／苹果皮（ヘイカヒ）／
　　苹果葉（ヘイカヨウ）▶10
ヘノポジ油▶364
扁豆（ヘンズ）／扁豆根／扁豆藤／
　　扁豆葉／扁豆衣／扁豆花▶247
萹蓄（ヘンチク）▶317
扁柏（ヘンパク）▶259
防已（ボウイ）／
　　青風藤（セウフウトウ）▶61
杬果（ボウカ）／杬果核／杬果皮／杬果葉
　　▶260
防已（ボウキ）／防已（ボウイ）▶258
防已（ボウキ）／木防已（モクボウキ）▶37
芒茎（ボウケイ）／芒根▶374
望江南（ボウコウナン）／望江南子▶37
根茅根（ボウコン）／
　　白茅根（ビャクボウコン）／白茅花／
　　茅草葉／白茅針▶13
蓬子菜（ホウシサイ）▶262
鳳仙（ホウセン）／鳳仙根／鳳仙花／
　　急性子（キュウセイシ）▶112
根蜂斗菜（ホウトサイ）▶311
茅苺（ぼうばい）▶41
鳳尾草（ホウビソウ）▶239
防風（ボウフウ）／防風葉／防風花▶261

蚨蘭葉（ボウランヨウ）／蚨蘭花▶78
蒲黄（ホオウ）▶78
蒲黄（ホオウ）／香蒲（コウホ）／蒲棒／蒲蒻（ホジャク）▶110
母菊（ボギク）▶102
墨旱蓮（ボクカンレン）▶234
北沙参（ホクシャジン）／北沙参（ホクシャジン）▶337
樸樕（ボソク）／橡実（ショジツ）▶148
牡荊子（ボケイシ）／牡荊根／牡荊茎／牡荊葉／牡荊瀝／牡荊子（ボケイシ）／牡荊根／牡荊茎／牡荊葉／牡荊瀝▶93
牡蒿（ボコウ）▶359
補骨脂（ホコツシ）▶342
牡丹皮（ボタンピ）／牡丹花▶401
ボドフィルムコン▶346
ホミカ／ホミカ子／マチンシ（馬銭子）／バンモクベツシ（蕃木鼈子）▶310
玫瑰花（マイカイカ）／玫瑰花（マイカイロ）▶344
麻黄（マオウ）▶329
マクリ／海人草（カイニンソウ）▶155
麻子仁（マシニン）／火麻仁（カマニン）／麻根／麻皮／麻葉／麻花／麻蕡（マフン）▶57
根茎または七葉胆（シチヨウタン）▶394
睡菜（スイサイ）／根睡菜根▶352
松葉油（まつばゆ）▶2
磨盤根（マバンコン）／磨盤子▶148
蔓荊子（マンケイシ）／蔓荊子（マンケイシ）▶429
万年青根（マンネンセイコン）／万年青葉／万年青花▶329
密蒙花（ミツモウカ）▶213
根嚢荷（ミョウガ／ジョウカ）／嚢草／山麻雀（サンマジャク）／嚢荷子▶229
明党参（ミントウジン）／粉沙参（フンシャジン）▶215
夢花（ムカ）／夢花根▶156
無花果（ムカカ）／無花果根／無花果葉▶395
無患子（ムカンシ）／無患樹菌（ムカンジュキョウ）／無患樹皮／無患子葉／無患子皮／無患子中仁▶200
迷迭香（メイテツコウ）▶200
迷迭香（メイテツコウ）▶4
綿花（メンカ）／綿花根／綿果殻／綿花子▶4,430
綿棗児（メンソウジ）▶66
綿馬（メンマ）／貫衆（カンジュウ）▶66,140
毛茛（モウゴン）▶166
毛蕊花（モウズイカ）▶5
木槿皮（モクキンピ）▶84
木耳（モクジ）▶366
苜蓿（モクシュク）▶406
木犀（モクセイ）▶268
木賊（モクゾク）▶17
木通（モクツウ）／木通子▶17

木通（モクツウ）／木通根／木通子／八月札（ハチガツサツ）▶346
枝木天蓼（モクテンリョウ）／木天蓼根／木天蓼子（木天蓼）▶149
木半夏（もくはんげ）／木半夏根▶59
木鼈子（モクベツシ）▶300
木瓜（モッカ）／木瓜根／木瓜枝／木瓜核▶308
和木瓜（モッカ）／槙櫨（メイサ）▶113
木香（モッコウ）▶80
膠没薬（モツヤク）▶268
問荊（モンケイ）▶27
射干（ヤカン）▶365
夜関門（ヤカンモン）▶100
野菊（ヤギク）▶209
益知仁（ヤクチジン）／益知子（ヤクチシ）▶188
益母草（ヤクモソウ）／益母草花▶396
薬用倒提壺（ヤクヨウトウテイコ）▶293
野菰（ヤコ）▶35
野香茅（ヤコウボウ）▶265
野梧桐（ヤゴトウ）／赤芽柏（アカメガシワ）▶186
野芝麻（ヤシマ）▶279
野顛茄（ヤテンカ）／黄果茄（オウカカ）▶335
野冬青果（ヤトウセイカ）／野冬青皮（ヤトウセイヒ）▶262
野鳳仙花（ヤホウセンカ）／塊覇王七（ハオウシチ）▶18
野木瓜（ヤモッカ）▶67
熊蕨根（ユウケツコン）▶281
洋芋（ヨウ）▶127
羊角拗（ヨウカクオウ）／ストロファンツス子▶434
鱗洋葱（ヨウソウ）／胡葱（コソウ）▶418
楊梅（ヨウバイ）／楊梅根／楊梅樹皮／楊梅核仁▶34
薏苡仁（ヨクイニン）▶288
雷公藤（ライコウトウ）▶25
萊蕧（ライフク）／萊蕧葉／萊蕧子▶59
羅漢果（ラカンカ）／羅漢果葉▶4
洛神花（ラクシンカ）▶128
絡石（ラクセキ）▶294
駱駝蓬（ラクダホウ）／駱駝蓬子▶315
羅裙帯（ラクンタイ）／羅裙帯根／文殊蘭果▶355
落花生（ラッカセイ）▶274
辣椒（ラッショウ）／蕃椒（バンショウ）▶74,273
蘿摩（ラマ）／蘿摩子（ラマシ）／天漿殻（テンショウカク）▶195
羅勒（ラロク）／羅勒根／羅勒子▶246
藍実（ランジツ）／大青（タイセイ）／青黛（セイタイ）▶308
梨（リ）／梨樹根／梨木皮／梨枝／梨葉／梨皮▶307

李子（リシ）／李根／李根皮／李葉／李核仁／李膠▶158
荸草（リツソウ）▶336
栗毛毬（リツモウキュウ）／栗葉▶92
龍艾（リュウガイ）▶394
竜眼肉（リュウガンニク）／竜眼根／竜眼樹皮／竜眼葉／竜眼花／竜眼殻／竜眼核▶280
竜葵（リュウキ）／竜葵根／竜葵子▶281
竜珠（リュウジュ）／竜珠根／竜珠子▶165
柳穿魚（リュウセンギョ）▶444
竜胆（リュウタン）▶209,444
良姜（リョウキョウ）／高良姜（コウリョウキョウ）▶378
緑豆（リョクズ）／緑豆葉／緑豆花／緑豆皮▶62
林背子（リンハイシ）▶266
呂宋楸毛（ルソンシュウモウ）▶9
茘（レイ）▶380
茘枝（レイシ）／茘枝根／茘枝葉／茘枝殻／茘枝核▶161
麗春花（レイシュンカ）／麗春花果実▶254
棯木（レイボク）▶403
連翹（レンギョウ）／連翹根／茎連翹茎葉▶21
砕米薺（レンゲバナ）▶219
蓮子（レンシ）／蓮実（レンジツ）／蓮肉（レンニク）／蓮衣（レンイ・種皮）▶72
蓮生桂枝花（レンセンケイシカ）▶184
連銭草（レンゼンソウ）▶104
蓮蓬草（レンホウソウ）▶327
老鸛草（ロウカンソウ）▶326
老鼠瓜（ロウソウカ）▶445
蝋梅花（ロウバイカ）▶290
老婆婆針線（ロウバシシンセン）▶96
狼把草（ロウハソウ）▶28
芦薈（ロカイ）▶29,32
鹿寿草（ロクジュソウ）／鹿蹄草（ロクテイソウ）▶316
ロクソウ（鱗茎）▶32
鹿蹄草（ロクテイソウ）▶243
櫓罟子（ロコシ）／露兜筋葳（ロトウロクキョウ）／露兜筋心／露兜筋花▶38
蘆根（ロコン）／蘆茎／蘆葉／蘆筍／蘆竹籜／蘆花▶279
ロートコン／東莨菪（トウロウトウ）▶379
路路通（ロロツウ）／楓香樹根（フウコウジュコン）／楓香樹皮／白膠香（ハクコウコウ）／楓香樹葉▶236
和藁本（ワコウホン）▶405
和女貞（ワジョテイ）／女貞子（ジョテイシ）▶250
和大黄（ワダイオウ）▶354
ワットル▶300
和木瓜（ワモッカ）▶44

German Monographs 掲載種索引

Agrimony ▶295
Alpine Lady's Mantle Herb ▶3, 296
Angelica Root ▶224
Angelica Seed and Herb ▶224, 403
Anise Seed ▶238
Arnica Flower ▶88, 89
Artichoke Leaf ▶101
Ash bark and leaf ▶404
Asparagus Herb ▶141
Asparagus Root ▶141
Aspen bark ▶413, 414
Aspen leaf ▶413, 414
Autumn Crocus ▶430
Basil Herb ▶195
Belladonna ▶273
Bilberry Fruit ▶256
Birch Leaf ▶77
Bishop's Weed Fruit ▶222
Bitter Orange Flower ▶381
Bitter Orange Peel ▶381
Black Cohosh Root ▶132
Blackberry leaf ▶310
Blackberry root ▶310
Blackthorn berry ▶307
Blackthorn Flower ▶320
Blessed Thistle Herb ▶98
Bogbean Leaf ▶394
Boldo Leaf ▶410
Borage ▶396
Bromelain ▶290
Bryonia root ▶55
Buchu Leaf ▶380
Buckthorn Berry ▶152
Bugleweed ▶188, 189
Burdock Root ▶87, 88
Butcher's Broom ▶432
Calendula Flower ▶96
Calendula Herb ▶96
Camphor ▶142
Caraway Oil ▶228
Caraway Seed ▶228
Cardamom Seed ▶212
Cascara Sagrada Bark ▶153
Cat's Foot Flower ▶87
Celandine Herb ▶159
Celery ▶227
Centaury Herb ▶443
Chamomile Flower、Roman ▶98
Chaste Tree Fruit ▶147
Chestnut leaf ▶336
Chicory ▶100
Cinchona Bark ▶11
Cinnamon Bark ▶143
Cinnamon Bark, Chinese ▶142
Cinnamon Flower ▶142

Cloves ▶335
Cocoa ▶6
Cocoa Seed ▶6
Coffee Charcoal ▶12
Cola Nut ▶6
Colocynth ▶56
Coltsfoot ▶121
Coltsfoot Leaf ▶121
Com Poppy Flower ▶161
Comfrey Herb and Leaf ▶398
Comfrey Root ▶398
Condurango Bark ▶74
Coriander Seed ▶230
Damiana leaf and herb ▶270
Dandelion Herb ▶120
Dandelion Root with Herb ▶120
Delphinium flower ▶134
Devil's Claw Root ▶169
Dill Seed ▶222
Dill Weed ▶222
Echinacea Purpurea Herb ▶102
Elder Flower ▶217
Elecampane Root ▶108
Eleuthero ▶45
Ephedra ▶344
Ergot ▶291
Eucalyptus ▶331
Eucalyptus Leaf ▶331
Eyebright ▶165
Fenugreek Seed ▶376
Figs ▶156
Fir Needle Oil ▶347, 348, 349
Flax Seed ▶26
Fumitory ▶160
Galangal ▶209
Garlic ▶435
Gentian Root ▶443
Ginger Root ▶214
Ginkgo Biloba ▶32
Ginseng root ▶48
Guaiac wood ▶293
Gumweed Herb ▶105
Haronga bark and leaf ▶67
Hawthom berry ▶301
Hawthom flower ▶301
Hawthom leaf ▶301
Hawthom leaf with flower ▶301
Hay Flower ▶33
Heart's Ease Herb ▶221
Heather Herb and Flower ▶253
Hempnettle Herb ▶184
Henbane Leaf ▶277
Hibiscus ▶4
Hollyhock Flower ▶3
Hops ▶157

Horehound Herb ▶189
Horse Chestnut Bark and Flower ▶270
Horse Chestnut Leaf ▶270
Horse Chestnut Seed ▶270
Horseradish ▶18
Horsetail Herb ▶268
Hound's Tongue ▶396
Iambolan seed ▶335
Indian Snakeroot ▶126
Ivy leaf ▶47
Jambolan bark ▶335
Java Tea ▶197
Jimsonweed Leaf and Seed ▶276
Jimsonweed Seed ▶276
Juniper berry ▶318
Kava Kava ▶163
Kidney Bean Pods ▶369
Knotweed Herb ▶247
Lady's Mantle ▶296
Larch Turpentine ▶350
Lavender Flower ▶186, 187
Lemon Balm ▶189
Licorice Root ▶362, 363
Lily-of-the-Valley Herb ▶424, 431
Linden Charcoal ▶207
Linden flower ▶206, 207
Linden flower, Silver ▶208
Linden Leaf ▶207
Linden Wood ▶207
Liverwort Herb ▶137
Loofa ▶58
Lovage Root ▶234
Lungwort ▶397
Madder Root ▶15
Male Fern ▶66
Mallow Flower ▶5
Mallow Leaf ▶5
Manna ▶404
Marsh Tea ▶254
Marshmallow leaf ▶3
Marshmallow root ▶3
Mayapple Root and Resin ▶401
Meadowsweet ▶303
Mentzelia ▶214
Milk Thistle Fruit ▶114
Milk Thistle Herb ▶114
Mistletoe Herb ▶412
Monkshood、Aconite Herb ▶130
Monkshood、Aconite Tuber ▶130
Motherwort Herb ▶187
Mountain Ash berry ▶313
Mugwort ▶93
Muira Puama ▶343
Mullein Flower ▶166
Myrrh ▶80

Niauli oil ▶333
Night-blooming Cereus ▶178
Nutmeg ▶285
Nux Vomica ▶346
Oak bark ▶337, 338
Oat herb ▶33
Oat straw ▶33
Oats ▶33
Oleander Leaf ▶126
Olive Leaf ▶406
Olive oil ▶406
Onion ▶434
Orange Peel ▶384
Oregano ▶197
Orris root ▶27, 28
Papain ▶292
Paprika ▶273, 274
Parsley Herb and Root ▶237
Parsley Seed ▶237
Pasque Flower ▶138, 139
Passionflower Herb ▶269
Peppermint Leaf ▶190
Peppermint Oil ▶190
Periwinkle ▶128
Peruvian Balsam ▶367
Petasites leaf ▶111
Petasites Root ▶111
Pheasant's Eye Herb ▶131
Pimpinella herb ▶238
Pimpinella Root ▶238, 240
Pine Needle Oil ▶352
Pine Sprouts ▶352
Plantain ▶64
Poplar Bud ▶412, 413, 414
Potentilla ▶305
Primrose Flower ▶172, 173
Primrose Root ▶172, 173

Psyllium seed husk、Blonde ▶65
Psyllium seed、Black ▶63, 65
Psyllium seed、Blonde ▶65
Pumpkin seed ▶57
Radish ▶25
Raspberry leaf ▶311
Rhatany Root ▶150
Rhododendron、Rusty-Leaved ▶255
Rhubarb Root ▶247, 248
Rose flower ▶309
Rose Hip ▶309
Rosemary Leaf ▶200
Saffron ▶26
Sage Leaf ▶201
Sandalwood、Red ▶370
Sandalwood、White ▶321
Sandy Everlasting ▶106, 107
Sanicle Herb ▶239
Sarsaparilla Root ▶429
Sarsaparilla、German ▶79
Saw Palmetto Berry ▶411
Scopolia Root ▶279
Scotch Broom Herb ▶359
Senecio Herb ▶114
Senega Snakeroot ▶320
Senna Leaf ▶372
Senna Pod ▶372
Shepherd's Purse ▶20
Smooth Rupturewort、Rupturewort ▶283
Soapwort Herb, Red ▶283
Soapwort Root、White ▶282
Solidago ▶116
Soy Lecithin ▶362
Soy Phospholipid ▶362
Spinach Leaf ▶8
Spiny Restharrow Root ▶416
Squill ▶425

St. John's Wort ▶68
Star Anise Seed ▶180
Stinging Nettle herb and leaf ▶42
Stinging Nettle root ▶42
Stramonii Folium ▶276
Strawberry leaf ▶303
Sundew ▶402
Sweet Clover ▶366
Sweet Woodruff ▶12
Tansy ▶119
Thyme ▶205
Thyme、Wild ▶205
Tolu Balsam ▶367
Tonnentil root ▶306
Tunneric Root ▶211
Tunneric Root、Javanese ▶212
Turpentine Oil、Purified ▶351
Usnea ▶179
Uva Ursi Leaf ▶252
Uzara Root ▶75
Valerian root ▶70
Verbena Herb ▶147
Veronica Herb ▶166
Walnut Hull ▶151
Walnut Leaf ▶151
Watercress ▶24
White Dead Nettle Flower ▶185
White Dead Nettle Herb ▶185
White Mustard seed ▶25
White Willow Bark ▶414
Witch Hazel Leaf and Bark ▶379
Wonnwood ▶91
Woody Nightshade Stem ▶280
Yarrow ▶85, 351
Yohimbe Bark ▶15

693

WHO掲載種索引

Aetheroleum Anisi ▶238
Aetheroleum Lavandulae ▶186
Aetheroleum Melaleucae Alternifoliae ▶333
Aetheroleum Menthae Piperitae ▶190
Aetheroleum Rosmarini ▶200
Aloe ▶28
Bulbus Allii Cepae ▶434
Bulbus Allii Sativi ▶435
Cortex Berberidis ▶91, 102, 399
Cortex Cinnamomi ▶142, 143
Cortex Granati ▶173
Cortex Magnoliae ▶408
Cortex Phellodendron ▶387
Cortex Pruni Africanae ▶306
Cortex Rhamni Purshianae ▶153
Cortex Salicis ▶414
Cortex Viburni Prunifolii ▶218
Flos Arnicae ▶88, 89
Flos Calendulae ▶96
Flos Carthami ▶97
Flos Caryophylli ▶335
Flos Chamomillae ▶110
Flos Lavandulae ▶187
Flos Sambuci ▶217
Flos Trifolii ▶376
Folium Azadirachti ▶240
Folium cum Flore Crataegi ▶301
Folium Cynarae ▶101
Folium et Cortex Hamamelidis ▶379
Folium Eucalypti, Aetheroleum Eucalypti ▶331
Folium Ginkgo ▶32
Folium Guavae ▶334
Folium Melissae ▶189

Folium Ocimi Sancti ▶196
Folium Plantaginis majoris ▶64
Folium Sennae ▶372
Folium Uvae Ursi ▶252
Fructus Agni Casti ▶147
Fructus Ammi Majoris ▶222
Fructus Ammi Visnagae ▶222
Fructus Anethi ▶222
Fructus Bruceae ▶284
Fructus Chebulae ▶181
Fructus Foeniculi ▶233
Fructus Macrocarponii ▶257
Fructus Momordicae ▶59
Fructus Myrtilli ▶256
Fructus Schisandrae ▶353
Fructus Serenoae Repentis ▶411
Fructus Silybi Mariae ▶114
Fructus Tribuli ▶294
Fructus Zizyphi ▶154
Gummi Boswellii ▶79
Gummi Guggguli ▶80
Gummi Myrrha ▶80
Herba Andrographidis ▶123
Herba Centellae ▶228
Herba Ephedrae ▶344
Herba Hyperici ▶68
Herba Passifl orae ▶269
Herba Tanaceti Parthenii ▶119
Herba Thymi ▶205, 206
Lichen Islandicus ▶53
Oleum Oenotherae Biennis ▶17
Oleum Ricini ▶266
Radix Althaeae ▶3
Radix Angelicae Sinensis ▶223, 225

Radix Astragali ▶356
Radix Bupleuri ▶227
Radix cum Herba Taraxaci ▶120
Radix Eleutherococci ▶45
Radix Gentianae Luteae ▶443
Radix Ginseng ▶48
Radix Glycyrrhizae ▶362
Radix Harpagophyti ▶169
Radix Ipecacuanhae ▶10
Radix Paeoniae ▶341
Radix Panacis Quinquefolii ▶49
Radix Platycodi ▶84, 126
Radix Rehmanniae ▶168
Radix Scutellariae ▶202
Radix Senegae ▶320
Radix Urticae ▶42, 43
Radix Valerianae ▶70
Radix Withaniae ▶281
Ramulus Cum Uncis Uncariae ▶16
Rhizoma Cimicifugae Racemosae ▶132
Rhizoma Coptidis ▶135
Rhizoma Curcumae Longae ▶211
Rhizoma Hydrastis ▶137
Rhizoma Picrorhizae ▶167
Rhizoma Piperis Methystici ▶163
Rhizoma Rhei ▶247, 248
Rhizoma Zingiberis ▶214
Semen Armeniacae ▶298
Semen Cardamomi ▶212
Semen Hippocastani ▶270
Semen Trigonellae Foenugraeci ▶376
Stigma Croci ▶26
Strobilus Lupuli ▶157
Testa Plantaginis ▶65

ハーブ活用索引

essential oil ▶478
The Directory of Essential Oils
　▶479, 480
Wanda Sellar ▶480
アイパック ▶534
アオサ ▶560
アサの実 ▶560
アサフェティダ ▶559
アジョワン ▶559
アスピリンアレルギー ▶482
アムチュール ▶559
アロマテラピー ▶490, 520, 552
イタリアンパセリ ▶558, 584
イチゴ ▶598
インゲン ▶593
インフューズドオイル ▶545
ウォード法 ▶479
エステル結合 ▶490
エスペレット唐辛子 ▶589
エリンギとバジルのタルティーヌ
　▶556, 568
エルブド・ド・プロバンス ▶558
オールスパイス ▶558, 559
オニオン ▶558
オニオン ▶559, 559
オメガ6脂肪酸 ▶490
オリーブ ▶598
オリーブオイル ▶560, 561, 567,
　568, 574, 578, 587, 590, 585
オレイン酸 ▶490
オレガノ ▶558
オレンジ ▶581
ガーリック ▶558, 559
ガーリックオイル ▶576
カイエンペッパー ▶558, 559
カイシの実 ▶560
カカオバター ▶490
カカオ脂 ▶490
カフェシェソア ▶523
カボチャ ▶582
カモミールパウダー ▶566
カモミールミルクティー ▶523
カモミールミルクのイースター
　パンケーキ ▶565
カモミールミルクのビスケット
　▶566
カモミールミントティー ▶523
ガラムマサラ ▶559
ガランガル ▶559
カルダモン ▶559
カルダモンコーヒー ▶523
カレーパウダー ▶559
カレーリーフ ▶559
カレンデュラオイル ▶546
キヌサヤ ▶591

キャトルエピス ▶558
キャラウェイ ▶559
キャリアオイル ▶490
キャロブとベリーのマフィン
　▶594
キャロブパウダー ▶594
キュウリ ▶571, 585, 590
クミン ▶559, 560
クラスター分析 ▶480
グリーンペッパー ▶559
グリーンマサラ ▶559
グリセリン ▶490
クルミ ▶598
クレイ ▶552
クレイ療法 ▶552
クローブ ▶558, 559, 559, 560,
　592
ケイパー ▶590
ケシ ▶559
コーン ▶595
コーンとフェンネルのミルクスープ
　▶595
ココアバター ▶490
コショウ ▶561, 562, 563, 581,
　582, 584, 587, 589, 591, 593,
　595, 597
コットン ▶490
コットンシードオイル ▶490
ゴマ ▶559, 560
ゴマージュ ▶547
コリアンダー ▶558, 559, 560,
　578
コリアンダーシード ▶559
サフラン ▶558, 559, 593
サボリー ▶558
サンショウ ▶560
シソ ▶560
シナモン ▶558, 559, 560
シナモンスティック ▶592
ジャガイモ ▶563
ジュニパーベリー ▶570
ショウガ ▶560, 580
ジンジャー ▶558, 559
スイートチョコレート ▶598
スターアニス ▶560, 592
スモークサーモンとフェンネル
　のガレット ▶599
セージ ▶558
セルフメディケーション ▶552
セロリ ▶558, 578, 584, 585, 593
セロリシード ▶559, 571, 597
セロリシードブレッドのブルス
　ケッタ ▶597
セロリとチキンのハーブパテ
　▶584

そば粉 ▶599
ターメリック ▶559
ターメリックパウダー ▶589
ターメリックライス ▶589
タイム ▶558, 560, 563, 564, 567,
　570, 576, 582, 589, 593
タイムとチャイブ、モスカールド
　パセリと黒胡椒のハーブチーズ
　▶564
ダッカ ▶560
タビル ▶559
タマネギ ▶562, 563, 567, 578,
　582, 589, 590, 593, 599, 567
タンドリーマサラ ▶559
チャービル ▶558, 567
チャイブ ▶558, 564, 567
チャットマサラ ▶559
チョコレート ▶598
チリ ▶559
チリパウダー ▶559
ティザーヌ ▶520
ディル ▶559, 571, 590
ディルとスモークサーモンの
　マリネ ▶590
ティンクチャー ▶537
テオブローマ ▶490
デンドログラム（樹形図）▶479
トウガラシ ▶560
トマト ▶578, 589
ドライオニオン ▶558
ドライジンジャー ▶558
ドライティー ▶521
ドライハーブ ▶520
ドライバジル ▶586
ナタネ ▶560
ナツメグ ▶558, 559, 582
ニンジン ▶563, 571
ニンニク ▶559, 561, 571, 578,
　593, 597
ノエルのためのグリューワイン
　▶592
パーシモンとオレンジと豆のサラダ
　▶581
バージンオリーブオイル
　▶581, 597
ハーバルバス ▶535
ハーブオイル ▶546
ハーブクリーム ▶546
ハーブコーディアル ▶580
ハーブシーズニングスパイス
　▶558
ハーブシード ▶571
ハーブティー ▶520
ハーブティンクチャー ▶544
ハーブパック ▶547

ハーブビネガー ▶537
ハーブローション ▶544
バーベキューシーズニングスパイス
　▶558
パイン ▶579
バオバブ ▶490
バオバブシードオイル ▶490
バジリコシーズニングスパイス
　▶558
バジル ▶558, 568, 576, 585
バジルシース ▶568
バジルとチーズのハーブクッキー
　▶586
バジルペースト ▶556, 561, 597
パセリ ▶558
バニラオイル ▶565
バニラビーンズ ▶573
パプリカ ▶559, 562, 578, 582,
　587, 589
パプリカパウダー ▶589
バラ ▶569
パンチフォロン ▶559
ハンドバス ▶536
ハンバーグシーズニングスパイス
　▶558
ピーマン ▶576, 578
ピクリングスパイス ▶559
ヒソップ ▶558
ピタパンのためのサルサソース
　▶578
ピンクペッパー ▶570, 583
ピンクペッパーとタイムのビネガー
　▶570
フィヌゼルブ ▶558
ブーケガルニ ▶558
フェイスパック ▶534
フェネグリーク ▶559
フェンネル ▶558, 559, 560, 562,
　567, 582, 585, 595
フェンネルシード ▶571, 588,
　596
フェンネルシードの小麦フランス
　▶596
フェンネルとモスカールドパセリ
　とサーモンのペースト ▶583
フェンネルパウダー ▶583
フットバス ▶536
ブドウ ▶574
ブラッククミン ▶559
ブラックソルト ▶559
ブラックペッパー
　▶558, 559, 560
フランキンセンス ▶548
フランボワーズ ▶572
フランボワーズジャム ▶572

695

フランボワーズジャム＆ラズベリーソーダ ▶556	ユーカリレモン ▶548	栗 ▶582	炭素鎖（プロパン）▶474
フランボワーズソース ▶574	ユズ ▶560	玄米 ▶562	中国産カシア ▶560
フランボワーズミルクジャム ▶556, 573	ラズベリー ▶572, 574	古代ヒンズー教 ▶490	陳皮 ▶560
フレッシュティー ▶521	ラズベリーソーダ ▶572	呼吸毒 ▶475	冬野菜と魚貝のブイヤベース ▶593
フレッシュバジル ▶568	ラズベリービネガー ▶574	五香粉 ▶560	桃 ▶574, 575
フレンチタラゴン ▶558	ラフランス ▶588	菜の花 ▶567	桃とフェタチーズのサラダのフランボワーズソース添え ▶574
ブロッコリー ▶567, 591	ラフランスとフェンネルシードのコンフィチュール ▶588	菜種油 ▶565, 576, 582, 586, 589, 591	桃とベルベーヌのコンフィチュール ▶575
プロバンスブレンドハーブ ▶591	リノール酸 ▶490	脂質 ▶474	桃とベルベーヌのパルフェ ▶575
ベイリーフ ▶558, 559	リンゴ ▶592	脂肪鎖 ▶475	糖 ▶475
ヘーゼルナッツ ▶560	リンデンフラワー ▶523	脂肪酸 ▶490	糖質 ▶474
ベーリーフ ▶559	ルイボス ▶523	脂肪油 ▶490	二ゲラ ▶559
ペパーミント ▶559, 560	レッドペッパー ▶558, 559	自家製ツナとタイムのケークサレ ▶576	二次代謝産物 ▶474
ベリー ▶594	レモン ▶563, 565, 569, 572, 574, 577, 578, 580, 581, 583, 588, 590	自家製パインソルベ ▶579	二重結合 ▶490
ベルベーヌ ▶575		自然治癒力 ▶552	入浴剤 ▶538
ベルベーヌ ▶580	レモングラス ▶577	自然療法 ▶552	白身魚のバスク風煮込みターメリックライス添え ▶589
ベルベーヌのジンジャーシロップ ▶580	レモングラスとベルベーヌのワインソーダ ▶577	七味唐辛子 ▶560	白身魚のプロバンス風クリーム煮 ▶591
ポテトのローズマリー風味ナッツ＆ドライフルーツ添え ▶587	レモンジュース ▶523	手浴法 ▶536	必須脂肪酸 ▶490
ホホバオイル ▶544, 545	レモンバーベナ ▶570, 575, 577, 580	受容体（レセプター）▶474	不飽和脂肪酸 ▶490
ポメグラネート（乾燥したザクロの種）▶559	レモンバーベナのジンジャーシロップ ▶556	秋野菜と茸と木の実のノンバターサレ ▶582	不飽和度 ▶490
ホワイトペッパー ▶558, 559, 560	レモンバーム ▶577	臭覚受容体 ▶482	副腎皮質ホルモン ▶475
ホワイトマッシュルーム ▶584	レモンピール ▶592	春野菜と鶏肉とタイムの檸檬煮 ▶563	米 ▶585, 589
マイタケ ▶567, 582, 599	ローズマリー ▶558, 587	春野菜と舞茸とタイムのオムレット ▶567	芳香族アミノ酸 ▶474
マジョラム ▶558	ローリエ ▶571, 593	蒸気吸入 ▶532	芳香族化合物 ▶475
マスタード ▶559	一価不飽和脂肪酸 ▶490	植物オイル ▶490	芳香浴 ▶520, 532
マスタードシード ▶559, 571	一次代謝産物 ▶474	植物性脂肪油 ▶490	飽和脂肪酸 ▶490
マテ ▶523	鰯とフェンネルのポルペッティーニ玄米リゾット添え ▶562	植物油 ▶490	無水エタノール ▶537
マンゴーパウダー ▶559	炎症反応 ▶490	植物療法 ▶490	綿 ▶490
ミックスビーンズ ▶585	押し麦と雑穀米のライスサラダ ▶585	食と薬草 ▶555	綿実油 ▶490
ミックスベリー ▶579, 581	温湿布 ▶533	浸出油 ▶545	薬草茶 ▶520
ミルラノキ ▶549	温州ミカン ▶485	親油性化合物 ▶490	薬用酒 ▶551
ミント ▶559, 572, 575, 579	温浸剤 ▶520	辛味成分 ▶475	柚子胡椒 ▶560
ミントサイダー ▶523	化学成分 ▶473	水溶性化合物 ▶474	粒マスタード ▶584
ミントティー ▶523	果実酒 ▶551	性ホルモン ▶475	緑の薬箱 ▶548
メークイン ▶587, 589, 593	花椒 ▶560	生理活性アミン ▶474	冷湿布 ▶533
メース ▶559	柿 ▶581	生理活性物質 ▶490	冷浸剤 ▶520
メドースイート ▶549	核酸 ▶474	精油 ▶477	和精油 ▶482
モスカールドパセリ ▶564, 583	含硫化合物 ▶475	青唐辛子 ▶560, 578	嗅細胞 ▶482
モミ ▶485	季節の野菜のピクルス ▶571	赤唐辛子 ▶560, 571	苺と胡桃とフェタチーズのショコラサラダ ▶598
モロッコティー ▶523	強心配糖体 ▶475	煎剤 ▶520	薔薇のジャムのロシアンティー ▶569
		足浴法 ▶536	
		多価不飽和脂肪酸 ▶490	

小林 義典（こばやし　よしのり）

北里大学薬学部生薬学教室教授／薬学部附属植物園園長／薬学博士（京都大学）／薬剤師／
栄養情報担当者(NR)／健康食品管理士／アロマコーディネーター

主な著書：
植物のバイオテクノロジー（分担執筆、幸書房、2009）
天然医薬資源学 第4版（編・分担執筆、廣川書店、2010）
現代医療における漢方薬 改訂第2版（日本生薬学会監修、編・分担執筆、南江堂、2016）

石川 寛（いしかわ　ひろし）

北里大学薬学部附属薬用植物園　助教
専門分野：植物分類学、薬用植物学、遺伝子型解析

主な著書：
「維管束植物の形態と進化　原書第3版」（分担執筆、文一総合出版、2002）
「薬草ガイドブック　野外編」（分担執筆、日本植物園協会、2014）

伊織 摂乃（いおり　せつの）

アトリエ・ビス 代表／ハーバリスト／ティーコーディネーター／薬草ガーデンマスター／
ガーデンコーディネーターなど

主な活動：
執筆家、料理家、フードプランニング他。東京都立夢の島熱帯植物館のオープニングにおけるソフト
プランニングに関わる。また東京都立夢の島熱帯植物館の季節展示プランニングをはじめ各種、食や
緑に関するプランニングも手がける。

○参考書籍

香りを楽しむやさしいハーブの育て方 145 種　桐原春子（著）／成美堂出版㈱
厚生労働省の「自然毒のリスクプロファイル」（26 種類）
　　http://www.mhlw.go.jp/stf/seisakunitsuite/bunya/kenkou_iryou/shokuhin/syokuchu/poison/index.html
最新園芸教室　田中 孝治（著）／誠文堂新光社
自分で採れる 薬になる植物図鑑　増田和夫（著）／柏書房
生薬単　原島 広至（著）／㈱エヌ・ティー・エス
植物油の辞典　山田豊文（監修）／㈱毎日コミュニケーションズ
女性のためのハーブ自然療法　アン・マッキンタイヤ（著）／㈱ガイアブックス
世界薬用植物百科辞典　アンドリュー・シェヴァリエ（著）／誠文堂新光社
第十七改正日本薬局方　厚生労働省
地球自然ハンドブック・ハーブの写真図鑑　レスリー・ブレムネス（著）／㈱日本ボーグ社
中薬大辞典　上海科学技術出版社・小学館 編
東京都保険福祉局の「有毒植物について」（31 種類）
　　http://www.fukushihoken.metro.tokyo.jp/shokuhin/dokusou/00.html
「日本生薬関連規則集 2014」（局方・局外生規記載）　合田幸広 袴塚高志（監修）／㈱じほう
日本の薬草　貝津好孝（著）／㈱小学館
日本薬局方外生薬規格 2015　厚生労働省医薬・生活衛生局審査管理課
初めてのハーブ作り定番 50 種　小黒晃（著・編集）／㈱世界文化社
アロマテラピーとマッサージのためのキャリアオイル辞典　レン・プライス、シャーリー・プライス、イアン・スミス（著）／㈱東京堂出版
アロマテラピーのベースオイル　ルート・フォン・ブラウンシュヴァイク（著）／フレグランスジャーナル社
ハーブ・スパイス館　㈱小学館
フィールドベスト図鑑　日本の薬草　指田豊（著）／㈱学習研究社
メディカルハーブ安全性ハンドブック第 2 版　米国ハーブ製品協会（監修）／㈱東京堂出版
メディカルハーブの辞典　林 真一郎（編集）／㈱東京堂出版
メディカルハーブ（薬用ハーブ完全図解ガイド）　英国ハーブソサエティー
NHK 趣味の園芸－よくわかる栽培 12 か月「サルビア」　西川綾子（著）／㈱ NHK 出版
NHK 趣味の園芸－よくわかる栽培 12 か月「ゼラニウム」　柳 宗民（著）／㈱ NHK 出版
NHK 趣味の園芸－よくわかる栽培 12 か月「ラズベリー、ブラックベリー」　國武久登（著）／㈱ NHK 出版
NHK 趣味の園芸－よくわかる栽培 12 か月「ラベンダー」　広田靓子（著）／㈱ NHK 出版
ＳＰＩＣＥＳ（スパイス完全ガイド）　ジル ノーマン（著）／発行所・山と渓谷社
A World Health Organization resource ／ WHO monographs on selected medicinal plants Vol1-4 Plant List
BG Plants 和名 - 学名インデックス　（YList）
　　http://ylist.info
Essential Medicines and Health Products Information Portal
IPNI　Plant Name Query
　　http://www.ipni.org/ipni/plantnamesearchpage.do
The Complete German Commission E Monographs（Aerican botanical council）
THE DIRECTORY OF ESSENTIAL OILS、Wanda Sellar Illustrated by Sarah Young、Random House（published in 2005 by
　　Vermilion, an imprint of Ebury Publishing Random House UK Ltd Random House）

○スパイスマップの出典

財務省貿易統計　品別国別表
　　http://www.customs.go.jp/toukei/srch/index.htm
スパイスの主な生産国
　　http://karaimonoya.web.fc2.com/seisankoku.html
FAOSTAT
　　http://faostat3.fao.org/faostat-gateway/go/to/home/E
Handbook of Herbs and Spices　第 2 巻（書籍）（K. V. Peter）／出版社：CRC Press, 2004
Spice Crops（書籍）（E. A. Weiss）／出版社：CABI, 2002
the spice trader
　　http://www.thespicetrader.co.nz/

【編集補助】　長谷川 真弓

【翻訳協力】　清水 節子

【データー整理・制作】
食と緑のプランニング工房アトリエ・ビス　制作ユニット
http://www.atelier-bis.com/
小坂 修子／寺本 実華／福永 則子
瓜田 綾子／石田 えり／高山 菜美

【データ整理協力】　大西 順雄

【企画協力・撮影助手】　サルビア薬草室　伊織 更

【企画協力】
ハーブのアトリエ・ユヌアネモヌ http://uneanemone.exblog.jp/

【クッキングレシピ協力・制作】
カフェシェソア　伊織 摂乃
野乃花薬草香房・結井言
アトリエ・ビス パリ　Amokrane Sarah

【写真協力】
四季の山野草　http://www.ootk.net/shiki/
株式会社自然の休憩所　http://berryslife.com/
ハーブ苗の専門店 メイポップ　http://www.maypop.biz/
WHITE BEAR 株式会社　hhttp://www.whitebear-rose.jp/
徳島すだち星人　http://art-ten.or.jp/agri/sudachi_seijin/
三晶株式会社 中央研究所　http://www.sansho.co.jp
JETRO　http://www.jetro.go.jp
BRIDE TIDINGS ENT. LTD.　http://www.bridetidings.com/
Shutterstock.com
株式会社 フォトライブラリー

【表紙デザイン】　株式会社カザマデザイン

【デザインディレクション】　堀場 正彦

【デザイン協力・イラスト】　齋藤 圭弘　スペースクラフト

【スペシャルサンクス】Ima-corporation

薬用植物辞典
– Medicinal plant dictionary –

発行日	2016 年 12 月 8 日　初版第一刷発行
編集	NTS 薬用植物辞典編集委員会
協力	小林 義典、石川 寛、伊織 摂乃
発行者	吉田 隆
発行所	株式会社エヌ・ティー・エス 〒 102-0091　東京都千代田区北の丸公園 2-1 科学技術館 2 階 mail @ nts-book.co.jp Tel. 03-5224-5430　http://www.nts-book.co.jp/
印刷・製本	藤原印刷株式会社

ISBN978-4-86043-416-8

©小林 義典、石川 寛、伊織 摂乃

落丁、乱丁本はお取り替えいたします。無断複写・転写を禁じます。定価はケースに表示しております。
本書の内容に関し追加・訂正情報が生じた場合は、㈱エヌ・ティー・エスホームページにて掲載いたします。
※ホームページを閲覧する環境のない方は、当社営業部 (03-5224-5430) へお問い合わせください。